骨科疾病诊疗与手术精要

（上）

魏国俊◎主编

吉林科学技术出版社

图书在版编目（CIP）数据

骨科疾病诊疗与手术精要 / 魏国俊主编. -- 长春 ：
吉林科学技术出版社，2016.5
ISBN 978-7-5578-0616-3

Ⅰ. ①骨… Ⅱ. ①魏… Ⅲ. ①骨疾病—诊疗②骨疾病
—外科手术Ⅳ. ①R68

中国版本图书馆CIP数据核字(2016)第104590号

骨科疾病诊疗与手术精要
GUKE JIBING ZHENLIAO YU SHOUSHU JINGYAO

主　　编　魏国俊　董　林　杨建国　解思信　白晨平　田　超
副 主 编　杨　凯　傅兰清　张建选　林海涛
　　　　　黄霄汉　乔卫平　邓　伟　崔宏勋
出 版 人　李　梁
责任编辑　张　凌　张　卓
封面设计　长春创意广告图文制作有限责任公司
制　　版　长春创意广告图文制作有限责任公司
开　　本　787mm×1092mm　1/16
字　　数　1022千字
印　　张　42
版　　次　2016年5月第1版
印　　次　2017年6月第1版第2次印刷

出　　版　吉林科学技术出版社
发　　行　吉林科学技术出版社
地　　址　长春市人民大街4646号
邮　　编　130021
发行部电话/传真　0431-85635177　85651759　85651628
　　　　　　　　　　　　85652585　85635176
储运部电话　0431-86059116
编辑部电话　0431-86037565
网　　址　www.jlstp.net
印　　刷　虎彩印艺股份有限公司

书　　号　ISBN 978-7-5578-0616-3
定　　价　165.00元

主编简介

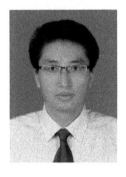

魏国俊

1976年出生。医学硕士，中医骨伤科副主任医师，甘肃省第五批中医传承工作继承人。现任甘肃省中西结合学会骨伤分会委员，甘肃省中医院学会整脊专业委员会委员，甘肃省技术标兵，医院"345"人才。获甘肃省首届中医正骨技能大赛一等奖。从事中医骨伤专业16年，积累了丰富的临床经验，擅长创伤急救，创伤所致四肢、脊柱骨折的手术治疗，能运用中西医方法治疗骨与关节损伤、退变等骨科常见病。参与完成省级、厅级科研8项；主编著作2部；发表论文10余篇。具有一定的学术思想和实践技能。

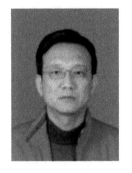

董　林

1965年出生。中医骨伤科主任医师，教授。1988年毕业于甘肃中医学院，学士。现任中国民族卫生协会骨科专家委员会副主任委员，甘肃省中西结合学会骨伤分会常务委员，医院"345"人才，甘肃省第三批中医传承工作继承人，急诊骨科主任。长期从事中医骨伤科专业，通过二十余年的临床实践，积累了丰富的临床经验，多年来致力于创伤骨科的基础理论研究和手术治疗，率先在本院开展静脉回流法治疗跟骨骨折、四肢骨折间断切口钢板搭桥术等。主持完成省厅级科研课题6项，编著专业类著作两部。核心期刊发表论文20余篇。

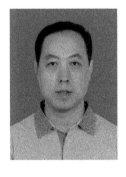

杨建国

1972年出生。呼和浩特市第一医院骨科工作，副主任医师。1998年毕业于内蒙古医科大学临床医学系。内蒙古医科大学骨外科专业硕士研究生，南方医科大学骨外科在职博士。内蒙古自治区医学会创伤骨科专科分会第一届委员会常务委员，内蒙古自治区医学会颈椎外科学组第一届委员会委员。参加临床科研、带教，在国内外学术刊物上发表论文20余篇，发表SCI论文1篇。在骨科常见病及多发病的诊断与治疗上积累了丰富的临床经验。

编 委 会

前　言

　　21 世纪骨科医学与其他学科一样迅猛发展，尤其骨科学继承了中国传统医学之精髓，兼并吸收了西方医学的新观点、新技术和新方法。我国骨科学界走中西医结合之路，勇于探索，敢于实践，在骨与关节病学的许多方面均取得了较好的创新性进展。

　　本书的第一篇骨科基础，叙述了骨科基本构造，相关生理病理学；第二篇详细讲解了骨科常用的诊断技术与相关实验室检查；第三篇为骨科各种疾病的详细介绍，从基本的临床诊断方法到各种疾病的治疗，力求系统全面，对于重要的常见疾病给予了重点讲解。在第四篇中更突出表现了中医在骨科诊治手段中的精确、安全、高效。

　　全书在编写过程中，参考、借鉴了相关文献资料，谨此向所有有关的编者和出版者表示真诚的感谢。也由于本书在编写过程中时间紧迫，难免有疏漏和欠妥之处，欢迎各位同仁及广大读者提出宝贵意见。

编　者
2016 年 5 月

目　录

第一篇　骨科基础

第二篇 骨科诊断学

第三篇 骨科疾病各论

第四篇　中医骨伤科

骨科基础

第一章　骨的构造和生理学

骨是骨骼系统的主要器官，由骨组织、骨髓和骨膜构成。骨骼构成了人体的支架，并赋予人体基本形态，起着保护、支持和运动的作用。在运动中，骨起着杠杆作用，关节是运动的枢纽，骨骼肌则是运动的动力器官。骨骼作为钙、磷、镁等无机矿物质的贮存库和缓冲库，在骨代谢调节激素的作用下，维持矿物质的内环境稳定。骨髓是主要的造血系统和机体免疫系统的组成部分，也是成骨性谱系细胞和破骨性谱系细胞的来源。在活体，骨能不断地进行新陈代谢，并有修复和改建的能力。

第一节　骨组织细胞的功能

骨组织是一种特殊的结缔组织，是骨的结构主体，由数种细胞和大量钙化的细胞间质组成，钙化的细胞间质称为骨基质。骨组织的特点是细胞间质有大量骨盐沉积，即细胞间质矿化，使骨组织成为人体最坚硬的组织之一。

在活跃生长的骨中，有4种类型细胞：骨祖细胞、成骨细胞、骨细胞和破骨细胞。其中骨细胞最多，位于骨组织内部，其余3种均分布在骨质边缘。

一、骨祖细胞

骨祖细胞或称骨原细胞，是骨组织的干细胞，位于骨膜内。胞体小，呈不规则梭形，突起很细小。核椭圆形或细长形，染色质颗粒细而分散，故核染色浅。胞质少，呈嗜酸性或弱嗜碱性，含细胞器很少，仅有少量核糖体和线粒体。骨祖细胞着色浅淡，不易鉴别。骨祖细胞具有多分化潜能，可分化为成骨细胞、破骨细胞、成软骨细胞或成纤维细胞，分化取向取决于所处部位和所受刺激性质。骨祖细胞存在于骨外膜及骨内膜贴近骨质处，当骨组织生长或重建时，它能分裂分化成为骨细胞。骨祖细胞有两种类型：决定性骨祖细胞（DOPC）和诱导性骨祖细胞（IOPC）。DOPC 位于或靠近骨的游离面上，如骨内膜和骨外膜内层、生长骨骺板的钙化软骨小梁上和骨髓基质内。在骨的生长期和骨内部改建或骨折修复以及其他形式损伤修复时，DOPC 很活跃，细胞分裂并分化为成骨细胞，具有蛋白质分泌细胞特征的细胞逐渐增多。IOPC 存在于骨骼系统以外，几乎普遍存在于结缔组织中。IOPC 不能自发地形成骨组织，但经适宜刺激，如骨形态发生蛋白（BMP）或泌尿道移行上皮细胞诱导物的作用，可形成骨组织。

二、成骨细胞

成骨细胞又称骨母细胞，是指能促进骨形成的细胞，主要来源于骨祖细胞。成骨细胞不但能分泌大量的骨胶原和其他骨基质，还能分泌一些重要的细胞因子和酶类，如基质金属蛋白酶、碱性磷酸酶、骨钙素、护骨素等，从而启动骨的形成过程，同时也通过这些因子将破骨细胞耦联起来，控制破骨细胞的生成、成熟及活化。常见于生长期的骨组织中，大都聚集在新形成的骨质表面。

（一）成骨细胞的形态与结构

骨形成期间，成骨细胞被覆骨组织表面，当成骨细胞生成基质时，被认为是活跃的。活跃的成骨细胞胞体呈圆形、锥形、立方形或矮柱状，通常单层排列。细胞侧面和底部出现突起，与相邻的成骨细胞及邻近的骨细胞以突起相连，连接处有缝隙连接。胞质强嗜碱性，与粗面内质网的核糖体有关。在粗面内质网上，镶嵌着圆形或细长形的线粒体，成骨细胞的线粒体具有清除胞质内钙离子的作用，同时也是能量的加工厂。某些线粒体含有一些小的矿化颗粒，沉积并附着在嵴外面，微探针分析表明这些颗粒有较高的钙、磷和镁的踪迹。骨的细胞常有大量的线粒体颗粒，可能是激素作用于细胞膜的结果。例如甲状旁腺激素能引起进入细胞的钙增加，并随之有线粒体颗粒数目的增加。成骨细胞核大而圆，位于远离骨表面的细胞一端，核仁清晰。在核仁附近有一浅染区，高尔基复合体位于此区内。成骨细胞胞质呈碱性磷酸酶强阳性，可见许多 PAS 阳性颗粒，一般认为它是骨基质的蛋白多糖前身。当新骨形成停止时，这些颗粒消失，胞质碱性磷酸酶反应减弱，成骨细胞转变为扁平状，被覆于骨组织表面，其超微结构类似成纤维细胞。

（二）成骨细胞的功能

在骨形成非常活跃处，如骨折、骨痂及肿瘤或感染引起的新骨中，成骨细胞可形成复层堆积在骨组织表面。成骨细胞有活跃的分泌功能，能合成和分泌骨基质中的多种有机成分，包括 I 型胶原蛋白、蛋白多糖、骨钙蛋白、骨粘连蛋白、骨桥蛋白、骨唾液酸蛋白等。因此认为其在细胞内合成过程与成纤维细胞或软骨细胞相似。成骨细胞还分泌胰岛素样生长因子 I、胰岛素样生长因子 II、成纤维细胞生长因子、白细胞介素－1 和前列腺素等，它们对骨生长均有重要作用。此外还分泌破骨细胞刺激因子、前胶原酶和胞质素原激活剂，它们有促进骨吸收的作用。

因此，成骨细胞的主要功能概括起来有：①产生胶原纤维和无定形基质，即形成类骨质。②分泌骨钙蛋白、骨粘连蛋白和骨唾液酸蛋白等非胶原蛋白，促进骨组织的矿化。③分泌一些细胞因子，调节骨组织形成和吸收。成骨细胞不断产生新的细胞间质，并经过钙化形成骨质，成骨细胞逐渐被包埋在其中。此时，细胞内的合成活动停止，胞质减少，胞体变形，即成为骨细胞。总之，成骨细胞是参与骨生成、生长、吸收及代谢的关键细胞。

1. 成骨细胞分泌的酶类

（1）碱性磷酸酶（ALP）：成熟的成骨细胞能产生大量的 ALP。由成骨细胞产生的 ALP 称为骨特异性碱性磷酸酶（BALP），它以焦磷酸盐为底物，催化无机磷酸盐的水解，从而降低焦磷酸盐浓度，有利于骨的矿化。在血清中可以检测到四种不同的 ALP 同分异构体，这些异构体都能作为代谢性骨病的诊断标志，但各种异构体是否与不同类型的骨质疏松症（绝经后骨质疏松症、老年性骨质疏松症以及半乳糖血症、乳糜泻、肾性骨营养不良等引起的继发性骨质疏松症）相关，尚有待于进一步研究。

（2）组织型谷氨酰胺转移酶（tTGs）：谷氨酰胺转移酶是在组织和体液中广泛存在的一组多功能酶类，具有钙离子依赖性。虽然其并非由成骨细胞专一产生，但在骨的矿化中有非常重要的作用。成骨细胞主要分泌组织型谷氨酰胺转移酶，处于不同阶段或不同类型的成骨细胞，其胞质内的谷氨酰胺转移酶含量是不一样的。tTG 能促进细胞的黏附、细胞播散、细胞外基质的修饰，同时也在细胞凋亡、损伤修复、骨矿化进程中起着重要作用。成骨细胞分泌的 tTGs，以许多细胞外基质为底物，促进各种基质的交联，其最主要的底物为纤连蛋白和骨桥素。tTGs 的活化依赖钙离子，即在细胞外钙离子浓度升高的情况下，才能催化纤连蛋白与骨桥素的自身交联。由于钙离子和细胞外基质成分是参与骨矿化最主要的物质，在继发性骨质疏松症和乳糜泻患者的血液中，也可检测到以 tTGs 为自身抗原的自身抗体，因而 tTGs 在骨的矿化中肯定发挥着极其重要的作用。

（3）基质金属蛋白酶（MMP）：MMP 是一类锌离子依赖性的蛋白水解酶类，主要功能是降解细胞外基质，同时也参与成骨细胞功能与分化的信号转导。

2. 成骨细胞分泌的细胞外基质　成熟的成骨细胞分泌大量的细胞外基质，也称为类骨质，包括各种胶原和非胶原蛋白。

（1）骨胶原：成骨细胞分泌的细胞外基质中大部分为胶原，其中主要为 I 型胶原，占 ECM 的 90% 以上。约 10% 为少量Ⅲ型、Ⅴ型和 X 型胶原蛋白及多种非胶原蛋白。I 型胶原蛋白主要构成矿物质沉积和结晶的支架，羟磷灰石在支架的网状结构中沉积。Ⅲ型胶原和Ⅴ型胶原能调控胶原纤维丝的直径，使胶原纤维丝不致过分粗大，而 X 型胶原纤维主要是作为 I 型胶原的结构模型。

（2）非胶原蛋白：成骨细胞分泌的各种非胶原成分如骨桥素、骨涎蛋白、纤连蛋白和骨钙素等在骨的矿化、骨细胞的分化中起重要的作用。

3. 成骨细胞的凋亡　成骨细胞经历增殖、分化、成熟、矿化等各个阶段后，被矿化骨基质包围或附着于骨基质表面，逐步趋向凋亡或变为骨细胞、骨衬细胞。成骨细胞的这一凋亡过程是维持骨的生理平衡所必需的。和其他细胞凋亡途径一样，成骨细胞的凋亡途径也包括线粒体激活的凋亡途径和死亡受体激活的凋亡途径，最终导致成骨细胞核的碎裂、DNA 的有控降解、细胞皱缩、膜的气泡样变等。由于成骨细胞上存在肿瘤坏死因子受体，且在成骨细胞的功能发挥中起着重要作用，因此推测成骨细胞主要可能通过死亡受体激活的凋亡途径而凋亡。细胞因子、细胞外基质和各种激素都能诱导或组织成骨细胞的凋亡。骨形态生成蛋白（BMP）被确定为四肢骨指间细胞凋亡的关键作用分子。此外，甲状旁腺激素、糖皮质激素、性激素等对成骨细胞的凋亡均有调节作用。

三、骨细胞

骨细胞是骨组织中的主要细胞，埋于骨基质内，细胞体位于的腔隙称骨陷窝，每个骨陷窝内仅有一个骨细胞胞体。骨细胞的胞体呈扁卵圆形，有许多细长的突起，这些细长的突起伸进骨陷窝周围的小管内，此小管即骨小管。

1. 骨细胞的形态　骨细胞的结构和功能与其成熟度有关。刚转变的骨细胞位于类骨质中，它们的形态结构与成骨细胞非常近似。胞体为扁椭圆形，位于比胞体大许多的圆形骨陷窝内。突起多而细，通常各自位于一个骨小管中，有的突起还有少许分支。核呈卵圆形，位于胞体的一端，核内有一个核仁，染色质贴附核膜分布。HE 染色时胞质嗜碱性，近核处有一浅染区。胞质呈碱性磷酸酶阳性，还有 PAS 阳性颗粒，一般认为这些颗粒是有机基质的前身物。较成熟的骨细胞位于矿化的骨质浅部，其胞体也呈双凸扁椭圆形，但体积小于年幼的骨细胞。核较大，呈椭圆形，居胞体中央，在 HE 染色时着色较深，仍可见有核仁。胞质相对较少，HE 染色呈弱嗜碱性，甲苯胺蓝着色甚浅。

电镜下其粗面内质网较少，高尔基复合体较小，少量线粒体分散存在，游离核糖体也较少。

成熟的骨细胞位于骨质深部，胞体比原来的成骨细胞缩小约70%，核质比例增大，胞质易被甲苯胺蓝染色。电镜下可见一定量的粗面内质网和高尔基复合体，线粒体较多，此外尚可见溶酶体。线粒体中常有电子致密颗粒，与破骨细胞的线粒体颗粒相似，现已证实，这些颗粒是细胞内的无机物，主要是磷酸钙。成熟骨细胞最大的变化是形成较长突起，其直径 85 ~ 100nm，为骨小管直径的 1/2 ~ 1/4。相邻骨细胞的突起端对端地相互连接，或以其末端侧对侧地相互贴附，其间有缝隙连接。成熟的骨细胞位于骨陷窝和骨小管的网状通道内。骨细胞最大的特征是细胞突起在骨小管内伸展，与相邻的骨细胞连接，深部的骨细胞由此与邻近骨表面的骨细胞突起和骨小管相互连接和通连，构成庞大的网样结构。骨陷窝 - 骨小管 - 骨陷窝组成细胞外物质运输通道，是骨组织通向外界的唯一途径，深埋于骨基质内的骨细胞正是通过该通道运输营养物质和代谢产物。而骨细胞 - 缝隙连接 - 骨细胞形成细胞间信息传递系统，是骨细胞间直接通讯的结构基础。据测算，成熟骨细胞的胞体及其突起的总表面积占成熟骨基质总表面积的90%以上，这对骨组织液与血液之间经细胞介导的无机物交换起着重要作用。骨细胞的平均寿命为 25 年。

2. 骨细胞的功能

（1）骨细胞性溶骨和骨细胞性成骨：大量研究表明，骨细胞可能主动参加溶骨过程，并受甲状旁腺激素、降钙素和维生素 D_3 的调节以及机械性应力的影响。Belanger 发现骨细胞具有释放枸橼酸、乳酸、胶原酶和溶解酶的作用。溶解酶会引起骨细胞周围的骨吸收，他把这种现象称之为骨细胞性骨溶解。骨细胞性溶骨表现为骨陷窝扩大，陷窝壁粗糙不平。骨细胞性溶骨也可类似破骨细胞性骨吸收，使骨溶解持续地发生在骨陷窝的某一端，从而使多个骨陷窝融合。当骨细胞性溶骨活动结束后，成熟骨细胞又可在较高水平的降钙素作用下进行继发性骨形成，使骨陷窝壁增添新的骨基质。生理情况下，骨细胞性溶骨和骨细胞性成骨是反复交替的，即平时维持骨基质的成骨作用，在机体需提高血钙量时，又可通过骨细胞性溶骨活动从骨基质中释放钙离子。

（2）参与调节钙、磷平衡：现已证实，骨细胞除了通过溶骨作用参与维持血钙、磷平衡外，骨细胞还具有转运矿物质的能力。成骨细胞膜上有钙泵存在，骨细胞可能通过摄入和释放 Ca^{2+} 和 P^{3+}，并可通过骨细胞相互间的网样连接结构进行离子交换，参与调节 Ca^{2+} 和 P^{3+} 的平衡。

（3）感受力学信号：骨细胞遍布骨基质内并构成庞大的网样结构，成为感受和传递应力信号的结构基础。

（4）合成细胞外基质：成骨细胞被基质包围后，逐渐转变为骨细胞，其合成细胞外基质的细胞器逐渐减少，合成能力也逐渐减弱。但是，骨细胞还能合成极少部分行使功能和生存所必需的基质，骨桥蛋白、骨连蛋白以及Ⅰ型胶原在骨的黏附过程中起着重要作用。

四、破骨细胞

1. 破骨细胞的形态

（1）光镜特征：破骨细胞是多核巨细胞，细胞直径可达 $50\mu m$ 以上，胞核的大小和数目有很大的差异，$15 \sim 20$ 个不等，直径为 $10 \sim 100\mu m$。核的形态与成骨细胞、骨细胞的核类似，呈卵圆形，染色质颗粒小，着色较浅，有 $1 \sim 2$ 个核仁。在常规组织切片中，胞质通常为嗜酸性；但在一定 pH 下，用碱性染料染色，胞质呈弱嗜碱性，即破骨细胞具嗜双色性。胞质内有许多小空泡。破骨细胞的数量较少，约为成骨细胞的 1%，细胞无分裂能力。破骨细胞具有特殊的吸收功能，从事骨的吸收活动。破骨细胞常位于骨组织吸收处的表面，在吸收骨基质的有机物和矿物质的过程中，造成基质表面不规则，形成近似细胞形状的凹陷称吸收陷窝（Howshiplacana）。

（2）电镜特征：功能活跃的破骨细胞具有明显的极性，电镜下分为 4 个区域，紧贴骨组织侧的细胞膜和胞质分化成皱褶缘区和亮区。①皱褶缘区：此区位于吸收腔深处，是破骨细胞表面高度起伏不平的部分，光镜下似纹状缘，电镜观察是由内陷很深的质膜内褶组成，呈现大量的叶状突起或指状突起，粗细不均，远侧端可膨大，并常分支互相吻合，故名皱褶缘。ATP 酶和酸性磷酸酶沿皱褶缘细胞膜分布。皱褶缘细胞膜的胞质面有非常细小的鬃毛状附属物，长 $15 \sim 20nm$，间隔约 $20nm$，致使该处细胞膜比其余部位细胞膜厚。突起之间有狭窄的细胞外裂隙，其内含有组织液及溶解中的羟基磷灰石、胶原蛋白和蛋白多糖分解形成的颗粒。②亮区或封闭区：环绕于皱褶缘区周围，微微隆起，平整的细胞膜紧贴骨组织，好像一堵环行围堤，包围皱褶缘区，使皱褶缘区密封与细胞外间隙隔绝，造成一个特殊的微环境。因此将这种环行特化的细胞膜和细胞质称为封闭区。切面上可见两块封闭区位于皱褶缘区两侧。封闭区有丰富的肌动蛋白微丝，但缺乏其他细胞器。电镜下观察封闭区电子密度低故又称亮区。破骨细胞若离开骨组织表面，皱褶缘区和亮区均消失。③小泡区：此区位于皱褶缘的深面，内含许多大小不一、电子密度不等的膜被小泡和大泡。小泡数量多，为致密球形，小泡是初级溶酶体或内吞泡或次级溶酶体，直径 $0.2 \sim 0.5\mu m$。大泡数量少，直径 $0.5 \sim 3\mu m$，其中有些大泡对酸性磷酸酶呈阳性反应。小泡区还有许多大小不一的线粒体。④基底区：位于亮区和小泡区的深面，是破骨细胞远离骨组织侧的部分。细胞核聚集在该处，胞核之间有一些粗面内质网、发达的高尔基复合体和线粒体，还有与核数目相对应的中心粒，很多双中心粒聚集在一个大的中心粒区。破骨细胞膜表面有丰富的降钙素受体和亲玻粘连蛋白或称细胞外粘连蛋白受体等，参与调节破骨细胞的活动。破骨细胞表型的标志是皱褶缘区和亮区以及溶酶体内的抗酒石酸酸性磷酸酶（TRAP），细胞膜上的 ATP 酶和降钙素受体，以及降钙素反应性腺苷酸环化酶活性。近年研究发现，破骨细胞含有固有型—氧化氮合酶（cNOS）和诱导型—氧化氮合酶（iNOS），用 NADPH – 黄递酶组化染色，破骨细胞呈强阳性，这种酶是 NOS 活性的表现。

2. 破骨细胞的功能　破骨细胞在吸收骨质时具有将基质中的钙离子持续转移至细胞外液的特殊功能。骨吸收的最初阶段是羟磷灰石的溶解，破骨细胞移动活跃，细胞能分泌有机酸，使骨矿物质溶解和羟基磷灰石分解。在骨的矿物质被溶解吸收后，接下来就是骨的有机物质的吸收和降解。破骨细胞可分泌多种蛋白分解酶，主要包括半胱氨酸蛋白酶（CP）和基质金属蛋白酶（MMP）两类。有机质经蛋白水解酶水解后，在骨的表面形成Howships陷窝。在整个有机质和无机矿物质的降解过程中，破骨细胞与骨的表面是始终紧密结合的。此外，破骨细胞能产生一氧化氮（NO），NO对骨吸收具有抑制作用，与此同时破骨细胞数量也减少。

（乔卫平）

第二节　骨的基质

骨的基质简称骨质，即钙化的骨组织的细胞外基质。骨基质含水较少，仅占湿骨重量的8%～9%。骨基质由有机质和无机质两种成分构成。

一、无机质

无机质即骨矿物质，又称骨盐，占干骨重量的65%～75%，其中95%是固体钙和磷，无定形的钙－磷固体在嫩的、新形成的骨组织中较多（40%～50%），在老的、成熟的骨组织中少（25%～30%）。骨矿物质大部分以无定形的磷酸钙和结晶的羟基磷灰石[$Ca_{10}(PO_4)_6(OH)_5$]的形式分布于有机质中。无定形磷酸钙是最初沉积的无机盐，以非晶体形式存在，占成人骨无机质总量的20%～30%。无定形磷酸钙继而组建成结晶的羟基磷灰石。电镜下观察，羟基磷灰石结晶呈柱状或针状，长20～40nm，宽2～3nm。经X线衍射法研究表明，羟基磷灰石结晶体大小很不相同，体积约为（2.5～5）nm×40nm×（20～35）nm。结晶体体积虽小，但密度极大，每克骨盐含1016个结晶体，故其表面积甚大，可达100m²。它们位于胶原纤维表面和胶原原纤维之间，沿纤维长轴以60～70nm的间隔规律地排列。在液体中的结晶体被一层水包围形成一层水化壳，离子只有通过这层物质才能达到结晶体表面，有利于细胞外液与结晶体进行离子交换。羟基磷灰石主要由钙、磷酸根和羟基结合而成。结晶体还吸附许多其他矿物质，如镁、钠、钾和一些微量元素，包括锌、铜、锰、氟、铅、锶、铁、铝、镭等。因此，骨是钙、磷和其他离子的储存库。骨是钙、磷和镁的储存库。这些离子可能位于羟基磷灰石结晶的表面，或能置换晶体中的主要离子，或者两者同时存在。

骨骼中的矿物质晶体与骨基质的胶原纤维之间存在十分密切的物理－化学和生物化学－高分子化学结构功能关系。正常的羟磷灰石形如长针状，大小较一致，有严格的空间定向，如果羟磷灰石在骨矿化前沿的定点与排列紊乱，骨的矿化即可发生异常，同时也使基质的生成与代谢异常。

二、有机质

有机质包括胶原纤维和无定形基质（蛋白多糖、脂质，特别是磷脂类）。

（一）胶原纤维

胶原纤维是一种结晶纤维蛋白原，被包埋在含有钙盐的基质中。在有机质中胶原纤维占90%，人体的胶原纤维大约50%存在于骨组织。构成骨胶原原纤维的化学成分主要是Ⅰ型胶原，占骨总重量的30%，还有少量Ⅴ型胶原，占骨总重量的1.5%。在病理情况下，可出现Ⅶ型胶原。骨的胶原纤维与结缔组织胶原纤维的形态结构基本相同，分子结构为3条多肽链，每条含有1 000多个氨基酸，交织呈绳状，故又称三联螺旋结构。胶原原纤维的直径为50~70nm，具有64nm周期性横纹。Ⅰ型胶原由20多种氨基酸组成，其中甘氨酸约占33%，脯氨酸和羟脯氨酸约占25%。骨的胶原原纤维和其他胶原蛋白的最大不同在于它在稀酸液中不膨胀，也不溶解于可溶解其他胶原的溶剂中，如中性盐和稀酸溶液等。骨的胶原原纤维具有这些特殊的物理性能，是由于骨Ⅰ型胶原蛋白分子之间有较多的分子间交联。骨胶原与羟磷灰石结晶结合，形成了抗挤压和抗拉扭很强的骨组织。随着骨代谢不断进行，胶原蛋白也不断降解和合成。胶原的功能是使各种组织和器官具有强度完整性，1mm直径的胶原可承受10~40kg的力。骨质含的胶原细纤维普遍呈平行排列，扫描电镜下胶原细纤维分支，形成连接错综的网状结构。

（二）无定形基质

无定形基质仅占有机质的10%左右，是一种没有固定形态的胶状物，主要成分是蛋白多糖和蛋白多糖复合物，后者由蛋白多糖和糖蛋白组成。

蛋白多糖类占骨有机物的40%~50%，由一条复杂的多肽链组成，还有几个硫酸多糖侧链与其共价连接。多糖部分为氨基葡聚糖，故PAS反应阳性，某些区域呈弱的异染性。尽管骨有机质中存在氨基葡聚糖，但由于含有丰富的胶原蛋白，骨组织切片染色呈嗜酸性。还有很少脂质，占干骨重0.1%，主要为磷脂类、游离脂肪酸和胆固醇等。

无定形基质含有许多非胶原蛋白，占有机物的0.5%，近年来已被分离出来的主要有以下几种。

1. 骨钙蛋白或称骨钙素　骨钙蛋白是骨基质中含量最多的非胶原蛋白，在成人骨中约占非胶原蛋白总量的20%，占骨基质蛋白质的1%~2%。它一是种依赖维生素K的蛋白质，由47~351个氨基酸残基组成的多肽，其中的2~3个氨基酸残基中含有y-羧基谷氨酸残基（GIA）链，相对分子质量为5 900。一般认为骨钙蛋白对羟基磷灰石有很高亲和力，在骨组织矿化过程中，能特异地与骨羟基磷灰石结晶结合，主要通过侧链GIA与晶体表面的Ca^{2+}结合，每克分子骨钙蛋白能结合2~3mol的Ca^{2+}，从而促进骨矿化过程。骨钙蛋白对成骨细胞和破骨细胞前体有趋化作用，并可能在破骨细胞的成熟及活动中起作用。骨钙蛋白还可能控制骨Ca^{2+}的进出，影响肾小管对Ca^{2+}的重吸收，提示它参与调节体内钙的平衡。当成骨细胞受1，25-$(OH)_2D_3$刺激，可产生骨钙蛋白。此外，肾、肺、脾、胰和胎盘的一些细胞也能合成骨钙蛋白。

骨钙素的表达受许多激素、生长因子和细胞因子的调节。上调骨钙素表达的因子主要是1，25-$(OH)_2D_3$，而下调其表达的因子有糖皮质激素、TGF-B、PGE_2、IL-2、TNF-A、IL-10、铅元素和机械应力等。

2. 骨桥蛋白　又称骨唾液酸蛋白Ⅰ（BSPⅠ），分泌性磷蛋白。是一种非胶原蛋白，主要由成骨性谱系细胞和活化型T淋巴细胞表达，存在于骨组织、外周血液和某些肿瘤中。OPN分子大约由300个氨基酸残基组成，分子量44~375ku，其突出的结构特点是含有精氨酸-甘氨酸-天冬氨酸（RGD）基序。骨桥蛋白具有9个天冬氨酸的区域，该处是同羟基磷灰石相互作用的部位，故对羟基磷灰石有很高的亲和力。骨桥蛋白浓集在骨形成的部位、软骨成骨的部位和破骨细胞同骨组织相贴的部位，它是成骨细胞和破骨细胞黏附的重要物质，是连接细胞与基质的桥梁。骨桥蛋白不仅由成骨细胞产生，破骨细胞也表达骨桥蛋白mRNA，表明破骨细胞也能合成骨桥蛋白。此外，成牙质细胞、软骨细胞、肾远曲小管上皮细胞以及胎盘、神经组织及骨髓瘤的细胞也分泌骨桥蛋白。

OPN 能与骨组织的其他组分结合，形成骨代谢的调节网络。破骨细胞中的 OPN 与 $CD44/\alpha v\beta_3$ 受体形成复合物，可促进破骨细胞的移行。

3. 骨唾液酸蛋白　又称骨唾液酸蛋白 II（BSP II）是酸性磷蛋白，相对分子质量为 7 000，40%~50% 由碳水化合物构成，13%~14% 为唾液酸，有 30% 的丝氨酸残基磷酸化。BSP II 在骨中占非胶原蛋白总量的 15% 左右。BSP II 的功能是支持细胞黏附，对羟基磷灰石有很高的亲和力，具有介导基质矿化作用。它由成骨细胞分泌。

4. 骨酸性糖蛋白 - 75（BAG - 75）　它含有 30% 的强酸残基，8% 的磷酸，是酸性磷蛋白，相对分子质量为 75 000。它存在于骨骺板中，其功能与骨桥蛋白和 BSP II 一样，对羟基磷灰石有很强的亲和力，甚至比它们还大。

5. 骨粘连蛋白或称骨连接素　它是一种磷酸化糖蛋白，由 303 个氨基酸残基组成，相对分子质量为 32 000，其氨基酸末端具有强酸性，有 12 个低亲和力的钙结合位点和一个以上高亲和力的钙结合位点。骨粘连蛋白能同钙和磷酸盐结合，促进矿化过程。能使 I 型胶原与羟基磷灰石牢固地结合，它与钙结合后引起本身分子构型变化。如果有钙螯合剂，骨粘连蛋白即丧失其选择性结合羟基磷灰石能力。骨粘连蛋白在骨组织中含量很高，由成骨细胞产生。但一些非骨组织也存在骨粘连蛋白，如软骨细胞、皮肤的成纤维细胞、肌腱的腱细胞、消化道上皮细胞及成牙质细胞也可产生。骨连接素还与 I 型、III 型和 V 型胶原以及与血小板反应素 - 1 结合，并增加纤溶酶原活化抑制因子 - 1 的合成。骨连接素可促进牙周组织 MMP - 2 的表达，同时还通过 OPG 调节破骨细胞的形成。

6. 钙结合蛋白　是一种维生素 D 依赖蛋白，存在于成骨细胞、骨细胞和软骨细胞胞质的核糖体和线粒体上，成骨细胞和骨细胞突起内以及细胞外基质小泡内也有钙结合蛋白，表明钙结合蛋白沿突起传递，直至细胞外基质小泡。所以，钙结合蛋白是一种钙传递蛋白，基质小泡内的钙结合蛋白在矿化过程中起积极作用。此外，钙结合蛋白还存在于肠、子宫、肾和肺等，体内分布较广。

7. 纤连蛋白　主要由发育早期的成骨细胞表达，以二聚体形式存在，分子量约 400ku，两个亚基中含有与纤维蛋白、肝素等的结合位点，亦可与明胶、胶原、DNA、细胞表面物质等结合。纤连蛋白主要由成骨细胞合成，主要功能是调节细胞黏附。成骨细胞的发育和功能有赖于细胞外基质的作用，基质中的黏附受体将细胞外基质与成骨细胞的细胞骨架连接起来，二氢睾酮可影响细胞外基质中纤连蛋白及其受体的作用，刺激纤连蛋白及其受体 ALP、OPG 的表达。

（乔卫平）

第三节　骨的种类

一、解剖分类

成人有 206 块骨，可分为颅骨、躯干骨和四肢骨三部分。前两者也称为中轴骨。按形态

骨可分为四类:

(一) 长骨

呈长管状,分布于四肢。长骨分一体两端,体又称骨干,内有空腔称髓腔,容纳骨髓。体表面有 1~2 个主要血管出入的孔,称滋养孔。两端膨大称为骺,具有光滑的关节面,活体时被关节软骨覆盖。骨干与骺相邻的部分称为干骺端,幼年时保留一片软骨,称为骺软骨。通过骺软骨的软骨细胞分裂繁殖和骨化,长骨不断加长。成年后,骺软骨骨化,骨干与骺融合为一体,原来骺软骨部位形成骺线。

(二) 短骨

形似立方体,往往成群地联结在一起,分布于承受压力较大而运动较复杂的部位,如腕骨。

(三) 扁骨

呈板状,主要构成颅腔、胸腔和盆腔的壁,以保护腔内器官,如颅盖骨和肋骨。

(四) 不规则骨

形状不规则,如椎骨。有些不规则骨内具有含气的腔,称含气骨。

二、组织学类型

骨组织根据其发生的早晚、骨细胞和细胞间质的特征及其组合形式,可分为未成熟的骨组织和成熟的骨组织。前者为非板层骨,后者为板层骨。胚胎时期最初形成的骨组织和骨折修复形成的骨痂,都属于非板层骨,除少数几处外,它们或早或迟被以后形成的板层骨所取代。

(一) 非板层骨

又称为初级骨组织。可分两种,一种是编织骨,另一种是束状骨。编织骨比较常见,其胶原纤维束呈编织状排列,因而得名。胶原纤维束的直径差异很大,但粗大者居多,最粗直径达 13μm,因此又有编织骨之称。编织骨中的骨细胞分布和排列方向均无规律,体积较大,形状不规则,按骨的单位容积计算,其细胞数量约为板层骨的 4 倍。编织骨中的骨细胞代谢比板层骨的细胞活跃,但前者的溶骨活动往往是区域性的。在出现骨细胞溶骨的一些区域内,相邻的骨陷窝同时扩大,然后合并,形成较大的无血管性吸收腔,使骨组织出现较大的不规则囊状间隙,这种吸收过程是清除编织骨以被板层骨取代的正常生理过程。编织骨中的蛋白多糖等非胶原蛋白含量较多,故基质染色呈嗜碱性。若骨盐含量较少,则 X 线更易透过。编织骨是未成熟骨或原始骨,一般出现在胚胎、新生儿、骨痂和生长期的干骺区,以后逐渐被板层骨取代,但到青春期才取代完全。在牙床、近颅缝处、骨迷路、腱或韧带附着处,仍终身保存少量编织骨,这些编织骨往往与板层骨掺杂存在。某些骨骼疾病,如畸形性骨炎(Paget's disease)、氟中毒、原发性甲状旁腺功能亢进引起的囊状纤维性骨炎、肾病性骨营养不良和骨肿瘤等,都会出现编织骨,并且最终可能在患者骨中占绝对优势。束状骨比较少见,也属编织骨。它与编织骨的最大差异是胶原纤维束平行排列,骨细胞分布于相互平行的纤维束之间。

(二) 板层骨

又称次级骨组织,它以胶原纤维束高度有规律地成层排列为特征。胶原纤维束一般较细，因此又有细纤维骨之称。细纤维束直径通常为 $2\sim4\mu m$，它们排列成层，与骨盐和有机质结合紧密，共同构成骨板。同一层骨板内的纤维大多是相互平行的，相邻两层骨板的纤维层则呈交叉方向。骨板的厚薄不一，一般为 $3\sim7\mu m$。骨板之间的矿化基质中很少存在胶原纤维束，仅有少量散在的胶原纤维。骨细胞一般比编织骨中的细胞小，胞体大多位于相邻骨板之间的矿化基质中，但也有少数散在于骨板的胶原纤维层内。骨细胞的长轴基本与胶原纤维的长轴平行，显示了有规律的排列方向。

在板层骨中，相邻骨陷窝的骨小管彼此通连，构成骨陷窝－骨小管－骨陷窝通道网。由于骨浅部骨陷窝的部分骨小管开口于骨的表面，而骨细胞的胞体和突起又未充满骨陷窝和骨小管，因此该通道内有来自骨表面的组织液。通过骨陷窝－骨小管－骨陷窝通道内的组织液循环，既保证了骨细胞的营养，又保证了骨组织与体液之间的物质交换。若骨板层数过多，骨细胞所在位置与血管的距离超过 $300\mu m$，则不利于组织液循环，其结果往往导致深层骨细胞死亡。一般认为，板层骨中任何一个骨细胞所在的位置与血管的距离均在 $300\mu m$ 以内。

板层骨中的蛋白多糖复合物含量比编织骨少，骨基质染色呈嗜酸性，与编织骨的染色形成明显的对照。板层骨中的骨盐与有机质的关系十分密切，这也是与编织骨的差别之一。板层骨的组成成分和结构的特点，赋予板层骨抗张力强度高、硬度强的特点；而编织骨的韧性较大，弹性较好。编织骨和板层骨都参与松质骨和密质骨的构成。

（乔卫平）

第四节　骨的组织结构

人体的 206 块骨，分为多种类型，其中以长骨的结构最为复杂。长骨由骨干和骨骺两部分构成，表面覆有骨膜和关节软骨。典型的长骨，如股骨和肱骨，其骨干为一厚壁而中空的圆柱体，中央是充满骨髓的大骨髓腔。长骨由密质骨、松质骨和骨膜等构成。密质骨为松质骨质量的 4 倍，但松质骨代谢却为密质骨的 8 倍，这是因为松质骨具有大量表面积，为细胞活动提供了条件。松质骨一般存在于骨干端、骨骺和如椎骨的立方形骨中，松质骨内部的板层或杆状结构形成了沿着机械压力方向排列的三维网状构架。松质骨承受着压力和应变张力的合作用，但压力负荷仍是松质骨承受的主要负载形式。密质骨组成长骨的骨干，承受弯曲、扭转和压力载荷。长骨骨干除骨髓腔面有少量松质骨，其余均为密质骨。骨干中部的密质骨最厚，越向两端越薄。

一、密质骨

骨干主要由密质骨构成，内侧有少量松质骨形成的骨小梁。密质骨在骨干的内外表层形成环骨板，在中层形成哈弗斯系统和间骨板。骨干中有与骨干长轴几乎垂直走行的穿通管，内含血管、神经和少量疏松结缔组织，结缔组织中有较多骨祖细胞；穿通管在骨外表面的开口即为滋养孔。

（一）环骨板

是指环绕骨干外、内表面排列的骨板，分别称为外环骨板和内环骨板。

1. 外环骨板　外环骨板厚，居骨干的浅部，由数层到十多层骨板组成，比较整齐地环绕骨干平行排列，其表面覆盖骨外膜。骨外膜中的小血管横穿外环骨板深入骨质中。贯穿外环骨板的血管通道称穿通管或福尔克曼管（Volkmann canal），其长轴几乎与骨干的长轴垂直。通过穿通管，营养血管进入骨内，和纵向走行的中央管内的血管相通。

2. 内环骨板　内环骨板居骨干的骨髓腔面，仅由少数几层骨板组成，不如外环骨板平整。内环骨板表面衬以骨内膜，后者与被覆于松质骨表面的骨内膜相连续。内环骨板中也有穿通管穿行，管中的小血管与骨髓血管通连。从内、外环骨板最表层骨陷窝发出的骨小管，一部分伸向深层，与深层骨陷窝的骨小管通连；一部分伸向表面，终止于骨和骨膜交界处，其末端是开放的。

（二）哈弗斯骨板（Haversian lamella）

哈弗斯骨板介于内、外环骨板之间，是骨干密质骨的主要部分，它们以哈弗斯管（Haversian canal）为中心呈同心圆排列，并与哈弗斯管共同组成哈弗斯系统。哈弗斯管也称中央管，内有血管、神经及少量结缔组织。长骨骨干主要由大量哈弗斯系统组成，所有哈弗斯系统的结构基本相同，故哈弗斯系统又有骨单位之称。

骨单位为厚壁的圆筒状结构，其长轴基本上与骨干的长轴平行，中央有一条细管称中央管，围绕中央管有 5~20 层骨板呈同心圆排列，宛如层层套入的管鞘。改建的骨单位不总是呈单纯的圆柱形，可有许多分支互相吻合，具有复杂的立体构型。因此，可以见到由同心圆排列的骨板围绕斜行的中央管。中央管之间还有斜行或横行的穿通管互相连接，但穿通管周围没有同心圆排列的骨板环绕，据此特征可区别穿通管与中央管。哈弗斯骨板一般为 5~20 层，故不同骨单位的横断面积大小不一。每层骨板的平均厚度为 3μm。

骨板中的胶原纤维绕中央管呈螺旋形行走，相邻骨板中胶原纤维互成直角关系。有人认为，骨板中的胶原纤维的排列是多样性的，并根据胶原纤维的螺旋方向，将骨单位分为 3 种类型：Ⅰ型，所有骨板中的胶原纤维均以螺旋方向为主；Ⅱ型，相邻骨板的胶原纤维分别呈纵行和环行；Ⅲ型，所有骨板的胶原纤维以纵行为主，其中掺以极少量散在的环行纤维。不同类型骨单位的机械性能有所不同，其压强和弹性系数以横行纤维束为主的骨单位最大，以纵行纤维束为主的骨单位最小。每个骨单位最内层骨板表面均覆以骨内膜。

中央管长度为 3~5mm，中央管的直径因各骨单位而异，差异很大，平均 300μm，内壁衬附一层结缔组织，其中的细胞成分随着每一骨单位的活动状态而各有不同。在新生的骨质内多为骨祖细胞，被破坏的骨单位则有破骨细胞。骨沉积在骨外膜或骨内膜沟表面形成的骨单位，或在松质骨骨骼内形成的骨单位，称为初级骨单位。中央管被同心圆骨板柱围绕，仅有几层骨板。初级骨单位常见于未成熟骨，如幼骨，特别是胚胎骨和婴儿骨，随着年龄增长，初级骨单位也相应减少。次级骨单位与初级骨单位相似，是初级骨单位经改建后形成的。次级骨单位或称继发性哈弗斯系统，有一黏合线，容易辨认，并使其与邻近的矿化组织分开来。

中央管中通行的血管不一致。有的中央管中只有一条毛细血管，其内皮有孔，胞质中可见吞饮小泡，包绕内皮的基膜内有周细胞。有的中央管中有两条血管，一条是小动脉，或称毛细血管前微动脉，另一条是小静脉。骨单位的血管彼此通连，并与穿通管中的血管交通。在中央管内还可见到细的神经纤维，与血管伴行，大多为无髓神经纤维，偶可见有髓神经纤维，这些神经主要由分布在骨外膜的神经纤维构成。

（三）间骨板

位于骨单位之间或骨单位与环骨板之间，大小不等，呈三角形或不规则形，也由平行排列骨板构成，大都缺乏中央管。间骨板与骨单位之间有明显的黏合线分界。间骨板是骨生长和改建过程中哈弗斯骨板被溶解吸收后的残留部分。

在以上三种结构之间，以及所有骨单位表面都有一层黏合质，呈强嗜碱性，为骨盐较多而胶原纤维较少的骨质，在长骨横断面上呈折光较强的轮廓线，称黏合线。伸向骨单位表面的骨小管，都在粘合线处折返，不与相邻骨单位的骨小管连通。因此，同一骨单位内的骨细胞都接受来自其中央管的营养供应。

二、松质骨

长骨两端的骨骺主要由松质骨构成，仅表面覆以薄层密质骨。松质骨的骨小梁粗细不一，相互连接而成拱桥样结构，骨小梁的排列配布方向完全符合机械力学规律。骨小梁也由骨板构成，但层次较薄，一般不显骨单位，在较厚的骨小梁中，也能看到小而不完整的骨单位。例如股骨上端、股骨头和股骨颈处的骨小梁排列方向，与其承受的压力和张力曲线大体一致；而股骨下端和胫骨上、下端，由于压力方向与它们的长轴一致，故骨小梁以垂直排列为主。骨所承受的压力均等传递，变成分力，从而减轻骨的负荷，但骨骺的抗压抗张强度小于骨干的抗压抗张强度。松质骨骨小梁之间的间隙相互连通，并与骨干的骨髓腔直接相通。

三、骨膜

骨膜是由致密结缔组织组成的纤维膜。包在骨表面的较厚层结缔组织称骨外膜，被衬于骨髓腔面的薄层结缔组织称骨内膜。除骨的关节面、股骨颈、距骨的囊下区和某些籽骨表面外，骨的表面都有骨外膜。肌腱和韧带的骨附着处均与骨外膜连续。

（一）骨外膜

成人长骨的骨外膜一般可分为内、外两层，但两者并无截然分界。

纤维层是最外的一层薄的、致密的、排列不规则的结缔组织，其中含有一些成纤维细胞。结缔组织中含有粗大的胶原纤维束，彼此交织成网状，有血管和神经在纤维束中穿行，沿途有些分支经深层穿入穿通管（Volkmann canal）。有些粗大的胶原纤维束向内穿进骨质的外环层骨板，亦称穿通纤维（Sharpey fiber），起固定骨膜和韧带的作用。骨外膜内层直接与骨相贴，为薄层疏松结缔组织，其纤维成分少，排列疏松，血管及细胞丰富，细胞贴骨分布，排列成层，一般认为它们是骨祖细胞。

骨外膜内层组织成分随年龄和功能活动而变化，在胚胎期和出生后的生长期，骨骼迅速生成，内层的细胞数量较多，骨祖细胞层较厚，其中许多已转变为成骨细胞。成年后骨处于改建缓慢的相对静止阶段，骨祖细胞相对较少，不再排列成层，而是分散附着于骨的表面，变为梭形，与结缔组织中的成纤维细胞很难区别。当骨受损后，这些细胞又恢复造骨的能力，变为典型的成骨细胞，参与新的骨质形成。由于骨外膜内层有成骨能力，故又称生发层或成骨层。

（二）骨内膜

骨内膜是一薄层含细胞的结缔组织，衬附于骨干和骨骺的骨髓腔面以及所有骨单位中央管的内表面，并且相互连续。骨内膜非常薄，不分层，由一层扁平的骨祖细胞和少量的结缔组织构成，并和穿通管内的结缔组织相连续。非改建期骨的骨内膜表面覆有一层细胞称为骨衬细胞，细胞表型不同于成骨细胞。一般认为它是静止的成骨细胞，在适当刺激下，骨衬细胞可再激活成为有活力的成骨细胞。

骨膜的主要功能是营养骨组织，为骨的修复或生长不断提供新的成骨细胞。骨膜具有成骨和成软骨的双重潜能，临床上利用骨膜移植，已成功地治疗骨折延迟愈合或不愈合、骨和软骨缺损、先天性腭裂和股骨头缺血性坏死等疾病。骨膜内有丰富的游离神经末梢，能感受痛觉。

四、骨髓

骨松质的腔隙彼此通连，其中充满小血管和造血组织，称为骨髓。在胎儿和幼儿期，全部骨髓呈红色，称红骨髓。红骨髓有造血功能，内含发育阶段不同的红骨髓和某些白细胞。约在5岁以后，长骨骨髓腔内的红骨髓逐渐被脂肪组织代替，呈黄色，称黄骨髓，失去造血活力，但在慢性失血过多或重度贫血时，黄骨髓可逐渐转化为红骨髓，恢复造血功能。在椎骨、髂骨、肋骨、胸骨及肱骨和股骨等长骨的骺内终生都是红骨髓，因此临床常选髂前上棘或髂后上棘等处进行骨髓穿刺，检查骨髓象。

（孙洪刚）

第五节　骨的血管、淋巴管和神经

1. 血管　长骨的血供来自三个方面：骨端、骨骺和干骺端的血管；进入骨干的滋养动脉；骨膜动脉。

滋养动脉是长骨的主要动脉，一般有1～2支，经骨干的滋养孔进入骨髓腔后，分为升支和降支，每一支都有许多细小的分支，大部分直接进入皮质骨，另一些分支进入髓内血窦。升支和降支的终末血管供给长骨两端的血液，在成年人可与干骺端动脉及骺动脉的分支吻合。干骺端动脉和骺动脉均发自邻近动脉，分别从骺软骨的近侧和远侧穿入骨质。上述各动脉均有静脉伴行，汇入该骨附近的静脉。不规则骨、扁骨和短骨的动脉来自骨膜动脉或滋养动脉。

2. 淋巴管　骨膜的淋巴管很丰富，但骨的淋巴管是否存在尚有争议。

3. 神经　骨的神经伴滋养血管进入骨内，分布到哈弗管的血管周隙中，以内脏传出纤维较多，分布到血管壁；躯体传入纤维则分布于骨膜、骨内膜、骨小梁及关节软骨深面。骨膜的神经最丰富，并对张力或撕扯的刺激较为敏感，故骨脓肿和骨折常引起剧痛。

（孙洪刚）

第二章 骨的发生、成长及维护

第一节 骨的胚胎发育

一、细胞来源

骨组织中的细胞来源于三种不同的胚原细胞谱系：①神经嵴细胞（形成颅面骨骼）；②生骨节细胞，（形成中轴骨）；③中胚层细胞（形成骨的附件）。

骨组织中的两种主要细胞系（破骨性谱系细胞和成骨性谱系细胞）的来源不同，破骨性谱系细胞来源于生血性干细胞，成骨性谱系细胞来源于间充质干细胞。间充质干细胞经过非对称性分裂、增殖，生成各种类型的间充质前身细胞，最后形成成骨细胞、成脂肪细胞、成软骨细胞、成肌细胞和成纤维细胞。成骨性谱系细胞分化增殖的不同时期受不同转录调节因子的调节，并表达不同的基因产物。其中的转录调节因子大致有以下几类：转录因子，激素、生长因子、细胞因子及其受体，抗增殖蛋白及骨的基质蛋白质等。

二、骨骼生成分期

骨骼生成可分为以下四期：①胚胎细胞向骨骼生成部位移行期；②上皮细胞－间充质细胞相互作用期；③致密体形成期；④成软骨细胞和成骨细胞分化与增殖期。

由软骨板起源发育成骨骼的过程称为软骨内成骨，不仅生成骨骼，而且还是出生后个体骨构塑和骨折修复的重要方式之一。膜内成骨过程无软骨胚基的参与，直接由骨化中心的间充质细胞致密化并转型为成骨细胞而形成骨组织。成骨细胞发育的调节机制尚未阐明。研究表明，核结合因子 a1（Cbfal，现称为 RunX2）是调节成骨细胞生成的关键因子，它可调节骨钙素基因表达。

（魏国俊）

第二节 骨的发生

骨来源于胚胎时期的间充质，骨的发生有两种方式：一种是膜内成骨，即在原始的结缔组织内直接成骨；另一种是软骨内成骨，即在软骨内成骨。虽然发生方式不同，但骨组织发生的过程相似，都包括了骨组织形成和骨组织吸收两个方面。

一、骨组织发生的基本过程

骨组织发生的基本过程包括骨组织形成和吸收两方面的变化，成骨细胞与破骨细胞通过相互调控机制，共同完成骨组织的形成和吸收。

1. 骨组织的形成　骨组织形成经过两个步骤，首先是形成类骨质，即骨祖细胞增殖分化为成骨细胞，成骨细胞产生类骨质。成骨细胞被类骨质包埋后转变为骨细胞。然后类骨质钙化为骨质，从而形成了骨组织。在形成的骨组织表面又有新的成骨细胞继续形成类骨质，然后矿化，如此不断地进行。新骨组织形成的同时，原有骨组织的某些部分又被吸收。

2. 骨组织的吸收　骨组织形成的同时，原有骨组织的某些部位又可被吸收，即骨组织被侵蚀溶解，在此过程中破骨细胞起主要作用，称为破骨细胞性溶骨。破骨细胞溶骨过程包括三个阶段：首先是破骨细胞识别并黏附于骨基质表面；然后细胞产生极性，形成吸收装置并分泌有机酸和溶酶体酶；最后使骨矿物质溶解和有机物降解。

二、骨发生的方式

自胚胎第 7 周以后开始出现膜内成骨和软骨内成骨。

（一）膜内成骨

膜内成骨是指在原始的结缔组织内直接成骨。

颅的一些扁骨如额骨和顶骨以及枕骨、颞骨、上颌骨和下颌骨的一部分，还有长骨的骨领和短骨等，这些骨的生长都是膜内成骨方式。

在将来要成骨的部位，间充质首先分化为原始结缔组织膜，然后间充质细胞集聚并分化为骨祖细胞，后者进一步分化为成骨细胞。成骨细胞产生胶原纤维和基质，细胞间隙充满排列杂乱的纤细胶原纤维束，并包埋于薄层凝胶样的基质中，即类骨质形成。嗜酸性的类骨质呈细条索状，分支吻合成网。由于类骨质形成在血管网之间，靠近血管大致呈等距离的沉积，不久类骨质矿化，形成原始骨组织，即称骨小梁。最先形成骨组织的部位，称为骨化中心。骨小梁形成后，来自骨祖细胞的成骨细胞排列在骨小梁表面，产生新的类骨质，使骨小梁增长、加粗。一旦成骨细胞耗竭，立即由血管周围结缔组织中的骨祖细胞增殖、分化为成骨细胞。膜内成骨是从骨化中心各向四周呈放射状地生长，最后融合起来，取代了原来的原始结缔组织，成为由骨小梁构成的海绵状原始松质骨。在发生密质骨的区域，成骨细胞在骨小梁表面持续不断产生新的骨组织，直到血管周围的空隙大部分消失为止。与此同时，骨小梁内的胶原纤维由不规则排列逐渐转变为有规律地排列。在松质骨将保留的区域，骨小梁停止增厚，位于其间的具有血管的结缔组织，则逐渐转变为造血组织，骨周围的结缔组织则保留成为骨外膜。骨生长停止时，留在内、外表面的成骨细胞转变为成纤维细胞样细胞，并作为骨内膜和骨外膜的骨衬细胞而保存。在修复时，骨衬细胞的成骨潜能再被激活，又再成为成骨细胞。胎儿出生前，顶骨的外形初步建立，两块顶骨之间留有窄缝，由原始结缔组织连接。顶骨由一层初级密质骨和骨膜构成。

（二）软骨内成骨

软骨内成骨是指在预先形成的软骨雏形的基础上，将软骨逐渐替换为骨。人体的大多数骨，如四肢长骨、躯干骨和部分颅底骨等，都以此种方式发生。

软骨内成骨的基本步骤是：①软骨细胞增生、肥大，软骨基质钙化，致使软骨细胞退化死亡；②血管和骨祖细胞侵入，骨祖细胞分化为成骨细胞，并在残留的钙化软骨基质上形成骨组织。主要过程如下：

1. 软骨雏形形成　在将要发生长骨的部位，间充质细胞聚集、分化形成骨祖细胞，后者继而分化成为软骨细胞，成软骨细胞进一步分化为软骨细胞。软骨细胞分泌软骨基质，细胞自身被包埋其中，于是形成一块透明软骨，其外形与将要形成的长骨相似，故称为软骨雏形。周围的间充质分化为软骨膜。已成形的软骨雏形通过间质性生长不断加长，通过附加性生长逐渐加粗。骨化开始后，雏形仍继续其间质性生长，使骨化得以持续进行，因此软骨的加长是骨加长的先决条件。软骨的生长速度与骨化的速度相适应，否则可能导致骨的发育异常。

2. 骨领形成　在软骨雏形中段，软骨膜内的骨祖细胞增殖分化为成骨细胞，后者贴附在软骨组织表面形成薄层原始骨组织。这层骨组织呈领圈状围绕着雏形中段，故名骨领。骨领形成后，其表面的软骨膜即改名骨膜。

3. 初级骨化中心与骨髓腔形成　软骨雏形中央的软骨细胞停止分裂，逐渐蓄积糖原，细胞体积变大而成熟。成熟的软骨细胞能分泌碱性磷酸酶，由于软骨细胞变大，占据较大空间，其周围的软骨基质相应变薄。当成熟的软骨细胞分泌碱性磷酸酶时，软骨基质钙化，成熟的软骨细胞因缺乏营养而退化死亡，软骨基质随之崩溃溶解，出现大小不一的空腔。随后，骨膜中的血管连同结缔组织穿越骨领，进入退化的软骨区。破骨细胞、成骨细胞、骨祖细胞和间充质细胞随之进入。破骨细胞消化分解退化的软骨，形成许多与软骨雏形长轴一致的隧道。成骨细胞贴附于残存的软骨基质表面成骨，形成以钙化的软骨基质为中轴、表面附以骨组织的条索状结构，称为过渡型骨小梁。出现过渡型骨小梁的部位为初级骨化中心。过渡型骨小梁之间的腔隙为初级骨髓腔，间充质细胞在此分化为网状细胞。造血干细胞进入并增殖分化，从而形成骨髓。

初级骨化中心形成后，骨化将继续向软骨雏形两端扩展，过渡型骨小梁也将被破骨细胞吸收，使许多初级骨髓腔融合成一个较大的腔，即骨髓腔，其内含有血管和造血组织。在此过程中，雏形两端的软骨不断增生，邻接骨髓腔处不断骨化，从而使骨不断加长。

4. 次级骨化中心出现与骨骺形成　次级骨化中心出现在骨干两端的软骨中央，此处将形成骨骺。出现时间因骨而异，大多在出生后数月或数年。次级骨化中心成骨的过程与初级骨化中心相似，但是它们的骨化是呈放射状向四周扩展，供应血管来自软骨外的骺动脉。最终由骨组织取代软骨，形成骨骺。骨化完成后，骺端表面残存的薄层软骨即为关节软骨。在骨骺与骨干之间仍保存一片盘形软骨，称为骺板。

（魏国俊）

第三节　骨的生长与改建

一、骨的生长

在骨的发生过程中和发生后，骨仍不断生长，具体表现在加长和增粗两个方面。

1. 加长　长骨的变长主要是由于骺板的成骨作用，此处的软骨细胞分裂增殖，并从骨骺侧向骨干侧不断进行软骨内成骨过程，使骨的长度增加，故骺板又称生长板。从骨骺端的软骨开始，到骨干的骨髓腔，骺板依次分为四个区。

(1) 软骨储备区：此区紧靠骨骺，软骨细胞分布在整个软骨的细胞间组织。软骨细胞较小，呈圆形或椭圆形，分散存在，软骨基质呈弱嗜碱性。此区细胞不活跃，处于相对静止状态，是骺板幼稚软骨组织细胞的前体（细胞生发层）。

（2）软骨增生区：由柱状或楔形的软骨细胞堆积而成。同源细胞群成单行排列，形成一串串并列纵行的软骨细胞柱。细胞柱的排列与骨的纵轴平行。每一细胞柱约有数个至数十个细胞。软骨细胞生长活跃，数目多，有丰富的软骨基质与胶原纤维，质地较坚韧。

（3）软骨钙化区：软骨细胞以柱状排列为主。软骨细胞逐渐成熟与增大，变圆，并逐渐退化死亡。软骨基质钙化，呈强嗜碱性。

（4）成骨区：钙化的软骨基质表面有骨组织形成，构成条索状的过渡性骨小梁。这是因为增生区和钙化区的软骨细胞呈纵行排列，细胞退化死亡后留下相互平行的纵行管状隧道。因此，形成的过渡型骨小梁均呈条索状，在长骨的纵行切面上，似钟乳石样悬挂在钙化区的底部。在钙化的软骨基质和过渡型骨小梁表面，都可见到破骨细胞，这两种结构最终都会被破骨细胞吸收，从而骨髓腔向长骨两端扩展。新形成的骨小梁和软骨板融合在一起，此区是骨骺与骨干连接的过渡区，软骨逐渐被骨所代替（干骺端）。

以上各区的变化是连续进行的，而且软骨的增生、退化及成骨在速率上保持平衡。这就保证了在骨干长度增加的同时，骺板能保持一定的厚度。到17～20岁，骺板增生减缓并最终停止，导致骺软骨完全被骨组织取代，在长骨的干、骺之间留下线性痕迹，称骺线。此后，骨再不能纵向生长。

2. 增粗　骨外膜内层骨祖细胞分化为成骨细胞，以膜内成骨的方式，在骨干表面添加骨组织，使骨干变粗。而在骨干的内表面，破骨细胞吸收骨小梁，使骨髓腔横向扩大。骨干外表面的新骨形成速度略快于骨干的吸收速度，这样骨干的密质骨适当增厚。到30岁左右，长骨不再增粗。

二、骨的改建

骨的生长既有新的骨组织形成，又伴随着原有骨组织的部分被吸收，使骨在生长期间保持一定的形状。同时在生长过程中还进行一系列的改建活动，外形和内部结构不断地变化，使骨与整个机体的发育和生理功能相适应。在骨生长停止和构型完善后，骨仍需不断进行改建。

（一）骨改建过程

骨改建是局部旧骨的吸收并代之以新骨形成的过程。Parfitt 将正常成年的骨改建过程按程序分为五期：静止期、激活期、吸收期、逆转期和成骨期。

1. 静止期　骨改建发生于骨表面，即骨外膜和骨内膜处（包括骨小梁的表面、中央管和穿通管的内表面以及骨髓腔面）。

2. 激活期　骨改建的第一步是破骨细胞激活，包括破骨细胞集聚、趋化和附着骨表面等一系列细胞活动过程。

3. 吸收期　破骨细胞沿骨表面垂直方向进行吸收，骨细胞也参与骨吸收，吸收后的骨表面形态不一，在吸收腔表面和整个吸收区均存在细丝状的胶原纤维。

4. 逆转期　从骨吸收转变为骨形成的过程为逆转期，结构特征是吸收腔内无破骨细胞，而出现一种单核性细胞。

5. 成骨期　吸收腔内出现成骨细胞标志成骨期开始。在骨形成最旺盛阶段，表面有相互平行的层状胶原纤维以及突出于表面的类骨质。

（二）长骨的外形改建

长骨的骨骺和干骺端（骺板成骨区）呈圆锥形，比圆柱形的骨干粗大。改建过程中，干骺端骨外膜深层的破骨细胞十分活跃，进行骨吸收，而骨内膜面的骨组织生成比较活跃，结果是近骨干一侧的直径渐变小，成为新一段圆柱形骨干，新增的骨干两端又形成新的干骺端，如此不断地进行，直到长骨增长停止。

（三）长骨的内部改建

最初形成的原始骨小梁，纤维排列较乱，含骨细胞较多，支持性能较差，经过多次改建后才具有整齐的骨板，骨单位也增多，骨小梁依照张力和应力线排列，以适应机体的运动和负重。骨单位是长骨的重要支持性结构，它在 1 岁后才开始出现，此后不断增多和改建，增强长骨的支持力。原始骨单位逐渐被次级骨单位取代，初级密质骨改建为次级密质骨，过程如下：在最早形成原始骨单位的部位，骨外膜下的破骨细胞进行骨吸收，吸收腔扩大，在骨干表面形成许多向内凹陷的纵行沟，沟的两侧为嵴，骨外膜的血管及骨祖细胞随之进入沟内。嵴表面的骨外膜内含有骨祖细胞，逐步形成骨组织，使两侧嵴逐渐靠拢融合形成纵行管。管内骨祖细胞分化为成骨细胞，并贴附于管壁，由外向内形成同心圆排列的哈弗斯骨板。其中轴始终保留含血管的通道，即哈弗斯管（中央管），含有骨祖细胞的薄层结缔组织贴附于中央管内表面，成为骨内膜。至此，次级骨单位形成。在改建过程中，大部分原始骨单位被消除，残留的骨板成为间骨板。骨的内部改建是终生不断进行的。在长骨原始骨单位改建中，骨干表面与中央管之间留下的一些来自骨外膜血管的通道，即为穿通管，其周围无环形骨板包绕。在次级骨单位最先形成的一层骨板与吸收腔之间总是存在一明显的界限，即粘合线。成年时，长骨不再增粗，其内外表面分别形成永久性内外环骨板，骨单位的改建就在内外环骨板之间进行。

人一生中骨的改建是始终进行的，幼年时骨的建造速率大于吸收，成年人渐趋于平衡，老年人则骨质的吸收速率往往大于建造，使骨质变得疏松，坚固性与支持力也减弱。

（魏国俊）

第四节　影响骨生长发育的因素

影响骨生长发育的因素很多，内因有遗传基因和激素的作用等；除此之外，环境、气候以及社会因素等对青春期起始年龄也有一定的影响；氨基酸、钙、磷和各种维生素也是影响骨矿化的重要因素，某些生物活性物质对骨的生长发育也有直接影响。

一、维生素

1. 维生素 A　可影响骨的生长速度，它可协调成骨细胞和破骨细胞的活动能力。维生素 A 严重缺乏时，骨的重吸收和改建跟不上骨的形成，引起骨的畸形发育。维生素 A 缺乏还可影响骺板软骨细胞的发育，使长骨生长迟缓。维生素 A 过多时，破骨细胞特别活跃，骨吸收过度而容易骨折。若骺板受害而变窄或消失，则骨的生长停止。

2. 维生素 C　主要是影响中胚层起源的组织，它能影响骨祖细胞的分裂增殖，并与成骨细胞合成胶原和有机基质的功能直接有关。

3. 维生素 D　能促进小肠对钙、磷的吸收，提高血钙和血磷水平，有利于类骨质的矿化。维生素 D 严重缺乏时，可影响钙的吸收和钙在骨内的沉积，使类骨质不能及时钙化；在儿童易患佝偻病，在成人则可发生骨软化症，两者的组织学特征是软骨基质和类骨质都不能矿化。

对 1, 25 - 二羟维生素 D_3 的研究表明，成骨细胞表面有 D_3 受体。D_3 可刺激成骨细胞分泌较多的骨钙蛋白，还可提高细胞内碱性磷酸酶的活性，从而对矿化起重要作用。

二、激素

骨的生长发育受多种激素影响，包括生长激素、甲状旁腺激素、降钙素、甲状腺激素、糖皮质激素和性激素等。

1. 生长激素和甲状腺激素的作用　生长激素能刺激骺板软骨细胞分裂，甲状腺激素能使骺板软骨细胞成熟、肥大和退化死亡，还能促进骨骼中钙的代谢，胰岛素则与软骨细胞成熟过程中的糖原代谢有关，称为胰岛素营养效应。

2. 甲状旁腺激素的作用　PTH 通过反馈机制调节血钙含量，血钙水平的高低对甲状旁腺有直接影响。PTH 增多可引起骨溶解，释放骨钙入血。首先激起骨细胞的溶骨作用，若血钙仍不能上升到正常水平，则 PTH 继续升高，激发破骨细胞的溶骨作用，使血钙恢复到正常水平。

3. 降钙素的作用　主要生理作用是抑制骨盐溶解，使血钙含量减少。生理情况下，骨不断摄取血钙，以供类骨质矿化所需；同时骨盐不断溶解，将骨钙释放入血。大量骨钙入血是通过骨细胞或破骨细胞的活动，血钙入骨则依靠降钙素刺激成骨细胞分泌类骨质，而后钙沉积于类骨质。

4. 性激素的作用　性腺和肾上腺皮质分泌的性激素都有促进成骨细胞合成代谢的作用，故与骨的生长和成熟有关，已证实成骨细胞表面有雌激素受体。成骨细胞活跃时，产生的骨钙蛋白增多，有利于矿化作用。雌激素不足时，成骨细胞处于不活跃状态，破骨细胞的活动相对增强，往往出现重吸收过多的失骨现象。

5. 糖皮质激素的作用　肾上腺皮质分泌的糖皮质激素，既抑制小肠对钙的吸收，又抑制肾小管对钙的再吸收，同时影响骨的形成。

三、细胞因子

1. 表皮生长因子　在位于血管侵入和软骨钙化隔之间的生长板内皮细胞中可发现表皮生长因子。在颅骨培养中，EGF 能够引起细胞复制，抑制胶原合成和碱性磷酸酶的活性。对于发生于结缔组织的细胞来说，源于血小板的生长因子一般认为是一种有效的促细胞分裂素。在骨折等损伤期间，此生长因子的激活是一种重要的炎症和引导愈合及骨形成的启动者。

2. 成纤维细胞生长因子　可以积极促进软骨细胞再生和新血管形成，这两个方面是生长板重要的生理功能。

3. 转化生长因子 - β　TGF - β 超家族由各种各样的生长因子组成，TGF - β 由成骨细胞产生，新形成的 TGF - β 是一种无生物活性的复合物，主要储存于骨基质中，在破骨细胞作用下可使之激活，成为有效的 TGF - β，其作用是抑制破骨细胞的形成和骨的吸收，同时激活成骨细胞的骨形成作用。因此，TGF - β 被认为是生理性骨改建中的骨吸收与骨形成偶联因子。

（魏国俊）

第三章　骨的病理生理

第一节　骨的生物学反应

一、骨坏死

骨坏死可通过死骨染色来辨认，坏死灶比正常骨更呈深蓝色，陷窝细胞消失，骨边缘参差不齐，病灶边缘出现破骨细胞，表示骨质正在被吸收。

（一）病因与发病机制

1. 血管机械性破裂　骨折、脱位、非创伤性应力或疲劳骨折可以引起血管机械性破裂。

2. 动脉血管闭塞　血栓形成、栓塞、脂肪栓、氮气泡可引起动脉血管闭塞。

3. 动脉壁损伤或受压　血管炎或放射性损伤，血管中导致血管痉挛物质的释放，髓腔中外渗的血液、脂肪或细胞成分对血管壁产生的压力或化学反应均可使血管受到损伤。

4. 静脉回流血管闭塞。

（二）形态改变

在血管损伤的第二周，骨髓成分开始呈现坏死迹象，包括造血细胞、毛细血管内皮细胞和脂肪细胞的坏死。萎缩的骨细胞产生典型的空洞腔隙坏死骨。

如果骨坏死发生在松质骨，并且修复反应已经启动，那么邻近骨组织的首发反应为反应性充血和血管的纤维性修复。

光镜下，可见骨细胞变性坏死，陷窝内骨细胞消失，骨小梁结构尚存，骨髓成分变为许多核碎屑并呈泡沫状。继之死骨逐渐吸收，新生血管及纤维组织长入坏死区，在坏死骨小梁一侧可见破骨细胞，另一侧可见增生活跃的成骨细胞，并有新骨和肉芽组织形成，出现所谓的"潜行性代替"现象。

二、骨质疏松

是正常骨矿化的骨量减少伴脆性增加的一种骨病变。

随着骨生长发育的完成，人体的骨量在约30岁时达到顶峰，以后开始逐渐下降。骨质疏松的原因有多种，常发生在绝经期的妇女（绝经期后骨质疏松症），由于激素水平的变化，骨量会发生急剧的丢失。骨量的下降将导致骨强度降低，从而使骨折发生概率增加。

骨活检标本不但可用于观察骨的一般结构和病理变化，如皮质骨和小梁骨容量下降，骨小梁断裂、稀疏，还可用于评价骨的生物力学强度。绝经期后骨质疏松时，骨小梁结节减少，断端增多，伴累积性微损伤。由于骨质疏松症的病因不同，其病理表现也有一些差异。

三、佝偻病/骨软化症

主要病理改变是软骨及新生骨钙化不足，以干骺端最显著。软骨细胞的增生正常但不能成熟，有退变，异常的骺板使毛细血管不能伸入其中，因而不能形成骨小梁，结果干骺端由钙化不足的软骨和未钙化的骨样组织形成，此区易曲折变形。

光镜下可见干骺端软骨细胞增生，排列紊乱，骺板增宽增厚，钙化不足，血管减少，以至骨端扩大呈杯状。

骨质软化是指未矿化骨基质的积累，原因是骨矿化率减少，可能是由于各种先天和获得性代谢异常造成血清钙磷下降，或两者不适应于骨矿化和骨骺生长。

四、石骨症

又名大理石骨，是一种家族性遗传性骨发育障碍性疾病的总称。

临床分为良性型和恶性型，X线片主要改变为广泛性骨硬化、骨密度增高，失去正常结构，骨小梁影像消失。

主要病理改变是破骨细胞功能不足，钙化骨组织不能及时吸收而骨组织的增生又不断进行，故导致新生骨堆积，骨密度增高，皮髓质分界不清如大理石样，骨髓腔狭小以至消失，长骨干骺端加宽变成杆状。

干骺端软骨柱排列紊乱，柱体加宽，排列扭曲，在软骨成骨过程中由于软骨不能及时被吸收而被包裹在钙化的骨基质中。

五、大块骨质溶解症

在X线片上，开始为一局限性骨质破坏，以后发展为骨质完全溶解消失。当破坏进展时，残留端骨骼纤细，常发生病理性骨折，但无骨膜反应及骨痂形成，也不发生钙化。

肉眼见骨皮质变薄或增厚，髓腔空虚，没有增生的肿瘤样组织。

病灶处为坏死灶与成丛的脉管交织，血管腔大小不一，呈毛细血管样或海绵状。骨质被大片溶解，坏死处可见少量淋巴细胞。骨小梁纤细、分布稀疏，髓腔扩张，内有增生的结缔组织及血管。

（崔宏勋）

第二节 生长骨骺的生物学反应

一、软骨发育不良症

软骨发育不良症是一种常染色体显性遗传病，临床上以四肢短小、巨颅、颅缝早闭、鼻梁下陷、前额突出、长骨畸形等为特点。

肉眼可见四肢长骨短而粗，腰、骶椎间隙变窄，骨盆的髋关节变扁和骶－坐骨的切迹变小。

镜下骨骺软骨板中的软骨细胞有的聚集成堆，周围绕以许多纤维间隔，有的软骨细胞排列紊乱，钙化不良。

二、垂体性矮小症

垂体性矮小症是由于生长激素缺乏所致。光镜下可见骨骺板不整齐，局部有变性，干骺端新生骨质增生不明显，骨骺端及干骺端可为一些较成熟骨质所封闭，以至软骨内骨化过程停顿或减慢，后期亦见这些骨骺板机化已消失。

三、大骨节病

为一种慢性地方病。

肉眼可见软骨盘与干骺端不规则，凹凸不平，呈锯齿状，软骨盘消失，干骺端变大、变形。

光镜下可见三种病变：

1. 软骨坏死　坏死灶周围有软骨细胞萎缩及变性。
2. 软骨坏死后的继发病变　如坏死周围软骨细胞增生。
3. 骨质改变　骨骺内骨组织局限性崩解吸收，被纤维组织代替，边缘可见破骨细胞。

（崔宏勋）

第四章　关节

骨与骨之间借纤维结缔组织、软骨或骨组织以一定的方式相互连接形成的结构称为关节。

第一节　软骨

一、软骨的组织结构

软骨是一种特殊类型的结缔组织，由软骨细胞和软骨基质构成。软骨细胞被细胞外基质包埋，基质呈凝胶状，其中含纤维成分。软骨内无血管、淋巴管和神经。

软骨具有一定的弹性和硬度，是胚胎早期的主要支架成分，随着胚胎的发育，逐渐被骨所取代。永久性软骨所占比例较小，散在分布于外耳、呼吸道、椎间盘、胸廓及关节等处。依其所占部位不同而作用各异，如关节软骨具有支撑重量和减少摩擦的作用，耳和呼吸道的软骨具有支架作用。此外，软骨对骨的发生和生长也有十分重要的作用。

（一）软骨细胞

以透明软骨的细胞为例。软骨细胞位于软骨基质小腔中，该小腔即为软骨陷窝。紧邻陷窝的软骨基质中硫酸软骨素较多，HE 染色呈强嗜碱性，称软骨囊。在 HE 染色切片中，细胞因脱水收缩变成不规则的形状，使软骨囊和细胞之间出现较大的空隙。软骨细胞的大小、形状及其分布特点在软骨内有一定的规律，紧靠软骨膜的软骨细胞较幼稚，呈扁圆形，越接近软骨内部，细胞越成熟，呈圆形，并由单个分布逐渐变为成群分布，每一群为 2~8 个细胞不等，是由一个软骨细胞分化而来，故称同源细胞群。成熟的软骨细胞圆形或椭圆形，核较小，偏心位，有一个或数个核仁。胞质弱嗜碱性，中心体和高尔基复合体均近核分布，线粒体散在分布于胞质内。

（二）软骨基质

软骨基质即软骨的细胞外基质。由软骨细胞分泌产生，包括纤维和无定形的基质。纤维成分埋于基质中，其种类、含量和功能因软骨类型而异。基质的主要成分是水和蛋白多糖。软骨基质中蛋白多糖的浓度很高，使软骨形成十分牢固的胶状，许多蛋白多糖相结合形成分子筛结构。软骨基质中含有大量的水分，使透明软骨呈半透明状。

1. 水分　水分是正常关节软骨最丰富的成分，占湿重的 65%~80%。少量水分位于细胞间隙，30% 位于胶原中的纤维间隙，剩余的位于基质中的分子间隙。当固体基质受到挤压或存在压力梯度时，水分可以在基质中流动。通过组织和关节表面的水分流动，可以促进输送营养物质，润滑关节。

2. 胶原　胶原是基质的主要结构大分子，至少有 15 种不同的胶原种类（见表 4-1）。

胶原蛋白占关节软骨干重的50%以上，其中90%～95%是Ⅱ型胶原。所有的胶原家族成员均由特定的三螺旋结构组成其分子的大部分长度，或者被1个或几个非螺旋形的结构域中断。所有胶原具有三螺旋结构，由3条多肽链组成。链中33%的氨基酸是甘氨酸，25%是脯氨酸。由于脯氨酸的存在，每一条多肽链都呈现特征性的左手螺旋构型，并且在三螺旋结构中绕共同的轴右旋，编织成独特的具有抗拉伸应力的结构。软骨的胶原形成交叉连接的网状，分子内或分子间的交错连接可以增加纤维网的三维稳定性，使组织具有张力特性。

表4-1 胶原的类型

类型	组织分布	聚合方式
1 类胶原（300nm 三螺旋）		
Ⅰ	皮肤骨骼等	连接纤维
Ⅱ	软骨，椎间盘	连接纤维
Ⅲ	皮肤，血管	连接纤维
Ⅴ	伴随Ⅰ型胶原	连接纤维
Ⅺ	伴随Ⅱ型胶原	连接纤维
2 类胶原（基底膜）		
Ⅳ	基底膜	三维网状结构
Ⅶ	上皮基底膜	固定纤维
Ⅶ	内皮基底膜	未知
3 类胶原（短链）		
Ⅵ	广泛存在	微丝，110nm 连接的集聚体
Ⅸ	软骨（伴Ⅱ型胶原）	交叉连接Ⅱ型胶原
Ⅹ	肥大软骨	不明
Ⅶ	肌腱或其他	不明
Ⅷ	内皮细胞	不明

3. 蛋白多糖　蛋白多糖是一种复杂的大分子，由核心蛋白共价结合糖胺聚糖组成。糖胺聚糖由长链的、未分叉的重复二糖单位组成。软骨的蛋白多糖主要有三种类型：硫酸软骨素、硫酸角质素、硫酸皮肤素。其中，硫酸软骨素是最主要的糖胺聚糖。透明质酸也是一种糖胺聚糖，但它是非硫酸化的，而且不与核心蛋白共价结合，因此不是蛋白多糖的一部分。

关节软骨中80%～90%的蛋白多糖形成大的聚合体，成为可聚蛋白多糖。它们包括一个长的伸展的核心蛋白，与多达100个硫酸软骨素和50个硫酸角质素的糖胺聚糖链以共价结合。一个孤立的、较小分子的连接蛋白与可聚蛋白聚糖的G1结构域和透明质酸结合，稳定连接以形成可聚蛋白聚糖-透明质酸-连接蛋白复合体，即蛋白多糖聚集体。聚集体的形状似瓶刷，刷轴是长链形的透明质酸分子。在透明质酸链状分子轴上连着许多侧向排列的蛋白多糖分子，连接透明质酸和蛋白多糖的是连接蛋白。每个侧向排列的蛋白多糖分子呈蜈蚣形，分子中轴是蛋白质，从蛋白质轴上伸出一系列糖胺多糖侧链，大量近侧糖胺多糖侧链有硫酸角质素组成，数目更多的远侧糖胺多糖侧链由硫酸软骨素组成。这些蛋白多糖聚集体和蛋白多糖分子相互结合成网，构成分子筛。

关节软骨中蛋白多糖的分布随组织深度而改变，呈不均匀分布。浅表层富含胶原，蛋白多糖较少；移行层蛋白多糖的含量增加，分布趋于均一。

（三）软骨膜

除关节软骨外，软骨周围包被薄层致密结缔组织，称软骨膜。软骨膜分为两层，外层纤维成分多，与软骨膜外的结缔组织相连续，主要起保护作用；内层细胞较多，其中有许多梭形的骨祖细胞，可分化为软骨细胞。软骨膜内层还含有血管、淋巴管和神经，血管可为软骨提供必要的营养。

软骨膜具有较强的再生能力，可能是由于其生发层（软骨膜的深层）的骨祖细胞可逐渐分化为成软骨细胞。实验证明，某些细胞因子（如 TGF－β）可刺激其转化过程。

二、软骨的类型

依据软骨组织中所含纤维成分的不同，可将软骨分为透明软骨、弹性软骨和纤维软骨三种类型。

1. 透明软骨　新鲜时呈半透明的乳白浅蓝色，故得名，是体内分布最广泛的软骨类型。根据其分布部位不同可将其分为骨架外和骨架内两部分。骨架外包括鼻软骨、喉软骨的大部分、气管与支气管树内的软骨等。骨架内的软骨则包括肋软骨和关节软骨。透明软骨的基质含量较多，其中的纤维成分主要是由Ⅱ型胶原蛋白组成的胶原原纤维，抗压性较强，略具弹性和韧性。

2. 纤维软骨　主要分布于椎间盘、纤维环、关节盘和半月板的一部分，也分布在股骨头韧带、耻骨联合以及某些肌腱和韧带附着于骨的部位等处。结构特点是细胞间质内含有大量平行或交叉排列的胶原纤维束（Ⅰ型胶原蛋白构成），新鲜时呈不透明的乳白色，有一定的伸展性。软骨细胞分布于纤维束之间，或单独散在，或成对存在，或排列成单行。

3. 弹性软骨　分布于耳郭、外耳道、咽鼓管、会厌以及喉，具有明显的可弯曲性和弹性，新鲜时呈不透明黄色。其纤维成分以弹性纤维为主，胶原原纤维较少。弹性纤维有分支，相互交织排列。软骨细胞呈球形，单个或以同源细胞群的方式分布，同源细胞群的细胞数量大，为 2~4 个。

三、软骨的组织发生及生长

（一）组织发生

软骨由间充质分化而来，早在胚胎第 5 周，在将要形成透明软骨的部位，间充质密度增大，未分化的骨祖细胞分裂增生，细胞突起消失，细胞形态由星形转变为球形，并聚集成团，称软骨形成中心。此处细胞高度密集，经分裂分化后转变为幼稚的软骨细胞。随着细胞的生长，软骨细胞产生细胞外基质的能力逐渐增强，所产生的基质包围细胞，细胞被分隔在各自的陷窝内，以后再逐步分化为成熟的软骨细胞。软骨形成中心周围的间充质则分化为软骨膜。

（二）软骨的生长

软骨的生长有两种方式：一种为间质性生长，又称软骨内生长。表现为软骨细胞不断分裂增殖产生新的软骨细胞，进一步产生新的软骨基质，使软骨从内部膨胀式扩展。细胞分裂所产生的子细胞通过分泌基质而相互分开，从而占据相互分开的软骨陷窝，子细胞进一步分裂所形成的成对的或 4 个乃至更多的软骨细胞相互靠近构成同源细胞群。另一种方式叫附加性生长，或软骨膜下生长，由软骨膜内的骨祖细胞不断分化增殖分化为成软骨细胞，并产生新的基质包围自身，成软骨细胞转化为新的软骨细胞，添加在原有软骨表面，软骨厚度得以增加。

（三）软骨的退行性变与再生

软骨最突出的退行性变化是钙化，通常发生在软骨内的成骨区。此区的软骨细胞内细胞器明显减少，外形常呈不规则的皱缩。在将要钙化的部位，其软骨基质内出现有膜包裹的小泡，称基质小泡，可能是由软骨细胞以出芽方式形成。导致软骨退化的主要原因是衰老。

软骨有一定的再生能力，软骨受伤后，如果软骨细胞保存完好，软骨基质可以迅速再形成。但是软骨的再生能力比骨组织弱。软骨损伤或被切除一部分后，一般未见有直接的软骨再生，而是在损伤处首先出现组织的坏死和萎缩，随后由软骨膜或邻近筋膜所产生的结缔组织填充。这种肉芽组织中的成纤维细胞可转变为成软骨细胞，后者进一步分化为软骨细胞，从而产生新的基质，形成新的软骨。

（崔宏勋）

第二节　关节的分类

根据骨间连接组织的不同和关节活动的差异，可将关节分为动关节和不动关节两类。动关节是指那些具有明显活动性的关节，包括两种：一种是滑膜连接，这种关节具有很大的活动性；另一种是联合关节，如耻骨联合和椎间连接，这种关节具有一定程度的活动性，但活动幅度较滑膜连接小，故也称为微动关节。不动关节是指那些没有活动性或活动性极小的关节，包括纤维性连接、软骨性连接和骨性连接三种。纤维性连接是指通过结缔组织将骨连接起来，如胫腓远侧骨间即通过韧带相互连接。软骨性连接借助于软骨相互连接，如肋软骨和胸骨之间是通过透明软骨连接在一起。骨性连接是指骨之间借骨组织的连接，骨性连接可由纤维连接转变而成，如成人颅骨之间；也可由软骨骨化而成，如各骶椎之间以及髂、耻和坐骨之间在髋臼处的骨性连接。

一、滑膜连接

滑膜连接也称滑膜关节，即通常所说的关节。关节的基本结构包括关节面、关节囊和关节腔。关节面上有一薄层软骨覆盖，称关节软骨。关节软骨覆盖相对两骨的表面形成关节的主要界面。关节软骨基质的组成及其机械性能使关节在活动受力时有保护缓冲功能，关节软骨可吸收和分散关节活动时承受的负荷。两骨间通过纤维结缔组织即关节囊相连接，关节囊内层光滑，称滑膜。滑膜产生滑液以润滑关节和营养关节内结构。关节腔内充满滑液，提供关节软骨营养，并具润滑作用，其粘弹特性使对应关节面在活动时几乎无摩擦。除上述基本结构外，某些关节还有一些辅助结构，如关节盘或半月板、关节唇、滑膜壁和滑膜囊以及关节内韧带等，它们具有维持关节面的相互适应、加强关节面的相互适应、加强关节活动性或稳固性等作用。如关节囊和韧带提供关节稳定性。膝部的稳定性更得到交叉韧带的加强。特定关节活动时肌肉和肌腱的完整性和紧张度以及神经支配等，对确保关节发挥正常功能很重要。失用可导致关节组织内环境失衡，并产生病理变化。

（一）关节软骨

被覆于骨关节面的软骨称为关节软骨。绝大多数关节软骨为透明软骨，具有明显的层次结构，在垂直于关节的切面上，从外至内一般可分为4个区。Ⅰ～Ⅲ区为非矿化区，Ⅳ区为矿化区。Ⅰ区也称表面切线区，主要成分为与表面平行的胶原原纤维，软骨细胞较少，散在分布，细胞小，呈梭形，长轴与表面平行。Ⅱ区也称移行区或中间区，软骨细胞较大，呈圆形或椭圆形，细胞散在分布，随机排列。Ⅲ区也称辐射区，软骨细胞呈柱状排列，方向与关节表面垂直，细胞出现退变迹象，退变表现为核染色质致密，外形不规则，内质网扩张，线粒体扩大呈球形乃至空泡化等。Ⅳ区即矿化区，软骨细胞大，呈现进一步退化的现象。此区的主要特征为软骨间质的矿化，其中以钙的沉积为主。

关节软骨的间质成分包括水、胶原、蛋白多糖、无机盐以及其他成分等。其中，水分占66%～78%，软骨的胶原绝大部分属Ⅱ型胶原，占基质的13.5%～18%。关节软骨中蛋白多糖占干重的22%～38%。

关节软骨不含血管、淋巴管和神经，其营养物质从周围组织获得，大部分来自滑液。

关节软骨损伤后的自我修复能力较低，近年来的研究发现，软骨内的许多生长因子如IGF-1、IGF-2、bFGF、PDGF、BMP-1等在软骨的生长发育和再建过程中起着十分重要的作用。

（二）关节囊

在关节处包裹两骨端的结缔组织囊状结构称关节囊，有关节囊封闭的腔即为关节腔。光镜下囊壁可分为两层，外层为纤维层，内层为滑膜层。纤维层为致密结缔组织，与骨端相接处的骨膜外层相接。滑膜层通常简称滑膜，由薄层疏松结缔组织构成，衬贴于纤维膜内面，富含血管、淋巴管和神经，可产生滑液。滑膜内细胞成分较纤维层多，细胞分散排列，胶原性间质穿插其间。正常滑膜的内表面光滑发亮，常向关节腔内突起形成滑膜皱襞或绒毛。皱襞和绒毛中含有丰富的血管、神经、淋巴管以及脂肪。滑膜层一般可再分为细胞性内膜和内膜下层。细胞性内膜由1～4层滑膜细胞组成，这些细胞包埋在颗粒状无定形的基质中，基质内有分散的纤维分布。滑膜内层作为由松散联结的滑膜细胞组成的多孔屏障，缺乏真正的基底膜或紧密连接。电镜下滑膜细胞分为A、B、C三型。A型又称为巨噬细胞样细胞，也称M细胞，由骨髓分化而来，具有巨噬细胞的许多特征，细胞内有大量高尔基复合体、丰富的消化空泡和表面Fc受体表达；B型细胞又称成纤维细胞样细胞，也称F细胞，由间质细胞分化而来，形态学上类似于成纤维细胞，其重要特征是可以产生尿苷二磷酸半乳糖脱氢酶；C型细胞是一种中间型细胞，形态特点介于前两种细胞之间。

滑膜细胞产生的透明质酸与滑膜基质共同形成滑膜基质屏障，该屏障对由血液进入关节的物质有选择性的通透作用。此外，滑膜细胞还具有吞噬作用，可吞噬关节液内的各种碎屑，该功能在急性炎症时明显增强。

内膜下层也称滑膜下组织，该层细胞成分较少，只有一些散在的血管、脂肪细胞和成纤维细胞。滑膜下层深层可见丰富的毛细血管和小静脉网，一些较大的血管穿入深部滑膜下组织。有时，包括淋巴细胞和巨噬细胞在内的单核细胞可浸润滑膜下层，非细胞的细胞外基质含有多种大分子物质，包括Ⅰ型和Ⅲ型胶原、纤维结合素和蛋白聚糖等。

（三）关节液

关节液为关节腔内少量透明的弱碱性黏性液体，通称滑液。滑液的成分包括细胞和非细胞两类，以非细胞为主。非细胞成分包括水、蛋白质、电解质、糖、透明质酸等。细胞成分主要有单核细胞、淋巴细胞、巨噬细胞、中性粒细胞和脱落的滑膜细胞。滑液维持关节面的润滑，减低两骨关节面之间或关节面与关节盘、半月板之间的摩擦，并为关节软骨提供营养。

二、椎间连接

椎间连接为脊椎骨之间的连接结构。维持着中轴骨骼的正常功能，通过固定相邻的椎体来稳定脊柱并维持其排列。椎间盘由软骨终板、纤维环和髓核三部分组成。软骨终板为覆盖在每个椎体上下两面的一层透明软骨，纤维环和髓核共同构成椎间盘。相邻两椎体通过椎间盘相连。

（一）软骨终板

软骨终板是椎间盘与椎体的分界组织，呈半透明均质状，周边较厚，中央较薄，平均厚约1mm。周围增厚区有从椎间盘的纤维环而来的纤维穿过，这些纤维经此与矿化区软骨的纤维相连接，使相邻的两个椎体牢固地连接在一起。软骨终板有许多微孔隙，渗透性好，有利于椎体与椎间盘之间代谢物质的交流，在沟通纤维环、髓核与软骨下骨组织之间的液体中起半透膜作用。

软骨终板的作用包括：作为髓核的水分和代谢产物的通路；将椎间盘的纤维环与髓核限制在一定解剖部位；保护椎体，以免因受压而萎缩。

（二）椎间盘

椎间盘是连接相邻两个椎体的纤维软骨盘，由中央部的髓核和周围部的纤维环构成。

1. 纤维环　位于椎间盘的周围部分，由多层呈同心圆排列的纤维软骨板黏合而成，呈现明显的分层结构，板内和板间有软骨细胞分布，板间有胶原纤维、弹性纤维和蛋白多糖基质相连。根据纤维软骨板的纤维致密程度，大体上可将纤维环分为外、中、内三层，由外至内纤维软骨板的致密度降低，无定形的基质成分逐渐增多。纤维环内侧1/3的胶原主要为Ⅱ型胶原，外侧2/3主要为Ⅰ型胶原。

2. 髓核　位于椎间盘的中央，是软而具有弹性的高含水量的胶状物质。含有氨基多糖、胶原纤维、无机盐和水以及其间的细胞成分。正常髓核中含水量80%~88%。与纤维环相比，髓核含有较多的蛋白多糖，胶原原纤维交织成网格状，浸泡于蛋白多糖的胶状物质中，构成一个三维的胶性网格系统。髓核中的胶原类型80%为Ⅱ型胶原。髓核中的细胞成分较少，主要是脊索细胞和软骨样细胞两种类型。脊索细胞是一种残余的胚胎性细胞，细胞小而少，核深染，胞质中含有丰富的糖原颗粒，细胞多散在分布，彼此借细胞突起相互连接。软骨样细胞为髓核中常见的细胞类型，形态与功能大致和软骨细胞相同。

（崔宏勋）

第三节　关节的血管、淋巴管和神经

一、关节的血管、淋巴管和神经

（一）血管

关节的动脉主要来自邻近动脉的分支，在关节周围形成动脉网。从动脉网发出数条分支进入关节囊，发出骨骺支进入骨骺部。进入关节囊的血管可深入纤维层和滑膜层的各个层次，形成丰富的毛细血管网。在关节软骨周围，滑膜血管排列成环形网，形成关节血管环（Hunter 环）。

（二）淋巴管

关节囊的内层和外层均有淋巴管网。淋巴管起始于毛细淋巴管，淋巴液最终注入肢体的主干淋巴管。

（三）神经

支配关节的神经纤维按其性质可分为 3 种类型：躯体感觉神经、本体感觉神经和自主神经纤维。关节囊纤维层的神经纤维较滑膜层丰富，故纤维层对各类刺激都很敏感。而滑膜层的神经纤维少，痛刺激不敏感，但对温度敏感，冷热刺激可出现相应的血管收缩与扩张反应。

二、椎间盘的血供和神经支配

在正常骨骼发育成熟的椎间盘中，血供和神经支配都很有限。血管分布在纤维环表面，可以穿入外纤维很短距离。椎体的血管也直接紧贴终板走行，并不进入椎间盘的中央。纤维环的表面有单支和丛状无髓鞘神经末梢及包囊状神经末梢，部分有单支游离神经末梢的小神经可进入纤维环的外层。关节囊和脊柱的韧带中有游离的和包囊状神经末梢。

（侯洪涛）

第四节　关节的辅助结构

一、肌腱

肌腱具有非常复杂的致密胶原结构，使肌肉与骨相连接。肌腱跨越关节，传递肌力，活动关节。肌腱均由高度有序排列的致密结缔组织纤维组成，血供较差，细胞稀少，组织代谢率较低。肌腱含有少量痛觉神经和本体感觉神经，以肌腱附着处较为丰富。依其表面解剖，肌腱可分为两型。一型肌腱表面具有滑膜层，肌腱经由结缔组织鞘而发生滑动，鞘内也衬有滑膜。二型肌腱表面无滑膜鞘，因而称为滑膜外肌腱。肌腱修复能力较差，速率较慢。

二、韧带

连于相邻两骨之间的致密纤维结缔组织束称为韧带，可加强关节的稳定性。位于关节囊外的称囊外韧带，位于关节囊内的称囊内韧带。

三、关节盘与半月板

关节盘是位于关节腔内两关节面之间的纤维软骨板，其周缘附着于关节囊，把关节腔分为两部，完全分隔关节腔。若为新月形，不完全分隔关节腔者称半月板。关节盘与半月板可使两关节面更为适合，减少冲击和震荡，并可增强关节的稳定性。此外，两个腔可产生不同的运动，从而增加了运动的形式和范围。

（侯洪涛）

第五章 骨和软骨的损伤修复

第一节 骨的损伤修复——骨折愈合

骨折通常可分为外伤性骨折和病理性骨折两大类。骨的再生能力很强，经过良好复位后的单纯性外伤性骨折，几个月内便可完全愈合，恢复正常结构和功能。骨外膜、内膜中骨母细胞的增生和新骨质的产生是骨折愈合的基础。骨折愈合过程与软组织的愈合不同，软组织主要通过纤维组织完成愈合过程，而骨折愈合还需使纤维组织继续转变为骨来完成骨愈合过程。

一、骨折愈合过程

实验结果表明，骨折愈合过程可分为以下几个阶段：

1. 血肿形成 骨组织和骨髓都有丰富的血管，在骨折的两端及其周围伴有大量出血，形成血肿，6~8 小时内形成含有纤维蛋白网架的血凝块，纤维蛋白网架被认为是纤维细胞长入血肿的支架。血肿周围的吞噬细胞、毛细血管和幼稚的结缔组织很快长入血肿，后者主要分化为产生胶原纤维的成纤维细胞。与此同时常出现轻度的炎症反应。由于骨折伴有血管断裂，在骨折早期，常可见到骨髓组织的坏死，骨皮质亦可发生坏死，如果坏死灶较小，可被破骨细胞吸收，如果坏死灶较大，可形成游离的死骨片。

2. 纤维性骨痂形成 骨折后的 2~3 天，血肿被清除机化，新生血管长入，血管周围大量间质细胞增生，形成肉芽组织，血肿开始由肉芽组织取代，继而发生纤维化形成纤维性骨痂，或称暂时性骨痂，肉眼及 X 线检查见骨折局部呈梭形肿胀。约 1 周，上述增生的肉芽组织及纤维组织可进一步分化，形成透明软骨。透明软骨的形成一般多见于骨外膜的骨痂区，骨髓内骨痂区则少见。

3. 骨性骨痂形成 骨折后的新骨形成，大约始于骨折后 7~10 天。上述纤维性骨痂逐渐分化出骨母细胞，并形成类骨组织，以后出现钙盐沉积，类骨组织转变为编织骨。纤维性骨痂中的软骨组织也经软骨化骨过程演变为骨组织，至此形成骨性骨痂。

按照骨痂的细胞来源及部位不同，可将骨痂分为外骨痂和内骨痂。外骨痂是由骨外膜的内层即成骨层细胞增生，形成梭形套状，包绕骨折断端。在长骨骨折时以外骨痂形成为主。内骨痂由骨内膜细胞及骨髓未分化间叶细胞演变成为骨母细胞，形成编织骨。

从部位来说，骨痂可分为骨外膜骨痂、桥梁骨痂、连接骨痂和封闭骨痂。在血肿机化之前，来自骨外膜的成骨细胞只能绕过血肿，沿其外围与骨折线两端的外骨痂相连的骨痂称为桥梁骨痂。随着血肿的机化，纤维组织经软骨骨化，使内外骨痂相连称之为连接骨痂。大约在 2 周内，髓腔损伤区大部分被成纤维细胞样的肉芽组织填充，逐渐转化为海绵质骨，由海绵质骨形成的新骨，从骨折两端开始，横过髓腔，称之为封闭骨痂。

4. 骨痂改建或再塑　编织骨由于结构不够致密，骨小梁排列紊乱，故仍达不到正常功能需要。为了适应骨活动时所受应力，编织骨经过进一步改建成为成熟的板层骨，皮质骨和髓腔的正常关系以及骨小梁正常的排列结构也重新恢复。改建是在破骨细胞的骨质吸收及骨母细胞的新骨质形成的协调作用下完成的。

骨折愈合过程中塑形，在骨愈合过程中已开始，在骨折愈合后，仍持续较长的一段时间，最初塑形较快，当骨折牢固愈合后逐渐变慢。使骨折愈合处塑造结实，髓腔再通，骨髓组织恢复，骨折线消失，恢复以前的正常结构，通常要几个月至几年。

二、影响骨折愈合的因素

凡影响创伤愈合的全身及局部因素对骨折愈合都起作用。

1. 全身因素　主要有年龄、营养因素，以及某些疾病如骨软骨病、糖尿病、维生素 C 缺乏症、梅毒、老年性骨质疏松等。

2. 局部因素

（1）局部血液供应：影响骨折愈合最根本的因素是局部的血液供应。一切影响血液供应的因素，都会直接影响骨折愈合过程。

（2）局部损伤程度：损伤严重的骨折，周围软组织损伤也较重，对周围组织和骨折断端血供影响较大，加重了骨断端的坏死程度，局部创伤性炎症改变较重，骨折愈合较慢。

（3）骨折断端的及时、正确的复位：完全性骨折由于肌肉的收缩，常常发生错位或有其他组织、异物的嵌塞，可使愈合延迟或不能愈合。及时、正确的复位是为以后骨折完全愈合创造必要的条件。

（4）骨折断端及时、牢靠的固定：骨折断端即便已经复位，由于肌肉活动仍可错位，因而复位后及时、牢靠的固定（如打石膏、小夹板或髓腔钢针固定）更显重要，一般要固定到骨性骨痂形成后。骨折可靠的固定，可使骨折愈合在良好的功能位置。

（5）感染：感染是影响骨折愈合的另一因素。感染加重了骨的坏死程度，使骨折愈合过程受到干扰，可导致骨折延迟愈合和不愈合。

此外，应早日进行全身和局部功能锻炼，保持局部良好的血液供应。由于骨折后常需复位、固定及卧床，虽然有利于局部愈合，但长期卧床，血供不良，又会延迟愈合。局部长期固定不动也会引起骨及肌肉的失用性萎缩，关节强直等不利后果。为此，在不影响局部固定情况下，应尽早离床活动。

骨折愈合障碍者，有时新骨形成过多，形成赘生骨痂，愈合后有明显的骨变形，影响功能的恢复。有时纤维性骨痂不能变成骨性骨痂并出现裂隙，骨折两端仍能活动，形成假关节。

三、病理性骨折

病理性骨折是指已有病变的骨，在通常不足以引起骨折的外力作用下发生的骨折，或没有任何外力而发生的自发性骨折。

1. 骨的原发性或转移性肿瘤　是病理性骨折最常见的原因，原发性骨肿瘤如多发性骨髓瘤、骨巨细胞瘤及骨肉瘤等，转移性骨肿瘤有转移性肾癌、乳腺癌、肺癌、甲状腺癌及神经母细胞瘤等。

2. 骨质疏松　老年、各种营养不良和内分泌等因素可引起全身性骨质疏松，表现为骨皮质萎缩变薄，骨小梁变细、数量减少。肢体瘫痪、长期固定或久病卧床等可引起局部失用性骨质疏松。

3. 内分泌紊乱　由甲状旁腺腺瘤或增生引起的甲状旁腺功能亢进，可导致骨的脱钙及大量破骨细胞堆积，骨小梁为纤维组织所取代。

4. 骨的发育障碍　如先天性成骨不全。

（董　林）

第二节　软骨的损伤修复

一般认为成熟的软骨细胞在损伤后不能再生，因此修复能力有限。软骨再生起始于软骨膜的增生，这些增生的幼稚细胞形似成纤维细胞，以后逐渐变为软骨母细胞，并形成软骨基质，细胞被埋在软骨陷窝内变为静止的软骨细胞。软骨的修复表现为瘢痕形成与软骨肥厚，损伤部位附近的软骨细胞可增生成群。幼稚的软骨细胞可产生大量糖蛋白，但新生的胶原不足以修复成熟软骨裂伤所形成的缺损。

关节软骨损伤或缺损时，其修复过程有两种形式：①软骨层部分缺损，对于这类缺损，修复过程极为缓慢，不能达到软骨面平整的结果；②软骨全层缺损，其修复主要靠深层松质骨，即经由纤维结缔组织变为纤维软骨，有的最终也可变为透明软骨。软骨组织缺损较大时由纤维组织参与修补。

在骨关节炎、类风湿关节炎或其他关节病时，修复往往慢于破坏。关节炎晚期、关节内骨折和软骨下骨被刮除或钻孔后，关节软骨可被来自松质骨或滑膜血管翳的纤维软骨所代替。

随年龄增长，关节软骨出现较明显凹陷，混浊并有小的糜烂，软骨厚度有所减少。形态学上，脂质空泡与微丝纤维有所增加，而糖蛋白与胶原之合成率则保持不变。随年龄增长，细胞外脂质浓度有所增加，胶原的交叉链也可能有轻微变化。

（董　林）

第六章　肌肉、神经的构造和生理

第一节　骨骼肌的构造与功能

骨骼肌是运动系统的动力部分，绝大多数附着于骨骼，在人体内分布广泛，有600多块。

一、骨骼肌的形态和构造

每块骨骼肌包括肌腹和肌腱两部分。肌腹主要由肌纤维组成；腱性部分主要由平行排列的致密胶原纤维束构成，色白、强韧而无收缩功能，位于肌腹的两端，其抗张强度约为肌的112～233倍。肌借腱附着于骨骼。

肌的形态多样，按其外形大致可分为长肌、短肌、扁肌和轮匝肌四种。根据肌束方向与肌长轴的关系可分为与肌束平行排列的梭形肌或菱形肌，如缝匠肌、肱二头肌；半羽状排列的如半膜肌、指伸肌；羽状排列的如股直肌；多羽状排列的如三角肌、肩胛下肌；还有放射状排列的如斜方肌等。

二、肌的辅助装置

在肌的周围有辅助装置协助肌的活动，具有保持肌的位置、减少运动时的摩擦和保护等功能，包括滑膜、滑膜囊、腱鞘和籽骨等。

1. 筋膜　分浅筋膜和深筋膜。

(1) 浅筋膜：又称皮下筋膜，位于真皮之下，由疏松结缔组织构成，浅动脉、皮下静脉、皮神经、淋巴管行走于浅筋膜内。

(2) 深筋膜：又称固有筋膜，由致密结缔组织构成，位于浅筋膜的深面，包括体壁、四肢的肌和血管神经等。

2. 滑膜囊　为封闭的结缔组织囊，壁薄，内有滑液，多位于腱与骨面相接触处，以减少两者之间的摩擦。有的滑膜囊在关节附近和关节腔相通。

3. 腱鞘　是包围在肌腱外面的鞘管，存在于活动性较大的部位，如腕、踝、手指和足趾等处。腱鞘可分为纤维层和滑膜层两部分。腱鞘的纤维层又称腱纤维鞘，位于外层，为深筋膜增厚所形成的骨性纤维性管道，它起着滑车和约束肌腱的作用。腱鞘的滑膜层，又称腱滑膜鞘，位于腱纤维鞘内，是由滑膜构成的双层圆筒形的鞘。鞘的内层包在肌腱的表面，称为脏层；外层贴在腱鞘纤维层的内面和骨面，称为壁层。

4. 籽骨　在肌腱内发生，直径一般只有几毫米，髌骨例外，为全身最大的籽骨。籽骨多在手掌面或足趾面的肌腱中，位于肌腱面对关节的部位，或固定于肌腱以锐角绕过骨面处。

三、组织结构

由肌细胞组成，肌细胞间有少量的结缔组织、血管、淋巴管及神经。肌细胞因呈细长纤维形，又称为肌纤维，其细胞膜称肌膜，细胞质称肌浆。致密结缔组织包裹在整块肌肉外面形成肌外膜。肌外膜的结缔组织伸入肌肉内，分隔包裹形成肌束，包裹肌束的结缔组织称肌束膜，分布在每条肌纤维外面的结缔组织称肌内膜。

（一）光镜结构

骨骼肌纤维呈长圆柱形，是多核细胞，一条肌纤维内含有几十个甚至几百个核，核呈扁椭圆形，位于肌膜下方。在肌浆中有沿肌纤维长轴平行排列的肌原纤维，细丝状，每条肌原纤维上都有明暗相间的带，各条肌原纤维的明带和暗带都准确地排列在同一平面上，因而构成了骨骼肌纤维明暗相间的周期性横纹。明带又称 I 带，暗带又称 A 带，暗带中央有一条浅色窄带，称 H 带，H 带中央有一条深色的 M 带。明带中央有一条深色的 Z 带。相邻两条 Z 线之间的一段肌原纤维称为肌节。肌节递次排列构成肌原纤维，是骨骼肌纤维结构和功能的基本结构。

（二）超微结构

1. 肌原纤维　肌原纤维由粗细两种肌丝构成，沿肌原纤维的长轴排列。

粗肌丝位于肌节中部，两端游离，中央借 M 线固定。细肌丝位于肌节两侧，一端附着于 Z 线，另一端伸至粗肌丝之间，与之平行走行，其末端游离，止于 H 带的外侧。明带仅由细肌丝构成，H 带仅由粗肌丝构成，H 带两侧的暗带两种肌丝皆有。细肌丝由肌动蛋白、原肌球蛋白和肌钙蛋白组成。粗肌丝由肌球蛋白分子组成。

2. 横小管　是肌膜向肌浆内凹陷形成的管状结构，其走向与肌纤维长轴垂直，位于暗带与明带交界处。同一平面上的横小管分支吻合，环绕每条肌原纤维，可将肌膜的兴奋迅速传导至肌纤维内部。

3. 肌浆网　是肌纤维中特化的滑面内质网，位于横小管之间。其中部纵行包绕每条肌原纤维，称纵小管；两端扩大呈扁囊状，称终池。每条横小管与两侧的终池组成三联体，在此部位将兴奋从肌膜传递到肌浆网膜。肌浆网膜上有钙泵和钙通道。

（三）收缩原理

骨骼肌纤维的收缩机制为肌丝滑动原理，主要过程：①运动神经末梢将神经冲动传递给肌膜；②肌膜的兴奋经横小管传递给肌浆网，大量 Ca^{2+} 涌入肌浆；③Ca^{2+} 与肌钙蛋白结合，肌钙蛋白、原肌球蛋白发生构型或位置变化，暴露出肌动蛋白上与肌球蛋白头部的结合位点，两者迅速结合；④ATP 被分解并释放能量，肌球蛋白的头及杆发生屈动，将肌动蛋白向 M 线牵引；⑤细肌丝在粗肌丝之间向 M 线滑动，明带缩短，肌节缩短，肌纤维收缩；⑥收缩结束后，肌浆内的 Ca^{2+} 被泵回肌浆网，肌钙蛋白等恢复原状，肌纤维松弛。

（董　林）

第二节　神经组织的构造与功能

神经系统包括中枢部和周围部，前者包括脑和脊髓，也称中枢神经系统，含有绝大多数神经元的胞体。周围部是指与脑和脊髓相连的神经，即脑神经、脊神经和内脏神经，又称周围神经系统，主要由感觉神经元和运动神经元的轴突组成。

神经组织由神经细胞和神经胶质细胞组成，神经细胞也称神经元，具有接受刺激、整合信息和传导冲动的能力。神经胶质细胞对神经元起支持、保护、营养和绝缘等作用。

一、神经元的结构

1. 胞体

（1）细胞核：位于胞体中央，大而圆，核膜明显，染色质多，核仁大而圆。

（2）细胞质：特征性结构为尼氏体和神经元纤维。

（3）细胞膜：是可兴奋膜，具有接受刺激、处理信息、产生和传导神经冲动的功能。

2. 树突　每个神经元有一至多个树突，起接受刺激的功能。

3. 轴突　每个神经元只有一个轴突，轴突末端的分支较多，形成轴突终末。轴突与胞体之间进行着物质交换，轴突内的物质运输称轴突运输。

二、突触

神经元与神经元之间，或神经元与效应细胞之间传递信息的部位称突触。突触也是一种细胞连接方式，最常见的是一个神经元的轴突终末与另一个神经元的树突、树突棘或胞体连接，分别形成轴－树突触、轴－棘突触或轴－体突触。一个神经元可以通过突触把信息传递给许多其他神经元或效应细胞，如一个运动神经元可同时支配上千条骨骼肌纤维。

三、神经胶质细胞

（一）中枢神经系统的神经胶质细胞

1. 星形胶质细胞　是最大的一种神经胶质细胞。在脑和脊髓损伤时，星形胶质细胞可以增生，形成胶质瘢痕填补缺损。

2. 少突胶质细胞　分布于神经元胞体附近及轴突周围，是中枢神经系统的髓鞘形成细胞。

3. 小胶质细胞　是最小的神经胶质细胞。当神经系统损伤时，小胶质细胞可转变为巨噬细胞，吞噬死亡细胞的碎屑。

4. 室管膜细胞　衬在脑室和脊髓中央管的腔面，形成单层上皮，称室管膜。

（二）周围神经系统的神经胶质细胞

1. 施万细胞　参与周围神经系统中神经纤维的构成。

2. 卫星细胞　是神经节内包裹神经元胞体的一层扁平或立方形细胞。

四、周围神经系统

周围神经系统的神经纤维集合在一起，构成神经，分布到全身各器官。包裹在一条神经表面的结缔组织称神经外膜。一条神经通常含若干条神经纤维束，其表面有神经束上皮，是由几层扁平的上皮细胞围绕形成。神经束上皮和束间的结缔组织共同构成神经束膜。在神经纤维束内，每条神经纤维表面的薄层结缔组织称神经内膜。在这些结缔组织中都存在小血管和淋巴管。

（一）神经纤维

由神经元的长轴突及包绕它的神经胶质细胞构成。根据神经胶质细胞是否形成髓鞘，可将其分为有髓神经纤维和无髓神经纤维两类。

1. 有髓神经纤维　施万细胞为长卷筒状，一个接一个套在轴突外面，相邻的施万细胞不完全连接，于神经纤维上这一部分较狭窄，称郎飞结，在这一部位的轴膜部分裸露。相邻两个郎飞结之间的一段神经纤维称结间体。在有髓神经纤维的横切面上，施万细胞可分为三层，中层为多层细胞膜同心卷绕形成的髓鞘，以髓鞘为界胞质分为内侧胞质和外侧胞质。髓鞘的化学成分主要是脂蛋白，称髓磷脂。

2. 无髓神经纤维　施万细胞为不规则的长柱状，表面有数量不等、深浅不同的纵行凹沟，纵沟内有较细的轴突，施万细胞的膜不形成髓鞘包裹它们。因此，一条无髓神经纤维可含多条轴突。由于相邻的施万细胞衔接紧密，故无郎飞结。

（二）神经末梢

是周围神经纤维的终末部分，形成各种末梢装置，按功能分为感觉神经末梢和运动神经末梢两大类。

1. 感觉神经末梢　是感觉神经元（假单极神经元）周围突的末端，通常和周围的其他组织共同构成感受器。

（1）游离神经末梢：由较细的有髓或无髓神经纤维的终末反复分支而成。

（2）触觉小体：分布在皮肤的真皮乳头处，以手指掌侧皮肤内最多。

（3）环层小体：广泛分布在皮下组织、腹膜、肠系膜、韧带和关节囊等处。

（4）肌梭：是分布在骨骼肌内的梭形结构。

2. 运动神经末梢　是运动神经元的轴突在肌组织和腺体的终末结构，支配肌纤维的收缩，调节腺细胞的分泌，可分为躯体和内脏运动神经末梢两类。

（1）躯体运动神经末梢：分布于骨骼肌，位于脊髓前角或脑干的运动神经元胞体发出的长轴突，抵达骨骼肌时失去髓鞘，轴突反复分支；每一分支形成葡萄状终末，并与骨骼肌纤维建立突触连接，此连接区域呈椭圆形板状隆起，称运动终板或神经肌连接。一个运动神经元及其支配的全部骨骼肌纤维合称一个运动单位。

（2）内脏运动神经末梢：分布于心肌、各种内脏及血管的平滑肌和腺体等处。

（三）神经节

在周围神经系统中，神经元胞体聚集构成了神经节。神经节包括脑神经节、脊神经节和内脏运动神经节。

（1）脑神经节连于脑神经，周围有结缔组织被膜。

（2）脊神经在椎管内连于脊神经后根，也称背根神经节，表面有结缔组织被膜与脊神经膜相续。

（3）内脏运动神经节大小形态各异，表面也有结缔组织被膜，并向内伸展成支架。

（四）周围神经再生

神经纤维因外伤或其他原因与胞体离断，则发生破坏和死亡，称为神经纤维溃变。神经纤维的溃变发生在与胞体离断数小时以后，此时的轴突和髓鞘以至末梢部分先出现膨胀，继而出现崩裂，溃解成碎片、小滴状，也称 Weller 变性。

神经纤维再生一般发生在损伤后的第 2～3 周，损伤的神经纤维其胞体中的尼氏体逐渐恢复正常形态，胞核回到中央，与胞体相连的损伤神经轴突由损伤的近侧段向远侧生出数条幼芽，这些幼芽部分穿过损伤处的组织缝隙，并沿施万细胞索向远侧生长，最后到达原来所分布的组织器官，其余的幼芽分支则退化或消失。沿 Schwann 细胞索生长的轴突幼芽继续增粗、髓鞘也逐渐形成，神经纤维的功能逐渐恢复，此时神经纤维的再生过程初步完成，但有的幼芽进入神经的结缔组织内，形成神经瘤。

（董　林）

第二篇

骨科诊断学

第七章　诊断基础

第一节　病史的采集与记录

一、诊病中的医患关系

医生接触病人的开始，能否迅速确立医患之间的信任关系是诊断治疗能否成功的关键。无论在什么样的场合，医生和患者都是平等的关系。面对病人，应该有一个和蔼关心的态度和良好的修养和礼仪，使用病人可以理解的文明的语言，不要和患者随意开玩笑，也不能过分拉近和患者的关系，使病人感到医生缺乏诚意。特别要忌讳随意对其他医生的诊断治疗进行评价，会造成意想不到的纠纷。

现在随着社会的发展，患者对医疗的要求也越来越高，对个人的权利非常重视。作为医生要用积极的态度正面对待这样的现实，同时也要充分认识到自己的合法权益。医生特别要注意疾病诊疗中的法律问题，病例记录要真实、完整和及时。特别要注意以下几点：①医生有义务尽量避免出现医疗意外，而且要有充分证据证明做到了这一点。比如手术前分析各种可能出现的并发症，并采取了能够采取的措施去避免。②医生有义务尽最大可能满足病人对治疗的恰当的期待和接受诚实的治疗。病人希望达到的治疗结果，手术前一定要了解清楚，同时要知道自己是否掌握相应的技能达到病人的要求，这些要在手术前和患者达成一致的意见。③医生有义务说明治疗相关的各种可能性。特别是重大的副作用和合并症，要有充分的说明。④对于医疗的法律判断应该依据一般的医疗水准，因此作为医生有义务通过不断学习达到和维持这样的水准。⑤医生应该保持身体和精神的良好状态便于开展正常的医疗活动。⑥医疗场所有必要维持良好的工作关系和和谐的互相帮助的氛围。

二、病历的记录

按照医师法的规定，医生必须及时地在病历上记载关于诊疗的事项。诊疗记录是法律文件，是关于患者的诊疗内容，经过和处理情况。由于诊疗记录是法律上被要求公示的文件，因此所写的内容要经得起推敲。特别是患者及家属可以能够判读。

诊疗记录的记载有以下几点原则：

（1）按照日期记载当时的诊疗事项；

（2）将症状、检查所见和治疗计划等要点简洁记录，可能的话按照面向问题的组织方法（problem oriented system，POS）进行记录；

（3）记录中间不能空行；

（4）必须使用钢笔填写；

（5）记载的订正部分用两道横线标识，在记上新的改正内容，旧的记录要可以看见；

（6）记录必须是他人可以看懂的字迹；

（7）略语必须按照标准医学略语记录；

（8）必须记载诊断名称，急性或慢性，部位和左右；

（9）关于向患者和家属说明的内容，要记载说明的日期时间，内容，说明的对象和在场的人员的名字，以及当时的提问和回答内容；

（10）治疗医嘱及处方药剂的用量，用法要正确记录；

（11）诊疗记录要签名或按手印；

（12）介绍信，检查单和手术同意书要在病历里保存好；

（13）病历至少保存 5 年以上。

三、问诊的方法

问诊是诊疗关键的第一步，要仔细听患者和家属的诉说并设法在较短的时间内，从中找到关键性内容并予以记录。特别是和疾病相关的关键症状和阴性内容。对住院病人有时候要询问数次才能得到正确的信息。

1. 医生的自我介绍　为了迅速拉近医患关系，医生首先让患者和陪同人员恰当了解自己非常必要，因此首先简要介绍自己是重要的第一步，有的医生下意识地害怕患者清楚知道自己是谁，其实如果产生纠纷，患者依然容易了解到诊病的医生情况，不如一开始介绍自己，反而容易迅速获得患者的信任。内容包括姓名，科室专业和职称。

2. 问诊中患者的姿势　问诊时要细心观察患者的病痛是否有一个痛苦最少的姿势，可以灵活地让患者保持这样的姿势，并且迅速观察到这样的姿势可以帮助医生掌握患者可能的病因。

3. 善于倾听　可以在患者等待期间让其填写一些关于症状的表格，这样问诊时，医生可以一边听患者诉说一边对照表格，迅速了解病人的真实情况。一般不要轻易打断病人诉说，只是当离开疾病相关的内容时予以及时的提醒，将话题拉回关键部分。善于听别人诉说，即使对于普通人际交往也是建立良好关系的重要手段。作为采取病历常常可以获得非常重要的内容。千万不要上来就不断提问，让病人按照自己的思路回答问题，这样很可能将诊断引入歧途。对于儿童有时注意听一听小孩本人的叙述可能非常重要。对于患者已经在其他医院就诊，不要过度关心其他医生的诊断，因为可能会被前面的医生的意见误导，更重要的是了解当时因为什么样的症状而去医院看病。

4. 不要使用专业用语　我们在询问病人的时候可能会顺口说出一些专业词汇，因为能够更准确地反映出我们思维方式。可是病人却常常难于理解，使用病人的文化背景下可以理解的语言，对于准确了解实际的情况非常重要，而且可以迅速拉近和病人的距离，获得病人的信任。这不是一件容易的事情，需要将头脑中专业的思考翻译成普通的语言，再将从患者处得到的信息翻译成专业的结果。

5. 年龄和性别 问诊时一定要注意很多疾病是有年龄上的倾向性的或者是独有的。在问诊时要注重这样的特点来思考患者最有可能诊断。比如儿童会有一些生长发育相关的疾病，比如骨骺的坏死：胫骨结节骨骺炎，Perths 病等，像强直性脊柱炎就常发生于年轻的男性，而退行性骨性关节炎和骨质疏松症就是老年人的常见病。

6. 生活环境和家庭 骨科疾病最常见的问题会造成患者的活动上的困难，但是这种困难的程度和患者居住环境非常相关。比如是否住楼房，是否有电梯。是否丘陵地带；家庭的环境，成员，日常需要做的家务等；还有就是患者本身的生活习惯和喜好，是否喜欢到处活动还是愿静静地待在家里。这些都是决定治疗方法的重要因素。

7. 疼痛 疼痛是骨科最常见症状，也是最迫切要解决的问题。医生在询问病史时，特别要注意疼痛发生的时间、部位和是否有向其他部位放射、起因、程度、变化过程、已经使用的治疗方法和效果。对于疼痛的询问要注意是否有一些特点：

关联痛（referred pain）：疼痛的实际部位和表现部位有一定距离，比如髋关节可能反映在膝关节，腰椎可能反映在髋关节。放射痛（radiating pain）：疼痛的发生部位沿着神经走行方向放射样串痛，如从腰部沿着臀部和大腿小腿后侧放射到足部的疼痛。运动痛（motion pain）：运动时某个部位发生的疼痛。

8. 既往史 病人过去的一些生活情况可能对诊断非常重要，比如长期的饮酒史或者使用激素史，严重的肝脏损害或肾透析史对于诊断骨坏死就非常重要。比如过去患过癌症，那么就应该考虑有无骨转移的可能。是否有过敏史有时甚至和生命相关。另外使用抗凝药和糖尿病患者的历史可能和手术密切相关。

9. 家族史 很多骨科疾病有可能和遗传相关，比如一些骨系统性疾病和周期性四肢麻痹，强直性脊柱炎，韧带骨化症和先天性髋关节脱位。

10. 职业史 职业有可能使某些骨科疾病容易发生，即使不属于职业病。比如木工可能容易患 Kienbock 病，重物搬运容易患腰痛，电脑操作容易出现颈肩痛。

（杨 凯）

第二节 从主诉和主要症状推断诊断方向

一、诊断的方法

掌握诊断的顺序和思维方式非常重要。当问诊结束时就应该开始考虑大致的诊断方向。诊断的顺序可能非常重要。

（1）首先应该用病理学的方法进行思考：比如髋关节痛，可能的疾病可分为股骨颈骨折，股骨头缺血坏死，髋关节骨性关节炎，髋关节发育不良或先天性脱位，风湿性关节炎，臀肌挛缩症，肿瘤，腰椎疾患的关联痛等等。

（2）按照解剖学或组织学的方法进行思考：比如从表皮，皮下组织，筋膜，腱鞘，肌腱，神经，血管，韧带，关节囊，滑膜，滑液囊，软骨，骨。

（3）按照年龄和性别考虑易患和非易患的疾病。

二、从主诉和主要症状推断诊断方向

下面列举了一些常见症状可能的疾病，列举按照发生的频度顺序排列。

1. 颈肩臂痛

（1）最常见的：颈肩臂综合征，颈椎病，颈椎间盘突出症，落枕，挥鞭综合征。

（2）常见的：颈椎后纵韧带骨化症，类风湿性脊椎炎。

（3）不太常见的：胸出口综合征，转移性颈椎肿瘤。

（4）少见的：炎性斜颈。

（5）还要鉴别的：颈髓肿瘤，高位颈椎畸形，化脓性脊椎炎，颈椎结核，强直性脊柱炎，带状疱疹，脊髓空洞症，透析造成的破坏性脊椎炎。

2. 腰腿痛

（1）最常见的：腰痛症，腰椎间盘突出症，退行性脊椎病，腰椎管狭窄症，骨质疏松症。

（2）常见的：腰椎峡部裂滑脱症，腰椎退行性滑脱症，转移性骨肿瘤，强直性骨肥大症。

（3）不太常见的：化脓性脊椎炎，胸腰椎结核，强直性脊柱炎。

（4）少见的：马尾肿瘤，脊柱裂，脊髓终丝紧张综合征。

（5）还要考虑的：髋关节疾病，原发性骨肿瘤，多发性骨髓瘤，骨软化症，外伤后遗症，梨状肌综合征，其他造成腰痛的疾病。

3. 脊柱畸形和运动受限

（1）最常见的：骨质疏松症造成的驼背，脊柱侧凸症。

（2）常见的：无。

（3）不太常见的：先天性肌性斜颈，强直性脊柱炎。

（4）少见的：Scheuermann，腘绳肌挛缩（Huftlendenstreckste – ife）Sprengel畸形，先天性骨性斜颈，Klippel – Feil综合征，痉性斜颈。

（5）还要鉴别的：各种先天性骨疾病。

4. 背痛，胸痛

（1）最常见的：自然发生的胸椎骨折，自然发生的肋骨骨折。

（2）常见的：转移癌。

（3）不太常见的：原因不明的背痛，带状疱疹。

（4）少见的：强直性脊柱炎，胸肋锁骨肥厚症，Tietze病。

（5）还要鉴别的：原发性骨肿瘤，胸椎和肋骨结核，Scheuermann病，胸椎间盘突出症，胸椎黄韧带骨化症，颈椎疾病，心脏病。

5. 脊髓麻痹

（1）最常见的：脊髓性颈椎病，外伤性脊髓损伤，后纵韧带骨化症，胸椎黄韧带骨化症。

（2）常见的：风湿性脊椎炎，骨转移癌。

（3）不太常见的：脊髓肿瘤，AVM，破坏性脊椎病，脊髓空洞症，肌萎缩性侧索硬化症，多发硬化症，脊柱畸形。

（4）少见的：硬膜外血肿，脊髓梗死，放射性脊髓损伤，脊柱结核（Pott 麻痹）。

（5）还要鉴别的：颈胸椎间盘突出症，多发性骨髓瘤等原发性肿瘤，小儿麻痹，Guillain – Barre 综合征，Parkinson 病，肌营养不良，脑瘫，脊髓结核。

6. **手指麻木和麻痹**

（1）最常见的：颈肩臂综合征，神经根型颈椎病，颈椎间盘突出症，肘管综合征，腕管综合征。

（2）常见的：桡神经麻痹，颈椎后纵韧带骨化症。

（3）不太常见的：胸出口综合征，颈髓不全损伤后遗症，脊髓空洞症。

（4）少见的：臂丛神经麻痹，产瘫。

（5）还要鉴别的：前骨间神经或尺神经嵌压，颈椎颈髓的肿瘤，高位颈椎畸形，神经肌肉疾病，脊髓变性疾病。

7. **肩痛**

（1）最常见的：肩周炎，肱骨近端骨折。腱板损伤，肩锁关节脱位，肩峰下撞击综合征。

（2）常见的：外伤性肩关节脱位，复发性肩关节脱位，类风湿关节炎，钙化性肌腱炎，滑囊炎，棒球肩。

（3）不太常见的：骨软骨肿瘤。

（4）少见的：肱二头肌长头腱断裂，化脓性肩关节炎。

（5）还要鉴别的：骨性关节炎，肩手综合征，三角肌挛缩症，肱骨头坏死，肩锁关节病，肩关节结核，肩胛弹响症，Sprengel 畸形等。

8. **肘部疼痛和变形**

（1）最常见的：网球肘，骨性关节炎，肱骨内上髁炎（棒球肘，高尔夫肘）。

（2）常见的：肘关节绞索，类风湿关节炎，肘管综合征，离断性骨软骨炎，关节游离体。

（3）不太常见的：肱骨髁上骨折，肱骨外上髁骨折。

（4）少见的：鹰嘴滑囊炎。

（5）还要鉴别的：肘内翻，肘外翻，化脓性关节炎，神经性关节病，Panner 病（肱骨小头骨骺炎），肱骨滑车发育不良，骨化性肌炎，桡骨头脱位。

9. **腕关节疼痛和变形**

（1）最常见的：狭窄性腱鞘炎，类风湿关节炎，Colles 骨折及后遗症。

（2）常见的：腕管综合征，手背部腱鞘囊肿，月骨坏死（Kienbock 病）。

（3）不太常见的：腕关节骨性关节炎，舟状骨假关节，三角纤维软骨复合体（TFCC）损伤。

（4）少见的：腕关节不稳定，尺腕压迫综合征（ulnocarpal impaction syndrome），腕关节结核。

（5）还要鉴别的：尺神经嵌压，Preiser 病（舟状骨骺炎）。Madelung 畸形，远端桡尺关节病，桡骨远端骨巨细胞瘤，腕关节背侧腱鞘炎，钙化性肌腱炎，钩骨骨折，carpometacarpal boss，腕关节骨囊肿。

10. **手指疼痛和变形**

（1）最常见的：成人弹响指，Heberden 结节（DIP 骨性关节炎），类风湿关节炎。

（2）常见的：拇指 CM 关节骨性关节炎，锤状指，小儿弹响指。

（3）不太常见的：指端化脓性炎症，Sudeck 骨萎缩（RSD）。

（4）少见的：Dupuytren 挛缩，Button – Hole 畸形，软骨瘤，骨软骨瘤。

（5）还要鉴别的：Bouchard 结节，骨结核，glomus 肿瘤，屈指肌腱鞘囊肿，振动损伤，书写痉挛，Volkmann 挛缩，指间关节侧副韧带损伤，腕管综合征。

11. 髋关节疼痛和步态异常

（1）最常见的：髋关节骨性关节炎，先天性髋脱位，转子间骨折。

（2）常见的：股骨头缺血坏死，骨转移癌，类风湿关节炎，Perthes 病，单纯性髋关节炎。

（3）不太常见的：股骨头滑脱症，急性化脓性关节炎，骨盆股骨肿瘤。

（4）少见的：强直性脊柱炎，髋关节结核，大转子结核。

（5）还要鉴别的：青年性类风湿关节炎，髂腰肌脓肿，离断性骨软骨炎，滑囊炎，钙沉着性肌腱炎，弹响髋，一过性股骨头萎缩症，髋臼底突出症，腰椎疾病。

12. 膝关节疼痛和步态异常

（1）最常见的：骨性关节炎，韧带损伤，半月板损伤，类风湿关节炎。

（2）常见的：Osgood – Schlatter 病，髌骨关节炎，体检很难确认的幼儿的膝关节痛，假性痛风。

（3）不太常见的：特发性骨坏死，骨肉瘤，化脓性关节炎和骨髓炎，激素性关节炎，离断性骨软骨炎，色素绒毛结节性滑膜炎。

（4）少见的：神经性关节病。

（5）还要鉴别的：髌骨软化症，髌骨下脂肪垫综合征，滑膜皱襞综合征，习惯性髌骨脱位，膝关节结核，痛风，骨巨细胞瘤，其他骨肿瘤，滑膜软骨瘤病，血友病性关节炎，髋关节疾病。

13. 小腿痛

（1）最常见的：腰椎间盘突出症，扁平足。

（2）常见的：疲劳骨折，过劳性胫骨痛（shin splints）。

（3）不太常见的：深静脉血栓，胫骨前肌间隔综合征，小腿三头肌腱移行部断裂。

（4）少见的：胫骨骨干部肿瘤。

（5）还要鉴别的：步态不稳定引起的小腿肌肉负荷过剩造成的小腿紧张感或疼痛。

14. 踝关节足跟疼痛和步态异常

（1）最常见的：挫伤，韧带损伤，踝骨骨折，跟腱周围炎，滑囊炎，类风湿关节炎。

（2）常见的：跟腱断裂，骨性关节炎，痛风，假性痛风。

（3）不太常见的：马蹄内翻足，踝关节不稳定，踝管综合征，跟骨骨折及后遗症，跟骨骨刺，跖腱膜炎

（4）少见的：跟骨骨骺炎

（5）还要鉴别的：跗骨融合症，距骨离断性骨软骨炎，跟骨骨囊肿，腓骨肌腱脱位，外踝滑囊炎，扁平足或马蹄内翻足等造成足变形。

15. 足和足趾疼痛

（1）最常见的：外翻，类风湿，痛风。

（2）常见的：第五跖骨基底骨折，扁平足，痛性胫骨副骨，锤跖，爪状趾。

（3）不太常见的：跖骨疲劳骨折，趾强直，Morton 病，嵌甲，甲下外生性骨软骨瘤。

（4）少见的：第 2 或第 1 Kohler 病。

（5）还要鉴别的：闭塞性动脉硬化症，闭塞性血栓脉管炎，糖尿病，第 1 跖骨籽骨痛，鸡眼。

16. 病理骨折的原因疾病

（1）骨发育异常（defective bone）：骨发育不良，大理石骨病，先天性小腿弯曲症。

（2）失用性骨萎缩（disused bone）：外伤后，麻痹性，类风湿，人工关节内固定等造成的应力遮挡。

（3）骨疾病（diseased bone）：人工关节碎屑造成的骨溶解，急性骨髓炎，梅毒性骨炎，骨 Paget 病。

（4）骨破坏（displaced bone）：单发行骨囊肿，纤维性骨炎，多发性骨髓瘤，原发性骨肿瘤，转移性骨肿瘤。

（5）骨质疏松（disordered bone）：骨质疏松症，骨软化症，肾上腺功能亢进症，激素长期使用。

17. 无疼痛的步态异常

（1）下肢整体异常：脑性麻痹，各种原因的脊髓麻痹，各种肌萎缩症，先天性畸形和骨系统疾患。

（2）髋关节疾病的原因：先天性髋关节脱位，Perthes 病，髋内翻，不良体位强直。

（3）转子部到股骨干的原因：骨折畸形愈合，佝偻病和骨软化症造成的畸形，股四头肌挛缩症。

（4）膝关节和小腿的原因：佝偻病和 Blount 病造成的膝内翻，膝外翻，先天性小腿弯曲症。

（杨　凯）

第八章 骨科体检方法

第一节 基本项目

医生应该锻炼自己在询问病情之后直接进入体检，而不是先观察患者带来的各种影像结果和化验结果。这样可以避免一下就将思维固定在某个方向上。另外医生不应该怕麻烦，在照顾患者羞耻心的基础上尽可能的让患者少穿衣服，这是避免漏诊的极为重要的细节。体检时应该先让患者站立或坐位，从前后左右进行观察并对比。即使不能坐起来的患者也要尽可能对全身状况进行观察。观察的顺序应该按照下列顺序：

（1）视诊（inspection）

（2）触诊（palpation）

（3）活动（assessment of mobility）

（4）听诊（auscultation）

（5）测量（measurement）

（6）肌力测定（muscle testing）

（7）神经学检查（neurological examination）

（8）日常动作相关的综合功能（comprehensive function related to daily activity）

一、视诊

1. 步态首先观察患者的步态 出现跛行可能有以下几种：

（1）疼痛跛行（antalgic gait）：负重期明显缩短的步行。

（2）下肢短缩步态（limp due to short leg）：身体明显高低起伏的步态。

（3）关节变形挛缩步态（limp due to joint deformity or contracture）：关节固定在某一位置上的异常步态。

（4）关节不稳定步态（limp due to joint instability）：关节破坏或韧带断裂造成的异常步态。

（5）肌无力步态（limp due to muscle weakness）：典型的肌营养不良的摇摆步态（waddling gait）和臀中肌麻痹的臀肌步态（Trendelenburg gait）。

（6）末梢神经麻痹性步态（limp due to peripheralnerve palsy）：典型的如腓总神经麻痹造成下垂足的高抬腿步态 – 跨越步态（steppage gait）。

（7）弹性下坠性步态（elastic falling limp）：股骨头脱位后在肌肉内移动的步态。

（8）痉挛性步态（spastic gait）：高位中枢神经损伤的步态。典型的剪刀步态（scissoring gait）。

（9）失调性步态（ataxic gait）：如同醉酒样的步态，典型的有小脑性步态（cerebellar

gait)，脊髓痨样步态（tabetic gait）。

2. **体型**　胖瘦高矮和有无特殊体态很重要。比如肥胖可能容易造成骨性关节炎和小儿股骨头滑脱症。短颈可能会颈椎畸形，过瘦可能出现骨质疏松症等。

3. **姿势**　是否有驼背，还要观察驼背的形态，比如圆背（round back）可能是 Scheuermann 病或骨质疏松症。角状后凸可能是结核性后凸畸形或先天性畸形。

4. **四肢畸形**　要观察是否粗细长短和畸形。

5. **皮肤异常**　颜色：苍白，红肿，色素斑等。光泽：肿胀会光泽增加，神经麻痹会皮肤发干，无光泽。静脉怒张：下肢静脉曲张，下肢血栓。异常毛发：腰骶部毛发可能是脊柱裂。肿瘤：可能是脂肪瘤，迅速增长的可能是恶性肿瘤，耳后的肿瘤也可能痛风结节。瘢痕和窦道（scar and sinus）：烧伤史，或外伤后的瘢痕，有时是瘢痕体质。窦道可能是慢性感染的表现，特别要注意结核。有时借此发现髋关节或是脊柱畸形的原因是感染。肿胀（swelling）：肿胀一般说明局部或是外伤或是炎症。

二、触诊

皮肤温度：发热可能是炎症，肿瘤；温度低可能是麻痹。

肌腱：肌紧张可以触及张力很高，麻痹则张力低。跟腱断裂可以触及凹陷。

关节肿胀：关节炎症的表现，膝关节可以触及浮髌徭（floating patella, ballottement of patella）。

压痛（tendemess）和叩击痛（tapping tendemess）：是最常见的异常所见。局部炎症和创伤的表现，骨折时常观察是否有垂直力量传导的局部疼痛，神经损伤时观察损伤部异常叩痛如麻飕飕（tingling）感觉或蚁走感（formication），称为 Tinels 征。

骨：骨骼接近体表的部分，可以触及是否弯曲，隆起，缺损，断裂的异常活动。

三、关节活动

要分别观察主动和他动的关节运动情况。如果二者活动范围有区别称为自主运动不全，一般是麻痹造成。如果他运动受限为关节挛缩（contracture），多数是关节外软组织的原因造成；关节运动消失称为关节强直（ankylosis），一般是关节内的原因，关节活动完全消失称为骨性强直，有一点活动称为纤维性强直。每个关节都有活动的正常范围和最容易发挥功能的体位。如果关节活动范围过大称为关节松弛（joint laxity），全身性关节松弛可能是特殊的疾病，如 Ehlers - Danlos 综合征，Marfan 综合征等，可以由几个动作看出，如肘关节，膝关节腕关节，指关节的过伸动作。正常结构损伤造成超过正常的活动范围称为动摇关节（flail joint）。韧带损伤造成的异常活动为关节不稳定（joint instability）。

四、听诊

关节运动时要注意听局部是否发生异常响声。臀肌挛缩时，髂胫束在大转子部位可以形成弹响。盘状半月板也可以发生膝关节的弹响。骨折断端也可以听到骨摩擦音。腱鞘炎时手指活动可以听到摩擦声音。

五、测量

主要测量肢体长度和周径以及关节活动度。

1. 四肢长度　一定要肢体放在中立位，两侧按照同样的标准点进行测量。

上肢：为肩峰到桡骨茎突的距离。

前臂：肱骨外上髁到桡骨茎突或者尺骨鹰嘴到尺骨小头的距离。

上臂：肩峰到肱骨外上髁的距离。

下肢：髂前上棘到内踝的距离（spina malleolar distance – SMD），这和下肢位置关系很大，两侧一定放在相同的肢位。或者大转子到外踝的距离（trochanter malleolardistance – TMD），但是没有包括股骨颈和股骨头，很多人就是因为这部分异常产生下肢不等长的。

2. 四肢周长上　上臂在肱二头肌腹部位，前臂在最粗的部位，大腿在髌骨上 10cm，小儿在髌骨上 5cm。小腿在近 1/3 的最粗部位。

3. 关节活动度　关节活动度（range of motion – ROM）的测定标准使用中立位 0°法进行测量，就是将关节的中立位设定为 0°，在此位置开始的活动为实际测量度数。如膝关节伸展为 5°，屈曲为 135°。如果达不到中立位则标为 – 值，如膝关节不能伸直到中立位，差 20°，则标为伸展 –20°。

六、肌力检查

肌力使用徒手肌力测量法（manual muscle testing – MMT）。

七、神经学检查

（一）感觉检查

1. 浅表知觉　包括触觉，痛觉和温度觉。主要在脊髓丘脑侧束传到。检查时应该按照解剖书的感觉分布图进行感觉检查，注意从正常部位向异常部位逐步进行，注意进行左右对比。可以以正常为 10，异常部分让患者评价为十分之几。

（1）触觉（sense of touch）：使用柔软的毛笔或脱脂棉片进行检查，分为触觉迟钝（hypesthesia），触觉消失（anesthesia），触觉过敏（hyperesthesia）。

（2）痛觉（pain sensation）：使用专用检查针或磨钝的针头进行检查，交界区可能会不清楚。结果分为痛觉迟钝（hypalgesia），痛觉消失（analgesia），痛觉过敏（hyperalgesia）进行记录。

（3）温度觉（temperature sensation）：使用 42°的温水和 10°的凉水分别装在试管里进行测试，分别接触皮肤 3 秒钟。通过和正常部位对比得出结果。分为温度觉迟钝（thermohypoesthesia），温度觉消失（thermoanesthesia），温度觉过敏（thermohyperesthesia）进行记录。

（4）错感觉（paresthesia）：浅表感觉障碍，感觉到和实际外界刺激不同的感觉，如麻酥酥的感觉（tingling）或烧灼感（burning）。

2. 深感觉　不用视觉感知关节运动方向和位置的感觉。主要走行在脊髓后索。通过位置觉和震动觉来检查。

（1）位置觉（sense of position）：患者闭目状态下，使用拇指和示指从侧面把持要检查的患指进行屈伸的检查。

（2）震动觉（vibratory sense）：使用音叉在骨突的部位进行检查，主要观察患者能够感觉到震动的持续时间并和正常部位对比。

（3）深部痛觉（deep pain）：对于睾丸或跟腱的压力，一般可以有强烈的痛感，脊髓结核可以感觉减退，神经炎可以过敏。

3. 复合感觉　手拿物体不用视觉也能分辨形态和质地，在皮肤上写字也能感知字的内容属于复合感觉，主要和大脑前叶相关。常用的检查法是两点识别法（twopointdiscrimination – TPD）一般用两点间最小距离表示。正常指尖部 3～5mm，手掌 7～10mm。

（二）反射

1. 腱反射　肌肉放松状态，被检肌腱轻度牵拉状态下快速敲打肌腱，引发的肌肉瞬间收缩。一般分为正常（＋），低下（＋－），消失（－），轻度亢进（＋＋），亢进（＋＋＋），显著亢进（＋＋＋＋）。脊髓损伤平面以下的反射会出现亢进，马尾和末梢神经损伤会出现低下或消失。反射一般可以用图示的方法进行标示。

Hoffmann 反射和 Wartenberg 反射（图 8 – 1）属于腱反射的一种，虽然它们的出现常常预示着脊髓功能障碍，但并不是病理反射。

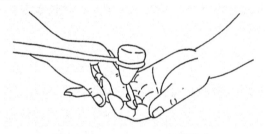

图 8 – 1　Wartenberg 反射检查

2. 浅表反射　刺激皮肤或黏膜引起瞬间可见的肌肉收缩。多数见于锥体束障碍，也可见于感觉障碍。常用的反射有腹壁反射（$T_{7\sim9,11\sim12}$），提睾反射（T_{12}，L_1），肛门反射（$S_{2\sim4}$），足底反射（L_5，$S_{1\sim2}$）。

3. 病理反射　皮肤表面刺激引起的异常足趾运动。Babinski 反射：划足底外侧引发足趾背伸动作；Chaddock 反射：划足背外侧出现同样的足趾运动。病理反射标记为阳性（＋）或阴性（－），阴性为正常，阳性反应锥体束障碍。

4. 阵挛　肌腱快速被动伸展时，肌肉出现节律性连续收缩。反映锥体束障碍。常用为髌阵挛和踝阵挛。

（三）日常动作相关的综合功能的判断

1. 上肢　手是否能触摸口唇，能否自己洗脸洗头，是否可以自己梳头，是否可以穿衣服，是否可以系扣子，是否可以手摸到后腰，可否搬动椅子，可否双手支撑身体，可否捧碗，可否握拳，可否用手指捏东西，可否使筷子，可否闭眼拿和识别东西，手指屈伸运动。

2. 下肢　可否不用支撑从椅子上站立，可否单足站立，可否足尖站立和行走，可否足跟站立和行走，可否下蹲，可否上下台阶，可否盘腿，可否做二郎腿，可否脱袜子，可否伸膝抬腿。

3. 躯干和四肢的综合功能　可否翻身，可否不用手支撑起床，可否从地上捡东西，可否进行便后擦拭。

（杨　凯）

第二节　关节痛和关节肿胀的检查

一、关节检查的特点

表浅关节疼痛肿胀是脊柱外科最常见的表现之一。在体检上有一些特殊要注意的地方。从关节疼痛肿胀的一些特征可以找到诊断的重点方向。

1. 单关节还是多关节　单关节发病首先考虑局部因素，局部关节的骨，软骨或滑膜，韧带损伤，剥脱性骨软骨炎等。另外一些代谢性疾病也可能首先表现在单关节发病，如痛风，假性痛风等。关节化脓性感染也多是单关节发病，包括血源性感染。而多关节发病可能首先要考虑类风湿关节炎。另外病毒性感染，白血病也可能是多关节发病。如果化脓性关节炎是多发的，一定要考虑有免疫功能不全（immunocompromised）的可能，如艾滋病等。

2. 是否双侧发生　类风湿关节炎，病毒性关节炎，骨性关节炎可能常常是左右双侧性发病，虽然不一定是对称性的。

3. 是否伴有发热　关节炎一般不伴有发热，但是有些是伴有发热的。比如急性化脓性关节炎会引起发热。类风湿关节炎可能会发热，如果38°以上要考虑 SLE，成年人 Still 病，青年性类风湿关节炎，后两个疾病有 spiking fever 的特点，上午低热，下午和晚上高热，可以相差3°~4°。而风湿病一般不会超过37°。其他要考虑的如败血症，病毒感染，胶原病等。特别要注意的是免疫功能不全的病人即使发生化脓性关节炎也不一定发热。

4. 是否伴有皮疹　儿童的关节炎有时候要靠皮疹来鉴别，比如青少年性类风湿和风疹都可以造成关节炎，但是一旦出现特殊的环状皮疹可以断定是青少年性类风湿造成。另外成人的关节炎也可能会先出现皮疹，比如掌跖脓疱症（pustulotic arthro – osteitis）和干癣性关节炎（psoriatic arthritis）就是先有皮疹再有关节痛。

5. 关节痛和关节周围组织痛需要鉴别　关节周围常常有滑囊，也是常发生炎症的地方。比如膝关节后内侧痛可能是鹅足滑囊炎，40 岁以下肩关节痛可能是非交通性肩峰下滑囊炎，而腘窝的腓肠肌内侧头附近的半膜肌滑囊炎的 50% 和膝关节有交通。

肘关节处的淋巴结肿胀也要注意和关节炎鉴别。可能是局部软组织肿瘤；如果有猫饲养史，也可能是猫抓病（cat scratch disease）。

肌肉和肌腱的病变也需要鉴别，60 岁以上急性双侧肩胛和臀部痛可能是类风湿性多发肌痛症（polymyalgia rheumatica – PMR）；血清反应阴性脊柱关节病（spondyloar – thropathy）常常在肌腱附着部位出现炎症性疼痛 – 肌腱炎（enthesopathy）。另外身体多处疼痛，肌肉僵直和疲劳感主诉的人要考虑纤维性肌痛症（fibromyalgia）。

6. 关节肿胀和肿瘤的鉴别　关节周围是肿瘤的好发部位。如腱鞘囊肿（ganglion），血管瘤（hemangioma），外生性骨软骨瘤（exosteosis），嗜酸性肉芽肿（sarcoidosis），以及比较少见的滑膜肉瘤（synovial sarcoma）和寄生虫病都要注意鉴别。

二、关节肿胀的触诊

关节肿胀只能在比较浅表的关节触摸到，比如膝关节腕关节、踝关节等，而肌肉包裹较多的关节就很难通过触诊发现。触诊是检查关节肿胀的重要方法。首先要注意的是鉴别一般的关节痛还是已经到了关节炎的状态。如果是单纯的关节痛，一般不会出现关节局部的热感，如果发现触诊关节明显比其他关节热度高，应该考虑关节炎。检查时注意进行两侧的对比。另外关节炎会出现关节滑膜的肿胀肥厚，指间关节会出现梭形肿胀，关节四周会有明显的压痛。如果只是手指的肌腱滑膜的炎症，只会在肌腱走行的部位有压痛，而其他关节部位如两侧不会出现压痛。

关节发炎时可能出现关节内积液。有的可以通过触诊检查，积液明显者可以触及液体压力的传导。膝关节有特殊的检查方法 – 浮髌征（floating patella, ballottement of patella），检查方法是通过一只手的示指和拇指形成一个 U 形压迫，在髌骨的上方和侧方压迫关节囊，另一只手反复按压髌骨触查是否有浮动的感觉，有积液者会有明显得浮动感，即为阳性。

三、关节穿刺检查

关节穿刺是对关节肿胀的一项重要的辅助检查。关节穿刺必须在严格的消毒灭菌操作条件下进行。操作时首先要认真确认包装是否完整，消毒日期是否合格，注意操作时不要用手触摸针头和针管的接合处。一般穿刺时没有必要进行局部麻醉。刺入部的消毒可以使用碘伏或其他规定的消毒液，但是涂布消毒液后要静候 30 ~ 60 秒，这样细菌才能有效杀灭，非常重要。关节穿刺比较有经验时可以感觉到针头穿过关节囊时的突破感。抽吸关节液时要固定针头不动。抽吸完成后要用无菌纱布压迫 3 分钟以免关节液和血液进入关节腔。

四、关节液检查

一般能够抽出关节液，说明关节内有一定问题。如果关节液混浊，说明关节液内含有白细胞，混浊的程度和白细胞的含量有一定正比关系。通常骨性关节炎的关节液是黄色透明的，混浊的关节液可能是类风湿关节炎、假性痛风、细菌感染。如果有外伤史，关节液为血性带有脂肪滴则提示有骨软骨的骨折。类风湿关节炎和关节结核时关节液可为白色或淡黄色，因为含有纤维素会产生凝固。

（傅兰清）

第九章　实验室检查

第一节　血液、尿液的骨科检查

一、骨代谢指标检查

1. 骨形成标志物检查

（1）Ⅰ型前胶原羧基端前肽和Ⅰ型前胶原氨基端前肽：出现于细胞增殖期，是骨形成早期指标。是Ⅰ型胶原形成过程中的前胶原细胞外的裂解产物，系未矿化类骨质的成分，与骨基质形成的速率紧密相关。

（2）骨型碱性磷酸酶：骨型碱性磷酸酶出现于骨基质成熟期，是骨形成中期指标，是成骨细胞膜上的一种蛋白，在骨形成及骨矿化过程中起很重要的作用。骨型碱性磷酸酶在血中的浓度能反映骨形成的速率，被认为是反映骨形成的一个很好指标。

（3）骨钙素：骨钙素出现于骨基质矿化期，是骨形成末期指标。成骨细胞合成的骨钙素大部分结合在骨中，小部分约20%左右释放入血液循环，血清骨钙素水平与成骨细胞合成的骨钙素总量呈正相关，因此血清骨钙素可作为反映成骨细胞功能活性的分子标志物。

（4）细胞系信使核糖核酸：如碱性磷酸酶信使核糖核酸、骨钙素信使核糖核酸、骨保护素信使核糖核酸、骨形态发生蛋白 - 7 信使核糖核酸、骨涎蛋白信使核糖核酸 A、骨抑素信使核糖核酸、破骨细胞活化因子信使核糖核酸。骨细胞系是从骨组织分离出来并经培养获得的，成骨细胞系信使核糖核酸 mRNA 是成骨细胞特异性基因的表达，属于基因水平的检测。并且用于形成非胶原的骨基质蛋白的这些基因表达水平的量与骨组织的矿化程度是呈正相关的。

2. 骨吸收标志物检查　这些标志物都是骨胶原的降解产物，反映骨吸收，其升高程度与破骨细胞活性的增高是一致的。

（1）Ⅰ型胶原吡啶交联终肽：骨骼中Ⅰ型胶原吡啶交联终肽，参与Ⅰ型胶原三价交叉联合，并在成熟的Ⅰ型胶原蛋白的降解过程中释放出来。血液中可以找到这种终肽的免疫生化完整形式，它似乎衍生于骨骼的重吸收和疏松结缔组织的降解。血清Ⅰ型胶原吡啶交联终肽浓度增加与骨溶解增加相关。

（2）抗酒石酸酸性磷酸酶 5b（TRAP 5b）：来源于破骨细胞，由破骨细胞刚分泌到血液中的 TRAP 5b 是有活性的酶，但当 TRAP 5b 在血液循环中被清除之前已无活性，并被降解为碎片。这样 TRAP 5b 不会因肝、肾功能受损而在血液中积蓄。血清中 TRAP 5b 均来源于破骨细胞。

（3）Ⅰ型原胶原蛋白的羧基 - 和氨基 - 末端的端肽：作为生理成熟过程的一部分，是胶原纤维的短的、非股三螺旋的、由胶原纤维的羧基和氨基末端（α_1 - 和 α_2 - 链）与羟吡啶复合物在原位和相邻的胶原纤维螺旋连接物。

（4）吡啶啉和脱氧吡啶啉：在胶原降解的过程中，可以以游离态或与多肽结合两种形式释放到血液循环中，尿液中大约60%～65%的交联物都是以与多肽结合的形式存在。

二、与骨代谢相关指标

（1）血、尿钙
（2）血、尿磷
（3）甲状旁腺素
（4）25－羟基维生素 D/1，25 双羟基维生素 D
（5）类胰岛素生长因子

三、人类白细胞抗原 B27（HLA－B27）检测

HLA－B27 基因属于 I 型主要组织相容性复合体基因，所有有核细胞上均有表达，尤其是淋巴细胞表面含量丰富，人们发现 HLA－B27 抗原表达与强直性脊柱炎有高度的相关性，超过90%的强直性脊柱炎患者 HLA－B27 抗原表达阳性，而正常人群中仅5%～10%的为阳性。由于强直性脊柱炎症状与许多疾病相类似，临床上难以确诊，因此 HLA－B27 检测在疾病的诊断中具有重要意义，HLA－B27 的检测是该疾病诊断和鉴别诊断中的一个重要指标。

四、血清蛋白电泳和免疫固定电泳

当临床怀疑有多发性骨髓瘤（MM）可能性时，应做血清蛋白电泳（SPE）。而且在以下两种情况下应做免疫固定电泳（IFE）分析（1）SPE 均正常，但临床有 MM 迹象；（2）SPE 有低或高 γ 区（包括单、多克隆）。免疫固定方法结果判定容易，检测周期短，灵敏度高，可以对 MM 病人进行分型，适合用于多发性骨髓瘤的早期诊断，而且有报道 MM 病人骨髓穿刺未发现骨髓瘤细胞的病人，但 IFE 分析有单克隆条带出现。IFE 对 MM 病人分型，对 MM 病人估计预后有所帮助，而且对临床治疗可以提供一定的帮助。

五、炎症反应指标

1. 白细胞计数和分类
（1）急性化脓性细菌感染：通常白细胞增加到 $>15 \times 10^9/L$，其中 $>80\%$ 的细胞是粒细胞。另外，核左移是其特征性的表现，且有时候是其唯一的特征。
（2）组织坏死和无菌性炎症：粒细胞计数仅有轻度上升，核左移少见。
（3）慢性炎症：正常的白细胞计数或轻度上升，常是单核细胞增多。
2. 血清蛋白电泳中的 α_1 和 α_2 球蛋白　在蛋白电泳上，急性相反应的最早的特征是 α_1 球蛋白条带的升高，这是由于 α_1 抗胰蛋白酶的浓度上升所引起的，随后是 α_2 球蛋白条带的升高。这是由结合珠蛋白和铜蓝蛋白的浓度升高所致。
3. 血沉　是怀疑有炎症反应的筛选试验和检测反应的一种方法。
4. C 反应蛋白（CRP）　CRP 是典型的急性相蛋白，且是历史上首先被认识的急性相蛋白之一。其血清或血浆浓度的增加是炎性细胞因子如白细胞介素6（IL－6）释放所致，它

几乎恒定不变地显示有炎症存在。在临床试验室较容易检测的急性相蛋白中，CRP 是最敏感和快速的反应之一。目前，对其他急性相蛋白尚无绝对完美的检测指标。

并发感染的识别：细菌的内毒素是急性相反应的最有效的刺激。所以最高水平的 CRP 可发生在革兰阴性菌感染，有时高达 500mg/L。革兰阳性菌感染和寄生虫感染通常引起中等程度的反应，典型的是在 100mg/L 左右。病毒感染引起的反应最轻，通常不超过 50mg/L，极少超过 100mg/L。手术和意外创伤 CRP 轻度升高，CRP 一般在 10~50mg/L。

5. 降钙素原（PCT） PCT 是一种蛋白质，当严重细菌、真菌、寄生虫感染以及脓毒症和多脏器功能衰竭时它在血浆中的水平升高。自身免疫、过敏和病毒感染时 PCT 不会升高。局部有限的细菌感染、轻微的感染和慢性炎症不会导致其升高。

6. 新蝶呤 新蝶呤浓度的上升显示细胞免疫系统激活。在多重创伤或手术后的患者中，血清新蝶呤浓度是即将发生脓毒性并发症的一个指标。与无菌患者对照，在随后发展为脓毒症的患者中发现新蝶呤明显较高。而且新蝶呤在未存活的脓毒症患者中比在那些存活患者中更高。

7. 血清淀粉样蛋白 A（SAA） 与 CRP 相仿，用以评估急性相反应进程。SAA 是个灵敏的参数，它在炎症性反应大约 8 小时后开始升高，且超过参考值上限时间早于 CRP。在感染性疾病中，SAA 的绝对上升要高于 CRP，因此，SAA 测定，尤其对"正常"与微小急性相反应可提供更好的鉴别。

（魏国俊）

第二节　骨科细菌学检查

一、正常菌群和创伤骨科常见致病菌

（一）正常菌群

在正常人体体表、与外界相通的腔道，如口腔、鼻咽腔、肠道、泌尿生殖道存在着各种细菌。这些细菌在人体免疫功能正常的条件下对人体有益无害，称为"正常菌群"。它们在宿主细胞上定居、生长、繁殖的现象称为"定植"。

1. 皮肤正常菌群 了解皮肤的正常菌群对抽取各种穿刺液、血液，骨科感染标本的取材以及细菌培养结果的判断十分重要。

（1）凝固酶阴性葡萄球菌：包括表皮葡萄球菌、头葡萄球菌、瓦氏葡萄球菌、人型葡萄球菌、溶血性葡萄球菌、里昂葡萄球菌和耳葡萄球菌。某些葡萄球菌偏爱在特定的人体部位定植，形成了"生态环境"。

（2）微球菌属：藤黄微球菌常见于体表，尤其大量存在于妇女、儿童的皮肤上。

（3）不动杆菌属：存在于大约 25% 的人的腋窝、趾蹼、腹股沟和肘前窝处。

（4）其他革兰阴性杆菌：罕见于皮肤。偶有变形杆菌、假单胞菌（存在于趾蹼部）以及肠杆菌、克雷白菌（存在于手部）。

（5）腐生分枝杆菌：偶可出现在外耳道、外阴部和腋窝皮肤，溶血性链球菌趋向在儿童的皮肤定居。

毛、发的菌群与皮肤相似。

2. 肠道正常菌群　肠道（包括空肠末端、回肠、结肠）的正常菌群有：

（1）大肠埃希菌；

（2）产气肠杆菌；

（3）变形杆菌属；

（4）铜绿假单胞菌；

（5）产气荚膜梭菌。

另外还有葡萄球菌属、肠球菌属、拟杆菌属、双歧杆菌、真杆菌、梭杆菌属、消化链球菌、念珠菌属等。

（二）创伤常见致病菌

创伤处致病菌主要来源其一为人体正常菌群，其二为创伤时环境中的致病菌。

人体正常菌群为皮肤和黏膜上的定居者，借由创伤途径直接进入伤口内，形成机会感染。不同程度创伤时致病菌主要有下列几种：

1. 葡萄球菌属　金黄色葡萄球菌、凝固酶阴性葡萄球菌。

2. 链球菌属　D 群链球菌、化脓性链球菌、无乳链球菌为常见。

3. 肠杆菌科　以大肠埃希菌、肺炎克雷白菌为常见。

4. 非发酵菌群　以铜绿假单胞菌、不动杆菌属为常见。

5. 厌氧菌　由咬伤及外伤引发的产气荚膜梭菌（A 型）、诺氏梭菌等梭菌属单独感染或混合感染；由皮肤表面的寄生菌，如短棒菌苗、厌氧球菌、梭菌、拟杆菌等引发的感染。

其他菌种亦可导致创面或（和）深部感染，甚至菌血症、败血症或（和）脓毒血症。创伤后致病菌除与受伤时自身携带菌种、株有关外还常与院内流行菌种、株有关，后者耐药程度常较高。

二、临床常见感染性标本的采集注意事项

（1）采集标本前要准备好无菌容器，根据标本的不同选用不同的容器。

（2）标本必须直接采自病变部位，采集前应做局部消毒以防正常菌群污染。

（3）尽可能在感染早期合适的时间内采集标本，了解感染性疾病的自然进程有助于决定采集何种标本及采集时间。细菌繁殖的高峰时间是在 6 小时左右，在急诊检查革兰阳性粗大杆菌时应询问病人具体受伤时间以提高阳性检出率。

（4）采集好的标本应立即送检。对于厌氧菌培养最好在床边接种或者立即送检。

（5）化验单要求写明诊断。如有特殊要求应写在化验单上或直接与实验室联系。

（6）培养标本应尽可能在应用抗生素前采集。

（7）对于非常凶险的感染或传染性疾病，应特别关注，嘱其反复送检。如怀疑气性坏疽或结核感染、伤寒等，应与实验室取得联系，以便在早期发现病原微生物，以免产生严重后果。

三、常见感染性标本的采集方法

（一）血液培养标本的采集

1. 采血指征　对于疑有各类血行感染的患者在进行系统性抗生素治疗前，应进行血培

养，患者出现以下体征可作为采集血培养的重要指征：

（1）寒战、发热（体温高于38℃）或低体温（体温低于36℃）；

（2）细胞增多（计数大于10.0×10^9/L，特别有"核左移"）；

（3）细胞减少；

（4）血小板减少；

（5）皮肤黏膜出血；

（6）昏迷；

（7）多器官衰竭；

（8）大面积烧伤、创伤、开放性骨折；

（9）感染性心内膜炎、动脉内膜炎、伤寒、布氏菌病；

（10）埋置静脉导管3天以上，放置导尿管，气管切开及辅助呼吸器的使用。

若同时具备以上指征中的数项，应进行血培养。应注意老年菌血症患者可能不发热或低热。

2. 采血量和采血时间　一般在病人发热初期或寒战前30～60分钟采双瓶血（需氧＋厌氧），连续3次，采样部位在肘静脉。成人每次采血10ml，儿童为5ml。血液和培养液的比例一般推荐为1∶5至1∶10。

一次静脉采血注入到多个培养瓶中应视为单份血培养。3份血培养足以检测所有的细菌菌血症和真菌菌血症。15%气性坏疽的病人可以检出产气荚膜梭菌。对间歇性菌血症患者，用于培养的血液应在估计寒战或体温高峰到来之前采集。当血培养明确病原菌后，应尽可能寻找潜在的感染源，如是否为血管内导管、气管切开、导尿管等。寻找到潜在的感染源、适时适地适法采集标本送检以明确并消除感染源。

3. 采血应注意事项　血标本采集必须在严格防止污染的条件下进行。

（1）采血部位的消毒：用无菌棉签浸润2%碘酊涂擦注射部位皮肤一遍，作用1分钟后再用75%的乙醇擦拭2遍。擦净残余碘，干燥后即可抽血。

（2）血培养瓶口的消毒：用75%乙醇消毒瓶口，干燥后将血液注入瓶中并迅速轻摇，充分混匀防止凝固。培养瓶标示后连同化验单一起送检。

（二）伤口及病灶分泌物标本的采集

1. 封闭性感染病灶标本的采集　患者的皮肤或黏膜表面先用碘酊消毒，然后用75%酒精脱碘或用安尔碘消毒1分钟。

通过抽吸采集脓肿标本。如果脓性分泌物少，不能通过抽吸来采集，则需用无菌盐水冲洗，收集冲洗物。将抽取的分泌物/冲洗物注入到无菌试管中送检或者直接接种到需氧、厌氧血液培养瓶中。

2. 开放性感染病灶标本的采集　也应采用抽吸的方法。在伤口近乎无脓或无脓可吸的情况下可用无菌生理盐水冲洗以便抽吸，也可在伤口感染处刮取一小块组织送检。以溃疡和坏死为特征的近干的化脓渗液伤口亦可使用拭子采集标本，但一般标本质量不及抽吸和活检所得。用拭子采集的标本数量极少，又易被邻近菌群所污染，因此用拭子采集标本时最好采集两份，一份用作培养，另一份用于涂片革兰染色检查。

伤口和脓肿标本的革兰染色检查极为重要。革兰染色检查结果能快速提供病原学鉴别假定，它能用来评价送检标本的质量和指导培养鉴定的逐步进行。涂片革兰染色检查可见细菌形态、急性炎症细胞（多形核中性粒细胞）、胞内菌、细胞和组织坏死所产生的弹性纤维。可通过比较多形核细胞和鳞状上皮细胞的数量来进行伤口标本质量的评价。鳞状上皮细胞数量过多大体上表明了标本有皮肤菌群污染。有污染的标本进一步分离培养鉴定受限。如出现上述情况，应同临床医师取得联系重新采集标本，若无法重新采集也可进行分离鉴定及药敏试验，但在报告单备注上要说明情况。

与体表相通的深部损伤最为棘手，皮肤及窦道易受体表细菌污染，建议进行外科清创同时采集标本。如果不做外科清创，则应努力吸净深层感染物送检，不要用拭子在渗液伤口痂面采集的标本。只有通过抽吸和清创获得的深部标本培养才能提供有用的信息。

3. 厌氧菌脓肿标本的采集　厌氧菌（源于正常菌群）具有特征性地在邻近黏膜处产生化脓性感染。标本必须在灭菌、无氧容器中转运到实验室。与开放性感染灶标本采集一样推荐采用抽吸出的液体标本和刮下的组织标本。口腔、牙龈以及邻近区域的感染、吸入性肺炎、脓胸、腹内感染、深部组织脓肿、女性生殖道感染、感染压疮和糖尿病足部溃疡通常均由需氧菌和厌氧菌混合感染所致。因需氧菌和厌氧菌混合感染性脓肿所具有光学显微镜下特征较为明显，故能用革兰染色快速鉴别。

（魏国俊）

第三节　关节液检查

关节液的检查目的主要是了解关节状况与其相对应疾病之间的联系以及区分炎性渗出和非炎性渗出，做出排除诊断。

一、采集标本要求

标本采集应使用肝素钠进行抗凝（使用肝素锂和草酸盐抗凝易导致关节液形成结晶，显微镜镜检出现假阳性），应及时送检。

二、检查内容

（一）常规检查

外观（体积、颜色、透明度、黏滞度）、粘蛋白凝块形成试验、pH。

（二）特殊检查

1. 临床生化检查　总蛋白、葡萄糖、乳酸、尿酸、酶。

2. 血液学检查　细胞计数、细胞分类。

3. 显微镜检查（关节液原液）

（1）变性细胞：在细胞质内它们含有淡绿色至橄榄绿色颗粒，这些颗粒含有免疫球蛋白、类风湿因子、纤维蛋白质和抗核因子。

（2）结晶体的观察：除一般生物光学显微镜检查外，最好用偏振光显微镜作鉴定。临床常见尿酸盐、焦磷酸钙磷灰石、脂类和草酸钙结晶。

（3）淀粉样蛋白：可发现含有淀粉样蛋白的滑膜内壁细胞碎片。

4. 免疫化学检查　类风湿因子、抗核因子、免疫球蛋白、补体、细胞因子。

5. 细菌学检查　革兰染色、培养。

三、临床意义

关节液检查的临床价值在于区分为四大类型，可分为非炎性渗液、炎性渗液、化脓性渗液、损伤性渗液，通过上述检查进行关节疾病的鉴别诊断。

（魏国俊）

第四节　脑脊液检查

一、适应证

凡有以下条件之一者，为进行脑脊液检查的适应证：①有脑膜刺激症状。②疑有颅内出血时。③有剧烈头痛、昏迷、抽搐或瘫痪等症状和体征而原因不明者。④疑有脑膜白血病。⑤中枢神经系统疾病进行椎管内给药治疗、手术前进行腰麻、造影等。

二、标本采集

将抽取的脑脊液分别收集于 3 个无菌小瓶中，每瓶 2～3ml，第一瓶因可能含少量红细胞，宜做细菌学检查；第二瓶做化学或免疫学检查；第三瓶做细胞计数。标本采集后立即送检，以免因放置过久细胞破坏、葡萄糖分解或形成凝块等影响检查结果。

三、检查内容

（一）理学检查

1. 颜色　正常脑脊液为无色水样透明液体，在病理情况下，可呈不同颜色改变。

2. 透明度　正常脑脊液清晰透明。当含较多的细胞或细菌时则可变为混浊，混浊程度因细胞量或性质不同而异。

3. 凝固物　正常脑脊液不含纤维蛋白原，因此不会凝固。当脑脊液中有炎症渗出物时，因纤维蛋白原量和细胞数增多而形成凝块。

（二）化学检查

蛋白质、葡萄糖、氯化物、酶学检查。

（三）显微镜检查

1. 白细胞计数及分类计数　正常脑脊液中无红细胞，仅有少数白细胞，外伤及穿刺损伤血管时脑脊液中可有不同数量的红细胞出现。

2. 细胞学检查　以离心沉淀涂片、玻片离心法或醋酸纤维膜浓集法收集脑脊液中的细胞成分，可提高肿瘤细胞的检出率。

（四）细菌学检查

正常脑脊液中无细菌，在中枢神经系统感染时可找见相应的病原菌。

1. 直接涂片法　标本要求：用无菌管留取，常温下，15 分钟内送到实验室。

将脑脊液离心制成涂片，经革兰染色查找脑膜炎萘瑟菌，肺炎链球菌等，经抗酸染色查找结核杆菌，墨汁染色查找新型隐球菌。

2. 细菌培养标本要求　最好在用药之前采集标本，如果标本量较多，可将标本注入血培养瓶中，如果标本量较少，常温下 15 分钟内送到实验室，不得将标本放入冰箱中保存。

（魏国俊）

第十章 关节镜检查

第一节 关节镜的历史

最早将内镜作为检查工具出现在 19 世纪初，Botzini 使用"内镜"进行膀胱检查。1918年，东京大学的 KenjiTakagi 教授成功地将关节镜用在膝关节。同期在西方，关节镜也开始得到应用。在关节镜的应用过程中，镜头、冷光源和关节镜器械不断得到改进，逐渐发展到现代的关节镜系统。北京积水潭医院于 20 世纪 70 年代末将关节镜手术技术应用于临床。

（黄霄汉）

第二节 关节镜基本技术

使用关节镜可以使手术医生进行微创手术操作。随着技术和设备的不断改进，许多关节镜或内镜手术将取代传统的切开手术。例如，前交叉韧带（ACL）和后交叉韧带（PCL）重建手术就可以由膝关节镜手术完成。同样，骨软骨损伤的修复、半月板切除或修复、滑膜切除、骨赘切除、游离体取出、半月板移植等膝关节手术都可以使用关节镜进行微创手术。肩关节前向不稳定的 Bankart 修复，肩袖损伤的修复、盂唇部分切除或修复等手术也可以通过肩关节镜来完成。

对于小关节，一些手术也可以通过关节镜进行。例如腕关节镜下韧带修复和关节融合术、关节镜下的腕管松解术；踝关节镜下关节融合、游离体取出、距骨剥脱性软骨炎修复、撞击综合征等。这些手术充分体现了关节镜手术微创的特点，最大程度地减少皮肤、软组织、血管和神经的损伤，逐渐取代了传统的切开手术。

一、关节镜设备和器械

（一）关节镜

关节镜实质上是一套成像系统，它的物镜在关节内，通过摄像机将关节内的影像放大并传送到显示器上。关节镜的镜头有不同的种类，可以分为薄透镜系统、柱状透镜系统、光纤系统和针孔透镜系统。关节镜有不同的长度、直径和不同的倾斜角度。其直径从 2.7mm 到 7.5mm，适用于不同的关节空间。关节镜镜头的倾斜角度从 0°到 120°，在关节内通过旋转镜头可以扩大观察的范围。例如 30°镜头在旋转 180°时可以使其观察的范围扩大到 60°。

（二）关节镜刨削系统

关节镜手术中使用的刨刀和打磨钻头，可以在切削组织的同时将碎屑通过吸引器移除到关节外。刨削刀头和打磨钻头有不同的形状、长度和直径，有些刨削刀头可以折弯，以适应不同的手术空间需要。

（三）其他关节镜器械

关节镜手术中使用篮钳进行手动切除、剪断、抓取等操作，篮钳有不同的角度、方向、直径和形态。

关节镜刀根据其刀刃的形态可以分为三种类型：侧方、向前和向后，适用于不同角度的入路和切割方向。

关节镜探钩也是关节镜手术中非常常用的工具，可以用来感觉关节软骨并评估软骨的硬度或半月板撕裂的程度，也可以用来探测软骨缺损的范围，交叉韧带或关节内其他异常结构。关节镜探钩更重要的作用是预演关节镜手术的操作。如果手术医师使用探钩能够到达需要切除或去除的部位，那么它使用手术工具也能够到达。如果探钩无法到达手术区域，那么使用手术工具也无法到达，需要更换手术入路。越是有经验的医生，使用探钩操作的时间相对就越长。

二、膝关节镜手术基本技术：入路

在关节镜手术开展的初期，手术的最佳路径常常是人们争论的问题。但是现在，人们开始认识到手术的最佳入路是能够完全显露关节内结构，并且尽量减小不必要的损伤。

（一）前外入路

关节镜前外入路的切口位置非常重要，应当尽可能靠近髌韧带的外缘，在外侧半月板前角上方，这一点位于 Gerdy 结节上方一横指的位置。保持屈膝 60°~90°，使用 11 号刀片，在切口位置刺入并切开髌前脂肪垫，方向指向内收肌结节稍前方。切口不要太大，防止在手术中过多漏水。具体穿刺位置如图 10-1 中所示 a 点的位置。

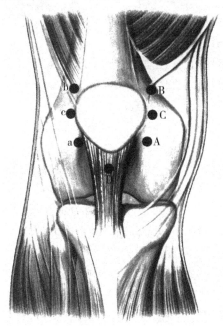

图 10-1 关节镜常用入路（前面观）

　　将钝头的穿刺锥插在关节镜鞘管内，沿切口穿刺入关节内，仍保持屈膝60°，当髌骨被关节镜鞘管撬起时，将膝关节伸直。在此过程中，尽可能避免使用尖锐的穿刺锥，减少软骨损伤的可能。置入关节镜鞘管后，拔出穿刺锥，打开进水阀门，使用生理盐水进行关节内冲洗。如果关节内有血性积液，可以打开吸引器阀门将积液吸出。

　　当流出液变清时，将30°关节镜插入关节镜鞘管，并连接进水管路。进水管路最好与关节镜鞘管连接，这样可以将关节内的碎屑冲走，使之远离镜头（图10-2）。

　　使用30°关节镜时，可以通过旋转镜头来增大关节镜的视野。但是一定要注意，在旋转镜头时，摄像头必须保持不动。摄像头的上方必须保持朝上，不能改变。

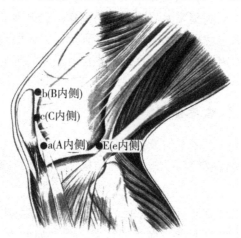

图10-2　关节镜常用入路（侧面观）

　　1. 髌上囊　关节内检查从髌上囊开始。首先要确认髌上囊的顶点，能够看到膝部肌肉与滑膜的交界处。这时将关节镜向后退并将视向转向内侧，可以看到髌内侧滑膜皱襞。滑膜皱襞的宽度多变，但是很少引起症状。

　　在使用关节镜检查髌上囊时，要注意滑膜的形态。是否有过多的血管增生？是否呈绒毛或息肉状？如果滑膜表现为肿胀的息肉样，血管增生并不明显，则考虑为慢性炎症，如风湿性关节炎，需要进一步取活检进行病理检查。

　　2. 髌股关节　检查完关节内侧后，将关节镜置于股骨髁间沟。此时将关节镜慢慢后退，直至髌骨显示在关节镜视野的上部。将髌骨向两侧轻推，并旋转关节镜视向，可以检查髌股关节面。注意髌股关节外侧室的紧张程度。如果5mm的关节镜通过时很困难，则提示髌骨外侧支持带紧张。这时可以将关节镜置于外侧间沟观察髌骨，多数情况下，髌骨外推时其活动度可以达到髌骨宽度的1/3～1/2；如果当髌骨外推时，其内侧边缘超过了股骨外髁，则说明髌骨过度松弛。当然，髌股关节也可以通过髌上内、外侧入路检查。

　　3. 内侧间室　将关节镜的尖端沿股骨内髁下滑，并适度屈膝，就可以进入内侧间室。为了观察内侧半月板中后1/3，需要将膝关节屈曲30°、外旋、外翻。这样，内侧半月板的体部和后角的游离缘就能被清楚地看到。移动关节镜到内侧间沟，观察内侧半月板与滑膜的结合部，然后将关节镜稍稍后退，并将视向转向下方，就可以观察内侧半月板前角。

　　内侧半月板检查后，将关节镜置于内侧半月板前角的位置，视向向后，检查胫骨内髁关节面。然后，屈伸膝关节并旋转关节镜视向，检查股骨内髁关节面有无缺损。

膝关节内侧间室检查的操作中，最难的是膝关节位置——膝关节屈曲30°、外旋、外翻应力牵引。可以使用专用的大腿夹来辅助操作。

4. 髁间窝　在髁间窝内有前交叉韧带、后交叉韧带和脂肪垫、黏膜韧带。

检查前交叉韧带时，首先将关节镜的镜头置于胫骨内侧髁，缓慢后退，这时，前交叉韧带就慢慢地出现在视野中，可以看到前交叉韧带的全长。同时，后交叉韧带的股骨附丽点也可以看到。此时，将关节镜视向转向下方，观察膝关节后内室的入口是否容易通过。

5. 外侧间室　检查膝关节外侧室，要将关节镜移动到外侧间室。关节镜的前端从髁间窝，沿前交叉韧带表面，滑到外侧间室，同时可以对膝关节施加内翻应力，这样可以使外侧间隙增宽，使镜头移动更方便。

如果外侧入路的切口位置准确，此时关节镜的前端应当在外侧半月板前角的上表面。将视向转向下、向后，可以看到外侧半月板的前角和后角的上表面；将视向转向外侧时，可以看到整个外侧半月板的游离缘和后半部分的下表面。然后检查胫骨外侧平台；屈伸膝关节并检查股骨外髁的关节面。

膝关节外侧间室比内侧要松弛得多，因此只需稍加内翻应力即可打开膝关节外侧间隙。也可以采用"4字位"，对于打开外侧间隙并进行关节镜检查很有帮助，同时，可以在"4字位"膝关节内侧施加一定的压力，能够更好的显露外侧间室。

6. 外侧沟　将关节镜向外侧移动，同时施加内翻应力，这样就可以进入外侧沟。在这里能够看到腘肌腱进入外侧关节囊和外侧半月板之间的腘肌腱沟。

如果外侧入路位置合适，关节镜能够沿着腘肌腱前方进入腘肌腱沟，这时镜头前端可以到达外侧半月板下方，这里存在一个半月板滑膜接合处的缺损，这是正常的结构，不能作为半月板部分切除的指征。

通常情况下在外侧沟可以看到的一个滑膜皱襞，在腘肌腱股骨止点的上方，这个皱襞可能会隐藏游离体，而且从髌上入路观察时，这个皱襞会遮挡腘肌腱。

最后将镜头转至髌上囊，再次检查髌骨外侧关节面，并为下一步检查做准备。

（二）前内入路

内侧入路更多地被用来作为手术操作入路，而不是被用来作为起始的检查入路。外侧病变应当通过前内侧入路检查，而内侧病变应当通过前外侧入路检查的想法是错误的。外侧病变可以从前内侧入路观察，如果效果不好，可以从前外入路观察。而内侧间室的病变从内侧入路观察的效果比外侧入路要好得多。

由于前内侧入路是第二个入路，它的准确位置可以由病变的位置决定。如果需要到达内侧间室的后部或外侧间室，切口应当位于内侧半月板上方1cm并且尽可能靠近髌腱内侧缘。如果病变在内侧沟，切口应当紧贴内侧半月板并且在髌腱内侧缘旁开1cm的地方。

如果需要，可以作前内侧的高入路，这样可以更容易地进入后内间室，或是通过外侧间室观察外侧半月板的下表面。

前内侧入路也可以用来观察外侧半月板前角。如果需要观察外侧半月板前角的下方，可以将关节镜置于前交叉韧带胫骨止点处，镜头方向朝前，并且可以换成70°镜；使用探钩或穿刺针将外侧半月板挑起，对其止点进行检查。

（三）后内入路

与前内入路相同，后内入路多用于手术操作入路。将关节镜通过髁间窝进入后内室，这样关节镜的灯光能够透过皮肤，在后内室的皮肤上显现出一块光斑，以此光斑作为标记，就很容易确定后内入路的位置。将膝关节屈曲90°，使用穿刺针从光斑位置向前向外穿刺，进入后内间室。

当关节镜看到穿刺针刺入后内室后，将穿刺针退出，沿穿刺针的方向，使用15号刀片向前向外刺入并作横切口，避免损伤隐神经髌下支。然后，将手术器械或穿刺锥和关节镜鞘管通过后内入路进入后内间室。通过后内入路可以使用关节镜对后内间室进行检查。如果需要，可以使用器械从前内或前外入路进入经髁间窝进入后内间室，在某些情况下是很有用的。

在膝关节屈曲时，关节内压力增高，这会使灌注的盐水进入到皮下组织，因此，当使用高灌注流量系统时，要尽可能缩短后内入路操作的时间。

（四）后外入路

虽然后外间室比后内间室要小得多，但是进入后外间室的方法与后内入路相同。关节镜通过髁间窝入路进入后外间室，屈膝90°，根据皮肤光斑的位置，使用穿刺针（硬膜外针头）向前向内刺入后外间室。当关节灌注盐水从穿刺针中顺利流出时，可以经过髂胫束和关节囊作横切口。做后外入路的"窗口区"直径大约1cm，必须仔细选择入路的位置。后外入路对于游离体取出和难以切除的半月板碎片很有帮助，而且可以用来检查后外间室的后壁。

注意，后外间室不能直接通过后内入路进入，反之亦然，除非后间隔（位于后交叉韧带与后关节囊之间）有缺损或将后间隔切除。

（五）中央（经髌腱）入路

这个入路的缺点是需要穿过髌腱和脂肪垫，可能会造成肌腱的瘢痕形成。因此，中央入路应当靠近髌腱近段，并且使用锋利的刀片沿髌腱纤维的走形方向切开，尽可能减少髌腱的损伤。中央入路的优点是关节镜经过此入路能够很容易地进入关节后室。虽然此入路也可以用于常规检查和大多数手术操作，但是一般很少使用，以避免髌腱损伤。某些情况下，适当的调整关节镜入路的位置会使手术操作更加方便，例如置入螺钉或骨软骨移植手术中接近特定的关节面位置，这时需要一个偏远端的经髌腱入路。在建立此入路之前一定要使用穿刺针定位。

（六）髌上入路

髌上入路可以位于髌骨上方，偏内侧或外侧，通常外侧更常见，进入髌上囊。这个入路用于观察髌骨-股骨的关系，也可以用于观察髌前脂肪垫和膝关节前方的结构，还可以用作关节镜手术的进水入路。这个入路的缺点是入路周围的组织比较松弛，切口不会自动闭合，容易造成软组织内渗液。

（七）后侧间室

1. 后内间室　如果患者可能有后内间室的病变（如游离体或内侧间室症状），则需要进入后内间室。但后内间室的检查并不是必需的，如膝前痛或骨性关节炎。

后内间室可以通过前外入路进入，关节镜对准内侧半月板后角，通过股骨内髁的外侧壁与交叉韧带之间的间隙，屈膝30°，有些患者需要屈膝45°~60°，将关节镜向后慢慢推进并旋转，感到进入后内间室的突破感。在这里能够看到后交叉韧带进入滑膜间隙，这是后交叉韧带重建时重要的解剖标志。

进入后内室后，屈膝90°，这样可以增加关节囊内压力，扩张后内室。将关节镜视向转向内侧，观察股骨内髁的后壁，然后转向下方，观察内侧半月板后表面，最后检查关节囊后壁。

如果需要，可以将30°关节镜换为70°或120°镜，以检查特定的区域，但这一步骤并不是常规检查。后内间室检查完成后，将关节镜退回到髁间窝。

2. 后外间室 相比较后内间室，后外间室更容易进入。稍施加内翻应力，从前交叉韧带与股骨外髁内侧面之间进入后，屈膝90°，能够看到外侧半月板后部、外侧髁和后关节囊。需要注意的是，通常情况下，腘肌腱是无法看到的，如果看到腘肌腱，意味着膝关节后外侧稳定结构异常，可能是由于韧带松弛所致。后外是检查完成后，将关节镜退回到髁间窝。

（黄霄汉）

第十一章 影像学检查

第一节 常用 X 线检查

骨与关节的辅助检查主要是医学影像学检查（包括常规 X 线检查、造影检查、CT、MRI、放射性核素显像、肌电图及体感诱发电位检查等）以及关节镜等检测方法。X 线检查不仅能显示病变的范围程度，而且还有可能做出定性诊断。但必须指出，不少骨、关节疾病，X 线表现比病理改变和临床表现出现要晚，因此初次诊断结果阴性，不能排除早期病变的存在。如炎症的早期和肿瘤在骨髓内浸润就有可能无重要发现，诊断中应加经注意，并应根据临床拟诊，依不同疾病的发展规律，定期复查，才能发现病变，并做出可靠的结论。如果定期复查仍为阴性，则可有把握地排除疾病，也有初次 X 线检查能发现病变而不能明确诊断，经过复查后才能做出定性诊断。

常规 X 线检查分荧光透视（简称透视）和摄片。透视是利用 X 线的穿透和荧光作用，直接进行诊断的一种常规检查方法。透视经济简便，能观察到解剖和功能的双重改变，可在短时间内随意观察所需检查的部位，即刻明确有无病变存在，起到过滤作用，还可用于金属异物的寻找与定位、外伤性骨折与脱位的整复及内固定术中定位，但也存在影像不够清晰、细微病变难以显示清楚和留下长久性记录的缺点，需与摄片及其他检查方法相配合，避免发生误诊及漏诊。

一、应用价值和限度

骨骼含有大量的钙盐，密度高，与其周围的软组织形成鲜明的对比，而在骨骼本身的结构中，由于周围的骨皮质密度高，内部的骨松质密度低，也具有鲜明对比。因此，常规 X 线检查在骨伤科疾病的应用最为广泛，具有快速、安全的特点。它不仅能显示病变的部位、范围、性质、程度及与周围软组织的关系，为治疗提供可靠的参考，还可以在治疗过程中指导骨折脱位的手法整复、牵引、固定和观察治疗效果，为病变发展及其预后做出判断。此外，还可以用 X 线检查观察骨骼生长发育的情况以及观察某些营养和代谢性疾病对骨骼的影响。由于 X 线检查对骨伤科疾病的诊断非常重要，所以骨伤科医师必须熟练掌握 X 线检查的理论知识和 X 线读片方法，更好地指导临床治疗。

X 线检查虽有不少优点及使用价值，但亦存在某些限度。由于 X 线检查只能从影像的变化来判断，而不能完全反映伤病的实质变化情况，有不少病变的 X 线征象往往比病理改变和临床表现出现要晚。如急性化脓性骨髓炎，早期破坏的是骨内软组织而不是骨小梁结构，所以早期 X 线检查可无明确的骨质变化；又如类风湿关节炎的早期病变均在滑膜韧带，还未影响骨质，X 线检查亦难看出变化；关节积血、积液还是积脓，常规 X 线检查无法区别。总之，初次检查结果阴性，并不能排除早期病变的存在，应依据不同疾病的发展规律，定期复查，方可能发现病变。有时初次 X 线检查能发现病变而不能确诊，经过复查后才能做出定性诊断。X 线检查不可单纯依赖，一定要密切结合临床资料，例如发病急缓、症状轻重和体征特点等，方能明确诊断。

二、检查申请和垒置选择

X 线检查通常都由临床医师申请，属会诊性质。正确投照，能够及时获得正确的诊断，防止误诊及漏诊，避免经济损失和减少病员的痛苦。因此，临床医师应根据病员的起病情况、体征及相关实验室检查资料认真填写 X 线检查申请单，包括简要病史及体查、检验结果、检查目的、X 线投照体位等。

（一）X 线检查常规位置

1. 正位 又分前后正位和后前正位。所谓"前后"和"后前"是指 X 线的走行方向，X 线经患者是从前向后即为"前后"位，反之为"后前"位。

2. 侧位 即侧方投照，与正位照片结合，即可获得立体完整影像。

3. 斜位 因侧位片上重叠阴影大多，有时需照斜位片。如颈椎斜位片能显示椎间孔的情况；腰椎斜位片便于显示椎弓根；骶髂关节在解剖上是偏斜的，只有斜位片方能看清骶髂关节间隙。

（二）X 线检查特殊位置

1. 轴位 常规正、侧位 X 线片上不能观察到该部位的全貌时，可加照轴位片，如髌骨、跟骨的正、侧位上常显示不清病变，而轴位片上可获确诊。

2. 斜位 除常规斜位外，有些部位需特殊斜位才能显示，如肩胛骨关节盂、腕舟状骨、腕大多角骨、胫腓骨上关节等。

3. 切线位 颅骨、肋骨的病变，在正、侧位上常难确切了解病变情况，加照病灶切线位片则利于显示病变情况。

4. 开口位 第 1、2 颈椎正位被门齿和下颌重叠，无法看清，开口位 X 线片可以看到环椎脱位、齿状突骨折和发育畸形等病变。

5. 双侧对比 X 线片 为诊断骨损害的程度和性质，有时需健侧同时照片进行对比，如儿童股骨头骨骺疾病，一定要双侧对比方可看出。肩锁关节半脱位、踝关节半脱位、踝关节韧带松弛等，有时也要健侧对比方能做出诊断。

6. 脊柱运动 X 线检查 颈椎或腰椎，除常规投照位置外，为了解椎间盘退变情况、椎体间稳定情况等，可采用过度伸展或屈曲体位进行侧位投照，对诊断有很大帮助。

7. 断层摄影检查 利用 X 线焦距的不同，使病变分层显示影像以减少组织重叠，可以观察到病变中心的情况，如肿瘤、椎体爆裂性骨折等。现在已基本上被 CT 检查所代替。

三、阅读 X 线片

1. X 线片的质量评价 阅读 X 线片首先要评价 X 线片的质量如何，质量不好的 X 线片常常会使有病变显示不出来，或没有病变区域看似有病变，会引起误差。只有质量好的 X 线片才能协助诊断。好的 X 线片黑白对比清晰，骨小梁、软组织的纹理清楚。还要排除 X 线片片上有无手印等污染。

2. 骨骼的形态及大小比例　由于 X 线检查时对各部位检查的 X 线焦距和片距是一定的，所以 X 线片上的影像大体也一致，只要平时掌握了骨骼的正常形态，阅片时对异常情况很容易分辨出来，大小比例虽然按年龄有所不同，但也大致可以看出正常或不正常，必要时可与健侧作对比。

3. 骨结构

（1）骨膜：在 X 线下不显影，只有骨过度生长时才出现骨膜阴影，恶性肿瘤可先有骨膜阴影，雅司病、青枝骨折或疲劳骨折后也常会出现阴影。如果在骨皮质外有骨膜阴影，应考虑上述病变。

（2）骨皮质：是致密骨呈透亮白色，骨干中部厚而两端较薄，表面光滑，但肌肉、韧带附着处可有局限性隆起或凹陷，是解剖上的骨沟或骨嵴，不要误认为是骨膜反应。

（3）骨松质：长管状骨的内层或两端、扁平骨如髂骨、椎体、跟骨等均系骨松质。良好 X 线片上可以看到按力线排列的骨小梁；若排列紊乱可能有炎症或新生物。如果骨小梁透明皮质变薄，可能是骨质疏松。有时在骨松质内看到有局限的疏松区或致密区，可能为无临床意义的软骨岛或骨岛，但要注意随访，以免遗漏了新生物。当在干骺端看到有一条或数条横形的白色骨致密阴影，这是发育期发生疾病或营养不良等原因产生的发育障碍线，也无临床意义。

4. 关节及关节周围软组织　关节面透明软骨不显影，故 X 线片上可看到关节间隙，此有一定厚度，过宽可能有积液，关节间隙变窄，表示关节软骨有退变或破坏。骨关节周围软组织如肌腱、肌肉、脂肪虽显影不明显，但它们的密度不一样，若 X 线片质量好，可以看到关节周围脂肪阴影，并可判断关节囊是否肿胀，腘窝淋巴结是否肿大等，对诊断关节内疾患有帮助。

5. 儿童骨骺 X 线片　在长管状骨两端为骨骺，幼儿未骨化时为软骨，X 线不显影；出现骨化后，骨化核由小逐渐长大，此时 X 线片上只看到关节间隙较大，在骨化核和干骺端也有透明的骺板，当幼儿发生软骨病或维生素 A 中毒时，骺板会出现增宽或杯状等异常形态。

6. 脊椎 X 线片

（1）上颈椎开口位：要看齿状突和侧块两侧是否对称，齿状突有无骨折线，侧位寰椎的位置，寰椎前弓和齿突前缘的距离，成人不超过 3mm，幼儿不超过 5mm，若超过可能有脱位。寰椎后弓结节前缘和第二颈椎棘突根前缘相平，否则是脱位。齿突后缘和第二颈椎体后缘相平，如果不平，可能是骨折脱位。其他颈椎正位呈两侧稍突起，此是钩椎关节；若此突起较尖而高，甚或呈鸡嘴样向侧方突出，这在临床上可压迫神经根或椎动脉，应当引起重视。

（2）颈椎侧位片：先看椎体，小关节的排列，全颈椎生理弧度是否正常，有无中断现象，还要看椎间隙有无狭窄，椎体缘有无骨质增生，运动照片上颈椎弧度有无异常，椎体间有无前后错动形成台阶状。还要测量椎管的前后直径，椎弓根的横径，过大可能是椎管内肿瘤，过少可能是椎管狭窄。后纵韧带骨化只有侧位 X 线片上能看到。颈椎前方为食管、气管，侧位片上椎体和气管间软组织阴影有一定厚度，若增厚应怀疑有血肿或炎症。

（3）胸腰椎正侧位片：要注意椎体形态，椎弓根的厚度，椎弓根的距离。若椎弓根变狭窄，椎弓根距离增大，可能为椎管内有新生物，正位片上要注意全长脊柱是否正侧，椎体是否正方或有无异常的半椎体，还要注意两侧软组织阴影，寒性脓肿常使椎旁出现阴影或腰大肌肿胀。下腰椎正位片还要注意有无先天异常，如隐性骶裂、钩棘、浮棘、腰5横突不对称、腰椎骶化或骶椎腰化等。椎间隙有无狭窄，以侧位片较清晰。

侧位片先看排列弧度，常见下胸椎后凸较大，多为青年性骨软骨炎的后果。下腰椎有时会看到过度前凸，这是腰痛的原因，此种患者仔细观察常发现并有滑脱或反滑脱，可能是椎间盘退变的后果。看椎体有无变形，下胸椎二、三个楔状或扁平可能是青年性骨软骨炎的后果。单个的变形以外伤多见，但转移病变也不能除外。椎体的骨小梁在质量良好的X线片应当看得清，若看不见或呈透明样，可能有骨质疏松症。椎间盘的厚度应当上下一致，而且愈到腰3、腰4、腰5其厚度愈大，对比之下若某一节段狭窄，可能是病变。下腰部看到有滑脱，则还要进一步检查有无崩裂或先天发育异常。斜位腰椎片可以帮助诊断。斜位片上可以看到小关节和关节对合情况，小关节面致密或不整齐，可能是小关节有创伤性关节炎或小关节综合征。腰椎运动侧位X线片，可发现椎体间其一节段有过度运动或不稳情况，以决定治疗方案。

（解思信）

第二节　常用造影检查

对于缺乏自然对比的结构或器官，可将高于或低于该结构或器官的物质引入器官内或其周围间隙，使之产生对比以显影，此即造影检查。引入的物质称为对比剂也就是常称的造影剂。它能扩大X线检查范围。

一、概述

（一）造影剂

按密度高低分类高密度造影剂和低密度造影剂两类。

1. 高密度造影剂　为原子序数高、比重大的物质。常用的有钡剂和碘剂。钡剂为医用硫酸钡粉末，加水和胶配成不同类型的钡混悬液，主要用于食管及胃肠造影。碘剂分为有机碘和无机碘两类。将有机碘水剂类造影剂注入血管内以显示血管和器官，已有数十年历史。经肾排出，可以显示肾盂及尿路，直接注入动脉及静脉可显示血管，还可行CT检查。70年代以前采用离子型造影剂，此为高渗性离子造影剂，可以引起毒副反应。70年代已开发出非离子型造影剂，它具有相对低渗性、低黏度、低毒性等优点，减少了毒副反应，适于血管造影、中枢神经系统检查及增强CT扫描，但费用较高。

水溶性碘造影剂有：离子型如泛影葡胺，非离子型有碘海醇、碘普罗胺和碘帕醇等。

无机碘有碘化油，目前已较少使用。

2. 低密度造影剂　为原子序数低、比重小的气体如二氧化碳、氧气、空气等。

（二）造影方式

有直接引入和间接引入两类。

1. 直接引入　包括：①口服法，如食管和胃肠钡餐检查。②灌注法：如钡剂灌肠、窦道和瘘管造影、逆行泌尿道造影及子宫输卵管造影等。③穿刺注入法：直接或经导管注入器官或组织内。如心血管和脊髓造影。

2. 间接引入　以静脉注入碘对比剂后，造影剂经肾排入泌尿道内，而行尿路造影。

在造影剂中钡剂较安全，而碘造影剂过敏较常见，有时较严重，需引起重视，及时防治。

二、关节造影

关节造影是为了进一步观察关节囊、关节软骨和关节内软组织的损伤状况和病理变化，将造影对比剂注入关节腔并摄片的一种检查，常用于肩关节、腕关节、髋关节和膝关节等。

由于应用造影剂不同，显影征象也不一样。应用气体造影称之阴性对比造影法，碘剂造影称之阳性对比造影法，如果二者同时兼用则为双重对比关节造影，常用于膝关节。

（一）肩关节造影

肩关节造影通常将阳性造影剂注入关节腔内，以诊断肩关节内、关节囊和周围某些软组织损伤与病变。

1. 适应证

（1）肩关节疼痛和功能障碍者，可能系肩关节周围炎、腱鞘炎、肌腱脱位或半脱位者，可以考虑行关节造影。

（2）肩关节外伤后，不明原因的关节疼痛和功能障碍，可能系肩袖或关节囊损伤，亦宜行关节造影检查。

（3）选择性研究肩关节疾患，采用关节造影作进一步观察。

2. 禁忌证　凡关节有炎症，新鲜关节内骨折及穿刺部位皮肤有炎症和碘过敏者不宜做造影。

3. 造影技术

（1）穿刺入路选择：通常有两种进路选择，即前方穿刺和后部穿刺。

（2）造影：穿刺针头进入关节腔后，将造影剂（泛影葡胺或其他水溶性造影剂）15～20ml注入。在透视或电视荧光屏上观察，并立即拔出穿刺针，穿刺部稍许加压，防止造影剂外溢影响造影显影图像（图11-1）。

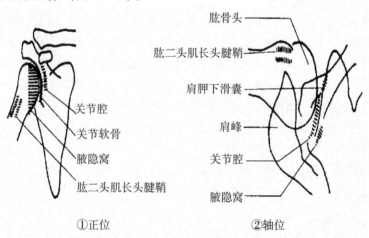

①正位　　　　　　　　②轴位

图 11-1　肩关节造影

（3）摄片：一般取前后位、肩关节轴位和内、外旋位摄片 4 张。

（4）造影征象：造影剂充盈整个关节，关节囊表现与关节腔一致的形似袋状密度增高阴影。肩胛盂和肱骨头软骨处与该解剖结构相应的密度减低区。在轴位片上，肋骨的结节间沟显示清楚，外旋位，关节囊呈半圆形充盈；外旋位上，显示为弯曲管状阴影，中央密度减低为肱二头肌腱阴影。如果发现有异常，则为该部结构病损所致。

（二）腕关节造影

腕关节由桡骨远端、关节盘、舟状骨、月状骨、三角骨和关节囊及周围的韧带所组成。由于近排腕骨和桡骨远端运动功能复杂，其损伤机会也较多，常形成不明原因的慢性疼痛。某些损伤借助普通 X 线片平片不能做出诊断，而需借助造影技术。

1. 适应证　腕部外伤后，未能查出明确损伤部位，经长时非手术治疗，仍有软组织肿胀，肌力减退并有旋转受限；时有放射疼痛和压痛者，可行关节造影。

2. 造影技术

（1）穿刺：通常采用腕背部于腕月状骨和桡骨远期之关节间隙进入。穿刺时，宜将腕关节掌侧屈曲 30°，使桡骨向后突起便于触之。

（2）造影：可选用水溶性造影剂，并适当抽 1% ~ 2% 普鲁卡因 1 ~ 2ml 混合一起注入。一般情况，腕关节腔可容纳 4 ~ 5ml。在电视下观察更有益于造影剂量的掌握。

（3）摄片：造影剂注入后应立即摄片，常规拍摄腕关节前后位、后前位、侧位和斜位片。

（4）造影征象：①正常腕关节正位片，显示近侧关节面为弧形线状致密形至尺侧呈"Y"型，并在尺侧可出现球形的影为尺侧窝。②三角软骨破裂，在尺侧密度减低区为三角软骨，多为梭形。三角软骨与桡骨分离即谓"断尖"现象；部分缺损和裂隙等现象（图 11 -2）。

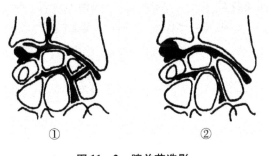

①　　　　②

图 11 -2　腕关节造影

（三）髋关节造影

1. 适应证　髋关节造影主要适用于先天性髋关节脱位。某些轻度的髋关节脱位，普通 X 线平片难以发现异常，但造影常可提示病理变化。造影可显示关节囊变化和髋臼和股骨头软骨状况等。

2. 造影技术

（1）穿刺部位的定位：在髋关节穿刺前应作好穿刺部位的定位，选择好穿刺点。通常取髋关节前侧穿刺。

（2）造影：应用泛影葡胺或其他水溶性造影剂，通常 4 ~ 6ml 即可充盈整个髋关节。拔除穿刺针后，活动髋关节，使造影剂均匀分布并充盈。

（3）摄片：宜拍摄髋关节前后位、侧位及外展前后位片。

（4）造影征象：正常髋关节，股骨头为圆球形，其表面与髓臼弧度相对应，髋臼底部造影剂比较均匀，并无任何充盈缺损。先天性髋关节脱位，髋关节关节囊呈葫芦状，臼底由软组织充填，有充盈缺损（图11-3）。

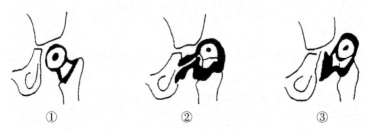

① ② ③

图11-3 髋关节造影

（四）膝关节造影

膝关节损伤和疾患比较多见，但对一些没有肯定症状和体征的临床诊断常遇到困难，单据临床检查诊断也往往不够正确。采用膝关节造影可以提高其诊断准确率。

造影可用气体或碘液。但目前多用二者并用的关节双重对比造影。具有反差大、对比度强，容易显示关节内的病损变化。

1. 适应证

（1）临床检查未能明确的关节内病损，如半月板和交叉韧带等。

（2）对已经确定膝关节内病损，其性质或确切部位不够明确者，宜施行造影作进一步确定。

2. 禁忌证 凡关节感染性疾患，关节内新鲜骨折和出血者不能行造影。

膝关节造影的适应证选择和术中操作应十分注意无菌技术，由造影引起膝关节感染乃至病变时有发生。

3. 造影技术

（1）术前准备：普鲁卡因、碘过敏试验，皮肤及有关器械之准备。关节穿刺过程按无菌操作要求。

（2）穿刺和造影：患者取平卧位，常规消毒，铺无菌巾，选好穿刺点（一般在髌骨中点平面的髌侧缘），皮内注射少量1%普鲁卡因后直接穿刺入关节腔内，如有积液则尽量抽尽（关节腔内可注入1%普鲁卡因1ml），然后注入60%康锐或碘他拉葡胺4～5ml，再注入氧气30～50ml（以膝关节膨胀起为度）。注射完毕拔针。消毒纱布覆盖穿刺孔。伸屈膝关节活动7～8次。

（3）摄片：按照各种观察目的，采用一定体位和X线投照角摄片。如作股胫关节造影，则患者侧卧位，观察侧在上，膝伸直约170°，先于皮肤画出胫骨平台上缘关节间隙。踝部加压牵引，固定好膝部，X线从水平方向切过关节间隙摄片。每侧一般取中立位，内旋45°位及外旋45°位摄片。必要时加摄其他需观察部位的相应体位特殊系列X线片。

（4）造影征象：正常的膝关节造影片上，能清楚地显示内、外侧半月板，关节软骨，滑液囊，髌下脂肪垫和交叉韧带等结构。半月板损伤，可在损伤处表现为充盈缺损，呈线状或碎裂状。

三、脊髓造影术

脊髓造影又称之椎管造影，作为诊断椎管内占位性病变和因外伤所致椎管形态变化，脊髓造影是一种常用和有效的检查手段。自1919年Dandy首先应用造影对比剂作椎管造影以来，造影技术不断得以改进，造影剂的研制和选择应用日趋完善。

关于脊髓造影术的评价，通常认为当临床和普通X线检查在病变定位有困难时，应用造影技术具有独到的作用（图11-4）。

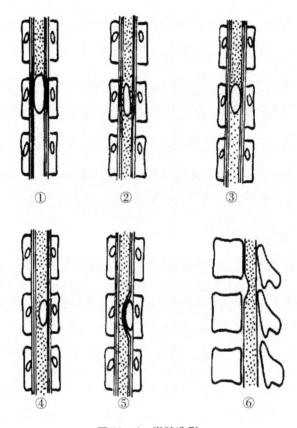

① ② ③

④ ⑤ ⑥

图11-4 脊髓造影

（一）脊髓造影术的目的

1. **确定病变的位置和范围** 为了明确椎管内病变，如脊髓内、外压迫以及脊柱解剖结构的损伤和病变所形成的神经压迫（椎间盘、骨赘和骨折片等）。为了确定病变节段水平和病变范围，例如椎管狭窄的部位和范围及损伤后椎管形态变化，以此作为临床治疗前后的辅助判断。

2. **诊断和鉴别诊断时采用** 鉴别引起脊髓病的某些不易鉴别的病理因素，如脊髓本身的病变，或椎管内病变等加以区别。CT扫描时，为了增强脊髓与占位性病变的相互之间对比度，将水溶性造影剂注入蛛网膜下腔后，在CT扫描的横断层面上可清晰显示硬膜囊内、外的结构。

3. **探索性研究** 采用高质量水溶性造影剂注入椎管内（蛛网膜下隙），研究椎管动态条件下形态或容量变化。这种研究常在腰椎或颈椎造影同时进行，也可在尸体上研究。

（二）脊髓造影的适应证和禁忌证

1. 适应证

（1）采用其他检查手段不能明确的脊髓内或脊髓外的病变，经脑脊液流变学检查证明蛛网膜下隙有梗阻，但病变部位和范围又不十分明确，应选择造影做出诊断。

（2）经临床检查病变性质不明确，脊髓内、外或椎管结构（椎体后缘、椎间盘、黄韧带和关节突等）的病变，选择造影有助于确诊。

（3）多节段的神经损害。椎管内肿瘤约有4%是多节段占位；多节段的椎间盘突出也不少见。这种病变在临床上有时很难做出判断，在极少数情况下椎间盘突出和肿瘤共存。采用全脊髓造影非常有必要。

（4）为确定某些椎板切除术后，患者的症状复发原因，也宜选择造影术。这种手术后变化，常是蛛网膜炎、神经根粘连，硬膜囊瘢痕压迫或椎间盘突出复发，造影可显示其病理的变化。

2. 禁忌证

（1）全身情况差，不胜负担脊髓造影检查操作的刺激。

（2）对于穿刺局部皮肤有炎症和碘剂过敏者。

（3）某些无手术指征，或不宜手术的病例不宜选择。

（三）造影对比剂及其选择

1. 空气　空气是较早使用的造影对比物，但迄今仍有少数病例对碘剂过敏者而需要造影者所应用。以氧气为最理想。空气造影具有刺激性小，在较短时间内完全吸收，又是髓内病变的一种良好的对比剂。根据造影部位多用于下腰椎和颈椎，每次注入后，由于气体不能直接与脑脊液混合，而脑脊液被气体所排挤占据并替代才能显影。

造影时气体的用量通常40～80ml，据部位不同，可作调整。但注入的速度不宜太快。气体不能自由穿过蛛网膜下隙，增加该腔压力而产生头痛。在X线下对比强度弱，对于神经根袖显示不清，极外侧型椎间盘突出，可能被遗漏；各种非梗阻性损害，例如粘连性蛛网膜网，血管畸形等显示并不满意。

2. 碘本脂　是一种含碘的油脂酸造影剂，该造影剂对比性强，对硬膜囊充盈较好，X线显示清楚。其副作用也较明显，停留在蛛网膜下隙时间较久，吸收缓慢。滞留在蛛网膜下隙，长期刺激可引起继发性蛛网膜炎；虽然该制剂粘连度低于碘油，但在蛛网膜下隙充盈分布和扩散不甚满意，尤其在神经根袖常不能达到良好的充盈。目前已经废弃不用。如果临床上需要造影检查，又无条件选择高质量水溶性造影剂时，应用碘本酯后，应在造影术同时或手术中将其吸取。

3. 甲泛影酰胺　是一种水溶性三碘造影剂，属于非离子碘复合物，在溶液中不解离，具有比离子碘水溶性造影剂较低的渗透压。此种造影剂具有易吸收，对比度清晰及充盈良好等优点，这些是离子碘造影剂无法可比拟的，造影后易出现兴奋，失眠；神经根刺激症状，如感觉过敏、腰腿痛一过性加重；有时会出现脑刺激症状，如恶心、呕吐及体温上升等。多在1～2天内消失。造影剂用量：腰骶部为10～14ml（170mg/ml），胸脊髓10ml（200～250mg碘/ml），但含碘总剂量不得超过300mg，在配制时必须加以注意。

4. 碘海醇 是一种新型极高水溶性造影剂。并具有低化学毒性，人体对其耐受性比甲泛影酰胺要强。比重略大于脑脊液，碘海醇的黏稠度与人体血液基本相似，注入蛛网膜下隙，很快与脑脊液混匀，分布均匀，硬膜囊和神经根袖都可获得良好的充盈，X 线显示清楚，细微变化也能显示出来。该剂在蛛网膜下隙被吸收，并以尿的形式排出体外。注入后 2 小时排出 83%，一周后排出 96%，体内不存留。副作用极小而且轻微。

（四）颈椎椎管造影

颈椎椎管造影有两个途径：腰椎穿刺椎管造影和小脑延髓池穿刺椎管造影。前者为上行性造影，后者为下行性造影。腰椎穿刺容易操作，且安全，但造影剂在蛛网膜下隙行程长，容易弥散，集中于颈椎显影有时不理想；小脑延髓池穿刺难度稍大，有一定危险性，但造影显影比较好。

1. 腰椎穿刺颈椎管造影 通过腰椎穿刺并注入造影对比剂，上行至颈椎，以显示颈椎部位病变。

术前准备：造影前禁食。检查穿刺部位皮肤，必要时剃毛。术前 30 ~ 60 分钟注入安定 5mg。

操作技术：患者侧卧于略呈倾斜的 X 线摄片床上。选择腰 4 ~ 5 或腰 3 ~ 4 棘突间隙作为穿刺点。消毒及局部浸润麻醉后，选用 20 号或 22 号腰椎穿刺针作穿刺，证实针头完全进入蛛网膜下隙（抽出针芯后脑脊液流畅），留取脑脊液 2 份各 3 ~ 4ml，备作常规和生化检查。将备用的碘海醇抽取 10ml（每毫升含碘量 350mg 或 300mg）注入蛛网膜下隙（针头斜面向头侧），并要求 10 秒钟内注射完毕。立即在 X 线电视荧光屏上观察造影剂分布状况，然后将摄片床迅速倾斜，便造影剂流向颈段，并准备摄片。造影剂先头抵上颈椎时即施摄片，更换体位摄取各种位置 X 线片。如果电视屏幕上显示不清晰时，待造影剂集中延髓池和上颈椎后，调整床位使造影剂自上而下再通过一次摄片。球管片距 80 ~ 100cm，以 75 ~ 85kV（千伏）和 80 ~ 85mA（毫安）的条件进行摄片。

造影术后，肌内注射安定 5mg，患者取半卧位和或头高卧位 4 ~ 6 小时。

2. 小脑延髓池穿刺造影术 属于下行性造影，通常适用于蛛网膜下隙完全梗阻、腰椎退变或畸形严重、腰椎穿刺失败者以及腰椎穿刺部位皮肤感染者须另辟造影途径。

术前准备同腰椎。尚须剃去枕颈部头发和汗毛，至少头部后侧半部。

操作技术：患者侧卧位，颈椎略弯曲，头和侧面部下方垫以小枕头，使小脑延髓池与脊髓位于同一水平面。常规消毒皮肤，局部浸润麻醉。助手固定患者头部。术者以左手拇指触摸确定枕外粗隆与第二颈椎棘突之间凹陷；右手持针，于其间连线之下 2/5 上界刺入，沿眉弓与外耳门连线平行之正中方向缓缓刺入。通常在针尖刺入 3.5cm 之后，再每刺入 0.5cm 时，将针芯取出一次，看有无脑脊液流出，防止穿刺过深，避免伤及延髓。自皮肤至小脑延髓池距离，成年人为 3.5 ~ 5.0cm，小儿 2.5 ~ 3.0cm。小脑延髓池深 1.0cm。如果穿刺相当深而无脑脊液流出，则应拔针矫正方向，重新穿刺。

留取脑脊液，并注入造影剂（同腰椎穿刺造影）。

目前，多采用电视荧光屏监视穿刺，便于观察造影剂在蛛网膜下隙流，对掌握摄片时机极为有利。

3. 颈椎管造影的征象 颈椎管造影应在造影剂注入后，立即进行观察，在电视荧光屏上了解碘柱在蛛网膜下隙运动和流速，并能看到在正常和病变条件下造影剂通过或梗阻状况，在透视观察的同时作摄片。颈椎椎与腰椎管造影不一样，在造影剂注入后，很难较长时间保持相对稳定状态，随体位变化流动速度也会改变，摄片的瞬间至关重要，往往影响影像的质量。

（1）颈椎椎管造影的正常表现：脊髓蛛网膜下隙上起于枕骨大孔区的小脑延髓池，下达骶 2～5 水平，形成盲端。在上端即枕骨大孔区呈漏斗状，下颈段和上胸段略宽些，中胸段微狭窄，下胸段又开始变宽，以腰段最宽。

1）正位征象：正常正位造影 X 线与椎间隙管结构相一致出现节段性变化，在椎弓根水平椎管腔横径最窄，在椎间隙水平管腔横径最宽，并向两侧突出，形若"峰状"，这是由于脊神经根袖形成的突起，在颈椎接近水平横向，而腰椎则呈 30°～60°角。因此，在颈椎椎间盘水平碘柱显示较宽，呈现双峰状突起。

2）侧位征象：造影对比剂在颈椎侧位蛛网膜下隙呈柱状影像。在椎体水平面略向前凸，而在椎间盘水平略向椎管内凹陷，但没有像正位那样的节段性增大或狭窄征象。

如果在电视荧光屏观察和 X 线摄片并非标准侧位，则造影的影像就会歪曲，甚至出现假象，因此，拍摄标准侧位（造影剂显示硬膜囊前缘与椎体后不相重叠）十分重要。

（2）颈椎病的造影征象：颈椎病的造影征象与病变部位、严重程度有关，但多在病变节段表面充盈缺损或不全梗阻（在动力性摄片时也行完全梗阻征象）。

四、椎间盘造影

椎间盘髓核造影是指将造影对比剂通过穿刺直接注入髓核内，借以显示髓核的形态和病变状况。

椎间盘造影临床上使用有不同看法，有人认为此造影术无危险，并认为并发症仅有 0.5%～1%，但更多经验表明，椎间盘造影操作复杂，尤其两个或两个以上椎间盘造影，引起不良作用较多，此外造影的范围受到限制，这一点远不如脊髓造影，造影的征象判断有时很难。因此，除了特殊原因以外，最好不做椎间盘造影。

（一）适应证

（1）临床上不能明确的下腰痛伴神经根性疼痛，并疑有椎间盘突出症者。

（2）神经根压迫症手术中，欲了解髓核病损情况，可同时作髓核造影检查。

（二）禁忌证

（1）对于椎间盘突出的可能性极小者。

（2）怀疑其他病变，例如肿瘤或炎症者不宜施行髓核造影者。

（3）碘过敏、全身情况差及穿刺部位有炎症者。

（三）入路选择

（1）硬膜外穿刺法：此法适用于腰椎，以腰 5 骶 1 为好。于棘突旁椎板下缘穿刺，但不穿过硬膜，即达到椎间盘的后侧。

（2）经硬膜穿刺：适用于腰 3 至骶 1 之间。在选定造影椎间盘相邻二棘突间刺入，穿刺时贯通硬膜，但易损伤马尾神经。

（3）侧方穿刺：适用颈椎和腰 1～2。在棘突旁 4～5cm，向中线方向斜行刺入，循经椎间孔前外侧直刺入椎间盘。

（四）造影方法

1. 术前准备　必须拍摄全腰椎正侧位 X 线片，以明确有无其他病变和畸形，以避免穿刺定位的错误；术前给予适当的镇静剂，碘过敏试验和皮肤准备。

2. 操作技术　据造影部位不同，穿刺的入路选择不同。以下腰椎椎间盘髓核造影经硬膜穿刺为例，患者侧卧位，头颈和髋膝屈曲。采用双套针或单针穿刺。进针之前仔细阅片，准确判断棘突、椎间孔和椎间盘相互关系。于棘突下缘与椎间盘属同水平时，穿刺的方向应在棘突下缘垂直刺入；如棘突大又向下呈钩状、则穿刺宜向上方倾斜刺入。

穿刺操作过程中如能在电视荧光屏上观察其位置和深度则更为有利。因为随时可以调整刺进方向。刺破黄韧带，贯穿硬膜囊后壁和前壁即有抵抗为后纵韧带。对准方向再推进 1.5cm 后即进入髓核。

注入造影剂：应用含碘浓度略高的造影对比剂，在透视下注入。正常椎间盘可容纳 0.3~1ml，在推入时阻力大，并少有疼痛症状发生；相反，如椎间盘有病变时则注入剂量较多，有时多达 3ml。

摄片：穿刺针头可不取出，以避免造影剂外漏。常规拍摄以造影椎间盘为中心的正侧位和左右斜位片。拔出穿刺针头。

术后处理、卧床 1~2 天即可下地活动、必要时使用常规剂量抗生素预防感染。

（五）造影征象及评价

腰椎椎间盘造影征象判断，主要根据三个表现做出评价，即造影剂的剂量，注入后症状的再现和椎间盘组织的 X 线表现。造影剂量多常表现椎间盘突出或变性。造影剂注入后无明显疼痛，但再注入困难则表示髓核正常，注入后有疼痛常说明髓核变性或突出。髓核造影征象如下。

1. 正常征象　沿椎体上下缘分布两个充盈造影剂阴影，不进入纤维环，两条造影剂阴影在椎间盘中央有一不规则条影相互连接，呈"领扣"状外观；有时呈球状髓核征象，多为青少年，或成分叶状髓核，以成年人多见。

2. 椎间盘突出征象　造影剂可显示程度不同的突出，严重者可突向椎管也可以向前方过伸为单支状、多支状和粉碎状等。

五、窦道及瘘管造影

窦道或瘘管是由于某些病变所形成的异常通道，可分为先天性和后天性两大类。后者是存留于病变部的死骨、异物、感染的坏死软组织，甚至遗漏于病变内的纱布条、引流管的碎片都可能造成异常通道长期不愈合。窦道及瘘管造影术是指利用造影剂检查身体各部的瘘管或窦道，如慢性骨髓炎、结核病或其他病变所引起，用以测知其位置、范围来源及其分布情况，有助于手术治疗。

（一）造影剂

应用于瘘管或窦道的造影剂必须无毒性反应和无刺激性，黏稠度中等，否则在注入时容易从瘘管或窦道流出而影响造影成功。通常采用 40% 碘化油剂，其剂量依瘘管或窦道的大小而增减，一般为 10~20ml，足够令瘘管或窦道造影。

（二）造影技术

先将造影剂吸入 20ml 或较小更大的注射器中，将注射器内空气排出，然后将注射器直接插入瘘管中，并将瘘管口的周围用无菌纱布围住，防止注射器时造影剂向外溢出，如有能上能下流的橡皮管，注射器也可接于橡皮管的外端。将造影剂缓慢注入。造影剂应在透视控制下注射至全部瘘管充盈为止，注射完毕后注射器仍应插在瘘管内或用其他方式防止造影剂外溢，然后即可进行摄片。

（三）投照技术

为了解瘘管或窦道的大小和位置等的详细情况，必须摄取直角的两张片，胶片的大小按照瘘管的范围而定，中心必须对准暗盒中心并与之垂直。

（解思信）

第三节　CT 检查

X 线电子计算机体层扫描（CT），自 1970 年首先由 Housefield 应用临床进行头部扫描之后，经过 20 多年的不断改进，现已发展到能进行全身各部位检查的第三、第四代高分辨力 CT 机应用于临床。在骨伤科患疾实施 CT 检查之前，应首先常规 X 线检查。通过连续扫描，可显示关节的每一个横断面，并可以进行冠状、矢状、斜位图像重建，能估计病变范围及定位。CT 检查简便、安全、迅速、舒适。CT 主要应用于解剖复杂的部位，如：脊柱、骨盆、髋关节、肩关节等。平片不易发现的骨折碎片和异物以及关节脱位，CT 可以清晰地显示出来，对指导治疗具有重要意义。

CT 是利用 X 线束对人体检查部位一定厚度的层面进行扫描，由探测器接收透过该层面的 X 线，转变为可见光后，由光电转换器转变为电信号，再经模拟或数字转换器转为数字，输入计算机处理。CT 可分为普通 CT、螺旋扫描 CT、电子束 CT。骨关节肌肉系统 CT 检查较为复杂、多变，特别是检查前不阅读 X 线片，无目的进行常规轴位扫描，常常造成诊断困难或不理想，或需重复检查。

一般来讲，四肢各关节采用轴位，层厚5mm，层距5mm 连续扫描。观察软组织和骨窗。特殊情况可采用层厚10mm，层距10mm 连续扫描或层距2mm，层厚2mm 连续扫描。但是还需要根据各大关节的解剖特点和诊断要求必须采用其他位置进行扫描。观察关节间隙扫描平面应与关节间隙尽量成角，方能显示出关节间隙，同观察骨折一样。单纯骨内病变不需要增强扫描，无意义，软组织病变需增强扫描，尤其骨肿瘤早期向软组织浸润时，更需要增强扫描。

一、CT 的利用概念

1. CT 优点

（1）CT，检查方便、迅速诊断手段，易为患者所接受；

（2）CT 有很高的密度分辨力，密度相差 5~6H 的不同组织能被区分，如脑的灰质和白质。CT 还能测出各种组织的 CT 值，对病变进行定量分析；

（3）CT 图像清晰，解剖关系明确，远远超过核素和超声扫描；而且通过窗宽和窗位的调节，使图像的灰度对比更适宜病变的显示；

（4）CT 能提供没有组织重叠的横剖面图像，并可进行冠状和矢状面图像的重建；

（5）用造影剂进行增强扫描，不仅提高了病变的发现率，而且能做定性诊断。

2. CT 的缺点

（1）扫描时间较长：X 线照射对人体有一定损害，特别是婴幼儿；

（2）切层太薄、不利于大范围的检查：如只能看一段脊椎，不能像脊椎造影那样观察全部脊椎；

（3）一些特殊部位如枕骨大孔和后颅凹区，下颈上胸区伪影太重，影响对病变的观察；

（4）含碘造影剂有毒性，在个别患者中能引起严重反应；

（5）设备价格昂贵，检查费用较高。

二、CT 在骨科中的应用

高分辨力 CT 机能够从躯干横断面图像观察脊柱、骨盆、四肢关节较复杂的解剖部位和病变，还有一定分辨软组织的能力，且不受骨骼重叠及内脏器官遮盖的影响，对骨科疾病诊断、定位，为区分性质范围等提供一种非侵入性辅助检查手段。

1. 脊柱

（1）检查方法：患者常规取仰卧位，检查颈椎段时向前屈颈，腰椎段检查，两膝置于屈曲位，以减少颈及腰段的正常生理前凸幅度，便于检查。先做 CT 扫描定位。在片上标记扫描层次、需要时调整支架角度。正常 X 线照片或脊髓造影片对定位也很重要。根据病变选择合适的扫描厚度和间距，一般病变小需要薄的断层。如正常腰椎间盘厚度为 8～15mm，所以检查时断层厚度以 5mm，间距 3～5mm，颈椎及胸椎的间盘较薄、断层厚度 2～3mm，可显示清晰图像。

（2）造影增强法：CT 检查时注入碘水造影剂称造影增强法。主要用于不加造影剂的普通 CT 检查，或不够清楚或难于显示的组织病变。如脊髓病变和损伤，血管疾病等加造影剂可以增加病变与正常组织之间的对比度，血管丰富区域增强作用最为显著。但造影增强检查可能引起不良反应和严重并发症，延长检查时间或加重病情，所以当普通 CT 检查可疑而造影增强检查有助于明确诊断时选用为宜。CT 检查照片：通常均摄骨及软组织不同窗位的两种照片，比层次定位放大 3 倍，脊髓放大 1.8～2.0 倍。

（3）脊柱基本正常解剖

1）椎管：颈椎段椎管：其外形略呈三角形，从颈 1 到颈 2 逐渐缩小，其余椎管差别不大，正常颈 1 前后径为 16～27mm，颈 2 以下为 12～21mm，一般认为小于 12mm 为狭窄。颈段椎管内脂肪组织很少，普通 CT 对硬膜囊显示不清楚。但蛛网膜腔比较宽大，脊髓横断面前后径为 2：1。

2）胸段椎管：其外形大小比较一致，上胸段略呈椭圆形，下胸段略呈三角形，椎管内脂肪稍多于颈段，仅限于背侧及椎间孔部位。

3）上腰段椎管：其外形呈圆形成卵圆形，下段为三角形、前后径 CT 测量正常范围为 15～25mm。椎弓间距离为 20～30mm，该两个部位的测量腰 4～5 均大于腰 1～3 平面。

4）椎间盘：椎间盘因部位而不尽相同，上胸段的椎间盘发育差最薄，腰段发育好最厚。颈胸段平均厚度为 3～5mm，腰段为 15mm，而腰 5 骶 1 间盘厚度一般不超过 10mm。椎间盘横切面，颈椎间盘除邻近钩状突部位外近乎圆形。胸椎及上四个腰椎间盘后缘呈长弧形凹陷，腰 4~5 间盘后缘弧形中部变浅，腰 5 骶 1 间盘后缘呈平直状或轻度隆凸，此段与颈段不同，椎管内有丰富脂肪组织分布在硬膜囊周围和侧隐窝内，厚度可达 3~4mm，由于脂肪的 CT 值稍低于椎间盘组织，所以普通 CT 扫描大都可以清楚看出椎间盘及硬膜囊的关系。

5) 脊髓：颈段脊髓横断面呈椭圆形，前缘稍平，在前正中可见浅凹陷为正中裂，后缘隆凸、后中沟看不清楚。胸段脊髓横断面为圆形，大约相当于胸 9~12 段为脊髓膨大，其远侧很快缩小成为脊髓圆锥。

6) 侧隐窝（神经根管）：侧隐窝是由前壁椎体和椎间盘、后壁上下关节突、外侧壁椎弓根所构成，在椎弓根上缘处最窄，为神经根到达神经根孔的通道，正常前后径为 5~7mm，一般小于 5mm 考虑为狭窄。

7) 黄韧带：正常厚度为 2~4mm，在椎管及腰神经孔部位稍变薄。

（4）椎管及椎管内软组织：因为腰椎段硬膜囊外的脂肪组织丰富，CT 扫描能够识别蛛网膜腔、神经、黄韧带，有时可以显示出椎管内的马尾神经、圆锥、硬膜外静脉。而颈段和胸段椎管的正常解剖常常不能清楚显示出来，这与该段椎管的大小、形态不同、硬膜外脂肪组织少有关，用 CT 显示脊柱横断面图像检查椎旁组织病变优于其他 X 线照片的方法。

（5）椎间盘突出症：是临床常见的腰腿痛原因之一，通常发生在腰 4~5 及腰 5 骶 1 间隙的约占 90%。CT 扫描主要可以显示：突出位置，如侧方、中央或中间偏侧和最外侧的较小突出；突出邻近的硬膜外脂肪消失，硬膜囊受压变形，神经根位移、增粗、变形、淹没及突出髓核钙化等，因为脊柱解剖两侧自然对称，所以容易发现异常变化。CT 诊断腰椎间盘突出的准确率为 90%，但 CT 扫描没有造影剂引起的不良反应，安全性好，有条件时对造影剂过敏或造影失败的患者可以选用。椎间盘术后症状复发的患者，CT 扫描可以帮助区别骨或软组织的压迫，了解病变部位上、下椎间盘的情况，但有严重脊柱畸形，术后椎管内广泛纤维增生或因椎管狭窄段椎管内脂肪过少时，诊断椎间盘突出尚有一定困难。

胸椎间盘突出：临床比较少见。由于椎管相对较小，硬膜外脂肪组织也少，普通 CT 扫描不易发现突出，必要时可采用注入水溶性造影剂增强检查法，但一般常规脊髓造影也可以显示出来。

颈椎间盘突出：颈椎管虽然比胸椎管宽大，但脂肪组织也少，有时普通 CT 扫描可以显示颈椎间盘突出是由于间盘组织的 CT 值比硬膜囊高，为显示清楚，注射造影剂进行检查较好。

（6）椎管狭窄：椎管狭窄已成为慢性颈、背腰痛的重要原因之一，主要有先天性骨发育异常和脊柱退行性变或多种混合因素压迫脊髓、马尾和神经根而引起症状，最多见的是腰椎管狭窄，其次为颈椎管狭窄，胸椎管狭窄很少见。

腰椎管狭窄：临床主要特点，绝大多数患者年龄在 40 岁以上，起病缓慢，间歇性跛行，腰腿痛症状以腰前弯时减轻或消失、腰后伸时加重，体检时很少阳性体征。用传统脊髓造影很难与腰椎间盘突加以鉴别，由于 CT 扫描能够显示清楚，脊柱横断面分层图像可以观察，椎管形态、椎板及上下关节突增生肥大以及引起的椎管呈三叶状改变；CT 可以测量椎管侧隐窝的大小和两侧对比。通常椎管矢状径 12~15mm 和侧隐窝小于 5mm 者则为狭窄；黄韧带增厚，是造成椎管狭窄的重要因素之一，因黄韧带介于密度高的椎板及硬膜外脂肪组织之间，比较容易测量，一般认为厚度超过 5mm 为增厚；当椎间盘蜕变伴有椎间盘膨出时，CT

图像可见椎体周围呈均匀性膨隆，有时为多节段性，这与腰椎间盘局限性突出不同，椎间盘膨隆在脊柱原有退变的基础上可加重脊髓神经的压迫。CT 扫描能分清大多数椎管狭窄，是发育型、退变型或混合型。通常 40 岁以上脊柱退变的正常人，绝大多数没有临床症状，因此 CT 扫描检查必须结合临床症状和神经学检查加以分析判断。

（解思信）

第四节　MRI 检查

磁共振成像术（magnetic resonance imaging，MRI）在医学诊断中的应用是 80 年代的新技术，被誉为继 CT 后在临床放射学领域中又一重大成就。磁共振成像技术近年来发展异常迅速，图像质量在许多方面已超过 X 线、CT。目前已用于除消化道及肺周边部分以外全身各部位的检查。在脑、脊髓、盆腔、骨松质，心包、胆囊、淋巴结肿大等临床诊断和研究中，已成为重要的手段。在骨科领域，用于椎间盘病变及累及骨髓腔的骨松质病变的检查效果优良。磁共振成像术具有无辐射损害，成像参数多，软组织分辨能力高和可随意取得模断面、冠状面或矢状面断层图像等独特优点，在医学各领域诊断技术中占重要地位。

骨骼肌肉系统全身分布广泛，检查要求不同。MRI 成像具有良好的分辨率和对比度。根据需要可采用不同的线圈和序列。

目前常用的磁振扫描射频脉冲序列有以下几种：

（1）饱和回收（saturation recovery）或 SR：重点反映质子浓度 P。

（2）反转回收（inversion recovery）或 IR：重点反映弛豫时间 T_1。

（3）自旋回波（spinecho）或 SE：重点反映弛豫时间 T_2。

线圈有：体线圈，脊柱线圈，头线圈，颞颌关节线圈，颈线圈和 RI 线圈，膝线圈，C_1、a、C_3 线圈和 E1 线圈。

一般来讲，线圈都为专用线圈，特殊情况可替代，但效果欠佳。体线圈用来进行骨盆和髋关节的扫描；脊柱线圈主要用于脊柱的扫描；颞颌关节线圈用于颞下颌关节的扫描。四肢的 MR 扫描用 RI 线圈。头线圈可用于踝关节和足的扫描。

扫描平面：冠状面、矢状面、轴位、斜位图像。总的原则，以显示解剖关系明确，病变清楚和其与周围组织关系鲜明，有利于诊断治疗为原则，尤其是手术治疗患者，为手术提供帮助。

成像序列：常规自旋回波、快速自旋回波、梯度回波、反转恢复快速小角度激发成像。

成像方法：脂肪抑制、水抑制，水成像，MR 脊髓造影，MR 血管成像。

常规自旋回波是应用最早、最常使用的一个成像序列。水在 T_1WI 表现为低信号，在 T_2WI 表现为高信号；脂肪在 T_1WI 表现为高信号，在 T_2WI 表现为中等信号强度，T_2 的权重越重，脂肪的信号强度越低；骨皮质由于含水极少，在各种扫描序列上均表现为低信号；软骨组织含水较多，表现为 T_1WI 稍低信号，T_2W_1 稍高信号；骨髓的信号随年龄的不同而不同，儿童的骨髓为红骨髓，含水较多，为长 T_1、长 T_2 信号影（T_1 为低信号、T_2 为高信号），待长至成人时，除一些扁骨外，长管状骨的骨髓均为黄骨髓，其信号特点与脂肪相同；成人的骨髓有时红骨髓和黄骨髓的含量不同，信号也发生一定程度的改变，如椎体在 T_1WI、T_2WI 上表现为等信号。SE 序列 T_2WI 类似于关节造影，对于脊柱来讲类似于脊髓造影。

快速自旋回波是在常规自旋回波的基础上发展起来的一种成像方法。它的基本信号改变与常规自旋回波相同，所不同的是脂肪的信号在 T_2WI 上为稍高甚至高信号。

梯度回波扫描是快速成像最常用的一种方法。它的优点是成像时间短，快速小角度激发成像，快速扫描，提高信号比。

反转恢复法：它实际上是真正地表现被检组织 T_1 值大小的图像。它可以通过选择不同的 T_1 值，从而抑制不同的组织。传统的反转恢复法扫描时间比较长，现在较常用的扫描方法为 FLAIR。

脂肪抑制：为抑制脂肪的手段，常与其他扫描序列联合应用。常采用预饱和脉冲或反转恢复法抑制脂肪的信号。脂肪抑制图像上，凡是含水的组织成分，均表现为低信号。这种方法可以用来证实脂肪的存在，以区别在 T_1WI 上均表现为高信号的脂肪和亚急性出血。

水抑制：水抑制的原理与脂肪抑制相同。采用的方法也相同。现在较常用的一种水抑制方法是 FLAIR 成像序列。水抑制图像上，含水的组织成分表现为低信号。

水成像：这种方法实际上是重 T_2 成像，TE 一般在 100ms 以上，其他组织在磁场内已经完全衰减，只有 T_2 时间较长的水的信号。它主要用于脊髓造影。好的 MR 脊髓造影像，可清楚地显示硬膜囊、神经根袖。

IR 序列：骨折患者加扫此序列，利于观察骨折端对周围软组织的损伤程度。

MRM：属水成像的一种，其临床意义需进一步研究。

MRA：为一种无损伤性血管造影，主要显示大血管。对于中小血管则不能显示，但血管肿瘤可显示团块状稍高信号病变。

一、磁共振成像的特点

磁共振成像诊断术之所以具有吸引力，在于其本身具有一些独特的优点。与 X 线 CT 及核素医学诊断术相比，MRI 信号含有多种成像参数，不仅能重建受检部位的解剖学图像，而且在一定程度上可反映其生理及生化状态，而 X 线、CT、超声波和核医学成像只靠一种参数，信息不及 MRI 丰富。磁共振成像是一项非侵袭性诊断技术，无辐射损害。图像质量在许多方面已超过 X 线、CT，或至少可与 CT 相媲美。MRI 不论在空间分辨能力或反差分辨能力方面均优于超声，图像质量比超声成像好很多。

磁共振扫描可随意切取检查部位的冠状面、矢状面及横断面的断层图像。通过激发不同的射频脉冲序列和改变射频脉冲持续时间及脉冲的间隔时间等方法，可以获得重点反映 P、T_1 或 T_2 等不同成像参数变化为主的加权图像，如果组织间的对比度主要是由于各种组织的 T_1 差异所引起的，而与组织间 T_2 的差异基本无关时，我们就称这时的图像为 T_1 加权，同样，由于各种组织之间 T_2 差异所形成的影像对比度，而与 T_1 的差异基本无关时的 MR 图像就称为 T_2 加权。在实际的成像实践中，MR 图像所反映的各种组织的对比度既依赖于各种组织间 T_1 差异，又取决于各种组织间 T_2 的差异，这种图像称为 T_1、T_2 混合加权，当然还有质子密度加权的概念。

MRI 的主要优点为：

（1）非侵袭性检查手段，无辐射损害危险。

（2）成像参数多，诊断信息多。

（3）可随意切取横断面、冠状面及矢状面的断层图像。

（4）软组织分辨能力好，明显优于 X 线、CT，且无骨性伪影。血液或其他体液流动情况亦能观察到，可以不用对比剂。

MRI 亦有其局限性，不能完全代替 X 线及其他成像技术。对骨骼系统病灶和钙化灶的显示不如 X 线、CT。空间分辨能力仍低于 X 线、CT。扫描所需时间较长，不适用于不断运动的部位如肺周和消化道等部位的检查。此外，对体内带有顺磁性金属者如人工关节、血管夹、起搏器等。也不宜做 MRI 检查。

二、临床应用指征

1. 颅脑　优于 X 线、CT。硬膜下血肿较薄时，由于靠近颅骨，CT 往往漏诊，后颅窝的病变，经常不能发现，而 MRI 可以显示。脱髓鞘和变性过程如多发性硬化，X 线 CT 根本不能发现，而 MRI 显示良好，MRI 对脑瘤、脑水肿、和脑缺血病变检诊效果也很好。

2. 脊髓　用 MRI 检查脊髓无需脊髓造影或注射对比剂。对脊髓肿瘤、水肿、囊肿、脱髓鞘和缺血性病变均可诊断，对脊髓空洞症的诊断尤有价值，因为 MRI 可在脊髓无扩张情况下发现其囊性病变。

3. 骨盆　MRI 能清晰地显示盆腔器官、组织及其病变，对盆腔肿瘤的诊断有特殊意义。对男性患者，结合临床可较准确地诊断和鉴别前列腺癌与前列腺炎。对女性患者，能辨别子宫内膜与肌层；采用 SE 序列，甚至能在二者之间显示出一弱信号的中间带，这对判断肌层有否受累有帮助。MRI 可显示阴道和子宫颈，有助于确定肿瘤位置。直肠阴道之间的筋膜也能够辨认。显示膀胱不必用对比剂，尿可与脓或血液相鉴别。能描绘出男性外生殖器和尿道。

三、MRI 在骨髓运动系统的应用

MRI 可以清楚地显示出关节骨质、关节软骨、半月板、关节囊、韧带、血管、神经等，对这些组织的显示可以获得有关解剖，特别是生理生化方面的信息，从而为病理情况下的创伤性渗出、骨折、韧带损伤、肿瘤的诊断提供了基础影像和诊断指征。四肢关节的 MRI 一般选择三个冠状面、矢状面各轴状面，根据需要可选择斜面，对某一个关节，某个切面可能无意义，而其他的切面则有临床意义。

目前 MRI 多以组织中的氢核质子的变化为信号来源，软组织氢核密度大，发出的信号多，分辨能力好。皮质骨缺乏信号，显示能力不如 X 线、CT，但骨折缝隙仍可显示。

骨松质含大量骨髓，骨髓含脂量高，FID 信号强。因此，累及骨髓的肿瘤、变性、感染和代谢病，在 MRI 图像中均可详细显示。MRI 还可显示病变侵入软组织的程度。

脊柱是 MRI 临床应用的重要领域，可获取直接的多平面图像而不像 X 线、CT 那样会产生影像衰变。观察脊髓和神经根可不用椎管内对比剂。不足之处是骨皮质及钙化灶均不产生磁共振信号。断层厚度亦不及 CT 精细，采用体线圈的 MR 扫描机，断层厚度一般为 8 ~ 15mm，采用表面线圈可提高到 4mm，而 X 线、CT 断层厚度可薄至 1mm。断层厚可能使一些微细病变不能显出。

脉冲序列的选择对脊柱检查十分重要，有些病变只能用特殊的技术才能显示出来。

在 T_1 加权图像中，枕骨大孔前缘可被矢状突上方的高强度脂肪信号描出，其后缘不易辨认，因为颅骨皮质缘本身无信号。脊髓在中线矢状面图像中特别清楚，为中强度信号。脑脊液的 T_1 长，在 T_1 加权图像发现为低强度信号。

正常椎体充满骨髓，在 T_1 加权图像中，信号强度高于椎间盘，且均匀一致。枢椎齿状突信号低于其他椎体。椎间盘大体均匀。硬脊膜外脂肪信号强度高，产生极好的软组织反差，紧贴硬脊膜囊和环绕神经根。采用表面线圈尚可辨认黄韧带。

在 T_2 加权图像中，脑脊液信号显著加强。正常椎间盘髓核信号一般高于纤维环。腰椎间盘髓核常显示一较低强度信号缝隙，可能表示纤维环组织凹入。

MRI 在椎间盘疾患的诊断中能发挥重要作用。T_1 和 T_2 加权图像都可以显示椎间隙变窄。T_2 加权图像对椎间盘变性最敏感。正常情况下纤维环含水约 78%，髓核含水 85% ~ 95%，但在变性椎间盘二者的含水量均下降至 70% 左右，以致这两部分在 MRI 图像中变得难以区别。由于所有突出的椎间盘几乎都有变性，此种现象就更具临床意义。采用 T_2 加权 MR 矢状面检查脊柱，能迅速排除根间盘疾病。

MRI 可直接识别突出的椎间盘物质，还可间接地从脊膜囊前方的硬脊膜外压迹或椎间孔脂肪影的变化、消失诊断椎间盘突出症。在 T_2 权图像通常能分清脑脊液与变性的椎间盘，从而可估计椎管变窄程度。

MRI 在椎管狭窄症中显示压迫部位及范围的精确度可与 X 线 CT 和脊髓造影术媲美。尤其当椎管高度狭窄时，脊髓造影可能得不到关键部位的满意对比，而 T_2 加权 MRI 可较好地观察到脊膜管的硬膜外压迹。MRI 能显示蛛网膜下隙完全阻塞时梗阻的上、下平面，用不着在梗阻的上、下椎管内注入对比剂。有学者认为 MRI 对神经根管狭窄的诊断特别有效，硬脊膜外脂肪和侧隐窝内脂肪减少是诊断神经根受压的重要标志。不过，大多数研究资料表明，X 线、CT 在鉴别骨、软组织或椎间盘组织在椎管狭窄中的相对作用方面，较体线圈 MRI 为优。薄层表面线圈 MRI 区别椎间盘、黄韧带及骨皮质的效果较好。

颈椎病时 MRI 能迅速排除枕骨大孔疾病和髓内病变等其他病因，但迄今常用的体线圈 MRI 对颈椎病检查的效果显然不及 X 线 CT 和脊髓造影。矢状面 MRI 屈、伸位动态检查可观察颈椎排列。由于脑脊液衬出了神经组织的外貌，T_1 加权图像可显示椎骨半脱位对蛛网膜下隙及颈脊髓的影响。此法在颈椎创伤和类风湿关节炎病例已广为应用。MRI 屈、伸位动态检查用于颈椎融合术前、后有助于确定融合部位及了解融合部是否稳定。

椎骨或椎间盘的感染在 MR 图像显示特殊变化。受累椎骨或椎间盘在 T_1 加权图像显示信号强度一致性降低，而在 T_2 加权图像显示信号增强，同时髓核内的缝隙消失。如有椎旁脓肿，MRI 可明确显示。总之，MRI 对椎骨骨髓炎及椎间盘感染的诊断比 X 线平片和 CT 灵敏。特异性优于核素扫描。

MRI 所具有的能显示整个脊髓和区分脊髓周围结构的能力有助于脊髓内、外肿瘤的诊断。很容易看出脊髓外形或直径的异常变化。并能确切区分肿瘤实质和囊性成分。髓外硬脊膜内肿瘤表现为脊膜囊内软组织包块，可使脊髓移位。硬脊膜外肿瘤可使脊膜囊移位，并常见骨质异常改变或同时出现椎旁包块。多平面成像对神经纤维瘤的诊断特别有用，硬脊膜囊的扩张以及肿瘤的硬脊膜内、外成分都可以描绘出来。脂肪瘤在 T_1 及 T_2 加权 MR 图像中显示特有的强信号。

脊椎肿瘤不论原发或继发，其弛豫时间 T_1 及 T_2 均延长。因此在 T_1 加权图像表现为信号减弱，在 T_2 加权图像表现为信号增强。椎体血管瘤在 T_1 加权图像信号强度中等。MRI 对椎体放射效应颇为敏感，照射后在 T_1 加权图像信号有所增强，与肿瘤复发有别。

对急性脊柱创伤行 MRI 检查可不翻动伤员而获得各部骨结构与脊膜囊及脊髓之间相互关系的信息。也可显示蛛网膜下隙阻塞和脊髓肿胀。问题是体线圈 MRI 有时不能显示微细骨碎片。此外，磁共振成像需较长时间。而且如果患者体内有金属固定物，对安全和效果有影响。这些问题限制了 MRI 在急性脊柱伤中的应用。用 MRI 追踪观察脊髓创伤可显示脊髓萎缩、血肿吸收。脊髓坏死及随之而来的脊髓空洞等变化。

应用 MRI 检查关节具有明显优势。随着表面线圈及小型 Helmholz 线圈的发明，可以详细显示关节内部，甚至胜过关节造影。MRI 是检查股骨头缺血性坏死的敏感方法，效果优于 X 线、CT、核素检查。

MRI 可显示膝关节前、后交叉韧带和侧副韧带，可用于急性韧带伤，特别是完全性韧带撕裂的诊断。对无显著移位的撕脱伤或不完全撕裂难以辨认。膝关节韧带发出低强度信号，在 MR 图像依靠具有较强信号的关节液和周围软组织的衬托对比才得以识别。半月板也是如此，采用 MRI 检查半月板效果欠佳。总之，膝关节影像要结合临床或手术所见加以解释。

对滑膜病变作过初步观察，MRI 尚不能预测滑膜病变的组织学特性。

（解思信）

第三篇

骨科疾病各论

第十二章　上颈椎损伤

第一节　寰椎骨折

1920 年 Jefferson 首先报道了 4 例寰椎爆裂性骨折,并就其损伤特点作了描述。后来,学者们陆续进行了报道,并将这种寰椎椎弓的特殊骨折称为 Jefferson 骨折。这是一种较少见的上颈椎损伤,其骨折的发生率占全颈椎损伤的 2% ~ 4%,Lipson 报道 260 例成人颈椎损伤仅有 10 例寰椎骨折(占 3.8%)。这种骨折的机制,临床和 X 线片表现与其他颈椎损伤有明显不同的特点。

一、概述和解剖特点

寰椎即第 1 颈椎（C_1）,系联结枕骨和其他颈椎的主要解剖结构。它是一节非典型的脊椎,外观呈椭圆环状,无椎体,而在环形两侧增厚变粗,称之侧块,其上下表面各自为斜向内前方的关节面,与枕骨髁状突和枢椎关节面相对应,分别构成枕寰和寰枢关节。从侧块伸出两臂左右联结成环,即为前后弓,两弓中央增粗为结节,在与侧块相遇处骨质较纤弱,是骨折部位好发所在。前弓后面的中央与齿突对应构成寰齿关节,由寰椎两侧块间的横韧带和关节囊维持其稳定性。寰椎椎管矢径大约 3cm,其间容纳脊髓约 1.0cm,齿突约占据 1.0cm,尚有 1.0cm 空间为缓冲间隙。

二、病因和发病机制

自上而下的传导暴力已被公认是造成寰椎骨折的主要作用形式。当暴力作用到头顶后,通过枕骨两髁状突分别向下并向后到达寰椎两侧块的关节面（图 12 – 1）。由于枢椎两关节侧块作为人体纵轴对抗这种冲击暴力,致使寰椎介于外力之间,就可能导致寰椎前后弓与其侧块联结处的薄弱带发生骨折。

寰椎介于垂直暴力对抗力之间损伤的具体原因有多种,然而,头顶直接遭到外力作用,例如最常见的创伤,如跌倒、交通事故及跳水等运动创伤,都有可能造成此类损伤。直接暴力作用多是由于刀或子弹引起穿透性损伤,此时可因椎动脉和颈椎脊髓损伤而立即死亡,故平时医疗单位极少见到。由于暴力的大小、方向以及损伤瞬间伤者头颈姿势的不同，寰椎骨折具有多样性（图 12 - 2）。

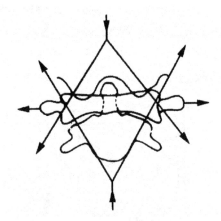

图 12 - 1 寰椎骨折传导暴力方式

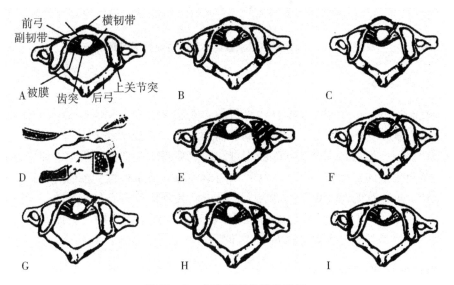

图 12 - 2 各种类型的寰椎骨折

A. 寰椎的骨与韧带关系；B. 后弓骨折；C. Jefferson 骨折；D. 寰椎前弓下部过伸型骨折；E. 侧块粉碎骨折；F. 同侧前后弓骨折；G. 单侧后弓骨折；H. 单侧侧块骨折；L. 横突骨折

根据骨折部位和移位状况可分为 4 种类型。

Ⅰ型：寰椎后弓骨折，系由过伸和纵轴暴力作用于枕骨髁与枢椎棘突之间，并形成相互挤压外力所致（图 12 - 3），也可能与枢椎骨折和齿突骨折并发。

Ⅱ型：寰椎侧块骨折，多发生在一侧，骨折线通过寰椎关节面前后部，有时波及椎动脉孔。

Ⅲ型：寰椎前后弓双骨折，即在侧块前部和后部都发生骨折，通常称之为 Jefferson 骨折，多系单纯垂直暴力作用结果。骨折移位特点与该部解剖和暴力大小有关。寰椎的前后弓

4 处骨折是本损伤的基本特点，4 个骨折块分别为两侧块的外厚内薄楔状结构，作用力呈离心式分布，骨折块也常随作用力呈分离移位，即造成爆裂性骨折。

Ⅳ型：寰椎稳定性骨折，包括寰椎椎弓单处骨折、经侧块关节面骨折及单纯横突骨折。

合并齿突骨折较少见，Anderson 报道一组 32 例齿突Ⅱ型（齿突基底部）骨折仅有 1 例寰椎骨折。合并横韧带断裂则更少见，而寰椎无骨折的单纯横韧带断裂者较多。

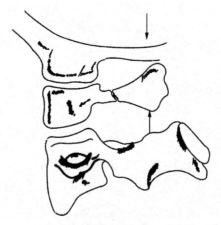

图 12-3　枕骨髁与枢椎棘突挤压可致寰椎后弓骨折

三、临床表现

颈部僵硬和枕下区域疼痛是寰椎椎弓骨折的主要临床表现，局部压痛限于枕粗隆下方，被动头部运动以旋转受限最明显。颈部疼痛、僵硬，患者常以双手托住头部，防止其活动；有时出现咽后血肿，但通常不会引起呼吸困难和吞咽障碍；头部前倾呈强迫体位，有时用手扶持头部，避免头颈向任何方向转动。枕骨髁与枢椎棘突挤压可致寰椎后弓骨折，脊髓或神经根受压比较少见，这与该区椎管矢状径大，骨折后其骨折片离心分离有关。如第 2 颈神经（枕大神经）受累时，患者感觉枕部疼痛，颈肌痉挛，颈部活动受限，若伴脊髓损伤，可有运动感觉丧失，损伤严重者可致瘫痪甚至立即死亡。

四、诊断和鉴别诊断

（一）X 线检查及表现

寰椎椎弓骨折的诊断主要依赖 X 线检查。普通的前后位和侧位 X 线拍片常因该部结构复杂造成影像重叠，影响对损伤的判断。因此，寰枢区前后位开口拍片，能够集中显示解剖形态，利于上颈椎损伤的判断。

Jacobson 认为正常人寰椎区开口拍片可因不同程度的旋转和侧屈引起寰-枢椎斜倾，从而造成 X 线影像上侧块与齿突的位置改变。因此发现两侧块偏斜时，应仔细观察枢椎棘突的位置是否居中，这对正确的判断至关重要。如枢椎棘突位置居中，侧块移位意味着既不是旋转也不是侧屈，而是由于损伤所引起的骨折移位。

寰椎骨折损伤的 X 线表现特点归纳如下。

（1）寰椎的两侧块移位，可以同时向外侧分离移位，也可为不对称的移位，移位的范围可达 2~4mm。

（2）判断侧块移位应参照枢椎的棘突是否维持在中央。若棘突阴影在中央而有侧块移位，则表示并非因旋转所致侧块与齿突距离的差异。

（3）断层拍片可了解细微结构的变化，可能发现寰椎侧块的内侧有一小游离骨片，系为横韧带撕脱所致。但这种小的撕脱骨片在普通 X 线片上是无法显示出来的。

（4）咽后壁软组织肿胀阴影能在清晰 X 线片上显示出来，表示该部骨折出血的血肿部位。

双侧寰椎侧块都发生偏斜，这是 Jefferson 骨折所特有的表现。但在没有旋转和侧屈异常条件下，发生偏斜也见于寰枢椎前脱位，应结合上颈椎的侧位 X 线片加以鉴别。

（二）稳定性的判断

寰椎爆裂性骨折诊断时多因对此类损伤认识不足或摄片时投照部位、角度不佳，参数选择不当而发生困难。清晰的上颈椎前后位开口片通常可以显示寰椎骨折和解剖关系的变化。根据该区正常 X 线解剖关系的变化，能够较准确地做出诊断。

正常情况下，上颈椎前后位开口片表现寰椎两侧块与齿突间的距离相等而对称；两侧块外缘与枢椎关节突外缘在一直线上；侧位 X 线片表现寰椎前结节后缘与齿突前缘即寰齿间距成人为 3mm，这是恒定的 X 线标志。以上 X 线表现若发生变化，尤其寰椎侧块向外滑动移位，就是骨折的重要诊断依据。同时必须注意因颈椎过伸时枕骨直接撞击寰椎后弓致椎动脉沟处单纯寰椎后弓骨折，该骨折仅能从侧位 X 线片上显示出来。在侧位 X 线片如果寰齿间距大于 3mm，还提示可能合并横韧带撕裂伤。损伤后的稳定程度主要取决于横韧带和翼状韧带损伤状况。尤其横韧带对固定齿突、稳定寰枢关节及保持寰椎两侧块间的张力起着极为重要作用。如果横韧带无损，则两侧块的分离移位是有限的，其两侧移位距离之和必然小于 6.9mm；如果横韧带完全断裂，则两侧块失去了韧带控制，离心性分离移位大于 6.9mm，即造成该区不稳定（图 12 - 4）。严重的不稳定性骨折常表现为寰枢椎关节脱位。为了解寰枢区损伤的细微结构的变化，宜采用断层拍片及 CT 扫描，常能显示寰椎爆裂的骨折片分离状况，对确定其稳定程度是有益的。注意寰椎侧块内侧缘撕脱骨折，是横韧带撕裂征象，提示骨折不稳定。

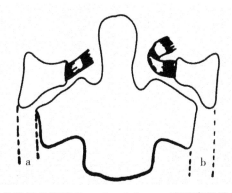

图 12 - 4　寰椎骨折分离移位 a + b≥6.9mm，表示寰椎骨折横韧带断裂

（三）骨折与神经损害的关系

根据 Jefferson 骨折机制和骨折移位特点，可以推测此损伤不应合并严重神经损害。因寰

枢区椎管矢径和横径大，骨折后骨折块自椎管向外滑动，使椎管容积扩大，通常对脊髓不会产生压迫。但下列几种情况可能造成神经损害。

（1）小骨折片撕脱分离或侧块嵌入椎管并压迫脊髓。

（2）合并横韧带断裂或齿突骨折导致寰枢关节脱位可严重损伤颈脊髓，导致四肢瘫痪，甚至立即死亡。

（3）陈旧性寰椎爆裂性骨折经治疗未能达到骨性愈合，遗有永久性不稳定，正常解剖及生理功能丧失，可能出现迟发性神经损害。

五、治疗方法

关于此类损伤治疗的专题文献较少，各学者报道的病例有限，但也已形成较系统的治疗措施。

治疗目的在于恢复枕－寰－枢解剖区域的稳定性及其功能，避免脊髓急性受压或迟发性损害。早年曾施行寰椎后弓切除术，但目前已不再有人单纯采用这种既危险又破坏稳定因素的手术方式。

（一）非手术治疗

采用非手术治疗的新鲜的损伤，是一种合理的治疗方法。不管骨折是否稳定，都可以获得满意的疗效。其方法是：在骨折诊断确定后，用颅骨牵引或 Glisson 枕颌带牵引，重量为 3~5kg。牵引的作用是可减少或解除枕骨髁和枢椎对寰椎骨折块的压力，并使分离的侧块与前后弓断端接触，有利于骨折的复位和愈合。

自 Halo 支架应用于颈椎固定后，许多学者愿意采用这种装置来控制上颈椎损伤后的稳定。尤其对合并横韧带断裂的不稳定性寰椎爆裂性骨折，Halo 头盆环具有保持枕－寰区域的高度稳定作用。必须使骨折有充分愈合时间，通常要 3~5 个月。骨折愈合还应用颈托继续保护一个时期。

（二）手术治疗

为获得伤后枕寰枢区永久性稳定，有些学者积极主张手术治疗。手术方法有 2 种，即寰枢间融合术和枕颈融合术。

1. 寰枢间融合术　包括传统、改良的 Gallie 和 Brooks 手术方法。寰枢间融合术不能用于新鲜的寰椎骨折，必须等待后弓与两侧块牢固地骨性愈合后施行。其方法如下。

（1）切口：自枕骨粗隆下 2.0cm，沿中线通过发际抵 C_4 棘突，切开皮肤、皮下，用电凝止血。

（2）枢椎棘突和椎板的显露：沿中线于项韧带基部做潜行切割分离，自 C_2、C_3 棘突一侧切断肌肉止点，用骨膜剥离器从棘突侧方及椎板做钝性骨膜下剥离，用干纱布条填充止血，将项韧带推向对侧。同法剥离对侧。用自动拉钩牵开固定，C_2、C_3 棘突和椎板即充分显露。

（3）寰椎后弓的显露：自枢椎椎板两侧方切割肌肉附着部，沿正中线切开枕颈交界部肌肉层和疏松结缔组织，用手指可在枕骨大孔后缘与 C_2 椎板间触及寰椎后弓结节，切开枕寰间韧带和纤维组织，即用小型锐利剥离器细心加以剥离。切开后弓骨膜并做骨膜下剥离，剥离范围应在后结节两侧不超过 1.5cm，以避免损伤椎动脉第 3 段（即裸露段）。

（4）植骨融合和钢丝结扎

1）Gallie 法及改良法：剥离寰椎后弓，用长柄尖刀自寰椎所显露的后弓上缘，谨慎切开与枕寰后膜的粘连，将神经剥离子伸入其间隙，紧贴后弓深面充分剥离。

寰椎椎弓完整者，将其下缘用咬骨钳咬除皮质骨，制成骨粗糙面，枢椎上缘包括椎板和棘突同法制备出骨粗糙面。

将自体髂骨修剪成两块楔形骨块，其高度为 8～10mm，楔形上下面均为松质骨，底面为皮质骨。

使用优质中号钢丝，用钩状导引器或动脉瘤针将双股钢丝自寰椎后弓的一侧深面自上而下穿越并在后弓的后上方与钢丝尾端套入收紧，同法贯穿另一侧钢丝。将 2 块楔形骨块嵌入寰枢椎两侧，固定在寰椎后弓的钢丝分别从楔形骨块表面通过，再穿过 C_2 棘突，收紧后结扎，并保证寰椎后弓和枢椎椎板间隙为 8～10mm。

近年有多种改良方法，如 Fielding 法，大块骨块嵌入寰枢椎之间，或在寰枢椎后弓和椎板间植骨，再以钢丝固定。其基本技术多属于 Gallie 法技术操作。

2）Brooks 法及改良法：与 Gallie 法不同的是钢丝自寰椎后弓穿出后，再贯穿枢椎椎板下方，植骨时将植骨块松质骨面朝向寰椎后弓和枢椎椎板。骨块下方咬一豁口，恰好与枢椎椎弓基底相嵌收紧，并结扎钢丝。根据 Brooks 法基本原理，采用不同形状的植骨块，钢丝的结扎形式也不同。

此外，还有侧块螺钉、Apofix 夹等将寰枢椎后结构植骨融合的内固定法。

2. 枕颈融合术　枕颈融合术方法多种多样，这里仅介绍枕骨瓣翻转及自体髂骨移植法。

患者俯卧于石膏床内。全身麻醉或局部麻醉。做枕后结节至颈动脉的后正中切口。暴露寰椎后弓和枢椎椎板。

自枕骨大孔后缘上方 6cm 处，即枕骨结节下方双侧，用锐利骨刀向下凿取 1～1.2cm 宽的 2 枚骨瓣，其深度限于枕骨外板，向下至枕骨大孔后上方 2cm。将骨瓣向下翻转折曲，盖住颈 1～2 椎板，保持骨瓣连接处不折断。

将自体髂骨片移植到骨瓣浅面，上至骨瓣折曲处，下达 C_3 的椎板和棘突表面。逐层缝合创口。术后维持石膏床内的体位并借助石膏床翻身，1 个月后可以用头颈胸石膏固定。

（乔卫平）

第二节　齿突骨折

枢椎齿突骨折是一种累及寰枢椎区稳定性的严重损伤，由于局部解剖学上的特殊性，其不愈合率较高，日后不稳定的持续存在，可能导致急性或迟发性颈髓压迫并危及生命。

一、解剖概述

胚胎时期的齿突为一向上直立的软骨性突起，约在第 6 个月出现位于两侧的骨化中心，出生时通常已融合为一圆柱，但在尖端仍有一裂隙遗留呈凹状；至 2 岁又出现一骨化中心，完成骨化时间一般不超过 12 岁。枢椎椎体与齿突的基底部由一软骨板分开，4 岁开始骨化，7 岁时形成骨性连结，但大约有 1/4 的软骨板骨化不完全，致使齿突与椎体间有部分软骨存留。齿突血供也具特殊性，基底部骨折后极易发生骨折不愈合（图 12-5）。

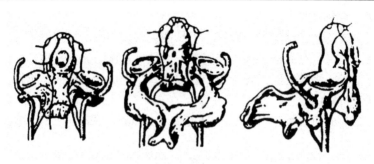

图 12 - 5　齿突的血供图

齿突是枕寰枢椎的骨性中轴，长 14～16mm，被寰椎横韧带束缚在前弓的内面并与前弓和韧带分别构成关节。其两侧和尖部分别有翼状韧带附着并止于枕骨大孔前缘和枕骨髁的内侧面。齿突对于寰枢椎稳定具有重要作用，它与横韧带以及其他韧带一起共同限制着寰枢椎的过度活动。例如，当上颈椎屈曲至一定程度时，齿突即与枕骨大孔前缘相抵触，使屈曲活动受到阻碍，从而防止因寰枢椎过度活动引起颈髓损伤。

二、病因和损伤机制

齿突骨折在成人的颈椎损伤中占 10%～15%，而尽管小儿颈椎损伤并不常见，但齿突骨折所占比例却相当高。Althoff 在生物力学实验中用尸体颈椎标本进行研究，分别对寰枢关节施加过屈、过伸及水平剪切等负荷，结果均未能造成齿突的骨折。因此他认为前、后水平方面的外力主要引起韧带结构的破坏或 Jefferson 骨折，而不引起齿突骨折。研究还表明，引起齿突骨折不同类型的负荷量由小至大依次为：水平剪切 + 轴向压缩，来自前侧方或后侧方与矢状面呈 45°的打击，与矢状面成直角的侧方打击。因此提出水平剪切与轴向压缩力的共同作用是造成齿突骨折的主要机制。而 Mouradin 在实验中加载寰枢椎侧弯造成齿突骨折，并认为寰椎侧块撞击所产生的剪切力可能起重要作用（图 12 -6）。

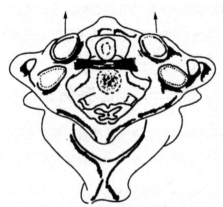

图 12 -6　剪切暴力致齿突骨折

骨折类型：尽管对于齿突骨折已有多种分类，目前在临床上多采用 Anderson - D'Alonzo 分类，即根据骨折部位分成 3 型（图 12 -7）。Ⅰ型：齿突尖端翼状韧带附着部的斜形骨折，约占 4%；Ⅱ型：齿突与枢椎椎体连结处的骨折，占 65%；Ⅲ型：枢椎体部骨折，这一部分相当于胚胎时期前寰椎与尾侧颈 2 体节融合处，占 31% 。多数学者认为以这种分类方法为基础，结合患者的年龄、骨折移位的方向等因素能够判断骨折的预后并选择有效的治疗方法。而其他的分类方法尚未被广泛承认和应用。

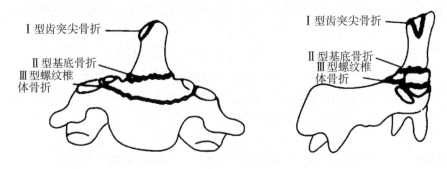

图 12 - 7　齿突骨折 Anderson 分型

三、临床表现

枕部和颈后部疼痛是最常见的临床症状，并常有枕大神经分布区域的放射痛。颈部僵硬呈强迫位置，典型的体征为患者以手扶持头部可缓解疼痛，但在临床上并不常见。有15% ~ 33% 的患者有神经系统的症状和异常体征，其中以轻度截瘫和神经痛最为常见，严重者还可发生呼吸骤停，多见于老年人，常常当即死亡。

X 线检查是诊断齿突骨折的主要手段和依据。上颈椎的常规检查应包括正、侧位片和开口位片，如疑有齿突骨折应进一步摄断层片或行 CT 扫描。齿突和脊髓各占据椎管矢状径的 1/3 ，而其余 1/3 为缓冲间隙。成人寰椎前结节后缘与齿突之间的距离（寰齿间距）一般为 2 ~ 3mm ，而儿童略偏大，为 3 ~ 4mm ，超出这一范围即应考虑有齿突骨折和（或）韧带结构的断裂。有时引起向前水平位移的负荷首先引起骨的破坏而非韧带断裂，但 Fielding 研究中发现，横韧带断裂时也可无齿突骨折。在Ⅱ型齿突骨折时骨折断端间的接触面积要小于 X 线片所显示的范围。骨折段向后移位 4mm 可减少接触面积 50% ，如同时有侧方移位则将使接触面积进一步减少。如两个方向和移位均不超过 2mm ，接触面积将在 64% 以上。

四、诊断和鉴别诊断

详尽准确的损伤史和局部的检查，常能使医师考虑到这种损伤存在的可能。

早期诊断十分重要，尤其无移位的齿突骨折，常常因满足于常规拍片未发现骨折而误诊；有时虽已拍摄开口位片，但因拍片角度不合适，齿突骨折处显示不清或多重骨影掩盖等因素而漏诊。对有临床上可疑者必须密切观察，随时复查，必要时多次拍开口位断层片。笔者经常遇到损伤后未能及时发现骨折，日后经复查反复摄片再确诊的病例已为陈旧性骨折，给治疗带来困难。

清晰的开口位片可以显示齿突骨折及其骨折的类型，侧位片能够显示寰枢椎是否脱位。必须注意齿突骨折可能合并寰椎骨折。

五、治疗

根据骨折类型和移位程度及影响骨折愈合因素进行综合考虑，采取相应的治疗方法。

（一）非手术治疗

对新鲜骨折，采用牵引复位＋头颈胸石膏固定。牵引重量通常为 1.5~2kg，牵引方向应根据骨折移位情况而定，2~3d 后摄片复查，尤其前后位及侧位片，了解骨折复位情况，必要时可将牵引位置进行适当调整。一经获得良好复位即可取正中位，维持牵引 3~4 周，然后在维持牵引下取仰卧位施行头颈胸石膏固定，持续 3~4 个月。拆除石膏后，再摄 X 线片了解骨折复位情况，并常规采用石膏或塑料颈托保护 2~3 个月。

Ⅰ型齿突骨折较少见且稳定性较好，因而采用简单的局部制动多能达到骨性愈合而无后遗症；对于Ⅲ型骨折则几乎都用坚强的外固定如 Halo 支具等；Ⅱ型骨折晚期骨不连的发生率最高，因此目前争论的焦点也多集中在对Ⅱ型的治疗。

近来，一些学者采用 Halo 支具固定治疗齿突骨折，能够保持高度的稳定作用，并也获得较好的效果，但这种装置的安装给患者带来不便，穿钉和固定的并发症并非少见，安装技术也比较复杂。虽然头颈胸石膏日后可能发生少许松动而不如 Halo 支具固定那样稳定，但是头颈胸石膏是以枕颌部和肩部为支点，能够保持骨折端的生理压缩性接触，对骨折愈合是有益的。

（二）手术治疗

齿突骨折及由此引起的不连接是寰枢椎不稳定的主要原因之一，尽管对于新鲜的齿突骨折特别是Ⅱ型和有移位骨折的处理意见尚未统一，但通常认为融合术的指征是：①颈脊髓损伤；②持续的颈部症状；③骨折不愈合且移位超过 4mm，寰齿间距大于 5mm。融合方法的选择也不一致。从生物力学的观点看，枕颈融合并不合理，但由于其易于操作且稳定性好而仍为不少学者所采用。

对于陈旧性骨折合并寰椎脱位，术前应细心地检查寰椎移位情况，并摄动态 X 线片以了解寰椎移位是否具有可复性。颅骨牵引 1 周后摄片，在持续牵引中，一些移位严重者均可出现不同程度的复位。多数病例可得到较满意复位。因此，术前耐心观察对选择治疗方法极为有利。一经复位便可立即应用寰枢椎融合，而避免枕颈融合。

寰枢融合的术式主要有 2 种：一是 Gallie 首先采用的寰椎后弓与枢椎椎板间中线植骨的方法；另一种是 Brooks 和 Jenkins 于棘突两侧植楔形骨的方法，前面已作过详尽介绍。有的学者采用前路经枢椎椎体插入螺钉直接将齿突固定。

（乔卫平）

第三节　枢椎创伤性滑脱

枢椎椎弓骨折后，两骨折段分离，椎体可发生脱位，故又称之为"创伤性枢椎滑脱"（TraumaticSpondylolisthesis of The Axis）。

枢椎骨折包括椎体和附件骨折。椎弓骨折和椎体脱位是于 1866 年由 Haughton 在 1 名被处绞刑的罪犯身上第一次被发现并描述的。1931 年，Wood - Jones 注意到在绞刑中将绞索的绳结置于颏下总是造成同一种致命的枢椎骨折/脱位（双侧椎弓根骨折）。1965 年，Schneider 等于汽车事故和其他突然减速的事故（如跳水时额部触及池底）中发现了同样的损伤，而第一次提出术语绞刑者（Hangman）骨折，并作为这种损伤的称谓，逐渐被众多学者所采用。也有人对此提出异议，如 Nijima 认为这个术语不准确，因为"hangman"的定义是"一个吊起另一个人的人"（即绞刑执行者），按照 Garfin 和 Rothman 的观点，这种损伤（绞刑者骨折）是每名绞刑执行者力争达到的一种情况，因而建议将其更名为绞死者（hanged - man）骨折。实际上，这种损伤常表现为枢椎前脱位，因此更为适合的名称应是"创伤性枢椎滑脱"。因为创伤的结果是枢椎的后结构发生骨折，其基本概念应为：枢椎双侧椎弓根骨折，伴或不伴前滑脱，如有脱位则应为创伤性枢椎滑脱。

一、概述和生物力学特点

枢椎作为整个枕颈部复合体与下位颈椎的连接部，在脊柱的生物力学功能方面有很重要的意义。其前柱的上部是齿突，与寰椎前弓和横韧带及其他附属结构构成寰枢关节；下方借椎间盘和前、后纵韧带与 C_3 椎体连结；其后柱的椎板和棘突均较为宽厚、坚实，棘突较长且尾部分叉，与其他颈椎棘突有明显的形态上的区别，在颈椎后路手术中，可作为定位的解剖标志；其中柱则较为薄弱，上关节突靠前，下关节突靠后，两关节突之间为一狭窄的骨质连结，通常称为峡部，其间又有一椎动脉孔穿越，在解剖上属于一个脆弱部位。

从生物力学观点上看，一个轴向的压力从上到下呈漏斗状，到枢椎平面合为一条力线，通过峡部（图 12 - 8）。一个伸展力量作用于齿突产生一个集中点，迫使它在矢状面上绕 X 轴旋转，这个力依靠两个力平衡：一边是张力，作用于前纵韧带、椎间盘和后纵韧带；另一边是压力，作用于 C_2，C_3 的小关节突关节。这两个相等和相对的力产生了一个平衡点，位于枢椎上、下关节突之间的峡部，恰好也是解剖上的薄弱处，当应力超出其极限时，将导致骨折。

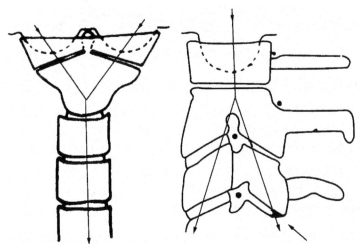

图 12 - 8　自下而上的暴力以枢椎椎弓为焦点造成骨折

二、病因和发病机制

主要的损伤机制：

（1）超伸展外力是枢椎椎弓部断裂的一个主要的损伤机制。

（2）绞刑中使用颏下绳结的机制。

已有大量的研究确定这种损伤，称为绞刑者骨折，骨折发生在侧块最前面的部分，或进入椎弓根，并有前纵韧带、椎间盘和后纵韧带的断裂。其损伤机制是过伸加上突然和猛烈的牵张暴力，造成颅颈分离（图12-9），即枢椎椎体和颅寰结构作为一个整体向上分离，后方的枢椎后结构与 C_3 的连结仍是完整的，常造成脊髓横断并立即死亡。但也有承受了这种损伤的一些报道，仅存在有短暂的神经症状。这个区别被解释为负荷方向和重量，以及施加时间不同所致。

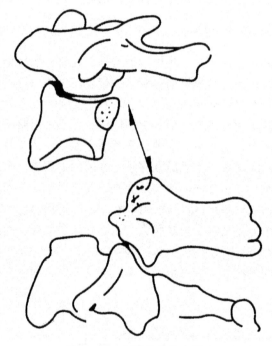

图12-9　颅颈分离示意图

（3）在车祸或跳水事故中，损伤机制为过伸和轴向压缩暴力。过伸是由于身体前冲，前额撞击在倾斜的车窗玻璃或游泳池底所致，也涉及了轴向的压力，可能还有旋转的成分。相当多的枢椎骨折伴随 C_3 椎体压缩性骨折。还有不能用一种简单的伸展机制来解释的损伤，如低位颈椎的关节突骨折，这提示轴向压应力的存在。与绞刑中过伸伴收紧和牵张暴力相反，汽车事故或其他减速事故中是过伸伴轴向压缩暴力作用于枢椎。

（4）屈曲损伤也可能是绞刑者骨折的原因，但这种情况较少。

实际上，枢椎椎弓根骨折，其损伤的各种外力组合依据涉及的具体暴力矢量而定，包括暴力的大小、方向、作用点及作用时间。总的来说，暴力到达时脊柱各结构的位置，特殊患者其脊柱结构的独特的力学特征都决定了特别的损伤、破坏的结构部位和移位的程度（图12-10）。当观察到创伤性枢椎前滑脱时，X轴的弯曲是致伤暴力的主要组成部位，而最可能涉及的机制是过伸性暴力。

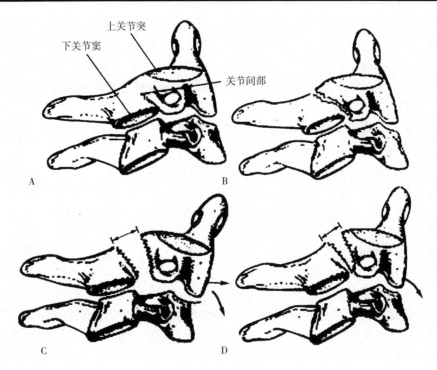

上关节突

下关节突

关节间部

A
B
C
D

图 12 - 10　不同暴力所致不同程度的移位
A. 完整枢椎；B. 枢椎椎弓骨折；C. 骨折块向前下方移位；D. 骨折块向下方移位

三、骨折分类和临床表现

（一）分类

1. Francis 分类　直到 20 世纪 80 年代，有人提出绞刑者骨折分类的标准。首先是 Francis 等按照骨折移位、成角和韧带的不稳定情况将绞刑者骨折分为 5 个等级（表 12 - 1）。移位的测量是在侧位片上 C_2，C_3 椎体后下缘分别画垂线，测量垂线距离；成角 C_2，C_3 椎体后缘分别画线，测量两线交角的度数。

表 12 - 1　绞刑者骨折的 Francis 分类

等级	移位（mm）	成角（°）
Ⅰ	<3.5	<11
Ⅱ	<3.5	>11
Ⅲ	>3.5 或 <1/2 椎体宽度	<11
Ⅳ	>3.5 或 >1/2 椎体宽度	>11
Ⅴ	椎间盘破裂	

Ⅰ级骨折被认为是稳定的；Ⅱ～Ⅳ级骨折是不稳定的；Ⅴ级骨折意味着移位超过 C_3 椎体矢状径的 50% 或成角畸形已造成至少一侧 $C_{2\sim3}$ 间隙大于正常颈椎间盘的高度。

2. Effendi 分类　Effendi 等根据骨折的稳定程度将其分为 3 型。

Ⅰ型：稳定骨折，骨折线可以涉及椎弓的任何部位，$C_{2\sim3}$ 椎体间结构是正常的。

Ⅱ型：不稳定骨折，枢椎椎体显示屈曲或伸展的成角或明显的向前滑脱，$C_{2\sim3}$椎体间结构已有损伤。

Ⅲ型：移位的骨折，枢椎椎体向前移位并有屈曲，$C_{2\sim3}$小关节突关节发生脱位或交锁。

3. Levine 和 Edwards 分类 1985 年，Levine 和 Edwards 根据骨折的形态和稳定程度结合损伤机制将创伤性枢椎滑脱分为 4 型。

Ⅰ型：骨折有轻微的移位，韧带损伤轻微，是稳定的骨折，占 28.8%。损伤机制是过伸加轴向负荷造成枢椎椎弓在伸展位上断裂。

Ⅱ型：骨折有超过 2mm 的前移和不显著的成角，是稳定骨折，占 55.8%。损伤机制是过伸和轴向负荷引起椎弓近乎垂直的骨折，随后突然的屈曲导致椎间盘的后部纤维伸展和椎体的前移和成角，$C_{2\sim3}$椎间盘可因这种损伤机制中涉及的突然屈曲成分而破裂。

Ⅲ型骨折是Ⅱ型骨折一种变型，$C_{2\sim3}$间显示严重的成角和轻度的前移，骨折线通常不是垂直，而是从后上到前下斜形通过枢椎椎弓，占 5.8%。损伤机制是屈曲占主要成分并伴有牵张成分的暴力。

Ⅳ型：双侧椎弓根骨折伴后侧小关节突的损伤，通常伴有椎弓骨折的严重移位和成角，以及一侧或两侧的小关节突脱位，占 9.6%。损伤机制是屈曲暴力加轴向压缩。

通常认为，Levine 和 Edwards 的分类方法结合了骨折形态和损伤机制，对治疗方法的选择有指导意义。

从解剖角度看，创伤性枢椎前滑脱是十分危险的损伤，但神经损害的发生率相对较低，甚至有时令人难以置信。如 Levine 的 52 例中仅有 4 例伴颈脊髓损伤，而不相关的神经损伤如闭合性颅脑伤有 11 例。Brashear 的 29 例此类骨折患者，1 例左上肢瘫痪，6h 后恢复；1 例全身暂时性麻木；1 例脊髓中央管综合征，5 周后仅残留左上肢无力；另有 1 例四肢瘫痪，25d 后完全恢复。也有神经损害发生率相对较高的报道。Tan 报道的 31 例患者中 20 例无症状，7 例不完全四肢瘫痪（3 例中央管综合征），2 例不完全截瘫，2 例 Brown – Sequard 综合征，2 例完全的膀胱功能障碍。Marar 的 15 例中 11 例伴发不同程度的神经损害，其中 6 例 24h 后即告恢复，5 例时间稍长，但在 3d 至 3 个月内也全获得恢复。

此类损伤的神经损害发生率和损害程度较低可能是由于前方骨折块向前移位产生椎弓缺损并造成实际上椎管的扩大，脊髓也随之前移，而免受了寰椎后弓的压迫。但当骨折线累及枢椎椎体时，枢椎椎体后下方骨质仍留在原位，则出现了脊髓受压的危险。

（二）临床表现

最常见的症状是颈部疼痛和僵硬。其次是四肢麻木和无力。另一临床特点是合并有头和颌面部的损伤，位于前额或下颏，多为皮肤挫伤。有时可有其他椎体和长骨的骨折。如 Tan 的 31 例中有 18 例伴额部软组织的损伤，15 例有其他椎体（5 例）和长骨（10 例）骨折。Levine 的 52 例中也有 13 例其他部位骨折。此外，Okuchi 报道 1 例合并右侧椎动静脉瘘。

四、诊断

诊断程序包括：①骨折的分类；②有无神经损伤；③有无伴随伤；④是否为多发伤。

1. 普通 X 线检查 包括颈椎常规片和断层片。创伤性枢椎前滑脱的诊断主要依靠侧位片，侧位片可清楚地显示骨折线及移位和成角的情况，据此可做出骨折类型的影像学诊断。在医师陪同保护指导下，谨慎地做颈椎伸、屈位拍片，可进一步提供骨折稳定情况的信息。

有时尚需做断层检查才能清楚显示骨折线。X 线的典型表现是双侧枢椎椎弓根骨折，骨折线呈垂直或斜形，枢椎椎体可有不同程度的移位和成角畸形。另需注意寰椎、下颈椎有无伴随骨折，对婴幼儿还需注意枢椎椎弓根先天性缺损或软骨连结的可能。检查其他损伤部位可了解有无多发伤的情况。

2. CT 扫描检查　CT 可清楚显示骨折线、移位情况及与椎管的关系。CT 三维重建有助于对骨折形态的全面了解。

3. MRI 成像　MRI 检查可了解脊髓及周围软组织的情况，对整个损伤可有全面的评估，并为手术入路的选择提供依据。

在整个颈椎骨折脱位中，创伤性枢椎前滑脱占 4%～7%，如缺乏准确的外伤史或对该损伤特点认识不足，会造成漏诊。有时损伤较为复杂，伴有多发伤，尤其是存在明显的致命性非颈部伤时，更会引开医师的注意力，而造成颈椎伤被忽视。

再次强调颈椎常规片对外伤后颈部疼痛患者的重要性。对可疑的患者不要放过，应反复检查直到肯定或排除诊断为止。通过详细的病史了解和体格检查，掌握暴力的作用点及方向，结合影像学检查，判断其损伤机制，并可指导治疗方案的选择。

五、治疗

治疗方法的选择取决于骨折的稳定程度，大多数创伤性枢椎前滑脱患者采用密切关注的非手术治疗可以获得仅有最小畸形的坚固的骨性愈合，不融合的发生率很低。

（一）非手术治疗

非手术治疗包括头颈胸石膏、石膏颈托、Halo 支架和牵引。

1. 稳定骨折（Levine – Edwards Ⅰ型）　可直接采用石膏固定 12 周，拍片复查获得骨性愈合后改用颈托固定 6 周。

2. 不稳定骨折（Levine – Edwards Ⅱ型）　可行牵引复位，入院后行床边拍片，观察搬运途中有无移位，可从小重量开始牵引，起始 2kg，渐加重到 4～5kg。根据损伤机制、移位和成角情况选择牵引方向及颈部位置，密切进行 X 线复查了解牵引效果，如发现牵引后移位加重或过牵，需立即调整，减轻重量或改变牵引方向，观察到复位后，改中立位牵引 2kg 维持 3～6 周，以制动和维持复位，然后带 Halo 支架下地活动。注意在骨折初期，Halo 支具并不能取得和维持复位，过早带 Halo 支具下地可能造成再移位。待伤后 3 个月期满后，骨折常能愈合，并带有一个最初的间隙，C$_2$，C$_3$ 常自发融合。

对 Levine – Edwards Ⅱ A 型骨折的识别是重要的，此型骨折患者行牵引治疗后会造成 C$_2$，C$_3$ 分离和移位加重，推荐的治疗是 Halo 支具制动并在影像学监测下施行轻度的加压，以取得和维持解剖复位。在 X 线片显示已获得解剖复位后继续 Halo 支具制动 12 周，观察到骨折愈合后，改用塑料颈托维持 6 周。

在影像学检查提示 C$_2$，C$_3$ 的纤维环和韧带已有断裂的情况下，牵引可能产生较大的过牵。但也有原始 X 线片显示较大的 C$_2$，C$_3$ 分离而采用牵引获得接近解剖复位的报告。显然，小心的、轻重量的牵引可以在外固定前或手术前采用，以改进复位，解除肌肉痉挛和获得软组织的修复，但必须在密切观察之下，一旦发现过牵，需立即停止。

（二）手术治疗

Levine – Edwards Ⅲ型骨折是唯一需要手术治疗的绞刑者骨折，因后方的小关节突骨折和脱位若不予复位，可引起持续的颈部疼痛。可行后路手术复位及"∞"字钢丝固定植骨融合术，然后以 Halo 支具制动，以获得植骨的融合和骨折的愈合。C_2，C_3 前方韧带和椎间盘的断裂，可造成该节段的极度不稳，有时牵引难以维持复位，需行手术固定，术式有后路椎弓根钉内固定术、C_2，C_3 开槽植骨融合术、前路钢板内固定术。术后给予有效的外固定制动作为保护，直到有骨性融合的 X 线表现。手术的目的是减压、复位及提供稳定。Matsumoto 等报道 1 例累及枢椎椎体的枢椎椎弓根骨折患者，MRI 提示脊髓压迫来自枕骨大孔和寰椎后弓，开始行颅骨牵引治疗，几天后拍片复查见未复位，而神经症状加重，行枕骨大孔减压、寰椎后弓切除减压、枕 – 颈融合术，并以 Halo 支具制动，术后几天神经症状改善，术后 12 周 X 线显示牢固的融合，此后改用颈托保护。此时复查 MRI，提示高位颈脊髓已获减压，膜下间隙正常。

关于创伤性枢椎前滑脱的预防，在汽车事故中安全带的使用可以大大减少这种损伤，当然，对交通法规的遵守是最有益处的。

（乔卫平）

第四节　枢椎骨折

一、枢椎侧块骨折

枢椎的侧块是齿突两侧骨膨大部，其表面为关节面并与寰椎下关节面构成寰枢关节，侧块后外方为椎间孔，有椎动脉通过。侧块骨折为一种较少见的损伤，损伤机制与寰椎椎弓骨折基本相似，垂直压缩和侧方屈曲为其主要暴力方式（图 12 – 11）。

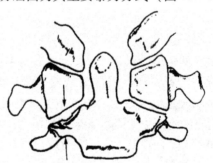

图 12 – 11　枢椎侧块骨折

颈部或枕部疼痛和头颈活动受限为主要局部临床表现。极少合并脊髓或神经根损伤，尽管合并 C_1，C_2 其他部位损伤，较少出现神经症状。

治疗主要依据损伤严重程度来选择合适治疗方法。①轻度压缩骨折而无移位者，仅需要颈领固定直至骨折愈合。②侧块严重骨折者，需要牵引复位。③关节面不平的陈旧性损伤，合并有退行性改变及存在不稳定因素，且有局部疼痛或功能受限者，需要寰枢椎固定融合。

二、枢椎椎弓骨折

见上节内容。

三、枢椎椎体骨折

关于枢椎椎体骨折的报道不多，实际上这种损伤并非不常见，只是散在于绞刑者骨折和齿突骨折的专题报道中，一些非典型的绞刑者骨折的报道实际上是枢椎椎体骨折，而 Anderson – D'Alonzo 分类的Ⅲ型齿突骨折从其定义上就是枢椎椎体骨折，确切地讲并非齿突骨折。

（一）病因、分类和损伤机制

枢椎椎体骨折位于齿突基底部和双侧椎弓根之间，按照骨折的形态，可分为 3 型。

Ⅰ型：骨折线呈冠状排列的垂直的枢椎椎体骨折，其机制包括：

（1）较引起绞刑者骨折的暴力略少伸展，并伴较小的轴向负荷的暴力作用引起枢椎椎体背侧部位的垂直骨折。

（2）主要的轴向压缩负荷加伸展暴力作用于额顶部，从而引起椎体后背侧部位的垂直骨折加 C_{2-3} 椎间盘前部断裂，C_2 椎体前下缘撕脱骨折，伴 C_1 和 C_2 大部分椎体的过伸（但往往不能表现出骨折）。

（3）屈曲暴力加轴向负荷作用于枕顶部，引起颈 – 椎体侧垂直骨折，椎间盘断裂，C_2 复合体（寰椎和枢椎大部分椎体）前移和前纵韧带撕裂。

（4）屈曲加牵张暴力可引起枢椎椎体后部骨折，椎间盘部分断裂和 C_2 复合体屈曲。

（5）一个急性过伸和旋转的暴力。Schneider 等曾描述了 1 例类似的骨折，是因绞索套的绳结放置于耳下位置而发生的。

Ⅱ型：骨折线呈矢状方向的垂直枢椎骨折，即枢椎侧块骨折或枢椎上关节突骨折，其损伤机制是轴向压缩和侧屈暴力通过枕骨肌传导到寰椎侧块再传递到枢椎侧块，引起压缩性骨折。

Ⅲ型：骨折线呈水平方向的椎体部骨折，即齿突Ⅲ型骨折，此处不作赘述。

（二）临床表现和诊断

枢椎椎体骨折的临床表现特点依骨折类型有所不同。

（1）Ⅰ型骨折的患者伴随神经损害的概率较高。

（2）枢椎椎体前半部分连同寰椎移位，而枢椎椎体后侧骨折碎片仍留在原位，从而造成脊髓受压的危险，但也有神经功能完整仅有颈部剧烈疼痛为主要症状者。

（3）Ⅱ型骨折的患者一般不伴有神经损害症状，仅有局部症状，颈部疼痛、僵硬。

诊断时应根据准确、详尽的病史，体格检查并结合多种影像学检查结果综合研究。

（三）鉴别诊断

普通 X 线检查中，颈椎侧位片和矢状面的断层片对Ⅰ型骨折的诊断非常有用。侧位片可显示骨折线通过枢椎椎体背侧，椎体的前方大部分和寰椎一道向前移位，并伴屈曲或伸展的成角畸形，而其椎体后、下部分仍在原处，位于 C_3 椎体上方的正常位置，断层片可清楚显示骨折线及骨折块移位的情况。开口位片和冠状面的断层片对Ⅱ型骨折的诊断非常有价值，可显示枢椎侧块塌陷、寰椎侧块进入枢椎上关节面。

CT 及 CT 三维重建对了解骨折的全面信息非常重要。MRI 对软组织的良好分辨率使其在脊髓损伤中使用广泛；同样，在枢椎椎体骨折患者中，MRI 可清楚显示脊髓损伤和受压的情况。

（四）治疗

1. 枢椎椎体骨折的治疗应以保守治疗为主　根据每名患者的独特的损伤机制，采取不同的治疗。对无神经损害、无明显移位的患者行石膏固定；有移位的患者行牵引复位，注意事项同绞刑者骨折的治疗。对屈曲加牵张暴力所致损伤的患者，牵引可能造成移位加重或过牵，需改用 Halo 支架固定，并在影像学监视下略作加压。对伴有神经损害的患者，可先行牵引复位，密切观察，同时行多种的影像学检查明确骨折移位情况和脊髓受压情况，如能复位，症状改善，可继续维持牵引。

2. 手术治疗　如症状无改善或症状改善后停滞，则根据影像学检查所显示脊髓压迫的部位选择手术的入路及术式。对Ⅱ型骨折不能复位者，为防止长期的不稳、畸形愈合和退变性寰枢关节炎也可考虑行后路融合手术。

（董　林）

第五节　寰枢椎骨折

寰枢椎不稳可能导致颈髓压迫，甚至对患者的生命也有极大的威胁。造成该部解剖区域不稳定的原因主要有 4 种，诸如创伤、炎症、局部畸形（尤其是解剖的某些结构缺失）和肿瘤。创伤性寰枢椎脱位或半脱位，可能引起脊髓和神经压迫症。

一、骨性结构的不稳定

骨性结构不稳定主要指寰椎和枢椎及其椎间关节的损伤，引起相互之间正常解剖关系的破坏，导致该部支持作用和运动功能的异常，并可能合并神经组织受压。包括枢椎齿突骨折、寰椎椎弓骨折、枢椎椎弓骨折以及因此造成的寰枢脱位等。

齿突骨折是寰枢椎不稳的主要因素。骨折和骨折不愈合即丧失了在枕、寰、枢具有重要解剖功能的中轴，使寰枢关节失去控制并造成不稳定。

枢椎椎弓骨折（绞刑者骨折）的分离移位，可破坏寰枢间正常关系。

寰椎椎弓骨折（Jefferson 骨折），能引起枕、寰、枢的骨性联结的关系破坏，稳定性丧失。尤其合并横韧带撕裂或齿突骨折，不稳定明显加剧。

二、韧带结构的不稳定

寰枢间韧带结构对维持该段的正常生理功能极为重要。寰枢椎间前稳定性主要依靠横韧带来维持，而横韧带的这种特殊功能又被翼状韧带和其他辅助韧带来加强；寰枢椎间后稳定是由寰椎前弓及齿突间的相互制约关系来维持，这种骨性稳定作用也必须借助其间的韧带来完成。

三、寰枢关节脱位

寰枢关节脱位是上颈椎最常见的严重损伤。若未及时治疗，其脱位程度常进行性加重，导致脊髓高位受压而危及生命。由于其潜在危险性大，应积极治疗。

（一）解剖特点与损伤机制

寰枢关节包括：①寰枢外侧关节，由左、右寰椎下关节面与枢椎的上关节面构成；②齿突前、后关节，分别位于齿突前面与寰椎前弓的齿凹和齿突后面与寰椎横韧带之间，形成两个滑膜腔。寰枢关节的周围韧带及覆膜有寰椎横韧带、齿突尖韧带、翼状韧带、被膜及寰椎后弓与枢椎椎弓间的黄韧带。头部旋转运动的 50% 发生于此关节，它不但运动灵活，且周围有许多韧带连接枕骨、寰椎、枢椎及其他颈椎。当头颅部突然屈曲时，头部的动能大部分集中在横韧带上，齿突恰在其中央部，形成一种"切割"外力，可造成横韧带断裂。另外垂直暴力作用，使寰椎侧块和椎弓骨折段分离移位也可造成横韧带撕裂。横韧带附着于寰椎两侧块前方，并与其前弓共同构成骨纤维结构，限制齿突过度活动，保持寰枢椎稳定，当横韧带损伤或断裂时即可出现寰枢关节的脱位或半脱位。这是一种严重损伤，常伴有脊髓损伤，可立即致命。

（二）病因和分类

1. 外伤性脱位

（1）合并齿突骨折即寰椎连带着齿突骨折一并移位。从枢椎椎体后上角或骨折线后缘测量到寰椎后弓的前缘，此距离为脊髓可占据的有效空间，可据此估计缓冲间隙的狭窄及脊髓受压的情况。

（2）单纯的寰椎前脱位不伴有齿突骨折的寰枢关节脱位，必有寰枢之间韧带的广泛损伤，尤其是横韧带损伤。由于齿突的存在，脊髓被夹在齿突和寰椎后弓之间，更易受伤。

2. 发育性畸形脱位 枕颈部有发育异常者，外伤后较正常人更易发生寰枢关节急性脱位。多数病例是在少年以后逐渐发生寰枢关节不稳定。常见的有 2 种：①分节障碍，表现为枕骨寰椎融合即寰椎枕骨化或 C_2、C_3 椎体融合；②齿突发育畸形，导致寰枢椎不稳或寰椎脱位。

3. 自发性脱位 成人患者多继发于类风湿关节炎，儿童则多继发于咽部感染。

寰枢椎旋转固定的实质是陈旧性脱位。Fielding 把自发出现或外伤后出现的寰枢椎旋转性半脱位状态称为寰枢椎旋转固定，以后他又称之为旋转性移位。

4. 病理性脱位 其也为缓慢发生的脱位，与自发性发生脱位的区别在于确有寰椎和（或）枢椎的骨质破坏性病变。在我国以寰枢椎结核为多见，也偶见于寰枢椎肿瘤或炎症。

（三）临床表现

临床表现主要取决于横韧带损伤的严重程度和寰椎前脱位程度以及是否对脊髓造成压迫。局部表现主要是枕下和枕颈部疼痛，运动功能受限。如果合并脊髓损伤，有 4 种情况发生。

（1）呼吸中枢受到波及时，会于损伤现场致命。

（2）损伤后有一过性神经损伤，表现短暂肢体瘫痪或肢体无力，但能迅速好转乃至恢复或大部恢复。

（3）四肢瘫痪，大小便失禁及呼吸障碍，此为最严重者。如果未获得及时有效治疗，寰椎脱位则更加严重，脊髓受压也随之加剧。

（4）迟发性神经症状。损伤在当时和早期并不发生，但由于结构损伤而发生不稳，随着头颈活动增加而逐渐出现。寰枢椎脱位典型的临床表现为头颈部倾斜。如果单侧脱位时，头部离开患侧向健侧倾斜，颈部疼痛和僵直，枕大神经或耳大神经痛等。脊髓压迫症状和体征极少发生。有时微小的创伤就可造成寰枢关节旋转脱位，头在旋转位置上，取代了寰椎在枢椎上面的运动，两者仅能有少许活动。

（四）诊断

通过有无明确的外伤史可以同炎症所致半脱位相鉴别。要排除上颈椎其他部位损伤，必须借助 X 线摄片。X 线张口位摄片主要特征表现是枢椎齿突与寰椎两枚侧块间距不对称，但张口拍片时合作不好可使投影位置偏斜，引起两者间隙异常，或不能令人满意地显示该区解剖结构。必要时重复多次摄片，排除因投影位置不当造成误诊。侧位 X 线片能清晰显示齿突和寰枢椎后弓之间的距离变化。正常情况下在 3 ~ 4mm 以内。应用 CT 扫描，与寰椎椎弓骨折及上颈椎畸形鉴别。应注意严重的陈旧性半脱位。表现为斜颈及运动受限，颈部活动时疼痛，可导致面部发育不对称。斜颈的出现可引起对侧胸锁乳突肌痉挛。其次，横韧带是软组织，普通 X 线不能显影，其损伤情况应以间接影像加以判断。寰椎前弓结节后缘中点至齿突距离（ADI）比较有参考价值。

（1）寰齿间距增大侧位片可见寰椎前弓后缘与齿突相对应点的距离，正常成人和儿童分别为 3mm 和 4mm；如成人寰齿距为 3 ~ 5mm 之间，常提示有横韧带撕裂；如寰齿距为 5 ~ 10mm，则提示横韧带有断裂并部分辅助韧带撕裂；如 10 ~ 12mm 则证明全部韧带断裂；但必须指出，有时横韧带完全损伤而不发生间距变化，遇有此种情况不可放弃诊断，应在医师保护下做主动伸屈，动态下摄片。

（2）枕颈伸屈动力性侧位片显示屈曲位时寰椎前弓和齿突呈 V 形间隙，提示横韧带下纤维以外的部分撕裂，使寰、枢椎借助未断纤维束起支点作用，而显示寰齿间隙上部分分离呈 V 形。

（五）治疗

治疗方法主要取决于寰椎横韧带是部分撕裂还是完全撕裂。如部分撕裂，通常采取颅骨牵引或枕颌带牵引，重量 1 ~ 3kg，牵引 3 周后即以头颈胸石膏固定。诊断明确的横韧带断裂，多数学者认为非手术治疗不能恢复其稳定性，主张早期手术治疗。如若随意拖延，将对复位不利。

手术目的在于复位，恢复寰齿关节解剖学的稳定性。通常采用在颅骨牵引下施行寰枢椎固定术。其方法主要为 Gallie 法，即经后路将寰椎后弓与枢椎棘突用钢丝扎紧并植骨融合；Brooks 法，经寰椎后弓两侧各绕钢丝，并循经枢椎椎板下穿越，每侧各植一骨块扎紧钢丝。经口咽途径行寰枢椎关节植骨融合术。寰枢椎半脱位的治疗较容易，其方法包括牵引复位和固定，也有些病例未采取任何治疗，而数天后有可能自然复位。通常应用 Glisson 枕颌带，取正中位牵引，牵引重量根据年龄而定，成人用 2.5 ~ 3kg，儿童用 1.5 ~ 2kg 即可。在牵引过程中拍片复查，并根据复位情况对牵引重量和方向作调整。一般 2 ~ 3d 即可复位，维持牵引 2 周，并用头颈胸石膏或颈部支架固定。顽固性半脱位及陈旧性半脱位，可应用颅骨牵引，复位后可考虑采用寰枢融合术。

四、寰枢椎半脱位

寰枢椎半脱位发生率较高，多见于儿童，也可发生在成年人。创伤性寰枢椎半脱位通常由于某种暴力所致，本节不包括因炎性浸润所引起的寰、枢椎半脱位。

（一）损伤机制

头部遭受打击或撞击伤、体育运动伤和交通事故是常见的损伤原因。通常损伤的暴力不大，有时轻度的扭转外力即可导致半脱位。

寰枢椎间解剖功能比较复杂。小儿时期该关节的稳定几乎完全取决于该区的纤维韧带结构，该韧带具有保护并保证关节广泛活动功能，主要为旋转运动。该部韧带在伸屈及侧方仅少许存在伸缩。颈部旋转约有 50% 发生在寰枢节段。

寰枢椎管矢状径远较其他颈椎椎管大，在旋转时或遭到某种外伤造成移位时，能够安全调节而不发生严重神经损伤。

单纯外伤性横韧带断裂及寰枢椎半脱位比较少见，因为同样暴力更容易造成齿突损伤，如果两者都损伤，齿突损伤容易发生在韧带损伤之前。

（二）临床症状和体征

典型的临床表现为头颈部倾斜，如果单侧向前移位时，头部离开患侧向健侧倾斜；颈部疼痛和僵直，枕大神经痛等。脊髓压迫症状和体征都极少发生。

（三）诊断

通过有无明确的外伤史可以与炎症所致半脱位相鉴别。除外上颈椎的其他部位损伤，必须借助 X 线摄片。

X 线开口拍片主要特征表现是枢椎齿突与寰椎两侧块间距不对称，但开口拍片时合作不好，投影位置偏斜，会引起两者间隙异常影像，或不能满意显示该区解剖结构。必要时多拍片几次，排除因投影位置不合适造成误诊。侧位 X 片能清楚显示齿突和寰枢前弓之间的距离变化。正常情况下在 3mm 以内。必要时进行 CT 扫描，与寰椎椎弓骨折及上颈椎畸形鉴别。

应注意严重的陈旧性半脱位。表现为斜颈及运动受限，颈部活动时疼痛，可导致面部发育不对称。斜颈的出现可引起对侧胸锁乳突肌痉挛。

（四）治疗

对寰枢椎半脱位的治疗比较容易。其方法参考本节三、寰枢关节脱位。

（董　林）

第十三章　下颈椎损伤

中、下位颈椎又称下颈椎，是指 $C_3 \sim C_7$，系属颈椎损伤最多发生的部位。各种暴力，包括伸展、屈曲、旋转、压缩和剪切等，都可能造成低位各种类型颈椎骨折或骨折脱位。通常合并不同严重程度的脊髓和神经根损伤。本章根据损伤的解剖部位和损伤机制分别加以叙述。

第一节　下颈椎骨折

屈曲暴力伴垂直压缩外力的协同作用，可导致受力节段的椎体相互挤压，引起单纯椎体楔形压缩骨折。这种损伤多见于 $C_4 \sim C_6$ 椎体。

一、发病机制和病理

当垂直外力作用时，上下颈椎的终板相互挤压，致受压缩力大的椎体前部皮质变薄，随之受累椎体的前缘松质骨也同时被压缩变窄，椎体垂直高度将减小（图 13-1）。除椎体受压骨折外，后结构的小关节也可能发生骨折。由于脊椎后结构承受张应力，后韧带复合也常发生撕裂。

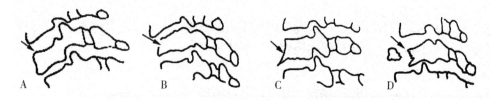

图 13-1　椎体压缩性骨折机制
A. 椎体受压变扁；B. 上下终板破坏；C. 骨赘受压可致骨折；D. 椎体劈裂

如果压缩骨折的椎体仅限于椎体前部，则椎管形态不会发生改变，脊髓也极少受到损伤；若合并椎间盘损伤并向椎管方向突出，则导致脊髓受压。

二、临床表现

临床上主要以局部症状表现为主。疼痛使运动功能受限，有时头颈部呈前倾僵直状态。棘突和棘间隙有压痛。

合并神经压迫者，表现出相应的神经系统症状和体征。但偶尔也可能出现脊髓受压症状。

三、诊断和鉴别诊断

正、侧位 X 线片显示损伤的椎体前部压缩，整个椎体呈楔形改变；有时可表现小关节骨折。椎体密度增加应与肿瘤相鉴别。尤其在 MRI 成像上，注意与其他疾患鉴别。

四、治疗

轻度压缩骨折，可直接用头颈胸石膏或石膏颈领固定；楔形变明显者，采用枕领带牵引，颈椎略呈伸展位，为 20°~30°，减轻椎体前方压力，形成张应力，使之复位，并可使后结构复位愈合。压缩的椎体复位是比较困难的，而后结构的修复对损伤节段的稳定，具有十分重要的意义。牵引 3 周后，改用头颈胸石膏固定 2~3 个月。即使楔形变化的椎体没有恢复，而具有坚强稳定的后结构，颈椎的运动功能也不会受到影响。

如果发生脊髓压迫，则需要做进一步检查以确定致压原因，根据情况施行减压和稳定手术。

通常采用损伤椎体切除减压及自体髂骨植入术，以恢复颈椎前柱高度和生理弯曲为目标，可同时应用内固定。

（张建选）

第二节 下颈椎脱位

一、颈椎双侧关节突关节脱位

颈椎双侧关节突关节脱位是典型的屈曲性损伤，可以发生在 $C_2 \sim T_1$ 之间的任何节段，但以 C_4 以下节段最多见。这种损伤多较严重，极易合并脊髓不可逆损伤。

（一）病因和发病机制

多见于高处跌落头颈部撞击地面，或重物直接打击，致枕颈部受到屈曲性暴力作用。有时也可能见于乘坐的高速行驶车辆骤然刹车，头颈部因惯性作用而猛烈屈曲等暴力形式。

当头颈部遭受屈曲暴力作用时，颈椎活动单位的支点位于椎间盘中央偏后部。由于颈椎的小关节突关节面平坦，且与水平面呈 45° 交角，骤然屈曲的外力，引起上位颈椎的下关节突将关节囊撕裂而向后上方翘起。随着外力的惯性和头颅的重力作用，使已移位的下关节突继续向前滑动移位，整个上位椎体也相随前移。作用力消失后，因颈部肌肉收缩作用呈弹性固定。如果上下关节突关节相互依托，形成顶对顶，即为"栖息"状态（图 13-2）；如果上位椎体的下关节突越过了下位椎体的上关节突，形成小关节突关节背靠背的形态，即为所谓"交锁"状态。

（二）病理变化

在损伤节段水平面的两侧小关节突关节脱位是主要的病理变化。由于过度屈曲性外伤，在损伤节段运动单位的全部韧带结构，包括前、后纵韧带、棘间韧带以及黄韧带和关节囊韧带等均遭撕裂，椎间盘也不例外，受累的椎体向前下方脱位。并可伴有关节突骨折，或椎体发生轻度压缩性骨折。

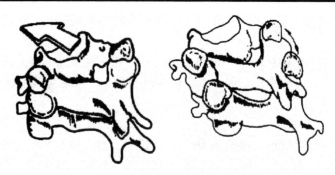

图 13 – 2　屈曲暴力致双侧关节脱位形成顶对顶状态

椎体移位即在损伤节段的椎管形态遭受到挤压或剪切等机械作用损伤，严重则可造成脊髓完全横断。

（三）临床表现

（1）局部表现：①颈部疼痛，包括颈项前后部在内明显疼痛，颈部伸展、屈曲和旋转功能丧失。②头部呈强迫性固定并略有前倾畸形，颈部周围肌肉痉挛。这种特征，在颈部肿胀的条件下不易被发现。③压痛广泛，但以脱位节段的棘突和棘间隙及两侧肌肉最明显，同时，颈前部也有压痛。④椎前凸凹畸形，在损伤节段水平，可在颈椎前方（颈内脏鞘之后）触及脱位的椎体突起，但在 C_7 和 C_3 以上因部位深在不易发现。

（2）合并脊髓伤多数合并脊髓损伤，伴有不同严重程度的瘫痪或伴有相应神经根疼痛。损伤位置在 C_4 以上者常合并有呼吸功能障碍，呼吸表浅、缓慢或丧失正常节律。因此，损伤早期可因呼吸衰竭死亡。

（四）诊断和鉴别诊断

损伤节段椎体前移的距离，常为椎体前后径的 2/5 或 1/2，上位颈椎的下关节突位于下位颈椎上关节突的顶部或前方，两棘突间距离增大（图 13 – 3）。

前后位 X 线片，因多个骨性结构重叠，小关节相互关系显示并不十分清楚，但钩椎关节关系紊乱，其相互平行和对应关系及两椎体边缘相互重叠，经仔细辨认还是能够确定的。

（五）治疗

急救治疗并保持呼吸道通畅。如果出现呼吸功能障碍，需要紧急切开气管或插管，用人工呼吸机保持呼吸道通畅，维持呼吸并合理给氧。在全身状况允许条件下进行以下步骤治疗。

1. 非手术治疗　颅骨牵引应是急救颈椎损伤最基本也是最重要步骤。牵引的目的在于复位和制动，其重量 3～4kg 起，逐渐加大牵引重量。每隔 30min，床旁拍摄 1 次颈椎侧片，观察复位情况。同时密切注视血压、脉搏的变化，保持呼吸道通畅更为重要，在不加重神经症状条件下，重量可增加至 10～15kg。

牵引的方向和颈椎置放的位置对复位十分重要。开始时，颈椎保持轻度的屈曲位（约20°），严防过伸。待脱位或交锁的关节牵开后，在肩背部垫一软枕，并将牵引方向改为略为伸展位。一经摄片证实复位，立即减轻重量至 2～3kg，取略伸展位维持牵引，3～4 周后用头颈胸石膏固定 3 个月；或持续牵引 3 个月，直至骨折愈合。在整个抢救和牵引治疗过程中，时刻观察肛门反射和阴茎海绵体反射，以判断脊髓损伤程度。

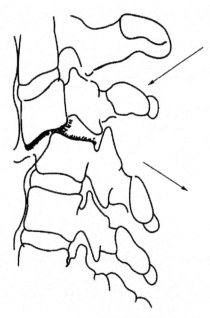

图 13 - 3 双侧关节突关节脱位椎体移位达 1/2

2. 手术治疗 适应证：在非手术治疗时，脊髓损伤症状逐渐加重者，骨折脱位经非手术复位失败者，陈旧性骨折脱位伴有不全瘫痪者，均具有手术指征。根据病情需要手术方式分为后路和前路两种。

（1）后路开放复位、减压和（或）融合术：在颅骨牵引下，气管插管麻醉。俯卧位，头部置于头架上略呈屈曲位。取后正中切口暴露棘突、椎板及脱位的关节突。在直接暴露下将其复位，如有困难，将脱位的关节突的上关节突做部分切除，用钝骨膜剥离器伸入下关节突的下方间隙，在牵引下缓慢撬拨使之复位。复位后，将颈椎伸展并用侧块螺钉或钢丝连环结扎固定。如果关节突关节交锁影响复位者可将其障碍部分切除以利复位。对于合并椎板和关节突骨折并陷入椎管内，则必须将其切除减压。合并脊髓损伤，可在复位后施行损伤节段椎板切除减压，再做固定和植骨融合术。

（2）前路复位、减压和融合术：取仰卧位，经胸锁乳突肌内缘和颈内脏鞘间隙进入，暴露损伤节段。准确定位后，将损伤的椎间盘切除。在持续颅骨牵引下，用骨膜剥离器伸入椎间隙，以下位椎体作为杠杆支点，逐渐加大撬拨力量，用手指推压脱位的椎体使之复位。复位后，如有骨折片突入椎管，则采用刮匙细心刮出。取自体髂骨植入减压部的间隙固定融合。

如合并椎体和关节突关节骨折，则应用前路术式，以牵开器将脱位的上下椎体撑开，并切除损伤的椎体及上下椎间盘椎体终板，可获得复位。取自体髂骨植入，或再用钢板内固定。必须说明，双侧关节交锁非常稳定，完全采用撑开器使之复位会有一定困难。有时即使在术后透视荧光屏显示椎体位置良好，但后方的关节交锁不一定都显示出良好复位。

对小关节脱位或交锁的手法复位有一定的盲目性，操作的经验对复位十分重要。最好在X线透视的监督下进行。复位后处理同后路复位手术。

二、颈椎单侧关节突关节脱位

单侧关节突关节脱位是较为常见的颈椎损伤，通常是由于屈曲和旋转暴力协同作用造成某一侧关节突关节脱位或交锁。

（一）病因和发病机制

这种损伤与屈曲性损伤相似，只是在头顶部撞击地面或重物打击头颈部时，使颈部屈曲并伴一侧旋转。

当屈曲和旋转外力同时作用于颈椎时，损伤节段形成向前下方扭曲暴力，以椎间盘偏后中央为轴心，一侧的上位颈椎下关节突向后旋转，而另一侧下关节突向前方滑动，并可超越下位颈椎的上关节突至其前方，形成"交锁"现象（图 13－2）。有时在上下关节突相互撞击时，造成关节突骨折。

（二）病理变化

即使单侧关节突关节交锁同样可造成双侧关节突的关节囊撕裂，前、后纵韧带，椎间盘及其他韧带结构破坏。由于脱位的关节突位于上关节突的前方，使椎间孔变形或狭窄，神经根容易遭到损伤。这种脱位被认为是颈椎损伤处于相对"稳定"状态，但非脱位侧的两个关节突关节面彼此分离。这种不对称性脱位，使椎管在损伤平面发生变形，脊髓损伤时有发生。

（三）临床表现

单侧关节交锁。①单纯颈椎损伤，只表现为颈部的局限性症状：如疼痛，强迫性头颈倾斜畸形；颈椎伸屈和旋转功能受限。②合并脊髓和神经根损伤，表现相应脊髓节段的症状：四肢瘫、下肢瘫或部分瘫痪；神经根损伤者，表现该神经根分布区域皮肤过敏、疼痛或感觉减退。

（四）诊断和鉴别诊断

X 线片特征性表现是诊断的关键。侧位 X 线片典型征象为：脱位的椎体向前移位的距离为椎体前后径的 1/3，至多不超过 1/2。在脱位的椎体平面上，丧失了关节突关节的相互关系（图 13－4）。

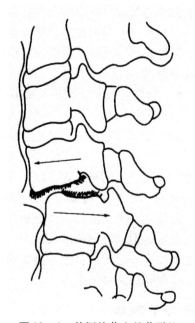

图 13－4 单侧关节突关节脱位

前后位片显示脱位颈椎的棘突偏离中央，向小关节脱位的一侧偏移。斜位片可清楚地显示小关节脱位或"交锁"征象。有时也会发生关节突关节的小骨折片。

（五）治疗

1. 牵引复位　颅骨牵引或枕颌带牵引是最常用的复位方法。

牵引时，头颈略呈屈曲位（约20°），牵引重量为5~6kg，逐渐加大，但至多不超过10kg，以避免或加重脊髓损伤。为便于复位，有时可在脱位侧的肩背部略为垫高，使损伤节段轻度侧屈，将脱位的关节突牵开，然后调整牵引方向，使之复位。与双侧关节突脱位一样，在整个复位过程中，密切注意全身情况的变化，并每隔30min床旁摄片1次，以掌握复位过程，防止增加损伤。

复位后，应用1~2kg重量维持牵引3~4周，再以头颈胸石膏固定。如果合并脊髓损伤不使用石膏固定，可采用持续牵引2~3个月，直至骨折愈合。

2. 手术复位及内固定术　牵引复位失败者，可考虑切开复位。手术取后路切口暴露交锁的小关节突，切除嵌入的关节囊和韧带组织，用骨膜剥离器撬拨使之复位；如有困难可将下椎体上关节突阻碍复位部分切除，调整牵引方向通常可复位。伴有脊髓损伤者，在复位同时施行椎板切除术减压，其范围宜根据压迫情况决定。为保持损伤节段的稳定，术中应用钢丝结扎棘突并取自体髂骨移植。一些医师应用不同分法进行椎板切除减压及植骨固定术。前路暴露，切除损伤的椎间盘和上下终板，借助椎体牵开器将其高度恢复，通常可将单侧脱位的关节突复位。然后植入自体骨，应用钢板内固定，保持复位及植骨块的位置。

三、颈椎前半脱位

该损伤多发生在成年人，偶尔也见于小儿。这种损伤多半比较隐匿，容易被漏诊或误诊，应引起注意。实际上，这种半脱位提示维系椎节运动单元稳定结构破坏，是不稳定的表现形式。

（一）病因和发病机制

屈曲性损伤暴力相对较小，其作用力尚不足以引起双侧关节突关节脱位或交锁，也不能导致椎体压缩性骨折，但可以引起颈椎前半脱位。有的学者将这类损伤归结于"挥鞭"损伤，但近年研究表明，致挥鞭损伤的暴力远大于此类损伤，其后果并非造成半脱位。

当头部受到屈曲外力作用下，受力作用节段的两个椎体前方为压应力，而颈椎的后部结构为张应力。以椎间盘中央偏后为轴心，椎体前部为支点，张应力侧为关节囊、棘间韧带、黄韧带等撕裂，严重者后纵韧带也同时受损。外力持续作用导致上位颈椎的两下关节突向前滑动并分离移位。外力中止后，因颈部肌肉收缩作用，使已半脱位的关节又缩回原位。但也有因关节囊的嵌顿或小骨折片的阻碍而保持半脱位状态。

（二）病理变化

后结构的软组织，即后韧带复合组织广泛撕裂、出血及血肿，这是所有屈曲性损伤共有的病理变化。关节囊撕裂致小关节松动和不稳。将近有1/3至1/2撕裂韧带不愈合，而椎间盘损伤是不能修复的，继发"迟发性颈椎不稳定"是必然结果，尤其是中老年人，在不易引起注意的损伤后，发生率更高。

（三）临床表现

颈椎前半脱位的症状比较轻，但其症状隐匿时常发作，影响患者生活和工作。

主要表现在局部。如颈部疼痛、肿、胀、乏力，头颈伸屈和旋转功能受限；颈部肌肉痉挛，头颈呈前倾，自身感觉僵硬；损伤节段的棘突和棘间隙肿胀并具压痛，椎前侧也可有触痛。有些患者感到颈部无所适从，任何位置上都不适，精神压力极大。神经症状较为少见，即使发生也多不严重，有时为神经根受挤压症状和体征。由于该损伤容易造成日后不稳，致局部退变加剧，可以发生"迟发性损害"，其临床表现与颈椎病相近。

（四）诊断和鉴别诊断

X线片可能无异常征象。如果小关节仍维持在半脱位状态时，侧位片可显示关节的排列异常。应用伸、屈动力性摄片以显示损伤节段的不稳定（图13-5）。

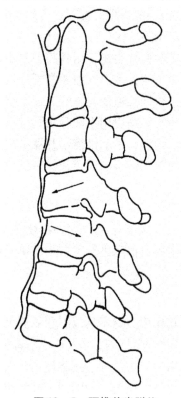

图13-5 颈椎前半脱位

（五）治疗

1. 牵引治疗 牵引通常可以复位，但不必使用颅骨牵引，枕颌带牵引就足以能够复位。牵引时，取头颅正中位，重量2~3kg。拍片证实复位后，持续牵引3周。由于复位后存在严重不稳倾向，极易再发脱位，因此复位后应以头颈胸石膏固定，为期2~3个月。之后，再以颈部支具维持一时期。

有的学者主张施行手法复位，但必须谨慎轻柔操作，防止加重损伤。

2. 手术治疗 对于在后期仍然存在损伤节段的不稳定，或伴有迟发性脊髓或神经根压迫症者，应采取手术治疗。取颈前路椎间盘摘除、减压及自体植骨融合；若有脊髓压迫，应施行扩大减压和植骨固定术。

四、颈椎后脱位

颈椎后脱位实际上是过伸性损伤的一种类型，常表现为下颈椎不稳。以过伸性为主的暴力作用，既有损伤节段的椎体后脱位，也可伴有骨折。常见于中老年人。损伤集中发生于 $C_4 \sim C_6$ 节段。

（一）病因和发病机制

头面部直接遭受打击和高处坠落伤是常见的损伤原因。由于颈椎具有正常生理前凸，暴力作用于伸展时，在椎体前凸的顶部自后向前产生一个水平的剪切力，该力与伸展力共同作用致上位椎节向后，而下位颈椎向前移位。这种移位可不发生骨折，如果暴力继续作用，后结构的棘突和关节突引起相应挤压可引起骨折。在损伤瞬间该部形成力的支点，导致前纵韧带和椎间盘撕裂，并可累及后纵韧带和椎间盘，使破裂椎间盘组织突入椎管内。

（二）病理变化

前、后纵韧带和椎间盘撕裂，关节突骨折及椎体向后移位，使损伤节段严重不稳。在脱位节段水平的椎管发生变形，脊髓可被来自前方移位的椎体后缘和下位椎节的椎板上缘挤压以及碎裂的后纵韧带、损伤的椎间盘组织压迫致伤。黄韧带在过伸时也会突向椎管内，加重椎管狭窄和损伤。

（三）临床表现

颈部疼痛、运动功能障碍为其主要的局部症状。神经症状严重程度依脊髓和神经根损伤程度，可表现为四肢瘫痪和部分瘫痪。

（四）诊断和鉴别诊断

在颈椎损伤暴力消失的一刹那，因颈部肌肉收缩作用，脱位的颈椎可能恢复正常排列程序，故在普通 X 线片可表现正常征象。后结构可能出现小骨折片，颈前软组织肿胀增厚，有时椎体前缘可见骨折片。在伸屈动力性侧位片，损伤节段显示明显不稳，尤其在伸展位，上位椎体后移，这一点与屈曲性损伤不同。颈椎后脱位的诊断有时会发生困难，其原因是缺乏典型的固定的 X 线征象。仔细询问病史，拍摄颈椎动力片，可以做出诊断。

（五）治疗

1. 非手术治疗　损伤早期以非手术治疗为主。一般采用枕颌带牵引，取中立位，牵引重量 $2 \sim 3kg$，牵引时间为 $2 \sim 3$ 周，再采用颈颌固定 $2 \sim 3$ 个月。

2. 手术治疗

（1）适应证：损伤早期明确脊髓受压节段水平，经非手术治疗无效者；后期表现颈椎不稳定并伴有脊髓压迫存在者。

（2）手术方法：以颈前路减压和融合固定为主，因该损伤引起脊髓压迫多发生在椎管前壁。术中可同时取自体髂骨做植骨固定术。如果临床上难以确定压迫的部位，可应用椎管造影、CT 扫描、MRI 等手段进行明确。

（张建选）

第三节 颈椎过伸损伤

颈椎过度伸展性暴力造成的颈脊髓损伤，常常是较轻微或隐匿的损伤、挥鞭样损伤，如紧急刹车时，坐车者颈椎惯性屈曲后反弹或颈椎过伸也属此类。X线检查常无异常征象，故易被疏漏，影响治疗。这种损伤并不少见，据报道，该损伤占全颈椎各类损伤的29%~50%，并常常合并脊髓中央型损伤，且多见于老年人。

一、病因和发病机制

颈椎伸展超过生理极限时，后结构作为外力的支点，其中小关节受压最强，同时，颈椎前结构受到张力作用，最大受力点的椎间盘及前纵韧带可能被撕裂，或引起椎体前下缘撕脱骨折。尤其椎体后缘增生呈喙状者，更易发生。在颈椎向后猛烈伸展的一刹那，于遭受外力最强的水平上，同时伴有向后侧的剪切外力发生，使上位椎体向后移位，而下位椎体相对向前移动，椎体下缘常因前纵韧带牵拉造成撕脱骨折。

明显的过伸损伤也多见于高处坠落、跌倒和交通事故等，头面撞击障碍物产生过伸性暴力（图13-6，图13-7）。直接遭受打击者少见。

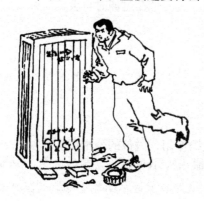 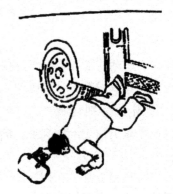

图13-6 跌倒时头撞固定物造成过伸损伤　　　图13-7 跌倒时头先着地造成颈椎伸展伤

二、病理变化

颈椎过度伸展常伴有脊髓损伤。许多学者认为，超伸展时，脊髓可能被椎管后部的黄韧带皱褶，与前部的椎体后缘相互挤压致伤，导致以颈髓中央管为中心或脊髓前部的损伤，相应的临床表现为脊髓中央综合征和前脊髓综合征。Marar为验证临床观察和损伤机制的推测，应用尸体解剖研究，证实了颈椎强力后伸时，颈椎的损伤和脊髓受到前后挤压。但是，这种类型的脊髓损伤并非一定由颈椎过伸损伤所致，有时也可能由和垂直压缩外力使椎体爆裂性骨折而引起。笔者医院资料表明，颈椎过伸性损伤，最多合并脊髓损伤中央综合征和前脊髓综合征（图13-8，图13-9）。

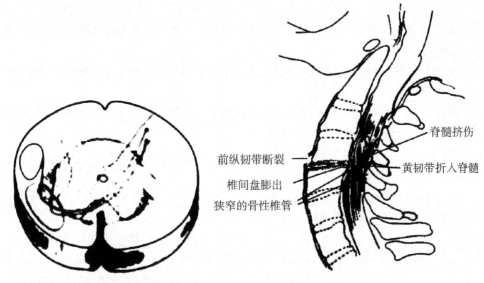

图 13-8　脊髓中央综合征病理变化　　　　　图 13-9　脊髓受前后挤压

除此之外，尚有严重的不全脊髓损伤和部分性脊髓损伤（非典型 Brown – Sequard 综合征）。因此，不应该把脊髓损伤中央综合征与颈椎过伸性损伤等同起来，即这种脊髓伤多可由颈椎过伸伤所致，而后者不一定都导致脊髓中央综合征。暴力的大小、颈椎原来退行性变及椎管变化都能影响颈椎损伤程度和脊髓损伤类型。颈椎超伸展损伤最容易合并脊髓中央和前部损伤，但是，还可能由于剪切暴力造成损伤节段上位椎体向后移位，引起脊髓严重的近似横切损伤，或偏于某一侧的部分损伤。当外力消失后，颈部肌肉收缩及弹性作用瞬间复位，故 X 线片上极少残存脱位征象。

三、临床表现

颈椎过伸损伤的临床表现与损伤机制和神经根损伤有直接关系。临床症状的多少及严重程度有很大差别。

（1）额面及鼻部皮肤擦裂伤是最明显的遭受超伸展外力的临床表现，几乎所有病例都可发生。本院一组 25 例有 21 例（占 84%）有此类表现。这种特征性损伤是额面或鼻部撞击物体或遭受直接打击所致。这是判断颈椎过伸性损伤比较有价值的特征之一，常能提示颈椎损伤的外力作用机制。

（2）局部压痛及活动受限颈椎后结构压痛少见，损伤节段的椎前压痛可能存在，即在损伤节段，推开气管和食管，手指触及椎体前部时疼痛。

（3）神经损伤多表现为脊髓中央综合征和前脊髓综合征，少数病例表现为部分和严重脊髓损伤。脊髓中央综合征的表现取决于脊髓中央管周围出血和水肿损害的程度和范围，典型的表现应为上肢瘫痪重于下肢，手部重于臂部，触痛觉受损重于深感觉。严重和部分脊髓伤并无明显的脊髓中央管损伤的特征性。必须充分认识这些错综复杂的神经症状。

四、诊断和鉴别诊断

不熟悉这种损伤而误诊者并非少见。缺乏对颈椎过伸性损伤基本病理变化和 X 线表现的认识，尤其是外伤较小、症状轻微者或老年人更容易误诊。对于诊断应注意以下几点。

（1）详尽病史的采集，常能提供损伤机制；颅脑伤患者常并有颈椎伤，应设法了解损伤时的姿势和暴力。

（2）对颅及面部损伤都应拍颈椎 X 线片，对任何有怀疑的患者，把颈椎拍片列为常规，以避免因其他部位损伤掩盖了颈椎伤。

（3）侧位 X 线片必须清晰显示上下位颈椎结构，上颈椎损伤而神经症状表现为低位时，必须注意观察下位颈椎有无变化。伸屈侧位 X 线片有一定价值。

（4）典型的脊髓损伤中央综合征，常能提示颈椎过伸性损伤，而对其他类型脊髓损伤，须结合其他各项再作出判断。

（5）考虑其他机制引起的颈椎脊髓伤，例如垂直压缩性骨折等也能造成脊髓中央综合征，颈椎伸展伤时椎体前下缘撕脱性骨折。

辅助检查：X 线表现，由于过伸暴力，椎体和小关节骨折脱位少见，而软组织损伤明显；骨性损伤小而隐匿，有时易将椎体前下缘撕脱骨折片误认为前纵韧带节段性骨化而被忽视（图 13 – 10）。损伤节段椎体前下缘三角形撕脱骨折，颈椎间盘间隙和椎前软组织变化，发生率较高，可以认为是颈椎过伸性损伤的特征性表现。根据我们对正常 30 例的观察，C_4 以上椎前软组织较狭窄，为 3 ~ 6mm，C_5 以下较宽，为 10 ~ 15mm。当颈椎椎前损伤出血或水肿时，损伤处软组织可增宽（图 13 – 11）。中老年人颈椎退行性变及椎管矢状径缩小，几乎都发生在 $C_{4~5}$ 和 $C_{5~6}$ 节段，并常有骨刺形成。但这些变化只能是老年人容易发生过伸性颈椎脊髓伤的病理基础。

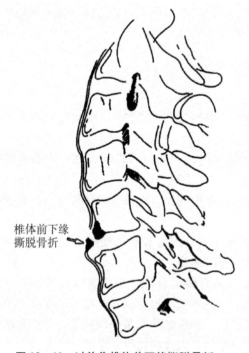

图 13 – 10　过伸伤椎体前下缘撕脱骨折

椎体前下缘撕脱骨折

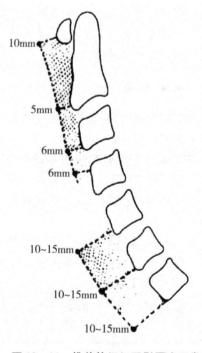

图 13 – 11　椎前软组织阴影厚度正常值

五、治疗

颈椎过度伸展性损伤的机制和病理变化提示，该损伤并不存在椎管的外伤性骨性狭窄和需要复位的明显骨折脱位。

一经确诊，即常规应用 Glisson 带牵引，其重量为 1.5～2.5kg。牵引位置宜采用颈椎略屈 15°。持续牵引 2～3 周，然后采用头颈胸石膏或塑料颈托保护 1～2 个月。在牵引期间，应用呋塞米（速尿）和地塞米松静脉点滴，以利尿脱水并提高机体应激能力。其牵引目的是使颈椎损伤节段得到制动。略屈曲位能使颈椎椎前结构（韧带等）愈合，后结构例如皱褶的黄韧带舒展恢复常态。无选择性地对牵引治疗后的病例施行手术治疗，其结果并非满意。只有极少数损伤后表现节段性不稳、症状加重并确有致压物存在者方可考虑手术。通常取前路减压同时应用植骨融合。

过伸性颈椎损伤引起的脊髓中央综合征，预后通常比较良好，症状越轻恢复越快而完全。通常下肢最早于伤后 3h 即见恢复，其次是膀胱功能，上肢恢复最迟，手部功能恢复最差，常因脊髓损伤波及前角细胞，致手内在肌萎缩，而残留某种功能障碍。其他类型脊髓损伤症状恢复的情况同样取决于损伤严重程度。

（张建选）

第四节　颈椎椎体爆裂性骨折

椎体爆裂性骨折是一种严重的颈椎损伤。自 CT 扫描技术应用以来，认识了椎体爆裂性骨折的横断层面的病理变化，提高了对此类损伤的认识和诊治水平。

一、病因和发病机制

高处重物坠落打击或人体从高处跌落头顶部撞击地面是常见的致伤原因。

颈椎在中立位时，突然受到来自垂直方向的暴力打击，外力通常自头顶传递到枕寰部和下颈椎，可以造成寰椎爆裂性骨折（Jefferson 骨折）。暴力自上而下，垂直通过椎间盘达椎体，也可能导致下颈椎椎体爆裂性骨折。骨折片自椎体中央向四周分离移位，前、后纵韧带同时破裂（图 13-12）。

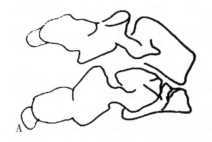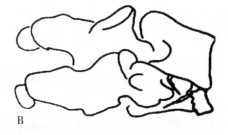

图 13-12　椎体爆裂性骨折

二、病理变化

椎体爆裂性骨折实质上是属于粉碎性骨折的一种类型。强大的暴力使周围韧带结构严重破坏，椎体的骨折碎片向 A 椎体前部相进造成骨折，B 椎体全部骨折外爆裂分离，既能突出椎体前缘，又可向椎管方向移位，有时骨片挤进椎间孔，并引起脊髓和神经根损伤。椎体的正常高度丧失，相应的后结构，如椎弓、椎板和棘突可伴有骨折。

三、临床表现

（1）局部症状：颈部疼痛和运动功能丧失，压痛广泛，以损伤椎节的棘突和棘间压痛最明显。颈椎前方也可触及压痛。

（2）脊髓损伤症状：该损伤多比较严重，甚至造成脊髓完全性损伤。损伤平面以下感觉、运动和括约肌功能障碍。有时可引起脊髓前动脉损伤或压迫，导致脊髓前侧损害的特殊临床征象。神经根受压，出现肩臂和手部麻木、疼痛或感觉过敏，严重者肢体瘫痪。

四、诊断

X 线片的特征性表现是诊断的重要根据。

侧位 X 线片显示椎体粉碎性骨折，骨折片向前突出颈椎前缘弧线，向后突进椎管，颈椎生理弧消失，正位片显示椎体压缩性骨折。

CT 扫描的横断层面，可以清楚显示椎体爆裂的形态和分离移位的特点，尤其能显示骨折片在椎管内的大小和位置及其与脊髓之间的关系。

五、治疗

（一）非手术治疗

这种类型损伤多较严重，经急救和对合并伤的处理后，应施行颅骨牵引，纠正成角畸形，力图恢复颈椎的正常排列，但突入椎管内的骨折片经牵引也很难复位。椎体爆裂性骨折，从其病理角度来说是一种不稳定性骨折，而且三柱均遭损伤。因此，牵引力不宜过大，以防损伤加重或损伤脊髓。任何试图应用加大重量牵引来获得复位的想法都是错误的治疗指导思想。

（二）手术治疗

脊髓损伤多来自椎管前方骨性组织和椎间盘组织，应取颈前路减压。显露椎体前部，将粉碎的椎体骨折片，特别是突入椎管的骨碎片逐一加以清除。骨折椎体上下方椎间盘，包括软骨板在内一并挖出。

取自体髂骨，其长度略长于减压范围的上下长度，将移植骨块嵌入其间隙，既有一定的支撑作用，又有固定融合作用。

如应用椎体牵开器，可使前柱高度和生理弧度的恢复更为理想，同时使用带锁钢板更有利损伤节段术后的稳定。

手术后持续采用颈托固定 2~3 个月或颌颈石膏固定，直至骨折愈合，再采用颈托维持 3 个月。

损伤早期施行急诊手术，必须有充分的术前准备和具备必要的手术条件。伤员全身状况准备，包括纠正水、电解质紊乱，保持呼吸道通畅。通常新鲜损伤，术中出血比较多者，应及时补充必需物质。

（张建选）

第五节　附件骨折

一、椎板骨折

颈椎椎板骨折是指构成椎板任何部位的骨折，但是多伴随椎体、关节突关节和棘突骨折，单纯椎板骨折比较少见。

（一）病因和发病机制

颈椎在遭受过伸暴力作用时，致上下位椎板之间相互猛烈撞击而引起骨折（图 13-13）。骨折部分多发生在关节突后至棘突之间，骨折线呈斜形。

好发于颈椎退行性改变的中老年人，但也会发生于青壮年。直接暴力造成的椎板骨折，多见于战时的火器性损伤，如子弹和弹片伤，这种高速投射物致伤都很严重，多合并颈椎其他结构的损伤。锐器（如刀尖或金属锐器等）直接刺入致椎板骨折，平时或战时都可见，两者同属开放性损伤。椎板骨折片陷入椎管导致脊髓损伤，但致伤物直接对脊髓损伤更多见，也更严重。但有些伸展或屈曲暴力作用造成的损伤也可发生椎板骨折。

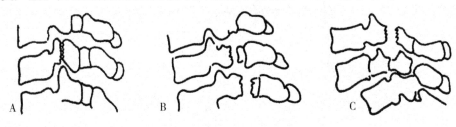

图 13-13　椎板骨折
A. 伴有关节突骨折；B. 伴有椎弓根骨折；C. 伴有脱位

原有明显颈椎退行性改变和退变性颈椎管狭窄，椎板骨折片陷入椎管而造成脊髓损伤的病例也偶尔可见。

（二）临床表现

单纯椎板骨折只表现局部疼痛和颈部功能运动受限。如合并脊髓损伤则表现出相应的临床症状和体征。

X 线片常常不能清楚地显示损伤部位，只能在清晰的侧位 X 线片上可见椎板骨折，前后位片由于骨性组织重叠无法辨认。CT 扫描为这类损伤的诊断提供了极为有用的根据。

（三）治疗

1. 牵引和制动　单纯椎板骨折对颈椎的稳定性并无影响。采用牵引和制动以减轻组织损伤性疼痛，并防止骨折片移位。枕颌带牵引，取正中位，重量 2~3kg 即可。2~3 周后改用颈领或头颈胸石膏固定。对于新鲜开放性损伤，宜按其创口情况进行清创处理后，再进行牵引制动。

2. 手术治疗　合并脊髓损伤者，必须准确确定损伤节段。可应用椎管造影、CT 扫描或

MRI 检查等方法，以判断其损伤的严重程度。

减压取颈后路，暴露棘突和椎板。在切除椎板的骨折碎片时要将椎板全部切除做椎管内脊髓探查。如损伤范围较大需做内固定；如合并椎体损伤则需做前入路手术切除致压物，视椎板骨折状况决定是否施行后入路手术。

二、棘突骨折

单纯棘突骨折比较少见，有时合并椎体或其他附件骨折。以 C_6，C_7 和 T_1 棘突骨折多见。该骨折常见于铲土工和矿工，故亦有称之为"铲土工"骨折。

(一) 病因和发病机制

由于颈椎过屈所致。当头颈部被重物打击和颈椎猛烈屈曲时，在力作用点之下的棘突和肌肉发生强烈的对抗性牵拉，即可造成棘突撕脱骨折。当人处在挥动铁铲时，突然、猛烈的用力，使肩胛肌剧烈收缩并与斜方肌等形成不协调的收缩，引起棘突骨折（图 13 - 14）。骨折多为一个棘突，有时为两个棘突。

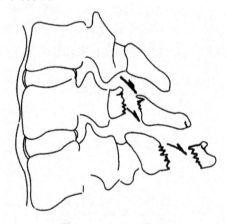

图 13 - 14 棘突骨折

(二) 病理变化

棘突骨折部位多数发生在棘突的基底部上方，骨折伴有棘间韧带和项韧带撕裂；有时骨折在棘突末端，如果两个棘突骨折，上方一个在近端，下方一个发生在远端。

撕脱骨折与下位椎节的棘突呈正常序列排列，与上位椎体棘突分离。该损伤不累及椎管和椎间孔，故极少伴有脊椎和神经根损伤。但必须注意损伤机制中有可能引起椎体骨折和脱位。

(三) 临床表现

局部疼痛、肿胀和颈椎活动受限为主要表现。压痛局限于骨折处，有时可触有活动的棘突。肿胀较明显，范围也扩散到整个颈后部，并可见皮瘀下血。

(四) 诊断

典型 X 线表现是在侧位 X 线片上显示棘突骨折。骨折线自上斜向下方，骨折的棘突向下方移位并与上位棘突分离。

（五）治疗

移位者，应用枕颌带牵引，取颈椎略伸展位。牵引目的在于放松颈部肌肉，并使骨折复位。牵引重量宜在 2~3kg。复位后用颈托固定。

无移位者，可直接应用颈颌石膏固定 2~3 个月，至骨折愈合。

因颈后肌肉丰厚，棘突骨折端接触面积又小，某些棘突尖部骨折可造成不连接，引起持久颈部不适，甚至影响工作和生活。因此，对一些症状严重者可行手术切除，同时修复棘间韧带和项韧带。

三、钩突骨折

颈椎钩椎关节的钩突骨折并非少见，但从前对该损伤的认识不足，常被忽略。

（一）病因和发病机制

该骨折的致伤原因系颈椎受到侧屈暴力所致。颈椎钩椎关节对椎体的稳定有重要作用。当颈椎遭受到侧方屈曲或垂直暴力作用时，一侧钩椎关节受到张应力而分离，而另一侧受到旋转及压应力或旋转撞击作用，并可造成骨折。严重者该侧椎体也可引起压缩骨折。

这种不对称的脊柱骨折，常伴有数种附件骨折，如椎弓、关节突关节等，但极少有移位。骨折片如进入椎间孔则产生神经根损伤，但极少合并脊髓损伤。

（二）诊断

钩突骨折并不少见，但容易被忽视。诊断应包括如下内容。

（1）有明显屈曲、垂直和旋转暴力作用，必须加以注意。如果已发现椎体脱位或骨折脱位，应注意观察钩突影像学表现。

（2）凡颈椎损伤后有急性神经根性疼痛或神经根支配区功能改变，都应考虑钩突骨折的可能。

（3）影像学表现。该骨折在 X 线片上表现隐匿，普通 X 线片前后位可显示钩突骨折片，并常伴有椎体压缩现象。断层片可较清楚显示骨折移位状况。

（三）治疗

治疗方法的选择应视骨折的具体情况。轻度骨折可采用颈托固定；有移位骨折，应用枕颌带牵引复位，并以颈托固定。

经非手术治疗仍表现损伤节段不稳者，应做前路减压，消除血肿，切除骨折的钩椎关节，并做椎体间融合术。

（乔卫平）

第十四章 颈椎病

第一节 概述

颈椎病的概念在国际上较为含糊，常常将多种颈椎疾患混在一起，如颈椎间盘症、颈椎间盘脱出、椎节肥大症等。因此在英文中，常有 degenerative disc disease（退变性椎间盘症）、degenerative cervical spine（颈椎退变）、cervicalspondylosis（颈椎关节僵硬）等不同名词。但实际上其所阐述的病症基本相似。根据多数文献及专著来看，cervical spondylosis 更为大家所接受。因此，我们亦多选用此词来代表颈椎病。

因颈椎间盘退变本身及其继发性改变刺激或压迫邻近组织，并引起各种症状和体征者，称为颈椎病。

国内对颈椎病的认识起自 20 世纪 60 年代初期，在此前相当长的一段时间内，对颈椎病的认识并不充分，甚至有个别学者采取否定的态度，基本上不承认有颈椎病一说。但随着临床医学的进展，不仅骨科医师，而且神经外科、神经内科、中医科、针灸科、普通内科，以及理疗科医师均发现颈椎病十分多见。尤其是近年来随着我国人民平均寿命的延长及我国诊断技术的提高，使得这一问题更加突出，颈椎病已成为当前临床上的常见病与多发病。

本病虽属于以退行性变为主的疾患，但与多种因素有关，首先应该了解颈椎的解剖具有特殊性，其是脊椎中体积最小，却又最为灵活的椎节。颈椎有五个关节，除了和腰椎相同的两个关节突关节和一个椎间盘外，还另有一对钩突关节（又称 Luschka 关节）。颈椎关节突关节相对水平，并呈首尾方向排列。颈椎间盘前凸的曲线允许颈椎的伸屈与侧弯，钩突关节和椎间盘与两侧发出的神经根切线排列对临床症状的产生与发展有着重要作用。由于此种特殊的解剖关系，病情错综复杂，加之个体之间的差异较大，极易与其他疾患，尤其易与邻近组织病变所造成相似症状的疾患相混淆。此外，椎动脉及其通道，即位于颈椎侧块上的横突孔，加上椎动脉四周丰富的交感神经节后纤维及其随着病变而出现各种奇特的症状，这就更增加了颈椎病的神秘色彩。这常使临床医生，包括初学者和工作多年的医生感到概念不清。

一、颈椎病的自然转归（自然史）

颈椎病是因颈椎椎节退变所致，而退变又受制于年龄，其发生率及程度随年龄增加而日益增多并严重化。但颈椎退变并不等于颈椎病，同样，即使是伴有症状的颈椎病者，亦可能随着岁月的流逝而自愈、治愈，当然，也可能加剧。但其转归究竟走向何方和各占多少比例呢？这就是近年来大家热衷于研究的"颈椎病自然史"。

早于 20 世纪 70 年代，有学者就对 100 例无颈椎病症状的志愿者进行临床检查及颈椎 X 线拍片。其中男、女各半，年龄 21 ~ 70 岁，平均年龄 41.7 岁。在 100 例中，有 81 例显示异常所见，其中先天性畸形者 6 例，颈椎有生理曲线改变者 10 例，有 44 例共 48 节椎节显示不稳定（梯形变），47 人中 56 个椎节有椎体后缘骨刺形成，另有 24 人 36 个钩突骨刺形成；椎节韧带钙化或骨化者 8 例。国外亦有多位学者从事相似研究，20 世纪 80 年代 Gore 在观察一组无症状者颈椎 X 线片时，发现 60~65 岁人群组，95% 的男性和 70% 的女性有退变性改变。Kelsey 等的研究基本相似，并发现 40 岁的人群更易患椎节（间盘）症，男女之比为 1.4 : 1，以 $C_{5~6}$ 和 $C_{6~7}$ 两节最为多见；并证明其发生率与多种生活习性相关，尤其是吸烟、经常跳水和手拎重物者发病率更高。

在上述研究基础上，有学者 20 余年来曾对不同年龄组人群进行随访观察，于 30 岁前后初次发生颈椎病症状者，在之后的 10 年中约 80% 患者并无任何症状，仅 20% 患者有与颈椎病相关的主诉，其中持续 2~3 年者约占 10%，而持续 10 年以上者不足 1%。但 40~50 岁初次发病者，在随访时发现其再发率及持续 10 年左右的病例，则是前者的 1.5 倍以上，且需要住院治疗者（包括手术）明显增多。Gore 研究亦表明类似结论，其在对 200 余例初发病者进行 10 年以上的随访观察中，有近 80% 患者颈痛减轻，其中超过半数病例疼痛消失。由此看来，初发颈椎病症状者的自愈率或治愈率占多数，因此，一旦出现颈椎病症状时，大可不必过于紧张。然而，我国是一个超过 13 亿人口的大国，颈椎病的绝对发病数仍然相当高，应引起重视。

二、颈椎病的病因学

位于脊柱上端，处于头、胸与上肢之间的颈椎是脊柱中体积最小、但灵活性最大、活动频率最高的节段。因此，自出生后，随着人体的发育、生长与成熟，由于不断的各种负荷、劳损、甚至外伤而逐渐出现退行性病变。其中尤以颈椎间盘表现明显，不仅退变过程开始较早，且是诱发或促进颈椎其他部位组织退行性变的重要因素。如果伴有发育性颈椎椎管狭窄，则更易发病。现就其致病因素分述如下。

（一）颈椎的退行性变

这是颈椎病发病的主要原因，因此有人将本病称为颈椎间盘病，可见其重要性。在颈椎椎节诸结构中，椎间盘的退变尤为重要，常被视为"罪魁祸首"，并从椎间盘退变开始演变出一系列病理解剖及病理生理改变。现将颈椎退变的诸因素分述于后。

1. 椎间盘变性 由髓核、纤维环和椎体上、下软骨板三者构成的椎间盘为一个完整的解剖形态，使上、下两节椎体紧密相连，在维持颈椎正常解剖状态的前提下，保证颈椎生理功能的正常进行。如其开始出现变性，由于其形态的改变而失去正常的功能，以致最终影响或破坏了颈椎骨性结构的内在平衡，并直接涉及椎骨本身的力学结构。因此，将颈椎间盘的退行性变视为颈椎病发生与发展的主要因素。

（1）纤维环：其变性多于 20 岁开始。早期表现为纤维组织的透明变性、纤维增粗和排列紊乱，渐而出现裂纹甚至完全断裂，形成肉眼可见的裂隙。其病变程度及纤维断裂的方向与深度常同髓核的变性程度、压力的方向与强度相一致。纤维环断裂一般以后侧为多见，除与该纤维环组织在前方较厚和髓核中心点位置偏后有关外，亦与目前社会的职业特点有关。当前白领职业增加，由于需要保持屈颈位工作，尤其是持续时间较长者，髓核被挤向后方而增加该处的压应力。对纤维环的早期变性如能及早清除致病因素，则有可能使其中止发展或恢复。反之，在压力持续作用下，一旦形成裂隙，由于局部缺乏良好的血供而难以恢复，从而为髓核的后突或脱出提供病理解剖基础。

（2）髓核：此种富有水分与弹性的黏蛋白（proteoglosis，又译为蛋白多糖）组织多在纤维环变性的基础上而继发变性。一般多在 24 岁以后出现，亦有早发者。由于黏蛋白减少和椎间盘内水分含量之间具有线性关系（linear relationship），引起水分脱失和吸水功能减退，并使其体积相应减少，渐而其正常组织为纤维组织所取代，此时髓核变得僵硬，并进一步导致其生物力学性能的改变。在局部负荷大、外伤多和易劳损的情况下，由于椎间隙内压力的增高而使其变性速度加快。如此，一方面促使纤维环的裂隙加深；另一方面，变性的髓核有可能沿着纤维环所形成的裂隙而突向边缘。此时，如果纤维环完全断裂，则髓核可抵达后纵韧带或前纵韧带下方，并可形成韧带下骨膜分离、出血等一系列过程。变性与硬化的髓核也可穿过后纵韧带裂隙而进入椎管内。在早期，此种侵入椎管内之髓核为可逆性，可经有效的治疗而还纳；如一旦与椎管内组织形成粘连，则难以还纳。

（3）软骨板：退变出现较晚。在变性早期先引起功能改变，以致作为体液营养物交换的半透明膜作用减少。当软骨板变薄已形成明显变性时，其滋养作用则进一步减退，甚至完全消失。如此，加剧了纤维环和髓核的变性与老化。

以上三者为一相互关联、相互制约的病理过程，当病变进入到一定阶段，则互为因果，并形成恶性循环而不利于本病的恢复。

2. 韧带 - 椎间盘间隙的出现与血肿形成　这一过程对颈椎病的发生与发病至关重要，也是其从颈椎间盘症进入骨源性颈椎病的病理解剖学基础。事实上，在颈椎病的早期阶段，由于椎间盘的变性，不仅使失水与硬化的髓核逐渐向椎节的后方或前方位移，最后突向韧带下方，以致在使局部压力增高的同时引起韧带连同骨膜与椎体周边骨皮质间的分离，而且椎间盘变性的本身尚可造成椎体间关节的松动和异常活动，从而更加使韧带与骨膜的撕裂加剧，以致加速了韧带 - 椎间盘间隙的形成。

椎间隙后方韧带下分离后所形成的间隙，因多同时伴有局部微血管的撕裂与出血而形成韧带 - 椎间盘间隙血肿。此血肿既可直接刺激分布于后纵韧带上的窦椎神经末梢而引起各种症状，又升高了韧带下压力，因而可出现颈部不适、酸痛、头颈部沉重感等一系列症状。此时，如果颈椎再继续处于异常活动和不良体位，则局部的压应力更大，并构成恶性循环，使病情日益加剧，并向下一阶段发展。

3. 椎体边缘骨刺形成　随着韧带下间隙的血肿形成，成纤维细胞开始活跃，并逐渐长入血肿内，渐而以肉芽组织取代血肿。如在此间隙处不断有新的撕裂及新的血肿形成，则在同一椎节可显示新、老各种病变并存的镜下观。

随着血肿的机化、老化和钙盐沉积，最后形成突向椎管或突向椎体前缘的骨赘（或称之骨刺）。此骨赘可因局部反复外伤，周围韧带持续牵拉和其他因素，并不断通过出血、机化、骨化或钙化而逐渐增大，质地也愈变愈硬。因此，晚期病例骨赘十分坚硬，尤其是多次外伤者，可如象牙般状，从而为手术切除增加了难度，当然也加大了风险机会（图 14 - 1）。

骨赘的形成可见于任何椎节，但以 $C_{3\sim4}$、$C_{5\sim6}$ 和 $C_{6\sim7}$ 最为多见。从同一椎节来看，以钩突处先发居多，其次为椎体后缘及椎体前缘。

4. 颈椎其他部位的退变　颈椎的退变并不局限于椎间盘以及相邻近的椎体边缘和钩椎关节，尚应包括以下部分。

（1）小关节：多在椎间盘变性后造成椎体间关节失稳和异常活动后出现变性。早期为软骨浅层，渐而波及深层及软骨下，最终形成损伤性关节炎。最后由于局部的变性及其他继发的关节间隙狭窄和骨刺形成而致使椎间孔的前后径及上下径变窄,以致容易刺激或压迫脊神经根,并影响根部血管的血流及脊脑膜返回神经支,从而在临床上出现一系列症状。

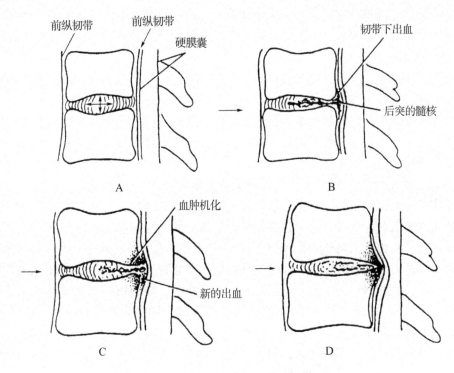

图 14 - 1 颈椎后缘骨赘形成过程示意图
A. 椎间盘脱水退变;B. 椎间盘髓核脱出;C. 韧带下间隙血肿形成、机化;D. 骨赘形成

(2)黄韧带:多在小关节退变基础上开始退变。其早期表现为韧带松弛,渐而增生、肥厚,并向椎管内突入。后期则可能出现钙化或骨化。此种继发性病变虽不同于发育性颈椎椎管狭窄症者,但当颈部仰伸时,同样易诱发或加重颈椎病的症状,此主要因该韧带发生皱叠,并突向椎管,致使脊神经根或脊髓遭受刺激或压迫之故。

(3)前纵韧带与后纵韧带:其退行性变主要表现为韧带本身的纤维增生与硬化,后期则形成钙化或骨化,并与病变椎节相一致。此种现象不妨将其视为人体的自然保护作用。由于韧带硬化与钙化后可直接起到局部制动作用,从而增加了颈椎的稳定性,减缓了颈椎病的更进一步的发展与恶化。

5. 椎管矢状径及容积减小 由于前述之诸多原因,首先引起椎管内容积缩小,其中以髓核后突、后纵韧带及黄韧带内陷、钩椎关节和小关节松动及增生为主,这些后天继发性因素在引起椎管内容积缩小的同时,也使椎管矢状径减少,从而构成脊髓及脊神经根受刺激或受压的直接原因之一。此时如再有其他局限性致病因素。例如,髓核脱出、椎节的外伤性位移、骨刺形成及其他占位性因素,均可引起或加重神经受累症状。

(二)发育性颈椎椎管狭窄

颈椎病与颈椎椎管狭窄症,两者实质上是一对孪生兄弟。近年来大家已公认,伴有临床症状的颈椎椎管狭窄为一独立性疾患。

(三) 慢性劳损

所谓慢性劳损是指超过正常生理活动范围最大限度，或局部所能耐受值的各种超限活动。因其有别于明显的外伤或生活、工作中的意外，因此易被忽视。但事实上，其是构成颈椎骨关节退变最主要的因素，并对颈椎病的发生、发展、治疗及预后等都有着直接关系。此种劳损的产生与起因主要来自以下三种情况。

1. 不良的睡眠体位　人的一生有 1/4 ~ 1/3 的时间是在床上度过的。因此不良的睡眠体位因其持续时间长及在大脑处于休息状态下不能及时调整，则必然造成椎旁肌肉、韧带及关节的平衡失调。张力大的一侧易因疲劳而造成程度不同的劳损，并由椎管外的平衡失调而波及椎管内组织，从而加速了颈椎的退变进程。所以在临床上常可发现有不少病例的初发症状是在起床后出现的。

2. 不当的工作姿势　大量统计材料表明某些工作量不大，强度不高，但处于坐位，尤其是低头工作者的颈椎病发病率特高，包括家务劳动者、刺绣女工、办公室人员、打字抄写者、仪表流水线上的装配工等。除因长期低头造成颈后部肌肉韧带组织的劳损外，在屈颈状态下，椎间盘的内压也大大高于正常体位，甚至可超过一倍以上。此外，由于同样的原因，某些头颈常向一个方向转动的职业，如手术室护士、交通警察及教师等亦易引起颈部劳损。

3. 不适当的体育锻炼　正常的体育锻炼有助于健康，但超过颈部耐量的活动或运动，例如，美式足球（用头顶球）、以头颈部为负重支撑点的人体倒立或翻筋斗等，均可加重颈椎的负荷，尤其在缺乏正确指导的情况下。当然，此时一旦失手造成头颈部外伤则后果更为严重。此外某些民间的头颈部练功法，如当前流行的练功十八法等，对已有颈椎退变者不应提倡；否则，不仅可加重颈椎的退行性变，甚至可发生意外。尤其脊髓已有受压症状者，应完全禁止任何增加头颈部活动量及频率的锻炼活动，以防引起无法挽回的后果。

(四) 头颈部外伤

全身各种外伤对颈椎局部当然有所影响，但与颈椎病的发生与发展有更直接关系的是头颈部外伤。临床研究表明，颈椎病患者中约有半数病例与外伤有直接关系。Jackson 在颈椎综合征 The Cervical Syndrome 一书中曾统计了 8 000 例颈椎病患者，其中高达 90% 的病例与外伤有关，尤以车祸居多。

1. 交通意外　随着我国交通运输事业的高速发展，其所引起的创伤与日俱增，在头颈部，除车祸所造成颈椎骨折脱位外，一般情况下主要是高速行驶的车辆突然刹车所造成的颈椎损伤。此种损伤程度与车速、患者所站（坐）位置、有无系安全带、患者头颈所朝向的方向及车辆本身状态等均有关。车速越高、越邻近驾驶员、不系安全带和面部朝向前方或后方的乘车者，其损伤越严重。由于上述因素，在同一次交通事故意外时，每位乘客的损伤程度悬殊甚大。

2. 运动性损伤　除双人或多人直接对抗状态下的损伤外，大多是由于高速或过大负荷对颈椎所造成的损伤。因此，有经验的教练员总是严格要求每位运动员在竞技前做充分的准备活动，即所谓的热身活动，以使其适应竞技中所要求的速度与强度，否则极易造成损伤。

3. 生活与工作中的意外　在日常生活及工作中，常可遇到各种意外情况而引起损伤，尤其在公共场所或居住条件拥挤情况下，头颈部被碰撞，或过度的前屈、后伸及侧弯等，均可能造成颈部损伤。尽管此种损伤程度多较前两者轻微，但仍应注意预防。

4. 医源性意外 主要指非适应证的手法，以及不得要领的推拿、过度牵引、粗暴不良的手法操作，此外，尚应注意全麻插管时头颈过度仰伸及其他非生理性操作。

5. 灾害意外 各种自然灾害，如地震、龙卷风、海啸等所造成的各种意外，均应设法力争避免或减轻损伤程度。

（五）咽喉部炎症

过去对咽喉部炎症与颈椎病变之间的关系了解不多，但近年来在临床上发现，当咽喉及颈部有急性或慢性感染时，甚易诱发颈椎病的症状出现，或使病情加重。其对上颈椎影响更多，尤其儿童中绝大多数自发性 $C_{1\sim2}$ 脱位者，都与咽喉部及颈部的炎症有关。其原因主要是由于该处的炎性改变，包括炎症反应本身及其分泌的因素和代谢产物等，均可直接刺激邻近的肌肉、韧带，或是通过丰富的淋巴系统使炎症在局部扩散，以致造成颈椎局部特别是咽喉后方的 $C_{1\sim2}$ 处的肌张力降低，并引起韧带松弛和椎节内外平衡失调，从而破坏了局部的完整性与稳定性，并成为引起颈椎病变的又一因素。

（六）颈椎的先天性畸形

常年从事临床工作者都可以发现，在对正常人颈椎进行健康检查或做对比研究性摄片时，常发现颈椎段可有各种异常所见，其中骨骼明显畸形者约占 5%。但与颈椎病患者对比，后者颈椎的畸形数约为正常人的一倍以上，此说明骨骼的变异与颈椎病的发生有着一定关系。在临床上较为多见且与颈椎病发病相关性较大的畸形主要有以下四种。

1. 先天性椎体融合 以 $C_{2\sim3}$ 和 $C_{3\sim4}$ 最为多见，其次为 $C_{4\sim5}$，多为双节融为一体，三节融合者罕见，间隔一节或二节形成双节双融合者亦少见。由于椎体融合，两个椎体之间的椎间关节原有的活动量势必转移至相邻的上下椎节。按照颈椎的生物力学特点，当 $C_{3\sim4}$ 以上椎节先天融合时，其下一椎节由于负荷增加而使该节的退变明显加剧，甚至出现损伤性关节炎，如同时伴有椎管发育性狭窄，则其发病时间更早。而椎管宽大者，或是靠近上颈椎者，其发病则较迟。

2. C_1 发育不全或伴颅底凹陷症 虽较少见，但在临床上易引起上颈椎不稳或影响椎动脉第三段血供而出现较为严重的后果。因此，此类病例大多就医较早。其中有部分病例可波及下颈椎，或与颈椎病伴发，此时需视病情特点采取相应的对策

3. 颈椎韧带钙化 多在成年后出现，其与先天因素有无关系尚无结论。临床上多见，颈部各组韧带加在一起其钙化发生率可达 15% 以上，尤以与颈椎病伴发之前纵韧带及后纵韧带钙化最多。此也可视为人体防御机制的产物。过去认为日本人特有的后纵韧带广泛性骨化症（OPLL），中国人亦非少见，这也是造成椎管狭窄的主要原因之一，并易引起脊髓型颈椎病。

4. 棘突畸形 此种畸形虽不少见，但如对 X 线片不注意观察，则不易发现。此种畸形主要是影响颈椎外在结构的稳定性，因而间接地构成颈椎病发病的因素之一。

除以上四种外，其他难以发现或临床意义不大的畸形不赘述。

三、颈椎病发生与发展的生物力学基础

（一）颈椎病的好发部位与生物力学的关系

在颈椎仰伸状态下侧位 X 线摄片，可以显示出 C_2 后缘的垂直线与 C_7 后缘的垂直线，

两者相交于 $C_{4\sim5}$ 间隙，表明此处所承受的压力和扭曲力最大；但如果前屈时则最大的压力和扭曲力位于 $C_{5\sim6}$ 椎间隙。由此可见，长期屈颈位工作者，由于 $C_{5\sim6}$ 处于高压力与高扭曲力状态下最易也最先引起退行性变，尤其是椎体后缘及钩椎关节处，这与临床所见完全一致。

（二）椎节固定后的生物力学变化

如果 $C_{4\sim5}$ 或 $C_{5\sim6}$ 由于严重的退变，包括骨质增生、韧带钙化或是手术将其融合，在仰伸时，其压力与扭曲力的最大承受部位则转移到 C_4 椎体或其上方，而屈位时则降至 $C_{6\sim7}$ 水平，并随着病程的进度其力点也随之再改变。如椎间关节固定过多，则力点可升至 $C_{2\sim3}$ 以上。这一现象也为治疗方法的选择提供了参考依据。

（三）颈椎病的发生可视为正常生物力学平衡的破坏

脊髓在椎管内处于松弛与固定两者相互巧妙的平衡之中，不仅侧方有较宽畅的空隙，前后方亦留有相应的余地。如果颈椎的退变所造成的产物超过了椎管原有的缓冲间隙，则可使这一生物力学平衡遭到破坏而出现症状。这些致压因素可来自脊髓的前方，诸如骨赘和突出的椎间盘等；亦可来自脊髓后方，如增生内皱的黄韧带；并随颈椎运动而变化，如屈颈位时颈脊髓前方的有效代偿间隙缩小，骨刺对脊髓的压迫加重。

（四）椎动脉血供变异的生物力学基础

横突孔位于靠近颈椎矢状活动平面的近轴心处，因此当颈椎作屈伸活动时，椎动脉第二段不会受累。但在侧弯和旋转时，如果处于正常状态，由于关节－横突角度的自控作用，不致引起同侧椎动脉受压和对侧拉长。在增生不稳等情况下失去此种自控作用，则可造成同侧椎动脉受压或对侧受牵拉而出现症状。

（五）从生物力学角度选择治疗方法

颈椎病的治疗方法有多种，在选择或判定某种方法时，除了其他基本方面需加以考虑外，还必须从生物力学的角度获得合理的解释。例如，牵引的力线、制动的范围、手术途径的选择、切骨范围的决定及采用何种融合术式等，以使治疗方法更为合理与完善。

（魏国俊）

第二节　颈型颈椎病

一、概述

本型实际上是各型颈椎病的早期阶段，大多从颈椎椎节退行性变开始，通过窦椎神经反射而引起颈部症状。但如处理不当，易发展成其他更为严重的类型。

二、颈型颈椎病的发病机制

在颈椎退变初期，主要表现为髓核与纤维环的脱水、变性与椎节局部张力降低，进而继发引起椎间隙的松动与不稳。常于晨起、过劳、姿势不正及寒冷刺激后突然加剧。椎节的失稳不仅引起颈椎局部的内外平衡失调及颈肌防御性痉挛，且同时直接刺激分布于后纵韧带及两侧根袖处的窦椎神经末梢，以致出现颈部症状。此时大多表现为局部疼痛、颈部不适感及活动受限等。少数病例可因反射作用而有一过性上肢（或手部）症状，其范围与受累的椎节相一致。当机体通过调整及代偿作用，使颈部建立起新的平衡后，上述症状即逐渐消失。因此，大多数病例有可能自愈，或仅采取一般措施即可使症状缓解，甚至消失。对于发病时间较晚的大椎管者，其病理改变多较复杂，除上述病理生理改变外，尚可伴有椎节边缘骨质增生及骨赘形成等病理改变。

三、颈型颈椎病的临床特点

（一）发病年龄

以青壮年者为多，但对椎管矢径较宽者，可在 45 岁以后首次发病。

（二）发病时间

除晨起时多见（与枕头较高或睡眠姿势不当有关）外，亦常常见于长时间低头工作或学习后；此表明与椎间盘间隙内压力升高直接相关。

（三）常见症状

以颈部酸、痛、胀及不适感为主，尤其是患者常常诉说头颈不知放在何种位置为好。约半数患者颈部活动受限或被迫体位，个别病例上肢可有短暂的感觉异常。

（四）检查所见

颈部多取"军人立正体位"（即颈部呈伸直状，生理曲度减弱或消失）。患节棘突及棘突间可有压痛，一般较轻。

（五）颈型颈椎病的影像学检查

X 线片上除颈椎生理曲度变直或消失外，在动力性侧位片上，约 1/3 的病例患节椎间隙显示松动及梯形变。MR 成像显示髓核可有早期变性征，少数病例可发现髓核后突征。

四、颈型颈椎病的诊断标准

（一）临床特点

主要为主诉颈、肩及枕部疼痛等感觉异常，并伴有相应的压痛点及颈部呈僵直状。

（二）影像学改变

X 线片上显示颈椎曲度改变，颈椎侧位动力性片上可显示椎体间关节不稳、松动及梯形变（其较磁共振出现更早）；MR 成像显示椎间盘变性或后突征。

（三）排除其他疾患

主要是排除颈部扭伤、肩关节周围炎、风湿性肌纤维组织炎、神经衰弱及其他非因颈椎间盘退变所致之颈、肩部疼痛。

五、颈型颈椎病的鉴别诊断

颈型颈椎病易和多种病患相混淆，应引起重视，现分述于后。

（一）颈部扭伤

颈部扭伤，俗称落枕，系颈部肌肉扭伤所致，因其发病与颈型颈椎病相似，多于晨起时发病，因此两者易被混淆，甚至个别医师不恰当地将两者视为同一种疾患。其病因多为睡眠时颈部体位不良，以致局部肌肉被扭伤，此完全不同于因椎间盘退变引起的颈型颈椎病。因此在治疗上，颈型颈椎病者以牵引疗法为主；而颈部扭伤者牵引不仅无效，反而加剧。为此，两者应加以鉴别。

主要依据以下四点：

1. 压痛点　颈型者多见于棘突及两侧椎旁处，程度多较轻，用手压之患者可忍受，且与受累的神经根分布区一致。而落枕者则见于肌肉损伤局部，以两侧肩胛内上方处为多见，急性期疼痛剧烈，压之常无法忍受。

2. 肌肉痉挛　颈型颈椎病者一般不伴有颈部肌肉痉挛，而扭伤者则可触及伴有明显压痛的条索状肌束。

3. 对牵引试验的反应　检查者用双手稍许用力将患者头颈部向上牵引起时，颈型者有症状消失或缓解感，落枕者则疼痛加剧。

4. 对封闭疗法的反应　用1%普鲁卡因5ml作痛点封闭，颈型者多无显效，扭伤者则症状立即消失或明显缓解。

综合以上内容，将两者鉴别要点列表14-1。

表14-1　颈型颈椎病与落枕的鉴别

鉴别要点	颈型颈椎病	落枕
压痛点	颈棘突部	肌肉扭伤处，固定
对封闭疗法的反应	无显效	明显
对牵引试验的反应	有显效	加重
肌肉痉挛	一般无	明显

(二) 肩关节周围炎

肩关节周围炎（肩周炎），又名冰冻肩，因其多在50岁前后发病，故又称为"五十肩"。其好发年龄与颈椎病者相似，且多伴有颈部受牵症状，两者易混淆，但治疗方法却明显有别，故应加以鉴别。

主要依据以下四点：

1. 疼痛点　颈型者所引起的疼痛多以棘突及椎旁处为中心；而肩周炎者则多局限于肩关节及周围处。

2. 肩关节活动范围　颈型者一般不影响肩部活动；而肩周炎患者其活动范围均明显受限，尤以外展时为甚，呈"冻结"状。

3. 对针灸疗法的反应　颈型者对"阿是"穴有效；而对肩周炎者针刺肩三针穴或条口透承山穴多可立即获得疗效（肩部酸痛减轻及活动范围增加）。

4. 影像学检查　颈型者X线平片可显示颈椎的生理曲线消失，在动力性侧位片上可有梯形变；而肩周炎者一般无此现象。必要时可参考MR成像检查。

除以上四项鉴别要点外，尚可参考对封闭疗法及肩部推拿疗法的反应等，有肩周炎时，此类疗法均有显效。此外，本病尚应与根型颈椎病相鉴别。

(三) 风湿性肌纤维组织炎

风湿性肌纤维组织炎为一慢性疾患，其多与风寒、潮湿等有关，除肩颈部外，全身各处均可发生，腰骶部亦多见。位于肩颈部的纤维组织炎需与颈型颈椎病鉴别，其要点如下：

1. **全身表现** 风湿性肌纤维组织炎者具有风湿症的一般特征，如全身关节肌肉酸痛（可有游走性）、咽部红肿（扁桃体多伴有炎症）、红细胞沉降率增快、类风湿因子阳性和抗"O"测定多在 500U 以上。

2. **局部症状特点** 风湿性肌纤维组织炎者其局部症状多以酸痛感为主，范围较广，畏风寒，多无固定压痛，叩之有舒适感。

3. **其他** 尚可根据患者发病情况、诱发因素、病史、既往抗风湿性药物治疗反应及 X 线片所见等加以鉴别。

（四）其他疾患

凡是各种可引起颈部疼痛和不适感的疾患均应进行排除诊断，尤其是脊柱本身的各种先天性畸形、炎症（以结核为多）等。因此，对所有主诉颈部症状者，按常规拍摄正侧位片，首先排除各种可在 X 线片上显示的器质性疾患，尤其是拟行手法推拿治疗者，以防意外。之后再酌情决定是否需做 MR 或 CT 扫描检查，以求更进一步地了解与掌握病情，最后做出诊断。

六、颈型颈椎病的治疗原则

（一）以非手术疗法为主

各种自我疗法均有疗效，尤其是自我牵引、理疗、按摩、中草药外敷、颈围外用及间断性或持续性颈椎牵引等均可使症状缓解，应该说轻质量（1～1.5kg）的牵引疗法是最为有效的。

（二）避免与消除各种诱发因素

应注意睡眠及工作体位，避免长期屈颈、头颈部外伤、劳损及寒冷刺激。

（三）手术疗法

一般无须施术；但个别症状持续、非手术疗法久治无效且已影响生活质量者，可酌情行椎节融合术；疗效均较满意，但应注意安全，避免并发症。

七、颈型颈椎病的预后

只要注意保护颈部，避免各种诱发因素，绝大多数病例均可痊愈；但如继续增加颈部负荷及各种诱发因素，则有可能使病程延长或进一步发展。

（魏国俊）

第三节 神经根型颈椎病

一、概述

本型亦较为多见，因单侧或双侧脊神经受刺激或受压所致，其表现为与脊神经根分布区相一致的感觉、运动及反射障碍，预后大多较好。

二、神经根型颈椎病的发病机制

神经根型颈椎病主要由于髓核的突出或脱出、后方小关节的骨质增生或创伤性关节炎、钩椎关节的骨刺形成，以及其相邻的三个关节（椎体间关节、钩椎关节及后方小关节）的松动与移位等均可对脊神经根造成刺激与压迫。此外，根管的狭窄、根袖处的粘连性蛛网膜炎和周邻部位的炎症与肿瘤等亦可引起与本病相类同的症状。

由于本型的发病因素较多，病理改变亦较复杂，因此，视脊神经根受累的部位及程度不同，其症状及临床体征各异。如果前根受压为主，则肌力改变（包括肌张力降低及肌萎缩等）较明显；以后根为主者，则感觉障碍症状较重。但在临床上两者多并存，此主要由于在狭小的根管内，多种组织密集在一起，都难有退缩的余地。因此当脊神经根的前侧受压，在根管相对应的后方亦同时出现受压现象；其发生机制，除了由于作用力的对冲作用外，也可因在受压情况下局部血管的瘀血与充血所致，彼此均受影响。因此，感觉与运动障碍两者同时出现者居多。但由于感觉神经纤维较为敏感，因而感觉异常的症状会更早地表现出来。

引起各种临床症状的机制有三：一是各种致压物直接对脊神经根压迫、牵拉及局部继发的反应性水肿等，此时表现为根性症状；二是通过根袖处硬膜囊壁上的窦椎神经末梢支而表现出颈部症状；三是在前两者基础上引起颈椎内外平衡失调，以致椎节局部的韧带、肌肉及关节囊等组织遭受牵连所产生的症状（例如，受累椎节局部及相互依附的颈长肌、前斜角肌和胸锁乳突肌等均参与构成整个病理过程的一个环节）。

三、神经根型颈椎病的临床特点

1. 颈部症状　视引起根性受压的原因不同而症状可轻重不一。主因髓核突出所致者，由于局部窦椎神经直接遭受刺激而多伴有明显的颈部痛、椎旁肌肉压痛、颈部立正式体位及颈椎棘突或棘突间直接压痛或叩痛多为阳性，尤以急性期为明显。如系单纯性钩椎关节蜕变及骨质增生所致者，则颈部症状较轻微，甚至可无特殊发现。

2. 根性痛　最为多见，其范围与受累椎节的脊神经分布区相一致（图 14 - 2）。此时必须将其与干性痛（主要是桡神经干、尺神经干与正中神经干）和丛性痛（主要指颈丛、臂丛和腋丛）相区别。与根性痛相伴随的是该神经分布区的其他感觉障碍，其中以手指麻木、指尖过敏及皮肤感觉减退等为多见。

3. 根性肌力障碍　以前根先受压者较为明显，早期肌张力增高，但很快即减弱并出现肌萎缩征。其受累范围也仅局限于该脊神经所支配的肌组，在手部以大小鱼际肌及骨间肌为明显。亦需与干性及丛性肌萎缩相区别，并应与脊髓病变所引起的肌力改变相区别。必要时可行肌电图或皮质诱发电位等检查以资鉴别。

4. 腱反射改变　腱反射改变即该脊神经根所参与的反射弧出现异常（图 14 - 3）。早期呈现活跃，而中、后期则减退或消失，检查时应与对侧相比较。单纯根性受累不应有病理反射，如伴有病理反射则表示脊髓同时受累。

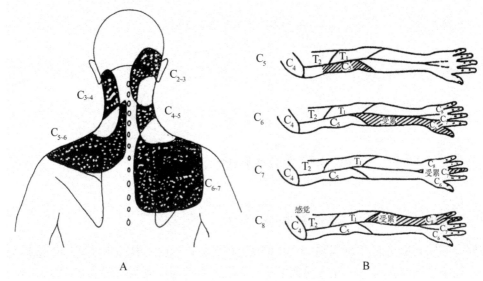

图 14 – 2　不同受累椎节疼痛示意图

A. 颈肩部；B. 上肢部

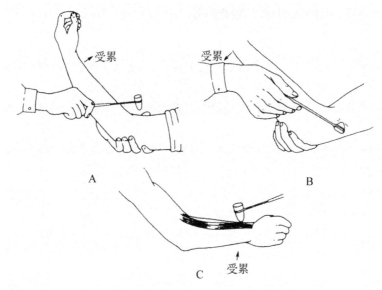

图 14 – 3　腱反射受累示意图

A. 肱二头肌反射；B. 肱三头肌反射；C. 肱桡肌反射

　　5. 特殊试验　凡增加脊神经根张力的牵拉性试验大多阳性（图 14 – 4），尤以急性期及后根受压为主者。颈椎挤压试验阳性者多见于以髓核突出、髓核脱出及椎节不稳为主的病例，而因钩椎增生所致者大多较轻，因椎管内占位性病变所引起，大多为阴性。

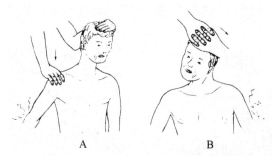

图 14 - 4　神经根张力试验阳性示意图

A. Jackson 征阳性示意图；B. Spurling 征阳性示意图

四、神经根型颈椎病的影像学检查

视病因不同，X 线平片所见各异，一般表现为椎节不稳（梯形变），颈椎生理曲线消失，椎间孔狭窄及钩椎增生等异常现象中的一种或数种。MR 成像可显示椎间盘变性、髓核后突、甚至突向根管椎管内且大多偏向患侧处。CT 扫描对软组织显示欠清晰，一般多不选用。

五、神经根型颈椎病的诊断标准

主要依据以下五点：

1. 具有较典型的根性症状　包括麻木及疼痛等，且其范围与颈脊神经所支配的区域相一致。

2. 压颈试验与上肢牵拉试验　多为阳性，痛点封闭无显效，但诊断明确者无需做此试验。

3. 影像学检查　X 线平片可显示颈椎曲度改变、椎节不稳及骨刺形成等异常表现，MR 成像技术可清晰地显示局部的病理解剖状态，包括髓核的突出与脱出，脊神经根受累的部位与程度等。

4. 一致性　临床表现与影像学上的异常所见在节段上一致。

5. 排除诊断　应排除颈椎骨骼实质性病变（结核、肿瘤等）、胸腔出口综合征、腕管综合征、尺神经、桡神经和正中神经受损伤、肩关节周围炎、网球肘及肱二头肌腱鞘炎等以上肢疼痛为主的疾患。

六、神经根型颈椎病的鉴别诊断

颈脊神经共有 8 对，并支配不同部位，因此当其受累时，则视其受累部位不同而症状的分布与差异较大。在临床上以 C_{5-8} 脊神经根受累较多，故以此为重点对易混淆的伤患提出鉴别。

1. 尺神经炎　尺神经由 $C_{7,8}$ 和 T_1 脊神经参与组成。本病以高龄及肘部陈旧性损伤者为多见，其中伴有肘关节外翻畸形者发病率更高。本病易与 C_8 脊神经受累者相混淆（图 14 - 5）。

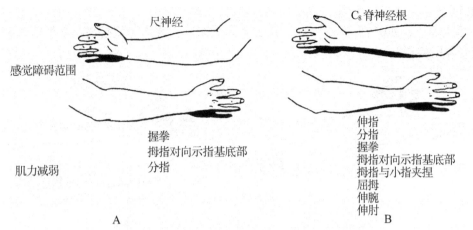

图 14 – 5　尺神经与 C_8 脊神经受累时鉴别示意图

A. 尺神经；B. C_8 脊神经根

鉴别要点：

（1）肘后尺神经沟压痛：位于肘关节后内侧的尺神经沟处多有较明显的压痛，且可触及条索状变性的尺神经。

（2）感觉障碍：其感觉障碍分布区较 C_8 脊神经分布区为小，尺侧前臂处多不波及。

（3）对手部内在肌影响：尺神经严重受累时，常呈典型的"爪形手"（图 14 – 6），腕部尺神经管的 Tinel 征多为阳性（图 14 – 7）。主因骨间肌受累，使掌指关节过伸及指间关节屈曲所致，尤以环指及小指明显。

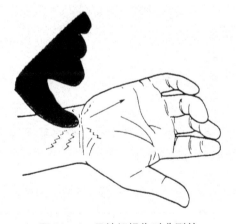

图 14 – 6　尺神经损伤时典型的
"爪形手"示意图

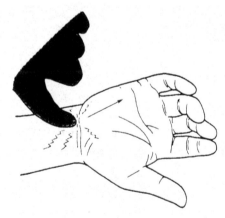

图 14 – 7　尺神经管综合征时的 Tinel
征多为阳性示意图

（4）影像学改变：可参考 X 线平片（本病的颈部拍片多属阴性，但肘关节部摄片，尤其是伴有畸形者可能有阳性所见）、病史及既往史等。

2. 正中神经受损　正中神经由 $C_7 \sim T_1$ 参与构成。其多因外伤或纤维管道受卡压所致，前一种因素在外伤当时即可诊断，而无需鉴别；后者则易与 C_7 脊神经根受压者相混淆，需认真鉴别。

鉴别要点：

（1）感觉障碍：如图 14 - 8 所示，其感觉障碍分布区主要为背侧指端及掌侧第 1 ~ 3 指处，而前臂部则多不波及。

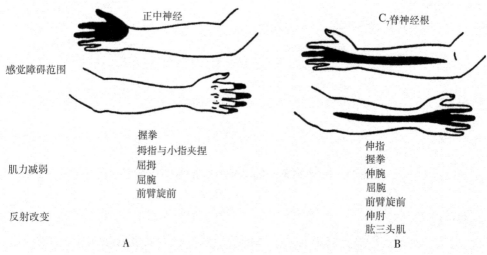

图 14 - 8　正中神经与 C_7 脊神经受累时鉴别示意图
A. 正中神经；B. C_7 脊神经根

（2）肌力改变：手部肌力减弱，外观呈"猿手"畸形，主因大鱼际肌萎缩所致（图14 - 9）。

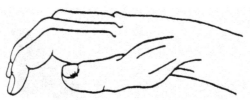

图 14 - 9　正中神经损伤时的"猿手"示意图

（3）自主神经症状：因正中神经中混有大量交感神经纤维，因此手部血管、毛囊等多处于异常状态，表现为潮红、多汗等，且其疼痛常呈现"灼痛感"样。

（4）反射：多无影响。而当 C_7 脊神经受累时，肱三头肌反射可减弱或消失。

3. 桡神经受损　桡神经系由 $C_{5~7}$ 和 T_1 脊神经所组成。在上臂位于肱骨干桡神经沟内，紧贴骨面走行，易因肱骨干骨折而受累。外伤者易于鉴别，如系纤维粘连、局部卡压等因素所致者，则需与 C_6 脊神经受累相区别。

鉴别要点：

（1）垂腕征：为桡神经受损所特有症状，主因伸腕肌及伸指肌失去支配所致。高位桡神经受累者，伸肘功能亦受影响。

（2）感觉障碍：如图 14 - 10 所示。其与 C_6 脊神经不同的是，感觉障碍区主要表现为除指端外的手背侧（第 1 ~ 3 指）及前臂背侧，而第 1、2 指掌侧不应有障碍。

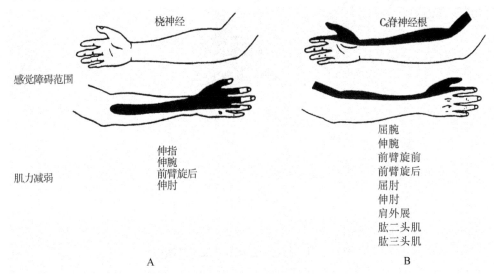

图 14 – 10　桡神经与 C_6 脊神经受累时鉴别示意图

A. 桡神经；B. C_6 脊神经根

（3）反射改变：多无明显影响。而 C_6 脊神经受累者，则肱二头肌与肱三头肌反射均减弱或消失（早期亢进）。

（4）其他：尚可参考病史、局部检查及 X 线平片所见等。

4. 胸腔出口综合征（TOS）　又称胸腔出口狭窄症，在临床上较为多见，因其可直接压迫臂丛下干，或由于前斜角肌挛缩、炎性刺激而使颈脊神经前支受累以致引起上肢症状，多以感觉障碍为主，并可引起手部肌肉萎缩及肌力减弱等。本病主要包括以下三种类型，即前斜角肌综合征、颈肋（或第 7 颈椎横突过长）综合征和肋锁综合征。此三者虽有区别，但均具有相似的特点，并以此与根型颈椎病相鉴别。

鉴别要点：

（1）臂丛神经受累：主为臂丛的下干，临床常表现为自上臂之尺侧，向下延及前臂和手部尺侧的感觉障碍，以及尺侧屈腕肌、屈指浅肌和骨间肌受累。

（2）胸腔出口局部体征：患侧锁骨上窝处多呈饱满状，检查时可触及条索状的前斜角肌或骨性颈肋，用拇指向深部加压时（或让患者做深吸气运动），可诱发或加剧症状。

（3）Adson 征：多属阳性。即让患者端坐，头略向后仰，深吸气后屏住呼吸，将头转向患侧。检查者一手抵住患者下颌，略给阻力；另一手摸患侧桡动脉，如脉搏减弱或消失，则为阳性。此为本病的特殊试验。

（4）其他：包括影像学改变等，有本病时，X 线平片多有阳性所见，必要时做 CT 扫描或 MR 成像技术检查等，均有助于两者的鉴别。此外，本病压颈试验阴性，棘突及颈椎旁多无压痛及其他体征，因此，两者不难鉴别。

5. 腕管综合征　腕管综合征主要系正中神经通过腕管时受压所致。其在临床上亦较多见，尤以中、老年及腕部外伤后患者为多发。

鉴别要点：

（1）手腕中部加压试验阳性：即检查者用手压迫或用中指叩击手腕（掌侧）中部，相当于腕横韧带的近侧端处如出现第 1~3 指麻木或刺痛时，即属阳性；具有诊断意义（图 14 –11）。

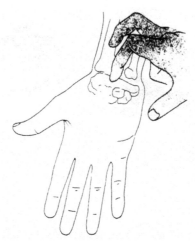

图 14 - 11 腕管叩击试验阳性示意图

（2）腕背屈试验阳性：即让患者将患侧腕关节向背侧屈曲持续 0.5 ~ 1min，如出现上述症状，即属阳性，亦具有诊断意义。

（3）封闭试验：用 1% 普鲁卡因 1 ~ 2ml 对腕部痛点局部封闭，如有效，则属阳性。

（4）其他：本病时具有远位正中神经末梢的感觉障碍症状（表现为第 1 ~ 3 指指端麻木、过敏或刺痛），颈部 X 线片无相应的改变，根型颈椎病诸试验均属阴性，必要时可参考 MR 成像技术等。

6. 肩关节周围炎及其他肩部疾患

（1）肩关节周围炎：不仅需与颈型颈椎病鉴别，亦应与根型颈椎病相区别。除前节中所述的特点外，本病不具有脊神经的根性症状，故易鉴别。但应注意，在临床上可遇到某些颈椎病病例同时伴有肩关节周围炎症状者，当治疗后（如牵引或手术疗法），肩部症状可随颈椎病的其他症状一并消失，此主要由 C_{5-7} 脊神经受累后通过腋神经波及肩部所致。

（2）其他肩部疾患：包括肩关节撞击症、肩袖病变、肩关节退变及肩关节不稳症等均应与根型颈椎病相鉴别。主要依据临床检查及影像学结果，一般不难鉴别。个别确诊困难者，可通过封闭疗法判定。

7. 椎管及根管处肿瘤　凡侵及脊神经根部及其附近的肿瘤，包括硬膜囊侧方、根管及其相邻组织（以骨组织为主）的肿瘤，均可引起根性痛。其中以转移性肿瘤多见。且可同时波及脊神经根与颈丛或臂丛而引起形形色色的根性或丛性症状。因此除常规对锁骨上窝及颈肩部进行视诊与触诊检查外，对有异样感者应以肩颈部为中心拍摄 X 线平片、CT 扫描及 MR 检查，以防漏诊或误诊。

8. 其他　除以上疾患外，尚应注意与周围神经炎、脊髓空洞症、风湿病、网球肘（肱骨外上髁炎）、肱二头肌腱鞘炎及心绞痛等疾患相鉴别。

七、神经根型颈椎病的治疗原则

1. 非手术疗法　各种有针对性的非手术疗法均有明显的疗效，其中以头颈持续（或间断）牵引、颈围制动及纠正不良体位更为重要。手法按摩亦有一定疗效，但应轻柔，切忌操作粗暴而引起意外，推拿及推搬不宜选用。

2. 手术疗法 凡具有以下情况者可考虑手术：

（1）经正规非手术疗法 3 个月以上无效者，临床表现、影像学所见及神经学定位相一致。

（2）有进行性肌肉萎缩及疼痛剧烈者。

（3）虽对非手术疗法有效，但由于症状反复发作影响工作、学习和生活者。

术式以颈前路侧前方减压术为宜，不仅疗效佳，且对颈椎的稳定性影响不大；伴有椎节不稳或根管狭窄者，亦可同时选用椎节间界面内固定术，将椎节撑开及固定融合（图 14 - 12）。通过切开小关节达到减压目的的颈后路术式虽有疗效（图 14 - 13），但因术后易引起颈椎成角畸形，目前已逐渐被弃用。亦可通过椎板切除、从后方切除或刮除椎体侧后方的骨性致压物（图 14 - 14）；但此种术式难度较大，且易误伤，非有经验者不应选用。

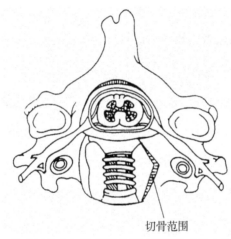

切骨范围

图 14 - 12 颈前路侧前方切骨减压术后以界面技术融合施术椎节示意图

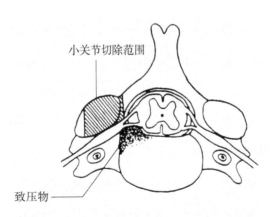

小关节切除范围

致压物

图 14 - 13 小关节切开减压治疗神经根型颈椎病示意图

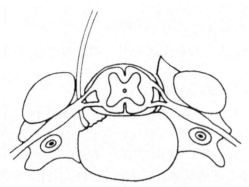

图 14 - 14 神经根型颈椎病后路刮除椎体骨性致压物示意图

八、神经根型颈椎病的预后

（1）因单纯性颈椎髓核突出所致者，预后大多良好，治愈后少有复发者。

（2）髓核脱出已形成粘连者则易残留症状。

（3）因钩椎关节增生引起者，早期及时治疗预后多较满意。如病程较长，根管处已形成蛛网膜下隙粘连时，则易因症状迁延而欠满意。

（4）因骨质广泛增生所致根性痛者，不仅治疗复杂，且预后较差。

（魏国俊）

第十五章　胸腰椎损伤

第一节　胸椎损伤

一、胸椎损伤的分类

脊柱骨折多见于颈段及胸腰段，而发生于胸椎者比较少见。在一组 1 209 个脊柱损伤的部位统计显示：颈椎 26.1%，$T_{1\sim10}$ 占 8.65%，$T_{11}\sim L_1$ 占 42%，$L_{2\sim5}$ 占 22.4%。通常将 $T_{1\sim4}$ 称为上胸椎，$T_{5\sim10}$ 称为中胸椎，$T_{11\sim12}$ 称为下胸椎。下胸椎位于胸腰段，其发病类型、治疗方法均与腰椎类似，被列入腰椎骨折章节中讨论，本节重点讨论上胸椎和中胸椎骨折的诊治。

与腰椎不同，胸椎脊柱是一完整坚固的骨韧带复合体。它包括肋骨和胸骨，其完整性明显影响胸椎的稳定性。正常情况下，胸椎的椎体前高低于后高 2~3mm，从而形成胸椎生理后凸。椎体的前后径由上至下逐渐增大，椎体横径由 $T_{1\sim3}$ 逐渐减小，尔后又逐渐增加。其压缩载荷由椎体来承受，拉伸载荷由后方椎弓韧带等承受。胸椎的椎板短而宽，呈叠瓦状，与小关节突一起可防止胸椎的过伸活动。胸椎椎管狭小，故骨折后易造成脊髓损伤。在 $T_{1\sim10}$ 水平关节突关节的关节面呈冠状位，因此允许胸椎有一定范围的轴向旋转活动，并对向前的移位有较强的抵抗作用。胸椎的稳定性大约为胸腰段的 2~3 倍，主要归因于肋骨框架的加强：在前方肋软骨于胸骨构成胸肋关节，在后方则由肋骨头与相应椎体、椎间盘及横突形成肋椎关节。

由于胸椎在解剖学及生物力学方面的特殊性，其损伤主要有以下特点：①由于胸椎稳定性加强，如发生损伤，所需致伤暴力也更为强大。损伤原因以交通伤和坠落伤为主。②胸椎椎管相对狭窄，当骨性结构破坏时，脊髓损伤发生率也相对较高。③胸椎损伤多由前屈及轴向压缩载荷所致，很少发生旋转移位。

由于脊柱脊髓解剖结构及受伤机制的复杂性，胸腰椎损伤的分类目前尚难以有统一的方法。随着影像诊断学及脊柱生物力学的发展，对脊柱运动节段的三维立体概念有了更确切的了解，亦对胸腰椎损伤分类的完善提供了相关理论基础。下面简要介绍 Hanley 和 Eskay 分类、Magral 及其同事提出的 AO/ASIF 分类以及 Vaccaro 提出的胸腰椎损伤严重度评分系统（thoracolumbar injure score system，TLISS）分类。

（一）Hanley 和 Eskay 分类

（1）压缩性骨折：由轴向压缩载荷与前屈暴力引起，以椎体前部塌陷和前柱破坏为特征。当椎体高度丢失 < 50%、成角 <30°时一般为稳定性骨折；反之，如椎体高度丢失 >50%、成角 >30°时则为不稳定骨折。在后者常同时合并后部结构的损伤，如椎板骨折、关节突骨折或脱位、肋骨骨折等。

（2）骨折脱位：一般向前脱位，因同时累及三柱，为不稳定骨折。

（3）爆裂性骨折：为轴向压缩载荷引起的前中柱损伤，以椎体后高丢失、椎体后缘骨折凸入椎管及椎弓根间距增大为特征，为不稳定骨折。由于胸椎的生理后凸，中柱承受轴向压缩载荷比例较小，故此类骨折较少见。

（4）爆裂脱位：由轴向压缩载荷及向前的暴力引起，表现为上一椎体的前脱位和下一椎体的爆裂性骨折，亦属不稳定骨折。其与骨折脱位的区别在于：骨折脱位时相对于向前移位的上一椎体下方椎体较为固定，容易对脊髓造成牵拉损伤；而在爆裂脱位时下一椎体呈爆裂性且多有后部结构的破坏，可能会在损伤瞬间对脊髓产生减压作用，脊髓损伤程度相对较轻。

（二）AO/ASIF 分类

见表 15-1。

表 15-1　脊柱损伤分类

A 型 椎体压缩	B 型 前方及后方结构牵张性损伤	C 型 前方及后方结构旋转性损伤
A1 嵌压骨折	B1 后方韧带结构损伤	C1A 型损伤（压缩）
A1.1. 终板嵌压	（屈曲牵张型损伤）	伴有旋转
A1.2. 楔型嵌压	B1.1. 伴有椎间盘的横贯损伤	C1.1. 楔型旋转骨折
1. 上方楔型嵌压骨折	1. 屈曲半脱位	C1.2. 分离旋转骨折
2. 侧方楔型嵌压骨折	2. 前方脱位	1. 矢状面旋转骨折
3. 下缘楔型嵌压骨折	3. 屈曲半脱位/前方脱位	2. 冠状面旋转骨折
A1.3. 椎体塌陷	伴关节突骨折	3. 钳夹样旋转骨折
A2 分离型骨折	B1.2. 伴有 A 型椎体骨折	4. 椎体分离旋转骨折
A2.1. 矢状面分离骨折	1. 屈曲半脱位 + A 型椎体骨折	C2B 型（屈曲牵张型损伤）

（三）TLISS 分类

Hanley 和 Eskay 分类过于简化，很多骨折类型未能分类；而 AO/ASIF 分类过于繁杂，故都不能很好地用来决定手术适应证。2005 年，Vaccaro 详细阅读各种胸腰椎骨折分类治疗的文献，选取循证医学长期检验，由来自美、加、奥、德、法、瑞典、荷兰和印度的 15 家一级创伤中心的 40 位专家开会研讨后认为新分类必须包括：①骨折的主要形态学特征。②严重性分析。③机械损伤和神经损伤评估。④再生可能性。⑤对前瞻性研究的作用。⑥未来临床研究的适用性。新标准分类决定将胸腰椎骨折通过下述三个方面来评定：①形态学类型（压缩、扭曲、分离）。②后柱复合体状态。③神经状态（椎管形态和脊髓）。最后，三大指标下的每个亚指标都有对应的分数，1 分最轻，4 分最重。形态学：单纯性压缩骨折 1 分，爆裂骨折 2 分，侧移或旋转骨折 3 分，分离骨折 4 分，疑似骨折不积分。后柱复合体完整性：无损伤不积分，不确定损伤积 2 分，明显断裂积 3 分。神经状况：完全损伤积 3 分，这样构成 TLISS。被评为 3 分或 3 分以下不需要手术治疗。4 分介于手术和非手术之间，需要综合考虑。5 分或 5 分以上必须手术治疗。

二、临床表现

患者常有明确的外伤史，如高处坠落、车祸或重物砸伤等的病史。伤后有胸背部的疼痛、活动受限，有脊髓损伤时可出现截瘫症状：双下肢的感觉、运动功能障碍或大、小便功能障碍。有神经根受压时亦可以表现为明显的肋间神经疼痛。损伤局部可以见到软组织肿胀及皮下瘀血，可有后凸畸形。局部有明显触痛及深部叩击痛，有后部韧带结构撕裂时可以触及增宽的棘突间隙。

导致胸椎骨折损伤的暴力通常较为强大，尤其是对于车祸伤或高处坠落伤患者，要密切监测患者的生命体征，注意处理创伤性或失血性休克，检查并及时治疗颅脑、心、肺和腹盆等重要脏器损伤，如创伤性湿肺、血气胸、内脏破裂出血。同时，还应注意全身其他部位的骨折或损伤的处理，如车祸伤容易引起全身多发骨折，而高处坠落常导致颅底、脊柱与跟骨骨折。

对脊髓损伤预后一般难以评估，至少在脊髓休克期后方可进行。若损伤平面以下运动和感觉丧失，而反射恢复，或 24～48h 后，神经损伤无恢复，则属永久性脊髓损伤。若脊髓损伤平面以下存在少量感觉和运动，则脊髓可能最终完全恢复或至少部分恢复，上述属不完全性脊髓损伤。

三、检查与诊断

胸椎骨折的诊断：胸椎骨折的诊断包括病史采集、物理检查及影像学检查。

详细、准确的病史采集是临床诊断的关键。根据胸椎骨折的特点，病史询问既要系统、全面，又要突出重点，其内容应包括年龄、外伤史、疼痛性质、特点及相关伴随症状等方面，既要了解脊柱骨折局部情况，还要掌握全身整体状况，避免只注重脊柱骨折而忽略内脏器官或其他部位的损伤，以避免不良后果的发生。

其次，正确、熟练的物理检查不仅可以了解脊柱的形态与功能变化、疼痛的具体部位与特征，还可以及时发现并确定全身其他部位的骨折或损伤。其中，对胸椎骨折后神经系统功能的检查与评价也是物理检查的重要内容之一。检查脊髓损伤的诊断方法中，最重要和最敏感的方法是体格检查。伤后应尽早检查患者，由同一检查者在伤后 48h 重复数次。伤后很难立即确定脊髓损伤的分类。在起初 24～48h 内，脊髓休克可表现为上运动神经元损伤，即支配区的感觉和运动功能丧失，48h 后脊髓功能恢复。小块的皮肤感觉或轻微的肌力是相当重要的发现，但是易被忽视。应正确记录完全性或不全性神经损伤支配区感觉、肌力、反射，并采用标准神经分类法分类。

当然，对于胸椎骨折的准确定位、骨折的分型、治疗方案的选择以及对预后的评估，在很大程度上仍依赖于相关的影像学检查。对于所有怀疑有胸椎骨折的患者均应常规行胸椎正、侧位 X 线摄片检查。在 X 线（片）上可以获得整体、直观的印象，可以了解椎体有无骨折、骨折的类型与严重程度、脊椎后突的角度、椎管矢径的改变，以及有无椎板、关节突、横突或棘突的骨折。由于肋骨和胸骨的参与使胸椎成为坚强的整体，活动度很小。冠状面旋转超过 50 或者移位大于 2.5mm，提示胸椎不稳。但若要进一步了解骨折的类型、粉碎程度及椎管内占位情况，仍需行 CT 检查，以明确骨折的不稳定程度及制订相应的手术治疗方案。CT 检查在脊柱骨折脱位也被列为常规检查。MRI 可以清晰显示脊椎有无骨折，椎间盘、黄韧带有无破裂，椎管内有无出血，同时，对于爆裂骨折或骨折脱位的病例，还可以准确了解脊髓及神经根受压的程度，椎管内血肿的大小，以及脊髓信号的改变情况与累及范围。而且，MRI 还可以区别新发骨折和陈旧性骨折，特别是对于骨质疏松性骨折患者新发骨折部位的判断而言，有着特殊的意义。因为此类患者常有多个椎体的楔形改变（骨折），有时单凭 X 线（片）或 CT 常难以准确区分，此时，MRI 就有着明确诊断的作用。因为在新发骨折部位，T_1 加权像上可以见到组织水肿的信号（骨折椎的低信号改变），而 T_2 加权像上则可以见到骨折椎的高信号改变。

四、胸椎损伤的治疗

（一）非手术治疗

1. 全身治疗 卧床休息，注意生命体征的监测与维持水、电解质平衡，保证充足的营养及规律的排尿、排便习惯，防止卧床相关并发症，如肺部感染、泌尿系统感染、压疮、深静脉血栓等，并要注意积极观察和治疗其他部位的损伤。

2. 药物治疗 对于有急性脊髓损伤的患者，可采用药物治疗，以减轻脊髓水肿及一系列继发性病理损害。

（1）激素治疗：急性脊髓损伤后 8h 内，可采用甲泼尼龙冲击疗法。药物越早使用越好，初始剂量为 30mg/kg 甲泼尼龙，在持续的医疗监护下，15min 内静脉注射。大剂量甲泼尼龙注射后应暂停 45min，随后以 5.4mg/（kg·h）的速度持续静脉滴注 23h。以后每天 1g，静脉滴注，连用 3～5d。使用期间注意预防应急性溃疡出血，可同时加用雷尼替丁或奥美拉唑。

（2）脱水剂治疗：可交替采用甘露醇和呋塞米脱水治疗。20% 甘露醇（每 6～8h，1～2g/kg，连用 3～5d），呋塞米（20mg，每天 1～2 次，连用 3～5d）。使用期间要注意监测肾功能，特别是老年患者。

（3）神经营养药物：胸椎骨折合并脊髓或神经根损伤的患者，可采用维生素及神经生长因子治疗。如口服维生素 B_1（10mg，tid）、维生素 B_{12}（如弥可保 0.5mg，tid）及神经生长因子［如单唾液酸四己糖神经节苷脂（GM-1）］，对脊髓或神经损伤的恢复可能有一定的帮助。

（二）常规手术治疗

一般认为胸椎骨折不稳的手术适应证有：椎体前柱压缩 >50%，同时伴有后柱损伤；后凸畸形 >23°；骨折-脱位和脱位；神经损害进行性加重等。

胸椎骨折的手术方式可分为后路手术、前路手术及前后联合入路手术。具体的手术方式取决于骨折的类型、部位及椎管受侵犯的程度，同时也取决于医师熟悉的手术方式及其治疗倾向。一般而言，如果椎体前柱压缩 >50%，同时伴有后柱损伤，神经系统检查正常，适于后路脊柱固定并融合术。椎板切除减压是胸椎损伤的禁忌证。对于不全性脊髓损伤主张前路减压。上胸椎多选择前路，中胸椎多选择后路（图 15-1、15-2）。

1. 后路手术 后路手术临床上应用相对广泛，手术创伤相对较小，技术上容易掌握，手术并发症相对较少。标准入路包括后正中、经椎弓根和后外侧入路。

（1）后路复位机制：研究表明，轴向撑开力是使椎管内骨折块复位的主要力量。椎管内骨折块的复位是在轴向撑开力的作用下借助于后纵韧带的伸展，使附着在椎体上的纤维环及其周围的软组织牵引骨折块完成的。但是，对于后纵韧带及后柱结构完全损伤、椎管内骨折块向前旋转、椎管狭窄 >50%，以及陈旧性骨折患者，单纯经后路闭合复位则较难取得满意结果。

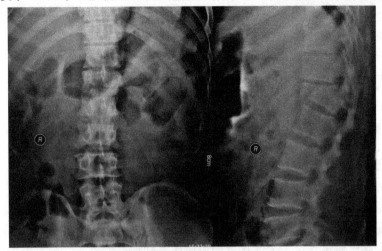

图 15－1　胸椎骨折 8 根钉术前

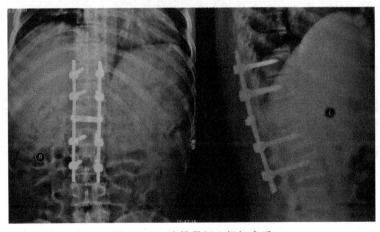

图 15－2　胸椎骨折 8 根钉术后

（2）后路内固定：后路内固定主要包括钉板系统、钉棒系统、钉钩系统三种方式，而固定节段亦由长节段固定发展为短节段三柱固定。三柱短节段固定的主要优点是：①三柱固定较为牢固。②固定节段短，能最大限度地保留脊柱的运动功能。③通过撑开可以起到间接复位、减压的作用。④可经椎弓根或后外侧直接减压。⑤可同时行后外侧植骨融合。

2. 前路手术　前入路的优势在于可直接暴露脊髓和神经根，对神经组织彻底减压而不需施加任何牵拉动作，减压和融合所涉及的活动节段相对较少。但手术创伤相对要大，并有损伤大血管的危险。标准的手术入路为经胸膜腔切口和胸膜外切口。

20 世纪 70 年代，Dunn 等最先报道胸腰椎骨折前路器械固定技术。此后，Mcaffee、Kaneda、Dunn 等相继开展了前路手术，并证明前方入路是一项安全的手术。由于前路手术能直接解除致压物，恢复脊柱的对位；同时，前柱承载着脊柱主要的载荷分布，而前柱手术能实现前柱的骨性融合并重建脊柱前柱的高度。因此，前路手术正日益受到推崇。

一般认为，前柱手术的适应证为：①胸椎陈旧性骨折（伤后 2 周以上），脊髓前方受压。②严重骨折脱位椎管侵占 >50%，椎体高度丢失 >70%，后凸 >20°~30°。③后路内固定复位不满意，脊髓前方压迫未解除。④后路内固定失败，脊髓重新受压。⑤陈旧性胸椎骨折后凸畸形并发迟发性截瘫。常用于胸椎前路固定的器械类型有 Kaneda、Z – plate、Ventrofix 等胸腰椎前路固定系统，特别是 Z – plate 及 Ventrofix 系统以其可通过撑开来矫正后凸及侧方畸形，而且压缩时可嵌紧骨块的优点而在国内被广泛使用。

（三）微创手术治疗

微创外科的目的是减少组织创伤，减轻术后疼痛，尽快功能恢复，电视辅助的胸腔镜手术（video assisted thoracoscopic surgery，VATS）是脊柱前方手术的一种新方法。脊柱前方椎体的结构是轴向负重的主要因素，当脊柱畸形和椎体压缩时，恢复脊柱正常生理曲线和维持脊柱稳定固定结构以及解除脊髓腹侧受压，VATS 手术和 EMI – VATS 手术是一种较为理想前路手术方式。

胸腔镜下前路手术优点在于肋间切口小，不需要切除肋骨和使用肋骨牵开器械。利用高清晰度 30°或 0°胸腔镜可提供手术区优良的成像质量和视感效果，达到有效的安全的椎管前方减压，失血少，术后伤口疼痛轻，加速康复过程，降低围术期及其术后并发症。但其缺点为手术麻醉要求高，手术操作难，术者及助手既要掌握传统开胸手术技巧，又要掌握镜下操作技能，要经过长期学习培训；手术时间长。应用此项技术应严格掌握手术适应证，充分术前准备，规范术中操作，认真术后处理，才能达到预期目的。

1. 手术适应证　①不完全性胸段脊髓损伤，经影像学证实椎管前方有致压物，而后方无致压物者。②有明显的脊髓前方压迫症状者。③前柱损伤严重或爆裂骨折，而后部结构未完全破坏的不全瘫者。④逐渐发生瘫痪的晚期病例或陈旧性爆裂骨折者。⑤进行性后凸畸形者。⑥前、中柱不连者。⑦已行后路减压但前方仍有压迫者。

2. 手术禁忌证　①严重骨折脱位者。②不完全性胸段脊髓损伤，影像学检查证实椎管后方有效压物，而前方无效压物者。③后部结构破坏而无前方受压的不全瘫者。④同 VATS/EMI – VATS 技术手术禁忌证。

3. 术前准备　①根据影像学检查分析确定骨折类型、椎体破裂程度、损伤范围和椎管堵塞状况。②仔细检查受伤平面及其相应的神经支配功能。③仔细检查胸椎创伤是否并发气胸、血胸及连枷胸。④仔细检查胸椎创伤是否并发胸腹部脏器损伤。⑤全面检查心、肺、肝、肾及出凝血功能。⑥作好 VATS/EMI – VATS 的常规准备工作。⑦告知患者和家属实施此项技术的优点和缺点，以及术中可能发生脊髓神经、交感神经、腔静脉、奇静脉、胸导管、输尿管（胸腰段）直接或间接损伤，有可能转为开胸手术，以及交代清楚术后可能发生的并发症，征得患方同意和支持。

4. 手术方法

（1）VATS 技术

1）手术操作器械：①常规手术器械。②视频内镜：三芯片摄像头、30°硬端头、氙灯光源、图像逆转监视器、图像记录仪、打印机、光谱仪等。③胸腔镜下器械：骨凿、拉钩、探针、咬骨钳、髓核钳、刮匙、把持器、锤子、起子等。

2）麻醉：双腔导管插管单肺通气麻醉。

3）体位：左侧或右侧卧位。

4）定位：在 X 线透视下确定病变椎体，在皮肤上标出骨折椎体边界，工作通道位于目标的中心，内镜通道于脊柱轴线距离目标椎体头端 2～3 个肋间隙处。吸引或灌洗通道和牵开通道于工作通道及内镜通道前方约 5～10cm 处。

5）入路：手术切口开始于内镜通道，在肋间隙切开皮肤，钝性分离胸壁肌肉，暴露胸膜，切口胸壁，开始单肺通气，插入套管（Troca），沿套管插入 30°透镜，然后在内镜监视下，将 2、3、4 个套管插入胸腔。

6）分离：以 T_{12}～L_1 为例，通过前方通道插入扇状牵开器暴露病变区。利用牵开器向下牵拉膈肌，暴露其在脊柱的附着点，以单极电凝标记出膈肌切开线，然后沿此借助内镜剪切开膈肌，保留距脊柱附着处 1cm 边缘，以便术后闭合膈肌。

7）暴露：切开膈肌，腹膜后脂肪即暴露出来，将其自腰大肌附着点前方推开，自椎体处解剖腰大肌附着处，小心隐藏在腰大肌下方的节段血管，给予分离结扎。暴露 T_{12}、L_1、L_2 椎体。

8）切除：用骨凿打开压缩椎体上终板或下终板处的椎间隙，切除椎间盘和破裂的骨性终板。小心取出椎体骨折的骨块，注意不要去掉脊柱非骨折部。

9）减压：需要行椎管内减压者，应将邻近椎管的部分骨质以高速磨钻去除。先以钝性探子找到椎弓根下缘，然后用 Kerrison 咬骨钳或高速磨钻自上向下去除椎弓根基底部，直至显露出硬膜囊，这样就可以摘除压迫椎管的骨折碎块。

10）植骨：准备植骨床，以双角规测量植骨床的长度和深度，自髂峰取下三面皮质骨块植入骨缺损部，或用钛网重建脊柱生理曲度。

11）固定：在 C 形臂 X 线机透视下，在椎体侧方，肋骨头外缘处，植入椎体螺钉，置入钢板，锁紧螺帽，完成钢板螺钉内固定。

12）闭合：内镜下常规缝合膈肌裂孔，冲洗胸腔，去除血凝块，于肋膈角最下方处放置胸腔引流管。取出套管，缝合所有通道。

（2）EMI – VATS 技术

1）麻醉、体位：同 VATS 技术。

2）定位：C 形臂 X 线机透视下绘出骨折椎体在体表的投影及相应肋间隙和肋骨位置。

3）入路：背正中线与腋后线之间，即骶棘肌外侧缘，以骨折椎体为中心，沿相应肋间隙或肋骨做 5～7cm 长的皮肤切开。切开肋间肌，暴露肋骨并将肋骨切除 5～6cm，取下备作植骨材料。在肋骨床上切开胸膜，让肺脏逐渐塌陷。在相应腋后线上做胸腔镜光源切口，插入 Troca 安装胸腔镜，并安装显微窥视器撑开操作切口。

4）以 T_{12}～L_1 为例，牵开膈肌，在距离椎体附着点 1cm 处切开膈肌脚，此时可暴露腹膜后脂肪及腰大肌。推开腰大肌附着点，暴露椎体及节段血管，电凝或结扎节段血管，暴露骨折椎体。

5）电刀切开压缩椎体上下椎间盘纤维环，摘除椎间盘和破裂的终板软骨。小心摘除向椎管移位的骨碎块，注意摘除时不要破坏非压缩骨折部分。当去除骨碎块时，椎体有大量渗血，可用骨蜡涂封。当脊髓硬膜外静脉丛出血时可用双极电凝止血。

6）脊髓充分减压后，可在压缩椎体的上下椎作凹槽，取三面皮质骨之髂骨块或肋骨嵌入骨缺损部，再以侧方钢板或用钛网、钢板重建脊柱稳定性。

7）缝合膈肌后冲洗创口，肋膈角最低处置胸腔引流管。

5. 操作注意事项

（1）定位结扎骨折椎体及上下椎体的椎横血管。

（2）用电刀切开椎旁软组织，剥离牵开。用骨刀或磨钻头切断肋骨头，暴露骨折椎的椎弓根。在切除肋骨头时必须保护交感神经链，胸导管及肋间动、静脉及肋间神经，必要时可一一结扎。

（3）用磨钻头磨除椎弓根，显露骨折椎的后缘，此时可见骨折块向后压迫硬膜囊。当暴露或切除压迫硬膜囊的骨折块时，出现椎体渗血较多，可以用骨蜡填封。硬膜囊外血管出血，采用双极电凝止血或蛋白胶海绵止血，禁用单极电凝止血。

（4）仔细用骨刀或咬骨钳将压迫脊髓的骨块切除，彻底减压脊髓。在椎体缺损部位填塞髂骨块或异体骨或自固化磷酸钙等补缺。

（5）在减压椎的上、下椎体外侧方钻孔，穿透对侧皮质骨，必须在 C 形臂 X 线机透视下进行，以免损伤椎体周围的重要组织。见钻孔定位位置良好，然而按步骤扩大钉道、拧入螺钉、安装钉板系统或钉棒系统，进行椎体前缘撑开。

6. 术后处理

（1）严密观察术后生命体征，对于阻塞性肺病、心血管疾病及高龄患者需术后 24h 保持人工通气。术后给予小剂量低分子肝素预防血管栓塞。

（2）麻醉清醒后严密观察感觉、运动及括约肌功能变化，并作详细检查和记录。

（3）严密观察胸腔引流瓶的水柱变化、引流量及颜色变化，通常术后 24～48h 后拔除引流管。

（4）术后应用抗生素及神经营养药物。

（5）术后摄片观察内固定物情况，分别于术后 3d、1 个月、6 个月、12 个月复查内固定物情况。

（6）术后第 2 天开始物理治疗，1h/d；术后第 3 周起行强化理疗，2～3h/d；术后 4～6 周下地负重。

（林海涛）

第二节　腰椎损伤

一、腰椎损伤的分类

引起脊柱节段性不稳的因素包括创伤、肿瘤、感染、退变等，其中因急性创伤所致的腰椎骨折是引起腰椎不稳的常见原因之一。

不同的伤力及受伤机制决定了骨折的类型与严重程度。早在 1944 年，Bohler 就提出了胸腰椎骨折的 5 种损伤机制，即屈曲、伸展、旋转、剪切和轴向负荷。此后，Nicoll 于 1949 年增加了屈曲旋转及侧屈 2 种损伤机制，并将胸腰椎损伤分为稳定性和不稳定性。1963 年，Holdsworth 修改和补定了 Nicall 分类法，认为骨折是否稳定要视后方韧带复合结构的完整性而定。1968 年，Kelly 和 Whitesides 提出两柱理论，即椎管形成的空心柱和椎体形成的实心柱，认为骨片向后移位的爆裂型骨折是不稳定的。1983 年，Denis 提出脊柱三柱分类概念：

前柱包括前纵韧带和椎体前 1/2，椎间盘的前半部；中柱包括椎体后 1/2，椎间盘后半部和后纵韧带；后柱包括椎弓、黄韧带、椎间小关节和棘间、棘上韧带。脊柱稳定性有赖于中柱的完整性。1984 年，Ferguson 和 Allen 进一步完善了 Denis 三柱概念。前柱包括前纵韧带、椎体和椎间盘前 2/3；中柱包括椎体和椎间盘后 1/3，后纵韧带；后柱包括椎弓、椎间小关节、棘间和棘上韧带，同样认为中柱完整性代表脊柱稳定性。Roy - Camille、Saillant 提出的三柱体概念略有不同，中柱包括椎弓根和关节突；后柱包括椎板、横突、棘突及其棘间、棘上韧带，概念更广泛，但同样认为中柱损伤属脊柱不稳定。因此，对包括骨折的三维形态学特征分析及后柱复合体结构完整性等综合因素的评价，是判定腰椎骨折的稳定性与严重性程度，以及决定手术或非手术治疗方式的重要依据。

由于脊柱脊髓解剖结构及受伤机制的复杂性，胸腰椎损伤的分类目前尚难以有统一的方法。随着影像诊断学及脊柱生物力学的发展，对脊柱运动节段的三维立体概念有了更确切的了解，亦对胸腰椎损伤分类的完善提供了相关理论基础。下面简要介绍胸腰椎骨折的 Denis 分类、Gertzbein 分类、载荷分享分类。

（一）Denis 分类

Denis 分类系统是由 Denis 三柱理论发展而来的。三柱中两柱或两柱以上骨折导致脊柱不稳，以稳定程度决定手术还是非手术治疗。Denis 根据三柱改变将骨折分为 4 个主要类型，即压缩骨折、爆裂骨折、安全带型骨折和骨折脱位。压缩骨折属一柱损伤，有固有的稳定性，分为 4 个亚型；爆裂骨折由轴向压缩暴力使前、中柱受累，分为 5 个亚型；安全带型骨折是伸展位后、中柱破坏，分为 4 个亚型；骨折脱位是压缩、拉力、旋转或剪应力下三柱破坏，最不稳定，分为 3 个亚型。

1. 压缩骨折（分为 4 个亚型）　A 型：骨折同时累积上、下终板（占 16%）；B 型：骨折仅累积上终板（占 63%）；C 型：骨折仅累积下终板（占 6%）；D 型：上下终板均无损伤，前面皮质骨折（占 15%）。

2. 爆裂骨折（分为 5 个亚型）　A 型：骨折同时累积上、下终板（占 24%）；B 型：骨折仅累积上终板（占 49%）；C 型：骨折仅累积下终板（占 7%）；D 型：中柱发生爆裂骨折，同时合并旋转损伤，导致侧方半脱位或倾斜（占 15%）；E 型：中柱发生爆裂骨折，前柱受到不对称性的压缩（占 50%）。

3. 安全带型骨折（分为 4 个亚型）　A 型：经过一个水平的骨折（即 Chance 骨折，占 47%）；B 型：经过一个水平的韧带损伤（占 11%）；C 型：两个水平的损伤，中柱骨折（占 26%）；D 型：两个水平的损伤，中柱经过韧带或椎间盘（占 16%）。

4. 骨折脱位（分为 3 个亚型）　A 型：屈曲、旋转损伤；B 型：骨折剪切、脱位损伤；C 型：双侧关节突脱位。

（二）Gertzbein 分类

Gertzbein 分类是基于三种损伤机制：压缩、分离、旋转或剪应力所提出的分类系统，即压缩类、牵张类、轴向旋转类；而且又根据形态学标准把 3 个主要类型各分为 3 个不同亚型。

1. A 型　压缩、轴向载荷有或无屈曲暴力，均有椎体高度丢失，但无后部软组织损伤。A1：楔形压缩骨折；A2：椎体矢状或冠状面上劈裂；A3：爆裂骨折。

2. B 型　分离、暴力横贯前后部分。B1：同 Denis 屈曲分离损伤伴后部软组织损伤；B2：同 Denis 屈曲分离伴椎板、椎弓破坏；B3：伸展分离暴力，始于前方穿过椎间盘，通过后方椎弓或软组织损伤。

3. C 型　多方向移位，有显著移位、不稳定。C1：前后移位；C2：侧方移位；C3：旋转移位。轴向暴力可能结合 C1 或 C3 经椎体压缩或爆裂骨折。

（三）载荷分享分类（load – sharing classification）

Mc Cormack 根据骨折椎体的解剖以积分的方式提出载荷分享分类：

1. 矢状面 CT 扫描椎体粉碎程度　1 分：＜30% 椎体粉碎骨折；2 分：30% ~60%；3 分：＞60% 椎体粉碎骨折。

2. 骨折片移位程度（水平面 CT 扫描）　1 分：0 ~1mm 移位；2 分：＜50% 椎体横面积至少 2mm 移位；3 分：＞50% 椎体横面积 ＞ 2mm 移位。

3. 后凸畸形程度　1 分：3°；2 分：4°~9°；3 分：≥10°。

三组相加即为最后总分，分数越高，该段损伤承受轴向载荷的能力越小，该分类不涉及韧带损伤，与损伤机制无关，载荷分享分类不能用来决定手术的适应证。但它可以帮助骨科医师对负荷共享经骨折部位及内固定后脊柱的内植物处传递的特性，可以根据载荷分享指数高低选择前入路或后入路的参考依据。例如，Parker 等依椎体粉碎程度、骨块进入椎管的范围以及后凸畸形程度等三个方面进行打分评定（载荷分享评分）来决定手术入路方式，并通过对一组采用此种评定方式的手术患者进行超过 5.5 年的临床随访研究，效果良好。具体打分标准是：①在 CT 片矢状面上了解椎体粉碎程度：粉碎程度 ＜30% 为 1 分，30% ~60% 为 2 分，＞60% 为 3 分。②在 CT 片横断面上了解骨块进入椎管情况：椎管未受侵为 1 分，骨块移位至少 2mm 但受侵 ＜50% 为 2 分，受侵 ＞50% 为 3 分。③X 线侧位片上观察后凸畸形程度：畸形 ≤3° 为 1 分，4°~9° 为 2 分，≥10° 为 3 分，3 ~6 分可单独行后路手术，≥7 分行单独前路手术。

（四）Vaccaro 分类

Denis 分类过于简化，很多骨折类型未能分类；而载荷分享分类不涉及韧带损伤及损伤机制，故都不能很好地用来决定手术适应证。2005 年，Vaccaro 分类中对骨折形态学描述的三种主要特征（压缩、移位/旋转、分离）见图 15 - 3。

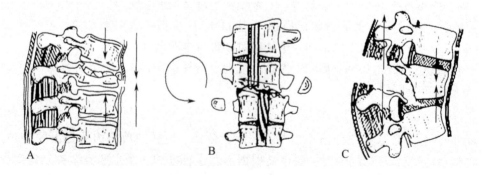

图 15 – 3　Vaccaro 分类中对骨折形态学描述的三种主要特征

A. 压缩；B. 移位，旋转；C. 分离

二、临床表现

患者常有明确的外伤史，如高处坠落、车祸或跌倒摔伤的病史。伤后有腰背部疼痛、活动受限，脊髓或神经根损伤时可出现下肢的感觉、运动功能障碍或大小便功能障碍，有神经根受压时亦可以表现为明显的根性疼痛。损伤局部可见软组织肿胀及皮下瘀血，可有后凸畸形。局部有明显触痛及深部叩击痛，有后部韧带结构撕裂时可以触及增宽的棘突间隙。

导致腰椎骨折损伤的暴力通常较为强大，尤其是对于车祸伤或高处坠落伤患者，要密切监测患者的生命体征，注意处理创伤性或失血性休克，检查并及时治疗颅脑、心肺和腹盆等重要脏器的损伤，如创伤性湿肺、血气胸、内脏破裂出血。同时，还要注意全身其他部位的骨折或损伤的处理。如车祸伤容易引起全身多发骨折，而高处坠落常导致颅底、脊柱与跟骨骨折。

三、检查与诊断

腰椎骨折的诊断包括病史采集、物理检查及影像学检查。

详细、准确的病史采集是临床诊断的关键。根据腰椎骨折的特点，病史询问既要系统、全面，又要突出重点，其内容应包括年龄、外伤史、疼痛性质、特点及相关伴随症状等方面，既要了解脊柱骨折局部情况，还要掌握全身整体状况，避免只注重脊柱骨折而忽略内脏器官或其他部位的损伤，以避免不良后果的发生。

其次，正确、熟练的物理检查不仅可以了解脊柱的形态与功能变化、疼痛的具体部位与特征，还可以及时发现并确定全身其他部位的骨折或损伤。其中，对腰椎骨折后神经系统功能的检查与评价也是物理检查的重要内容之一。

当然，对于腰椎骨折的准确定位、对骨折的分型、治疗方案的选择以及对预后的评估，在很大程度上仍依赖于相关的影像学检查。对于所有怀疑有腰椎骨折的患者均应常规行腰椎正、侧位 X 线摄片检查。在 X 线片上可以获得整体、直观的印象，可以了解椎体有无骨折、骨折的类型与严重程度、脊椎后突的角度、椎管矢径的改变，以及有无椎板、关节突、横突或棘突的骨折。对于陈旧性腰椎损伤，有时还需要加摄腰椎动力位片，以了解是否存在腰椎不稳。但若要进一步了解骨折的类型、粉碎程度及椎管内占位情况，仍需要行 CT 检查，以明确骨折的不稳定程度及制订相应的手术治疗方案。MRI 可以清晰显示脊椎有无骨折，椎间盘、黄韧带有无破裂，椎管内有无出血，同时，对于爆裂骨折或骨折脱位的病例，还可以准确了解脊髓及神经根受压的程度，椎管内血肿的大小，以及脊髓信号的改变情况与累及范围。此外，MRI 还可以区别新发骨折和陈旧性骨折，特别是对于骨质疏松性骨折患者新发骨折部位的判断而言，有着特殊的意义。因为此类患者常有多个椎体的楔形改变（骨折），有时单凭 X 线片或 CT 常难以准确区分，此时，MRI 就有着明确诊断的作用。因为在新发骨折部位，T_1 加权像上可以见到组织水肿信号（骨折椎的低信号改变），而 T_2 加权像上则可以见到骨折椎的高信号改变。

四、腰椎损伤的治疗

（一）非手术治疗

1. 一般治疗　卧床休息，注意生命体征的监测与维持水、电解质平衡，保证充足营养及有规律的排尿、排便习惯，防止卧床相关并发症，如肺部感染、泌尿系统感染、压疮、深静脉血栓等，并要注意积极观察和治疗其他部位的损伤。

2. 药物治疗 对于有急性脊髓损伤的患者，可采药物治疗，以减轻脊髓水肿及一系列继发性病理损害。

（1）激素治疗：急性脊髓损伤后 8h 内，可采用甲泼尼龙（MP）冲击疗法。药物越早使用越好，初始剂量为 30mg/kg 甲泼尼龙，在持续的医疗监护下，15min 内静脉注射，然后暂停 45min，随后以 5.4mg/（kg·h）的速度持续静脉滴注 23h。以后每天 1g，静脉滴注，连用 3～5d。使用期间注意预防应急性溃疡出血，可同时加用雷尼替丁或奥美拉唑。

（2）脱水剂治疗：可交替采用甘露醇和呋塞米脱水治疗。20% 甘露醇［1～2g/（kg·6～8h），连用 3～5d］，呋塞米（每次 20mg，1～2 次/d，连用 3～5d）。用药期间要注意监测肾脏功能，特别是对于老年患者。

（3）神经营养药物：腰椎骨折合并脊髓或神经根损伤的患者，可采用维生素及神经生长因子治疗，如维生素 B_1（10mg，3 次/d）、维生素 B_{12}（如弥可保 0.5mg，3 次/d）以及神经生长因子（如 CM-1），对脊髓或神经损伤的恢复可能有一定的帮助。

（二）常规手术治疗

腰椎骨折的手术方式可分为后路手术、前路手术及前后联合入路手术。具体的手术方式取决于骨折的类型、部位及椎管受侵犯的程度，同时也取决于医师熟悉的手术方式及其治疗倾向。

1. 后路手术 后路手术临床上应用相对广泛，手术创伤相对较小，技术上容易掌握，手术并发症相对要少。标准入路包括后正中、经椎弓根和后外侧入路。

（1）后路复位机制：研究表明，轴向撑开力是使椎管内骨折块复位的主要力量。椎管内骨折块的复位是在轴向撑开力的作用下借助于后纵韧带的伸展，使附着在椎体上的纤维环及其周围的软组织牵引骨折块完成的。但是，对于后纵韧带及后柱结构完全损伤、椎管内骨折块向前旋转、椎管狭窄 >50%，以及陈旧性骨折患者，单纯经后路闭合复位则较难取得满意结果。

（2）后路内固定：后路内固定主要包括钉板系统、钉棒系统、钉钩系统三种方式，而固定节段亦由长节段固定发展为短节段三柱固定，以保留腰椎更多的活动度。三柱短节段固定的主要优点是：①三柱固定较为牢固。②固定节段短，能最大限度地保留脊柱的运动功能。③通过撑开可以起到间接复位、减压的作用。④可经椎弓根或后外侧直接减压。⑤可同时行后外侧植骨融合。

2. 前路手术 前入路的优势在于可直接暴露脊髓和神经根，对神经组织彻底减压而不需施加任何牵拉动作，减压和融合所涉及的活动节段相对较少。但手术创伤相对较大，并有损伤大血管的危险。标准的手术入路为胸腹联合切口和腹膜外切口。

20 世纪 70 年代，Dunn 等最先报道胸腰椎骨折前路器械固定技术。此后，Mcaffee、Kaneda、Dunn 等相继开展了前路手术，并证明前方入路是一项安全的手术。由于前路手术能直接解除致压物，恢复脊柱的对位；同时，前柱承载着脊柱主要的载荷分布，而前柱手术能实现前柱的骨性融合并重建脊柱前柱的高度。因此，前路手术正日益受到推崇。

一般认为，前柱手术的适应证为：①胸腰椎陈旧性骨折（伤后 2 周以上），脊髓前方受压。②严重骨折脱位椎管侵占 >50%，椎体高度丢失 >70%，后凸 >20°～30°。③后路内固定复位不满意，脊髓前方压迫未解除。④后路内固定失败，脊髓重新受压。⑤陈旧性胸腰椎骨折后凸畸形并发迟发性截瘫。常用于胸腰椎前路固定的器械类型有 Kaneda、Z – plate、Ventrofix 等胸腰椎前路固定系统，特别是 Z – plate 及 Ventrofix 系统以其不但可通过撑开来矫正后凸及侧方畸形，而且压缩时可嵌紧骨块的优点而在国内被广泛使用。

（三）微创手术治疗

微创手术是近年来发展起来的新技术，具有创伤小、出血少、疼痛轻、功能恢复快、减少围术期及其术后并发症的优点。但其缺点为手术操作难度高，需要较长的学习曲线，要求术者既有传统开胸、开腹及脊柱外科手术操作，又要有镜下操作的技能。所以此项技术应严格掌握手术适应证，充分术前准备，规范术中操作，认真术后处理，才能达到预期目的。

（四）后正中小切口前后联合内固定椎体重建术

对根据载荷分享原则确定需行前后路联合手术的胸腰椎爆裂骨折，采用后正中小切口行椎弓根内固定，经半椎板减压和椎弓根切除前方减压，同时行前方椎体重建术，可在使用后路椎弓根器械撑开，矫正后凸畸形的同时，切除小关节突和椎弓根行脊髓前方充分减压，同时行椎体间钛网植骨融合重建前方椎体。手术可在采用一个手术入路的情况下进行后路撑开和脊髓前方椎体减压及椎体重建，同时避免了前路手术的创伤，对需行前后联合手术的胸腰椎爆裂骨折的治疗具有积极的临床意义，而这已得到类似解剖学研究的支持。

国内池永龙等对超过 20 例根据 Mc Cormack 分类均为前后路手术适应证的患者进行了后正中小切口椎体重建的前后联合手术。经椎弓根器械撑开，椎体高度恢复 96% ~ 100%。经 CT 扫描未见椎管内骨块残留，后凸畸形矫正 100%。经影像学评定及短期随访，未见内固定松动、断裂和失效。临床疗效评定佳。

1. 适应证和禁忌证

（1）手术适应证：根据 McCormack 分类为前后路手术适应证的患者。

（2）手术禁忌证：①腰椎单纯压缩性骨折或稳定的爆裂性骨折。②严重心肺疾病及凝血功能障碍。

2. 麻醉和体位

（1）麻醉：气管插管麻醉或局部神经阻滞麻醉。

（2）体位：患者取俯卧位，胸部及两髂棘部垫软枕，腹部悬空，据骨折部位调整手术床伸屈度。

3. 手术步骤

（1）术中定位：将 C 形臂 X 线机正位投照，通过体表放置克氏针来确定伤椎的准确部位。

（2）以伤椎为中心做后正中纵切口约 6cm，切开皮肤及皮下；潜行切开深筋膜，分离双侧椎旁肌，暴露伤椎及上下相邻椎体的椎板及关节突。

（3）C 形臂 X 线准确定位，伤椎上下椎体双侧椎弓根穿刺，置入椎弓根螺钉各一枚，C 形臂 X 线示位置佳；装双侧连接棒，固定撑开。

（4）取出需减压侧连接棒，切除伤椎减压侧部分椎板、小关节突及部分椎弓根，平行击入 2 根细克氏针于拟切除椎体的上下缘，可紧贴椎体上下终板。

（5）用骨刀平行于两克氏针间切除椎体骨质，并采用刮匙及椎板咬骨钳切除对侧椎体内骨质，并切除突出于椎管内的骨块，对脊髓及神经根彻底减压。

（6）用咬碎的骨块将椎体前缘填充紧实，注意勿将骨块落入椎管。

（7）选择合适长度及直径的钛网，将咬碎的骨块填充紧实，植入椎体正中。若植入两个钛网，可将先植入钛网推向对侧，然后植入第二个钛网。

（8）严格止血，冲洗；放置引流管，固定；逐层缝合椎旁肌，皮下组织，皮肤。并拍摄术后 X 线片及 CT 扫描，检查术中器械置入的位置。

4. 注意事项

（1）准确定位：准确定位可以确定具体的切口部位，避免切口过大，组织剥离范围过大。

（2）浅筋膜组织需通过小切口潜行切开，范围只要显露伤椎上下椎体的进针点即可，不必广泛暴露。

（3）通常先行椎体撑开后再减压：减压时尽量保留伤椎上方椎体的下关节突，对伤椎减压侧的上关节突及椎弓根只做部分切除即可。

（4）插入椎体内定位的克氏针必须尽量与终板平行，椎体切除必须在此范围内进行，防止切破终板，否则将导致钛网放置不稳，易引起术后椎体高度塌陷。

5. 术后处理

（1）严密观察生命体征，观察运动、感觉及括约肌功能变化。

（2）严密观察引流管是否通畅，以及引流物的颜色、数量。若有较多的淡血性液体引出，则可能为脑脊液漏，此时需及早拔出引流管，防止颅内低压及脑疝。若引流血量较多，注意及时补液、输血支持治疗。

（3）术后抗感染 3~5d，防止感染。

（4）加强患肢功能锻炼，术后 10~12 周在腰围保护下可逐渐坐起。

6. 并发症及防治

（1）脑脊液漏：若术后持续引出大量较清亮液体，因考虑脑脊液漏。此时需嘱患者去枕平卧，并及时将引流管拔除，避免颅内低压或脑疝形成。

（2）脊髓或神经根损伤：术中注意用神经剥离子牵开保护脊髓、神经，避免被骨刀或钛网的锯齿状边缘划伤，但亦要避免过度牵拉脊髓和神经，以免损伤。一旦损伤，可于术中及术后给予甲泼尼龙治疗。

（3）钛网位置欠佳：术中切除椎体骨质时需平行切除，并且要切除充分；钛网植入时需注意位置，必要时术中需 C 形臂 X 线透视满意后方可关闭切口。

（林海涛）

第三节　骶骨损伤

一、骶骨骨折的分型

对于骶骨骨折的分型目前各家意见还不尽一致。

骶骨骨折可由直接暴力或间接暴力致伤，造成开放性骨折和闭合性骨折，其中开放性骨折以火器伤为主，虽常同时合并有内脏损伤，但骨折多局限于后骨盆环，对骨盆的稳定性破坏较小；直接、严重的钝性创伤可导致骶椎粉碎性骨折，通常伴有骶神经损伤。闭合性骨折则以高处坠落伤所致较多，多见于年轻人，系由骨盆或腰椎所传导的暴力所致。

根据骨折线形态，将骶骨骨折分成纵形、斜形及横形骨折。纵形骨折可发生于骶骨的任何部位，纵形骨折可经过骶骨翼或骶孔；同样斜形骨折也可发生于骶骨任何部位，而横形骨折相对较少，多发生于位于 S_2 和 S_3 之间的骶骨后凸顶点，也有发生于 S_1 和 S_2 之间的高位横骨折。Roy Camille 等发现高处坠落伤时高位骶骨横形骨折多为自杀所致，并将其称为自杀者骨折（suiclde jumpers fracture）。根据受伤时腰椎所处位置可将骨折分为 4 型。Ⅰ型：屈曲骨折，无移位；Ⅱ型：屈曲骨折，向后方移位；Ⅲ型：伸展骨折，向前方移位；Ⅳ型：中立位骨折，即粉碎性骶骨横形骨折，无移位，但有明显的直肠和膀胱症状。

Denis 法按骶骨按解剖区域划分将骶骨骨折分成 3 型：Denis Ⅰ型（骶骨翼区骨折），骨折通过骶骨翼，无骶孔区及骶管的损伤；Denis Ⅱ型（骶孔区骨折），骨折通过一个或数个骶孔，可累及骶骨翼，但不累及骶管；Denis Ⅲ型（骶骨管区骨折），骨折通过骶管，可累及骶骨翼及骶孔区，骶骨横形骨折亦属于该型。该方法的优越性在于将骨折形态与临床表现、治疗方法的选择联系起来，但没有将整个骨盆环的稳定性考虑在内。Ⅰ与Ⅱ型损伤一般仅累及一侧神经根，而Ⅲ型骨折常可损伤双侧神经根，并引起膀胱或直肠症状。

Tile 法从骨盆的整体来考虑，将骶骨骨折分为 3 型。A 型骨折（单纯骶尾骨骨折），骨盆后弓保持完整，骨盆稳定性不受影响。B 型骨折，由旋转暴力而致伤，骨盆环的完整性受到不完全性破坏，骨折表现为旋转不稳。B_1 型为单纯"翻书样"外旋损伤；B_2 型为侧方挤压性内旋损伤，骶骨前方受到撞击而发生压缩性骨折，同时合并对侧或双侧的耻骨支骨折；B_3 型损伤则更为严重，表现为双侧的翻书损伤或内旋损伤。C 型骨折，一侧或双侧骨盆环的完全性骨折，表现为旋转不稳，且存在垂直不稳，此时骶骨骨折应按不稳定性骨盆骨折的一部分来处理。

二、临床表现

多有明确的外伤史，如高处坠落、车祸、直接暴力打击等，需从骶骨骨折本身、骶骨骨折并发症来观察和检查。

（一）骶骨骨折本身

骶骨骨折局部可表现为肿胀、压痛；患者主诉骶尾部疼痛、惧坐，因行走时骶骨周围肌群收缩而牵拉骨折部位所致。对于因高能量损伤所致骨盆骨折并有骶骨骨折的患者，往往合并有其他损伤如颅脑伤、胸腹部损伤，骶骨骨折的症状易于被掩盖而漏诊，此时应在全身一般检查及抢救威胁生命的严重创伤的同时，尽可能详细地询问受伤经过，高能量损伤如交通伤、高处坠落伤患者应强调骨盆部的检查，对脊椎检查时不应将骶骨遗漏。

（二）骶骨骨折并发症的临床表现

1. 休克　骨盆后段（包括骶髂关节、骶骨和髂骨翼后部）有髂内动、静脉及其主要分支，如骶外侧动脉走行于骶骨前面，髂腰动、静脉越过骶髂关节至髂骨前面；并且此段血管排列稠密，静脉丛无静脉瓣阻挡回流，加以松质骨骨折本身出血较多，所以移位明显骶骨骨折和（或）骶髂关节脱位的患者，致骶外侧动脉和（或）髂腰动、静脉撕裂，可有大量出血积聚于后腹膜后，表现为轻度或重度休克。因此，对移位明显的骶骨骨折和（或）骶髂关节脱位，同时并发有骨盆骨折的患者，首先要检查血压、脉搏、意识、血红蛋白、血细胞比容（红细胞压积）等，以便对有休克者及时救治。

2. 神经损伤　骶骨骨折患者合并神经系统损伤的比率大大超过骨盆骨折患者。髂骨翼骨折、骶骨孔骨折以及骶髂关节的损伤都可能对一侧腰骶神经丛和（或）神经根形成压迫、牵拉以至撕裂损伤，而当骨折累及中央椎管时，则可能导致马尾和双侧神经根的损伤。骨折部位不同，神经损伤的部位也不同，临床表现也不尽相同，如经骶管的骨折可损伤支配括约肌及会阴部的马尾神经，以及相应节段的神经根；S_1 侧翼骨折可损伤 L_5 神经根。患者可出现单侧/双侧下肢运动障碍或者丧失，伴有或不伴有感觉障碍，鞍区感觉障碍或丧失，括约肌功能障碍或丧失，阴茎球海绵体反射消失，以及尿失禁或尿潴留等。Gibbons 等将骶骨骨折引起的神经系统损害分成 3 种类型：①一侧感觉障碍。②一侧运动功能减退（同时伴有或不伴有感觉减退）。③直肠和（或）膀胱功能损害（同时伴有轻微运动和感觉减退）。一般认为，一侧神经根损伤尚不至于引起直肠及膀胱损害，当出现直肠或膀胱括约肌损害症状时，往往提示马尾或两侧神经根损害。但骶骨骨折患者常常同时合并有全身其他部位的损伤，当多发伤较为严重时常使病情被掩盖。此外，对于膀胱功能损害者应注意鉴别其是由神经根损伤还是由骨折直接损伤所致。

三、诊断

骶骨骨折的患者多为复合伤，容易漏诊。应根据外伤史、症状以及骶骨骨折体征、神经损伤症状，同时应仔细检查有无直肠、尿道及阴道损伤，再辅以影像学检查，诊断不难做出。

1. X 线　X 线检查是诊断骶骨骨折的最基本手段。由于有生理性后凸，所以骶骨骨折尤其是 S_1 和 S_2 骨折在骶骨前后位 X 线片上常常不能有令人满意的显示；同时又有软组织影和髂骨翼的重叠以及肠道气体的影响，也会给骶骨骨折的诊断带来一定困难。阅片时应注意观察骶骨皮质骨边缘、椎间孔轮廓以及骶髂关节下缘有无连续性中断，两侧骶孔是否保持对称。单纯骶骨骨折在正位 X 线片上可见横形骨折线，或两侧骨皮质不连续，往往容易遗漏；而侧位 X 线片上可见骶骨皮质边缘连续性中断，前缘骨皮质嵌入，向后成角；新鲜骨折如直肠充气，侧位 X 线片可见骶骨、直肠间软组织增厚、局部血肿。但是，也应特别防止一些假象造成误诊：有人骶骨下部钩状变形，侧位 X 线片可见前缘骨皮质凹陷，甚至成角，但无骨折透亮线；有时骶骨下部两个侧缘和后面凹凸不平，侧位 X 线片上相互重叠，造成前面皮质局部隆突不平，易误认为皮质皱折、隆起或假性嵌入征象。因此，前后位可摄向头侧倾斜 30° 的 Ferguson 像，侧位摄片应以骶骨为中心，必要时可摄骨盆的入口位和出口位片，前者可清晰显示骶骨翼和骶骨体，而后者对骶骨孔的显示要更为理想。

骶孔线是重要的 X 线解剖标志，表现为 3 条连续的凹面向下的弓形致密线影，两侧对称，S_1 骶孔线向外下斜行角度较大，S_2 骶孔线走向较水平，一般达骶髂关节下缘与 S_1 骶孔线汇合，S_3 骶孔线较短，有时未达骶骨外缘即消失。椎间盘线在 Ferguson 像上表现为 4 对致密的横线。如骶孔线、椎间盘线模糊、消失或中断、扭曲变形、左右不对称，通常提示有骶骨骨折。一些骨折已愈合的病例，骨折线虽已消失，但存在有畸形性改变的骶孔线，密度更加致密，是陈旧性骶骨骨折的诊断依据。此外，骶前、后孔相互间的位置改变也提示骶骨骨折。

2. CT 扫描　CT 扫描无疑是诊断骶骨骨折乃至骨盆骨折最为重要的影像学手段，可以较好地显示骨折的部位、形态和程度。多层螺旋 CT（multi‐slice CT，MSCT）其三维容积成像技术可以逼真地再现骨骼系统及其与周围结构的空间形状，立体、直观且较全面地显示骨骼系统的解剖关系，为诊断、制订合理的手术方案以及术后疗效的评价提供了极大的帮助。多平面重建（multi‐planar reconstruction，MPR）可显示横断面图像上的任何二维重建图像，包括冠状面、矢状面、任意斜面和任意曲面的图像重建，特别是用于脊柱病变。表面遮盖显示（shadedsurface display，SSD）可重建大体解剖外形，解剖关系清晰，但细节不够丰富，对于移位不明显线样骨折不易显示，无法观察到内部形态和密度。容积重建（volume rendering，VR）在显示细小骨折方面优于 SSD，空间立体感不如 SSD。MSCT 对于判断骶骨骨折的类型、骶神经受压的部位、决定治疗方案均有重要的价值；同时，由于骶骨骨折多为复合伤患者，螺旋 CT 的快速扫描尤其适合。

3. MRI 检查　虽然高分辨率 CT 能够显示骶丛神经近端结构，但无法满意地将骶丛神经与周围软组织区分开，而 MRI 对神经、软组织有良好的显像，在确诊骶骨骨折合并神经损伤的部位、范围有明显的优势；采用先进 MRI 技术，使用适当的表面线圈和脉冲序列能够很好地显示清楚骶神经影像。

在 MRI T_1 加权像上，骶丛神经与肌肉等信号，T_2 加权像上信号较肌肉信号稍高。周围神经由贯穿全长、数目恒定的多条神经束汇聚而成，而每条神经束由神经纤维构成；神经内外膜之间由脂肪组织隔开。因此，在 MRI 像上周围神经具有特征性条纹结构，相对于相邻肌纤维影像，骶神经在 MRI T_2 加权像上的条纹征象细致且规则。通过平行于梨状肌的 MRI 多维扫描可展现骶神经全长，能够准确定位神经损伤的部位和范围；同时，MRI 断面影像可细致显示骶丛神经的解剖结构以及与周围组织结构的关系，对确定手术方案有重要指导意义。

在正常的骶骨冠状位 MRI 影像上，4 对骶神经对称出现，神经外存在大量脂肪组织，如神经外脂肪消失，神经异常增粗或变细，骶孔、椎管的骨块压迫均为神经病变征象。

MRI 的垂直冠状位（与腰椎长轴平行）和水平轴位（与垂直冠状位垂直）能够很好地显示 L_4、L_5 神经根及腰骶干、坐骨神经近端，可观察评估骶丛神经的根段、丛段、干段结构；骶骨长轴冠状位 MRI 像最适合于观察走行于骶骨体，骶孔内、外段的 $S_1 \sim S_4$ 神经根，而水平轴位层面是显示坐骨神经干横断面的最佳层面。

四、骶骨骨折的治疗

骶骨骨折多伴有多发损伤，周围血管神经组织丰富，外伤后出血量大，早期、及时、正确的处理可减少死亡率，为后期进一步治疗奠定基础。但现今对骶骨骨折的治疗存在较大分歧。

（一）非手术治疗

当骶骨骨折无移位或者移位不明显时，保守治疗多可达到满意疗效。对于稳定的 I 型骶骨骨折和无神经损伤、移位很小的 II 型骨折，应卧床休息及避免局部受压及早期负重，给予镇痛治疗；有移位的 I 型、II 型骶骨骨折可在手法复位后行牵引治疗，牵引重量一般为患者自身重量的 1/5～1/4，牵引应在伤后 24h 内开始，且不应少于 8 周；或者使用髋"人"字石膏治疗。同时合并的骨盆骨折仍需相应处理。

（二）手术治疗

对于骨盆稳定性受到破坏、存在有神经系统损害的骶骨骨折患者，非手术治疗效果并不令人满意，往往后期出现局部疼痛、步态不稳、骨盆倾斜以及代偿性脊柱侧弯等；此时需积极手术治疗，使用内固定或外固定重建骨盆环与腰骶关节稳定性，纠正和防止骨盆环、腰骶关节的后凸和平移畸形，解除神经压迫及避免进一步损伤。以下情况应考虑手术治疗。①稳定性：骶骨高位横形骨折多伴有神经根损伤症状，骨折块有明显移位时；骶骨纵形骨折常伴有骨盆骨折，应在治疗骨盆骨折时一并考虑。②神经根损伤：通过骶骨椎板减压可探查影响下肢感觉运动功能的下腰和上骶部神经根，以及影响肛门、尿道括约肌和性功能的下骶部神经根。同时可清除血肿、解除压迫、矫正畸形、修复损伤的硬膜以及回纳外露马尾神经根。③严重的轴位或矢状位脱位。但神经功能的最终恢复与神经根损伤的类型、程度有关。

以往骶骨骨折的手术治疗主要限于骨折片突入椎管压迫神经者，手术也仅仅是椎板切除、骶椎管减压；因没有合适的内固定器材，很少行骨折复位、矫正畸形的。近年来，骨盆骨折内固定技术取得了突破性进展，加上对骨盆的稳定越来越重视，对于伴有明显后凸畸形的横形骨折应行骨折复位固定术，可使骶神经根受压得到解除；而瘦小的患者骨折复位后，可避免皮肤受压出现压疮。手术过程中如果手法过于粗暴，则可引起直肠穿孔。手术入路通常采用后侧入路，也可经前路固定，但前路手术创伤大、显露困难、操作复杂、出血多。

1. 骶骨横形骨折　横形骨折后出现后凸畸形，可将神经根向后顶起，以及移位骨折块直接压迫神经根。此外，在剪切暴力作用下骨折端还容易产生水平移位；此时如单纯行椎板切除术，不仅不能对神经根减压，而且也无法纠正后凸畸形；即使将近端骨折片凸向椎管内部分切除，也会因骨折的水平移位对神经根形成卡压。因此应先行手术复位，然后再用钢板内固定，清理任何未能复位的骨折碎块。如果骨折块稳定或粉碎性骨折相互间呈嵌插状，没有明显成角以及远端平移者，可只需行椎板切除、松解神经根后给予固定；如骨折为斜形，则应行腰骶融合及内固定术；如移位明显则可将融合范围延伸至 L_4。

骶椎横骨折大多发生于 S_1 ~ S_3 之间。患者俯卧于手术台上，髋膝关节轻度屈曲，后正中切口显露 L_5 ~ S_4 棘突。骨折线比较倾斜的，则应显露至 L_4 水平，包括 L_5 神经根。S_1 ~ S_4 椎板切除，显露神经根，向侧方扩大显露，直至完全看清骨折线。椎管内探入一刮匙，在骨折线附近行椎板下清除，清除碎骨片，取出椎管前壁——骶骨后凸部位处的骨质，防止复位时对神经根造成的损伤。利用两把 Cobb 骨膜剥离子轻柔地插入骨折线内，以杠杆作用使骨折复位，然后准备行内固定。于两侧 S_1 ~ S_4 节段椎弓根部位（相邻骶后孔之间），靠近骶后孔边缘，钻螺钉孔，钻头直径为 2.0mm，钻头外侧倾斜 30° ~ 45°，钻透两侧皮质、攻丝，采用 4.0mm 松质骨螺丝钉。选择恰当长度和孔距的钛合金（或不锈钢）骨盆重建板，用两把 Cobb 骨膜剥离子维持复位，两侧钢板同时固定，依次拧紧所有螺钉。切忌利用钢板作为复位的工具。如果是粉碎性骨折，为达到固定强度，可将近端螺钉固定至骶髂关节；如骨折累及 L_5 ~ S_1 椎间关节或 L_5 椎弓根，可将螺钉固定至 L_5 椎弓根，此时神经根的减压范围也需相应扩大。

有一种特殊类型的骶骨横形骨折，即"U"形骶骨骨折，其发生率较低，占骨盆骨折的比率约为 2.9% ，特点是左右各有一纵形骨折，同时 S_1 ~ S_2 或 S_2 ~ S_3 之间还有一横形骨折线。Sean 等将其分为 3 种类型。Ⅰ型：骨折块之间无明显移位，仅有轻度后凸；Ⅱ型：远骨折块向前移位；Ⅲ型：远骨折块向后移位。诊断时需要有骨盆反向入口位 X 线片显示骶骨上部和 CT 三维重建片，治疗方案同样是依据损伤的程度、骨折的稳定性和神经根损伤情况采取保守治疗或手术治疗，其特殊点是同时既有垂直骨折又有横形骨折，可采取经皮骶髂关节空心螺钉固定骨折块，然后可根据需要给予后方减压和固定。

2. 骶骨纵形骨折　经皮骶髂关节空心螺钉固定不仅适用于骶髂关节脱位，亦可用于 Denis Ⅰ 型骨折；但骨折块间加压固定技术的前提是骨折的准确复位，不准确复位的情况下可造成骶孔或骶管受压或误入骶孔或骶管，从而导致医源性神经损伤。因此，对于 Denis Ⅱ 型、Denis Ⅲ 型骨折及粉碎性骨折不适用。

CT 引导下经皮骶髂关节空心螺钉固定方法：患者俯卧于 CT 检查床上，先行骨折复位；经 CT 扫描证实复位满意后，在臀大肌起点的前方 1.5 ~ 2.0cm 处作臀后线的平行线，将髂嵴和坐骨大切迹之间的长度三等分，其等分点即为进钉点。进钉方向：在横断面上向前倾斜 20° 左右，冠状面上向尾部倾斜 8° ~ 10°，螺钉的前界为骶骨翼斜面的皮质，后界为 S_1 神经孔皮质。CT 扫描可观察螺钉的位置和方向。术中应用体感诱发电位可及早发现神经受损情况，从而调整进钉的方向和角度。经皮固定能大大减少手术损伤、感染及出血。

同样，CT 引导下经皮外固定架安置术可用于不稳定性骶骨骨折的早期急救，能够迅速稳定骨盆环，缓解出血及疼痛，并能借助于支架本身的加压或撑开作用整复骨折 - 脱位，使其断端获得稳定，防止进一步损伤。但外固定架对垂直、旋转不稳定性骨盆骨折效果不好，不能提供充分的稳定，尤其对后环的稳定效果差，且护理困难。应此，对垂直、旋转不稳定性骨盆骨折，病情稳定后还应该内固定治疗。

（林海涛）

第四节　尾骨损伤

滑倒时臀部着地或座位跌下致伤。

一、诊断

伤后尾骨部有难忍的疼痛，坐卧皆痛。尾骨局部压痛。用食指伸入肛门进行双合诊，可摸到骨折处有异常活动感觉，并引起剧痛。

X 线摄片可供参考。

二、治疗

治疗：①局部封闭疗法可以减轻疼痛。②肛诊手法复位，很难维持复位状态。可给予对症处理，如镇痛消炎药、局部冷敷等。③少数患者日后可遗留顽固的尾骨疼痛。用醋酸泼尼松龙骶裂孔注射效果好。无效时可行尾骨切除术。

（林海涛）

第五节　脊髓损伤

一、脊髓损伤病理

(一)脊髓损伤的病理分类

根据脊髓损伤的致伤原因,可将脊髓损伤分为四类,即脊髓撞击伤、脊髓压迫伤、脊髓缺血性损伤、脊髓横断损伤。

按照脊髓损伤后病理生理变化的轻重程度不同,可分为三类:脊髓震荡、脊髓挫伤、脊髓横断损伤,这三者多联合存在,很少单独发生。

1. 脊髓震荡　脊髓损伤最轻的就是脊髓震荡,又称生理性脊髓横断,神经症状一般于伤后数小时或 1~2d 内迅速消失,不留任何神经系统的后遗症。

2. 脊髓挫伤　脊髓挫伤最为常见,它可来自于受伤当时脊髓受到的直接外力,也可由脊柱骨折脱位时脊髓周围骨折块或血肿等结构的直接压迫引起。根据其病理及临床症状不同又可分为不完全性损伤和完全性损伤。

(1)不完全性损伤:受伤当时脊髓解剖连续性完好,脊髓功能部分丧失,临床表现为不完全性截瘫,其程度可有轻重差别。根据脊髓内损伤部位不同,尚有中央型脊髓损伤、前脊髓损伤、后脊髓损伤及脊髓半横贯损伤等类型。

(2)完全性损伤:受伤当时脊髓解剖连续性也完好,但脊髓功能完全丧失,临床表现为完全性截瘫,其病理过程不断发展,最终脊髓内神经组织均退变坏死。

3. 脊髓横断损伤　是脊髓损伤的最严重类型,受伤当时,脊髓即在解剖学上断裂,或解剖学连续性存在,但脊髓功能完全消失,两者均表现为完全性截瘫。

(二)脊髓损伤的病理改变

脊髓损伤后的病理改变是相当复杂的,在形态学上涉及构成脊髓的各种组织,如灰质、白质、神经细胞、神经纤维、脊髓内血管、胶质细胞等。

1. 脊髓震荡　脊髓震荡是无肉眼可见的器质性改变,也无压迫,脑脊液通畅无阻。但是,scheinket 经实验和病理证明,脊髓震荡在细胞学上仍存在变化。由于脊髓灰质较白质有更丰富的血管和神经源性结构,因此脊髓震荡主要的受累区为灰质。早期,仅见灰质中有数个点状出血灶,以后逐渐恢复,只有少数神经细胞及神经轴突退变,绝大多数神经组织正常。

2. 脊髓不完全性挫伤　脊髓挫伤后肉眼可见挫伤区脊髓肿胀呈紫红色,各层脊膜出血,脊髓血管痉缩。镜下观察伤后 1~3h,中央管内有渗出及出血,灰质中有点状或灶状出血,神经细胞和白质可无任何改变。伤后 4~6h 灰质中微静脉内皮出现破坏、血肿和空泡,微血管周围的星状细胞突肿胀,神经细胞开始退变,白质中也出现超微结构的改变。24h 少数白质轴突开始发生退变。4~8 周,脊髓中已无出血灶,神经细胞存在,只有少数仍呈退变;白质中有众多正常轴突,但有部分轴突退变浊肿,少数空泡。较重的损伤则有坏死囊腔。

3. 脊髓完全性挫伤　在伤后 15min~3h,可见中央管出血,中心灰质中多灶性出血,出血区中的神经细胞有的已开始退变。6h 灰质中的出血灶增多,遍布全部灰质,有些达到脊髓横截面积的一半，有的可见中央动脉出血，白质轴突尚无明显改变。12~16h，白质中发现出血灶，轴突髓鞘出现退变；灰质中大片出血灶者，有的已开始坏死，形成囊腔，神经细胞大多退变。24~48h，脊髓中心坏死区大小不一，但灰质中神经细胞几乎不能找到，白质中不少神经轴突退变浊肿，有的白质已开始坏死。伤后1~2周脊髓大部分坏死，仅周边白质有退变轴突及空泡。6周时脊髓的神经组织已无法找到，全为神经胶质所代替。

4. 脊髓横断伤　脊髓横断伤除具有以上完全性损伤的病理改变，即中央出血坏死向周围发展外，还有脊髓断裂所特有的病理改变。横断伤后，在远侧和近侧断端，中央灰质呈片状出血，出血向脊髓两端可达1~2cm；伤后2h，灰质中神经细胞逐渐发生退变，胞质淡染，尼氏体消失，出血面积逐渐扩大，白质中神经纤维仅少数受累。伤后6h中心灰质处有的神经细胞已开始液化坏死，24h断端中心灰质损失殆尽，并向断端两侧发展。坏死的脊髓端灰白质出血，已不能找到神经细胞，轴索退变浊肿，有的已成为空泡；与全部灰质损失的同时，邻近白质也发生坏死。在72h坏死进展到最大程度，3~6d无明显进展，以后则断端坏死区干瘪，最终损伤区内为胶原纤维瘢痕所替代，没有髓神经纤维。

动物实验表明，脊髓横断后断端处形成瘢痕，而其头、尾两端则出现神经纤维溃变，尾端重于头端，后角重于前角，神经元也退变。到伤后6~9个月，头尾端的传导束已萎缩，未见恢复现象，但神经元已明显恢复，头端恢复稍好。

（三）脊髓损伤的病理机制

目前认为以下三方面可能是导致脊髓损伤后病理改变的机制：①微循环障碍。②神经生化机制。③细胞凋亡。

脊髓损伤后早期即出现微血管反应，局部发生出血、水肿、血液循环障碍，这些微血管变化可导致组织缺氧，并产生多种生化因子，如氧自由基、一氧化氮、血小板激活因子（PAF）、肽类、花生四烯酸代谢产物、强啡肽、内皮素等，均可损伤微血管，使其通透性增高、血小板聚集、血管栓塞、收缩，进一步加重脊髓缺血和损伤，引起神经元的继发性损害。由于血管分布的不同，脊髓灰质与白质的血流量之比是3∶1，因此受伤后灰质更容易受影响，损伤的脊髓主要表现为中央区尤其是灰质进行性出血。

此外，兴奋性氨基酸（主要包括谷氨酸和天门冬氨酸）、一氧化氮等是中枢神经系统的正常递质，但当脊髓损伤后，此类物质均过度释放，具有神经细胞毒性作用，导致了脊髓进一步损害。

最近发现，神经细胞凋亡也是引起脊髓损伤后继发病理改变的机制之一。大量证据表明少突胶质细胞在决定急性脊髓损伤后神经功能方面起重要作用。已经明确细胞死亡发生在脊髓损伤的当时以及在其后几天到几周的继发性损伤时期。在损伤的中心部位，大部分细胞发生坏死，同时巨噬细胞和小胶质细胞吞噬坏死细胞碎片，然而脊髓白质中细胞坏死却沿脊髓轴向外扩展达几周时间，这与少突胶质细胞的凋亡有关。目前，对细胞凋亡在脊髓损伤中的确切机制尚不明确。

总之，原始脊髓的严重损伤是造成继发性损伤的首要主导因素，而继发性损伤又可加重原发损伤。在不完全性损伤，由于损伤轻，出血及微循环障碍程度轻，故不形成进行性加重而转向恢复。完全性损伤，则将出现多种损伤机制连锁反应，恶性循环，病理改变进行性加重，最终出现脊髓坏死。

（四）脊髓损伤病理改变的临床意义

脊髓损伤后会发生一系列复杂的病理生理变化，由此导致了临床症状的不断变化发展。对创伤病理的研究，有利于我们判断脊髓损伤程度，指导临床治疗。

脊髓损伤后在数小时之内即可发生继发性损害，并根据损伤程度，进行性加重。因此，我们在治疗脊髓损伤时应注意：①治疗时间越早越好。特别是对于有一定恢复希望的非横断性脊髓损伤，在伤后6h内，脊髓灰质已多处出血，但尚无坏死，周围白质尚无明显改变，此时进行有效治疗，可减轻或阻断创伤病理过程。②采用综合疗法治疗脊髓损伤。由于脊髓损伤后的病理机制是多因素的，因此，采用针对性综合疗法如高压氧、甲泼尼龙等药物以及早期手术减压等，都可减轻脊髓继发损伤，有利于神经功能恢复。

二、脊髓损伤的临床表现

脊髓损伤后根据损伤程度和损伤平面的不同，具有不同的临床表现。在早期，由于存在多发伤、脊髓休克的可能，很难判断脊髓损伤的真实情况，尤其是脊髓实质的病理变化。因此，在伤后的几天内应密切观察患者神经症状和体征的动态变化，判断脊髓损伤确属完全性横断还是不完全性，以指导我们的治疗和对预后的估计。

对脊髓损伤后症状和体征的观察须解决以下几个问题：①脊髓损伤平面。②脊髓损伤是完全性还是不完全性。③脊髓损伤是进行性加重还是逐渐恢复。

（一）颈段和胸段脊髓损伤

1. 损伤早期表现 脊髓颈、胸段实质性损伤的早期即出现脊髓休克，损伤平面以下的脊髓功能处于抑制状态，表现为暂时性的弛缓性瘫痪，高位颈髓损伤出现四肢瘫，低位颈髓和胸段脊髓损伤出现双下肢瘫痪，脊髓腰骶段所支配的运动、感觉和反射功能均完全丧失。脊髓休克的持续时间，成年人可达1~2周，最长可达2个月。

脊髓休克终止的标志是出现下列反射：①球海绵体反射（又称阴茎反射）：挤压龟头，可在阴茎根部或直肠内触到球海绵体肌收缩，即为阳性反射。②肛门反射：针刺肛门周围皮肤，可引起肉眼可见的肛门外括约肌收缩。③病理反射（椎体束阳性体征）：如Babinski征阳性。并逐渐由低位向高位出现跟腱反射、膝腱反射等腱反射。

2. 脊髓损伤平面的判断 脊髓休克期之后，功能可部分恢复或不恢复。通过神经系统检查可判断脊髓损伤的平面、程度。由于体表感觉呈节段性分布，各肌组的运动支配也有一定规律，因此，可根据感觉丧失平面和四肢各肌组肌力的变化，大致判断脊髓损伤的平面。

（1）上颈髓（C_{1-4}）损伤：上颈髓损伤，由于可波及呼吸中枢而导致呼吸困难，早期即可丧命，存活者常需要人工辅助呼吸。患者可感到面部，耳部，枕颈部疼痛、麻木，锁骨下感觉消失，四肢及躯干所有肌肉均瘫痪，脊髓休克期后四肢呈痉挛性瘫痪。同时可出现心律不齐、血压不稳、张口呼吸、咳嗽困难等表现，部分患者有自主神经功能障碍，出现单侧或双侧Horner征，表现为瞳孔缩小、眼睑下垂及同侧汗腺分泌障碍。

（2）中颈髓（C_{5-7}）损伤：为颈膨大部，因支配膈肌的运动纤维由第3~5颈髓节发出，此节段损伤时呼吸可借膈肌维持，但如病变部位发生水肿，向上波及，则可发生呼吸困难。患者除颈肩部及上臂、前臂外侧部分感觉保存外，所有感觉均消失。肩部因有肩胛提肌、斜方肌的牵拉而耸起，肩关节可外展，上肢常为弛缓性瘫痪，而下肢多为痉挛性瘫痪。

因脊髓损伤常为多节段损伤，腱反射根据神经损伤水平表现为正常或减弱，也可出现 Horner 征。

（3）下颈髓及胸髓损伤：在损伤节段平面以下感觉减退或消失，主要表现为下肢瘫痪，C_8、T_1 损伤主要表现为手部肌肉肌力减退，而胸髓损伤上肢肌力和腱反射可正常。T_5 以上节段损伤时，腹壁反射、提睾反射、膝腱反射及跟腱反射均消失，T_{12} 节段损伤时，则腹壁反射正常，提睾反射、膝腱反射及跟腱反射消失。

3. 脊髓完全性损伤和不完全性损伤的鉴别　脊髓休克期后，球海绵体反射或肛门反射已恢复，而任何感觉、运动功能仍处于丧失状态，则可认为是完全性损伤。如在损伤平面以下感觉、运动完全丧失，则大小便功能障碍，肛门会阴区感觉及括约肌运动均丧失。如持续48h 仍无恢复，也可认为脊髓完全损伤。

凡脊髓休克期后骶区感觉存在，同时损伤平面以下任何一处有刺痛觉，或某一足趾可以活动，或括约肌反射不完全丧失，均表明脊髓是不完全损伤。

几种特殊类型的颈髓不完全损伤的临床表现：

（1）颈髓中央综合征：常由颈椎过伸型损伤造成，部分患者原来就有后纵韧带骨化（OPLL）或椎管狭窄等疾病，过伸损伤后脊髓前后受压，由于在皮质脊髓侧束内，支配上肢的纤维排列在内侧，支配下肢者在外侧，颈髓中央损伤时上肢感觉、运动障碍明显重于下肢。如有广泛脊髓内出血，可引起四肢瘫。脊髓中央综合征预后较好，随着脊髓水肿的消退，功能可按一定顺序恢复，下肢运动恢复较上肢快。

（2）脊髓半横断损伤综合征：脊髓半横断后，由于皮质脊髓侧束、后索、自主神经降支切断，并且损伤平面前角运动神经元受到破坏，在损伤平面以下同侧肢体出现完全性上运动神经元瘫痪，表现为痉挛性瘫痪、深反射亢进、病理征阳性；并有深感觉丧失；受累节段支配的肌肉出现萎缩，肌张力下降；还可出现同侧 Horner 征阳性，远侧肢体出汗障碍。由于脊髓丘脑束中断，对侧肢体痛、温觉丧失。

（3）前脊髓损伤综合征：颈髓前方遭到致压物的压迫后，出现损伤平面以下运动丧失，浅感觉如痛、温觉减退或丧失，但位置觉等深感觉存在。

（4）后脊髓损伤综合征：较少见，表现为运动与痛、温觉良好，但存在损伤平面以下深感觉障碍和神经根刺激症状。

（二）胸腰段脊髓圆锥与马尾神经损伤

脊椎 $T_{12} \sim L_1$ 水平以下椎管内为脊髓圆锥和马尾神经。脊髓圆锥损伤时，主要表现为 $L_{4\sim5}$ 神经支配区以下的下运动神经元瘫痪，足底与鞍区感觉麻木或消失，伴有膀胱直肠功能障碍和性功能障碍。第 2 腰椎以下骨折脱位合并马尾神经损伤，大多为神经根挫伤或部分神经根断裂，预后良好，主要表现为严重的根性疼痛，部分患者膀胱、直肠和下肢反射消失。

脊髓损伤常为多节段水平同时受损，只不过有的节段损伤轻，有的节段损伤较重，并且许多神经分布是交叉或重叠的，因此损伤程度不同临床表现也各异，临床检查时应仔细加以辨别。

三、急性颈髓损伤综合征

颈髓损伤后的急性期常出现颅脑和一系列自主神经系统的症状，主要包括：低血压、心动过缓、体温降低、定向障碍等，称为急性颈髓损伤综合征。

（一）病因

交感神经系统来自脊髓胸腰段，副交感神经系统来自脑干及脊髓骶段。当颈段脊髓损伤后，由于对交感神经节前神经元下行刺激驱动丧失，早期即失去了交感神经控制，肢体血管扩张，散热增多；而同时由于肌肉瘫痪，不能收缩，产热量减少，引起体温下降，特别在寒冷季节，因为血管不能收缩更容易发生。另外，有些四肢瘫痪患者在伤后 1～2d 或数小时内体温明显下降，但随后又迅速升高，这可能与体温传导通路阻断，失去调节能力，或周围环境温度高等因素有关。

颈髓横断后，包括由颈上、中、下交感神经节节后纤维组成的心上神经，以及由 $T_{1～5}$ 脊神经内交感神经支配的主动脉将与脑失去联系，与此同时，包含于第 3、第 7、第 9、第 10 对颅神经内的副交感神经却不受影响。尤其是迷走神经对心脏的作用较强，交感神经系统与副交感神经系统失去平衡，引起心血管功能紊乱，出现心动过缓等表现。

低血压与多方面因素有关，当体温降低时，全身血管舒张，周围阻力下降，循环容量减少；同时，由于四肢瘫痪，肌肉不能收缩，导致静脉回流血量减少，心搏量降低，因此导致低血压的发生。另外，颈髓损伤患者不能很好适应由于体液丢失及补充而引起的血流动力学变化，当循环容量不足时，不能靠交感神经使血管收缩以维持心脏充盈、升高血压。此外，血压还与体位有关，当四肢瘫患者头高足低位时，血压显著下降，这也与交感神经功能障碍有关。急性颈髓损伤综合征导致的低血压与创伤性休克引起的低血压不同，临床上前者脉率减慢、有力，毛细血管床血供正常，无主要脏器缺氧表现；后者脉率增快、微弱，皮肤、眼睑、甲床毛细血管床缺血，主要脏器有缺氧表现。

颈髓损伤早期还会出现低钠血症，其发生率高达 45%～77.8%，发生机制目前尚未明确。有学者认为颈髓损伤后，交感神经兴奋性下降，抑制了肾脏对肾素的合成和分泌，继而醛固酮的合成分泌随之减少，使尿钠、尿氯的排出量增加而引起低钠血症；另外，有效循环血量减少引起的低血压导致抗利尿激素（ADH）的分泌增多，水合作用增强，也是低钠血症的可能原因之一。低钠血症可引起脑水肿，同时低血压、体温下降也可导致患者反应迟钝及定向力差等表现。

这种急性期自主神经功能紊乱大多只是暂时的，较运动、感觉神经恢复快，在脊髓损伤后 1 个月或几个月后会达到一种新的平衡，约需 2 年才趋于完善。但仍有某些自主神经功能障碍终身无法恢复。

（二）处理

遇到急性颈髓损伤综合征时应积极治疗，主要是对症处理，改善因低血压造成损伤部位的缺血，以免影响神经功能的恢复。

1. 低温的处理　对体温失去调节的患者，首先应注意室温，使其维持在 20℃～30℃ 之间，根据情况增减被褥或衣着加以调节。

2. 低血压的处理　急性颈髓损伤患者入院后，应立即给予吸氧、心电监护，保持呼吸道通畅。此时，维持足够的循环血容量，保证血压的稳定对脊髓的血液灌注十分有利。但是，由于颈髓损伤患者不能靠交感神经增加静脉容量使血管收缩以维持心脏充盈，也不能靠动脉收缩而维持血压，在给予患者大量液体输注时，不能使心率加快及增加心脏收缩，容易发生肺水肿。因此，在大量补液时，可考虑行中心静脉压监测，避免肺水肿发生。

血压在一定范围内下降时，不会对组织的血流灌注产生明显影响，但收缩压应维持在11.97kPa（90mmHg）以上，以保证脊髓的血供。如血压无法维持，可考虑适当应用血管活性药物，如多巴胺（3×千克体重）mg 加 0.9% 生理盐水至 50ml，3～5ml/h 微泵维持，根据监测血压进行剂量调节。

3. 心动过缓的处理　窦性心动过缓一般在急性颈髓损伤后 1 周内发生，患者常无明显主诉，持续约 7～10 天，严重时可出现心脏停搏。针对病因，应用抗胆碱能药物可以较好地抑制迷走神经张力，紧急情况下，可静脉注射阿托品 0.5mg，能迅速增快心率。此外，近来有报道应用 β 肾上腺能受体激动剂沙丁胺醇，可有效治疗急性颈髓损伤后的窦性心动过缓，用法为 2.4mg，口服 3 次/d，如心率未增至 60 次/min，可加倍服用，一般用药 7～10d。

4. 低钠血症及颅脑症状的处理　早期应根据血压、中心静脉压监测结果和出入量平衡的原则限制液体摄入量，防止肺水肿和脑水肿的发生。严密监测血钠、尿钠浓度，如血钠浓度低于 130mmol/L，应立即输入浓度 3% 左右的高渗盐水，根据尿钠浓度计算每日钠的补充量，尽量将血钠控制在 125～135mmol/L 之间；发生肺水肿或脑水肿时可给予呋塞米、甘露醇脱水治疗。治疗过程中观察患者意识，如患者有烦躁等表现，可给予镇静药物等对症处理。

四、脊髓损伤的合并损伤

正常脊柱引起脊髓损伤需要强大的外力，因此，患者大多伴有其他部位的合并损伤。

（一）诊断与鉴别诊断

根据暴力大小及性质的不同，合并伤的严重程度也不同，在做检查时，应避免漏诊，特别是可能危及生命的合并伤。颈椎骨折脱位常与颅脑损伤、胸腔脏器损伤、肋骨骨折等同时发生；胸腰椎骨折脊髓损伤时，常合并腹腔脏器损伤或骨盆骨折、四肢骨关节骨折脱位等。当患者有意识障碍时，更应该做详细体检，监测生命体征，做必要的影像学检查。如患者血压低，可能是因为复合损伤所致的血容量减少，也可能是急性颈髓损伤综合征引起，应注意鉴别。

（二）处理原则

对合并伤的处理应以"分清主次，快速有效"为原则，挽救生命是第一位的。脊髓损伤的患者首先要注意其呼吸功能，保持呼吸道通畅和气体的交换量。如并发血气胸，患者胸闷持续加重，呼吸急促，应及时做胸腔闭式引流等处理。如患者合并有胸腹腔脏器破裂，颅脑损伤有手术指征时，以及开放性损伤时，应尽快手术治疗，尽量维持血压、纠正休克，避免脊髓因缺血加重损伤。在合并伤的处理过程中，应注意避免进一步加重脊髓损伤，做好脊柱的临时固定。

五、脊髓损伤的治疗

目前，关于脊髓完全性损伤后的疗效方面尚未取得显著的进展，主要仍关注于脊髓不全损伤，抑制其发展恶化，促进早日康复。但是，对于早期一些临床体征为完全性的脊髓损伤，经过学者们的临床病理解剖观察，仍可能有不等量的未损伤神经纤维存在，因此，在脊髓损伤早期，防治脊髓继发性损害是减轻伤残的重要问题。

脊髓损伤的治疗面临两大难点：①如何预防脊髓损伤引起的脊髓细胞死亡，以及如何替代已死亡的脊髓细胞。②如何抑制损伤局部瘢痕形成，创造适合神经再生的微环境，促进诱导神经生长。近年来，研究者试图通过药物、神经营养因子、组织细胞移植以及转基因细胞移植等多种方法达到治疗脊髓损伤的目的。脊髓损伤病理生理过程的复杂性决定了治疗手段的多样性。

脊髓损伤的治疗原则：①治疗越早越好。②采用综合治疗方法。③手术减压，治疗脊柱骨折脱位。④预防及治疗并发症。

由于脊髓损伤后的病理改变非常迅速，伤后 12h 出血即波及白质，白质轴突开始退变，而灰质的坏死尚无有效方法挽救，因此早期治疗的目的是保持白质免于退变坏死。早期治疗需要先进的急救措施，能在最短时间内将患者运送到有治疗脊髓损伤经验的医院，并尽快用上有效药物，如甲泼尼龙，如有条件，可早期手术以解除脊髓压迫。

以非手术治疗为主的综合疗法近 10 年来已取得很大进展，但绝大多数以实验研究为主，真正实际应用于临床的非常少见。主要有以下几种方法。

（一）药物治疗

1. 糖皮质激素　糖皮质激素治疗急性脊髓损伤（SCI）的机制是：稳定溶酶体膜，抑制脂质过氧化，维持细胞内外正常离子的平衡，减轻水肿，改善血液循环，降低毒性物质的释放。美国国家第二次急性脊髓损伤研究会（NASCIS，1990 年）认为，早期应用大剂量甲泼尼龙（Methyl – prednisolone，MP）可明显改善完全与不完全性脊髓损伤患者的神经功能。首次剂量最好在急性 SCI 后 3h 内给药，最迟不超过 8h，若 8h 后给药则不良反应明显增加。

目前，还有许多关于甲泼尼龙治疗急性 SCI 的风险与效益比的争论，Matsumoto 等对急性 SCI 患者进行双盲临床实验，发现甲泼尼龙组 60 岁以上患者的肺部并发症的发生率明显增高，因此认为对老年人应该慎用。Hasse 等报道，甲泼尼龙增加了患者感染性疾病的发生率，部分原来没有糖尿病的患者治疗后出现了严重的高血糖。认为甲泼尼龙应避免用于多发性损伤的患者。虽然存在争论，大剂量 MP 仍然是美国急性 SCI 的标准治疗方法。

2. 脱水和利尿剂　能排除脊髓损伤后组织细胞外液中过多的水分，但对于低血压或血容量不足的患者应慎用。常用药物有：①20% 甘露醇，250ml 静脉滴注，每 6~8h 1 次。②呋塞米，每次 20mg，肌内注射或静脉注射，每日 1~2 次。③50% 的葡萄糖 60ml，静脉注射，每 4~6h 1 次。使用脱水利尿剂时应注意预防电解质紊乱。

3. 神经节苷脂（Ganglioside，GM – 1）　GM – 1 是存在于细胞膜脂质双分子层上的主要成分之一，在中枢神经系统特别丰富，在正常神经元分化发育中起重要作用。体外实验发现 GM – 1 与神经细胞膜结合后，能明显增加神经生长因子的功能，促进轴突生长。临床上应大剂量、长疗程使用，基本用法是：在伤后 72h 内应用，GM – 1 静滴 100mg，每日 1 次，连续应用 3~5 周。GM – 1 可与甲泼尼龙联合应用，治疗效果较单纯 MP 为佳。

4. 阿片受体拮抗剂　脊髓损伤后内源性阿片肽（内啡肽等）过量释放，使脊髓血流量减少，是脊髓缺血坏死的重要因素。常用阿片受体拮抗剂有：①纳洛酮，首次冲击剂量 5.4mg/kg，然后 4mg/（kg·h），维持 23h。②促甲状腺素释放激素（TRH），推荐用法为 2mg/（kg·h），连续 4 小时静脉输入。

5. 钙离子通道拮抗剂　脊髓损伤后细胞外钙内流超载，被认为是涉及细胞死亡的最后途径，钙离子拮抗剂可调节 Ca^{2+} 流入神经细胞，保护神经元，稳定其功能。常用尼莫地平，每次 30mg，每日 3 次，口服 3 周。

6. 其他实验应用的药物

（1）自由基清除剂：脊髓损伤后自由基生成较多，细胞膜因含磷脂和不饱和脂肪酸较多，易发生脂质过氧化，细胞膜受损而导致细胞死亡。维生素 E 等有抗脂质过氧化、稳定磷脂膜、清除自由基等作用。

（2）兴奋性氨基酸（EAA）受体拮抗剂：EAA 具有神经毒性，由 N－甲基－D－天门冬氨酸受体（NMDAR）介导，与多种损伤因素如内源性阿片肽释放、钙离子内流等密切相关。实验证实非竞争性选择性 NMDAR 拮抗剂 MK－801 可使神经细胞的死亡率从 74% 降到 10%。

（3）神经营养因子（NTF）：NTF 包括神经生长因子（NGF）、脑源性神经营养因子、神经素、成纤维细胞生长因子等。NGF 广泛存在于神经系统中，在中枢神经系统已发现许多部位存在神经生长因子受体（NGFR），NGF 与 NGFR 结合形成复合体，被逆行转运到神经细胞体内，促进蛋白质合成，发挥神经趋化作用。脊髓损伤后，运动神经元能诱导 NGFR 表达，将外源性 NGF 注射到脊髓损伤部位，则 NGF 与 NGFR 相结合，可以保护神经元，促进轴突再生。现在利用转基因技术，使神经营养因子在损伤局部源源不断地表达成为可能。

（4）拮抗神经瘢痕形成物质：脊髓损伤局部坏死后形成的胶质瘢痕，能抑制轴索生长和髓鞘形成，这可能与胶质瘢痕中硫化软骨蛋白多糖（CSPG）对轴突再生的抑制作用以及髓鞘细胞分泌的抑制分子 Nogo 蛋白等有关。Moor 等应用硫酸软骨素生物素复合物－软骨素酶 ABC（C－ABC）降解 CSPG，发现可减弱胶质瘢痕中 CSPG 对轴突再生的抑制作用。动物实验中应用：Nogo 蛋白抗体也可促进大鼠运动功能的恢复。

（5）某些免疫抑制剂：他克莫司（Tacrolimus，FK506）是一种大环内酯类抗生素，具有极强的免疫抑制作用。实验证实 FK506 在脊髓损伤后可有效地降低脂质过氧化，抑制炎症反应；还可抑制细胞凋亡蛋白酶－3 的激活，有助于少突胶质细胞在脊髓损伤后的存活。

（6）其他药物：如二甲亚砜（DMSO），能维持细胞膜的稳定性，增加脊髓血流量。东莨菪碱有调节和改善微循环的作用，减轻脊髓水肿，应用方法为 0.3mg，肌内注射，每 3～4 小时 1 次，维持 3d，于伤后尽早使用。

（二）高压氧治疗

临床上高压氧治疗急性脊髓损伤的报道很少。脊髓损伤早期数小时内，组织出现出血、水肿、微循环障碍等，必然使脊髓组织缺氧，因此高压氧治疗有其合理性。根据其早期进行性病理改变，建议用早期短程突击疗法，即在伤后 6～12h 内使用，以 2～2.5 个大气压的氧治疗，每次不超过 2h，每日 2～3 次，持续 2～3d。治疗过程中应避免氧中毒的发生，如有全身不适、耳鸣、恶心、头痛等症状时要及时停止。

（三）局部亚低温疗法

局部低温可降低细胞的代谢率，减少组织的氧耗量，故可增强脊髓缺氧的耐受性，减轻脊髓水肿。方法为在硬膜外放置 2 根塑料管作为冷疗液体的进出管，冷疗液可选用生理盐水、林格液或葡萄糖溶液等，开始 2～8℃ 低温逐渐维持在 15℃ 左右，持续 7～8d。局部亚低温疗法适合于脊髓不完全性损伤患者，对于脊髓横断者无效，也可在手术中行局部冷疗。

（四）组织细胞移植

组织细胞移植目前主要还停留在动物实验研究阶段，但已取得一些令人鼓舞的进展，主要包括神经膜细胞移植、嗅鞘细胞移植、胚胎组织细胞移植、神经干细胞移植以及与基因治疗相结合的联合移植等。移植治疗的目的和机制是通过移植物和移植修复技术，为损伤神经提供一个合适的、有利的再生微环境，从而促进损伤神经的轴突再生。但是，目前移植物的来源和安全性问题以及外源性细胞在宿主体内长期存活、定向分化等等问题尚未得到解决。

六、脊柱骨折脱位的手术减压治疗

长期以来对创伤性截瘫的治疗原则存在分歧，目前比较公认的手术指征是：①不全脊髓损伤，表现进行性加重，怀疑椎管内有出血者。②影像上显示有骨片突入椎管或椎管变形、狭窄及挤压神经根造成严重疼痛者。但是对于完全性脊髓损伤也并非手术禁忌，严重的脊柱骨折脱位，手术复位后可缓解对神经根的牵拉，减轻疼痛；并且近年对脊髓修复的实验研究取得较大进展，一旦可应用于临床，但如果脊柱骨折脱位未得到恢复，也会给脊髓修复增加很大困难。

早期手术复位、减压、内固定，不但能保持脊柱稳定性，有利于脊髓残存功能的恢复和脊髓损伤患者的早期康复，并且可以防止晚期创伤性脊髓病的发生。手术的最佳时间是伤后8h之内，但由于病情和其他因素的影响，临床上很难做到，一般可等到患者病情平稳，伤后3~7d内进行手术。可经前方或后方入路减压、整复骨折脱位，在减压的同时选择合适的内固定并进行植骨。在后路手术时应避免切除过多椎板和关节突，以免造成脊柱不稳。

七、预防及治疗并发症

对并发症的预防和治疗贯穿于脊髓损伤的整个治疗和康复过程中，有效的治疗可降低患者死亡率。

（一）早期并发症

1. 体温异常　表现为高热或低温，与体温调节中枢失常或散热功能紊乱有关。对高热患者宜用物理降温，冰袋置于大血管走行部位，必要时应用冬眠合剂；对低温患者则应注意保温。

2. 呼吸困难或衰竭及肺部感染　由高位颈髓损伤引起，首先给予吸氧，必要时行气管插管或气管切开，或给予人工呼吸器辅助呼吸，气管切开者应注意加强护理，避免加重感染；肺部感染则应加强辅助排痰，应用化痰药物或雾化吸入，加强抗感染治疗。

3. 循环系统功能障碍　颈髓损伤患者因交感神经损伤及体位原因，常表现为低血压，可给予补液对症处理，将收缩压维持在 11.97kPa（90mmHg）以上。

4. 水电解质紊乱　伤后密切复查，根据实验室检查调整补液。

5. 消化道功能障碍　应激性溃疡、便秘等，伤后可根据病情应用制酸药物，训练排便反射，必要时给予灌肠、缓泻剂治疗。

6. 排尿障碍　行留置导尿，定期更换导尿管，定时夹管锻炼膀胱功能。

7. 褥疮　重在预防，加强护理。

8. 深静脉血栓　重在预防，鼓励主、被动活动，或行气泵辅助治疗。

（二）晚期并发症

1. 低蛋白血症　伤后定期监测，纠正负氮平衡。

2. 泌尿系结石、感染　注意饮食调节，给予对症治疗。

3. 关节周围异位骨化　关节周围较大异位骨块，影响活动时，可行手术切除。

4. 肌痉挛及关节挛缩　应加强早期护理及康复，可给予解痉等药物治疗，晚期可行矫形手术。

5. 肢体顽固性疼痛　一般局部处理、口服药物和脊髓切开均不起作用，可在疼痛部位或硬膜外行电刺激，抑制痛觉的传入冲动，有一定效果。如上述方法无效，可行脊神经后根切断术。

（林海涛）

第十六章　胸椎椎管狭窄症

第一节　概述

在先天性、发育性脊椎椎管狭窄症中，胸椎椎管狭窄症远较腰椎和颈椎少见。但近年来随着诊断技术的发展和认识水平的提高，加之因人口老龄化继发性病例随着年龄的老化而递增，因此被确诊的病例逐渐增多，应引起大家重视。

本病多见于中年男性，其病因主要来自发育性胸椎椎管狭窄和后天退行性变所致的综合性因素。

一、病理解剖

（一）椎板增厚

骨质不仅坚硬，且厚度可达 8 ~ 10mm，甚至更厚。

（二）黄韧带肥厚

正常人胸段黄韧带的厚度一般为 3 ~ 4mm，而此类病例黄韧带厚度可达 6 ~ 10mm，且在术中可发现黄韧带有不同程度骨化，而骨化后的黄韧带常与椎板融合成一整块骨板，以致椎板增厚到 12mm 以上。

（三）关节突变异

可增生、肥大、向椎管内聚，特别是上关节突向椎管内增生前倾，以致对脊髓后侧方形成压迫。

（四）椎板夹角变小

在椎板增厚的同时，左右两侧椎板在棘突前方形成的夹角明显为小，严重时可达 80° ~ 90°，从而加重了椎管狭窄的程度。

（五）硬膜外间隙消失

胸椎硬膜外脂肪本来较少，且椎管狭窄后易消失，并引起椎管内静脉丛瘀血，从而更加剧了椎管狭窄的程度。

二、发病机制

从前述的病理改变可以看出，构成胸椎椎管后壁及侧后壁（关节突）的骨及纤维组织，均有不同程度增厚，以致向椎管内占位而使椎管狭窄并压迫脊髓及其血管等结构。在多椎节胸椎椎管狭窄病例中，每一椎节的不同部位，其狭窄程度并不一致。上关节突的上部最重，而下关节突起始部位由于关节突内聚且其向椎管内的占位较少，压迫脊髓相对较轻。多椎节病例则显示"蜂腰状"或"冰糖葫芦状"压迫（亦可称为"佛珠状"压痕），MR 及脊髓造影可清晰地显示此种狭窄形态。除上述胸椎椎管狭窄退变的病理改变外，还可发现椎间隙变窄，椎体前缘、侧缘及后缘有骨赘形成并向椎管内突出加重对脊髓的压迫。

胸椎黄韧带骨化症（ossification of thoracic ligamentum flavum，TOLF）是导致胸椎椎管继发性狭窄的最常见病因，它的出现和局部应力刺激密切相关，且有明显的遗传相关因素。骨化物的形成及邻近韧带的增生、肥厚由后方压迫胸段脊髓，下胸椎发生率高于上胸椎，CT和 MR 检查通常可以明确诊断。

胸椎后纵韧带骨化（thoracic ossification of posterior longitudinal ligament，TOPLL）亦可引起胸椎椎管狭窄，其特点是增厚并骨化的后纵韧带可达数毫米，并向椎管方向凸出并压迫脊髓。其可以是单节，亦可为多椎节。

脊柱氟骨症（fluorosis of spine）亦可致胸椎椎管狭窄；患者有长期饮用高氟水史，血氟、尿氟增高，血钙、尿钙、碱性磷酸酶亦增高，且检查时可发现其骨质变硬、韧带退变和骨化，临床可表现为严重的椎管狭窄。X 线片若显示脊椎骨质密度增高，则有助于诊断与鉴别诊断。

原发的先天性胸椎椎管狭窄的病例较少见，其病理解剖显示椎弓根短粗，椎管前后径（矢状径）狭小，于年幼时脊髓在其中尚能适应，成年后可因轻微胸椎椎管退变或其他致胸椎损伤等因素构成压迫脊髓的诱因而出现症状，且症状较重，治疗上难度大。

三、临床表现

（一）一般症状

流行病学显示，胸椎椎管狭窄症多发生于中年人群。其好发部位为下胸椎，主要位于 $T_{7\sim11}$ 节段，尽管罕见，但上胸段甚至 $T_{1\sim2}$ 段亦可发生。

本病发展缓慢，起初多表现为下肢麻木、无力、发凉、僵硬及不灵活。双侧下肢可同时发病，也可一侧下肢先出现症状，然后累及另一下肢。约半数患者有间歇跛行，行走一段距离后症状加重，需弯腰或蹲下休息片刻方能再走。较重者站立及步态不稳，需持双拐或扶墙行走，严重者截瘫。胸腹部有束紧感或束带感以及胸闷、腹胀等症状，如病变平面高而严重者可有呼吸困难。半数患者有腰背痛，有的时间长达数年，仅有 1/4 的患者伴腿痛，疼痛多不严重。大小便功能障碍出现较晚，主要为解大小便无力，尿失禁少见。患者一旦发病，多呈进行性加重，缓解期少而短。病情发展速度快慢不一，快者数月即发生截瘫。

（二）体检所见

物理检查可发现多数患者呈痉挛步态，行走缓慢。脊柱多无畸形，偶有轻度驼背、侧弯。下肢肌张力增高，肌力减弱。膝反射及踝反射亢进，髌阵挛和踝阵挛阳性，巴宾斯基（babinski）征、奥本海姆（oppenheim）征、戈登（gordon）征、查多克（chaddock）征阳性。如椎管狭窄平面很低，同时有胸腰椎椎管狭窄或伴有神经根损害时，则可表现为软瘫，即肌张力低，病理反射阴性，腹壁反射及提睾反射减弱或消失；胸部及下肢感觉减退或消失，胸部皮肤感觉节段性分布明显，准确的定位检查有助于确定椎管狭窄的上界。部分患者胸椎压痛明显，压痛范围较大，棘突叩击痛并有放射痛。伴有腿痛者直腿抬高受限。

四、影像学检查

（一）胸椎X线平片检查

X线平片上可显示不同程度的退变性征象，其范围大小不一。椎体骨质增生可以很广泛，亦可仅1~2节；椎弓根短而厚；后关节大多显示增生肥大、内聚、上关节突前倾；椎板增厚，椎板间隙变窄。有时后关节间隙及椎板间隙模糊不清，密度增高。部分平片显示椎间隙变窄，少数病例有前纵韧带骨化、椎间盘钙化、椎管内钙化影或椎管内游离体。其中侧位片上可发现肥大增生的关节突突入椎管，这是诊断本症的重要依据。

平片上较为突出的另一征象为黄韧带骨化和后纵韧带骨化。在正位片上显示椎板间隙变窄或模糊不清、密度增加。侧位片，特别是断层片可显示椎板间隙平面由椎管后壁形成向椎管内占位的三角形骨影；轻者呈钝角，由上下椎板向中间骨化，中间密度较低；重者近似等边三角形，密度高，接近关节的密度。数节段黄韧带骨化时，椎管后壁呈大锯齿状，"锯齿"尖端与椎间隙相对，椎管在此处狭窄严重。约半数患者平片有后纵韧带骨化征象，椎间隙与椎体后缘有纵行带影凸入椎管。黄韧带和后纵韧带骨化可发生于各节段胸椎，但越向下，其发生率越高且病变程度也越重。

此外，有个别患者可显示脊椎畸形，包括圆背畸形、脊椎分节不全、脊椎隐裂、棘突分叉及侧弯畸形等。颈椎及腰椎X线片有时也有退行性变征象，以及后纵韧带、黄韧带、颈韧带或前纵韧带等骨化征。

（二）CT检查

CT扫描对本病的诊断与定位至关重要，但定位要准确，范围要适当，否则易漏诊。CT扫描可清晰显示胸椎椎管狭窄的程度和椎管各壁的改变。椎体后壁增生、后纵韧带骨化、椎弓根变短、椎板增厚、黄韧带增厚及骨化等，均可使椎管矢状径变小；椎弓根增厚内聚使横径变短；后关节增生、肥大、关节囊增厚骨化使椎管呈三角形或三叶草形。但在检查中应避免假象，CT扫描应与椎管长轴成垂直角度，尤其是对多节段扫描时，如与椎管长轴不成垂直角度而稍有倾斜时，则显示的椎管矢状径较实际情况更为狭窄。

（三）MR检查

这是一种无损害性检查，目前已在临床广泛应用。其显示脊髓信号清晰，可观察脊髓受压及有无内部改变，以便与脊髓内部病变或肿瘤相鉴别。MR矢状位图像上可见后纵韧带骨化、黄韧带肥厚或骨化所导致的脊髓前后间隙缩小甚至消失，T_2加权成像上可见明显的脑脊液减少、消失及脊髓压迫，合并有椎间盘突出者，可显示突出部位压迫脊髓。横断面上可见关节突起肥大增生、后纵韧带骨化、黄韧带增厚或骨化等所致椎管横断面积减小、硬膜囊和脊髓压迫等征象，但不如CT成像显示清晰。

（四）其他检查

1. 奎肯试验及化验检查　本项检查大多与脊髓造影同时进行。腰穿时可先做奎肯试验，多数呈不全梗阻或完全梗阻，小部分患者无梗阻。脑脊液检查示蛋白多数升高，细胞计数偶有增多，葡萄糖和氯化物正常，细胞学检查无异常。

2. 脊髓造影　由于磁共振成像的广泛应用，除非特殊病例，该检查已非术前常规。脊髓造影可确定狭窄的部位及范围，为手术治疗提供比较可靠的资料。常选用腰穿逆行造影，头低足高位观察造影剂流动情况。完全梗阻时只能显示椎管狭窄的下界，正位片常呈毛刷状，或造影从一侧或两侧上升短距离后完全梗阻。侧位片呈鸟嘴状，常能显示压迫的主要来源部位。不完全梗阻时可显示狭窄的全程，受压部位呈节段状时充盈缺损。症状较轻或一侧下肢症状重者，正侧位观察或摄片难以发现病变时，从左右前斜位或左右后斜位水平观察或投照，可显示后外侧或前外侧的充盈缺损，即病变部位。小脑延髓池穿刺造影亦可酌情选用。

3. 大脑皮质诱发电位（CEP）检查　刺激双下肢胫后神经或腓总神经，头皮接收。不完全截瘫或完全截瘫病例，其 CEP 均有改变，波幅峰值下降以至消失，潜伏期延长。椎板减压术后，CEP 出现波峰的恢复，截瘫明显好转。因此，CEP 不但可以用于术前检查脊髓损害情况，且术后 CEP 波峰的出现，预示着脊髓恢复较好。

4. 其他化验检查　包括 X 线平片、CT 和 MR 在内的影像学检查是明确胸椎椎管狭窄症诊断的最主要依据，但红细胞沉降率、类风湿因子、碱性磷酸酶、血钙及磷、氟化物的检查仍具有较为重要的鉴别诊断意义。拟行手术时，应常规检查血糖、尿糖，当后纵韧带骨化合并糖尿病时，因围术期内未控制的高血糖会明显增加感染、神经功能恶化等风险。

（傅兰清）

第二节　胸椎椎管狭窄症的诊断和鉴别诊断

一、诊断

本病的诊断并不很困难，在接诊下肢截瘫患者时，应想到胸椎椎管狭窄症。诊断本症主要依据下列各点。

（一）一般症状

多为中年人，发病前无明确原因，逐渐出现下肢麻木、无力、僵硬不灵活等早期瘫痪症状，呈慢性进行性，可因轻度外伤而加重。

（二）清晰的 X 线片

显示胸椎退变、增生，特别注意侧位片上有关节突起肥大、增生、突入椎管，侧位断层片上有无 OLF 和（或）TOPLL，并排除脊椎的外伤及破坏性病变。

（三）CT 扫描

可见关节突关节肥大向椎管内突出，椎弓根短，OLF 或 OPLL 致椎管狭窄（图 16 - 1）。

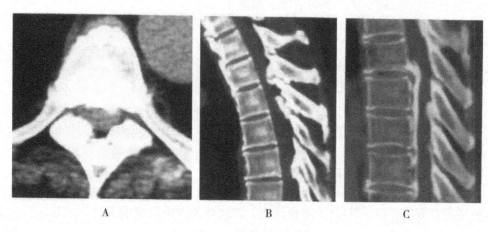

图 16 -1　胸椎椎管狭窄症

A. CT 横 T 位观；B. CT 矢状位重建显示黄韧带骨化致椎管狭窄；C. CT 矢状位重建提示
后纵韧带骨化致椎管狭窄

（四）MR 检查

显示椎管狭窄，脊髓受压征（图 16 -2）。

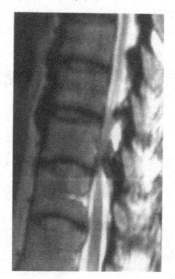

图 16 -2　胸椎黄韧带骨化 MR 表现（矢状位观）

（五）脊髓造影

呈不完全梗阻或完全梗阻。不完全梗阻者呈节段性狭窄改变，压迫来自后方肥大的关节
突和（或）OLF，或前方的 OPLL。

二、临床分型

根据胸椎椎管狭窄症的病理，包括狭窄的平面范围及压迫主要来自何方有所不同，对其
治疗方法也不相同。为了指导治疗，选择正确的治疗方法，有必要进行临床分型。

（一）单椎关节型

椎管狭窄病理改变限于一个椎间及关节突关节。X 线关节突肥大、脊髓造影、CT 等改变均在此同一平面，且与截瘫平面一致。约占病例的 1/3。

（二）多椎关节型

胸椎椎管狭窄病理改变累及连续的多个椎节，本组中多为 5～7 个椎节，约占病例的 1/3。此组病例的临床截瘫平面多在狭窄段的上界，脊髓造影完全梗阻者多在狭窄段的下界，不全梗阻则显示其多椎节狭窄，而狭窄段全长椎节数的确定，主要根据 X 线侧位片上关节突肥大增生突入椎管的椎节数，或由造影完全梗阻为下界，截瘫平面为上界计算其椎节数。术前 CT 和 MRI 检查可清晰显示病变部位、范围及脊髓压迫程度。

（三）跳跃型

本组中仅 1 例，上胸椎有 3 个椎节狭窄，中间 2 个椎节无狭窄，下胸椎又有 3 个椎节狭窄，即 $T_{2\sim4}$、T_8 狭窄都在胸椎。截瘫平面在上胸椎者，为不完全瘫；下段狭窄较严重，截瘫也较重，脊髓造影显示不全梗阻。椎管狭窄全长的决定由于上胸椎 X 线片照得不够清晰，主要依据 CT，从手术减压情况看，上胸椎 CT 有假象，其显示的狭窄比实际更窄，系投照角度倾斜所致。

此外，尚有部分病例合并胸段椎间盘突出或 OPLL，有的学者建议将其列为另外两种，但目前尚无系统性阐述几种临床分型对于手术预后影响的差异。

三、鉴别诊断

本病需与以下疾患进行鉴别。

（一）胸椎间盘突出症

其临床症状基本相似，唯本病发病快，多呈急性状态，但 X 线平片、CT 及 MR 等检查后，易于鉴别。

（二）脊髓空洞症

本病多见于青年人，好发于颈段及上胸段，其发展缓慢，病程长，有明显而持久的感觉分离，痛温觉消失，触觉和深感觉保存，蛛网膜下隙无梗阻、脑脊液蛋白含量一般正常，MR 显示脊髓内有破坏灶。

（三）脊髓侧索硬化症

主要表现为较为严重的上运动神经元和下运动神经元损害症状，却无感觉障碍。

（四）胸椎间盘突出症

本病患者的症状与体征与胸椎间盘突出症的症状相似，但临床表现多变，发病较急，常呈突发性，无典型的综合征。CT 脊髓造影（CTM）及磁共振（MR）均有利于两者的鉴别。一般不难做出正确的诊断。

（五）椎管内肿瘤

本病患者表现为进行性加重的脊髓受压症状，腰椎穿刺检查脑脊液，可发现蛋白增加程度远比胸椎椎管狭窄患者要明显，常常超过 1 000mg/L（100mg%）。脊髓造影的特殊形态

（如倒杯状、梭形等）和 CT 脊髓造影、磁共振常可做出明确诊断。此外，胸椎转移性肿瘤全身情况很差，可能找到原发灶。

（六）其他

本病尚需与外伤性硬膜外血肿、单侧后关节突骨折、蛛网膜囊肿、胸椎结核、脊髓蛛网膜炎及中毒引起的脊髓病等相鉴别。

（崔宏勋）

第三节 胸椎椎管狭窄症的治疗

一、基本原则

胸椎椎管狭窄至今尚无有效的非手术疗法，对于症状明显、已影响患者生活工作者，手术减压是目前解除压迫、恢复脊髓功能的唯一有效方法。因此，诊断一经确立，即应尽早手术治疗，而脊髓损害发展较快者更需及早行手术治疗；一旦脊髓出现变性，则效果不佳，且易造成完全瘫痪。

二、治疗术式简介

本病常用的术式为胸椎后路全椎板切除减压术，可直接解除椎管后壁的压迫，减压后脊髓轻度后移，间接缓解前壁的压迫；减压范围可按需要向上下延长，在直视下手术操作较方便和安全；合并旁侧型椎间盘突出者可同时摘除髓核。但本手术易引起脊髓损伤，甚至出现完全性截瘫；因此，在操作上一定要小心，切忌误伤。

三、胸椎椎板切除及椎管扩大减压术

（一）麻醉与体位

1. 麻醉 可选用局部浸润麻醉或全身麻醉，而目前以全身麻醉最为多用。

2. 手术体位 可用俯卧位或侧卧位。俯卧位较为常用。卧时姿势为头部略低，髋关节稍屈，使骶部位于较高的平面，以减少切开脊膜后脑脊液流失。在上胸部和骨盆下各放柔软有弹性的垫枕一个，以保证腹部的自由呼吸运动。在踝部亦放垫枕一个，使膝部微屈，避免膝部发生过伸性损伤。

侧卧位一般取右侧位。患者上肢前伸，右腋下（右侧卧）放一垫枕，使右臂架空，免受压迫，右腿伸直，左腿髋关节稍屈曲。此体位的优点是术野引流较好，血液和脑脊液能自行流出；缺点是脊椎不易放直，因而手术切口常易偏离中线。

（二）手术步骤

1. 切口 沿背部中线棘突作直线切口，其位置以病变为中心，其范围视病变的大小、定位的准确程度和患者的肥胖程度而定。通常至少应包括损害部位上下各一个椎体。在肥胖患者中，应适当扩大。

2. 显露椎板 切开皮肤和皮下脂肪，直至棘上韧带。这时助手应紧压切口两旁，控制出血。止血后，切口向两侧牵开，然后将椎旁肌肉与棘突、椎板分离。由于在椎旁肌肉与脊椎骨骼之间有静脉丛，损伤后止血麻烦，故分离肌肉时应紧贴骨骼施行。先将棘上韧带中线切开，直至棘突，然后用骨膜剥离器将切开的棘上韧带自棘突向两旁剥离，再沿棘突向深处剥离。如觉棘上韧带不易从棘突上剥离，可紧挨棘突尖端在其两旁将腰背筋膜切开。这时往往有血管（肋间动脉的末梢分支）切断，应立即电烙止血。棘突两侧为背棘肌、多裂肌、棘间肌及其肌腱，将其与棘突和椎板分离。分离范围向两侧直至横突根部，将关节突暴露。肌肉自棘突椎板剥离后常有出血，可用热盐水纱布塞入肌肉与骨骼之间压迫止血。如有较大的动脉出血不能用此法止住，可在下一步牵开肌肉时用电凝止血。此出血血管大多为肋间动脉的背侧支，位于上下两个横突之间。填塞的纱布应较大，并使每块塞入伤口后都有一小段露出于伤口之外，以免将其遗忘在伤口中。这种剥离椎旁肌的过程按脊椎逐个先在一侧施行，然后再在对侧施行。两侧均剥离后，取出填塞的纱布。用椎板切除固定牵开器将肌肉向两侧牵开。这时由于在两侧肌肉中间有棘突阻挡，放置牵开器时常有困难，可暂作初步牵引，等棘突切除后再重新妥当放置。

3. 切除棘突　由于胸椎棘突向下倾斜，所以棘突的上端切除范围应比椎板多一个。切除过程自手术野下端开始，先将最下方的一个棘突下面的棘间韧带用刀切断，然后用骨剪或大型咬骨钳将棘突咬去，直至椎板；或是将棘突于根部凿断，之后调整牵开自动拉钩，将棘突向一侧牵开，充分显露椎板及小关节。

4. 椎板切除　棘突切除后，位于相邻椎板间的黄韧带暴露。后者的附着点是从上方一个椎板的腹面中点，向下跨过椎板间隙，到达下方一个椎板的上缘。椎板切除自黄韧带开始。由于胸椎椎板呈鳞片样排列，上方一个椎板的下缘覆盖着下方一个椎板的上缘，故椎板切除自下向上施行。先用刀将黄韧带横向切开，直至硬脊膜外脂肪（注意勿损伤椎管内组织）。然后用特制的薄型椎板咬骨钳伸入韧带切口，将黄韧带和椎板分小块咬去。先用小咬骨钳（双动式最为合用）切除椎板的中央部分，宽1cm。再用第1颈椎咬骨钳向两旁将椎板切除范围扩大，直至关节突的内侧边缘。通常不必超过后关节突就能获得良好的手术显露，这样就不致影响脊柱的稳定性。但在胸段切除一两个关节突一般不致严重影响稳定性。因此视手术减压要求，可以考虑将一两个关节突切除。切除椎板时应注意手术器械勿伸入椎管内太多，以免损伤脊髓。对于伴OLF者，可联合使用磨钻实施椎板切除。椎板切除后常有较多出血，来自硬脊膜外静脉丛和骨骼。可用骨蜡、吸收性明胶海绵填塞止血。

5. 椎管探查　止血完毕后，进行硬脊膜外探查。探查内容包括硬脊膜外脂肪的多少，有无肿块、有无骨质破坏或缺损等。

6. 扩大椎管内径　如果硬膜外脂肪存在，则沿中线将其分开，然后推向两旁，将硬脊膜暴露。为了减少伤口渗血，使手术野保持清洁，可用棉片将骨切口覆盖。棉片应按照一定习惯安放整齐，切勿随意乱塞，以免遗落在伤口中。这时可检查硬脊膜的情况，注意其色泽、张力和有无搏动，检查完毕后，用细导尿管沿硬膜表面向上向下轻轻探入5cm，以判定减压是否彻底，将伤口用盐水冲洗干净。

7. 蛛网膜下隙探查　硬脊膜沿中线纵向切开。先用脑膜钩将其钩起，然后切割。不用脑膜钩者，也可在切口两旁先穿贯几针牵拉缝线，然后在缝线间切开。在这一阶段最好勿损伤蛛网膜，以免脑脊液源源流出，影响手术操作。硬脊膜切开一小口后，用有槽探针伸入硬脊膜下腔，沿控针槽将脊膜用小尖刀切开。硬膜切开后沿切口用细号针线作牵引缝结（如果切开脊膜前未曾缝好的话）。用蚊式钳将缝线外端夹住，借钳的重量将硬膜切口向两旁牵开。在切开硬脊膜前，伤口应彻底止血。血液流入硬脊膜下和蛛网膜下隙后，一方面影响手术操作，同时能引起术后的无菌性脑膜炎和蛛网膜粘连。

脊膜切开后暴露脊髓，可进行硬脊膜内探查。先检查硬脊膜内表面的颜色光泽、硬脊膜的厚度和有无肿物形成，再检查蛛网膜的厚度、颜色、光泽以及硬脊膜和脊髓有无粘连、蛛网膜下隙有无肿物、出血或囊肿形成，然后检查脊髓的大小、颜色、光泽、质地、表面的血管分布是否正常等。检查的项目很多，随病因的不同而异，个别病症的特殊检查内容，将在下文中提及。

要探查脊髓的前方时，可将其向一旁牵开或向一侧旋转。牵开时可用小号脑压板或剥离支，动作要轻，并需衬以棉片，注意勿损伤脊髓。旋转脊髓时一般都是利用齿状韧带进行牵拉。先在上下两个神经根间将齿状韧带找出，然后在硬脑膜下或蛛网膜下用蚊式钳将其夹住。切断韧带的硬脊膜黏着点，拉动蚊式钳，就可将脊髓转动。通过在胸段可将脊髓旋转75°左右。切不可拉扯神经根转动脊髓，这样将引起剧痛和造成神经根与脊髓损伤。

8. 闭合切口　手术操作结束后，需用温盐水将硬脊膜下腔和蛛网膜下隙冲洗干净，以便不使血液或血块存留。缝合伤口时，蛛网膜不作处理。如需脊髓减压，硬脊膜亦不予缝合。这时脊膜外的止血工作应极严密，因术后如有血肿形成，将直接压迫脊髓，引起严重后果。在缝合肌肉时，为避免血液流入硬脊膜内，可暂用棉片将脊膜切口覆盖，等肌肉即将缝合时取出（注意不要忘记）。肌肉的止血工作最好在切除棘突之后、牵开肌肉之前做好，以减少缝合阶段的麻烦。

对一般病例，亦可将硬脊膜用丝线连续缝合或间断缝合，以保持蛛网膜下隙通畅为基本要求。

肌肉应缝合2~3层，这些缝结还兼有止血作用。然后将深筋膜、皮下脂肪组织和皮肤分层缝合。为使伤口愈合较佳，减少脑脊液漏的形成机会，每缝合一层组织时，应将缝线穿过下面一层组织，使上下两层组织互相吻合。

如手术在上胸段，则切口刚巧在两肩胛骨之间。肩胛骨随同上肢运动时，能将切口牵张，因此缝合这一切口时应特别结实。术后忌做上肢的拥抱动作，以免伤口因牵张过度发生崩裂。

硬脊膜紧密缝合者，可在硬脊膜外放置橡皮条一枚或负压管引流（12~24h）。硬脊膜敞开减压或有缺失不能紧密缝合者，以不作引流为宜，以免形成脑脊液漏。

（三）术后处理

术后处理与一般脊柱外科手术相似，主要是预防脊髓水肿反应、脑脊液漏和感染。

（崔宏勋）

第十七章　下腰椎不稳症

第一节　概述

近年来大量的临床资料表明，下腰椎不稳症既是一个独立性疾患，又与各种疾患相关，甚至是许多疾患的病因及加速发展的主要因素。此外它也是许多腰椎伤患的一个症状，或称为临床表现之一。此类伤患均有特定的病因和诊断，将在各有关章节中一并阐述。

下腰椎不稳所致的腰痛是影响人类正常生活和工作的常见病和多发病，国外文献报告，在西方国家约有 50% 的成人曾患腰痛，其中约半数需要就诊。自 Mixt 和 Bar（1934 年）首次提出腰椎间盘突出症以来的大半个世纪里，人们对腰痛的认识越来越完善、深刻和丰富，特别是因退行性变所致的腰椎疾病已逐渐被认识，并且确定了较为完善的诊治手段。临床观察表明，至少有 30% 的腰痛患者与腰椎不稳有直接关系，其病因大多为退变所致。

在生物力学词汇中，有"不稳"一词。所谓不稳，系指结构处于不良的平衡状态。并被普遍认为是生物体结构的硬度下降，并失去最佳平衡的一种状态。而硬度是施加于某结构的负荷和所引起的位移的比率，即负荷偏移曲线的斜度。如图 17-1 所示，物体的硬度是 L/d。在同样的负荷下，结构 U 的位移距离为结构 S 的 1 倍，因此，与结构 S 相比，结构 U 的硬度下降，U 相对 S 是不稳定的。基于这个基本观点，可以认为，稳定性是反映载荷与其作用下所发生的位移之间的关系。在同样大小的载荷下，位移越小，稳定性就越强；反之，位移越多，其稳定性就越差。

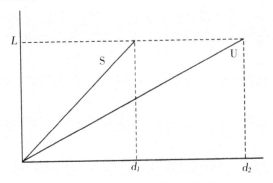

图 17-1　物体的硬度示意图

一、临床概念

单纯从力学概念来理解脊柱的稳定与否，显然是不够的。众所周知，正常情况下，相邻椎体存在着屈伸、旋转、左侧屈和右侧屈，以及复合运动等，此属于正常的位移运动，并有一定的限度。超过生理限度的位移，则称为不稳。腰椎不稳虽与腰椎过多活动有关，但并非腰椎过度活动的同义词，不能脱离腰椎与脊髓、神经根及血管的密切联系孤立地讨论腰椎的稳定性问题。腰椎不稳后患者出现经常性腰痛或腿痛等一系列临床症状和体征，则称为不稳症。椎体之间虽有异常的位移和过度活动，却无任何不适感觉。此种脊柱的"正常"活动范围也因年龄、训练水平不同而有所差别。因此，腰椎不稳的含义，必须结合临床特点，不能仅仅理解为机械不稳。在生理载荷下，脊柱能够保持椎体之间的正常关系，使脊髓、神经根不受刺激或损伤，也不至因结构改变而出现功能障碍性疼痛或畸形。当脊椎失去这一功能时就称为临床不稳。

二、腰椎退变、不稳与不稳症三者的关系

当腰椎退变后已经出现不稳，则会引起腰椎椎体及小关节之间的负荷及生理咬合发生异常，并由此产生一系列病理过程和临床表现。开始大多因退变所致，此种退变性腰椎不稳使退变节段软弱无力，硬度下降，且无法正常负荷，则会刺激窦椎神经而引起下腰痛等临床症状。此种过程，首先是通过椎体边缘的韧带－骨膜下出血、血肿机化和后期的骨质增生，并以此增大接触面来减轻对负荷和增加刚度的反应；之后再通过恢复腰椎稳定性而影响骶棘肌的肌力，以求维持椎体在正常负荷下相互之间的关系。退变是普遍存在的，而不稳症只有其中一部分人发生，占成人的 10% ~ 15%。

有学者强调，在临床上应当把退变、不稳和不稳症区别开来。尽管腰椎的退变是普遍的，但只有当退变发展到出现异常位移时才可以称为不稳，而只有当腰椎不稳患者出现临床症状时，方可称为腰椎不稳症，并以此作为诊断。从预防医学的角度看，临床医生不仅要诊治不稳症的患者，更应深入研究退变、不稳和不稳症之间的关系，采取有效手段阻止和延缓腰椎不稳和腰椎不稳症的发生。不能把大量的退变性腰椎不稳的人称为患者，但从病程发展的角度来看，亦不应视为健康的正常人。对无症状的不稳状态也应引起高度的重视。

三、构成腰椎稳定诸因素

人类能够从爬行到直立，脊柱及其稳定性起着主要的作用。人体可以看作三个倒立三角形结构，脊柱为其轴心，这就需要脊柱结构有维持其自身生理平衡的能力。一般认为，制约运动节段稳定性的因素（亦称运动节段稳定器）有以下 4 种。

1. 结构性稳定器　包括椎体的形状、大小，关节面的形状、大小及方向。
2. 动力性稳定器　包括韧带、纤维环及关节面软骨等。
3. 随意性稳定器　包括运动肌如腰方肌、骶棘肌，位置肌如脊间肌、横突间肌。
4. 流体力学稳定器　是指髓核的膨胀度。此种流体力学稳定器在诸稳定器中对于运动节段的稳定性具有重要作用；涵水能力强的髓核有良好的预负荷状态，这种预负荷状态使椎间盘有足够大的内压力，即良好的弹性。

Brinckmann 认为一个高的椎间盘内压是维持生理状态下力学功能的先决条件。

四、腰椎不稳的发病机制

胎生后髓核内含水率高达 90% 以上，使得椎间盘具有良好的弹性和张力。但随着年龄的增长，其含水率逐年减少，并随着含水量减少而使椎节体积下降而导致椎节不稳。一般认为，腰椎不稳是腰椎退行性改变的早期表现之一，而外伤与劳损等与退变又具有密切关系。

与此同时，小关节面、关节囊以及椎间盘的软骨盘最容易受到损伤，使软骨纤维化、厚度减小和骨质致密化。随着损伤程度的不同，可引起不同程度的细微骨折（microfracture），且大多见于软骨下方。与此同时，滑膜可出现急性炎症反应，有液体渗出，渐而滑膜增厚，并可导致关节周围的纤维化。如损伤相对较轻，可通过组织修复而很快恢复。反复的损伤累积或较重的损伤可引起一系列变化。随着椎间盘高度减小，小关节的重叠程度加大，同时，黄韧带可增厚或松弛，以致椎管与神经根管变窄。反复损伤将使腰椎不稳的时间延长，不易恢复原有的稳定性。

近年来研究认为，在同一椎间平面，腰椎后方小关节突关节和前方椎间盘形成的三个关节可以互相影响，任何关节损伤都可累及另一个关节，以致对腰椎稳定性及其功能产生严重破坏。如下腰椎关节呈斜行排列，这种特点使小关节容易在反复旋转应力时受到损害，出现增生、关节囊松弛失稳、关节半脱位，致使小关节间出现异常或过度活动，这也使同一平面的椎间盘负荷增加，从而加速椎间盘的损伤及退变，加上腰部负荷和活动量大，尤其是下腰部，更加速了椎间盘退变。椎间盘的退变主要表现为髓核的退变，而髓核退变主要表现为水分含量的下降，水分下降后纤维环及髓核的体积相应萎缩，椎间盘高度丧失，从而引起椎节间的松动和失稳。而椎间松动又进一步影响椎间小关节，如此形成恶性循环。而一旦椎间隙变窄后纵韧带及黄韧带因松弛凸向椎管，加上椎间关节及小关节的退变、增生、骨赘形成共同对椎管的压迫，从而引起了一系列的临床症状和体征。

除外伤性病例外，本病是一个逐渐发生发展的慢性疾患，在一般情况下，将腰椎不稳症分为以下三个阶段。

1. 早期或称退变期　即本病的开始阶段，以动力性不稳为主，故也叫功能障碍期。此时小关节囊稍许松弛，关节软骨可呈现早期纤维化改变。此时如施加外力，可使椎体出现移位；但此期一般临床症状较轻，即使有急性症状发作也可很快恢复正常。

2. 中期或称不稳定期　随着病变的加剧，促使小关节囊松弛度增加，关节软骨及椎间盘退变明显，并易出现各种临床症状，动力性摄片可见椎体异常移位。生物力学测试表明，在此阶段，不稳定节段最容易出现椎间盘突出，并产生一系列症状，其中以硬膜囊及脊神经根受压征为主。

3. 晚期或称畸形固定期　随着病变的进一步发展，由于小关节及椎间盘周围骨赘的形成而使脊柱运动节段重新获得稳定，此时出现较为固定的畸形。病理检查可见小关节软骨退变已到晚期，纤维环与髓核中可有明显破裂与死骨，边缘可见骨刺。固定畸形及骨赘的过度增生常使椎管的口径发生改变，此时由于椎节不再松动，因此"椎节不稳"这一病理特征亦将被"继发性椎管狭窄"或"退变性脊柱侧弯"等病变所取代；少数病例可形成退变性椎弓根崩裂或椎节滑脱等。

（傅兰清）

第二节　腰椎不稳症的判定及诊断

一、生物力学判定

腰椎活动时，各运动节段在传递负荷的每一瞬间，上椎体在下椎体上均有一个力的接触点，即瞬时旋转中心（instantaneous center of rotation，ICR）。正常腰椎的 ICR 一般位于椎间隙内，且不随腰椎的屈伸活动而发生变化，这样在小关节和韧带处所产生的剪力就很小；但在椎间盘发生退变后，ICR 随腰椎活动而改变位置，这就使小关节和韧带所受剪力增加。有人采用准确程度较高的云纹法及电子计算机计数技术测定 ICR，发现 ICR 的改变是退变性腰椎不稳的早期特征之一。

戴力扬在离体 FSU 的生物力学实验中，将椎体前上角和后上角作一连线，并经前上角作连线的垂直线，即得以椎体前上角为原点 O（0，0）的直角坐标系，并求出瞬时旋转中心的坐标（X，Y）及其与原点之间的距离 L。其中 $L^2 = X^2 - Y^2$（图 17-2）。该 FSU 标本可同时在屈曲状态和伸展状态下分别测出矢状面水平位移和旋转角度。

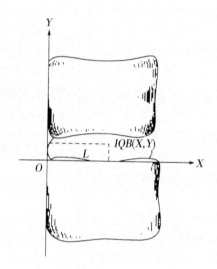

图 17-2 瞬时旋转中心坐标示意图

二、临床表现

（一）临床症状

轻者症状多不明显，重者则呈现脊椎滑脱症，因其不伴椎弓峡部崩裂，故称为"假性脊椎滑脱"。其中腰痛及坐骨神经痛是腰椎不稳的主要症状。其特点如下。

1. 一般症状

（1）腰部酸、胀及无力：除主诉下腰部酸、胀及无力外，患者感觉其腰部似"折断"，尤以站立过久后更为明显。

（2）惧站立、喜依托或平卧：由于腰椎椎节间的松弛，多不愿长久站立，或是站立时将身体依靠在现场可以借用依托之处，以减轻腰部的负荷。

（3）可有急性发作：原来可有慢性腰痛史，发作时常有明显的外伤诱因。可有或无神经症状。

（4）拒负重：因腰椎不稳，且多伴有腰肌萎缩，因此患者不愿携带重物以减轻腰部负荷。

2. 疼痛

（1）一般性疼痛：轻重不一，持续时间短，经休息、制动及物理治疗后可在 4～5d 内缓解，但容易复发。

（2）根性疼痛症状：如果椎节的松动程度较大，则易使脊神经根易受牵拉而出现根性放射性疼痛症状，但平卧后症状立即消失或明显减轻。

3. 双侧性　疼痛常为两侧性，但两侧疼痛的程度可以不同。疼痛由下腰部和臀部向腹股沟及腿部放射，但很少波及膝以下。咳嗽及打喷嚏时腹压增高不会使疼痛加剧，但有时因椎体间的异常活动引起疼痛。

4. 交锁现象　患者由于椎节松动及疼痛而不敢弯腰，且可在腰椎从前屈位转为伸直位时出现类似半月板时的"交锁"征而将腰椎固定某一角度；需稍许活动方可"开锁"而恢复正常。

上述特点均较普遍存在每例腰椎不稳患者身上。此外，对诊断腰椎间盘突出症的患者，如腰痛反复发作加重，并伴有严重的坐骨神经痛，提示同时存在腰椎不稳症。

（二）体格检查

体格检查时要特别观察下列现象。

1. 骶棘肌的外形　如果站立时，骶棘肌紧张条索状，但俯卧时其硬度明显下降，说明退变节段不能正常负荷，只有通过随意肌的调节来支撑。当立位时，骶棘肌紧张，而卧位时则显松弛状态，这一体征对诊断有重要价值。

2. 观察腰部屈伸活动的整个过程　结合年龄、职业等因素进行分析，若表现为髋前屈或突然出现髋抖动，或活动突然停止等，均说明退变节段已变得十分软弱，松弛的韧带和后关节囊在腰部前屈活动中已不能起到正常的制约作用。

3. 其他　腰椎在不同体位其负荷是不等的，从坐、站立、行走到快步逐渐增大。对于一个硬度明显下降的节段，显然无法承受越来越大的负荷，临床上可以见到，患者在体位改变时，几乎都有疼痛感，且在短程奔跑后疼痛明显加剧。

总之，当一个正常椎节从开始退变至发展到不稳时，在临床检查中会发现其所特有的某些征象。

腰椎的退变、代偿及不稳的出现是一个漫长而复杂的过程，当腰痛反复发作等逐渐加重时，实际上这已经是组织损害的一种信号，退变性腰椎不稳症的患者几乎都有一个相同的主诉，即腰痛伴有含糊不清的臀部及大腿部酸胀、乏力，且体位改变或劳累后加重，由此证明退变节段已不能正常负重。

三、影像学特点

X 线检查对于腰椎不稳的诊断具有重要意义，尤以动力性摄片更具价值，可早于 MR 发现椎节不稳。常规摄片亦有一定的参考意义。

（一）常规腰椎平片

1. 一般所见　在腰椎椎节不稳情况下，其主要表现为小关节、棘突的不对称排列，小关节增生、肥大及半脱位等异常所见。

2. 牵张性骨刺　牵张性骨刺（traction spur）一般多位于椎体前方或侧方，呈水平方向突起，基底部距椎间盘外缘约 1mm。这是由于腰椎不稳时相邻椎体出现异常活动，椎间盘纤维环的外层纤维受到牵张性劳损所致。其临床意义也不同于常见的爪形骨刺。小的牵张性骨刺意味着有腰椎不稳存在，而大的牵张性骨刺仅提示该节段曾经有过不稳。当腰椎重新获得稳定后，牵张性骨刺可逐渐消失。

3. 椎间隙狭窄　椎间隙狭窄是腰椎疾患中常见的一种征象，是髓核脱位、位移及整个椎间盘退变的间接依据。小关节的改变常与椎间隙狭窄同时存在，因为椎间隙狭窄使小关节承受的压力增加，容易受到损伤和产生疼痛。

（二）动力性摄片

相邻椎体间的相对位移显著增加，是腰椎不稳的重要表现之一，也是腰椎不稳的实质所在（图17-3）。在普通腰椎平片上，退变节段椎体后缘的移位很难表现出来，此时需借助动力性X线摄影及测量技术做出诊断。

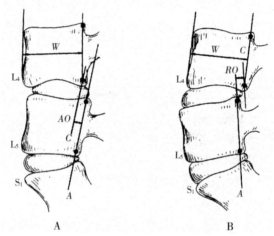

图 17-3　退变性腰椎不稳的 X 线片测量示意图
A. 前滑移测量；B. 反向滑移测量

在 X 线片上辨认相互位置关系异常的节段，在下一椎体作后上缘和后下缘的连线 A，再通过上一椎体的后上缘作 A 的平行线 C。测量直线 A、C 之间的垂直距离，后移用 RO 表示，前移用 AO 表示，并测量上一椎体的矢状径 W。移位值 = RO（或 AO）/W×100%，当仰伸位移位值 >9%，或屈曲位移位值 >6% 时，可结合临床诊断为退变性腰椎不稳症。

（三）CT 和 MR

1. CT 扫描　X 线平片只能反映所摄片部位的二维结构，CT 则除了能更详细地显示平片所见到的退变征象外，还可清楚地显示一些与神经根和马尾神经压迫有关的改变，包括关节囊钙化、黄韧带肥厚、神经根管狭窄、椎管变形或狭窄等改变，这些征象有助于解释临床症状和体征以及其他一些与 X 线征象不相符合的问题，此外，CT 还可以检查出骨结构排列紊乱，如小关节角度改变及其趋向于矢状排列，这种矢状排列则构成了退变性不稳甚至滑脱的解剖因素之一（图17-4）。在创伤性腰椎不稳的诊断方面，CT 检查能提供更优越的作用，因为 CT 不但能显示椎旁血肿，还可以检查出微小的排列紊乱和小关节交锁。

2. MR 检查　MR 在判断腰椎稳定性方面，兼具平片和 CT 的优越性，不但能显示骨性结构、椎间盘、小关节及椎节退变程度，而且又能直观地显示脊髓、圆锥、马尾和神经根的改变以及神经组织与周围结构间的相互关系（图17-5）。

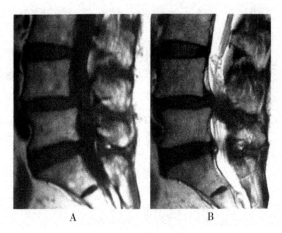

图 17 - 4　腰椎不稳的 MR 矢状位所见

A. T_1 加权像；B. T_2 加权像

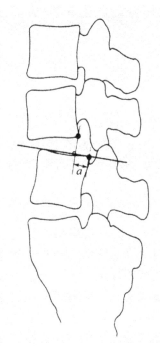

图 17 - 5　腰椎不稳示意图

椎体间位移（α）大于 3mm 即可诊断腰椎不稳

四、诊断标准

本病的诊断标准意见不一，有学者认为以下几点具有重要意义。

1. 腰部交锁征　由于腰椎不稳症常与其他腰椎疾病同时存在，且多无特异性表现，因此，临床症状比较复杂，与其他原因引起的下腰痛较难区别。当有反复急性发作且持续时间短暂的剧烈腰痛时，即考虑腰椎不稳的可能。但如伴有腰部的"交锁"现象时，对于本病的诊断具有相对特异性，应重视。

2. 平卧后症状消失　即当患者处于活动状态时出现下腰部疼痛症状，但平卧后症状明显减轻或完全消失。

3. 动力性摄片　在动力性摄片上测量椎体间的相对位移，不仅可对腰椎不稳做出明确的诊断，还可对腰椎不稳的程度进行评价，亦是诊断腰椎不稳的主要手段和依据。White 和 Panjabi 提出采用屈伸侧位片上椎间相对位移大于 3mm，或者不稳椎节间成角与相邻正常椎体间成角之差超过 22°，可诊断为腰椎不稳（图 17 - 6）。也有学者提出，腰椎椎体间相对水平位移在侧弯正位片上位移大于 2mm 者，也应认为属于不稳定的客观表现。

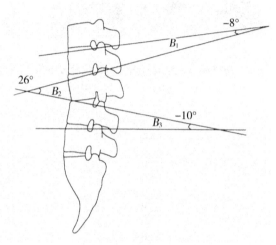

图 17 - 6　腰椎不稳示意图（椎体间成角）
$B_2 - B_1$（或 $B_2 - B_3$）≥22° 即可诊断为腰椎不稳

五、鉴别诊断

需要与其他可引起腰部酸胀、疼痛不适的疾患相鉴别，如腰肌劳损、腰椎管狭窄、腰椎结核或者肿瘤等。本病疼痛特点表现为动力性痛，平卧后症状可缓解或消失，腰椎伸屈侧位 X 线摄片可见椎间不稳征象；而腰肌劳损常见于重体力劳动者，其发患者群趋向于中青年，有较为明显的职业特点，且症状一般局限于腰背部疼痛，或放射至臀部，并不沿坐骨神经走行放射，查体可触及腰背肌紧张甚至痉挛，双下肢无阳性体征，经理疗、外敷药膏等保守治疗后，多可痊愈。腰椎管狭窄症的患者表现为间歇性跛行，CT 或者 MR 一般均可见腰椎管矢状径和（或）横径减小，如为单纯的椎管狭窄，则腰椎伸屈侧位 X 线片一般并无不稳迹象。腰椎结核或者腰椎肿瘤，则更容易鉴别，前者除有结核中毒症状外，红细胞沉降率一般较快，多超过 50mm/h，严重者 B 超或者 CT/MR 可见腰大肌旁脓肿存在；后者不论为原发性还是转移性占位，早期仅仅表现为腰背部疼痛，但如果仔细查体，结合全身骨扫描检查，亦可与腰椎不稳做出鉴别。

（傅兰清）

第三节　腰椎不稳症的治疗

腰椎不稳症早期症状较轻时，可采用非手术疗法，症状多可缓解。如病情进展较快或发现时症状已较严重，非手术治疗无效的情况下，则需要考虑手术治疗。

一、非手术疗法

1. 减少腰部活动　尤其要避免腰部的旋转及屈曲动作，以减少不稳节段的剪切力。

2. 控制体重　适度减肥，防止过剩体重局限在腹部，减少对脊柱前凸的拉力；同时可减轻腰椎的负荷，减少不稳节段的承载。

3. 腰围制动　使用腰围或支具制动，减少对不稳节段的压力。

4. 腰背肌锻炼　指导和鼓励患者坚持进行腰背肌功能锻炼，强有力的腰背肌一定程度上可以恢复并维持不稳定节段的稳定性；腰背肌锻炼方法有多种，其中腰部前屈及后伸训练比较有效，前者可以锻炼腰背肌力量，后者则增加腹侧肌的力量。这种同时训练脊柱前后肌群的锻炼方法，对于改善及维持脊柱的稳定性非常重要；除了增加腰部肌群力量的训练外，尚需训练其相互协调性，才能有效维持腰椎稳定。

二、手术疗法

对于症状较重，保守治疗无效的患者，同时影像学亦提示腰椎不稳诊断明确，则需要考虑手术治疗。手术的目的在于通过内固定及脊柱融合技术将腰椎不稳的节段予以稳定，减少或消除局部异常活动，从而缓解疼痛，伴有神经压迫症状者，可以同时予以椎管减压。

稳定腰椎的手术有后入路和前入路之分，过去多采用后路手术，如横突间植骨融合术、小关节植骨融合术、H形骨块椎板植骨术以及使用机械棒固定手术等。但从解剖和生理学的角度来看，以椎体间植骨融合术最为合适；它不但能解除腰椎屈伸方向的不稳，也能同时解除因屈伸方向不稳而产生的侧向不稳和旋转不稳；如前所述，如果腰椎不稳发展到脊柱畸形，并导致马尾或神经根受压时，则需在解除压迫后同时行稳定手术。此时如何选择术式，应视患者的具体情况及医师的习惯来考虑。

（一）腰椎椎节融合术的基本要求

不论前路还是后路手术，或者前后联合入路，理想的腰椎融合术应在对脊柱结构破坏最小、功能及活动度影响不大的前提下，达到以下目的。

（1）恢复腰椎正常序列关系，重建受累椎节的稳定。

（2）对于已发生畸形者，则需要矫正畸形或至少防止畸形的继续发展。

（3）椎间隙狭窄者要恢复椎间正常高度，以恢复黄韧带、后纵韧带及小关节囊的张力，消除其皱褶进入椎管内对神经产生的压迫。

（4）通过稳定和（或）减压等操作，最终消除症状，缓解患者痛苦。

（二）腰椎后路融合术

最初，腰椎后路融合固定主要分两大类，一类是固定棘突，如 Albee 法和双钢板固定棘突术等；另一大类是固定椎间小关节及椎板，如 Hibbs 法、改良 Hibbs 法及 King 小关节螺丝钉固定法等，两者联合应用的情况有时更为多见。后来，双钢板固定棘突术由于失败率较高而被摒弃，代之以 Steeffe 钢板、Luque 杆、Harrington 棍等技术。近年来，随着医用材料学的发展和对脊柱生物力学认识的进一步加深，新的融合、固定技术不断涌现，使得腰椎不稳获得了比较满意的治疗效果。

1. 后方椎板融合术　最早由 Hibbs 报道，又称为后侧融合术，具体做法为：选择腰椎正中纵向切口，沿皮肤切开深筋膜和棘上韧带；骨膜下剥离、显露后，依次自棘突、椎板及小关节突上凿起小骨片，翻在旁边，并相互部分重叠；再取适量自体髂骨植在小骨片表面，以增加植骨量，促进融合，然后逐层关闭伤口。由于该术式在腰椎假关节形成率较高，近年来已很少使用。

2. 后外侧融合术　在后方椎板融合术的基础上发展而来，该术式的植骨融合范围从单纯椎板间，扩大至关节突和横突之间，融合范围广泛，成功率明显高于单纯的后侧融合方式。后外侧植骨融合术的优点如下。

（1）不影响后路椎板切除减压，对于合并神经压迫的病例，可以一期同时完成减压和植骨融合的操作。

（2）相对于椎板植骨，后外侧融合时植骨于腰椎关节突关节和横突间，此处血运较为丰富，利于融合。

（3）手术操作简便：不过，由于脊柱的后柱结构仅仅承担了 20% 左右的负荷，因此，后外侧融合后对脊柱整体稳定性的控制较前路椎间融合为差；且术中需要向两侧剥离的软组织范围亦较大；而由于融合的面积大，需要的植骨量相应较多；综上所述，后外侧融合技术虽较后方单纯椎板间融合为优，但仍存在较多缺点。

3. 经后路椎体间融合术　腰椎后路椎体间融合术（posterior lumber interbody fusion, PLIF），最早由 Cloward 提出，1953 年开始应用于临床，是目前应用更为普遍的椎间融合方式。文献报道其术后满意率可达 79% ~ 93%，融合率为 88% ~ 96%。PLIF 术式在植骨之前，可彻底切除增生退变的椎板、黄韧带，并处理关节突关节，扩大中央椎管和侧隐窝，同时可以摘除突出的髓核并清理椎间盘，做到真正意义上的彻底减压。因此，临床融合效果确切。

植骨材料方面，可以是自体骨或异体骨。尽管自体髂骨块仍然是目前椎间植骨的金标准，其融合最为确切，但由于取骨区并发症发生率较多，应用越来越少；异体骨应用较多的是异体股骨和腓骨，骨皮质较多，支撑作用强，但生长能力差、排异反应明显，融合率相对较低。近年来，腰椎间融合器技术逐渐成熟，其最大的优点在于可以利用减压时切除的椎板等自体碎骨块填塞融合器，保证融合效果的同时，避免了既往自体取骨的并发症；而且，辅以后路椎弓根螺钉技术，则可大大提高腰椎术后即刻及远期的稳定性，患者可早日下地活动。因此，临床应用得以逐渐普及。以下以腰椎融合器（Telamon）技术为例对经后路椎体间融合手术过程加以详细阐述。

（1）体位：采用俯卧位，腹部下垫 U 形或八字形垫，避免腹部受压，以减少出血。术中需拍片或透视，注意要使腰部置于手术床的可透视位置。

（2）显露：后路中线切口，按常规显露施术节段的椎板和小关节，两侧至椎弓根螺钉植入区域，应避免破坏关节囊和周围韧带组织。切除欲融合节段的部分椎板和小关节突的内侧部分，以显露硬膜囊和侧部纤维环（图 17 - 7）。

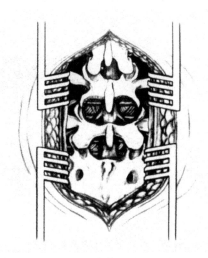

**图 17 - 7 切除部分椎板和小关节突的内侧部分，
以显露硬膜囊和侧后方纤维环示意图**

（3）椎管减压：对于合并椎管狭窄的患者，此时可进行扩大椎管减压术，切除增厚的黄韧带或关节突增生部分，消除对硬膜或神经根的压迫。

（4）切除椎间盘：使用特制的神经拉钩将硬膜及神经根向中线牵开后，尖刀在一侧的纤维环上小心切开，按常规方法用髓核钳摘除椎间盘软组织碎片或突出至椎管内的椎间盘碎片，此时不必强求完全去除椎间盘组织，可待随后撑开椎间隙、暴露清楚后再进行彻底清除（图 17 - 8）。

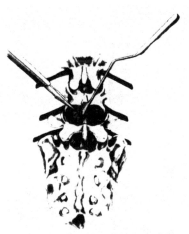

图 17 - 8 切除椎间盘组织示意图

（5）撑开植入空间：使用特制的撑开器逐步施行撑开，直到植入空间恢复合适的高度、椎间孔恢复张开状态。强调的是，在 T 形手柄上应先装上较小撑开器（一般从 7mm 开始），按扁平面与终板平行的方向插入，旋转 90°以撑开植入空间，取下手柄。按同样方法在对侧插入大 1mm 的撑开器。如此循环，逐渐撑开（图 17 - 9）。

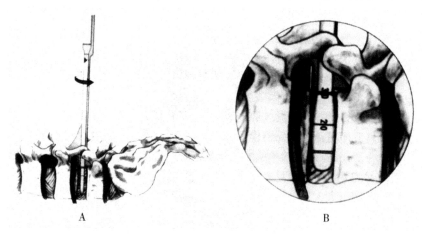

图 17 - 9　椎间隙撑开示意图

A. 撑开植入空间；B. 注意控制撑开器进入椎间隙的深度

此过程应注意小心操作，避免过度撑开，以免使周围纤维环等软组织张力降低，植入融合器后发生松动；准备一侧植入空间时，另一侧的撑开器仍留在椎间隙，以维持撑开的高度：如已植入椎弓根螺钉，在此阶段可安装连接杆，协助维持撑开状态，可使操作更为简单。

6. 预备植入空间

（1）清除残留椎间盘：在一侧撑开器维持撑开的状态下，使用侧面刮匙插入对侧椎间隙并用力双向旋转，以切除剩余的椎间盘组织，操作中应保护神经根及硬膜囊，以免损伤（图 17 - 10）。

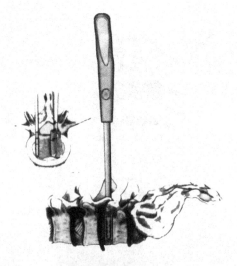

图 17 - 10　使用侧面刮匙清除残留椎间盘示意图

（2）处理终板：使用圆形刮刀清理椎间隙剩余的软组织和覆盖在终板上的软骨层，从中部逐渐向侧方刮除，直至上下终板上的软组织刮干净为止（图 17 - 11）。

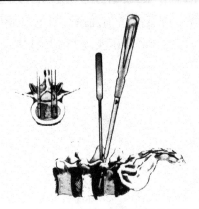

图 17 - 11　使用圆形刮刀清理终板软骨示意图

（3）对侧准备：在通过上两步骤完成空间预备的那侧椎间插入合适的撑开器，维持高度，于另一侧重复上述步骤（图 17 - 12）。

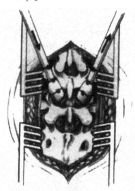

图 17 - 12　撑开器维持已处理一侧的椎间隙高度，
另一侧重复上述操作示意图

（4）扩孔：在保护套筒保护下，将铰刀插入植入空间，并双向旋转，以进一步清理上下终板间区域（图 17 - 13）。

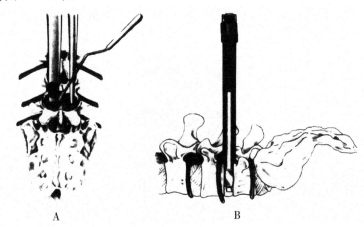

A B

图 17 - 13　在保护套筒保护下，使用铰刀进一步清理上下终板示意图
A. 后面观；B. 侧面观

（5）填充植骨块：根据患者的生理解剖结构和治疗方案选择合适规格的融合器，将切除的椎板、棘突处理后，碎骨块填塞融合器并压实（图17-14）。

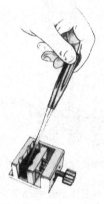

图17-14　选择融合器，填塞碎骨块示意图

（6）植入融合器：将填满植骨块的融合器装到插入器上，通过保护套筒植入一侧椎间隙，至设定停止点，再将另一融合器植入对侧间隙；一般要使融合器沉入椎体后壁下2～5mm，以免进入椎管内刺激或损伤神经根（图17-15和图17-16）。

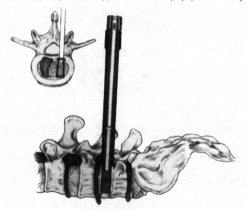

图17-15　植入融合器侧面观示意图

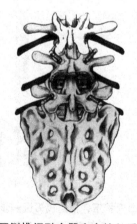

图17-16　两侧椎间融合器完全植入后面观示意图

（7）椎弓根螺钉内固定：施行椎间融合器融合术的同时，附加后路椎弓根螺钉固定，腰椎稳定性则大为加强；此外，尚可以借助椎弓根螺钉的支撑作用撑开椎间隙，便于预备融合器的植入空间（图17-17）。

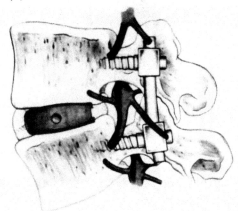

图17-17 椎间融合器融合术的同时附加后路椎弓根螺钉固定矢状位观示意图

（8）术后处理：按常规缝合伤口，让患者卧床休息3d。

以上为后路植入融合器的操作步骤，植骨块的植入与此类同。

（三）腰椎前路融合术

腰椎前路椎间融合术（anterior lumbar interbody fusion，ALIF）与后路相比，具有节省时间、减少出血、彻底清除椎间盘组织及保留腰椎后方结构稳定等诸多优点，对于腰椎不稳引起的腰痛术后改善率较高，但术前需通过椎间盘造影及疼痛诱发试验并结合MR，明确腰痛来源，方能取得预期效果。但无法同时解除椎管狭窄等致压因素引起的神经症状，因此手术适应证相对较窄。

1. 体位 仰卧位，腰骶部对准手术台的腰桥。可适当将腰骶部垫高，使腰椎间隙增宽，便于术中操作（图17-18）。

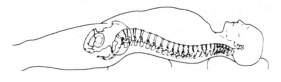

图17-18 腰椎前路融合手术体位示意图

2. 麻醉 采用硬膜外麻醉或全身麻醉。

3. 切口 通常采用左下腹左侧旁正中切口或"倒八字"切口（图17-19）。

4. 操作步骤

（1）显露、分离腹膜：逐层切开皮肤、皮下组织及腹壁肌层后，提起腹直肌后鞘边缘，将腹直肌后鞘与腹膜向外钝性解剖分开。用裹纱布的手指行腹膜外分离到腹膜反褶处，将腹膜及下腹腔脏器向中央牵开。推开腹膜后脂肪，将腹膜自腰大肌筋膜上分开。注意勿损伤或切开腹膜。

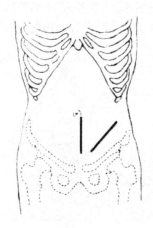

图 17 – 19　左下腹"倒八字"切口或腹壁左侧旁正中切口示意图

（2）椎前显露：将腹膜向中线推开后，可见髂总动静脉和跨过其上的输尿管。输尿管应随同腹膜拉向中线。小心保护血管和输尿管，继续向中线分离，即可显露腰椎和骶椎前外侧。腹主动脉分叉一般在 $L_{4 \sim 5}$ 椎间盘处；而 $L_5 \sim S_1$ 椎间盘在主动脉分叉以下。此处正位于腰椎向前的生理弧度与骶椎向后的生理弧度的分界线，明显向前凸出的为骶骨岬，可作为定位标志。如果手术台上定位有困难，可在手术台上摄 X 线片定位。从椎体的左侧分离软组织，寻找椎体侧前方腰横动脉，予以分离结扎或贯穿缝合。再切开前纵韧带，小心做骨膜下剥离，将骨膜连同腹主动脉及下腔静脉一齐拉向右侧，将椎体与椎间隙完全显露出来。目前使用 SynFrame 脊柱手术拉钩系统可缩小切口，减少创伤，使显露更加清楚和安全。

（3）处理椎间盘：切开纤维环，清除椎间盘组织，同时需切除相应上、下软骨板，以利于植骨融合。操作过程中注意切勿穿透或损伤后纵韧带。

（4）植入骨块或融合器：从髂前上棘取双层骨皮质块，根据椎间隙高度修剪后将其紧密地锤入椎间隙内。目前亦有各种形状椎间融合器应用于腰椎前路的椎间融合，可作为选择。

5. 术后处理　术后短期内部分患者可能出现腹胀，可行胃肠减压，待自行排气后再予拔除。胃肠减压期间，应严格禁食。术后 2 ~ 3d 后常规摄腰椎正侧位 X 线片观察骨块或融合器的位置，术后 2 周可在腰围保护下逐渐下地活动。

（四）经椎间孔腰椎间融合术

经椎间孔腰椎间融合术（transforaminal lumbar interbody fusion，TLIF）最早由 Jurgen Harms 教授提出，近年来逐渐应用于临床，TLIF 演变于后路腰椎椎体间融合术（PLIF），该术式通过一侧的椎间孔而抵达病变的椎间隙。与 PLIF 技术相比，具有对脊柱结构破坏小、软组织损伤少及硬膜囊牵拉较轻的优点。具体手术操作步骤简述如下。

1. 体位及麻醉　一般采用俯卧位，气管内插管麻醉。浅层的显露同常规腰椎后路手术，根据术前预定方案，深层一般仅剥离一侧的骶棘肌、显露同侧椎板及横突。

2. 关节突切除　为了通过椎间孔到达椎间隙，必须切除相邻椎节的上、下关节突，以 $L_5 \sim S_1$ 为例，应切除 L_5 一侧的下关节突及 S_1 同侧的上关节突，并切除深面附着的黄韧带及关节囊组织。此时可较好地显露神经根及硬膜囊外侧，注意保护（图 17 – 20）。

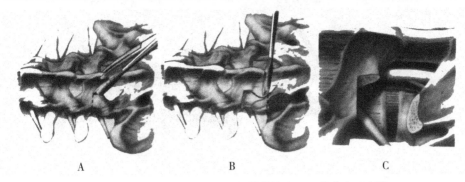

图 17 - 20 使用骨凿切除相邻椎节的上、下关节突示意图

A. 切除上位椎节的下关节突；B. 切除下位椎节的上关节突；C. 最终显露神经根及椎间盘示意图

3. 椎间隙撑开 牵开神经根后，于椎间盘外侧纤维环上开口，使用扩张器或椎间撑开器初步撑开，为椎间盘切除术准备操作空间（图 17 - 21）。

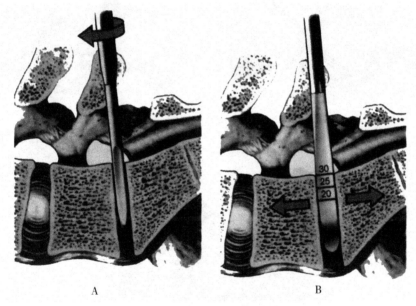

图 17 - 21 椎间盘撑开器撑开椎间隙示意图

A. 插入状态：B. 旋转 90°撑开

4. 椎间盘切除及终板准备 同其他入路行椎体间融合一样，TLIF 需在保留终板完整性的前提下，彻底切除椎间盘。TLIF 配备有特制的直型、成角型、外偏杯状、环形及下开口或双成角型刮匙，可用以将椎间盘组织完全摘除并做好植骨床的准备（图 17 - 22）。

5. 碎骨块的放置 依次采用不同大小的撑开器撑开椎间隙，使纤维环保持紧张状态，将自体碎骨块植入前三分之一及对侧半椎间隙，并使用工具压紧填实（图 17 - 23）。

6. 融合器或自体髂骨块植入 试模后植入椎间融合器或自体髂骨块（图 17 - 24）。通常情况 TLIF 需辅以后方椎弓根螺钉内固定，可较好恢复腰椎的稳定性，并获得良好的植骨融合环境（图 17 - 25）。

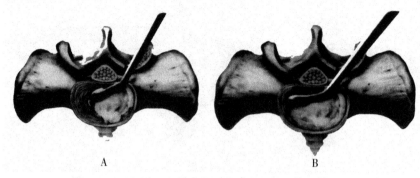

图 17 - 22　使用各种特制的刮匙处理终板示意图
A. 正向角度刮匙；B. 反向角度刮匙

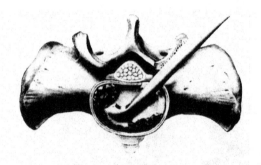

图 17 - 23　椎间隙周边区域放置碎骨块示意图

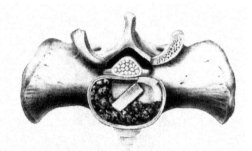

图 17 - 24　植入椎间融合器示意图

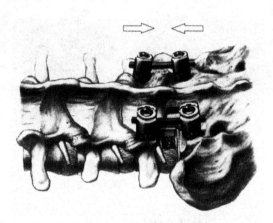

图 17 - 25　TLIF 技术辅以后方椎弓根螺钉内固定示意图

（吕振超）

第四节　椎间融合器在腰椎不稳症治疗中的应用

自 20 世纪 40 年代 Cloward 提出脊柱融合术以来，这一概念逐渐被接受并成功应用于下腰痛患者的治疗。然而，不管是椎体间植骨（interbody graft）还是侧后方植骨融合（circumferential fusion）或者前后方结合的植骨融合技术，都存在较多的并发症，主要包括植骨融合率较低，植骨块塌陷、移位，髂骨供骨区并发症等。同时，由于术后即刻刚度不足，往往还需要附加内固定或者长期卧床。椎体间融合器技术的出现，弥补了单纯植骨块融合的不足，因而近年来发展迅速。

一、腰椎体间融合器的演变

文献报道，最早用于人类的椎体间融合器为 BAK（bagby and Kuslich），呈中空、多孔，周壁上有条形的螺纹状设计。后来出现的 TFC（threaded fusion cage）设计与 BAK 类似，但螺纹为锐利的锯齿状，两者均属螺纹圆柱状，这类椎体间融合器植入时往往损伤椎体终板，致使腰椎承载能力下降，较易出现椎间高度丢失，目前临床上应用越来越少。为克服这类椎间融合器的不足，新的设计（非螺纹圆柱状）不断出现，部分前路椎间融合器可结合螺钉或钢板同时使用，加强了融合器的稳定性。目前临床上应用于腰椎的椎间融合器种类已颇多，不论其外形设计如何不同，实质上其基本结构都类似，为一个空心、周边可让骨痂或血液循环穿过的箱状结构物。

二、椎间融合器的设计

（一）材料

1. 医用钛合金 早期应用于人体的腰椎间融合器主要为高强度钛合金制成，具有无毒、无致畸、无癌变及与人体组织生物相容性良好等优点，因其为无磁或弱磁性，故不影响术后 MRI 检查。

2. 碳纤维 具有透 X 射线的特性，术后利于观察融合器内植骨融合情况。但由于其可能对人体具有低毒性，目前临床应用已较少。

3. 聚醚醚酮 具有生物相容性佳、无排异、无致畸及基因突变等优点；弹性模量与人体骨组织最为接近，有利于骨融合；此外，聚醚醚酮材料抗磨损及抗衰老优于其他材料，抗蠕变模量较理想，抗腐蚀及抗水解能力亦较佳；而且具有和碳纤维材料一样的透 X 射线的特性，因此，近年来在临床上应用广泛。

（二）结构

虽然各种腰椎间融合器的外形不尽相同，但实质结构大致相似，为一呈中空、周壁带孔的"鸟笼状"，因此又可称为"Cage"，使用时与椎体矢状径呈平行状植入椎间隙处，可左右各植入一枚；或仅用一枚斜行植入椎间隙。

（三）力学强度测试

正常腰椎间关节所承受的压应力均低于 90.72kg（200 磅）。经力学测试，表明腰椎间融合器在负载 100kg 状态下，经数千次测试，未见受损或变形。事实上，数月后当其完全与周围骨质融合成一个整体时，则具有与椎体相似的力学强度。

三、腰椎间融合器用于腰椎不稳的基本原理

（一）撑开－压缩机制

通过融合器本身的高度，使椎节周围的肌肉、韧带及纤维环均处于张应力增加状态，以

致形成椎节稳定的"撑开－压缩张力带"作用。此时植入物与周围骨质呈嵌合状紧密接触，不易滑出或滑入。

（二）恢复与增加椎间高度

植入椎间隙的 Cage 在使椎节获得撑开效果的同时，可有效增加 5%～10% 的椎间高度，增大椎间孔容积，减轻神经根刺激症状。

（三）稳定椎节

融合器与椎体相邻两面的设计一般具有刺状结构，加之上下两端拱石（keystone）状结构的抗旋转作用，植入的 Cage 可使椎节处于高稳定状态及良好的抗剪力效应，术后早期即具有近似正常椎节的稳定性。

（四）提供植骨融合环境

植入的 Cage 中间填塞有自体骨块，与相邻椎体骨组织接触后，逐渐融合，从而获得长期的稳定，使腰椎不稳得到治愈。而 Cage 在植骨融合的过程中，暂时稳定椎节，为植骨块提供了良好的融合环境。

四、病例选择

（一）手术适应证

用于下腰椎不稳症患者时，具体要求如下。

1. 年龄　以 18 岁以上的成年人为宜。

2. 临床特点　具有站立或行走时出现腰和（或）下肢症状而平卧后症状消失或明显减轻等腰椎不稳的典型临床表现，且腰椎 X 线片未见病变椎间隙明显狭窄者。

3. 全身状态　患者体质及精神状态良好、能耐受手术者。

（二）手术禁忌证

下列情况不宜选择手术。

1. 椎体滑脱　超过 I 度以上的腰段或腰骶段椎节滑脱而又未行椎节复位固定者：

2. 施术椎节有病变者　如椎节感染或肿瘤者。

3. 其他　指年迈体弱、明显骨质疏松者。

五、手术入路的选择

如前一节所述，腰椎间融合器的植入可通过前路、后路或者经椎间孔入路来实施，总结其各自特点如下：

（一）前路手术

前路手术不需牵拉脊髓及神经根，安全性较大；可植入楔状融合器，有利于增加腰椎前凸。但前路手术亦有明显的不足，包括：有损伤重要血管的危险，常常难以彻底减压，以及潜在的引起性功能障碍的风险等。

（二）后路手术

后路手术可同时行神经根管减压及辅加后路内固定，但术中对马尾及神经根牵拉比较明显，术后有足下垂的危险；同时，后路植入双枚椎间融合器常需广泛切除包括棘突、双侧小关节、椎板在内的后部结构，破坏了后柱的稳定性，因而常需附加其他内固定，如椎弓根螺钉系统。

（三）经椎间孔入路

经椎间孔入路在保留后路手术优点的同时，由于仅需切除单侧小关节突及部分椎板，因而最大限度保留了椎节尚存的稳定性，同时又能满足融合术的要求。但对于手术技巧要求较高。

（董　林）

第五节　腹腔镜技术在腰椎不稳症治疗中的应用

随着腹腔镜技术的提高、内固定器械植入技术的改进以及临床脊柱外科医生手术经验的丰富，近年来，腹腔镜开始应用于下腰椎疾患，尤其以前路椎间植骨融合手术最为常用，其具有创伤小、出血少、恢复快、住院时间短等优点，但同时也存在潜在的并发症，如血管损伤的危险性就比较大。

一、应用解剖

由于前方动脉、静脉及其分叉点、汇合点的覆盖，$L_{3\sim4}$ 及 $L_{4\sim5}$ 椎间盘不能直接显露，必须将血管予以充分游离并牵开，才能观察到前纵韧带等椎前结构。其中 $L_{3\sim4}$ 椎间隙主要受腹主动脉的阻挡，而在 $L_{4\sim5}$ 椎间隙则受到动、静脉分叉点及汇合点的影响，后者显露最为困难，个别情况下即使已将血管充分游离，椎间盘亦得不到良好的显露。不过，大多数临床医生认为，采用左侧腹膜后进入的方式，术中注意保护大动脉并正确结扎节段动脉，应用腹腔镜技术行 $L_{3\sim4}$、$L_{4\sim5}$ 椎间融合术并非难事。对于 $L_5 \sim S_1$ 椎间隙的显露，则需要松解椎前血管，尤其是左髂总静脉的分离更是必不可少。骶正中动脉沿中线偏向左侧或右侧下行，骶正中静脉与之伴行，手术中应仔细辨认并结扎，以避免出血影响术野。

二、腹腔镜特点

作为微创技术应用于腰椎不稳的治疗，与传统的开放手术相比，腹腔镜技术存在以下方面的特点。

1. 全术程充气　整个手术过程中均需不断注入 CO_2 气体，以保持视野清晰。

2. 内镜选择　有 0°镜和 30°镜两种可供选择，但前者更为常用，因其视野范围相对较大，且方向选择容易。

3. 体位　患者选用仰卧位，以便将小肠推离术野，避免肠道损伤。

4. 减少使用吸引器　术中尽量少用吸引器，以防气腹压力下降，影响视野清晰度。

三、手术方法

（一）经腹腔入路腹腔镜下腰椎融合术

1. 术前准备　术前通过阅读 X 线片、CT、MRI 等影像学资料，了解椎体大小、椎间隙高度、大血管位置等解剖情况，确定欲置入 Cage 的大致尺寸。此外，需要常规行肠道准备，清洁灌肠。

2. 体位　仰卧于可透视手术床，取头低脚高位，以利于肠道向膈肌方向移位。

3. 手术步骤

（1）建立腹腔镜通道：10mm 脐下缘腹腔镜入口通道；5mm 腹壁右下象限入口，该入口用于吸引器或牵开器进入；10mm 腹壁左下象限入口，可放置组织分离器，进行组织分离切除；10mm 耻骨上入口，在 C 形臂 X 线机的引导下平行确定病变的椎间隙。起初作为牵引和分离通道，以后可作为操作通道，需要的时候可扩大至 18mm。若为 $L_{4\sim5}$ 椎间隙融合术，可另做一附加牵开通道（图 17 – 26）。

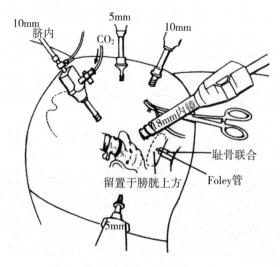

图 17 – 26　腹腔镜工作通道示意图

（2）骶前分离神经、血管的处理：使用牵开器将乙状结肠牵向左侧，辨别输尿管和髂总血管。用 Kitner 解剖器探查确认骶骨岬。于 $L_5 \sim S_1$ 间隙提起腹膜，向后剪开，钝性分离并牵开骶前神经丛，分离、结扎骶正中动、静脉，使用血管钳处理出血点，此时忌用电刀、电凝操作，以免损伤骶前神经丛。

（3）置入工作套筒：术中根据 C 形臂 X 线机定位椎间盘中线位置，电凝标记清楚，将腹腔镜工作套筒放入并稳定于耻骨上切口内。工作套筒分为光滑的外部套筒和一个带有小突起的内部套筒，将后者嵌插固定于腰椎椎体的终板。

（4）准备融合通道：距椎间盘中线 8～10mm 处，根据欲植入骨块或 Cage 的大小于两侧纤维环各开一小洞，然后使用 8mm 磨钻扩大，咬除椎间盘及上、下终板的软骨组织，置入撑开器，做成一前后方向的融合通道。

（5）植入骨块或 Cage：将两枚取自自体髂骨的骨块或装满骨松质的 Cage 分别置入融合通道。通过 C 形臂 X 线机观察骨块或 Cage 的位置。

（6）关闭切口：止血后缝合切开的腹膜，用可吸收缝线缝合筋膜及皮肤切口。

以上所述为 $L_5 \sim S_1$ 椎间融合的过程，$L_{4\sim5}$ 椎间节段由于在解剖上较 $L_5 \sim S_1$ 节段复杂，应将椎体中线左后方骨膜切开，并钝性分离主动脉，通常不需要解剖结扎节段血管，但要辨认并结扎斜行交叉于 $L_{4\sim5}$ 椎间盘左侧、汇入下腔静脉的髂腰静脉。牵开腹主动脉与下腔静脉操作时要仔细、轻柔，以免损伤，此后的椎间融合过程与 $L_5 \sim S_1$ 节段相同。

（二）经腹膜后内镜下腰椎融合术

主要用于 $L_{1\sim4}$ 节段病变者，一般自左侧入路达椎体前方及左前方。术中患者取右侧卧位，$L_{1\sim2}$ 节段可采用 T_{12} 肋前缘 10mm 切口，L_2 以下节段则采用腋中线上垂直于病变部位的切口。套管针直视下穿过三层腹肌达腰大肌，通过分离气囊充气扩张，建立腹腔镜操作空间。分别建立工作通道、腹腔镜通道和牵引通道。牵开腰大肌及主动脉、输尿管，暴露椎间盘侧面纤维环，切除椎间盘及部分椎体的终板，然后置入 Cage 或骨块。

（董　林）

第十八章　腰椎间盘突出症

第一节　概述

因腰椎间盘变性、破裂后髓核突（脱）向后方或突至椎板内致使相邻组织遭受刺激或压迫而出现一系列临床症状者。

一、发病率

1. 一般发病率　腰椎间盘突出症为临床上最为常见的疾患之一。占门诊下腰痛患者的 10%～15%，占骨科因腰腿痛住院病例的 25%～40%。由于报告者所在医院的收容范围不同，因此发病率相差较大。

2. 性别差异　男女的发病率相差甚大，各家报告亦甚悬殊。一般认为男性与女性之比是 7：（1～12）（个别报告者可达 30：1）。此与男性劳动强度大有关。

3. 年龄分布　多见于青壮年，其中 80% 以上分布于 20～40 岁。但幼者也可见于 16 岁以下，70 岁以上的高龄者亦可遇到；但后者以陈旧性病例为多见，约占 90% 以上，且多伴有继发性椎管狭窄。

4. 职业分布　可见于各行各业。除劳动强度较大的工人多见外，一般干部及脑力劳动为主者亦非少见。此可能由于腰部长时间处于屈曲体位有关，长期前屈可增加腰椎椎间隙内压，并促使髓核向后突出。

5. 侧别　多数统计材料表明左侧多于右侧，左右之比约为 1.5：1。郭世绂推测可能系右手用力者其右侧腰背肌张力较强之故，因之髓核易被挤于左侧。

6. 好发部位　虽腰椎各节段均可发生，但最下两个椎间盘突出（$L_{4～5}$ 及 $L_5～S_1$）可占腰椎间盘突出总数的 90% 以上；国外报道以 $L_5～S_1$ 椎间盘突出为最多，国内则以 $L_{4～5}$ 椎间盘突出为最多，其余分布在 $L_{3～4}$ 或以上。其中两节同时突出者占 5%～10%。$L_{1～2}$ 及 $L_{2～3}$ 椎节十分少见，仅占 1% 左右。

7. 尸体解剖所见　在尸检中腰椎间盘突出或脱出的发生率远较临床所见明显为高，占尸检者中 10%～15%。此主要是由于腰椎椎管矢径较大，或是突出的髓核较小，以致在临床上可无任何症状出现。近年来有学者从磁共振检查中亦发现这一现象，均系怀疑其他疾患或课题研究中发现其伴有髓核突出，但却无临床症状。

二、发病机制

（一）主要病因

众所周知，腰椎间盘在脊柱的负荷与运动中承受强大的压应力。大约在 20 岁以后椎间盘开始退变，并构成腰椎间盘突出症的基本病因。此外，腰椎间盘突出症与下列因素有关。

1. 外伤 对临床病例观察表明，外伤是椎间盘突出的重要因素，特别是儿童与青少年的发病，与之密切相关。在脊柱轻度负荷和快速旋转时，可引起纤维环的水平破裂，而压应力主要使软骨终板破裂。亦有人认为，外伤只是引起椎间盘突出的诱因，原始病变在于无痛的髓核突入内层纤维环，而外伤使髓核进一步突出到外面有神经支配的外层纤维环，从而引起疼痛。

2. 职业 不同职业与腰椎间盘脱出关系十分密切，例如汽车和拖拉机驾驶员，由于长期处于坐位和颠簸状态，以致在驾驶汽车时，椎间盘内压力较高，可达 $0.5kPa/cm^2$，在踩离合器时压力可增加至 $1kPa/cm^2$。从事重体力劳动和举重运动者因过度负荷更易造成椎间盘退变，在弯腰状态下，如果提 20kg 的重物，椎间盘内压力可增加到 $30kPa/cm^2$ 以上，其他如煤矿工人或建筑工人，因长期处于如此大的椎间盘内压，也容易造成腰椎间盘突出。

3. 遗传因素 随着基因技术的发展，人们对椎间盘退变及其相关基因的研究逐步深入，发现椎间盘退变还有着一定的家族聚集性和家族易感性，但没有观察到明显的遗传关系。关于腰椎间盘退变和腰椎间盘退行性疾病的发生由哪些基因决定，仍不是十分明确。文献报道有编码核心蛋白、Ⅰ型和Ⅸ型胶原、MMP3、维生素 D 受体基因等。这些基因的多态性和退变性椎间盘疾病有较高的关联性，并且这些基因编码产物是椎间盘组织的主要成分及引起椎间盘退变或椎间盘退行性疾病发生的酶和细胞因子椎间盘退变是多种因素共同作用的结果，其中基因的多态性在椎间盘退变的过程中起着一定作用。

4. 腰骶先天异常 腰骶段畸形可增加发病率，包括腰椎骶化、骶椎腰化、半椎体畸形、小关节畸形和关节突不对称等。由于上述因素可使下腰椎承受应力发生改变，从而构成椎间盘内压升高和易引起退变和损伤的因素之一。

（二）诱发因素

本病除上述各种主要原因，即椎间盘的退行性变所致外，各种诱发因素亦具有重要作用，例如某些稍许增加腹压的因素，即可出现髓核突出。其原因主要是在椎间盘退行性变的基础上，某种可诱发椎间隙压力突然升高的因素致使呈游离状态的髓核穿过已变性、薄化的纤维环进入椎管前方或穿过椎板侵入椎体边缘处。此种诱发因素大致有以下几种。

1. 增加腹压 临床上约有1/3的病例于发病前有明确的增加腹压的因素，诸如剧烈的咳嗽喷嚏、屏气、大便秘结、甚至"虚恭"动作等，即可使腹压升高而破坏了椎节与椎管之间的平衡状态。

2. 腰姿不正 无论是睡眠时或日常生活、工作中，当腰部处于屈曲位时，如突然加以旋转则易诱发髓核突出。实际上在此体位时，椎间隙内的压力也较高，而易促使髓核向后方突出。

3. 突然负重 一个训练有素者多先做准备活动，或从小重量开始负重（如举重、挑担等），以防腰部扭伤或椎间盘突出；但如果突然使腰部负荷增加，不仅有可能引起腰部扭伤，也易引起髓核突出。

4. 妊娠 妊娠期间整个韧带系统处于松弛状态，后纵韧带松弛易于使椎间盘膨出。对此有学者进行了有关的调查研究，发现在此时，孕妇腰背痛的发生率明显高于正常人。

总之，引起腰椎间盘突出症的诱发因素较为复杂，目前虽进行了各种试验，但由于动物实验的推论性，新鲜尸体标本的失真性，去脊柱周围组织生物力学测试的局限性等，目前尚未真正找出诱发本病的确切因素及其转机，有待今后进一步研讨。

三、分型

根据髓核脱出的部位与方向不同，可将其分为以下两大型。

（一）椎体型

椎体型即指变性的髓核穿过下方（多见）或上方（少见）纤维环，再穿过软骨板呈垂直状或斜向进入椎体中部或椎体边缘的髓核突出。既往认为此型少见，实际上，如能对腰痛患者进行全面检查，此型者不低于10%；尸体解剖材料表明可高达35%。此型又可分为以下两型。

1. 前缘型　前缘型指髓核穿入椎体边缘（以下一椎体的前上缘为多见），使该边缘出现一三角形骨块样外观（故临床上误诊为椎体边缘骨折者时有发生）。本型临床上较多见，曲绵域（1982年）在102位体操运动员中发现32例，占31.3%。较一般3%～9%的发生率为高，可能与此组运动员的训练方式及活动量等有关。其发生机制主要是腰背部后伸，椎间隙内压力增高，髓核向前移位，并突入椎体（图18-1）。视脱出后的病程不同而呈现不同形态，后期可构成椎体边缘骨赘的一部分。

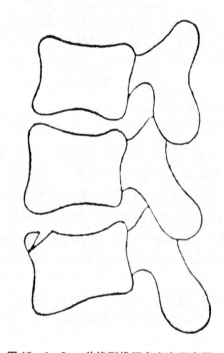

图 18-1　$L_{3\sim4}$ 前缘型椎间盘突出示意图

2. 正中型　正中型指髓核垂直或近垂直状向上或向下穿过软骨板进入椎体中，并形成施莫尔（Schmorl）结节样改变。因临床上症状轻微或无症状，因此不易诊断，尸检发现者占15%～38%。突出物可大可小，大者易被X线或CT、磁共振所发现，小者则常被遗漏。在正常情况下，变性的髓核不易穿过软骨板上的小渗透孔，但如遇后天损害、软骨板变薄或恰巧穿至血管通道遗迹处，则可引起此型。

（二）椎管型

椎管型或称为后型，指髓核穿过纤维环向椎管方向突出者，脱出的髓核停于后纵韧带前方者，称为椎间盘突出；穿过后纵韧带抵达椎管内者，则称为椎间盘脱出。

根据突（脱）出物所处解剖位置不同而又可分为以下五型（图18-2）。

1. 中央型　中央型指突（脱）出物位于椎管前方正中央处者，主要引起对马尾神经的刺激或压迫。个别病例髓核可穿过硬膜囊壁进入蛛网膜下隙。本型在临床上主要表现为双侧下肢及膀胱直肠症状。其发生率占2%～4%。

2. 中央旁型　中央旁型指突（脱）出物位于中央，但略偏向一侧者。临床上以马尾神经症状为主，同时可伴有根性刺激症状。其发生率略高于前者。

3. 侧方型　侧方型指突出物位于脊神经根前方中部者，可略有偏移。主要引起根性刺激或压迫症状；为临床上最为多见者，约占80%。故提及本病的症状、诊断及治疗等，大多按此型进行阐述。

4. 外侧型　外侧型突出物位于脊神经根的外侧，多以脱出形式出现，因此不仅有可能压迫同节（内下方）脊神经根，髓核亦有机会沿椎管前壁上移而压迫上节脊神经根。因此，如行手术探查，应注意检查。临床上较少见，占2%～5%。

5. 极外侧型　极外侧型即脱出的髓核移行至椎管前侧方，甚至进入根管或椎管侧壁。如一旦形成粘连，甚易漏诊，甚至于术中检查时仍有可能被忽略。因此临床上需注意，一般需结合CT或MRI检查加以确诊。

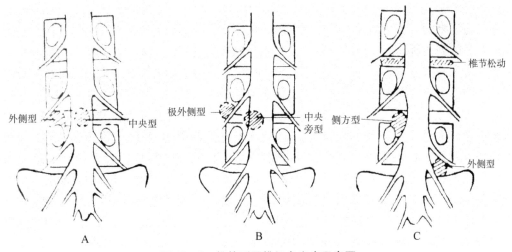

图18-2　椎管型腰椎间盘突出示意图
A. 外侧型和中央型；B. 极外侧型和中央旁型；C. 侧方型和外侧型

四、病理

（一）一般病理改变

椎间盘组织仅有少量血液供应，成年后几乎无血供，因此其营养极为有限而易引起退变。20岁时已经开始，25～30岁已有明显的退变，包括纤维环出现裂隙。随着年龄的增长，髓核脱水而逐渐缩小至中心部，周围纤维环亦增厚，髓核由蛋白多糖黏液样基质及纵横交错的胶原纤维网和透明软骨构成。由于蛋白多糖的膨胀性，使髓核具有弹力和膨胀的性能。又由于胶样髓核的蛋白多糖下降，胶原纤维增加，成人髓核的弹性下降，髓核与纤维环中出现不同宽度的过渡区，使髓核不能将压力转化为纤维环的切线应力。由于纤维环受力不均，成为纤维环破裂的组织病理学基础。

在前者基础上，变性、脱水的髓核穿过纤维环抵达后纵韧带前方所形成的突出样病变。如椎节内压力不再增加，或是后纵韧带完整、无"裂隙"可穿过，或是突出的髓核与周围组织（骨膜－韧带下间隙等）广泛粘连并形成体积较大的片状物时，则病变可以长时间地停留在"椎间盘突出"这一病理解剖状态（阶段）。

但事实上，正常人椎间隙内压力是瞬息万变、时高时低的，无法使其处于某一恒定的压应力状态而于后纵韧带上的静脉丛通道也较容易使突出的髓核穿过而进入椎管，以致突出物有更大的活（移）动余地

突出的髓核实质上是由胶原黏多糖、蛋白和糖类三者组合而成的复合体。于脱出的早期，其尚保持原有的弹性与坚韧性，但随着含水量不断降低，则逐渐失去原有的弹性与韧性，并在椎管内形成扁平状致压物。

脱出的髓核于早期仍有还纳或部分还纳的可能性，但如果其脱离中心部，或于其周围（包括后纵韧带裂隙处）有粘连形成时，则无法还纳。且随着时间的延长，其粘连范围日益扩大，以致脱出物固定于椎管内成为持续性的致压物。

（二）光镜观察

1. 纤维环的退变　随着病变的发展，纤维环磨损部分产生网状变性和玻璃样变性，失去原来较为清晰的层次及韧性，并出现裂隙；也可出现外周放射状撕裂，此常见于纤维环的前方；大多因创伤所致而非退变过程，其发生与髓核的退行性变无关。周围型裂隙在上4个椎间盘纤维环的前方与后方分布几乎相等，但在 $L_5 \sim S_1$ 的椎间盘中，几乎所有的放射状裂隙均在纤维环后方。光镜下所见表明，此种放射状裂隙与椎间盘髓核退变密切相关。

2. 软骨终板的退变　软骨终板亦随着年龄的增长而变薄，并逐渐变得不完整和钙化，亦可出现软骨囊性变及软骨细胞坏死，以致纤维环的附着点松弛。由于髓核脱水，软骨终板无神经供应。在中年以后，可经常发现软骨终板撕裂与裂隙。大多开始于软骨和软骨终板中央与椎体之间或软骨终板下方。软骨下裂纹可导致出血，但此种微观上改变不易被 X 线发现。由于软骨下出血、纤维环退变及椎体边缘骨赘增生而形成椎骨的继发性改变，并使软骨终板逐渐被软骨下骨松质所代替。此时，在 X 线片上可见软骨下硬化征，并突向椎体。软骨终板的改变致使椎间隙狭窄，此与髓核突出的程度有关，而与骨赘形成和椎体压缩无关。

3. 髓核退变　髓核在退变过程中，显示细胞排列数量减少，而且髓核形态的大小发生了较明显的变化。尤以功能性细胞更为明显，且每个细胞的活力亦降低，组织的再生能力亦较年轻人明显减退。退变细胞数量随年龄的增加而逐渐递增，其外形呈不规则状。中年之后，在椎间盘组织中常可发现裂隙与碎片。这些裂隙开始出现在椎间盘与软骨终板之间，大多与软骨终板平行。当裂隙增大，则可进一步趋于使椎间盘中央部分与周围组织孤立出来，亦可完全游离、并形成游离体。当椎节后方的纤维环有裂隙时，其可通过裂隙及后纵韧带突向椎管，形成椎间盘脱出。

（三）脱（突）出髓核的转归

脱出或突出的髓核可有以下转归。

1. 纤维化　从早期开始，于突出物的表面即可有毛细血管渗入、包绕，呈现无菌性炎症改变；随着成纤维细胞的侵入而逐渐纤维化。

2. 萎缩化　萎缩化主要由于突出物的脱水而使其体积可缩小至原体积的 20%～30%。此种皱缩现象亦可视为机体自愈的防御性反射，尤多见于椎间盘突出症时。

3. 钙化或骨化　在突（脱）出组织表面，均有血管包绕侵入，并产生炎症反应，最终导致突出组织的纤维化及钙化。纤维化及钙化可延及纤维环甚至椎间盘内部，钙化和完全骨化变成骨性结节，纤维化及钙化同样也可使突出物缩小。随着影像学的发展，临床上发现椎间盘钙化或骨化的病例日渐增多，其产生机制主要是在前两者基础上由钙盐沉积所致，其主要成分为羟基磷灰石。

4. 骨赘化　骨赘化位于椎体边缘的髓核，最终可与边缘部的骨赘融合在一起而构成骨赘的一部分。因此当对病程长者施术时，应对此种病理结局有充分估计。

（张建选）

第二节　腰椎间盘突出症的临床表现与检查

一、临床症状

根据髓核突（脱）出的部位、大小、椎管矢径、病理特点、机体状态及个体敏感性等不同，其临床症状差异可以十分悬殊。因此，对本病症状的认识与判定，必须全面了解，并从其病理生理与病理解剖的角度加以推断。现就本病常见的症状阐述如下。

（一）腰痛

临床材料证实，有 95% 以上的腰椎间盘突（脱）出症患者有此症状，包括椎体型者在内。

1. 发生机制　主要是由于变性髓核进入椎体内或后纵韧带处对邻近组织（主为神经根及窦椎神经）的机械性刺激与压迫，或是由于髓核内糖蛋白和 β-蛋白溢出和组胺（"H"物质）释放而使相邻近的脊神经根或窦椎神经等遭受刺激引起化学性和（或）机械性神经根炎之故。

2. 临床表现　临床上以持续性腰背部钝痛为多见；平卧位减轻，站立则加剧。在一般情况下可以忍受，并容许腰部适度活动及慢步行走，此主要是机械压迫所致。持续时间少则 2 周，长者可达数月，甚至数年之久。另一类疼痛为腰部痉挛样剧痛，不仅发病急骤突然，且多难以忍受，非卧床休息不可。此主要是由于缺血性神经根炎，即髓核突然突出压迫神经根，致使根部血管同时受压而呈现缺血、瘀血、乏氧及水肿等一系列改变；并可持续数天至数周（而椎管狭窄者亦可出现此征，但持续时间甚短，仅数分钟），卧木板床、封闭疗法及各种脱水剂起早日缓解之效。

（二）下肢放射痛

至少有 80% 以上病例出现此征，其中后型者可达 95% 以上。

1. 发生机制　与前者同一机制，主要是对脊神经根的机械性和（或）化学性刺激之故。此外，通过患节的窦椎神经亦可出现反射性坐骨神经痛（或称为假性坐骨神经痛）。

2. 临床表现　轻者表现为下肢放射痛，疼痛沿神经根分布区放射至小腿或足部，一般可以忍受。重者则表现为由腰至足部的电击样剧痛，且多伴有麻木感。疼痛轻者虽仍可步行，但步态不稳，呈跛行；腰部多取前倾状或以手扶腰以缓解对坐骨神经的张应力。重者则卧床休息，并喜采取屈髋、屈膝、侧卧位。凡增加腹压的因素均使放射痛加剧。由于屈颈可通过对硬膜囊的牵拉使脊神经刺激加重（即屈颈试验），以致患者头颈多取仰伸位。

放射痛的肢体多为一侧性，仅极少数中央型或中央旁型髓核突出者表现为双下肢症状。

（三）肢体麻木

多与前者伴发，单纯表现为麻木而无疼痛者仅占5%左右病例。此主要是脊神经根内的本体感觉和触角纤维受刺激之故。其范围与部位取决于与受累神经根序列数。

（四）肢体冷感

有少数病例（5% ~ 10%）自觉肢体发冷、发凉，此主要是椎管内的交感神经纤维受刺激之故。临床上常可发现手术后当日患者主诉肢体发热的病例，与此是同一机制。

（五）间歇性跛行

其产生机制及临床表现与腰椎管狭窄者相似，主要原因是在髓核突出的情况下，可出现继发性腰椎椎管狭窄症的病理和生理学基础；对于伴有先天性发育性椎管矢径狭小者，脱出的髓核更加重了椎管的狭窄程度，以致易诱发本症状。

（六）肌肉麻痹

因腰椎间盘突（脱）出症造成瘫痪者十分罕见，而多系根性受损致使所支配肌肉出现程度不同的麻痹征：轻者肌力减弱，重者该肌失去功能。临床上以 L_5 脊神经所支配的胫前肌、腓骨长短肌、伸趾长肌及伸踇长肌等受累引起的足下垂症为多见。其次为股四头肌（$L_{3 \sim 4}$ 脊神经支配）和腓肠肌（S_1 脊神经支配）等。

（七）马尾神经症状

其主要见于后中央型及中央旁型的髓核突（脱）出症者，因此临床上少见。其主要表现为会阴部麻木、刺痛、排便及排尿障碍、阳痿（男性）及双下肢坐骨神经受累症状。严重者可出现大、小便失控及双下肢不全性瘫痪等症状。

（八）下腹部痛或大腿前侧痛

在高位腰椎间盘突出症，当 $L_{2 \sim 4}$ 神经根受累时，则出现神经根支配区的下腹部腹股沟区或大腿前内侧疼痛。另外，尚有部分低位腰椎间盘突出，也可出现腹股沟区或大腿前内侧疼痛，有 $L_{3 \sim 4}$ 椎间盘突出者，有1/3的患者有腹股沟区或大腿前内侧疼痛。$L_{4 \sim 5}$ 与 $L_5 \sim S_1$ 间隙出现率基本相等。此种疼痛多为牵涉痛。

（九）患肢皮温较低

与肢体冷感相似，亦因患肢疼痛，反射地引起交感神经性血管收缩。或是由于激惹了椎旁的交感神经纤维，引发坐骨神经痛并小腿及足趾皮温降低，尤以足趾为著。此种皮温减低的现象，在 S_1 脊神经根受压较 L_5 脊神经根受压更为明显。反之，髓核摘除术后，肢体即出现发热感。

（十）其他症状

视脊神经根的部位与受压程度邻近组织受累范围及其他因素不同，尚可能出现某些少见的症状，如肢体多汗、肿胀、骶尾部痛及膝部放射痛等多种症状。

二、体征

（一）一般体征

主要指腰部与脊柱体征，属本病共性表现。

1. 步态 急性期或对神经根压迫明显者，患者可出现跛行、一手扶腰或患足怕负重及呈跳跃式步态等，而轻型者可与常人无异。

2. 腰椎曲度改变 一般病例均显示腰椎生理曲线消失、平腰或前凸减少。少数病例甚至出现后凸畸形（多系合并腰椎管狭窄症者）。

3. 脊柱侧弯 一般均有此征。视髓核突出的部位与神经根之间的关系不同而表现为脊柱弯向健侧或弯向患侧。如髓核突出的部位位于脊神经根内侧，因脊柱向患侧弯曲可使脊神经根的张力减低，所以腰椎弯向患侧；反之，如突出物位于脊神经根外侧，则腰椎多向健侧弯曲（图18-3）。实际上，此仅为一般规律，尚有许多因素，包括脊神经的长度、椎管内创伤性炎症反应程度、突出物距脊神经根的距离以及其他各种原因均可改变脊柱侧弯的方向。

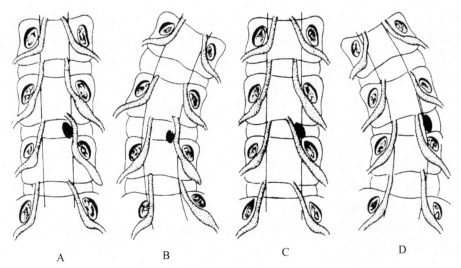

图18-3 姿势性脊柱侧凸与缓解神经所受压力关系示意图

A、B. 椎间盘突出在神经根内侧，神经根所受压力可因脊柱侧凸突向健侧而缓解；C、D. 椎间盘突出在神经根外侧，神经根所受压力可因脊柱侧凸突向患侧而缓解

4. 压痛及叩痛 压痛及叩痛的部位基本上与病变的椎节相一致，80%～90%病例呈阳性。叩痛以棘突处为明显，系叩击振动病变部所致。压痛点主要位于椎旁，相当于骶棘肌处，部分病例伴有下肢放射痛，此主要是脊神经根的背侧支受刺激之故。此外，叩击双侧足跟亦可引起传导性疼痛。合并腰椎椎管狭窄症时，棘间隙部亦可有明显压痛。

5. 腰部活动范围 根据是否为急性期、病程长短等因素不同，腰部活动范围的受限程度差别亦较大。轻者可近于正常人，急性发作期腰部活动可完全受限，甚至拒绝测试腰部活动度。一般病例主要是腰椎前屈、旋转及侧向受限，合并腰椎椎管狭窄症者，后伸亦受影响。

6. 下肢肌力及肌萎缩 视受损的神经根部位不同，其所支配的肌肉可出现肌力减弱及肌萎缩征。临床上对此组病例均应常规行大腿及小腿周径测量和各组肌肉肌力测试，并与健侧对比观察、记录，再于治疗后再加以对比。

7. 感觉障碍 其机制与前者一致，视受累脊神经根的部位不同而出现该神经支配区的感觉异常。阳性率达 80% 以上，其中后型者达 95%。早期多表现为皮肤过敏，渐而出现麻木、刺痛及感觉减退。感觉完全消失者并不多见，因受累神经根以单节单侧为多，故感觉障碍范围较小；但如果马尾神经受累（中央型及中央旁型者），则感觉障碍范围较广泛。

8. 反射改变 其亦为本病易发生的典型体征之一。L_4 脊神经受累时，可出现膝跳反射障碍；早期表现为活跃，之后迅速变为反射减退，临床上以后者多见。L_5 脊神经受损时对反射多无影响。第 1 骶神经受累时则跟腱反射障碍。反射改变对受累神经的定位意义较大。

（二）特殊体征

特殊体征指各种特殊检查所获得的征象。临床上意义较大的主要有以下几个方面。

1. 屈颈试验征 屈颈试验征又名 Lindner 征。嘱患者站立、仰卧或端坐，检查者将手置于头顶，并使其前屈。如患侧下肢出现放射痛，则为阳性，反之为阴性。对椎管型者阳性率高达 95% 以上。其机制主要是由于屈颈的同时，硬脊膜随之向上位移，以致与突出物相接触的脊神经根遭受牵拉。本试验既简单、方便，又较为可靠，特别适用于门诊及急诊。

2. 直腿抬高试验 患者仰卧，使患膝在伸直状态下向上抬举，测量被动抬高的角度并与健侧对比，此称为直腿抬高试验。本试验自 1881 年 Forst 首次提出以来已为大家所公认。本试验对越是下方的神经根作用越大、阳性率也越高（抬举角度也越小）。此外，突出物越大，根袖处水肿及粘连越广泛，则抬举角度越小。

在正常情况，下肢抬举可达 90° 以上，年龄大者，角度略下降。因此，抬举角度越小，其临床意义越大，但必须与健侧对比；双侧者，一般以 60° 为正常和异常的分界线。

3. 健肢抬高试验 健肢抬高试验又称为 Fajcrsztajn 征、Bechterew 征、Radzikowski 征，健侧肢体直腿抬高时，健侧的神经根袖可牵拉硬膜囊向远端位移，从而使患侧的神经根也随之向下移动。当患侧椎间盘突出在神经根的腋部时，神经根向远端移动则受到限制引起疼痛。如突出的椎间盘在肩部时，则为阴性。检查时患者仰卧，当健侧直腿抬高时，患侧出现坐骨神经痛者为阳性。

4. Laseque 征 有人将此征与前者合为一类，也有人主张分述之。此征阳性是在将髋关节与膝关节均置于屈曲 90° 状态下，再将膝关节伸直到 180°；在此过程中如患者出现下肢后方放射性疼痛时，则为阳性。其发生机制主要是伸膝时使敏感的坐骨神经遭受刺激牵拉之故。

5. 直腿抬高加强试验 直腿抬高加强试验又称 Bragard 征，即在操作直腿抬高试验达阳性角度时（以患者诉说肢体放射痛为准），再将患肢足部向背侧屈曲以加重对坐骨神经的牵拉。阳性者主诉坐骨神经放射痛加剧。本试验目的主要是排除肌源性因素对直腿试验的影响。

6. 仰卧挺腹试验　患者取仰卧位，做挺腹抬臀的动作，使臀部和背部离开床面。此时，如果主诉患肢坐骨神经出现放射性疼痛者，则为阳性。

7. 股神经牵拉试验　患者取俯卧位，患肢膝关节完全伸直。检查者将伸直的下肢高抬，使髋关节处于过伸位；当过伸到一定程度出现大腿前方股神经分布区域疼痛时，则为阳性。此项试验主要用于检查 $L_{2\sim3}$ 和 $L_{3\sim4}$ 椎间盘突出的患者。但近年来亦有人用于检测 $L_{4\sim5}$ 椎间盘突出症的病例，其阳性率可高达 85% 以上。

8. 其他试验　诸如腘神经或腓总神经压迫试验、下肢旋转（内旋或外旋）试验等主要用于其他原因所引起的坐骨神经痛疾患。

现将常见部位的腰椎间盘突出症具有定位意义的症状与体征列于表 18-1。表 18-2 为中央型腰椎间盘突出症的临床表现。

表 18-1　常见腰椎间盘突出症的临床表现

突出部位	$L_{3\sim4}$	$L_{4\sim5}$	$L_5\sim S_1$
受累神经	L_4 神经根	L_5 神经根	S_1 神经根
肌力改变	伸膝无力	踇趾背伸无力	足跖屈及屈踇无力
疼痛部位	骶髂部、髋部、大腿前外侧、小腿前侧	骶髂部、髋部、大腿和小腿后外侧	骶髂部、髋部、大腿、小腿足跟和足外侧
麻木部位	小腿前内侧	小腿外侧或足背，包括踇趾	小腿和足外侧包括外侧三足趾
反射改变	膝反射减弱或消失	无改变	踝反射减弱或消失

表 18-2　中央型腰椎间盘突出症的临床表现

突出部位	多系 $L_{4\sim5}$ 和 $L_5\sim S_1$ 椎间隙
受累神经	马尾神经
疼痛部位	腰背部、双侧大及小腿后侧
麻木部位	双侧大、小腿及足跟后侧及会阴部
肌力改变	膀胱或肛门括约肌无力
反射改变	踝反射或肛门反射消失

三、实验室检查

1. 脑脊液检查　除中央型引起椎管完全阻塞者可出现蛋白含量增高、潘氏试验及奎肯试验阳性外，通常均属正常。

2. 其他化验　诸如红细胞沉降率、华氏反应、类风湿因子、胶状金试验等化验检查，主要用于对其他疾患的鉴别诊断。

四、影像学检查

近年来用于腰椎间盘疾患诊断的影像学进展较大，其中包括 X 线平片、椎间盘造影、CT 扫描、超声波、磁共振及脊髓造影等。在一般情况下，普通 X 线平片即可达诊断目的，困难者则需采用磁共振（或参考超声波及 CT 扫描，但其确诊率较低）。非不得已，不轻易选用脊髓造影。

（一）腰椎平片

1. 腰椎前后位片（正位）　腰椎前后位片多显示腰椎侧弯征，椎间隙宽度于病变早期多无改变；如病程较久，则显示间隙狭窄，并于椎体边缘有各种形态的骨刺出现。棘突的偏移虽较常见，但不一定有什么意义。

2. 腰椎侧位片　其诊断价值较前者更为重要。

（1）多数病例腰椎生理前凸曲线消失，尤其是急性发作者。

（2）椎体型中的前型及中央型可于侧位片上显示典型的三角形骨裂征等。

（3）椎间隙狭窄及椎体边缘骨刺形成表明病程较长。

（4）椎间盘钙化（罕见）或脱出的髓核钙化（稍多见）。

（5）椎间孔狭窄。

3. 腰椎斜位片　腰椎斜位片主用于排除下腰椎椎弓断裂及腰骶（或骶髂）关节病变。而单纯椎间盘脱出症者多无特殊所见。因此，诊断明确者无需摄此片。

（二）CT 扫描

应用 CT 检查脊椎与椎管内病变在临床上已广泛开展，分辨率相对为高的 CT 扫描图像，可较清楚地显示椎间盘突出的部位、大小、形态和神经根、硬脊膜囊受压移位的形象；同时可显示椎板及黄韧带肥厚、小关节增生肥大、椎管及侧隐窝狭窄等情况；并可以三维技术重建椎管与根管的立体形态。从影像学角度来看，本病在 CT 扫描图像上的主要改变有以下几点。

1. 椎间盘后缘变形　正常情况下椎间盘后缘与椎体骨性断面的边缘平行，在髓核突出的患者，椎间盘后缘有一局部突出。根据局部改变的形态与性质，可区分椎间盘膨出、突出或脱出（破裂），前者为退行性变的早期表现，后两者则属中后期改变。

2. 硬膜外脂肪消失　正常情况下，腰椎区域，尤其是 $L_{4\sim5}$ 和 $L_5\sim S_1$ 平面，硬脊膜囊通常有丰富的硬膜外脂肪。硬膜外透亮区的形态和大小对称。当椎间盘破裂时，脱出的髓核可以替代低密度的硬膜外脂肪。在椎间盘破裂的平面上，两侧对比观察，密度并不对称。

3. 硬膜外间隙中的软组织密度增高　突出或脱出髓核的密度高于硬脊膜囊和硬膜外脂肪，硬膜外间隙中的软组织密度阴影代表突出的碎片（大小和位置）。当碎片较小而外面有后纵韧带连着时，其软组织块影与椎间盘影相连续。当碎片已破裂到后纵韧带外面，且与椎间盘失去连续性和从纤维环破裂处游离时，可出现分离状影像。根据椎间盘破裂的部位，软组织密度可能位于中线或后外侧缘，若破裂完全发生在外侧缘，则软组织密度位于椎间孔内。当突出的碎片较大时，在病变椎间盘平面以外的层面上也可显示软组织密度。根据碎片游离方向，可能位于椎间盘下方的椎体后缘，或紧靠椎弓根的侧隐窝内；亦可能位于椎孔内，颇像增大的神经节。

4. 硬脊膜囊变形　硬脊膜及其内容物的密度低于椎间盘。在上部腰椎区域，整个骨性椎管全部由脊膜囊占据。脊膜囊缘和椎间盘边缘之间由于密度差的关系，其分界清楚。当椎间盘突出时，硬脊膜囊也可变形。在下部腰椎区域，硬脊膜囊并不充盈整个骨性椎管，也不与椎间盘后缘接触，仅当椎间盘突出相当大，足以将硬膜外脂肪堵塞并压迫脊膜囊壁时，光滑圆形的脊膜囊轮廓出现变形。突出的碎片可能压迫神经根；亦有少数病例并不引起脊膜囊变形。

5. 神经根鞘的受压移位　在正常情况下，神经根鞘在硬膜外脂肪对比下表现为软组织密度，其位于骨性椎管的后侧，椎弓根的内侧；在椎弓根稍下方的平面上，当碎片向骨性椎管后侧突出时，将根鞘向后推移。根鞘与突出的碎片常无法区分．这本身就是神经根受压的一种征象。

6. 突（脱）出髓核的钙化　髓核突（脱）出时间较久者，可逐渐形成钙化，并在 CT 扫描中出现相一致的改变。碎片与椎间隙边缘可以相延续。

7. CTM 检查技术　CT 扫描技术对椎间盘突出诊断准确率为 80% ~ 92%。由于 CT 检查对患者的 X 线照射量小，可列为基本无害的诊断手段。此外，将水溶性造影剂做脊髓造影与 CT 检查结合（CTM），能提高诊断的准确性。在 CTM 检查时，上述征象更为明显。大多数椎间盘突出症，受椎间盘压迫的神经根和硬膜囊在同一平面。游离型椎间盘脱出则可发生于椎管内的其他部位。

应强调，CT 检查必须结合临床进行判断，才能提高诊断的准确性。单纯 CT 检查并不完全可靠。低分辨率 CT 图像对软组织结构显示不满意，对椎间盘突出诊断意义不大。脊髓造影后 CT 检查（CTM）诊断准确率较高。

（三）磁共振（MR）检查

MR 的出现，可以说是影像学中的重大进展，是非侵入性和无放射性损害中以往任何检查手段都无法相比拟的。其对人体组织结构的影像显示，较 CT 扫描更为确切和真实感。可直接进行多种断面成像，不用造影剂即能清楚地区别各种不同组织的解剖形态，尤其是能早期提供组织的生理、生化改变。在 MR 上可直接显示腰椎间盘变性程度和椎间盘突出的部位、类型以及硬膜囊和神经根受压状况。腰椎间盘变性者，可见其信号强度减低，椎间隙变窄以及在信号减低的椎间盘内出现信号更低的裂隙，这与髓核脱水和纤维环存在不同程度的断裂有关。腰椎间盘膨出者可见椎间盘呈对称性向四周膨隆，超过椎体边缘；腰椎间盘突出者，可见纤维环破裂、后纵韧带断裂，髓核突出、压迫硬膜或神经根；游离型椎间盘突出者，可见突出物与母核分离，向椎管上方或下方游走，对上位或下位神经根可造成压迫，导致临床症状与影像学表现不相符，应引起重视（图 18 - 4）。

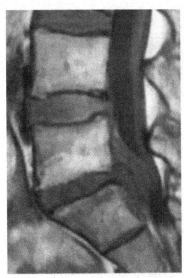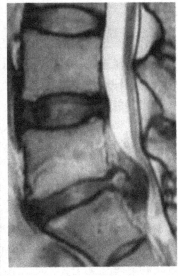

图 18 - 4　L_5 ~ S_1 游离型椎间盘突出 MR 表现
A. T_1 加权矢状位观；B. T_2 加权矢状位观

还应强调，MR 对骨皮质钙化或骨化组织呈低信号，显示效果多不满意；对椎间盘突出伴有的侧隐窝狭窄诊断阳性率和准确率低，需与 CT 结合应用。

（四）其他检查

1. 超声波技术　自 20 世纪 70 年代 Porter 先后两次报道了有关这方面的研究情况后，国内亦开展了此项研究．该技术是利用超声波测定腰椎管管径，而椎管管径的大小牵涉到是否产生根性症状。但在应用上有一定的局限性，对腰椎及腰骶部的三叶形椎管尚难以表现出来。目前 MR 及 CT 技术已普遍开展，少有再选用此项技术者。

2. 脊髓造影　对本病的诊断、鉴别诊断及病变定位帮助较大，视髓核突（脱）出的部位不同，在影像学上则可显示根袖缺如（侧型为多）、根袖尾部充盈不全（多为外侧型）、硬脊膜囊受压（中央型）或硬脊膜囊伴根袖受压（中央旁型）等形态，特别是对于二次手术的患者有较大的诊断价值，但由于其不良反应，均主张慎重选用，并应以选择非离子碘造影剂为宜，如碘海醇注射液（欧乃派克）。

3. 椎间盘造影和疼痛诱发试验　在 X 线或 CT 引导下将穿刺针插入椎间盘注入造影剂，可以识别各种椎间盘突出和纤维环的破裂，并且由于注入造影剂致使椎间盘内压力增高可以诱发疼痛，如果诱发的疼痛与患者平时疼痛表现近似，则可以判定所造影的椎间盘是导致临床症状的原因，此对于在 MR 上发现多个椎间盘病变难以确定真正产生疼痛的椎间盘时特别有用。

4. 硬脊膜外造影　硬脊膜外造影分腰前路或腰后路两种途径将造影剂注至硬膜囊外观察、推断椎管矢径、硬膜囊及根袖受压情况等。其影像判定与脊髓造影相似，目前已很少应用。

5. 其他　其他如椎静脉造影、腰骶神经根造影及骶管造影等虽各有特点，但亦有其一定局限性或操作技术上困难而多处于探索阶段。

五、肌电图

肌电图检查可了解神经根损害的程度和神经功能状态，也可帮助区别病变是神经源性或是肌源性。对于神经根受压迫的诊断，肌电图更有重要的诊断价值。近年来对肌电图的研究显示，肌电图不仅可以验证影像学检查，而且对神经根损害的定位具有更高的敏感性。其不仅能作为腰椎间盘突出症的辅助诊断措施，还可以指导治疗方案及评价预后。但目前常用的针刺肌电图是有创的，这样明显限制了其临床应用。表面肌电图检查作为一种无创、简单易行的电生理检查，不仅易被患者接受，更提高了随访复查的成功率，但对表面肌电图测量时的定位定性定量、观察指标及如何消除干扰因素的研究尚处于初步阶段，有待进一步研究。

六、诱发电位的应用

为近年来开展较多的研究项目，主要依靠测定 H 波（Hoffmann 波）潜伏期是否延长（与健侧对比），及诱发电位幅度是否消失或低于正常来推断脊神经根是否受累。由于此项设备价格昂贵，且检测时受各种因素影响，因此临床上主要用于研究工作及对脊柱畸形纠正术的术中监护，而对腰椎间盘诊断上的实用价值，目前尚有争议。

（张建选）

第三节 腰椎间盘突出症的诊断与鉴别诊断

一、诊断

对典型病例的诊断，一般多无困难，尤其是在 CT 扫描与磁共振广泛应用的今天。但对于非典型者，或是椎体型、中央型等病例，则易于误诊，应注意防止。

（一）一般病例的诊断

主要依据：

（1）详细的病史。

（2）仔细而全面的体格检查，并应包括神经系统。

（3）腰部的一般症状。

（4）特殊体征。

（5）腰椎 X 线平片及其他拍片。

（6）酌情选用磁共振、CT 扫描、超声波检查及肌电图等。

（7）非不得已一般不宜选用脊髓造影；椎间盘髓核造影因易将诊断引入歧途，原则上不用。

（二）特殊类型椎间盘突（脱）出症的诊断

1. 中央型 临床上并非少见，但易与马尾处脊髓肿瘤相混淆。其诊断要点除前述各项外，主要依据以下特点。

（1）具有马尾神经受累症状：包括双下肢感觉、运动及膀胱直肠功能障碍。

（2）站立及白日症状明显：卧床及夜晚症状缓解（与脊髓肿瘤相反）。

（3）腰椎穿刺：显示奎肯试验多属通畅或不全性梗阻，脑脊液检查蛋白定量多正常（而肿瘤则多呈现完全性梗阻及蛋白含量增高等）。

（4）MR 检查：一般多需行磁共振或 CT 扫描检查，均有阳性发现。

2. 椎体型（前缘型）腰椎间盘突出症 根据下述特点进行确诊。

（1）临床症状：与腰椎间盘病（盘源性腰痛）相似，以腰背酸痛为主，垂直加压有加重感；一般无根性症状。

（2）X 线片显示典型所见：前型于侧位 X 线片上见椎体前缘有一三角形骨块；正中型则显示 Schmorl 结节样改变。

（3）CT 扫描及磁共振：有助于本型的确诊，应常规检查。

3. 高位腰椎间盘突（脱）出症 高位腰椎间盘突（脱）出症指 L_3 以上椎节，即 $L_{1\sim2}$ 和 $L_{2\sim3}$ 者，其发生率占全部病例的 1% ~3%。对其诊断主要依据如下。

（1）高位腰脊神经根受累症状：包括股四头肌无力、萎缩、大腿前方（达膝部）疼痛、麻木及膝跳反射障碍等，在所有病例中，此组症状占 60% ~80%。

（2）腰部症状：80% 以上病例出现腰部症状，并于相应椎节的棘突处有叩击痛及传导痛。半数以上病例于椎旁有压痛。

（3）截瘫症状：少见，约 10% 病例可突然发生下肢截瘫症状。因其后果严重，必须重视。

（4）坐骨神经症状：约20%病例出现，主要是$L_{3\sim4}$椎节的脊神经受波及所致。

（5）其他：一般多按常规行 MR 或 CT 扫描检查进行确诊，并应注意与脊髓肿瘤的鉴别。

4. 腰椎间盘病　近年来发现其并非少见，好发于腰椎椎管矢状径较宽的病例，其病理特点是椎节退变严重，具有损伤性关节炎之特征，但少有刺激或压迫神经根者。临床上主要表现如下。

（1）腰痛：又称为椎间盘源性腰痛，一般不伴有下肢坐骨神经症状，其机制系椎节退变后对局部窦椎神经的刺激与压迫，病理性代谢产物亦参与其中；碎裂、后突的髓核可随着腰部活动而症状加剧，尤其过度前屈和仰伸时；垂直加压试验可使疼痛加剧。

（2）腰椎不稳：在动力性腰椎平片上可清晰地显示腰椎椎节的梯形变，并在临床上表现为腰部活动受限，但却少有下肢神经症状。

（3）影像学检查：主要显示腰椎椎节损伤性关节炎特征，尤以 CT 扫描及 MR 检查更为明显，早期 MR 的 T_2 加权像显示后纤维环有高信号区（high – intensity zone，HIZ）反应。但其椎管矢状径大多较宽，少有根性受压征。

（4）好发椎节：以 $L_{4\sim5}$ 椎节最为多见，其次为 $L_5\sim S_1$，$L_{3\sim4}$ 以上者甚为少见。

5. 其他　其他指对多椎节椎间盘突出、最外侧型突出及青少年或高龄椎间盘突出等临床较少见者，如能注意检查，并按常规行磁共振等特殊检查，一般均可确诊。

（三）定位诊断

病史与细致的体检不仅能做出腰椎间盘突（脱）出症的诊断，而且根据不同神经根在受突出椎间盘组织压迫下所产生特有的定位症状和体征，基本上能够做出定位诊断。由于95%以上腰椎间盘突出症发生在 $L_{4\sim5}$ 或 $L_5\sim S_1$ 椎间隙，压迫了 L_5 或 S_1 神经根，主要产生表现为坐骨神经痛的各种症状。另有 1% ~2% 腰椎间盘突出发生在 $L_{3\sim4}$ 椎间隙，压迫了 L_4 神经根，可出现股神经痛症状。

二、鉴别诊断

由于本病的分型及视脱（突）出的髓核在椎管内的位置不同，其所引起之类型较多，以致症状与体征差异较大，因此所需鉴别的疾患亦较多。根据一些学者五十多年临床经验，建议第一步先确定患者所表现出的疼痛特征是否属于根性痛，腰椎间盘突出症者应是根性痛，而非干性痛或丛性痛。第二步再根据患者根性痛的性质、特点、部位及影响因素等与其他相似疾患进行鉴别。如此则不至于将诊断引入歧途。当然对个别特殊类型者，再另作别认。掌握三者的鉴别是每位矫形外科医师和神经科医师的基本要求，均需重视。否则，盲目依靠高、精、尖等现代技术，势必反使诊断工作复杂化，此在临床上不乏先例。

现将临床上易与腰椎间盘突（脱）出症相混淆的疾患鉴别如下。

（一）发育性腰椎管狭窄症

本病可与腰椎间盘突（脱）出症伴发（约占50%以上）。本病的基本症状虽与后者有相似之处，但其主要特点是三大临床症状。

1. 间歇性跛行　间歇性跛行即由于步行引起椎管内相应椎节缺血性神经根炎，以致出现明显的下肢跛行、疼痛及麻木等症状，稍许蹲下休息即可重新再行走；之后再次发作，又需再次休息方可继续行走。如此反复发作，并有间歇期，故称为"间歇性跛行"。腰椎间盘突出症合并本病时可同时发生。单纯椎间盘突出症虽有时也可出现相类似现象，但其休息后仅稍许缓解，而难以完全消失。

2. 主客观矛盾　主客观矛盾指此类患者主诉很多，而在体检时由于检前候诊时的休息而使神经根缺血性神经根炎消失，以致无阳性发现。此与腰椎间盘突出时出现的持续性根性症状及体征明显不同。

3. 腰后伸受限，但可前屈　由于后伸时使腰椎椎管内有效间隙更加减少而加重症状，并引起疼痛。因此患者腰部后伸受限，并喜欢采取能使椎管内容积增大的前屈位。由于这一原因，患者可骑自行车，但难以步行。此与腰椎间盘突出症者明显不同。

以上几点一般足以鉴别，对个别不典型或是伴发者，可采用其他辅助检查手段，包括磁共振及 CT 扫描等加以判定。

（二）坐骨神经盆腔出口狭窄症

坐骨神经盆腔出口狭窄症为引起坐骨神经干性痛的常见病，且多见于因腰痛而行重手法推拿术后者，因此易与腰椎间盘突出症相混淆，需鉴别（但有时两者可伴存）。本病主要特点如下。

1. 压痛点　压痛点位于坐骨神经自盆腔穿出的部位，即"环跳"穴，并沿坐骨神经向下放射达足底部。有时"腘点"与"腓点"亦伴有压痛。

2. 下肢内旋试验　双下肢内旋时可使坐骨神经出口部肌群处于紧张状态，以致该出口处狭窄加剧，而引起坐骨神经放射痛。腰椎间盘突出症时则无此现象。

3. 感觉障碍　本病时表现为范围较广的多根性感觉异常，并多累及足底出现麻木感等。而椎间盘突出症时，则以单根性感觉障碍为主。

4. 其他　本病时屈颈试验阴性，腰部多无阳性体征。个别困难者可行其他特殊检查。

因梨状肌本身病变所致的梨状肌综合征较少见，且症状与本病相似，不另述。

（三）马尾部肿瘤

马尾部肿瘤为临床上易与中央型相混淆的疾患，且后果严重，应注意鉴别。两者共同的症状特点是多根性或马尾神经损害，双下肢及膀胱直肠症状，腰部剧痛及活动障碍等。但马尾部肿瘤时的以下特点可与腰椎间盘突出症相鉴别。

1. 腰痛　呈持续性剧痛，夜间尤甚，甚至非用强止痛剂而不能使患者入眠；而椎间盘突出症者平卧休息后即缓解，夜间多明显减轻。

2. 病程　多呈进行性，虽经各种治疗仍无法缓解或停止进展。

3. 腰穿　多显示蛛网膜下隙呈完全性阻塞，脑脊液中蛋白含量增高，潘氏试验阳性等。

4. 其他　必要时可行磁共振或 CTM 等检查确诊及病变定位；有手术指征者，可行椎管探查术。

（四）腰段继发性粘连性蛛网膜炎

由于腰椎穿刺、腰麻及脊髓造影的广泛应用，本病近年来已非少见；且其病变差别较大，可引起各种症状而易与多种腰部疾患相混淆。如粘连位于脊神经根处，则可引起与椎间盘突出症完全相似的症状，在鉴别时应注意本病以下特点。

1. 病史　多有腰椎穿刺等病史。

2. 疼痛　多呈持续性，且逐渐加剧。

3. 体征　屈颈试验多为阴性，直腿抬高试验可阳性，但抬举受限范围小。

4. X 线平片　有碘油造影史者，可于 X 线平片上发现烛泪状阴影或囊性阴影。

本病可继发于椎间盘突出症后，尤以病程长者，应注意。

（五）下腰椎不稳症

下腰椎不稳症为老年者多发病，尤以女性为多。本病特点如下。

1. 根性症状　虽常伴有，但多属根性刺激症状。站立及步行时出现，平卧或休息后即缓解或消失，体检时多无阳性体征发现。

2. 体型　以肥胖及瘦弱二类体型者多发。

3. X 线平片　动力性平片可显示椎节不稳及滑脱征（故本病又称为假性脊柱滑脱）。

4. 其他　屈颈试验、直腿抬高试验等多属阴性。

（六）腰椎增生性（肥大性）脊椎炎

腰椎增生性（肥大性）脊椎炎亦属需鉴别的常见病之一，本病特点如下。

1. 年龄　多系 55 岁以上的老年患者，而椎间盘突出症则以中青年者多见。

2. 腰痛　晨起时出现，活动后即消失或减轻，劳累后又复现。

3. 腰部活动　呈僵硬状，但仍可任意活动，无剧痛。

4. X 线平片　显示典型退变性改变。

本病不难鉴别，一般无需特殊检查。

（七）关节突滑膜囊肿

关节突滑膜囊肿一般认为是关节突退变所致，$L_{4\sim5}$ 节段活动量最大，因此发生率最高，囊肿较小时不引起明显的临床症状，但当囊肿位于根管内或者在椎管内形成巨大囊肿压迫马尾神经，则可引起腰痛及下肢放射痛，易与椎间盘突出相混淆。其主要鉴别点如下。

1. 症状与体征　活动时腰部局部酸痛症状为主，如压迫或刺激神经根者可见下肢放射性疼痛，疼痛程度较腰椎间盘突出轻，直腿抬高试验一般无阳性结果。

2. MRI 检查　位于硬膜外近小关节处，界限清楚，T_2 加权可见囊内高信号影。

3. 穿刺　必要时可在 CT 引导下行穿刺，抽出液体为浆液性质。

（八）一般性盆腔疾患

一般性盆腔疾患为中年以上妇女常见病，包括附件炎、卵巢囊肿、子宫肌瘤等致使盆腔内压力增高，刺激或压迫盆腔内骶丛而出现多于性症状：其特点如下。

1. 性别　90% 以上病例见于女性。

2. 年龄　多在中年以后。

3. 症状　系多个神经干受累症状，其中尤以坐骨神经干、股神经干及股外侧皮神经干多见，阴部内神经及闭孔神经亦可累及。

4. 盆腔检查　对女性患者应请妇产科进行内诊检查以确定有无妇产科疾患。

5. X 线平片　患者易伴发髂骨致密性骨炎等疾患，应注意观察。

（九）盆腔肿瘤

盆腔肿瘤虽属于腹部外科疾患，但骨科亦常可遇到，尤其是压迫坐骨神经时易与本病混淆。其特点与前者相似。

1. 症状　以多干性神经症状为主。

2. 体征　于盆腔内（肛门指诊等）可触及肿块。

3. 其他　清洁灌肠后拍片或做钡剂灌肠检查以确定肿块部位，必要时行 B 超、CT 扫描或磁共振等检查。

（十）腰部扭伤

腰部扭伤的一般病例易于鉴别，与伴有反射性坐骨神经痛者易混淆，其鉴别要点如下。

1. 外伤史　较明确。但腰椎间盘突出症亦有可能见于腰部扭伤后，应注意。

2. 压痛　多位于腰部肌肉附着点处，且较固定，并伴有活动受限。

3. 封闭试验　对肌肉扭伤处封闭后，不仅局部疼痛缓解，且下肢放射痛亦消失。

4. 其他　屈颈试验、直腿抬高试验等均多阴性。

（十一）腰肌筋膜炎

腰肌筋膜炎以中年人发病最多，多因肌肉过度运动和活动，或因剧烈活动后出汗受凉而起病，亦可因直接受寒或上呼吸道感染之后而出现症状。患者主要感觉脊背疼痛，常见部位在附于髂嵴或髂后上棘的肌群，如骶棘肌和臀肌。其他部位的肌肉和肌筋膜、腱膜等也可受累。腰骶部纤维组织炎时，窦椎神经受到刺激，可引起局部疼痛和下肢牵涉痛。疼痛常因寒冷和较长时间不活动而加重，亦可与天气变化和姿势有关。运动有助于减轻症状。因受累的肌肉疼痛使脊柱活动受限。此种腰背痛病程长短不一，短者几天，长者可数年，并且常在首次发病后反复发作。

检查时因腰背痛肌肉保护性肌痉挛而出现侧弯和运动受限。多数患者能扪到痛性结节或条索感，这在俯卧位检查时更为清晰。腰背部痛性结节常在第 3 腰椎横突尖部、髂嵴部和髂后上棘处等。压迫痛性结节，特别是肌肉中的痛性结节，可引起局部疼痛并放射至其他部位如下肢牵涉痛。用 2% 普鲁卡因局部封闭则疼痛消失。归结纤维组织炎的主要表现：①局限性弥漫性边界不清的疼痛；②局限性软组织压痛点；③软组织扪及结节或条索感。

（十二）腰椎小关节紊乱

腰椎小关节紊乱多为中年人，女性尤为多见。既往无明显外伤史，多在正常活动时突然发病，患者常诉准备弯腰取物或转身取物，突然腰部剧痛，不敢活动，这种疼痛第一次发作后，可经常发作，一年或一个月可发病数次，有腰部慢性劳损史或外伤史者发病较多，芭蕾舞演员、京剧演员等经常腰部练功者，常患腰部小关节紊乱。某些患者间歇性发作可持续多年，就诊时主诉反复"腰椎脱位"。

检查时脊椎向痛侧侧弯，腰段骶棘肌出现痛侧保护性肌痉挛。在 L_4、L_5 或 L_3、L_4 棘突旁有压痛点，如骶髂关节有压痛，即为腰骶关节不对称所致的腰椎小关节紊乱，反复发作的患者，腰椎前屈不受限，而后伸或向健侧弯即感疼痛加重。直腿抬高试验可感腰部痛而无坐骨神经放射痛，此试验为阴性。

X 线腰椎摄片示腰椎侧弯，腰椎或椎间盘退变等，但不能发现后关节半脱位、后关节间隙增宽等征象。CT 检查可示小关节突有增生、骨赘、硬化、关节囊周围钙化和半脱位等改变。

（十三）腰椎结核

脊柱是骨关节结核发病率最高的部位，据天津人民医院统计 3 587 例中骨关节结核占47.28％，其中半数发生在腰椎。因此腰痛为其常见症状之一，低位腰椎结核还可产生腿痛。

腰椎结核的患者多有全身结核中毒症状，伴有较长期的腰部钝痛，多呈持续疼痛。下肢痛因病灶部位而不同，L_5、S_1 处结核可引起 $L_5 \sim S_1$ 神经根支配区痛，表现为一侧或两侧痛。

检查可见腰部保护性强直，所有活动受限，活动时痛重。后期椎骨楔形压缩，进而可出现后凸畸形。髂凹部或腰三角处能扪及寒性脓肿。有区域性感觉运动障碍、腱反射改变、肌萎缩，只影响一条神经根者很少。化验检查红细胞沉降率增快。于 X 线平片显示，椎体相邻缘破坏，椎间隙变狭窄，腰大肌影增宽或边缘不清。鉴别困难者应行 MR 检查，均可确诊。

（十四）腰椎椎弓崩裂与腰椎滑脱

除先天性病例外，因外伤或退行性变所引起的腰椎滑脱症，将随年龄而增加，男性多于女性。发病部位以 $L_{4\sim5}$ 最常见，其次为 $L_5 \sim S_1$。本病主要为腰背痛、臀部痛或下肢痛。涉及下肢坐骨神经痛者占50％，间歇性跛行占20％。但在检查时腰痛部无明显畸形，腰椎前屈运动正常，后伸受限。根据 X 线平片及 MR 检查易于确诊。

（十五）其他疾患

其他疾患包括各种先天畸形、化脓性脊椎炎、腰椎骨质疏松症、氟骨症、小关节损伤性关节炎、腰部脂肪脱垂伴神经支卡压症、第 3 腰椎横突过长畸形、棘间韧带损伤、棘上韧带损伤及全身各系统疾患的腰部症状等均应注意鉴别。

（张建选）

第四节　腰椎间盘突出症的治疗

腰椎间盘突出症治疗方法的选择，主要取决于该病的不同病理阶段和临床表现。手术和非手术疗法各有指征，多数腰椎间盘突出症能经非手术疗法治愈。对于骨科医生来说，要详细询问病史，仔细检查身体，熟悉有关特殊检查项目，诸如肌电图、X 线征象、椎管造影、CT 和 MR 等，只有这样才能对其过程有较全面的了解，并采取适当的治疗方法。

一、非手术疗法

视病变的病理生理与病理解剖进程不同，其症状对机体的影响及转归亦不同，并以此来决定治疗方法的选择。但原则上，各组病例均应以非手术疗法为开端，此不仅免使患者遭受手术之苦，且可观察病程发展，以求获得修正诊治方案的依据。现将非手术疗法分述于后。

（一）病例选择

1. 首次发病者　原则上均应先行以非手术疗法，除非有明显的马尾损害症状时。

2. 症状较轻者　其病程可能持续时间较长，但髓核多为突出，而非脱出，易治愈。

3. 诊断不清者　常因多种疾患相混淆，难以早期明确诊断，多需通过边非手术治疗、边观察、边采取相应的检查措施以明确诊断。

4. 全身或局部情况不适宜手术者　主要指年迈、体弱的高龄患者，或施术局部有其他病变者。

5. 其他　包括有手术或麻醉禁忌证，以及拒绝手术者。

（二）目的与具体措施

非手术疗法的主要目的不外乎以下五点，并根据其要求而选择相应的方法。

1. 休息　为任何伤病恢复的基本条件，尤其是对患者更为重要。根据病情可采取以下措施。

（1）绝对卧木板床休息：适用于病情较重者。多数学者认为卧床时间最好不短于3周，但也有学者认为卧床4d后突出的椎间盘可获得稳定状态，与卧床7d的效果没有明显差异。长期卧床可造成肌肉失用性萎缩、心血管疾病和骨质疏松等。因此，绝对卧床最好不超过1周。

（2）卧床加牵引：牵引治疗腰椎间盘突出症有显著效果，是非手术治疗腰椎间盘突出症的首选方法。适用于重型，尤以髓核突出者或髓核脱出的急性发作期。

（3）腰围制动：用于轻型或恢复期者，其中以石膏腰围最佳，其次为皮腰围或帆布腰围。塑料腰围因透气性差而应用少，简易腰围作用最小。

2. 促进髓核还纳　除休息具有使髓核还纳作用外，主要方式有：

（1）骨盆带牵引：以24h全日持续牵引最佳，有效率可达60%以上，尤以突出者为著。一般持续3周，3周后更换石膏腰围。

（2）机械牵引：即用各种牵引装置，包括机械或电动牵引床进行间歇性牵引。适用于急性突出者，有效率略低于前者。

（3）手法推搬：术者徒手将患者腰椎置于牵引（拉）状态下施以手法推搬，以使突出的髓核还纳。其有效率视操作者而异。

3. 消除局部反应性水肿　根袖处水肿不仅是引起剧烈根痛的主要原因之一，且易引起继发性蛛网膜粘连，因此，应设法使其早日消退。

（1）类固醇注射疗法：除常用的静脉滴注外，尚可采取硬膜外注射或骶管注射等。

（2）利尿剂：一般口服氢氯噻嗪（双氢克尿噻）即可。

（3）局部按摩：通过对局部肌肉解痉及促进血液循环而达到消除根部水肿目的的。

（4）理疗或药物外敷：作用与前者相似。

4. 加强腰背肌锻炼，促进腰部肌力恢复　非急性期病例均应促使患者积极地进行腰背肌功能锻炼，以增强骶棘肌而有利于腰部功能的康复。

5. 药物治疗　可以使用非甾体类消炎药（NSAID），如芬必得（布洛芬缓释胶囊）、西乐葆（塞来昔布胶囊）等，有助于缓解疼痛症状。复合维生素B、甲钴胺（如弥可保）等神经营养药物有助于减轻麻木等症状。

二、手术疗法

（一）病例选择

1. 手术适应证

（1）诊断明确，经正规非手术疗法无效，并影响工作和生活者，应及早施术，以防继发性粘连性蛛网膜炎。

（2）以马尾神经受累症状为主，病情严重，已影响基本生活者。

（3）症状虽不严重，但非手术疗法久治无效或反复发作，已影响正常生活且难以步行者。

（4）有椎管探查手术适应证者，包括伴有椎管狭窄或继发性蛛网膜粘连及椎管内肿瘤等病例。

（5）其他，如某些职业需要其腰椎活动正常或基本正常（运动员、舞蹈演员及野外工作者等）或其他特殊情况者。

2. 非手术适应证

（1）诊断不明确、又无椎管探查指征者。

（2）有手术、麻醉禁忌证者。

（3）有非手术疗法适应证者。

（4）腰椎间盘突出兼有较广泛的纤维组织炎、风湿等症状。

（5）临床疑为腰椎间盘突出症，但影像学特殊检查未见有特殊征象。

（二）麻醉与体位

1. 麻醉　麻醉方法各家要求不一，临床上常用的有全身麻醉、硬膜外神经阻滞麻醉、腰椎麻醉、针刺麻醉、局部麻醉和复合麻醉等；后者包括局部麻醉加腰椎麻醉、局部麻醉加全身辅助麻醉等。目前以全麻为多选。但术者应明确，麻醉的根本目的是使患者在无痛和肌肉松弛状态下顺利完成手术。因此术者需要根据患者全身状态、术者本人的经验和手术的类型选择有效的麻醉方法。

2. 体位　腰椎间盘突出症的手术体位选择主要依据手术入路、术式要求和术者所好等，在临床上有多种体位可供选择，但目前常用的为前两种。

（1）俯卧位：为后路手术常规体位，患者俯卧于特制的气垫或支架上，以求避免腹部和胸部受压。此种体位适用于绝大多数椎间盘突出症，尤其是伴有椎管狭窄或其他硬膜囊内病变，需行半椎板或全椎板切除或椎管彻底减压或硬膜囊内探查术等。

（2）仰卧位：适用于腰椎前路手术，即从前侧腹膜外入路或经腹入路，行椎间盘切除、人工椎间盘置入和椎体间融合。

（3）胸膝卧位：此种体位可使椎板间隙得到良好暴露。腔静脉压力比其他体位低，因而可降低硬膜外及椎静脉压力。因此其对于某些剧痛病例，需取跪位缓解疼痛者尤为合适。一般多选择局部浸润麻醉，如选择全麻则实施困难。

（4）普通侧卧位：患侧肢体在上的一般卧位，除椎节开孔减压术外，临床上少用。

（三）手术途径选择

（1）椎体型者：以脊柱融合术（前路或后路）为主。一般无需摘除髓核。

（2）髓核突出者：以前路髓核摘除术为优选。

（3）髓核脱出者：以后路髓核摘除术为宜，尤以病程较长者。

（4）合并椎管狭窄或蛛网膜粘连，或小关节畸形者（含髓核突出者）：以后路施术为宜。

（5）合并下腰椎不稳，或腰椎椎弓根崩裂者：以前路施术为佳。

（6）诊断不清，尤其是怀疑椎管肿瘤者：应选择后路手术。

（四）定位

临床上椎间盘突出症部位以 $L_{4\sim5}$ 或 $L_5 \sim S_1$ 最为常见，术前需要体表定位，其方法有以下四种。

1. 依据 X 线普通平片　以两侧髂嵴连线通过腰背部中线，决定腰椎棘突。较常见的情况是此线通过 $L_{4\sim5}$ 间隙或 L_4 棘突。较少在 $L_{3\sim4}$ 间隙，一般不在 $L_5\sim S_1$ 间隙。此外，$L_{4\sim5}$ 与 $L_5\sim S_1$ 间隙宽度亦非一致，此可作为参考。同时需注意腰椎先天变异，如 4 个腰椎或 6 个腰椎等。

2. 体表画线定位　两侧髂后上棘顶点连线为 L_4 与 L_5 椎间隙之间，手术时易于辨认。

3. 带针头注射亚甲蓝摄片定位　术时根据棘突或椎板上的亚甲蓝（美蓝）染色定位，此法一般没有必要。皮肤消毒前确定 $L_4\sim L_5$ 和 $L_5\sim S_1$ 间隙后，用亚甲蓝液分别画两条横线标志，再用 4% 碘酊涂拭固定亚甲蓝色，即可帮助术时定位。

4. 术中判定　一般多选用术中 C 形臂 X 线透视定位；或根据各节椎骨的特点及移动性加以判定。目前最为多用，更为方便和准确。

（五）手术方法选择

1. 单纯腰椎间盘突出症　可行单纯髓核摘除术、髓核摘除 + 人工椎间盘置换术、髓核摘除 + 椎体间融合术。

2. 合并下腰椎不稳或椎弓崩裂或滑脱者　宜行髓核摘除 + 椎体间融合术。

3. 合并腰椎椎管狭窄症者　除选择后路摘除髓核外，可酌情行黄韧带切除术，小关节部分切除、根管扩大减压术或保留小关节的椎管扩大减压术，视减压范围和腰椎稳定性选择是否需要做后外侧融合术。

4. 个别严重粘连无法分离者　可通过切开硬膜囊摘除髓核。

5. 合并粘连性蛛网膜炎或马尾肿瘤者　后路摘除术后切开及暴露蛛网膜下隙探查，并酌情行粘连松解术或肿瘤切除术等。

（傅兰清）

第十九章 腰椎滑脱症

第一节 概述

脊椎滑脱（spondylolisthesis）是由于先天性因素、退行性变或外伤等使得上位椎体及椎弓根、横突和上关节突一起在下位椎节上方向前（或向后）移位者。腰椎最为常见，由此引起一系列临床症状者，称为腰椎滑脱症。

腰椎滑脱的发病率因种族、地区及职业而异。在我国，其发病率为 4.7% ~5%，美国为5.8%，欧洲人发病率与之相似，但爱斯基摩人却高达 50% ~60%。运动员的发病率较高，傅士儒统计我国 555 名运动员中腰椎椎弓崩裂的发生率为 20.7%。腰椎滑脱多为单发，多发者极少。发生部位以 L_5 最多（占 75% ~80%），L_4 次之（占 17% ~20%），极少数发生于 L3（占3% ~5%）。需要明确的是腰椎滑脱不等于腰椎峡部崩裂，后者系指由于各种因素所导致的椎体与椎弓根或关节突骨质连续性的中断，其为引起腰椎滑脱的重要病因之一。

一、病因

（一）退变性因素

腰椎序列的维持，除了与椎间盘、纤维环、韧带结构有关外，更重要的是与上下关节突（包括其周围的关节囊）组成的"骨钩"结构（bonyhook）有关。"骨钩"由"钩部"及"锁扣部"两部分构成。钩部包括上位椎弓根、关节突间部、下关节突的关节面；锁扣即下位椎节上关节面。骨钩可以对抗上位椎节沿下位椎节的终板斜面向前滑脱的趋势。正常情况下"骨钩"结构与椎节周围韧带组织一起，足以维持腰椎序列。人体在成年后，即开始同时出现退变表现。尤其在小关节发育从冠状位趋于矢状位的排列时，这种锁扣作用下降，加之中、老年人椎间盘退行性变，髓核水分减少，高度降低，弹性减退，以致椎间隙狭窄和椎间韧带松弛，从而易导致腰椎不稳而产生退变性脊椎滑脱。此时峡部可以正常而无崩裂，而其滑脱方向既可表现为向前滑脱，也可表现为向后滑脱，称为反向滑脱（retro – spondylolisthesis）。

（二）先天遗传性因素

腰椎在发育时除在椎体处有一个骨化中心外，每侧椎弓还有两个骨化中心，其中一个发育为上关节突和椎弓根；另一个发育为下关节突、椎板和一半棘突。若椎弓两个骨化中心之间发生不愈合，则可形成先天性峡部不连。当开始行走以后，由于站立、负重等因素，发生不连的两部分之间可发生移位，尤其是双侧者，从而使上方的脊椎向前滑动，发生脊椎滑脱。除了典型的椎弓不连外，椎弓峡部亦可出现发育短小，或上、下关节突发育低平，在后天退变及负重等因素影响下，使脊柱发生移位，形成滑脱。此种先天性病因，亦多具有遗传倾向，同一家族发病较多。种族因素也很明显，如爱斯基摩人的发生率高达60%，而一般人的发生率为 5% ~ 5.7% ，此种疾患常伴有其他腰骶部畸形，如腰椎骶化、骶椎腰化、隐性脊柱裂等。

（三）慢性劳损

有人认为腰椎滑脱患者大部分系慢性劳损或应力性损伤引起腰椎峡部疲劳性骨折所致。人在站立位时，下腰椎承受大部分体重。以 L_5 椎节为例，由于腰椎生理曲度的存在，L_5 椎体与人体纵轴有一夹角，上段脊椎传到 L_5 的下行负重力分两个分力：一个为向下作用于椎间关节的挤压分力，另一个为向前作用于峡部导致脱位的分力。后者使骨质结构相对薄弱的峡部，容易被拉长及断裂。腰骶关节是躯干前屈后伸活动的枢纽，加上腰骶椎本身的生理前凸，使下腰椎处于转折点的交界处，所承受的力量最大。特别是某些体力劳动者、舞蹈演员及运动员等，更增加了下腰部椎弓部位损伤的可能性。腰椎仰伸时，抵抗力作用于下关节突，以致关节突间承受牵拉力，而上部则为压缩力（图 19 - 1）。L_5 承受的应力最大，其次是 L_4 ，故临床上腰椎滑脱以 L_5 最多，L_4 次之。

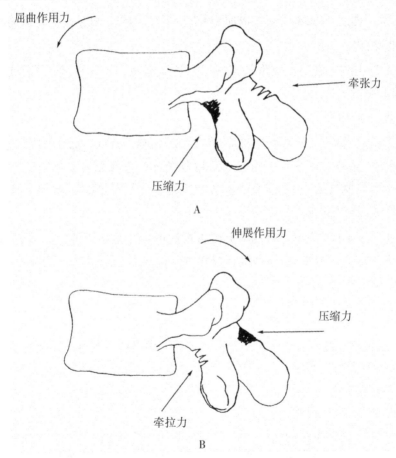

图 19 - 1　腰椎峡部承载示意图
A. 脊柱前屈时，抵抗力作用于棘突上，使关节突峡部下方承受压缩力，上方承受牵拉力；
B. 脊柱后伸时，抵抗力作用于下关节突，峡部下方则承受牵张力，上方承受压缩力

（四）创伤

创伤较少见，多为急性外伤，尤其是后伸性损伤可产生腰椎峡部骨折，在引起外伤的作用力的作用下，以及由于腹部、腰部肌肉力量的不均衡，即可发生上位椎节在下位椎节上的滑移，即形成腰椎滑脱。这种腰椎滑脱多见于竞技运动现场或强劳力搬运工中。其发生部位以第4腰椎或第5腰椎为多见，偶见于其他椎节。

二、好发因素

（一）肥胖

肥胖人群中发生腰椎滑脱的比例高于普通人群，尤其是中年女性。肥胖本身增加了下腰椎的负载，另外腹部脂肪堆积以及妇女在孕期也导致负载重心前移，与腰椎之间的力臂增大，使下腰椎有前倾倾向，容易发生腰椎滑脱。

（二）腰骶角增大

欧洲人种臀部后翘，腰骶角增高，增加了腰骶前滑的趋势，易致上位椎体的滑脱。

（三）腰椎骶化

在 L_5 椎体骶骨化的患者中，发生腰椎（L_4）滑脱者较多见，可能的原因是 L_5 骶骨化后，$L_{4\sim5}$ 椎间隙载荷增大所致。

（四）髂横韧带增厚

髂横韧带又称髂腰韧带，其纤维起自 L_5 横突的后外侧，另有一部分纤维起自 L_5 横突的下方，止于髂骨翼。该韧带的作用为对第5腰椎起辅助固定作用，如该韧带过于强大（L_5 横突过长时，见于 L_5 骶骨化者），则 $L_5 \sim S_1$ 相对固定，从而可导致 L_4 椎体更易滑脱。

（五）L_5 椎体位置异常

L_5 椎体相对于髂骨的位置异常亦是引起腰椎滑脱的一个好发因素。L_5 低位（髂嵴连线经过 L_4 椎体的上半部分）或 L_5 椎体高位（髂嵴连线位于 L_5 椎体中部以下）的人群，发生腰椎滑脱的概率增大。

三、分类

对腰椎滑脱症的认识是自一个半世纪以前逐渐演变而来的，其分类亦经过很多更改。早期将腰椎滑脱与峡部崩裂等同视之，后随着研究的深入，发现引起腰椎滑脱的因素并非单一，目前将其分为六类。

（一）先天性发育不良型

由于腰椎峡部先天性发育过细或小关节高度过小，小关节面趋于水平及排列近矢状位，使腰椎后部的"骨钩"结构力量薄弱或消失；患者年轻时即可发病，影像学上椎弓根峡部并无完全断裂，有些患者可同时伴有隐裂等畸形。上位椎体在下位椎体上滑移程度一般较小，但可随年龄的增长而变得明显，患者腰骶角多有增大。Wiltse 将该型腰椎滑脱分为三类：

1. A型　小关节突呈水平方向（即发育低平）。
2. B型　小关节排列呈矢状位。

3. C 型　伴有其他的腰骶段畸形。

（二）峡部断裂型

峡部断裂可为单侧或双侧，其表现形式有两种，一种为峡部分离型，指峡部由于疲劳骨折而分离或吸收，多见于 50 岁以下者；X 线片上可显示峡部假关节形成，断裂部位可有硬化骨：上位椎体在下位椎体上的滑移程度不等，可以无移位，亦可表现为Ⅲ度以上的重度移位。另一种形式为峡部细长，由于椎弓峡部重复发生微骨折，并不断愈合，在承载状态下骨折和修复交替，使得峡部逐渐延长并较薄弱，当载荷超过其承受能力时则转变为分离型。

（三）创伤性滑脱

创伤性滑脱系外伤引起，"骨钩"复合体骨折后，使得上一椎节在下一椎节上滑移，但此型更多的是指由于椎弓根、小关节的骨折而导致的滑脱，如骨折部位恰好位于上下关节突之间的峡部，则表现为典型的峡部崩裂。X 线平片上显示断裂部位多无硬化骨出现，系新鲜骨折。

（四）退变性滑脱

退变性滑脱由退变因素引起，多在中年以后发病，以长期从事站立性体位工作或强度较大工作者以及女性肥胖者多见。L_4 多发，患者椎弓峡部完整，但往往有小关节排列异常，伴明显的椎间盘退变，椎间隙狭窄，小关节处可有骨质增生。上位椎节在下位椎节上方向前滑移，一般滑脱程度较轻，通常小于 30%。

（五）病理性滑脱

骨钩部位的炎症、肿瘤等病变均可导致腰椎滑脱。除了滑脱征象外，尚有其他病变的病理改变。

（六）医源性滑脱

医源性滑脱主要由于腰椎手术后所产生的不稳，久而久之产生滑脱。患者多有外科手术史，影像学上显示腰椎后部结构缺失。

四、分度及测量

（一）分度判定

临床上有多种方法用于滑脱程度的判定，其中较为常用的是 Meyerding 分度法。其将下位椎体上缘分为四等份，并根据滑脱的程度不同，分为以下四度（图 19-2）。

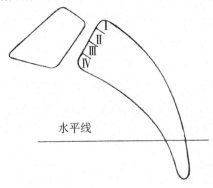

图 19-2　Meyerding 分度判定示意图

Ⅰ度：指椎体向前滑动不超过椎体中部矢状径 1/4 者。

Ⅱ度：超过 1/4，但不超过 2/4 者。

Ⅲ度：超过 2/4，不超过 3/4 者。

Ⅳ度：超过椎体矢状径 3/4 以上者。

临床实践中另一常用而更加精确的方法是腰椎滑移距离除以其下位椎体上终板矢状径，以百分数表示。滑移超过 5% 方能诊断为滑脱，滑脱 5%～25% 为Ⅰ度；滑脱 26%～50% 为Ⅱ度；滑脱 51%～75% 为Ⅲ度；滑脱大于 75% 者为Ⅳ度，而椎体滑移至下位椎体前方，呈完全"脱位"状态为Ⅴ度滑脱。

（二）常用数据测量

一些测量指标可反映腰椎滑脱的进展趋势。

1. 骶骨倾斜角　骶骨倾斜角即骶骨后缘线与人体纵轴垂线的夹角，此角越大，骶骨前倾越大，滑脱程度愈重。

2. 骶骨角　骶骨角也即骶骨水平角，为骶骨上缘与水平线之间的夹角，滑脱愈重者，此角度愈大。

3. 滑脱角　滑脱角是 L_5 上终板与 S_1 上终板之间的夹角，角度越大，滑脱程度愈重。

4. 矢状面滚动角　矢状面滚动角（sagittal roll）即 L_5 前缘线与骶骨后缘线之间的夹角，角度愈大，滑脱程度愈重。

5. 腰椎指数　腰椎指数指滑移椎体后缘高度与前缘高度之比，滑脱愈重者，该值越小。

6. 腰椎前凸角　腰椎前凸角即 L_1 椎体上缘线与 L_5 椎体上缘线之间的夹角，角度越大，腰椎曲度越大，滑脱程度越重。

五、病理

（一）椎弓峡部变化

椎弓崩裂后，上关节突、横突、椎弓根、椎体作为上部向前移位，而下关节突、椎板、棘突作为下部，两者在峡部失去正常骨性联系，产生分离，形成假关节，其间隙被纤维结缔组织和软骨样组织所充填。此种纤维结缔组织塑形较好，接近于正常的韧带组织结构。腰部前弯时，上部则与上方腰椎一并向前弯，下部则因背伸肌收缩及后方韧带的牵拉使活动度较小。而当腰部后伸时，则下部受到挤压力作用，以致峡部崩裂不易愈合。

（二）脊椎滑脱

正常腰骶角的存在使 L_5 有向前下方滑动的倾向，由于"骨钩"结构作用，其下方的 S_1 上关节突抵消了这种前滑趋势，腰骶椎间的椎间盘也是阻挡其向前滑动的重要结构。当峡部崩裂，尤其双侧峡部崩裂时，如同时有椎间盘退行性变，则易发生脊椎滑脱。滑脱产生后，躯干的重心发生改变，使腰部前凸增加，腰骶部过度后凸，从而使向前滑移的力量更加增大。

人体正常骨钩结构中，只要有一个环节出现问题，即可引起椎体滑脱，如 2～3 个因素相加，则必然引起滑脱。

（三）继发性改变

受峡部裂及腰椎滑脱的影响，加上年龄的增长，病变椎节退行性变化趋于明显，影像学上可见椎间隙变窄、终板骨硬化及椎间孔的狭窄等病理改变。因而在腰椎滑脱患者中，不但中央椎管狭窄（尤其退变性滑脱），而且极易合并神经根管狭窄，出现神经根受压的病理改变，此种马尾及神经根的受压除了上述退变因素外，断裂峡部的纤维组织增生和软骨化亦十分重要，临床上可出现明显的神经根刺激和受压症状。

（魏国俊）

第二节　腰椎滑脱症的临床表现与诊断

一、临床表现

由于腰椎滑脱病理改变的多样性，使得其临床表现较为复杂，既有滑脱本身带来的局部症状，也有滑脱后继发性病理改变导致的神经症状。

（一）症状

1. 疼痛　腰椎滑脱早期不一定有临床症状，部分患者可表现为下腰部酸痛不适，部位较深在，可位于腰骶正中，也可偏向一侧。程度大多较轻，多在劳累后加剧，也可因轻度外伤开始。适当休息或服止痛药以后多有好转，故病史多较长。到了疾病的中期以后，腰痛即从最初的间歇性转为持续性，严重者影响正常生活，休息亦不能缓解。腰背部疼痛可同时向骶尾部、臀部或大腿后侧放射。若合并腰椎间盘突出或侧隐窝狭窄，则可表现为坐骨神经痛症状。

腰痛的原因主要是由崩裂峡部局部的异常活动或纤维组织增生刺激周围神经末梢所致。亦可因局部异常活动刺激脊神经后支的分支，通过前支出现反射痛（窦椎反射）。若脊椎滑脱严重，可能压迫神经根或马尾神经导致下肢放射痛，但较少见。另外，腰椎滑脱后产生的椎间盘退变，也可产生下腰痛症状。

2. 腰椎不稳及下坠感　患者多有腰部酸胀及下坠感。多主诉腰部无力，难以支撑躯体，尤其是较久站立或行走之后。患者常扶腰而行，久站后即想坐下或平躺休息。此主要由于人体载荷传递至下腰部后，在椎弓部位传递失去联系性之故。另外，退变性因素导致的腰椎椎间关节松动亦是产生不稳的原因。

3. 下肢神经症状　下肢神经症状主要由于局部椎节松动导致对神经根的刺激引起，或通过窦椎神经反射出现的假性根性症状，其特点是平卧后即消失或明显减轻。当然，腰椎滑脱后继发性瘢痕组织增生刺激或压迫，侧隐窝狭窄及椎间孔狭小均可导致根性疼痛或马尾神经受压症状，多为相应水平的出口根，行走根压迫相对较轻，除非退变性滑脱，临床上真正马尾神经受压则比较少见。

（二）体征

腰椎滑脱较轻者通常体征不多，尤其是在卧位行检查时。体检时仅在棘突、棘间或棘突旁略有压痛，但峡部崩裂者多有深部叩击痛。腰部活动可无限制或略有受限，骶尾及臀部其他检查多无异常客观体征。

已出现明显腰椎滑脱者，可出现腰向前凸、臀向后翘、腹部下垂及腰部变短的特殊体征，此时滑脱椎节下位椎体的棘突后突，而其上方的棘突前移，两者不在一个平面上。局部

· 229 ·

可有凹陷感及台阶感，骶骨后突增加。腰骶棘突间压痛，背伸肌多呈紧张状态。腰背局部可有深叩痛，严重者纵向叩击痛亦可呈阳。腰部活动均有不同程度受限，下肢运动、感觉及腱反射多无异常。当合并有腰椎间盘突出及腰椎管狭窄时，可有其相关的临床体征。

二、影像学表现

（一）X 线片表现

本病的诊断及程度判定主要依据 X 线平片检查。凡拟诊本病者均应常规拍摄正位、侧位、过伸过屈侧位及左右斜位片。最好摄站立位片，摄斜位片时应注意拍摄角度并标明侧别，以助于区分椎弓崩裂属哪一侧。

1. 正位片　常规腰骶段正位片一般难以直接显示椎弓崩裂或滑脱征；但滑脱明显时，滑脱椎体与下位椎体边缘可出现重叠线，此又称为 Brailsford 弓形线（图 19-3）。正位片上还可观察到椎间隙退变、狭窄等征象，同时能排除有无其他引起腰痛的因素，有助于诊断及鉴别诊断。

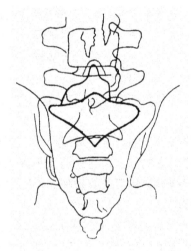

图 19-3　Brailsford 弓形线示意图脊椎滑脱正位 X 线片

2. 侧位片　椎弓峡部裂型可于病节椎弓根后下方处显示一条由后上方斜向前下方的透明裂隙；先天发育型则可显示峡部变得细长；创伤性则可显示椎弓根或小关节部位的骨折及椎体滑脱征象。另外，侧位片上还可发现椎节的移位及松动等，上、下位椎节前缘线、后缘线常中断、不连续。

X 线侧位片上还需对滑脱进行测量和分度。常用的除用于分度和分级的 Meyerding 线、滑脱角以及骶骨角之外，还包括：

（1）Ullmann 线：即自 S_1 前缘向骶椎平面作一垂线，正常情况下，L_5 椎体的前缘应在此线之后 $1 \sim 8$mm，如与此线相接触或在此线前方，则表明有脊椎滑脱存在（图 19-4）。

（2）椎体 - 棘突间距：可测量滑脱椎体前缘至棘突表面之间距离，并与邻近节段对比来判定，如患椎该距离明显增宽，则多为椎弓崩裂型或创伤性的真性滑脱，而如果该值与邻近椎节相似，则多为退变性滑脱。

此外，Bosworth 提出椎节滑脱距离除以下椎节上缘矢径的比值法；还有人提出依据 Meschan 夹角度数来判定第 5 腰椎滑脱程度，但目前均已少用。

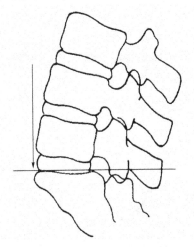

图 19 – 4　Ullmann 线示意图

　　3. 斜位片　腰椎左右斜位片对腰椎滑脱症的判定临床意义较大。拍摄时，需将投照球管倾斜 40°～45°拍片，可获得一幅清晰的椎弓峡部图像。此图像恰好貌似一哈巴狗影像（图 19 – 5），狗样影像各部位代表不同的脊椎骨性解剖标志：狗嘴——同侧横突，狗耳——上关节突，眼睛——椎弓根纵断面，狗颈——椎弓峡部或关节突间部，身体——同侧椎板，狗腿——前腿为同侧、后腿为对侧下关节突，狗尾——对侧横突。

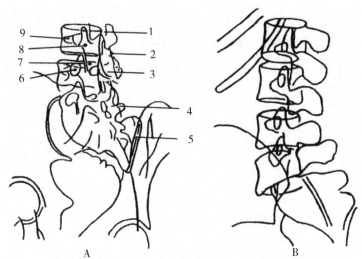

图 19 – 5　腰椎斜位片投影示意图

1. 上关节突；2. 棘突；3. 对侧下关节突；4. 对侧横突；5. 对侧骶髂关节；6. 椎弓根；7. 下关节突；8. 峡部；9. 横突

　　当椎弓崩裂时，峡部可出现一带状裂隙，酷似在狗颈上戴了一根项圈，此典型征象又被称为"狗带项圈"征。"项圈"越宽，表示峡部间距越大，椎体滑脱的距离也越多，甚至出现犹如狗头被"砍断"征象（图 19 – 6）。先天性崩裂者，裂隙两端骨质密度增加，有骨质硬化带，表面光滑，多出现典型的假关节征。急性椎弓崩裂者于早期则显示清晰的骨折线，但在后期亦有部分病例形成假关节。

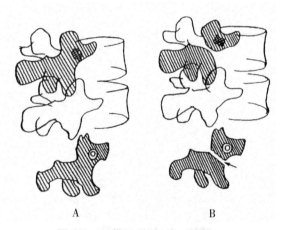

图 19-6　椎弓崩裂形象示意图
A. 正常；B. "狗戴项圈"征（箭头所指）

4. 动力性侧位片　通过拍摄侧位腰骶椎过伸与过屈位平片，可观察椎节的稳定性及椎节的松动度。此动力片可判定患者滑脱处于稳定期，还是非稳定期，对于选择治疗方案有参考意义。

（二）CT 扫描及磁共振

一般情况下，前述的正、侧、斜位 X 线平片已可以确诊。但对于 X 线平片显示欠佳者，如骶骨位置较高，遮挡 L5 椎弓影像者，行 CT 扫描可以显示断裂的峡部，CT 三维重建则更能清晰地显示椎弓峡部以及椎管大小。合并神经症状者，MR 有助于判断神经受压情况，有助于判定是否需要减压。

三、诊断

本病诊断比较容易，但应注意，该病的诊断过程也是对滑脱程度的判定过程，从而有助于进一步选择治疗方案（图 19-7）。

（一）临床表现

包括腰背部酸痛、下坠感及触诊可扪及台阶感等。

（二）X 线片

应包括正、侧、左右斜位及动力位片，基本可明确诊断。

（三）CT、MR 等

对显示断裂的峡部及判定是否合并椎管狭窄及椎间盘病变，决定治疗方案有较大意义。

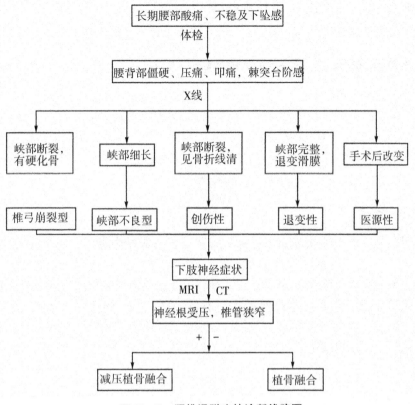

图 19 － 7　腰椎滑脱症的诊断线路图

（魏国俊）

第三节　腰椎滑脱症的治疗

　　除了少数无症状型的腰椎滑脱之外，大部分的腰椎滑脱患者都需要治疗。尽管目前出现了很多的手术治疗新方法，但腰椎滑脱的非手术治疗仍占主导地位。它既可以作为一种单独、有效的治疗手段，也可以作为手术治疗的术前准备和术后补充治疗方法。

一、腰椎滑脱非手术疗法的治疗原则

腰椎滑脱的非手术疗法是有效的，但其应遵循一定的治疗原则。

（一）非手术疗法方案应个体化

应依据不同的患者、不同的病理、不同的病程选择相应的方法，以腰背部疼痛为主要症状者，可行卧床休息及支具治疗。而如已合并神经压迫症状，则还应予以保护及改善神经功能的药物。

（二）非手术疗法应采取综合措施

此包括患者可同时采取支具、理疗及药物治疗中的一种或数种，以增强其总体疗效。

（三）非手术疗法应正规、足够疗程

非手术疗法应足够疗程（至少数月），如其确实无效，才转为手术疗法。

二、腰椎滑脱症非手术治疗的适应证

非手术治疗适用于单纯崩裂、无明显滑脱、临床症状较轻微者。大多数的椎弓崩裂、脊椎滑脱患者，尤其因为慢性劳损所致者，可以长期停留在轻度滑脱的程度，只有少数腰痛症状持续、反复发作或保守治疗无效者才适应外科手术治疗。另外，非手术治疗亦可适用于选择手术治疗但又无条件立即行手术者，以及手术治疗后局部仍残留症状需康复治疗者，年老患者无条件施行手术治疗者，只能选择非手术疗法。

三、非手术疗法

1. 腰背肌锻炼　对增加腰椎的稳定性最为重要，可鼓励患者在症状非发作期选择腰背肌训练。

2. 腰部支架或腰围　除保护作用外，可不同程度减小腰部负荷而达到减轻症状的目的。

3. 避免腰部外伤、重负荷及剧烈运动　有助于防止病变发展，尤其已经出现椎节滑脱者。

4. 对症处理　可采取腰部理疗、按摩，必要时给予解痉止痛类药物等，但一般不主张进行推拿。

四、腰椎滑脱症手术治疗的基本原则

腰椎滑脱的外科手术治疗方法很多，随着人们认识的深化，手术方法的不断改进，以往应用过的 Hibbs 椎板融合术、大块 H 形植骨融合术、Watkins 后外侧融合术等，由于疗效欠佳，现已逐渐为其他术式所取代。手术方法可分后路、前路及前后路联合手术三大类，但基本原则一致。

（一）稳定

在适度复位的基础上进行植骨融合并辅以相应的内固定以保持病变椎节的稳定。随着各种脊椎内固定器的发展，可使复位以后的脊柱稳定性得到增强并维持，从而提高植骨融合成功率，缩短术后康复时间。因此，各种新型内固定器材的应用是近年来本症治疗的一大进展。

（二）复位

腰椎滑脱是否需要复位至今仍有争议，复位可以恢复腰骶部的生物力学性能，恢复脊柱三柱结构的连续性，解除椎管及椎间孔的狭窄，改善外观。但由于病程已久，脊椎骨间的椎间盘组织及周围的韧带结构已适应滑脱状态，因而欲求完全复位实非易事。加之原有解剖结构已发生改变，并且产生新的排列组合关系，尤其滑脱较重者，易出现并发症。对此类病例则不必强求复位。否则，即使勉强复位，术后亦有可能再滑脱，尤其是内固定欠确实及手术技术不到位者。因而有学者主张进行适度的复位，即尽量利用椎节本身软组织结构进行复位。椎间融合器的使用，借助于椎体间纤维环及韧带的张力，达到"牵张－复位"效应。在恢复椎间高度的同时，也可部分恢复椎节序列，是一种比较理想的适度的复位方法。

（三）减压

一般而言，有神经压迫症状者方需要进行手术减压。但有学者在临床中发现，神经症状包括两种：一种是局部不稳而引起的刺激症状，另一种为真正的神经压迫所引起。对于前者，随着椎节的复位及稳定，症状则可以缓解，因而无需减压。

五、腰椎滑脱症的手术疗效评定标准

一般分为以下 4 个级别。

（一）优

植骨融合良好，内固定或植入物确实；患者无腰腿痛和神经损害体征，腰部活动功能接近正常，患者可恢复原来工作。

（二）良

植骨融合良好，植入物满意，患者一般状态佳，唯自觉腰或下肢轻微酸痛，但无神经损害体征，腰部活动功能轻度受限，能从事一般劳动。

（三）中

植骨融合尚好，内固定尚可，平日有轻度腰痛或腿痛，有轻度神经损害体征，腰部活动略有受限，能坚持一般轻工作。

（四）差

植骨未融合，内固定欠满意，腰腿痛或神经损害体征未减轻，腰部活动明显受限，不能从事一般性工作。

（魏国俊）

第四节　腰椎滑脱症的手术疗法

一、腰椎滑脱症的后路手术

（一）单纯后路植骨融合术

1. 适应证　主要适应于无移位的椎弓崩裂或无明显症状的轻度腰椎滑脱者。

2. 手术方法

（1）棘突间 H 形植骨术：常规显露腰椎棘突及椎板后，辨认拟融合椎节上下的棘突。剔除两棘突之间的棘间韧带、棘上韧带，修剪上位椎节棘突下缘及下位椎节棘突上缘的骨皮质。去除相邻椎板间隙的软组织，并去除椎板外层骨皮质。自髂骨嵴后方取一大块骨块，剪成 H 形嵌于相邻椎节棘突间，使髂骨骨松质面与椎板面相接触，并嵌紧。为防止骨块滑落，可辅加螺钉或软钢丝结扎固定。

（2）横突间植骨融合术：同样显露腰椎后部结构，沿两侧小关节突外侧的横突根部向外剥离，显露移位椎间隙上下相邻的横突，去除表面骨皮质，从髂嵴处切取骨条置于病椎节与相邻椎骨横突及小关节处。

（3）峡部植骨融合术：自后正中切口显露病变椎节后，可提起椎板，即可发现断裂的峡部。以枪钳或神经剥离子去除断裂峡部内的软组织及硬化骨，将取自体髂骨骨块植于其中。

（4）缺点：此种单纯的植骨融合术术式虽仍在应用，缺点主要是患者术后卧床时间长，且疗效欠满意，尤其是伴有椎节松动、滑脱及椎管内病变者，因而目前其仅仅作为其他术式的辅助手段。

（二）椎弓峡部植骨融合固定术

后路显露断裂的峡部，于其间植入骨松质并进行峡部螺钉固定的方法。此手术的最大优点是仅融合病椎，而不影响相邻的脊椎和椎间盘，手术创伤小，术后脊柱功能良好，且可同时行后路减压。

1. 适应证

（1）急性、外伤性椎弓崩裂：椎弓峡部断裂间隙不超过 3 ~ 4mm，椎体之间无明显移位者。

（2）轻度脊椎滑脱：Ⅰ度滑脱的椎弓峡部崩裂者，在伸屈动力位片上可基本复位者。尤其是 40 岁以下者较佳，因年老及骨质疏松者螺钉易松动。

2. 手术操作步骤

（1）体位及麻醉：一般用俯卧位，全身麻醉，亦可采用硬膜外麻醉。

（2）显露：常规显露滑脱椎节的椎板及关节突，提起病变椎节的椎板，以辨认断裂的峡部。

（3）处理断裂的峡部：以枪式椎板咬骨钳清除断裂峡部之间的纤维瘢痕组织，咬除硬化骨组织，并清楚显露椎板的外下部。

（4）植骨：于断裂的峡部之间植入自体髂骨块，适当嵌紧，达到密切接触的目的。

（5）固定：有三种方法，可酌情选用。

1）螺钉固定法：沿椎板下缘中部向头端倾斜45°，向外倾斜30°~40°，钻入克氏针一枚，透视其位于椎弓峡部后，选择合适规格的加压螺钉，将螺钉拧入峡部，并适当加压。

2）椎弓根螺钉张力带法：在滑脱椎体的两侧椎弓根内拧入椎弓根螺钉，再将合适长度的钛棒预弯成U形，修剪滑移椎棘突下缘，将钛棒套在棘突根部；钛棒两端连接椎弓根螺钉，适度挤压钛棒，使棘突向上靠拢，从而在椎弓峡部产生加压作用。

3）钩 – 螺钉固定：即在拧入椎弓根峡部螺钉的基础上，椎板下方放置椎板钩，并与加压螺钉相连，起到对峡部的加压作用。

（6）关闭伤口：将其余的碎骨块植入关节突周围，逐层缝合。

（7）术后处理：术后 3 ~ 5d 可带腰围逐渐下地活动。

（三）后路减压、复位及椎弓根螺钉固定（融合）术

1. 病例选择　主要用于椎节有移位者，包括各种原因所致的椎弓崩裂以及退变性腰椎滑脱。

2. 体位　俯卧位，腰骶部垫高，双髋微屈，腹部悬空，以免腹腔受压，减少出血量。

3. 麻醉　多选择全身麻醉。

4. 显露　按常规切开皮肤、皮下，分离双侧骶棘肌，用自动拉钩将其撑开，显露病变椎节的棘突、椎板，两侧应达关节突关节外侧缘。

5. 拧入椎弓根螺钉　先清楚显露拟固定融合的相邻椎节的关节突外侧，于横突中部与小关节突外缘处，利用开口器开口，小心插入椎弓根探子，选择合适长度的椎弓根螺钉拧入椎弓根内。如需要提拉复位者，则应于椎弓根内拧入提拉复位螺钉，另一椎节内植入普通椎弓根螺钉。

6. 减压　视病情而定，强调峡部瘢痕增生组织（有时部分软骨化）的切除，充分显露相应水平的神经根，尤其注意神经根出口处减压，并探查椎间孔，以保证减压彻底。无椎管内及椎间孔处神经受压症状者，则无需此操作。

7. 椎节复位　将 USS 纵向连接杆上端安装固定夹，并套入提拉钉上，连接杆下端嵌入侧开口螺钉的开口处，沿螺钉连接杆上套入螺母并适度锁紧该螺钉。以撑开器分别撑开同侧两枚椎弓根螺钉，将上下椎节撑开，恢复椎节原有高度（或接近原有高度），之后将纵向连接杆上的固定螺钉锁紧以维持椎间隙高度。将内部有螺纹的复位套筒旋入滑椎椎弓根钉（反向滑脱时为下位螺钉），直至复位套筒与椎弓根螺钉螺帽的固定夹相抵，之后同时旋拧两侧的复位套筒，由于提拉复位螺钉下部有螺纹，与复位套筒内部的螺纹相匹配，且此时椎弓根螺钉固定夹未锁定。如此随着复位套筒的向下旋转，便可将滑椎椎弓根螺钉连同椎体（向前滑脱者）向上提拉，达到复位目的。待双侧复位套筒基本旋紧后，透视腰椎侧位，如复位已理想，可沿复位杆外方套入内六角扳手将提拉螺钉固定夹螺母锁紧，之后再取除复位套筒，完成固定。

8. 植骨融合　选用后外侧植骨融合术。

（四）后路椎体间融合植骨内固定术（PLIF）

1. 适应证　适用于不同程度的各类腰椎滑脱需要减压者，尤其是合并椎间盘突出及椎管或椎间孔狭窄者。

2. 体位、麻醉及显露　取俯卧位，最好采用全麻。同前法显露腰椎后部结构。

3. 拧入椎弓根螺钉　按前述的手术方法先行椎弓根螺钉固定，需复位者，应在滑脱椎体椎弓根内置入提拉螺钉。

4. 减压　行全椎板切除减压，上关节突内侧 1/3 ~ 1/2 应予以去除，并注意尽量去除椎间隙内的髓核及纤维环。显露相应水平的神经根，并连同硬膜囊向内牵开，切除椎节局部的软骨板及纤维环组织等

5. 撑开椎间隙　依次用撑开栓插入椎间隙内，直至椎间隙撑开满意。对侧同法操作。

6. 准备椎间融合植骨床　保留一侧撑开栓，维持足够的椎间高度，另一侧采用相应型号的铰刀及刮刀，清除髓核及终板软骨，保留软骨下骨质以维持足够的支撑面，清除要彻底，以便有良好的骨床。

7. 植入椎间融合器　根据已恢复的椎间高度、终板角度以及椎体矢状径线，选择大小合适的椎间融合器，其内充填以局部减压所采集的骨松质骨粒。在确保神经无刺激和损伤情况下，锤击使其进入椎间隙内，其末端陷入椎体后缘下 2 ~ 3mm 为宜。对侧同法操作。

8. 复位及内固定　在使用撑开栓过程中，随着撑开高度的增大，依靠其自身的牵张撑开效应，椎节已获得适度的复位。对于轻度的腰椎滑脱，至此已完成基本操作。之后，放置

椎弓根螺钉纵向连接棒，适当加压，锁住椎间融合器，防止后移，同时恢复腰椎生理曲度，而后拧紧各螺钉即可（图 19 - 8）。

对于Ⅱ度以上的重度滑脱或者椎间隙明显狭窄，难以复位者，仅依靠椎体间 Cage 的撑开复位效应往往是不够的。在此种情况下，可在处理完椎间隙后，先放置纵向连接杆，并进行提拉复位。复位满意后，再植入椎间融合器（一般为 2 枚），之后再对后柱加压拧紧各螺钉，完成固定。

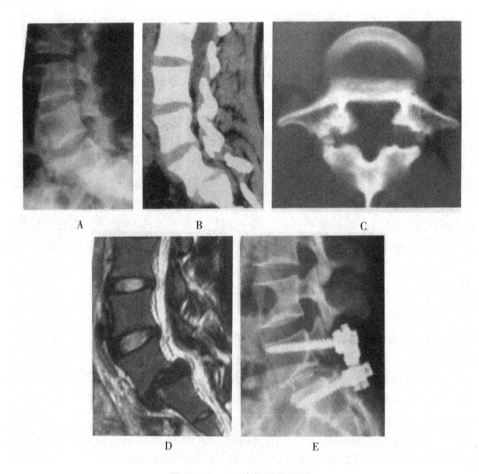

图 19 - 8　L5 峡部裂伴滑脱

A. 术前中立侧位 X 线片；B. 术前 CT 重建示峡部断裂；C. 术前 CT 横断面；D. 术前 MR 矢状位；E. 行后路复位减压椎间植骨融合内固定术后中立侧位 X 线片

对于无条件行椎间融合器融合者，亦可自髂后上嵴切取髂骨块，植入椎间隙内。

（五）经关节突入路行后路椎体间融合术（TLIF）

1. 病例选择　主要适用于Ⅰ～Ⅱ度峡部裂型、先天性或退变性腰椎滑脱症，尤其是仅伴有单侧下肢神经症状者。

2. 技术原理　于椎体间放置融合器前需用撑开栓逐渐撑开塌陷滑移的椎间隙，这样借助椎体间融合器的撑开 - 复位原理，可以使滑脱有限复位，并恢复良好的腰椎力线。

3. 手术方法　常规行腰椎后路显露之后，施行以下步骤：

（1）植入椎弓根钉：首先在病变节段的两侧相应位置置入椎弓根螺钉。

（2）减压：选择有下肢神经症状的一侧行半椎板及预融合椎间隙的小关节突切除术，减压的同时，彻底显露一侧的硬膜、预融合椎间隙及该间隙的上位和下位神经根。如患者伴有双侧下肢症状，则行全椎板减压，但保留一侧的小关节突。患侧行椎间盘摘除术（保留终板）。

（3）撑开椎间隙：用撑开器扩撑椎间隙，撑开时不强求恢复椎间隙原有高度，在避免过度牵拉神经根和硬膜囊的前提下尽可能地复位。

（4）植入椎间融合器：此时用纵杆连接对侧的椎弓根螺钉以维持椎间隙撑开状态，植入合适的单枚椎间融合器。融合器植入方向与中线呈45°夹角。在植入融合器之前，切除下来的椎板碎骨块先植入椎间隙，而融合器的中空部分预先取髂骨骨松质泥填塞。

（5）连接纵杆：待融合器植入后将同侧的椎弓根纵杆予以连接，并适当加压，完成固定。侧后方植入单枚融合器行TLIF生物力学研究表明，此种仅去除单侧小关节突的方法，较之常规植入双枚融合器时需切除双侧大部关节突的方法，其生物力学强度要明显增大。同时，该方法依靠其牵张效应，可使滑脱椎节自动复位并能撑开椎间隙。TLIF方法行椎体间融合术，有诸多优点，一是利用Cage对椎间隙的撑开作用而使滑脱适度复位，所以较通过椎弓根螺钉的提吊复位更为安全，植于椎体间的融合器则同时起到了腰椎前柱支撑和植骨融合的双重作用；二是整个椎节的应力由融合器和椎弓根螺钉系统共同承担，很少有断钉等发生，且仅需选用适合原位固定的椎弓根螺钉系统即可；三是由于只需放置单枚融合器，故仅需牵拉一侧的神经根和硬膜囊，从而避免了对无症状侧神经根的骚扰，同时也降低了治疗费用。另外，TLIF可结合后外侧植骨融合术，从而达到360°范围内的可靠融合（图19-9）。

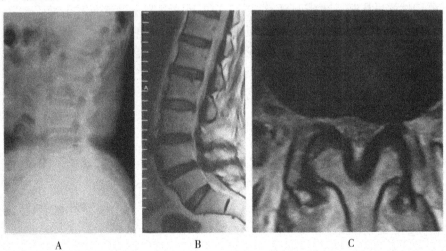

A　　　　　　　　　　B　　　　　　　　　　C

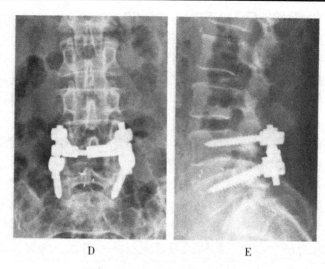

D   E

图 19 - 9   L₄ 退变性滑脱 TLIF

A. 术前中立侧位 X 线片示 $L_{4\sim5}$ 滑脱；B、C. 术前 MR 矢状位及横断位显示 L_4 椎体滑移，

$L_{4\sim5}$ 椎管狭窄；D、E. 后路复位 + TLIF 椎体间植骨融合内固定术后正位和中立侧位 X 线片

二、腰椎滑脱症的前路椎体间融合术

腰椎前路椎体间融合术（ALIF）既可在某些病例中单独使用，也可作为后路减压、复位内固定术的融合手段。

（一）病例选择

本术式主要适用于下列病例：

（1）单纯性椎弓崩裂、腰痛明显者。

（2）各种原因的腰椎滑脱无需后路减压或已行后路减压者。

（3）不适宜后路手术者，如手术途径有病变无法施术或已行后路融合术而失败者。

（二）手术步骤

1. 麻醉   多选用全麻或持续硬膜外麻醉。

2. 体位   仰卧于手术台上，双髋下方略垫高。

3. 切口   多选择左侧"倒八字"斜行切口或正中旁切口，常规经腹膜外入路。

4. 显露病变椎节   依序切开腹壁诸层，钝性分离腹膜外间隙，直达椎体前方，将腹膜及腹腔内容推向右侧，保护深部血管，即可显露 $L_{4\sim5}$ 及 $L_5\sim S_1$ 间隙。

5. 切除椎间盘   可用尖刀及髓核钳将椎节内椎间盘去除，清除软骨板至软骨下骨，并有明显渗血为止，但勿破坏终板，保留其支撑强度，向后切勿过深，以防进入椎管误伤后方的硬膜囊。

6. 植骨融合或椎间融合器   一般病例，可切取块状髂骨块嵌入椎节局部。植入髂骨块时应维持椎节撑开（1~3mm）。近年来大多数学者乐于采用中空式椎间融合器，其既可维持撑开，又利于恢复椎节前方高度，且稳定性佳，空腔内充填的碎骨块可获得后期的骨性融合。前路所用椎间融合器既有圆柱状螺纹式椎间融合器，也有方形或楔形嵌入式。具体操作如下（以 KLA Cage 为例）。

（1）放置撑开器：于拟融合的椎间隙内放入配套的撑开器，适当撑开，恢复椎间高度并维持。

（2）试模：以融合器试模沿撑开器滑道放入椎间隙内，直至合适大小。

（3）植骨融合：将拟植入的融合器内填塞入骨松质骨粒或骨泥（来自于髂骨），填满，适当嵌紧，植入椎间隙内，以其后缘深入椎体前缘 3~5mm 为宜。

7. 必要时可结合使用腰骶椎前路钢板　可进一步加强局部稳定性，尤其可显著增强施术椎节的抗伸展不稳，利用植骨融合，以 PACH 腰骶椎前路钢板举例。

（1）预置钢板：以持钢板钳持住已选取的合适 PACH 钢板（$L_{4~5}$ 钢板为 30°、$L_5~S_1$ 钢板为 50°），将其定位在椎体前缘，左右各一。

（2）螺钉固定：开口锥开口后以专用螺丝刀拧入螺钉。

（3）锁定：螺钉紧固后由弹片覆盖锁定，避免螺钉脱出。

三、前后联合入路手术

前后联合入路即在前路椎体融合的同时作后路融合内固定术，即所谓 360°融合术（该术式目前已很少采用）。适用于脊椎滑脱程度较重者，可提高骨融合率，但手术创伤较大，出血较多。可酌情先进行后路或前路手术，如后路手术目的仅为固定，而无须复位者，则可先行前路手术；如试图通过后路手术进行复位者，则先行后路手术为宜。

（一）后路椎弓根螺钉固定及复位术

全麻后，先让患者俯卧于手术台上，按常规行椎弓根螺钉固定及提拉复位术（无移位者则无需复位操作）。对有根性受压者，应同时予以椎板切开减压。

（二）前路椎间盘切除＋融合术

在麻醉下将患者由俯卧位改为仰卧位，切口侧（多为左侧）垫高。一般选左侧腹膜外入路，钝、锐性分离肌层，牵开腹膜及保护腹腔内容物显露患椎椎节。先行椎间盘切除术，而后可行自体髂骨植骨融合术，或是椎间融合器植入术。

（三）术后处理

视手术情况及内固物可靠程度不同可让患者于术后 1~3 周下床活动，并按腰椎前路及后路手术常规处理。

（魏国俊）

第二十章　手部损伤

第一节　掌骨骨折

掌骨骨折占手部骨折的1/3。这些骨折可以分为两类：第一掌骨和第二至第五掌骨。二者之间的区别在于第一掌骨的功能有别于其他掌骨。

解剖要点：第二至第五掌骨可以分成4个部分——头部（最远端的部分）、颈部、干部和基底部。

掌骨间韧带紧密连接掌骨的头部，而在基底部则有很大的活动性。第四和五指的掌骨在前后位上有15°～20°的前后活动度。第二和三掌骨的基底部则没有活动性，是手部的"固定中心"，其余的手指可以悬吊在上面。在复位掌骨骨折时，首先要考虑正常的活动度。第四和五掌骨的骨折成角移位，不需要很精确的复位，因为它们正常的活动度就可以代偿。第二和三掌骨的骨折必须要准确的复位，因为成角会影响正常的功能。

除此之外，骨折越靠近远端可接受的成角范围越大。换句话说，骨折越靠近近端，造成的掌骨远端的畸形越大。比如，第五掌骨颈部的骨折可以接受的掌侧畸形为30°。但是在骨干水平的30°掌侧畸形就是不能接受的，因为它会导致掌指关节异常过伸。

一、掌骨头骨折

即使是最适宜的治疗，这些骨折仍有可能会出现致残性的并发症。这些骨折位于侧副韧带附着点以远（图20-1）。

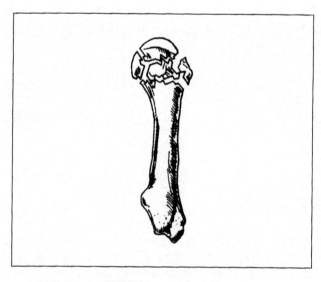

图20-1　掌骨骨折——头部（第二至五指）

（一）损伤机制

最常见的机制是直接的暴力打击或者是碾压伤导致的粉碎性骨折。

（二）查体

受伤的掌指关节出现肿胀和压痛。沿手指轴向施压可使疼痛加重且疼痛局限在掌指关节。

（三）影像学检查

在前后位、侧位片上即可以发现骨折。有些时候需要斜位片明确骨折情况。旋前10°的斜位片有助于诊断第二和第三掌骨的骨折。旋后10°的斜位片有助于诊断第四和第五掌骨的骨折。侧副韧带的撕脱骨折可以通过 Brewerton 位观察，即掌指关节屈曲65°，掌侧面靠近感光板，以15°投照。

（四）合并损伤

掌骨骨折的合并伤包括：①伸肌腱损伤。②因骨间肌的挤压伤而形成的纤维化。③侧副韧带撕脱伤。

（五）治疗

急诊处理包括抬高、冷敷、镇痛药，以及用大量的软敷料包扎手部。

所有的掌骨头的骨折需要会诊。掌骨头的骨折伴有关节内缺损的多数要术中固定并恢复接近正常的关节位置。小的关节内骨折，多数专家建议将手部固定很短的一段时间后就开始功能锻炼。这些骨折大多需要后续的关节成形术。

骨折伴有邻近的撕裂伤应归为开放性的，需要请矫形外科急诊会诊，进行手术探查，冲洗，并进行修复。

（六）并发症

（1）旋转移位产生的力线不良，必须早期诊断和纠正。

（2）因挤压伤产生的骨间肌的纤维化是一种延迟的并发症。

（3）这种骨折可能伴有伸肌腱的损伤和纤维化。其症状和体征可能早期就出现，也可能晚期出现。

（4）掌关节僵硬。

二、掌骨颈骨折

掌骨颈骨折也被称为"拳击手骨折"，常累及第五掌骨。颈部的骨折多数是不稳定的，并有不同程度的掌侧成角（图20-2）。即使在复位后，通常在掌侧方的排列也与正常不同。掌骨成功复位是指解剖学活动性的恢复。在第五掌骨，允许有15°~25°，最高可以到30°的成角而没有正常功能的受限。在第四掌骨接近20°的成角都是可以接受的。这就是与第二和第三掌骨骨折的不同之处，它们需要解剖复位，以恢复正常的功能。

（一）损伤机制

直接的挤压力，例如握紧拳头击拳时常导致颈部的骨折。

（二）查体

受损的掌指关节出现压痛及肿胀。这些骨折常伴有旋转畸形，必须早期诊断和纠正。

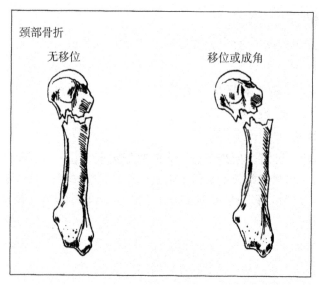

图 20 - 2   掌骨骨折——颈部 (第二至五掌骨)

（三）影像学检查

前后位、侧位和斜位片常用于诊断骨折和确定成角的度数和移位程度。旋前 10° 的斜位片有助于第二和第三掌骨骨折的诊断。旋后 10° 的斜位片有助于第四和第五掌骨骨折的诊断。

（四）合并损伤

这些骨折很少合并有其他的损伤。偶尔会伴随有指神经的损伤。

（五）治疗

掌骨颈骨折的治疗可以分为两组：第四、五指一组，另一组是第二和第三掌骨。

注意事项：在治疗所有的掌骨颈骨折时，有三点必须要注意：①旋转畸形必须早期诊断和治疗。②掌侧成角可以接受程度取决于受损的掌骨的正常活动度。不良的骨折复位可能导致掌指关节过伸和指间关节屈曲。③骨折伴有邻近的撕裂伤应归为开放性损伤，需要请矫形外科急诊会诊，进行手术探查，冲洗，并进行修复。

1. 掌骨颈骨折——第四、五指的治疗

（1）无移位、无成角骨折：第四或第五掌骨颈无移位、无成角的骨折治疗方法包括冷敷，抬高，以及覆盖至掌横纹的掌侧夹板和背侧不包括指间关节的夹板固定。要将腕背伸 15° ~ 30°，掌指关节屈曲 90°。通常建议早期开始近端指间关节和远端指间运动。保护性的掌指关节运动开始于第 3 ~ 4 周。

有证据支持第 2 ~ 5 指单个掌骨颈骨折时在带有功能性石膏（允许腕和手指的活动）后立即开始运动。这种方法可在矫形外科会诊后实施。

（2）成角骨折：第五掌骨颈骨折成角 > 30°，第四掌骨颈骨折成角 > 20° 需要复位。这些骨折在复位时应遵循以下步骤：

1）腕部阻滞麻醉即可达到满意效果。

2）牵引受伤的手指 10 ~ 15min，纠正嵌塞。

3）纠正嵌塞后，掌指关节和指间关节屈曲90°（图20-3）。

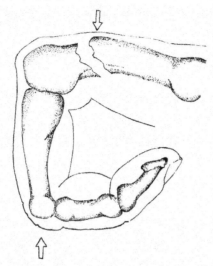

图20-3　掌骨骨折90°-90复位法

用近节指骨推挤掌骨骨折维持良好复位。

4）在掌骨干的掌侧施加直接的压力，同时在屈曲的近端指间关节直接施加背侧的压力。使用这种方法可以完全的复位。

5）覆盖至掌横纹的掌侧和背侧夹板不包括近端指间关节的夹板固定。要将腕背伸30°，掌指关节屈曲90°。也可以用尺侧的沟形夹板替代。

6）复位后一定要拍X线片，以确保位置良好。1周后要重拍X线片，以确保复位后的稳定性。

这些骨折需要密切的随访，因为尽管有固定，但是仍有向掌侧成角的趋势。如果复位后不稳定，就需要用钢针固定，并且早期的转科治疗。

2. 掌骨颈骨折——第二和第三指的治疗

（1）无移位和成角：第二或第三掌骨颈无移位和成角的骨折，推荐的治疗方法为冷敷，抬高，桡侧的从肘关节到近端指间关节的沟形夹板固定。腕关节背伸20°，掌指关节屈曲50°~60°。必须密切随访，确定有无成角和旋转移位。注意：超过1周后才发现的移位会很难纠正。这些骨折在损伤后4~5d要随访X线片，以排除延迟的移位。

（2）移位的或者成角>10°的骨折：第二或第三掌骨颈有移位和成角>10°的骨折，推荐的治疗方法为冷敷，抬高，掌侧或者桡侧沟形夹板固定。这些骨折必须精确的复位，并且都需要用钢针固定。

（六）并发症

掌骨颈骨折伴有几种致残性的并发症。

（1）侧副韧带损伤和偏移常常继发于骨折块的移位。

（2）伸肌腱损伤。

（3）旋转移位必须早期诊断和治疗。

（4）背侧骨突常损伤伸肌结构。正确的固定可以避免这种并发症，复位后密切随访确保正确的位置，抬高手部减轻水肿。

（5）如果复位不完全或不稳定，会产生手指的移位或爪形手。

（6）握拳时疼痛。

三、掌骨干骨折

掌骨干骨折可分为四型：简单的横形骨折（无移位）、移位或成角的横形骨折、斜形或螺旋形骨折、粉碎性骨折（图20-4）。临床医生应该意识到和颈部相比，干部的骨折有小范围的成角是可以接受的。每一种骨折在治疗方法上将单独论述。

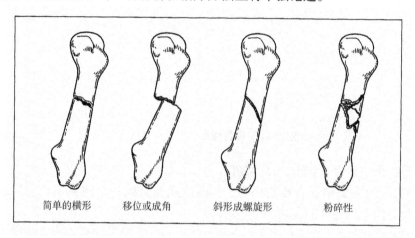

简单的横形　　　移位或成角　　　斜形成螺旋形　　　粉碎性

图 20-4　掌骨干骨折（第2～5指）

（一）损伤机制

掌骨干部的骨折有两种受伤机制。手部遭到直接的暴力打击能产生粉碎性、横形骨折，或者由于骨间肌的牵拉形成的向背侧成角的短斜形骨折。

间接暴力下产生的旋转分力常引起掌骨干部的螺旋形骨折。螺旋形骨折很少有成角，因为掌骨间的深横韧带有使骨折短缩和旋转的趋势。

（二）查体

手背出现压痛和肿胀。活动时疼痛加重，多数情况下患者不能握拳。在处理这些骨折时，必须早期排除旋转畸形。例如，掌骨干仅仅5°的旋转就会使手指产生1.5cm交叠。

（三）影像学检查

前后位，侧位和斜位片就可以准确地显示骨折情况。10°的旋前侧位有助于显示第二和第三掌骨的骨折。10°的旋后侧位有助于显示第四和第五掌骨的骨折。越靠近骨干近端的骨折，越容易产生向背侧的成角。当骨干部的直径有差异或者掌骨短缩时要考虑是否有旋转移位。

（四）合并损伤

这些骨折偶尔会有神经的损伤。

（五）治疗

掌骨干骨折常伴有旋转移位。旋转畸形在临床可以通过以下试验中的一个或多个检测出：①辐辏试验。②甲板平行试验。③X 线片上骨折片的直径。

第二和第三掌骨干的成角畸形是不可接受的，但是第四掌骨超过 10°的成角，第五掌骨20°的成角都是可以接受的。

1. 无移位的横形骨折的治疗　无移位的横形骨折可以用从前臂到手指末端的沟形夹板固定。腕关节背伸 30°，掌指关节屈曲 90°，近端指间关节和远端指间关节伸直。建议早期转科和重复 X 线检查。

2. 移位的或者成角的横形骨折　移位的或者成角的横形骨折需要抬高、冷敷、固定、切开复位以及随访。如果无法转诊，可以按照以下的方法行急诊闭合复位：

（1）腕部的阻滞麻醉就可以达到满意的麻醉效果。

（2）持续牵引的同时在掌侧向远端成角的骨折片施力。这时也要把旋转畸形矫正。

（3）塑形良好的掌侧和背侧夹板覆盖整个掌骨干，但是不包括掌指关节。腕关节背伸 30°。

（4）患者需要密切的随访，复位后拍摄 X 线片，以后经常复查以保证正确的位置。

3. 斜形或螺旋形骨折　斜形或螺旋形的骨折需要冷敷、抬高、大块的加压敷料包扎固定，转科行切开复位或者用针固定。

4. 粉碎性骨折　掌骨干的粉碎性骨折处理方法有冷敷、抬高、大块加压敷料包扎固定和早期的转科治疗。在处理这些骨折时矫形外科医生更喜欢掌侧夹板固定。

（六）并发症

这些骨折的并发症常常是致残性的。

（1）旋转不良必须早期诊断和矫正。

（2）背侧的骨性突起常损伤伸肌结构。

（3）损伤后继发骨间肌纤维化。

（4）复位不良、不当的固定或者骨折处的骨髓炎常会产生骨不连。

（5）握拳时的慢性疼痛可能是由于骨折远端的掌侧成角。

四、掌骨基底部骨折

掌骨基底部骨折通常是稳定的骨折（图 20-5）。旋转性力线不良在手指末端会表现得更明显。

（一）损伤机制

两种机制可以产生掌骨基底部的骨折。一种是基底部遭受直接暴力打击；手指扭伤间接造成的骨折不很常见。

（二）查体

掌骨基底部有肿胀和压痛。腕关节屈伸活动或纵向受压时会使疼痛加重。

（三）影像学检查

前后位和侧位 X 线片可以确诊这些骨折。为了准确的评价腕掌骨的关系，关节内基底部骨折通常要进行 CT 检查。CT 同样也可以鉴别掌骨基底部的骨折和腕骨骨折。

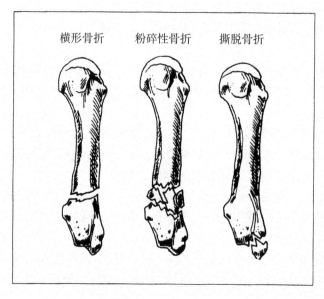

横形骨折　　粉碎性骨折　　撕脱骨折

图 20 - 5　掌骨骨折——基底部（第二至五指）

（四）合并损伤

第四和第五掌骨基底部的骨折常会引起尺神经运动支的损伤，导致除小鱼际肌以外的手部内在肌的麻痹。这种神经损伤多是由于挤压伤造成的，早期可能没有表现，常继发于肿胀和疼痛。

这些骨折的急诊处理包括冷敷、抬高、大块敷料包扎固定然后转科。在处理这些骨折时矫形外科医生更喜欢掌侧夹板固定。如果关节内骨折移位明显时常需要关节成形术。

（五）并发症

掌骨基底部骨折常伴有几种严重的并发症。

（1）伸肌腱或屈肌腱损伤。

（2）旋转不良必须早期诊断和矫正。

（3）慢性腕掌关节僵硬。

（周　枫）

第二节　中节和近节指骨骨折

一、概述

中节和近节指骨的骨折在解剖、损伤机制以及治疗上有很多相似性，因此把它们放在一起讨论。

近节和中节指骨骨折可以分为两类：关节外的骨干骨折和关节内骨折。关节外的骨干骨折可以分为 3 个亚型：①无移位的。②移位的（成角的）。③螺旋形的。无移位的，稳定的骨折急诊科医生可以处理。有移位的骨折在复位后可能稳定也可能不稳定，需要矫形外科医生的进一步处理。螺旋形骨折属于不稳定骨折，常并发有旋转畸形，需要复位和固定。

（一）解剖要点

近节指骨没有肌腱的附着，但是肌腱紧贴于近节指骨，使骨折的处理变得复杂化。近节指骨的骨折常会因骨间肌和伸肌腱的牵拉而出现掌侧的成角。

中节指骨的骨折比近节要少见。因为绝大部分的轴向应力被近节指骨吸收，因而近节指骨的骨折和近端指间关节的脱位的发病率要高于中节指骨骨折。中节指骨的骨折多发生于狭窄的骨干处。

指伸肌腱在近节指骨的附着仅仅局限在背侧面的近端。指浅屈肌肌腱分裂成两部分，分别附着于几乎整个中节指骨掌侧面的两侧缘，是中节指骨的骨折发生形变的主要力学因素。因此，中节指骨基底部的骨折会出现典型的骨折远端部分向掌侧移位，而远端骨干的骨折会出现骨折近端向掌侧移位。

还有一个要注意的解剖结构是中节指骨基底部的软骨样掌板。掌板的损伤可能并发有关节内的骨折。

（二）查体

每一位患者都要彻底地检查，并且要记录骨折点远侧的神经功能。必须及早发现和纠正旋转移位造成的力线不良。如前所述，当握拳后所有的手指不是指向近端的舟骨，或者甲板平面不同时就要考虑是否有指骨的旋转畸形。

（三）影像学检查

旋转畸形可以通过比较 X 线片上指骨骨折段的直径来判断。如果不对称则说明有旋转畸形（如图 20 - 6）。

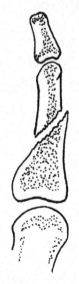

图 20 - 6　骨折旋转移位，骨折断端两侧骨干直径不对称

（四）治疗

在治疗中节和近节的指骨骨折时有两条原则要注意。

1. 绝对不要把手指固定在完全伸直位　手指要固定在功能位，即掌指关节屈曲 50° ~

90°，指间关节屈曲 15°～20°，这样能够防止手指的僵硬和挛缩。如果只有在完全伸直时才能维持复位，那么在固定于屈曲位之前就要做好内固定。在屈曲位时，侧副韧带是拉紧的有利于维持骨折的复位。

2. 石膏或者夹板固定不要超过远侧的掌横纹　如果需要远端的石膏固定，如近节和中节指骨的骨折，可以使用沟形夹（在桡侧或者尺侧）把骨折的手指和邻近的正常手指固定在一起。

3. 对于中节和近节指骨骨折的治疗有三种方法　动力性夹板、沟形夹和内固定。各种方案的选择取决于骨折的类型、稳定性以及医生的经验。

（1）动力性夹板：这种方法是把受伤的手指和邻近未受伤的手指固定在一起，最大限度地利用手的功能，早期的运动，防止出现手指的僵硬。这种方法仅适用于无移位的、稳定的骨折，如压缩骨折和横形骨折，累及关节的斜形、旋转和不稳定的骨折不适用动力夹板固定。

（2）沟形夹：桡侧和尺侧的沟形夹板适用于无旋转和成角的稳定骨折。沟形夹板比动力性夹板更加牢固。桡侧沟形夹板适用于第二和第三指骨折，而尺侧沟形夹板适用于第四和第五指骨折。

（3）内固定：内固定多采用克氏针固定，主要适用于不稳定骨折或者需要精确复位的关节内骨折。

有开放性骨折的患者术前要应用抗生素。虽然有污染伤口的患者应使用广谱抗生素，但是我们推荐预防性应用头孢类抗生素。清创术前常规棉拭子培养的价值仍值得商榷，并没有被广泛地采纳。推荐在手术室里探查、冲洗和固定。

二、近节指骨骨折：关节外骨折

（一）损伤机制

近节指骨关节外骨折常见的损伤机制有两种（图 20－7）。直接的暴力打击可以造成近节指骨的横形或粉碎性骨折。间接暴力的力矩沿手指的纵轴作用，常引起螺旋形骨折。

（二）查体

骨折处疼痛和肿胀。纵向压缩手指引起骨折处的疼痛。近节指骨常常伴有旋转畸形。临床上一定要识别手指的旋转骨折，因为任何程度的旋转畸形都是不能接受的。

（三）影像学检查

需要有正位、斜位和侧位片。如前所述，若手指骨折部位的直径不一致，要考虑是否有旋转畸形。

（四）合并损伤

近节指骨骨折常合并有指神经损伤，包括挫伤和横断伤。罕见的有肌腱的损伤，包括肌腱的断裂和部分肌腱断裂后粘连引起的延迟活动受限。

无移位

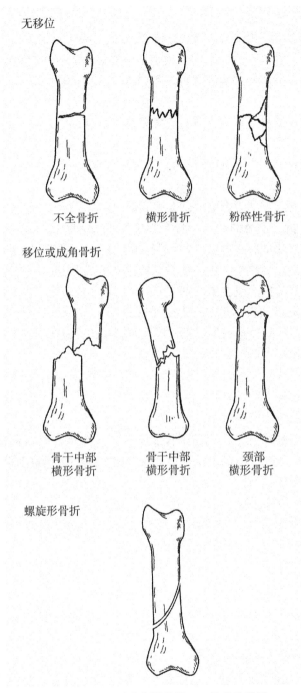

不全骨折　　　横形骨折　　　粉碎性骨折

移位或成角骨折

骨干中部　　　骨干中部　　　颈部
横形骨折　　　横形骨折　　　横形骨折

螺旋形骨折

图 20 - 7　近节指骨骨折——关节外骨折

（五）治疗

　　近节指骨骨折可能出现的功能障碍常被低估。彻底体检，纠正成角和旋转并固定后，大多数情况下能够完全恢复手指的功能。临床上表现不明显的旋转畸形，通过以下的三个试验可以检查出来：①朝向手舟骨的辐辏试验。②对比手指和甲板。③测量 X 线上骨折处的直径。

1. 无移位 无移位的近节指骨干骨折包括青枝骨折、横形骨折和粉碎性骨折。

青枝骨折属于稳定的骨折，因为它的骨膜是完整的，不会有移位和成角的趋势。这种骨折应该选用动力性夹板，早期开始运动锻炼，7～10d后要复查X线片，排除延迟出现的移位和旋转。

无移位的粉碎性或者横形骨折因为骨膜不完整是不稳定的。这些骨折根据其稳定性的不同，可以选择以下两种方案中的一种。

（1）我们推荐使用沟形夹板，如果10～14d后复查X线片，骨折断端位置良好，那就可以使用动力性夹板。

（2）应用动力性夹板，早期功能锻炼，5～7d后复查X线片，确定骨折位置良好。

2. 移位或成角的骨折 常见的近节指骨有移位的关节外骨折包括有移位和成角的横形骨干部或者颈部的骨折（图20-7）。这些骨折是不稳定的，需要进一步的复位。这些骨折的急诊处理包括沟形夹固定、冷敷、抬高手指和转诊到矫形外科。如果没有矫形外科，那么急诊医生也可以复位这些骨折。复位方法如下：

（1）麻醉可以选用腕部或者掌部的局部阻滞麻醉。

（2）掌指关节屈曲90°使外侧韧带紧张，可以减轻手内在肌产生的使骨折移位的力。当掌指关节屈曲时，纵向牵引可以增加长度。

（3）保持近端指间关节屈曲90°持续牵引。在这个位置骨折可以复位。如果近节指间关节没有复位并有轻度的过伸，说明骨折不稳定，需要内固定。若用这种方法不能复位，就要考虑是否骨折断端间有软组织的嵌入。

（4）如果复位后能保持稳定，可以使用长度至掌纹的短臂石膏（指间关节背伸）或者掌指关节屈曲位的沟形夹板固定。屈曲掌指关节的目的是最终达到解剖学的复位。复位术后需要拍摄X线片记录位置。

（5）请矫形外科进一步处理。

3. 螺旋形骨折 螺旋形骨折（图20-7）的急诊处理包括沟形夹板固定、冷敷、抬高手指和矫形外科治疗。多数情况下需要进行内固定。

（六）并发症

近节指骨骨折可能产生永久性的残疾。包括以下并发症：

（1）旋转造成的力线不良是一种致残的并发症，在后续的检查时必须排除。

（2）伸肌结构靠近骨膜，在损伤后容易发生粘连。常见于有移位的和螺旋形骨折，结果会导致部分运动功能丧失，可能需要外科手术治疗。

（3）固定后深屈肌腱和浅屈肌腱之间常发生粘连。这些损伤需要手术治疗来恢复肌腱的功能。

（4）除非是开放性骨折或固定不当，骨不连很少见。

三、中节指骨骨折：关节外骨折

（一）损伤机制

直接的暴力打击是中节指骨骨折最常见的原因（图20-8）。间接创伤，如沿纵轴的扭转力常造成近节指间关节的脱位而不是中节指骨的螺旋形骨折。

这些骨折常伴有因屈指肌腱和伸肌腱的牵拉而导致的成角畸形。屈肌结构施加主要的力，能把较大的骨折片向掌侧牵拉。

无移位横形骨折

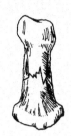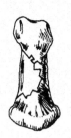

移位或成角骨折

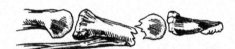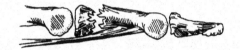

螺旋形骨折

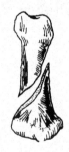

图 20 - 8　中节指骨骨折——关节外骨折

（二）查体

骨折处出现疼痛和肿胀。在临床和影像学检查中应注意旋转畸形。

（三）影像学检查

前后位、侧位以及斜位 X 线片能够辨认骨折线、成角和旋转畸形。

（四）合并损伤

在中节指骨骨折时，手指的神经血管组织可能受损伤。此外，在这些骨折中可能会有肌腱（急性或延迟）断裂以及肌腱粘连形成。

（五）治疗

中节指骨骨折的治疗方法取决于骨折是无移位的、有移位的（成角）或者是螺旋形的。

1. **无移位骨折**　这种骨折可以用动力性固定或者沟形夹板固定 10～14d 后，复查 X 线片，确定骨折是否愈合。

2. **有移位的或成角骨折**　这些骨折是不稳定骨折，即使是在复位后仍可能不稳。这些骨折的急诊处理方法包括沟形夹板固定、冷敷、抬高患肢以及矫形外科手术。如果无法急诊会诊，那么急诊医生可以尝试复位。有移位的、成角的骨折复位方法如下：

（1）采用腕部或者掌部局部阻滞麻醉。

（2）轻柔地纵向牵引，并屈曲和推拿远端的骨折块使其复位。

（3）如果骨折不稳定并有轻度的过伸，则需要内固定。

（4）如果复位后骨折稳定，使用沟形夹板固定4~6周。复位后要拍摄X线片记录复位后的位置。

（5）请矫形外科进一步处理。

3. 螺旋形骨折　　螺旋形骨折的急诊处理包括沟形夹的固定、冷敷、抬高手指和矫形外科的治疗。

（六）并发症

和近节指骨外伤的并发症相似。

（1）旋转造成的力线不良必须早发现、早纠正。

（2）复位后并发伸肌结构的瘢痕形成。

（3）屈肌腱粘连的发生是一种致残的并发症。

（4）骨不连继发于固定不当和复位不良。

四、近节指骨骨折——关节内骨折

这些关节内骨折可以分为两类：①无移位的。②移位的、粉碎的或者是累及>20%的关节面（图20-9）。无移位的骨折不常见，需要闭合复位。而有移位的和粉碎性的骨折较为常见，需要手术切开复位。

（一）损伤机制

最常见的机制是继发于侧副韧带的牵拉引起的撕脱骨折。沿纵轴间接传导的力可能会产生髁的骨折。

（二）查体

受损伤关节会出现梭形肿胀和压痛。关节不稳表示有侧副韧带撕脱。

（三）影像学检查

前后位、侧位和斜位片常用来诊断这些骨折。

（四）合并损伤

撕脱骨折可能会产生侧副韧带的脱离及继发的关节不稳。

（五）治疗

1. 无移位骨折　　第二至第五指的近节指骨基底部的关节内撕脱骨折，如果骨折稳定并且累及<20%的关节面时，可以保守治疗。在密切监护的条件下可以采用动力性夹板，早期开始主动功能锻炼。

2. 移位的粉碎骨折，累及>20%关节面　　急诊处理包括沟形夹板固定、冷敷、抬高患肢，采用切开复位内固定。

（六）并发症

最常见的并发症是慢性关节僵硬或关节炎。

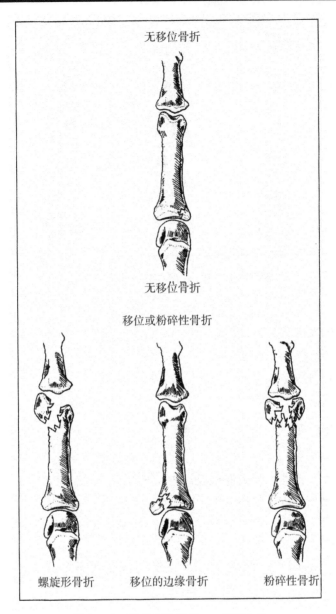

无移位骨折

无移位骨折

移位或粉碎性骨折

螺旋形骨折　　　　移位的边缘骨折　　　　粉碎性骨折

图 20 - 9　近节指骨骨折——关节内的

五、中节指骨骨折：关节内骨折

这些骨折可分为三类：①无移位的髁骨折。②移位的髁骨折。③粉碎的底部骨折（图 20 - 10）。撕脱骨折单独讨论，因为它和前述的三种骨折在治疗原则上不同。

（一）损伤机制

在中节指骨的关节内骨折中有两种常见的机制。但是，很少有直接的创伤导致这些骨折。最常见的机制是从远节指骨传来的纵向力。

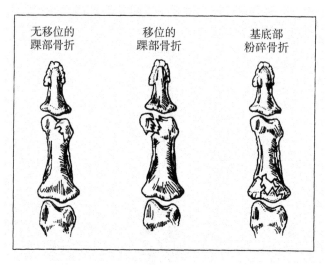

无移位的
踝部骨折

移位的
踝部骨折

基底部
粉碎骨折

图 20 - 10　中节指骨骨折——关节内的

（二）查体

受损伤的关节出现梭形肿胀和压痛。

（三）影像学检查

前后位、侧位和斜位 X 线片即可发现这些骨折。

（四）合并损伤

很少会有合并伤出现。

（五）治疗

1. 无移位的踝部　推荐用动力性夹板，并且早期开始功能锻炼。
2. 移位的踝部急诊处理　包括沟形夹板固定、冷敷、抬高和手术用钢针固定。
3. 基底部粉碎性　急诊处理包括沟形夹固定、冷敷、抬高和手术用钢针固定。

（六）并发症

最常见的并发症包括关节僵硬或者关节退变，尽管采用最适合的治疗方法，仍有可能出现。

六、中节指骨骨折：关节内撕脱骨折

这些骨折分为三组：①伸肌腱中央腱束的撕脱骨折，如果不治疗，就会产生纽状指畸形。②掌板的撕脱伤（Wilson 骨折）。③侧副韧带的撕脱伤（图 20 - 11）。

（一）损伤机制

每一种撕脱骨折都有不同的损伤机制。伸肌腱中央腱束的撕脱伤是由于伸直位时强烈屈曲引起的。近节指间关节的极度过伸会导致掌板的撕脱伤。常伴随中节指骨的背侧半脱位或脱位。近端指间关节在受到内侧或外侧的极度外力时，由于侧副韧带的牵拉会出现撕脱骨折。

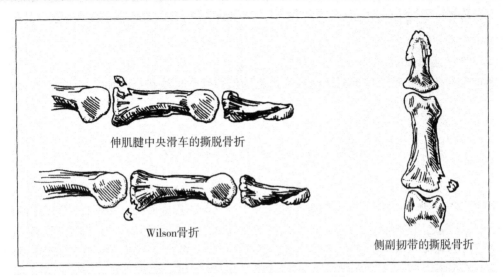

伸肌腱中央滑车的撕脱骨折

Wilson骨折

侧副韧带的撕脱骨折

图 20 - 11　中节指骨骨折——撕脱伤

（二）查体

该类骨早期诊断困难。早期指间关节处可有压痛点，不伴有肿胀和畸形。随后，指间关节处出现弥漫性肿胀和压痛。早期诊断可在手指麻醉后检查关节的活动度和稳定性。掌侧撕脱骨折使安全伸直受限。如指间关节松弛则可能有侧副韧带损伤。

（三）影像学检查

前后位和侧位就可以发现骨折。

（四）合并损伤

在伸肌腱的中央束完全撕裂时可以没有骨的撕裂伤。近端指间关节的半脱位和脱位常伴有掌板的破裂。在临床上仅依靠疼痛和肿胀很难诊断。侧副韧带的撕脱伤常会出现关节的侧方不稳。

（五）治疗

撕脱骨折的固定时间应短，以减少关节僵硬的发生。在愈合过程中重复 X 线检查以确保位置良好，并需要早期转诊。

1. 伸肌腱撕脱骨折　背侧面撕脱骨折需要内固定，因而需要紧急手术。无骨折的肌腱撕脱伤可以用夹板固定近端指间关节 5～6 周。远端指间关节不用固定，在夹板固定期间进行主动和被动功能锻炼。

2. 掌板撕脱骨折（Wilson 骨折）　如果骨折片累及 <30% 的关节面，可以采用保守治疗。在复位半脱位或移位后，可以用夹板把近端指间关节固定在 45°～50° 的屈曲位 4 周。这种方法是有争议的，因为对这些骨折手外科医生会选择内固定，以修复掌板。对于没有半脱位的关节处的骨折采用保守的治疗方法。因此，建议早期会诊，以选择一种恰当的治疗方案。

3. 侧副韧带撕脱骨折　大多数的外科医生建议手术固定。强烈地建议早期会诊，以选择一种最恰当的治疗方案。

（六）并发症

撕脱骨折常伴有几种致残性的并发症。

（1）继发于韧带损伤的关节不稳。

（2）慢性退行性关节炎。

（3）骨不连造成的伸肌腱功能的丧失。

（4）若背侧面的撕脱骨折漏诊或者不恰当的治疗会产生锤状指畸形。

（邰　众）

第三节　远节指骨骨折

远节指骨骨折占手部骨折的 15% ~30%。只有对远节指骨的解剖结构十分熟悉的情况下才能对这些骨折进行诊断和治疗。纤维隔连于骨膜和皮肤之间，形成间隔，能够稳定远节指骨的骨折。在这些间隔之间常形成创伤性血肿，使这些密闭性间隙内的压力增加，引起剧烈的疼痛。

指屈肌腱和伸肌腱分别止于每一个远节指骨的掌侧和背侧。从第二指到第五指，指深屈肌腱附于手指的掌侧，指伸肌腱末端附着于手指的背侧。在大拇指，拇长屈肌腱附着于末节指骨基底部的掌侧，拇长伸肌腱止于基底部的背侧。

当遭受过度的应力时，这些肌腱能够撕裂指骨，临床上引起一定的功能丧失，同时 X 线片经常能够看到沿指骨基底部的撕脱骨折。这些骨折被认为是关节内骨折。远节指骨骨折在分类时既有关节外骨折也有关节内骨折。

一、关节外骨折

远节指骨的关节外骨折可分为纵向的、横向的、粉碎的或者横向并伴有移位（图 20 - 12）。

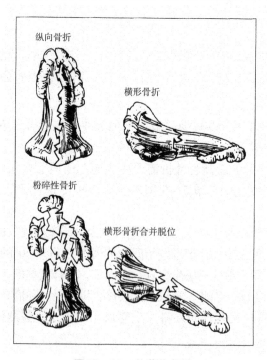

图 20 - 12　关节外骨折

（一）损伤机制

损伤的机制为对远节指骨的直接打击。打击的力量决定了骨折的严重程度。最常见的骨折为粉碎性骨折。

（二）查体

典型的症状为末节手指肿胀和压痛，包括指腹。常能发现指甲下有血肿，提示有甲床的撕裂伤。

（三）影像学检查

为了明确是否有骨折和移位通常做前后位和侧位片检查。

（四）合并损伤

常见甲下血肿和甲床的撕裂伤。末节指骨的横行骨折常伴有指甲（甲板）的不完全撕脱伤。

（五）治疗

无移位的骨折治疗可以选用夹板固定，抬高患肢以及服用止痛药。简单的夹板或者是发夹样的夹板可以适应有不同程度的肿胀的骨折。这些骨折需要夹板固定3～4周。粉碎性骨折的疼痛可能要持续几个月。

有明显的成角或者移位的横形骨折要把远端的骨折片向背侧牵引复位，然后在掌侧用夹板固定，复查X线片记录位置。可能会因为有软组织嵌入骨折端之间而使复位比较困难。如果没有成功，就可能会产生骨不连，因此，矫形外科会使用克氏针固定。

伴有甲下血肿时，不论血肿的大小，只要甲板保持完整，就不需要摘除指甲。利用电灼或者18号的注射针头钻透指甲，就可以缓解患者的痛苦。

伴有甲板破裂或者撕裂的远节指骨骨折被认为是开放性骨折，但是在急诊治疗时可以遵循以下的指导方针：

（1）手部消毒后，选用手掌部的区域阻滞麻醉。

（2）使用锋利的剪刀把甲板直接从甲床上剪下。

（3）当把指甲去掉后，就可以暴露出甲床的撕裂伤，用生理盐水彻底地冲洗。骨折复位后用5/0的可吸收线间断缝合甲床。因为甲床连接着远节手指的背侧，缝合甲床后有利于保持骨折的复位。

（4）用合适的、干纺薄纱放在背侧基质和甲床之间隔离。或把患者刚摘除的指甲放回甲襞处，并在两侧各缝两针固定住，防止其移位。将甲床和顶部隔离开后能够防止其粘连出现以及出现指甲的畸形再生。

（5）整个手指都用纱布包扎并用夹板固定。外面包扎的纱布可以根据需要更换，但是隔绝甲床与基质的材料应该保留10d。

（6）抗生素要使用7～10d。

（7）复查X线片记录复位的情况。如果骨折仍不稳定，骨科医生就需要使用钢针固定。

（六）并发症

远节骨折能产生严重的并发症。

（1）开放性骨折可能会出现骨髓炎。

（2）骨折断端间有甲床嵌入时会出现骨不连。

（3）粉碎性骨折常出现延迟愈合。

二、关节内背侧面骨折

这些骨折分类是根据骨折累及关节面的程度和是否有移位（图 20 - 13）。

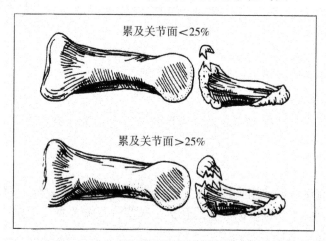

累及关节面 < 25%

累及关节面 > 25%

图 20 - 13　远节指骨关节内撕脱骨折——背侧面

（一）损伤机制

这些外伤多是由于远节手指在绷紧伸直时受到暴力屈曲引起，受伤后多形成"锤状指"。这些骨折在篮球、棒球和垒球运动员中很常见，由于球突然撞击手指的末端引起过度屈曲所致。伸肌腱可能会遭受三种合并伤（图 20 - 14）。

（1）肌腱被拉长，结果在伸直时会产生 15°~20° 的屈曲。

（2）肌腱可能断裂，在伸直时产生 45° 的屈曲畸形（软组织锤状指）。

（3）肌腱可能从远节指骨上撕脱一小块骨碎片，在伸直时产生 45° 的屈曲畸形（骨性锤状指）。

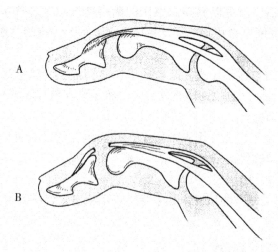

A

B

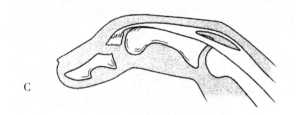

图20-14 伸指肌腱断裂的三种方式

A. 肌腱牵拉伤,断端未分离;B. 肌腱在远节指骨止点处断裂,远节手指屈曲40°畸形,患者不能主动伸直远侧指间关节;C. 随肌腱撕脱的远节指骨骨块

（二）查体

主要的表现是关节背侧面的肿胀和压痛。远端指间关节主动伸展功能的丧失。

（三）影像学检查

侧位X线片是必需的,要明确撕脱性骨折的骨折片是否大于关节面的25%和有无移位。

（四）合并损伤

这些骨折常伴有甲板的损伤。

（五）治疗

这些骨折的治疗主要由三个因素决定:患者的合作性、骨折块的大小及移位的程度。

1. 无移位骨折 在合作的患者中,采用保守治疗,在掌侧或者背侧用夹板固定。手指的背侧夹板固定较牢固,因为在夹板和骨折间的软组织较少。

远端指间关节保持伸展位,近端指间关节可以屈曲。手指必须保持这种位置6~8周。在这段时期内,远节指间关节任何程度的屈曲都会产生慢性的屈曲畸形。为了保持这种位置,在更换夹板时也要求患者把手指的末端压在桌子上保持伸直位。6~8周后,夹板可以在白天去掉,要求患者注意在剩余的4周不要屈曲手指。

如果患者不合作,就必须在手部和手指石膏固定,保持远节指间关节于伸直位。石膏必须固定6周,然后再用夹板把手指固定2~3周。

2. 移位并且超过25%关节面的骨折 这种骨折常伴有不同程度的远端指间关节的半脱位。处理方法包括按照矫形外科的要求给予背侧的夹板固定。对于持续的固定和手术治疗哪种方法更有益存在着争议,但是闭合复位和克氏针内固定通常是必需的。

如果骨折没有正确处理,那么由于破裂的伸肌腱和对应的末端屈肌腱的失衡可能产生近端指间关节的过度伸展畸形(鹅颈)。

三、关节内掌侧面骨折

指深屈肌腱附于远节指骨的基底,肌腱牵拉形成的撕脱伤被归入关节内骨折(图20-15)。

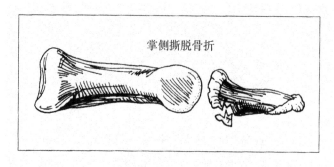

掌侧撕脱骨折

图 20 - 15　远节指骨的关节内撕脱骨折——掌侧面

（一）损伤机制

这是一种很罕见的损伤，是由于指深屈肌腱强烈收缩时被动过度伸展造成的。

（二）查体

患者的远节指骨无法屈曲。远节指骨或手掌的掌侧有压痛，并且断裂后的肌腱可出现短缩。

规则：患者远节指骨的掌侧有外伤性的肿胀和压痛，并伴有手掌的疼痛，除非能通过别的方法证明没有损伤，那么一定是有指深屈肌腱的断裂。

（三）影像学检查

侧位 X 线检查是确认是否有骨折最好的方法。

（四）合并损伤

这种骨折很少有合并伤。

（五）治疗

急诊处理包括指骨掌侧的夹板固定和矫形外科早期的手术固定。

（六）并发症

远端指骨掌侧关节内的撕脱骨折常会出现畸形愈合。

（周　枫）

第四节　手部韧带损伤

手部最常见的韧带损伤是拇指掌指关节尺侧侧副韧带损伤，常造成拇指对指力和精细指捏能力丧失。1961 年，Weller 就确认这是滑雪运动中特别常见的一种损伤，Cantero、Reill 和 Karutz 报道的资料分别有 53% 和 57% 是由滑雪所致。因此，该损伤又称为滑雪拇指。

一、手部韧带损伤的功能解剖

拇指掌指关节是单一的铰链式关节，平均屈伸活动为 10° ~ 60°。关节旋转轴为偏心性，关节囊两侧各有两个强有力的侧副韧带加强，即固有侧副韧带和副侧副韧带，维持关节的被动稳定性。

固有侧副韧带从第一掌骨小头的背外侧向远掌侧行走，止于近节指骨基部的外侧结节，宽 4 ~ 8mm、长 12 ~ 14mm，相当厚，能承受 30 ~ 40kg 外力。副侧副韧带从第一掌骨髁上固有侧副韧带的掌侧起，部分越过掌侧籽骨，至掌侧纤维软骨，当关节伸直位时紧张（图 20 - 16）。

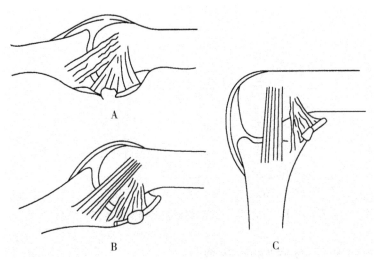

图 20 - 16　拇指掌指关节的功能解剖示意图

二、手部韧带损伤机制

拇指掌指关节尺侧侧副韧带损伤可由拇指用力外展、旋转和过伸所致。在滑雪损伤时，多由不正确的握雪杆滑行引起。打球时，尤其是在接球时，可能为球的直接创伤所致。使用手杖也可致慢性损伤。在手着地跌倒时，处于外展位的拇指使尺侧侧副韧带过度负重，而滑雪杆柄在拇指和食指之间更加重了这种负重（图 20 - 17）。韧带损伤的程度主要取决于作用力的方向、受力瞬间拇指所处的位置和关节所受的压力。

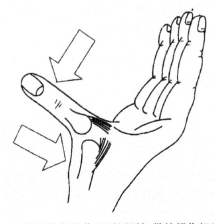

图 20 - 17　拇指掌指关节尺侧侧副韧带的损伤机制示意图

外力所致侧副韧带断裂一般有 3 种类型（图 20 – 18）：

（1）远侧止点附近断裂。

（2）远侧小骨片撕脱。

（3）韧带中间断裂。

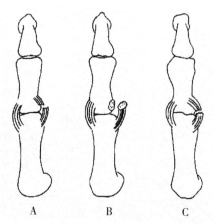

A   B   C

图 20 – 18　拇指掌指关节侧副韧带损伤的类型示意图

三、手部韧带损伤的临床表现

患者有典型的外伤史，拇指掌指关节的损伤侧疼痛、肿胀、大多伴有局部皮下青紫、运动明显受限。局部明显压痛，特别是掌指关节侧方运动时可引起剧烈疼痛。通常情况下，拇指掌指关节向外翻约 25°，即是侧副韧带断裂的可靠征象。如果关节能在伸直位侧翻，表明掌板和侧副韧带均已断裂；如轻度屈曲的关节外翻约 20°，表明仅有侧副韧带损伤。陈旧性韧带损伤者，在瘢痕区行走的皮神经常引起放射性疼痛。

拍摄拇指掌指关节正侧位 X 线片，伴有骨性韧带撕脱时，可以确定骨片的大小和部位，为临床治疗方法的选择提供参考。

四、手部韧带损伤的治疗

（一）非手术治疗

单纯挫伤、扭伤、部分韧带断裂而无拇指掌指关节过度外翻和不稳定时，可用石膏托将整个拇指直至指间关节固定 3 周即可。

（二）手术治疗

新发侧副韧带损伤应在损伤后行一期修复，根据损伤的情况不同，采用不同的方法（图 20 – 19）。

韧带断裂可在伤后立即或 4 ~ 7 天局部肿胀消退后，进行直接缝合。延迟的一期缝合，可在伤后 2 周内进行。手术在臂丛神经阻滞麻醉和止血带下进行，跨越拇指掌指关节的尺侧背部弧形切口，切开皮肤及皮下组织，保护行走于切口内的桡神经分支。纵向切开拇收肌腱，在其深面显露断裂的侧副韧带，一般多见于韧带的中部和远端。将其直接缝合，也可钢丝抽出缝合法或者带线锚钉将撕脱的侧副韧带固定于近节指骨基部的骨粗糙面处（图 20 –

20)，缝合拇收肌腱和皮肤。

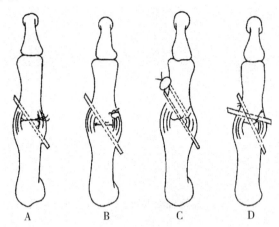

图 20 - 19　拇指掌指关节侧副韧带损伤的治疗方法示意图

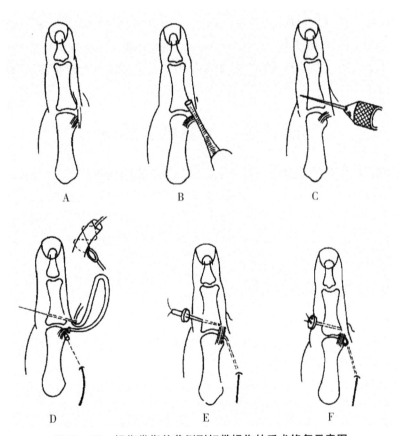

图 20 - 20　拇指掌指关节侧副韧带损伤的手术修复示意图

　　陈旧性侧副韧带损伤无法直接修复时，可行自体肌腱移植，于拇指掌指关节内侧行"8"字形韧带成形术或用筋膜片移植修复（图 20 - 21）。

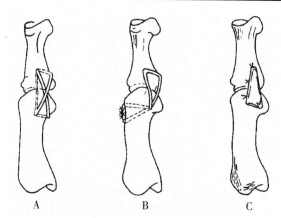

图 20 - 21　陈旧性侧副韧带损伤修复术示意图

关节进行性疼痛性畸形关节炎伴不稳定性活动时，可行关节固定术，将掌指关节固定于屈曲 20°位。

术中可用一枚克氏针将掌指关节行临时固定，以利于修复的韧带愈合；或术后用前臂石膏托将拇指于内收位固定 4 ~ 5 周；小骨片撕脱而用抽出缝合法、克氏针或微型螺丝钉行骨固定者，术后固定 6 周。拆除石膏托时，拔除抽出钢丝，开始进行拇指功能锻炼。

（白晨平）

第五节　手部肌腱损伤

手部外伤时，常伴有肌腱损伤，可与手部多种组织损伤同时存在。有时仅有很小的皮肤伤口，也有肌腱损伤的潜在可能性。肌腱是关节活动的传动装置，是手部功能正常发挥的重要环节。即使手部各关节的功能均正常，肌腱损伤后，手部功能也会完全丧失。因此，肌腱损伤的治疗十分重要。然而，手部肌腱的结构复杂，其修复方法多样，治疗效果有时也难以令人满意，必须予以高度重视。

一、肌腱修复的前提条件

（1）手部任何部位的肌腱损伤，只要局部条件良好，如切割伤或伤口清洁，清创后估计伤口不会发生感染，或肌腱损伤范围较小，肌腱残端容易寻找，或肌腱无缺损和张力，均应在清创后立即行肌腱一期修复。

（2）为保证肌腱愈合和防止术后粘连，肌腱修复对无创技术和显微外科技术要求很高。因此，肌腱修复手术最好由专职手外科医师进行，即使是兼职手外科医师，也应经过适当训练，熟练掌握肌腱外科的基本技术。

（3）肌腱正常功能的发挥特别需要良好的滑动功能。因此，肌腱修复处应有完整、柔软而健康的皮肤覆盖。

（4）肌腱修复的最终目的是恢复手部各个关节的正常功能，如有关节活动障碍，术前必须经过适当的功能锻炼，使关节的被动活动达到正常范围。

（5）肌腱修复时，近端的动力肌必须具有正常的神经支配，并且具有足够的肌力。

（6）要求患者具有功能锻炼的能力，并适当考虑年龄对功能锻炼的影响，以便术后能更好地恢复手的功能。

二、肌腱修复的方法及其选择的原则

肌腱损伤修复的方法有多种，应根据其损伤的情况和程度而适当加以选择。

（一）不予治疗

肌腱部分损伤，损伤范围小于肌腱的 50%，修复后由于固定而可能发生的粘连影响功能者；损伤肌腱的功能可被其他肌腱所替代者，如单纯指浅屈肌腱损伤，其功能可被指深屈肌腱所替代，均可不予以修复。

（二）肌腱端端缝合

肌腱损伤时断端比较整齐，又无明显缺损，可行端端缝合。这是肌腱修复最常用的方法，也是用得最多的方法。

（三）肌腱前移

肌腱损伤的部位位于距止点 1.0~1.5cm 处，可将近端的肌腱残端向远端牵拉，将其重新固定于肌腱止点，称为肌腱前移。主要用于近止点处的指深屈肌腱损伤。

（四）肌腱移植

肌腱损伤伴有一定的肌腱缺损，不能直接缝合者，以及陈旧性屈肌腱鞘内的指深、浅屈肌腱损伤者，常需行游离肌腱移植予修复。通常采用来源于掌长肌、跖肌和趾长伸肌的自体肌腱移植，也有应用异体肌腱移植或人工肌腱者。

（五）肌腱移位

肌腱损伤的范围较大，不宜进行肌腱移植者，以及肌腹完全破坏或麻痹而无法进行自身修复者，可将邻近功能正常的肌腱移位于损伤的肌腱，与损伤的肌腱远端缝接予以修复。此时，除了上述肌腱修复的前提条件外，还要求移位的肌腱是损伤肌腱的功能相同或功能协同肌，而且移位后该肌原有的功能能被其他肌肉所替代或对其原有功能无明显影响。

（六）肌腱固定或关节固定

肌腱损伤难以采用上述各种肌腱修复方法予以治疗者，可采用简单的肌腱固定或关节固定，以改善手指的功能。如单纯的指深屈肌腱损伤，可采用远端肌腱固定或远侧指间关节固定，以改善远侧指间关节在用力捏物时的稳定性。

（七）截指

手指的肌腱、神经、血管、骨与关节和皮肤等组织中，已有多种组织损伤无法修复者；手指严重损伤，即使肌腱修复也难以恢复功能，而且患者付出极大的生理、心理和经济代价而又效果不佳者，可考虑截指。

三、肌腱的缝合方法

肌腱的缝合方法很多，如 Bunnell 钢丝抽出缝合法、Kessler 肌腱缝合法、Kleiner 肌腱缝合法、Tajima 肌腱缝合法、Tsuge 单套和双套肌腱缝合法、Beker 肌腱缝合法（图 20-22），以及编织缝合法和鱼口状缝合法（图 20-23）。

缝合方法的选择应根据肌腱损伤的情况和所采用的修复方法而定，既要求缝合牢固，又要有利于肌腱愈合。肌腱手术后的主要问题是粘连，为尽量减少粘连的可能性，肌腱缝合时应特别强调无创技术。

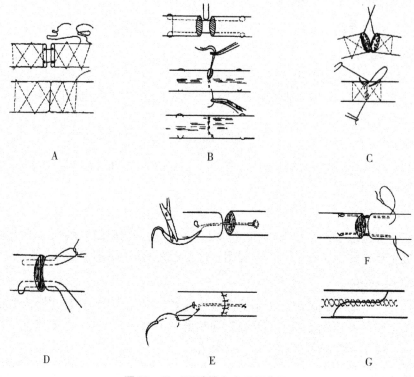

图 20 - 22　肌腱缝合方法示意图

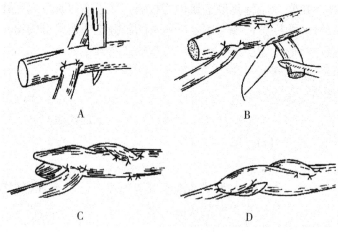

图 20 - 23　肌腱编织缝合法示意图

四、屈肌腱损伤

（一）概况

手部屈指肌腱损伤多因锐器伤所致，如玻璃割伤、刀刺伤。多位于手指和手掌部，伤口比较整齐，一般污染也不严重。严重的手外伤，肌腱损伤常合并其他组织如神经、血管以及骨关节损伤，可能有肌腱或皮肤缺损。

手部屈肌腱损伤致使手指屈曲功能障碍，即当手处于休息位时，伤指呈伸直状态，但是其各关节被动屈曲功能正常。如为单纯指浅屈肌腱损伤，伤指屈曲功能无明显影响。单纯指深屈肌腱损伤，则仅表现为手指远侧指间关节屈曲障碍。指深、浅屈肌腱同时损伤，表现为近侧指间关节和远侧指间关节屈曲功能障碍，然而，由于骨间肌和蚓状肌的作用，掌指关节的屈曲功能仍然存在。

屈肌腱损伤时，肌腱断端的位置与受伤时手指所处的位置有关。如受伤时手指处于伸直位，伤后手指呈伸直位，肌腱远侧残端即位于伤口处；手指于屈曲位受伤时，伤后手指呈伸直位，则肌腱远侧残端移向手指远端。而肌腱的近侧残端由于肌肉的牵拉，则向近端移位至手掌部，手术寻找肌腱断端时应予注意。

（二）不同分区损伤的处理原则

屈指肌腱损伤的治疗和损伤的情况与部位有关。以往认为腱鞘内屈肌腱损伤，由于一期直接修复后常引起肌腱粘连，而仅行伤口闭合，肌腱行二期游离肌腱移植修复，故将此区称为"无人区"。随着显微外科技术的发展，以及对肌腱愈合机制的进一步认识，目前认为，损伤的肌腱只要具有修复的前提条件，即使是"无人区"的肌腱损伤，也均应进行一期修复。损伤部位与肌腱损伤的修复密切相关，根据解剖部位，屈指肌腱的分区（图20-24）及其损伤的处理原则如下。

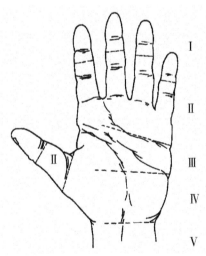

图20-24　屈指肌腱的分区示意图

Ⅰ区　远节指骨基底部指深屈肌腱止点至中节指骨中部，此区内仅有指深屈肌腱，损伤后仅产生手指末节屈曲功能障碍。如未行一期修复，二期可行肌腱前移术或肌腱固定或远侧指间关节固定术。如行肌腱移植，可能因术后粘连而影响指浅屈肌腱的功能，因此不宜采用。

Ⅱ区　中节指骨中部至掌横纹，即指浅屈肌腱中节指骨的止点到掌指关节平面屈肌腱鞘的起点，也即所谓的"无人区"。该区内指深屈肌腱于近端位于深面，随后通过指浅屈肌腱的分叉后，走向指浅屈肌腱的浅面。在该区，单纯指浅屈肌腱损伤，其功能可由指深屈肌腱所替代，无需修复（单纯指深屈肌腱损伤，晚期可行远侧指间关节固定术）；指深、浅屈肌腱均损伤，只要局部条件允许，并有一定的技术条件，均应尽可能行一期修复；如果受条件限制而丧失了一期修复的机会，应争取在伤后 1 个月内行延迟的一期修复，即切除指浅屈肌腱，直接缝合修复指深屈肌腱，其腱鞘则根据其完整性予以修复或切除，但一定要保留 A_2、A_4 滑车。晚期肌腱不能直接缝合或有肌腱缺损者，可行游离肌腱移植予以修复。

汤锦波等根据 II 区屈肌腱系统的解剖和功能特点将此区分为 4 个亚区：II a，从指浅屈肌腱止点终末处到止点近侧缘；II b，指浅屈肌腱止点近侧缘到 A_2 滑车的远侧缘，应争取同时修复该亚区内指浅屈肌腱；II c，A_2 滑车覆盖的区域，该亚区内可不缝合或切除指浅屈肌腱；II d，A_2 滑车近侧缘至滑膜鞘近端反折处，对于该亚区内的切割伤，指浅屈肌腱可予缝合，损伤严重者，则不缝合指浅屈肌腱，以免指深、浅屈肌腱发生粘连（图 20 - 25）。

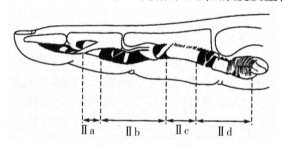

图 20 - 25　指屈肌腱 II 区的亚区示意图

III 区　掌横纹至腕横韧带远侧缘，即屈指肌腱掌中部。该区皮下脂肪丰富，指浅屈肌腱位于指深屈肌腱浅面，其近端掌腱膜下即为掌浅弓。肌腱与神经、血管关系密切，肌腱损伤时常伴有神经、血管损伤。此区内指深、浅屈肌腱损伤时，可分别予以修复或仅修复指深屈肌腱，伴随的神经损伤应同时进行修复。

IV 区　即腕管区。此区内有指深、浅屈肌腱和拇长屈肌腱共 9 条肌腱以及正中神经通过，其肌腱损伤常伴有正中神经损伤。腕管内多条肌腱损伤时，应主要修复指深屈肌腱和拇长屈肌腱，其伴随的正中神经损伤应同时予以修复。

V 区　即前臂区，位于腕管近端。此区组织较多，除 9 条屈指肌腱外，还有 3 条屈腕肌腱、正中神经、尺神经、尺动脉和桡动脉。该区内，特别是前臂远端的腕部，其肌腱损伤伴神经、血管损伤多见。损伤的肌腱可分别予以修复，但应优先修复指深屈肌腱和拇长屈肌腱。有肌腱缺损时可行肌腱移植或肌腱移位进行修复。应特别注意对损伤神经的修复。尺、桡动脉损伤，虽然不一定影响手的血液供应，有条件者仍应尽可能修复。

（三）修复方法

屈指肌腱损伤的修复方法有：肌腱一期修复、肌腱固定术、游离肌腱移植术和肌腱粘连松解术。

1. 肌腱一期修复　特别是鞘内屈指肌腱损伤的一期修复，打破了以往"无人区"的概念。即在伤口较整齐、清洁，肌腱和腱鞘损伤较轻，如切割伤，可在清创后立即采用"Z"字形扩大伤口，分别于腱鞘内找出肌腱的近、远两断端，将其从伤口中拉出，然后将其两断端用 Kessler 缝合法直接予以缝合，如腱鞘较完整也应予以修复。闭合切口，行伤指动力性夹板固定，即用石膏托将伤手于腕关节曲 30°、掌指关节屈曲 50°～60°位固定，指甲尖部用橡皮筋牵引患指于屈曲位。术后在医师指导下，进行主动伸指、被动屈指的早期活动功能锻炼（图 20 – 26）。

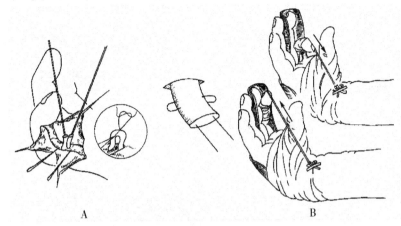

图 20 – 26　屈肌腱一期修复（A）及术后固定方法（B）示意图

2. 肌腱固定术　即采用手指侧正中切口，显露中节指骨及其腱鞘，切开腱鞘，找到指深屈肌腱远端，用 Bunnell 钢丝抽出缝合法，将其固定于中节指骨远端的粗糙面上，使远侧指间关节处于屈曲 15° ~ 20°位，可用一枚克氏针将远侧指间关节暂时固定或用外固定维持（图 20 – 27）。采用克氏针临时固定者，伤口愈合后即可带针进行功能锻炼。4 周后在拆除钢丝的同时拆除外固定。

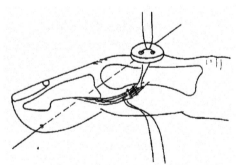

图 20 – 27　肌腱固定术示意图

3. 游离肌腱移植术　移植肌腱最常取自掌长肌腱、跖肌腱，同时需要多根移植肌腱时可切取趾长伸肌腱，也有采用异体肌腱移植者。通常是采用手指侧正中切口和手掌部与掌横纹平行的横形或弧形切口，显露屈肌腱鞘和屈肌腱。切除腱鞘，仅于中节指骨中部保留约 0.5cm 和近节指骨近端 1/2 处约 1cm 宽的腱鞘作为滑车，若该处腱鞘损伤而无法保留滑车时，也应取一段肌腱在以上部位重建两个滑车（图 20 – 28）。然后在远侧指间关节远端切除指深屈肌腱，近侧指间关节的关节囊近端切除指浅屈肌腱。指浅屈肌腱远侧残端既不能过长，也不能太短。若残端过长，术后屈指位固定时，其残端与近节指骨粘连，影响近侧指间关节伸直，出现近侧指间关节屈曲畸形；若残端太短，则容易引起近侧指间关节过伸畸形（图 20 – 29）。再将移植的肌腱用 Bunnell 钢丝抽出缝合法于劈开的指深屈肌腱止点间，固定在末节指骨凿开的粗糙面上。将移植肌腱近端穿过滑车引入手掌的切口内，调整张力，伤指在手的休息位时略屈于其他手指，将其与指深屈肌腱近端在蚓状肌附着处行编织缝合，缝合处用蚓状肌覆盖以减少粘连。缝合伤口，石膏托将患手于腕关节屈曲和手指半屈位固定（图 20 - 30）。

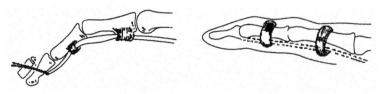

图 20 - 28　保留或重建滑车示意图

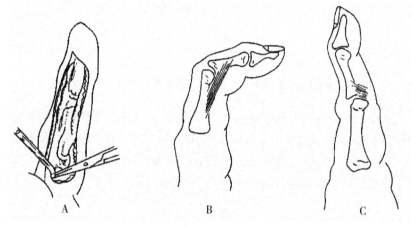

图 20 - 29　切除指浅屈肌腱示意图
A. 切除指屈肌腱移位；B. 指浅屈肌腱残端过长；C. 指浅屈肌腱残端过短

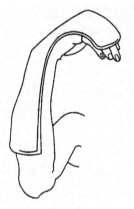

图 20 - 30　游离肌腱移植术后固定方法示意图

（四）术后处理

术后 10 天拆除缝线，3～4 周后拆除石膏托及缝合钢丝，积极进行功能锻炼，并辅以物理治疗和中药熏洗。一般需 3～6 个月的功能锻炼，以恢复屈指功能。术后半年屈指功能不满意者，应考虑行肌腱松解术，以改善手指屈曲功能。

方法是：手指侧正中或指掌侧"Z"字形切口，显露肌腱及其周围的瘢痕。锐性分离和切除瘢痕，将肌腱从粘连中分离出来。应特别注意肌腱背侧的粘连，并注意保留其滑车，最好是保留中节指骨中部、近节指骨中部及掌指关节近侧的三个滑车。注意保证肌腱完全游离，为进一步证实粘连已彻底松解，可在前臂远端做一个小切口，找到相应的肌腱并向近端牵拉，如伤指各关节能完全屈曲，被动牵伸能完全伸直，则表明肌腱松解已经完全，即可闭合伤口。术后第1天即应在医师的指导下开始功能锻炼。一般来说，从功能锻炼开始，即应达到手术中所能达到的最好效果，并通过继续的功能锻炼维持其效果。

五、伸肌腱损伤

（一）伸指肌腱的分区

手部伸肌腱结构较为复杂，不同部位损伤出现不同的典型畸形。根据其解剖结构，伸指肌腱的分区有两种，即8区分区法和5区分区法（图20-31）。

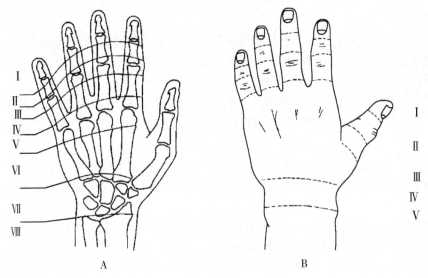

图20-31　伸指肌腱的分区示意图

A. 8区分区法；B. 5区分区法

1. 伸指肌腱8区分区法

（1）Ⅰ区：位于远侧指间关节背侧。此区内两侧腱束融合成一薄的终末腱，其活动范围仅5mm或更小。闭合性损伤可致肌腱从止点处撕裂或伴止点处撕脱骨折，可导致远侧指间关节伸展功能障碍，即锤状指畸形。开放性损伤可伤及皮肤、肌腱和关节。

（2）Ⅱ区：位于中节指骨背侧。侧腱束融合成终末伸肌腱，斜支持带在侧腱束的外侧融合，该区内伸肌腱损伤或粘连固定，可致锤状指畸形或远侧指间关节屈曲障碍。由于远侧指间关节的关节囊完整，远侧指间关节的屈曲畸形较不明显。

（3）Ⅲ区：位于近侧指间关节背侧。中央腱束和来自内在肌肌腱的侧腱束通过伸肌腱帽的交叉连接，共同伸近侧指间关节。该区损伤，中央腱束断裂或变薄，侧腱束向掌侧移位，近节指骨头向背侧突出，形成扣眼状畸形，侧腱束变成屈近侧指间关节，并使远侧指间关节过伸（图20-32）。

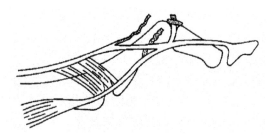

图 20 - 32　中央腱束断裂伤致扣眼状畸形示意图

（4）Ⅳ区：位于近节指骨背侧。此区中央腱束损伤，可引起近侧指间关节屈曲畸形，但较易修复。

（5）Ⅴ区：位于掌指关节背侧。伸肌腱帽将伸指肌腱保持在掌指关节背侧中央，伸掌指关节。该区损伤可导致：

1）伸肌腱损伤，使掌指关节伸展受限而呈屈曲畸形。其特点是伸肌腱由于腱帽的连接而较少回缩，易于修复。

2）腱帽近端一侧横形纤维损伤，致使伸指肌腱向掌指关节的另一侧脱位，也导致掌指关节伸展受限。只有将伸指肌腱用手法复位，掌指关节才能伸直；一旦屈曲手指，伸指肌腱又将立即再次滑向一侧，严重影响手的功能。

（6）Ⅵ区：位于手背部和掌骨背侧。此区内食指和小指各有两条伸肌腱，其中一条损伤，则不表现出症状。如指总伸肌腱在联合腱近端损伤，则伤指的伸展功能仅部分受限。

（7）Ⅶ区：位于腕部伸肌支持带下。闭合性损伤可见于 Lister 结节处的拇长伸肌腱断裂。该区开放性损伤，修复的肌腱易于滑膜鞘内产生粘连，肌腱修复处最好不位于腱鞘内或将其鞘管切开。

（8）Ⅷ区：位于前臂远端。该区内有 13 条伸肌腱，拇指伸肌的肌腱最短，指总伸肌的肌腱可在前臂中 1/3 内予以修复，伸腕肌的肌腱最长。

2. 伸指肌腱 5 区分区法

（1）Ⅰ区：末节指骨基底部背侧至中央腱束止点之间。

（2）Ⅱ区：中央腱束止点至近节指骨近端伸肌腱帽。远端此区伸肌腱分为 3 束，即中央腱束和两侧腱束。若中央腱束断裂，近节指骨头向背侧突出，侧腱束向掌侧移位，起屈近侧指间关节的作用，形成扣眼状畸形，即近侧指间关节屈曲和远侧指间关节过伸（20 - 33）。

（3）Ⅲ区：伸肌腱帽至腕背侧韧带（伸肌支持带）远侧缘。

（4）Ⅳ区：腕背侧韧带下，腕背纤维鞘管内。

（5）Ⅴ区：腕背侧韧带近侧缘至前臂伸肌腱起始部。

（二）拇指伸肌腱的分区法

1. Ⅰ区　位于拇指间关节背侧。该区闭合性损伤引起锤状拇指少见，开放性损伤致指间关节屈曲畸形。由于是拇长伸肌腱止点，肌腱较粗大，易于缝合。

2. Ⅱ区　位于拇指近节指骨背侧。该区拇长伸肌腱若断裂，其近端回缩小，较易修复。

3. Ⅲ区　位于拇指掌指关节背侧。该区损伤可能同时伤及拇长、短伸肌腱引起拇指指间关节和掌指关节伸展受限。单纯拇短伸肌腱损伤类似于近侧指间关节背侧的中央腱束损伤，出现掌指关节屈曲畸形。

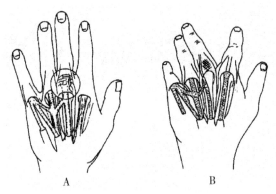

图 20 – 33　伸肌腱帽的损伤机制示意图

4. Ⅳ区　位于第一掌骨背侧。该区有两条伸肌，特别是拇长伸肌腱损伤，近端常会回缩至前臂，直接修复应尽早进行，否则应采用食指固有伸肌腱移位来修复。

5. Ⅴ区　即拇指腕区。损伤及修复原则同上。

（三）伸肌腱损伤的治疗方法

由于手背皮肤薄、弹性大，与伸肌腱间有一层疏松结缔组织，伸肌腱无腱鞘并有腱周组织，除伸肌支持带之外，伸指肌腱很少发生严重粘连。因此，只要局部条件许可，均应进行一期修复，效果良好。手指部伸肌腱损伤的晚期修复方法较多，但有些疗效并不满意。因此，更应强调一期修复的重要性。

1. 锤状指的治疗　新鲜闭合性肌腱断裂所致锤状指畸形，伤后应立即用夹板将伤指于近侧指间关节屈曲、远侧指间关节过伸位固定 5~6 周（图 20 – 34A）。伴末节指骨背侧撕脱骨折时，采用 Bunnell 钢丝抽出缝合法将撕脱骨块固定（图 20 – 34B），即采用远侧指间关节背侧 "S" 形或 "Y" 形切口，显露伴有撕脱骨块的伸肌腱，用克氏针在骨块复位的情况下，穿过远节指骨至其掌侧，将一根抽出钢丝从背侧穿至掌侧，垫上纱垫后在纽扣上打结，露出抽出钢丝，闭合伤口，并用夹板于近侧指间关节屈曲、远侧指间关节过伸位固定。对于陈旧性肌腱断裂损伤，可行肌腱修复术，即采用远侧指间关节背侧 "S" 形或 "Y" 形切口，显露已被瘢痕连接的伸指肌腱远端止点，将其于近止点处切断，自近端连同瘢痕组织一起向近侧稍加游离，切勿切除瘢痕，否则将因肌腱缺损而无法缝合，然后在手指末节伸直位，将两断端重叠缝合后，可用一枚克氏针暂时将远侧指间关节在过伸位、近侧指间关节屈曲 100°位固定，或用夹板在上述位置固定。病程长、疼痛明显的体力劳动患者，可行远侧指间关节固定术。关于远侧指间关节固定的位置，如从手指屈曲时的功能上考虑，应将其固定在屈曲 15°~20°位；若从手的美观方面考虑，则将其固定在平伸位。

2. 中央腱束损伤　新发损伤，只要局部条件允许，应行直接缝合一期修复，方法简单，效果良好。陈旧性损伤，侧腱束正常者，可采用侧腱束进行修复：以近侧指间关节为中心，在手指背侧做一个弧形切口，显露指背的伸肌结构，可发现损伤的中央腱束已被瘢痕组织连接；探查两侧腱束，如侧腱束完好，可将其向近、远两侧游离，使其向近侧指间关节背侧靠拢；在近侧指间关节伸直位，于其背侧将两侧腱束缝合在一起，固定两针或将两侧腱束于近侧指间关节近端切断，将其远侧段在近侧指间关节背面交叉，在近侧指间关节伸直位，再分别与对侧的侧腱束近端缝合。侧腱束也有损伤者,可采用肌腱移植修复术(图 20 - 35)。

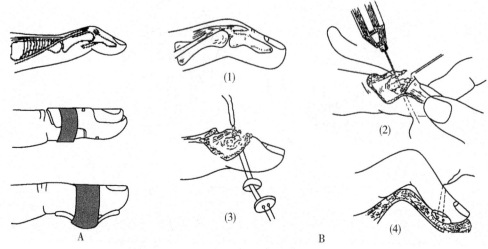

图 20 - 34 锤状指撕脱性骨折的治疗示意图

A. 保守治疗;B. 骨折固定术

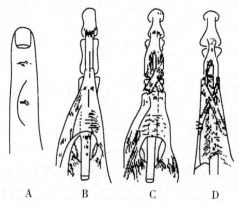

图 20 - 35 中央腱束断裂的修复示意图

3. 伸肌腱帽损伤 新发损伤,可行直接缝合。损伤不久,腱帽组织还完整者,仍可直接缝合(图 20 - 36)。陈旧性损伤,不能直接缝合时,可采用伸指肌腱瓣修复法或伸肌腱帽自身修复法或联合腱修复法等进行修复(图 20 - 37)。术后将掌指关节于伸直位固定 3 周。

4. 手、腕及前臂伸肌腱损伤 新发损伤,均应尽可能行一期修复。损伤时间较短,肌腱无缺损者,二期仍可行直接缝合;若伤后时间较久或肌腱有缺损,不能直接缝合者,则可行肌腱移植或肌腱移位予以修复。腕背部的伸指肌腱位于腱滑膜鞘内,此处肌腱损伤修复时,为避免修复的肌腱与其粘连,肌腱缝合部最好不在腱鞘内或将腱鞘切开。

5. 拇长伸肌腱损伤 新发损伤患者,一期修复效果良好。晚期肌腱回缩,不能直接缝合,则行食指固有伸肌腱移位修复。方法是:在食指掌指关节背侧做一个小横切口,在食指指总伸肌腱的尺侧和深面找到食指固有伸肌腱,并在其止点处切断,远端缝于食指指总伸肌腱上。于腕背偏桡侧做一个小横切口,将已切断的食指固有伸肌腱从此切口中抽出(图

20-38）。在拇长伸肌腱损伤处附近做一个弧形切口，分离出拇长伸肌腱远侧断端，在此切口与腕部切口之间打一个皮下隧道，将食指固有伸肌腱通过皮下隧道拉出。在腕背伸、拇指外展、掌指关节和指间关节伸直位，将食指固有伸肌腱近端与拇长伸肌腱远端做编织缝合。术后于拇指外展、掌指关节和指间关节伸直位用石膏托固定3周。

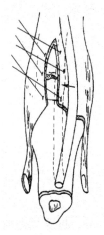

图20-36　伸肌腱帽损伤的直接缝合示意图

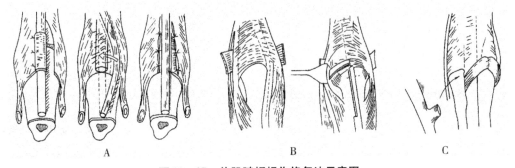

图20-37　伸肌腱帽损伤修复法示意图

A. 伸肌腱帽自身修复法；B. 伸指肌腱瓣翻转修复法；C. 联合腱修复法

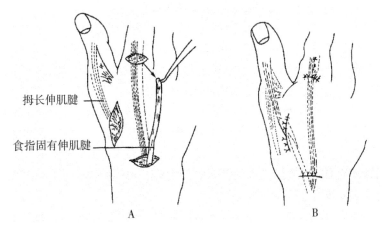

拇长伸肌腱

食指固有伸肌腱

图20-38　拇长伸肌腱损伤，食指固有伸肌腱移位修复法示意图

六、肌腱损伤的术后处理

（一）固定

将患肢固定是肌腱损伤术后处理的重要措施，原则是将已缝合的肌腱于松弛状态用石膏托将患肢予以固定，即屈肌腱修复后固定于腕关节屈曲、掌指关节屈曲和指间关节轻度屈曲位，其屈曲程度视肌腱缝合是否有张力而定。伸肌腱于掌指关节近端以上修复后，患肢应固定于腕关节背伸、掌指关节伸直位。中央腱束修复后则近侧指间关节也应于伸直位固定；侧腱束终末腱修复后应于近侧指间关节屈曲、远侧指间关节过伸位固定。固定时间根据肌腱缝合的情况而定，一般为 4~5 周。

（二）应用抗菌药物

适当应用抗菌药物以预防感染，特别是在新发外伤时，应在彻底清创的前提下，应用抗菌药物以保证伤口一期愈合，避免因感染而致肌腱粘连或坏死。

（三）功能锻炼

功能锻炼是手部功能恢复的重要保证，拆除固定后即应在医师指导下进行正确的功能锻炼，并辅以适当的物理治疗。功能锻炼的好坏，直接决定功能恢复的程度。

（白晨平）

第六节　手部血管损伤

一、手部血管损伤的解剖学基础

手部的动脉主要来源于桡动脉和尺动脉。骨间掌侧、背侧动脉与尺、桡动脉的分支形成腕背动脉网，有时伴正中神经行走的正中动脉十分粗大，成为手部血供的主要来源之一。

尺动脉终末支与桡动脉浅支形成的掌浅弓，位于掌腱膜深面，从其发出的指总动脉与来自正中神经和尺神经的指总神经伴行，在屈指肌腱两侧向远端行走，在掌指关节平面穿出掌腱膜，成为指固有血管神经束，分别至两手指的相邻侧。

桡动脉主干在桡腕关节处，绕过桡骨茎突远侧，于拇长展肌和拇短伸肌腱深面进入鼻咽壶，穿过第一掌骨间隙至手掌，发出拇主要动脉，分为 3 支分别至拇指两侧和食指桡侧，形成各自的指固有动脉。其终末支与尺动脉深支在屈指肌腱深面和骨间肌浅面形成掌深弓，由其发出掌心动脉向远端行走，并与指总动脉吻合（图 20 - 39）。

桡、尺动脉的腕背支，掌侧骨间动脉的背侧支和背侧骨间动脉，在腕背形成腕背动脉弓，从其发出 4 条掌背动脉，向远端于指背两侧形成指背动脉，并在指蹼间隙与指掌侧动脉吻合（图 20 - 40）。

手部动脉间有丰富的吻合支，但仍有掌浅弓和指总动脉构成的变异（图 20 - 41），手部血管损伤时，应注意观察手指的血供状况。

手的静脉主要在背侧，从指甲下和指端形成静脉网，逐渐在指背汇集成较粗的静脉，指背两侧较粗的静脉间有横形的静脉弓相连。然后向近端于手背形成手背静脉弓，桡侧者汇入头静脉，尺侧汇入贵要静脉。腕背正中还有 1~2 条浅静脉至前臂。

尺动脉和桡动脉损伤多见于腕部切割伤，常伴有屈腕和屈指肌腱、正中神经和尺神经损伤，严重者可有广泛的软组织挫伤或软组织缺损，伴血管、神经、肌腱缺损。

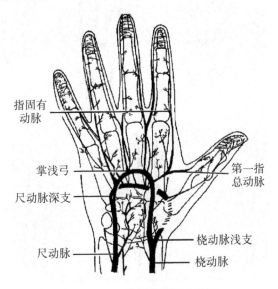

图 20-39　手掌的动脉示意图

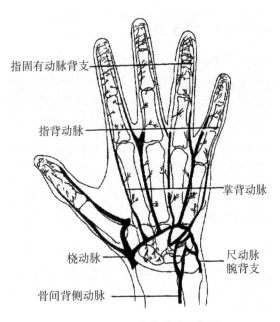

图 20-40　手背的动脉示意图

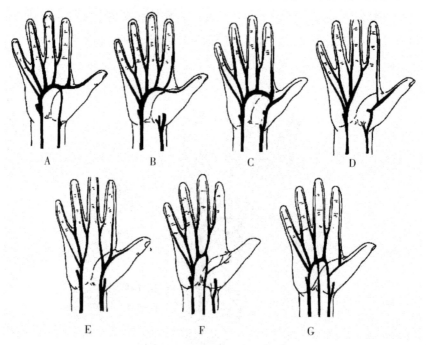

图 20 - 41　掌浅弓的变异示意图

二、手部血管损伤的临床特点

手部血液循环十分丰富。一般情况下，单纯尺动脉或桡动脉断裂不会影响手部的血液循环。但由于尺、桡动脉形成的掌浅弓可能存在变异，有时尺动脉或桡动脉损伤可能会危及部分手指的血供，仍应引起重视，并应予以仔细检查。有时尺动脉和桡动脉同时完全断裂，只要腕部背侧软组织完整，如骨间背侧动脉及其侧支循环能够代偿，也不会影响手部的血供。在这种情况下，即使不修复损伤的桡、尺动脉，一般不会引起缺血性坏死。尽管如此，手部主要动脉的损伤，虽然可能不会引起手的缺血性坏死，但毕竟会导致手部血供不足，对手部功能带来一定的影响。

三、手部血管损伤的治疗

手部的主要血管损伤，即尺、桡动脉损伤的处理原则是：不管是尺动脉或桡动脉的单一损伤，还是尺动脉和桡动脉同时损伤，不论其损伤后是否影响手部的血供，只要具备血管修复的必要条件，均应进行一期血管修复，如有必要还需进行血管移植，以保证手部充足的血液供应，利于手部各种功能恢复。

血管修复术后应将伤肢于腕关节屈曲位，用前臂背侧石膏托予以固定。并适当应用抗凝解痉和抗菌药物，以防血管痉挛和血管栓塞，以及伤口感染。一般于术后 2 周拆除石膏托固定，并同时拆除缝线，开始进行功能锻炼。

（白晨平）

第七节　手部皮肤损伤

一、手部皮肤损伤的检查

（一）了解皮肤损伤的部位和性质

根据皮肤创口的部位和局部解剖关系，初步判断是否存在皮下重要组织如肌腱、神经和血管损伤的可能性，为确定治疗方案做准备。

（二）估计皮肤缺损的程度

创口皮肤是否有缺损以及缺损范围的大小；皮肤能否直接缝合或直接缝合后是否有张力，是否会影响皮肤的血液循环和伤口愈合；是否需要植皮，需要采取何种方法植皮。

（三）皮肤活力的判断

损伤的性质是影响损伤皮肤活力的重要因素。如切割伤，皮肤损伤轻，皮肤边缘活力好，伤口易于愈合。再如碾压伤，可致皮肤广泛撕脱伤，特别是皮肤剥脱伤，看起来皮肤表面完整，而皮肤与其下的组织呈潜行分离，皮肤与其基底部之间的血液循环中断，严重影响皮肤的存活，应该予以高度重视，决不能不予处理，以致造成大面积皮肤坏死；应将潜行剥脱的皮肤全部切下，修剪成全厚或中厚断层皮片后，再用其覆盖创面，按游离植皮处理。

下列方面可以帮助判断皮肤的活力：

1. 皮肤的颜色与温度　损伤的皮肤若颜色和温度与周围组织一致，则表示其活力良好；若损伤的皮肤局部呈苍白、青紫，而且局部温度明显降低，触摸呈冰凉者，表示损伤皮肤的活力不良。

2. 毛细血管回流试验　即用手指按压皮肤表面时，皮肤颜色变白，放开按压的手指后，皮肤颜色很快恢复红色者，表示毛细血管回流良好，皮肤的活力正常。如果皮肤颜色恢复缓慢，甚至不恢复者，则表示毛细血管回流差或消失，即损伤的皮肤活力不良或完全无活力。

3. 皮瓣的形状和大小　皮肤撕裂可形成各种不同类型的皮瓣，呈现出不同的组织活力。一般来说，撕裂的皮肤呈舌状皮瓣和双蒂的桥状皮瓣则组织活力良好；分叶状或多角状皮瓣，其远侧部分的活力常较差，缝合后该皮瓣的远侧尖端部分易发生坏死。

4. 皮瓣的长宽比例　皮肤撕脱所形成的皮瓣，除被撕脱的部分有损伤外，其蒂部所来的血供也会有不同程度的损伤。因此，撕脱的皮瓣其存活的长宽比例要比在正常的皮肤切取皮瓣时小。清创时所能保留的皮瓣大小应根据皮肤损伤的情况和局部血液循环状况而定，决不能按照常规的长宽比例来决定所损伤的皮肤的去留。

5. 皮瓣的方向　一般来说，皮肤撕裂所形成的皮瓣，其蒂部位于肢体近端，皮瓣的活力优于蒂部在肢体远端时的皮瓣活力。

6. 皮瓣边缘的出血状况　修剪损伤的皮肤边缘时，局部有点状鲜红色的血液缓慢流出，擦拭后仍继续流出者，表示皮肤的活力良好；如果皮肤边缘不出血，或流出的为暗紫色的血液，则皮肤的活力差；前者表示皮肤动脉血供已中断，而流出的暗紫色血液则是损伤的皮肤内瘀积的静脉血。

二、手部皮肤损伤的修复

手部开放性损伤的创面早期修复，提供良好的皮肤覆盖，是预防感染和深部重要组织结构修复的重要保证。手部创面修复的方法种类较多，需根据创面的具体情况而定。

（一）直接缝合术

手部皮肤裂伤，无皮肤缺损，皮肤局部血液循环良好，可在无张力下行皮肤直接缝合。但纵形越过关节、与指蹼或虎口平行、皮纹垂直的伤口，不能直接缝合，而应采用"Z"字成形术的原则，改变伤口的方向，以免日后瘢痕挛缩影响手的功能。

（二）游离植皮术

游离植皮适用于创面基底部软组织良好，无重要的深部组织结构如肌腱、神经、血管、骨与关节外露的手部皮肤缺损。方法是按照皮肤缺损的形状和面积大小，在腋部、腹股沟部、腹部或大腿上部，切取中厚断层皮片或全厚皮片，将所取皮片移植于受区创面，皮缘与创缘的皮肤间断缝合固定，每针或隔一针留 1 根长线。在皮片上放置一层凡士林纱布，再加上松软的纱布，用保留的缝合长线打包包扎（图 20－42）。术后用一块铝板或石膏托将伤指固定，术后 2 周拆除缝线和固定，适当加压包扎维持 1 周。对于较大创面的植皮，采用密闭负压引流技术可促进皮片存活。

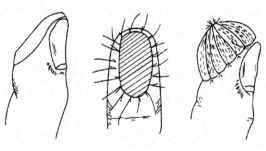

图 20－42　游离植皮术示意图

（三）皮瓣移植术

手部皮肤缺损伴有深部重要组织如肌腱、神经、血管、骨与关节外露，无法用周围的软组织覆盖加游离植皮治疗时，需采用皮瓣移植予以修复。皮瓣的种类很多，应根据皮肤缺损的部位、形状和大小，选择适当的皮瓣予以修复。

1. 常用的皮瓣

（1）局部皮瓣：将缺损创面附近的皮肤形成皮瓣，旋转覆盖缺损创面，皮瓣切取处形成的新创面，可将周围皮肤游离后直接缝合或用游离皮片移植覆盖（图 20－43）。

（2）邻指皮瓣：用于指端或指腹皮肤缺损，伴指骨外露患者。在邻近手指中节指骨背侧，根据皮肤缺损的大小，设计一个蒂位于伤指侧侧方的皮瓣；将皮瓣翻转，覆盖伤指掌侧的创面；供区创面用游离植皮覆盖，打包加压固定（图 20－44）。术后将邻近两指一起固定，3 周后断蒂，闭合两指的伤口。

（3）带血管蒂的手部皮瓣：如食指背侧岛状皮瓣修复拇指皮肤缺损（图 20－45）、指固有动脉蒂的手指逆行岛状皮瓣、掌背动脉蒂的手背逆行岛状皮瓣等。

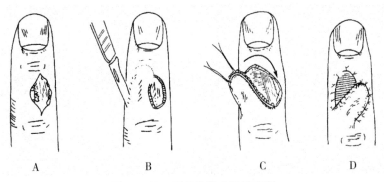

图 20 – 43 局部旋转皮瓣示意图

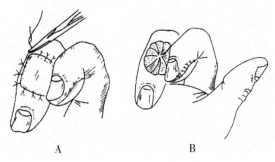

图 20 – 44 邻指皮瓣示意图

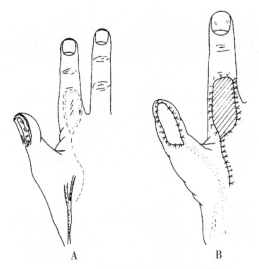

图 20 – 45 食指背侧岛状皮瓣示意图

（4）远位交叉皮瓣：根据手指或手部皮肤缺损的部位、形状和大小，以及皮瓣移植后固定的位置，选择性将伤手对侧的前臂（图 20 – 46）、上臂、上胸部锁骨下区、胸腹部和腹部（图 20 – 47）作为皮瓣供区，设计一个合适的带蒂皮瓣，移植覆盖伤手或伤指的创面，并用适当的方法将伤肢与皮瓣供区以最舒适的位置固定，以保持皮瓣蒂部处于松弛状态，保证皮瓣来自蒂部的血供。术后 3 ~ 4 周断蒂，如皮瓣的面积较大，断蒂前还需做蒂部缺血试验。

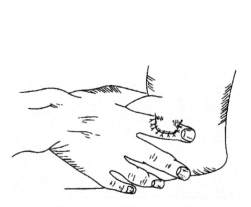

图 20 - 46　交臂皮瓣示意图

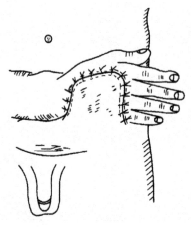

图 20 - 47　腹部交叉皮瓣示意图

（5）前臂逆行岛状皮瓣：如桡动脉逆行岛状皮瓣、尺动脉逆行岛状皮瓣、骨间背侧动脉逆行岛状皮瓣等，可以选择用来修复手掌或手背部皮肤和软组织缺损。

（6）吻合血管的游离皮瓣：如用游离足背肌腱 - 皮瓣一期修复腕部皮肤、肌腱软组织缺损。游离拇甲瓣修复拇指皮肤脱套伤。其他各种游离皮瓣修复手掌或手背大面积皮肤、软组织缺损，均能取得良好的效果。

2. 基本原则与要求　应该特别强调的是，在皮肤损伤的修复和皮瓣应用的选择上，应该遵循以下几个基本原则：

（1）修复方法应避繁从简：在保证良好效果的前提下，所采用的修复方法越简单越好，手术时间越短越好。能够采用游离植皮时，就不要应用皮瓣移植。能够应用简单的皮瓣移植时，就不要应用复杂的皮瓣移植。

（2）皮瓣选择应由简到繁：在皮瓣应用的选择上，应根据皮肤损伤的具体情况，严格遵守由简到繁的原则。一般来说，以下列顺序予以选择：即局部转移皮瓣→邻近的带血管蒂的岛状皮瓣→邻近或远位传统带蒂皮瓣→吻合血管的游离皮瓣→吻合血管的复合组织瓣（如肌皮瓣、骨皮瓣等）→吻合血管的组合组织瓣（如皮瓣与皮瓣、皮瓣与肌皮瓣、皮瓣与足趾等组合移植）。

（3）酌情处理、量力而行：不同皮瓣应用的选择需根据术者所在单位的工作条件和个人的技术水平来决定。特别是对于传统的带蒂皮瓣和吻合血管的游离皮瓣应用的选择，如果局部转移皮瓣或邻近的带血管蒂的岛状皮瓣无法采用或不能采用，其工作条件和技术条件允许，则可先考虑采用吻合血管的游离皮瓣，否则应先考虑应用传统的带蒂皮瓣。

（白晨平）

骨科疾病诊疗与手术精要

（下）

魏国俊◎主编

吉林科学技术出版社

第二十一章 手部周围神经损伤

第一节 功能解剖

一、周围神经的解剖结构

（一）神经元

神经元是组成神经系统的基本结构和功能单位，它具有感受刺激和传导兴奋的能力。所有的神经元，尽管有个体差异，但都有共同的组成即细胞体及细胞突起，细胞突起又称轴索。每个神经元有一个轴索，轴索的长度因不同的神经细胞而异，由 50μm 到数米，紧密排列在一起的轴索形成神经纤维束，同样的纤维束由脊髓内发出到四肢及躯干者称之为周围神经。周围神经通过两条神经根与脊髓相连。后根，主要由进入脊髓的传入纤维组成；前根，由从脊髓出来的传出纤维组成。分布在四肢的周围神经多数是混合神经，即同时含有运动（传出）和感觉（传入）纤维。

（二）神经干

一条完整的神经干由神经纤维，支持组织及营养血管组成。

1. 神经纤维　神经元的细胞突起形成神经纤维，每一条完整的神经纤维应由轴索、髓鞘和神经内膜组成。

（1）轴索：轴索构成神经纤维的中轴，表面附有薄膜为轴膜，膜内有轴浆，轴浆自近向远形成一定的压力。

（2）髓鞘：髓鞘是包在轴索外面圆筒状厚膜，电镜下可见到新鲜的髓鞘是一种半流动的白色脂类，包裹在轴索外面，髓鞘有防止兴奋扩散和绝缘的作用。

（3）神经内膜：神经内膜由 Schwann 细胞组成，因此，也称 Schwann 鞘。当神经损伤发生变性时是新生的神经纤维通道。一个神经细胞可分别具有 1~200 多条神经纤维，每条神经纤维粗细有 1~18μm 不等，粗者传导快，约 60~120m/s。从传导功能分类，神经纤维分两种。一种是向心纤维，将末梢感受器接收到的刺激传向神经细胞；另一种为离心纤维，将细胞的冲动传到末梢。

2. 支持组织　周围神经干内的各种神经纤维被包裹在结缔组织膜内，最外层为神经外膜，依次向内为神经束膜及神经内膜。

（1）神经外膜：神经外膜是周围神经最外层的疏松结缔鞘膜，由纵行排列的胶原纤维组成，这种胶原弹力纤维可使神经干经常处于松弛状态，以便于关节屈伸活动，缓冲张力作用。神经外膜外层与神经间质膜相连，间质膜又称神经系膜，有营养血管进入神经干及神经束间，神经外膜又占神经横截面积的 22%~80%。神经数目多处，神经外膜也厚，在关节处，神经外膜变得非常致密。

（2）神经束膜：神经外膜的结缔组织向神经干内延伸形成许多间隔，将神经纤维分隔成许多束，结缔组织包绕神经束，形成神经束膜。神经束膜与神经内膜血管起到了血－神经屏障作用，以调节神经内液体的成分，防止大分子物质由血液漏到神经中。

（3）神经内膜：神经内膜是包绕在 Schwann 细胞及轴索外面的一层结缔组织鞘膜，由胶原纤维、成纤维细胞及血管组成。神经内膜的胶原具有弹性，使肢体屈伸运动或神经受到牵拉时起缓冲作用。在周围神经再生过程中，神经内膜有引导新生的轴突的作用。

周围神经的结缔组织鞘膜在其两端较薄弱，上端为脊神经根处，下端为神经末梢处。此部位神经外因结缔组织膜变薄，神经易受到牵拉损伤。神经干在不同水平神经纤维数目不等，彼此之间有分支，即形成神经内丛。当神经到达前臂以后这种丛状结构大部已完成，在较长一段距离以内神经中神经束间可无交通支。自然分束在神经干远端清晰明确，而在近端多成混合束。

3. 营养血管　周围神经干的血供来源于神经系膜。系膜内有神经伴行血管。在神经干全长距离内，每隔相当的距离有数目不等的血管从神经系膜进入神经干，形成神经外膜血管，即神经营养血管。神经外膜血管的分支向神经束间延伸，形成神经束间及束内血管网，因此神经干内有丰富的纵行血管吻合，手术中游离较长距离的神经干，破坏了较多的供血的神经系膜节段血管，只要神经外膜保持完好，神经干也很少出现缺血功能障碍。

二、上肢神经的应用解剖

上肢肌肉中，除斜方肌由副神经支配，提肩胛肌主要接受来自颈丛的 $C_{3,4}$ 神经外，其他均由臂丛神经支配。

臂丛神经由 $C_5 \sim T_1$ 神经组成。由 C_5 与 C_6 在前斜角肌外缘处组成上干，C_7 单独形成中干，$C_8 T_1$ 组成下干，位于第 1 肋骨表面。每干平均长度约 1cm。神经干在相当于锁骨中三分之一处分成前、后两股。在上干，两股粗细相似；中干的后股较粗；而下干的后股则较细。神经束依照与胸动脉的关系，分为外侧束、后束和内侧束。上干与中干前股合成外侧束，所有后股组成后束，而下干之前股单独成为内侧束。臂丛神经的主要分支按其部位分述如下（图 21 - 1）。

1. 根的分支

（1）肩胛背神经：发自 C_5 神经根，分支部位较高，它支配大、小菱形肌及提肩胛肌，所以大、小菱形肌的麻痹与否是鉴别上干根性损伤与否的一个重要标志。

（2）膈神经：发自 $C_{3\sim5}$ 神经根，主要来自 C_4，膈神经位于前斜角肌的表面，斜向下内，它与其他臂丛神经斜向外下的方向不同。因此，在行臂丛神经探查时，可作为识别前斜角肌的一个标志。

（3）胸长神经：胸长神经由 $C_{5\sim7}$ 神经根部发出的细支组成，走行在斜角肌深面，沿胸廓表面下行支配前锯肌。过去一般认为 $C_{5\sim7}$ 神经根组成的前锯肌分支接近椎间孔，并被前斜角肌所覆盖。如果因牵拉损伤出现前锯肌麻痹，由于肩胛骨下角失去支持稳定力量，而出现翼状肩胛，常表示神经损伤水平较高，或作为神经自椎孔处断裂的诊断依据。上海华山医院 284 例 $C_{5\sim7}$ 根性撕脱伤病例无 1 例发生翼状肩胛，对这种情况韩震做了解剖学研究指出：①前锯肌除主要接受胸长神经支配外，有 90% 的前锯肌同时还受肋间 3 ~ 7 神经支配；②当

臂丛 $C_{5\sim7}$ 损伤时，不但损伤了胸长神经，同时伴有胸上肢肌麻痹，减轻了肩胛骨脊柱缘向后翘的力量，因而在臂丛根性损伤病例中不出现翼状肩胛。

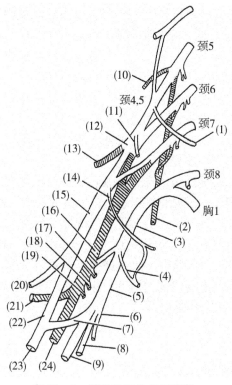

图 21－1　臂丛神经分支示意图

2. 干的分支

（1）肩胛上神经：属上干的分支，其纤维主要来自 C_5，支配岗上、下肌。岗上、下肌有无萎缩，可作为鉴别 $C_{5,6}$ 根与上干损伤的定位依据。

（2）锁骨下肌支：由上干的前股发出，当诊断患者有胸腔出口综合征时，应将此神经支切断，使该肌萎缩，使肋锁间隙加宽，解除神经血管受压症状。

3. 束的分支

（1）胸前外侧神经：主要由 $C_{5\sim7}$ 纤维组成，它支配胸大肌的锁骨头。

（2）胸前内侧神经：主要由 $C_{7,8}$ 和 T_1 纤维组成，经胸小肌进入胸大肌胸肋部，并有交通支与胸前外侧神经相连，支配胸小肌和胸大肌胸骨头。

（3）胸背神经：由 $C_{5\sim7}$ 纤维组成，主要接受来自 C_7 的神经纤维，支配背阔肌。临床中背阔肌有无萎缩是鉴别臂丛锁骨上下损伤的又一依据，即当背阔肌萎缩时则提示损伤水平在中干或 C_7 神经根，当背阔肌存在时则说明臂丛损伤应在后侧束以下。

4. 臂丛神经终末支

（1）肌皮神经：发自外侧束，由 $C_{5,6}$ 神经根纤维组成。大部分肌皮神经（85%）以 1 支粗干起于外侧束，行向外下方，斜穿喙肱肌后在肱二头肌与肱肌之间下行，分别支配喙肱肌、肱二头肌及肱肌。终末支在肘关节上方穿出深筋膜，延续为前臂外侧皮神经。另有少部分肌支类型属多支型及混合型等。

（2）腋神经：腋神经发自后束，主要包括 $C_{5,6}$ 神经根纤维。该神经在腋动脉后方通过所谓的四边孔间隙，发出至小圆肌的肌支。然后绕过肱骨颈，一感觉支至三角肌表面的皮肤，另一支在三角肌深部从后向前，支配整个三角肌。三角肌肌支约位于肩峰下 4~5cm，如沿三角肌纤维分开该肌时，超过这一限度即可损伤神经，则引起三角肌前部肌肉麻痹。

（3）桡神经：桡神经发自臂丛后束，由 $C_{5~8}$ 和 T_1 神经根神经组成，多数来自上中干，下干神经很少。桡神经在腋动脉之后，经过肩胛下肌，大圆肌和背阔肌诸肌之表面，然后斜向下外绕经肱骨后方即桡神经沟。桡神经并不直接和肱骨接触，而是沿着肱三头肌内侧头起点之表面，其内侧为肱三头肌长头，外侧为肱三头肌外侧头所覆盖。支配肱三头肌的三个头的肌支，大多在肱骨中三分之一以上，其长头分支甚至发自腋部，因此，肱骨干骨折常合并桡神经麻痹病例，但肱三头肌功能完好。

桡神经于肱三头肌外侧头之外缘，穿过外侧肌间隔，在肱肌与肱桡肌之间下行，然后行至肱桡肌与桡侧腕伸肌之间，越过肱骨外上髁之前方进入前臂。在肘关节以上桡神经发出肌支至肱桡肌及桡侧腕伸长肌，因此在肘关节以下的桡神经损伤，上述两肌肉功能仍正常。

在前臂桡神经分为浅支和深支。浅支的肌支仅支配桡侧腕短伸肌，其中感觉支是主要的，它分布于腕及手的桡侧背部及桡侧一个半或两个半手指背侧皮肤。深支又称背侧或后骨间神经，无感觉纤维。深支在肱桡肌的覆盖下，穿过旋后肌深、浅两头之间并绕过桡骨，在伸侧肌群浅、深两层之间，其肌支除已发至旋后肌外，先后支配浅层诸肌，即指总伸肌、固有小指伸肌及尺侧腕伸肌。发出上述肌支以后，神经明显变细位于拇展长肌表面，继续发出分支至深层肌肉，即拇展长肌、拇短伸肌、拇长伸肌及固有示指伸肌。深支诸肌支的顺序常有变异，有时深支也支配桡侧腕短伸肌。

（4）正中神经：正中神经分别由臂丛神经内、外侧束发出神经束组成，外侧束由 $C_{5~7}$ 神经根纤维组成，沿上干及中干前支进入外侧束，是外侧束内侧的终末分支。内侧束由 C_8 和 T_1 神经根纤维组成，沿下干前支进入内侧束，是内侧束外侧的终末分支。内、外侧束在腋动脉前面联合组成正中神经。正中神经外侧束神经纤维主要支配旋前圆肌及桡侧腕屈肌，并含有较多的感觉纤维分布到手部；正中神经内侧束神经纤维主要支配到掌长肌、全部屈指肌、大鱼际肌群（三块半肌肉）、第1、2蚓状肌，有少量感觉纤维分布到手部。

正中神经在上臂无分支，与肱动脉伴行，开始在动脉前外侧，在上臂上三分之一处越过动脉而在其内侧，然后与动脉一同在肱二头肌腱膜覆盖下行入前臂，向下穿过旋前圆肌肱骨头及尺骨头之间，再向下进指浅屈肌内、外侧头之间下行，在此部位掌侧骨间神经自正中神经背侧发出，该肌支是正中神经最大分支，它支配指深屈肌桡侧部分（即示、中指屈肌）拇长屈肌及旋前方肌。在前臂中、下段正中神经始终位于指浅屈肌深层。在腕上，正中神经较表浅，在掌长肌腱下并略偏桡侧，然后随同诸屈指肌腱经过腕管而至掌部。最后有数个肌支支配大鱼际肌，感觉支至拇指、中指及环指桡侧皮肤。

（5）尺神经：尺神经发自臂丛神经内侧束，由 C_8T_1 神经根纤维组成。在上臂尺神经没有分支，至中部渐向尺侧，在肱三头肌内侧头前面，经肱骨内上髁后方尺神经沟，在尺侧腕屈肌肱骨头与尺骨头之间进入前臂。在前臂中，尺神经位于尺侧腕屈肌深层及指深屈肌表面。至前臂中部开始与尺动脉伴行。绕过豌豆骨桡侧与钩骨的钩部之间进入手掌。

在豌豆骨远端，尺神经分为浅支及深支。浅支发出肌支至掌短肌，并有感觉支至小指尺侧及第4掌骨间隙，以及小指桡侧及环指尺侧皮肤。深支向桡侧穿过小鱼际肌，沿诸指深屈肌深面，发出分支支配手内在肌，分别为：小指屈肌、小指短屈肌及小指对掌肌，骨间肌肌支（包括第 3、4 蚓状肌）。尺神经最后的分支至拇收肌、拇短屈肌深头及第 1 骨间背侧肌。

（白晨平）

第二节　臂丛神经损伤

一、损伤机制和类型

臂丛神经损伤绝大多数为闭合损伤，造成臂丛神经根性损伤的外力主要是作用于臂丛神经的牵拉力。车祸尤其是摩托车伤及肩部的重物砸伤等均可造成头肩分离应力，此种伤力可传至臂丛神经，另外上肢的机器绞伤也可将伤力传至臂丛神经。作用于臂丛神经的牵拉力可传导至椎间孔，造成神经根在椎间孔处的固定韧带断裂，并继续传至椎管内，造成臂丛神经前后根断裂。由于 $C_{5,6}$ 神经根在椎间孔处的固定韧带较坚固，牵拉暴力造成此两个神经根在椎孔外或椎间孔段断裂也较多见（节后损伤），尤其是 C_5 神经根。而 $C_{7,8}$ 及 T_1 神经根在椎间处的固定韧带较疏松或缺如，相同的牵拉力容易造成下干的神经根在椎管内断裂（节前损伤）。颈椎的严重创伤，可造成脊髓的横向或纵向移动，此种情况下也可造成椎管内神经前后根的断裂。

头肩分离外力造成的臂丛神经损伤，首先致上干的损伤，当牵拉暴力足够大时也可造成中下干的撕脱。机器牵拉伤多造成上肢过度外展，致下干过度紧张而上干相对松弛，故容易首先撕脱下干，当牵拉暴力足够大时也可造成中上干的撕脱。

从理论上讲，作用于臂丛神经的牵拉力，可造成神经根在椎管内断裂，也可造成椎孔外神经根、干的断裂，也可仅造成臂丛神经的传导功能障碍。

臂丛神经束部的损伤多见于直接暴力撞击锁骨下区、肩部、腋部及锁骨下区的锐器刺伤。另外，上肢被机器皮带的绞伤，在牵拉过程中如伴有上肢的前屈，臂丛神经束部以锁骨形成支点，也可造成臂丛神经束部的损伤。束部损伤部位多在外侧束发出肌皮神经及正中神经外侧头、内侧束发出正中神经内侧头处断裂，而尺神经的损伤较正中神经相对轻；肩部的直接创伤，也容易造成后侧束及腋神经起始或入四边处的损伤，以及肩胛上神经在肩胛上切迹处的断裂。

二、诊断

臂丛神经损伤的诊断主要包括临床查体、电生理检查、影像学检查，三者缺一不可。

1. 臂丛神经根性撕脱伤（节前损伤）的临床表现

（1）上干撕脱伤（$C_{5,6}$ 神经根）：主要表现为肩外展及屈肘功能障碍。

（2）上、中干撕脱伤（$C_{5\sim7}$ 根）：除肩、肘功能障碍外，背阔肌肌力 0 级，胸大肌上中部肌力 0 级，下部肌力可正常。

（3）上、中干撕脱伤伴下干部分损伤：除肩、肘功能障碍外，伸腕伸指功能障碍。背阔肌肌力 0 级，胸大肌上中部肌力 0 级，下部肌力仅残留 1~2 级肌力。

（4）下干根性撕脱伤（C_8、T_1 根）：肩、肘、腕功能正常，手功能障碍。

（5）全臂丛神经根性撕脱伤：整个上肢肌肉均麻痹。由于斜方肌存在，耸肩运动依然存在。肩关节呈现半脱位，上肢腱反射消失，Horner 征阳性。除上臂内侧及肩外侧上部痛觉存在外，上肢感觉消失。

2. 影像学诊断　主要包括脊髓造影后行 CT 检查（CTM）及磁共振扫描检查（MRI）。

（1）CTM 检查诊断臂丛神经撕脱伤：1947 年 Murphey 报道了脊髓造影术，通过观察颈神经根袖是否存在以及假性囊肿是否出现，来判定椎管内神经根的结构是否正常。由于颈段椎管内神经根较腰段短，脊髓造影后神经根袖是否存在或完整，有时难以确定，故敏感性较低。另外通过腰穿向蛛网膜注入造影剂，并通过体位改变使造影剂流至颈段，如此，造影剂浓度较低，影响神经根显影的质量，而通过颈段穿刺脊髓造影术又有一定的风险性。1986年 Marshall 和 de Silva 报道了脊髓造影术后 CT 检查（CTM）。脊髓造影术在诊断臂丛神经根节前与节后损伤的临床应用，有逐渐减少的趋势，而 CTM 则成为常规检查。近年来新出现的 64 排 CT 可进行冠状位的三维重建，可使椎管内臂丛神经前、后根分别在同一个图像全部显示，更加直观，神经根的定位更容易、更准确。

节前与节后损伤的 CTM 判定标准：以椎管内相应神经根前、后支的充盈缺损消失为节前与节后损伤的判定标准，同时与健侧相应的神经根进行对比。单纯后支撕脱较少见，而单纯前根撕脱者较常见，由于单纯前根撕脱也无自行恢复的可能，故应该归为节前损伤。

CTM 诊断臂丛神经节前与节后损伤尚存在的问题：由于肩胛骨的阻挡，C_8T_1 在扫描时往往受伪影影响，其神经前后支充盈缺损无法辨认，当患者颈部较短时影响更为明显。通过在 CT 扫描时向远端牵拉双上肢，使肩胛骨下移，已较清楚地显示椎管内 C_8 神经前后支，但部分患者的 T_1 神经的前后支的显示往往不清。虽然 CTM 诊断臂丛神经节前与节后损伤存在假阳性与假阴性，但目前仍是最佳方法之一。

（2）磁共振在臂丛神经损伤中的临床应用研究：由于 MRI 检查具有无创伤性以及较好的软组织对比性，其但在临床上已广泛应用，尤其是在脊柱及脊髓疾患的检查。是由于脑积液的波动、呼吸动度等影响，MRI 难以准确、清楚地显示椎管内臂丛神经前后根。然而，MRI 在诊断创伤性臂丛神经撕脱伤的临床应用研究中，仍取得了较大进步。1987 年 Blair 将MRI 用于臂丛神经损伤的诊断。传统的自旋回波序列在横断位及冠状位上因脑脊液的波动，难以将脑脊液与脊髓清楚地区分开来。近年来 MRI 脊髓造影，是显示椎管内臂丛神经前后根的较成熟的 MR 扫描序列方法，包括三维快速自旋回波序列和三维稳态构成干扰序列。上述两种扫描序列通过重 T_2 加权像，可使脑脊液成为高信号，可与脊髓图像信号明显区分开来，在横断面上可以取得类似 CTM 的图像，而在冠状面上达到类似传统的脊髓造影的效果。虽然目前文献报道 MR 诊断臂丛神经节前损伤取得了较好的效果，但笔者近 3 年来，通过近50 例的临床应用，观察到不论是横断位、冠状位还是斜冠状位，现有的技术难以较恒定的显示椎管内臂丛神经前后根。不过，沿椎间孔走行方向的斜冠状位扫描，可以准确地显示假性硬脊膜囊肿的出现。对于臂丛神经的椎孔外损伤，MRI 对伤后早期神经根水肿的敏感性较高，但难以提供详细信息。

（3）臂丛神经损伤的电生理诊断：经节到脊髓后外侧沟的神经后根称为节前神经纤维，效应器到神经节的神经纤维为节后感觉神经纤维。当损伤部位位于神经节与脊髓之间称为节前损伤。节前损伤的电生理诊断标准：

1）臂丛神经上干撕脱伤（节前损伤）的电生理诊断：①针极肌电图（EMG）检查示肌皮神经支配的肱二头肌、腋神经支配的三角肌、肩胛上神经支配的冈上、下肌出现大量自发电位即纤颤电位，让患者自主用力收缩相应的肌肉时，无运动电位出现。前锯肌、椎旁肌出现失神经电位，但仍有运动电位出现。②感觉神经动作电位（SNAP）：肌皮神经的 SNAP 存在，SEP 消失。③检测膈神经和副神经：当临床查体和肌电图检查证实上干完全损伤，而电生理检查证实膈神经和副神经同时损伤，则可确定上干为节前损伤。

2）全臂丛神经撕脱伤（节前损伤）的电生理断：①针极肌电图（EMG）检查示冈上、下肌，三角肌、胸大肌、背阔肌、肱二头肌、肱三头肌、前臂屈指深、浅肌群、伸指伸腕肌群、手内在肌出现大量自发发电位即纤颤电位，让患者自主用力收缩相应的肌肉时，无运动电位出现。前锯肌、椎旁肌出现失神经电位，但仍有运动电位出现。②感觉神经动作电位（SNAP）：肌皮神经、桡神经、正中神经、尺神经的 SNAP 存在，SEP 消失。

三、治疗

20 世纪 60 年代以前，全臂丛神经撕脱伤尚无一种好的治疗方法，其治疗以肩下截肢为主。1963 年 Seddeon 为 1 例 16 岁全臂丛神经撕脱伤女孩进行肘下截肢，即将截肢平面下移，同时应用 2 根肋间神经移位，通过废弃的尺神经作为桥接神经修复肌皮神经，术后恢复屈肘 90°，肱二头肌力 3 级。但在此后，其他学者报道此项手术的效果却不理想，有效率仅为 20%。直到 70 年代初，日本学者 Tasumaya 和 Hara 报道了肋间神经与肌皮神经的直接吻合，手术的有效率提高到 60% 以上。从此神经移位治疗臂丛神经损伤进入快速发展时期。此后出现了颈丛神经深支、副神经、膈神经、舌下神经、健侧胸前外侧神经、健侧颈 7 神经移位术等。除了丛外神经移位外，丛内神经移位也取得了较大进展。1993 年 Oberlin 报道了尺神经束支移位修复肌皮神经的肱二头肌肌支，重建臂丛神经上、中干撕脱伤的屈肘功能，目前已被推荐为臂丛神经上、中干撕脱伤屈肘功能重建的首选术式。

1. 治疗臂丛神经撕脱伤常用的神经移位术 神经移位术治疗臂丛神经损伤主要包括以下三种术式：丛外神经移位术，主要利用臂丛神经以外的神经作为动力神经源进行神经，常用的有肋间神经移位、膈神经移位、副神经移位、颈丛神经运动支移位等。丛内神经移位术，利用未损伤的神经根及其主要神经分支的束支修复损伤的神经，常用的 Oberlin 手术，同侧 C7 神经移位术，桡神经的三头肌长头肌支移位修复腋神经。健侧神经移位术，如健侧 C7 神经移位术，健侧胸前外侧神经移位术。

2. 臂丛神经撕脱伤神经修复术式的选择原则 神经移位仍是修复臂丛神经撕脱伤的主要术式，根据可供移位的动力神经源的功能状况、神经根损伤的多少、患者的年龄、伤后时间，可采用不同的神经移位组合。一般来讲，所选择的动力神经源的功能最好与所重建的功能相同，如副神经移位修复肩胛上神经；能直接吻合的尽量不做神经桥接，如肋间神经与肌皮神经的直接吻合；能用同侧动力神经的尽量不用健侧的；神经移位所重建的功能尽量不要有拮抗作用，如已用膈神经移位修复肌皮神经，尽量不再用肋间神经移位修复桡神经的肱三头肌的长头支，以免吸气时肱二头肌与肱三头肌同时收缩。

（傅兰清）

第三节 上肢神经损伤

一、正中神经损伤

(一)临床表现

正中神经由于损伤水平不同而出现不同的肌肉麻痹。肘关节以上正中神经无分支,这个部位的正中神经完全损伤,表现旋前圆肌以下所有的支配肌肉麻痹,临床可以检查前臂旋转功能和桡侧腕屈肌、掌长肌、拇长屈肌及拇展肌功能。对于屈指动作需作单独检查,只简单地观察病人能否握拳,很难判断有无正中神经损伤。因为环小指指深屈肌由尺神经支配,而指深屈肌之间又有腱性连结,因此,尺侧手指的屈曲运动可以带动中指及示指。

(二)预后

前臂近端正中神经出旋前圆肌,进入指浅屈肌这一段,神经分支多,此处的正中神经损伤,多为肌支损伤,神经恢复常不理想。前臂中下段至腕关节水平的正中神经干,自然分束较明确,神经分支少,神经恢复较理想。

(三)治疗

正中神经损伤多见于切割伤,数条屈腕、屈指肌腱与神经同时损伤,正确区分两者,然后行肌腱、神经吻合术。在腕部、正中神经干内大鱼际分支已单独成束,在神经修复时宜采用神经束膜缝合方法。晚期正中神经损伤,不宜做神经修复,或神经已经修复但功能没有恢复者,应行肌腱移位重建功能。

二、尺神经损伤

(一)临床表现

尺神经损伤后,由于受伤部位不同,麻痹的肌肉不同,所产生的畸形也不同。肌力检查比较可靠的有尺侧腕屈肌,环、小指指深屈肌,小指展肌及第1背侧骨间肌。这些肌肉检查时可以看到或触摸到肌腹的收缩。在检查骨间肌内收或外展功能时,必须将手指完全放平,然后令其做内收、外展手指动作。否则屈指肌可代替手指内收功能,伸指肌可代替手指外展功能,而影响检查效果。拇收肌麻痹以后,靠拇长伸肌和拇长屈肌联合作用,拇指仍然可有内收功能。

当尺神经在腕关节水平损伤时,除尺侧腕屈肌及环、小指指深屈肌以外的其他肌肉均麻痹。手内在肌麻痹后,由于伸指肌腱的作用,使环、小指的掌指关节过伸,同时又因环、小指指深屈肌张力的影响,使环、小指指间关节产生屈曲,即出现爪形手畸形。当尺神经位于肘关节水平以上损伤时,由于环、小指指深屈肌也麻痹,该二指屈曲畸形即不明显,因此爪形手畸形也不显著。

(二)特殊检查

1. 掌短肌反射 掌短肌属于皮肌,起止点均在小鱼际近侧皮肤上。该肌收缩时,可使小鱼际部皮肤产生横行皱纹。掌短肌为尺神经浅支支配,在豌豆骨桡侧按压尺神经,可引起该肌收缩，称之为掌短肌反射。当尺神经在腕关节以近损伤时，此反射引不出来。

2. Froment 征　正常情况下，拇、示指做用力相捏动作时，由于手指内在肌的协同作用，拇指指间关节及掌指关节均呈微屈曲位。当尺神经损伤后，拇收肌及拇短屈肌部分麻痹，使拇指屈掌指关节力量减弱，此时再做拇、示指用力相捏动作时，拇指会出现掌指关节过伸，指间关节过度屈曲的现象，即 Froment 征（＋）。

（三）功能重建

尺神经损伤修复后效果较差，特别是高位损伤，需要等待恢复的时间较长，手内在肌体积小，在神经再生过程中，很容易萎缩变性，不易再恢复。尺神经在吻合时，较其他神经容易克服缺损，如在肘关节附近，可以将尺神经从尺神经沟内游离移位到肘关节前方，进行神经吻合。腕关节水平的尺神经深支损伤，直接吻合有困难时，可以从近端切断小指短屈肌及小指对掌肌，将尺神经深支远端充分游离，从尺侧切开腕横韧带，然后将尺神经远、近端游离到腕管内吻合（图 21 - 2）。

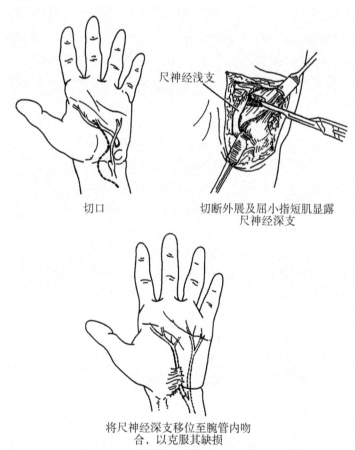

尺神经浅支

切口　　　　　切断外展及屈小指短肌显露
　　　　　　　　尺神经深支

将尺神经深支移位至腕管内吻
合，以克服其缺损

图 21 - 2　尺神经深支损伤的修复

尺神经损伤后，由于骨间肌及第 3、4 蚓状肌麻痹，肌肉失去了平衡，出现了爪形指畸形。如果在近节指骨背侧稍加控制，使掌指关节不能过伸，则指总伸肌的作用力即可传至远端，而使两指间关节伸直。

利用这一现象矫正爪形手畸形及重建部分骨间肌功能的方法有以下两种：①骨间肌重建术：利用移位的肌腱控制掌指关节过伸，通过指总伸肌腱的作用伸直两指间关节。包括用环指及中指指浅屈肌腱移位重建此功能（Bunnell 法）、用固有示指伸肌腱及固有小指伸肌腱（Fowler 法）、用桡侧腕短伸肌腱（Brand 法）。②掌指关节囊掌板紧缩术：Zancolli（1957年）利用掌指关节囊掌板短缩的方法，矫正爪形指畸形。属于静力的矫正方法。掌指关节囊掌板紧缩术，手术操作有一定困难，缝合固定易松弛，有部分爪形手术后复发。因此，我们将此法加以简化。用不锈细钢丝做可抽出式缝合掌板舌形瓣后，将钢丝两头从掌骨颈两侧方穿至手背，然后加压固定。这些手术方法是利用短缩掌指关节掌侧板控制掌指关节过伸，从而使指总伸肌发挥伸直两指间关节的作用。因此，在指总伸肌力量较弱时，不宜选用这种手术。

三、桡神经损伤

（一）损伤机制

桡神经自肩后方沿肱三头肌长头与外侧头下行，过桡神经沟，在肱肌与肱桡肌之间进入前臂。此部位的桡神经损伤多与肱骨干骨折有关。在桡神经沟处桡神经与肱骨干直接接触，骨折时的牵拉，骨折端的直接刺伤或嵌压，骨痂的绞窄等等，都易损伤桡神经。

前臂近端神经损伤，桡神经在肘前肱肌与肱桡肌之间下行，在伸指总肌下方分成深、浅两支，深支从旋后肌中穿过，然后发出数条肌支支配伸指肌及伸拇肌。此部位桡神经损伤多为刺伤或切割伤，或由于各种原因引起的前臂骨间背侧神经卡压综合征。

（二）治疗

损伤的桡神经连续性常存在，多数情况需进行神经松解，去除压迫的因素，神经功能恢复较满意。少数病例为神经断裂，或神经虽有连续性但损伤部位已瘢痕化，需重新切除修复。神经缺损较多者，可行神经电缆式移植或神经束间移植术。

桡神经损伤后由于失去神经修复时机，或神经修复后恢复不理想，为了改进患肢功能，应行肌腱移位术。桡神经麻痹后主要为伸腕、伸指、伸拇功能丧失，无论以什么肌肉为动力的肌腱移位，都应围绕解决这三个问题。屈腕肌与伸指肌是协同肌，旋前圆肌与伸腕肌是协同肌。一般有三条屈腕肌，移位时必须保留其中之一。如果无屈腕肌控制腕关节，伸指时腕关节过度伸展，则伸指力量减弱。对掌长肌缺如的病例，如果两条屈腕肌均需作移位用，为了达到屈侧有稳定腕关节的肌力，可于腕部切断环指指浅屈肌，将其近端与移位后桡侧屈腕肌肌腱之远端缝合。

桡神经麻痹常用的肌腱移位方法（图 21-3）是：旋前圆肌移至桡侧腕长、短伸肌；尺侧腕屈肌移至指总伸肌；掌长肌移至拇长伸肌。手术后用石膏托固定腕及手指及拇指于伸直位，4 周后去除外固定，练习活动。

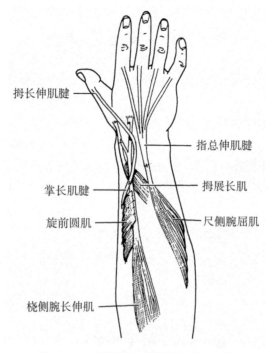

拇长伸肌腱

指总伸肌腱

掌长肌腱

旋前圆肌

拇展长肌

尺侧腕屈肌

桡侧腕长伸肌

图 21 - 3　桡神经麻痹肌腱移位示意图

四、肌皮神经损伤

(一) 概述

肌皮神经损伤是臂丛神经外侧束的一个分支。开放性肌皮神经损伤多为直接损伤，如刺伤等。臂丛神经上、中干损伤可造成肌皮神经麻痹。

(二) 治疗

手术可找到肌皮神经，进行修复，也可以用正中神经、尺神经束支移位与肌皮神经肱二头肌支吻合，恢复屈肘功能。陈旧性的不可恢复的肌皮神经损伤，宜行肌肉移位术，重建屈肘功能。肌肉移位术包括胸大肌或背阔肌移位术和尺侧腕屈肌移位术。术后屈肘石膏托固定5周，然后练习屈曲肘关节的活动。

五、腋神经损伤

腋神经发自臂丛神经后束，主要来自 $C_{5,6}$ 的神经纤维。肩关节脱位可引起三角肌麻痹，这种损伤多可自行恢复。直接刺伤腋神经，可根据损伤部位，决定由三角肌前方或后方入路，探查、修复损伤的腋神经。陈旧性损伤三角肌麻痹，往往伴有肩关节半脱位，可行斜方肌移位术或背阔肌移位术，以恢复肩关节稳定性。

(白晨平)

第四节　卡压性损伤

一、概述

周围神经卡压或压迫综合征是手外科常见疾病。1959 年由 Thomypson 与 Kopell 最早命名，病因主要由周围神经在解剖通路上有某一点或多点的狭窄或有硬韧的壁性结构，这些结构使周围神经与其长轴垂直方向的移动受到限制，并且对神经产生机械性压迫，发生周围神经卡压性损伤。随着对该疾病认识的深入，其治疗方法被更多的外科医生所掌握，治疗效果不断地提高。

（一）周围神经卡压的特点

（1）被卡压的神经支配区感觉异常如疼痛、麻木，并有逐步加重倾向。

（2）患者夜间经常麻木、疼痛加重。

（3）神经支配区感觉发生改变：如过敏、减退、卡压严重时发生感觉消失。

（4）检查卡压处有压痛点或索条状压痛，Tinel 征阳性。

（5）被卡压神经所支配的肌肉肌力减弱，肌肉萎缩。

周围神经卡压近年报道明显增多，临床医生也对此症引起了重视，对出现肢体感觉麻木、肌力下降、肌肉萎缩的患者均能做认真地询问和检查，结合肌电检查，从而减少误诊及漏诊。

（二）诊断

（1）患者的症状是重要诊断依据，发病早期症状反复出现后可自行缓解，病程发展缓慢。临床表现与卡压神经部位有关，感觉纤维发生卡压早期会出现自发疼痛、感觉异常有过敏刺激症状，病程延长，进而出现感觉障碍。夜间休息痛是神经卡压征的最重要特点。运动纤维发生卡压则表现为所支配的肌力下降，肌肉萎缩。

（2）卡压点压痛：当按压卡压解剖点时可出现局部压痛或放射性疼痛。

（3）辅助诊断

1）肌电检查：肌电图为常规检查，对诊断及鉴别诊断起到一定作用，神经传导速度减慢或阻滞，潜伏期延长。但是当传导速度正常也不能完全排除神经卡压。应考虑是否有解剖异常等因素。

2）缺血试验：用血压计袖套在肢体近端加压使其持续 1～2 分钟，患肢发生缺血，使疼痛和感觉异常加重，称为缺血试验阳性。

3）腕关节极度屈曲试验：腕关节掌屈或背伸至 90°，持续 1 分钟，手部正中神经分布区有感觉异常者为阳性，其阳性率为 70%。腕关节掌屈 90° 时，不仅是腕管内的屈指肌腱向掌侧移位，压迫正中神经；同时腕管内压力增高，挤压正中神经，导致症状加重。当腕背伸 90° 时，屈指肌腱向腕管背侧移位，虽不压迫正中神经，但腕管内压力升高是腕掌屈时的 2～3 倍，所以同样有症状加重的表现。

4）Pinch 征：典型的 Pinch 征阳性是拇指、示指末节指间关节不能屈曲，捏夹物体困难，同时屈肘使旋前圆肌作用消失情况下，让前臂旋前，可发现旋前方肌肌力减弱。此试验是骨间掌侧神经卡压综合征典型体征，因为骨间掌侧神经支配示指指深屈肌，拇长屈肌，旋前方肌。

5）Dellon - Mackinnon 征：此征是桡神经浅支卡压特有的检查方法，病人前臂旋前 30°~60°出现桡神经浅支支配区感觉异常为阳性。

（三）治疗

神经卡压一旦确定诊断，手术治疗是最好的治疗方法。但神经松解手术对周围组织会产生瘢痕增生，发生新的压迫；所以手术操作要轻柔，止血要彻底。神经在外膜、束间、周围软组织松解后，可以少量注入类固醇类药物，手术时要在手术入路尽量保护皮神经，受卡压神经一定暴露充分，消除一切引发卡压的因素。对神经是否行束间松解根据病情而定，临床症状较重者可在外膜松解同时加束间松解，否则可不做束间松解。神经卡压手术后效果一般都较好，特别是感觉恢复较为明显，患者会有轻松感。但也有较术前麻木症状加重的患者，术前需得到患者理解。总之，神经卡压诊断一旦确定，应及早手术治疗。

二、胸腔出口综合征（TOS）

（一）病因及发病率

病因分骨性因素和软组织因素。其中骨性因素占30%，包括第7颈椎横突突起，颈肋、第1肋骨异常等，颈肋约占总数的5%~9%。软组织因素包括先天性束带，斜角肌变异等，其中中斜角肌卡压因素最为主要。肩部外伤是 TOS 最主要原因，其次机械，炎症及肿瘤较为少见。

（二）临床表现

胸腔出口综合征常同时造成神经血管同时受压，神经症状明显于血管症状，两者可单独或同时存在。TOS 分上干型 C_5、C_6 受压，下干型 C_8、T_1 受压，混合型为全臂丛受压。临床上下干型多见，约占85%~90%。好发于中年女性，年龄多在20~40岁之间，发病年龄跨度较大。

1. 临床症状　麻木、疼痛、肌力减退、怕冷、肿胀是其共同表现，疼痛多在 C_8T_1 支配区，麻木区域以尺神经支配区为主，前臂内侧皮神经支配区麻木是 TOS 的重要体征。

2. 典型体征

（1）尺神经受压时，并不出现尺侧屈腕肌的改变，这是因为该肌由 C_7 支配，故其该肌无改变。

（2）因为臂丛神经下干纤维参与正中神经内侧束的组成，使其屈腕肌，屈拇肌，大鱼际肌，第1、2蚓状肌受损，手部的精细活动受限或丧失。

（3）交感神经变化，主要由于血管受压使其产生变化：如怕冷、苍白、发绀，慢性患者还会出现皮肤发亮、指甲变厚、手及手指肿胀，这些表现多为桡侧。

（4）血管变化中静脉较动脉多见，主要为肢体肿胀、发青、疼痛、沉重。动脉表现为疼痛、冰冷、无力。

（三）特殊检查

1. 斜角肌挤压试验　此试验诊断 TOS 是最有临床价值的。检查方法：取坐直位或直立位深吸气并屏气，颈极度过伸并向检查侧旋转，检查者始终触摸桡动脉脉搏，有下列症状者为阳性：①动脉脉搏减弱或消失。②锁骨中段上下可听到杂音。③患肢苍白或出现麻痛感。

2. 肋锁挤压试验　检查方法：取坐直位，令患者将肩关节向后向下立正位，检查桡动脉脉搏的变化。在这个检查中必须注意患者的颈部不能过伸、屈曲或旋转，也不能做深呼吸，因做上述动作引起脉搏消失或减弱，使之产生假阳性。

3. 过度外展试验　检查方法：取坐正位，上肢外展 90°以上，颈部过伸，头转向对侧，检查脉搏的变化。

4. 上臂外展试验　检查方法：上肢抬高外展 90°，手指迅速握紧与放松。正常人可持续 1 分钟以上，TOS 患者则极易疲劳。

5. 锁骨上叩击试验　检查方法：叩击或压迫锁骨上窝时可出现手指或肩胸部麻木及其他的临床症状。

（四）X 线片检查

1. 胸片　检查是否有第 1、2 肋骨及锁骨的改变及畸形。

2. 颈椎正侧位片　是否有颈肋或第 7 颈椎横突过长。

（五）电生理检查

主要检查尺神经传导速度，如果有传导速度减慢则是一项重要指征。

（六）诊断

胸腔出口综合征（TOS）诊断较易，上海华山医院顾玉东教授归纳了 6 条诊断要点：患者手及上肢酸痛、麻木、乏力及肌肉萎缩，并有下述情况之一者均可诊断为 TOS。

（1）前臂内侧皮神经有明确的感觉障碍。

（2）臂丛神经下干的运动、感觉障碍。

（3）锁骨下动脉或静脉有受压征象（脉搏改变或静脉曲张）。

（4）颈椎平片可见颈肋或第 7 颈椎横突过长。

（5）特殊试验阳性者。

（6）肌电图检查尺神经锁骨段神经传导速度减慢者。

（七）鉴别诊断

1. 与颈椎病、颈椎间盘突出症鉴别

（1）年龄、性别：颈椎病多见于 40 岁以上男性，本病则多见于女性，尤其是 40 岁以下。

（2）疼痛：颈椎病多以颈肩部为主，本病则是手麻痛。

（3）肌肉萎缩：颈椎病很少出见大小鱼际肌萎缩及血管受压表现。

（4）X 线检查：颈部 X 线片即可确诊。

2. 与脊髓空洞症鉴别

（1）年龄、性别：脊髓空洞症多见于 20～30 岁男性，男女比例 3∶1。

（2）感觉：脊髓空洞感觉障碍是分离的，感觉消失，触觉存在。

（3）病症特点：后期脊髓空洞扩大，而当损害到前角细胞时可出现肌肉萎缩及腱反射消失（运动障碍较感觉障碍先出现，因运动纤维粗大，易受压）。

（4）血管征象：脊髓空洞虽有神经功能障碍，但无血管受压体征，MRI 对鉴别诊断具有重要价值。

3. 与下运动神经元病变进行性肌萎缩症鉴别

（1）男女之比为 2 ∶ 1，以中年（50～70 岁）多见。

（2）呈进行肌萎缩，逐渐加重，并伴有反射消失或亢进。

（3）没有感觉障碍症状与体征。

（4）血管无受压体征。

4. 与肘管及腕尺管综合征鉴别

（1）前臂内侧皮神经支配区无感觉障碍。

（2）尺侧屈腕肌有受损表现。

（3）尺神经传导速度减慢部位不同。

（4）不会出现血管受压的症状及体征。

（八）治疗

1. 保守治疗　包括纠正日常生活中的姿势，进行肩关节周围的肌力锻炼，痛点明显时可行局部封闭及理疗等。

2. 手术治疗　在保守治疗效果不明显时可考虑手术治疗，手术治疗方法包括前中斜角肌切断术，经腋路第 1 肋切除术和颈肋切除术。

手术指征：①神经症状明显严重者（剧痛、感觉消失、肌肉萎缩）。②血管受压症状明显者（动脉与静脉）。③X 线显示骨性异常。④斜角肌挤压试验阳性者。⑤保守治疗无效者（一般 3 个月）。

三、桡管综合征

（一）应用解剖

桡管综合征引起神经卡压的解剖结构有 5 个，4 个在桡管内。

（1）位于桡骨头水平，由肱肌、肱桡肌之间的筋膜束带或两肌之间的组织粘连引起，由于此束带变异较多，临床较少见。

（2）位于桡骨颈水平，由 Henry 血绊卡压神经引起，血管有时与神经缠绕一起发生卡压。

（3）由桡侧腕短伸肌近端内侧引起功能性神经卡压。

（4）Frohse 弓引起桡管综合征是最常见的原因。

（二）病因

桡管综合征常以优势手为常见，手工劳动者，反复用力旋转前臂的运动员易发此病，40～60 岁常见，发病时常无明显外伤史，症状逐渐出现，男女无明显差别，多以重复性前臂慢性损伤为主。其他原因：①外伤：由外伤引起的瘢痕和粘连，引起神经卡压的发生。②肿瘤：旋后肌管内的腱鞘囊肿和脂肪瘤。③骨折、脱位：桡骨头脱位和孟氏骨折易造成其神经损伤。④类风湿关节炎：破坏肱桡关节囊致桡骨头脱位致神经损伤。⑤局部瘢痕：外伤后造成局部瘢痕引起神经卡压。⑥病毒性神经炎：症状出现前 3 个月一般有感冒，病毒感染造成神经周围结缔组织增生引起神经卡压。⑦医源性损伤：局部注射造成周围瘢痕或神经损伤引起神经卡压。

（三）临床表现

桡神经在肘部有两个卡压点：在桡管综合征，骨间后神经卡压综合征病因相似，部位相近，病理无区别。临床表现有所区别：桡管综合征以感觉障碍为主，运动障碍不明显，多以钝痛，肘外侧痛，可向近端桡神经放射疼痛，向远端沿骨间后神经放射。上肢运动多时可使症状加重，夜间疼痛明显，夜间经常被疼醒，当瘀血时，也可使疼痛加重。骨间后神经卡压综合征则以运动为主。多见伸指伸拇肌力减弱常因疼痛所致，晚期亦可发生肌肉萎缩。

（四）特殊检查

1. 桡管压迫试验　在肱骨外上髁约5cm处可触及一可滑动的小束，此为骨间后神经穿过 Frohse 弓的部位，轻触即有压痛，检查时注意双侧对比。

2. 中指伸指试验　检查方法肘部旋前位前臂完全伸直时，中指对抗阻力伸指，桡管区疼痛为阳性。

（五）鉴别诊断

桡管综合征与肱骨外上髁炎鉴别，桡管综合征压痛点定位困难，不固定。外上髁炎外上髁压痛明显，疼痛特点前者为钝痛，夜间痛。后者为锐痛，神经传导速度前者有改变，后者无改变。外上髁局部封闭试验前者无效果，后果有效。桡管局部封闭前者有效，后者无效。

（六）治疗

1. 保守治疗　发病早期进行保守治疗方法包括：将前臂固定于伸腕屈肘前臂旋后位，最大限度地减轻桡管张力，达到减轻神经卡压的目的。局部封闭：每周一次，连续 2～3 次，同时口服或肌内注射弥可保，如果上述治疗无效可考虑手术治疗。

2. 手术治疗　对早期患者，伸指功能受限合并肘部顽固性疼痛，可行手术松解，晚期患者如出现肌肉萎缩一年半以上，可考虑直接行肌腱移位。

四、桡神经感觉支卡压征

（一）解剖及病理

桡神经浅支从桡侧伸腕长肌与肱桡肌间由深层穿入浅层，深层神经较为固定，有肌腱间隙处有较多的纵横纤维包绕神经，在进入浅层后，桡神经浅支有一定的活动度，长期反复的手腕活动，引起神经的反复牵拉和摩擦，造成神经浅支损伤，局部外伤易导致组织粘连，易诱发此征。

（二）临床表现

1. 疼痛　为灼性痛，腕关节活动可加剧并向上臂及肩部放射。

2. 手背感觉减退　包括痛觉、触觉、两点辨别觉。

3. Tinel 征　叩击前臂中段，肱桡肌远端 Tinel 征阳性。

4. 神经阻滞试验性诊断　在肱桡肌腱腹交界处注射 2% 鲁卡因 5ml，10～20 分钟症状改善。

5. 电生理检查　神经传导速度减慢。

（三）治疗

1. 保守治疗　可用夹板固定制动和抗炎药物治疗，经治疗无效可考虑手术治疗。

2. 手术治疗　具体手术方法参见手术学。

五、肘管综合征

（一）解剖

1. 尺神经的解剖　尺神经来源于臂丛 C_8T_1，是内侧束的主要延续，尺神经内感觉纤维与运动纤维比例接近，运动约占46%，感觉占54%。

2. 肘管　为尺侧腕屈肌肱骨头和尺骨鹰嘴之间的纤维性筋膜鞘和肱骨髁后沟形成骨性纤维鞘管。

（二）病因

由于肘部解剖特点，加之各种原因如肘管结构破坏，压迫，牵拉及摩擦可致肘部尺神经发生病变。全身性疾病如：糖尿病、慢性肾衰竭、慢性酒精中毒，也可增加其神经对卡压的敏感。由于慢性蓄积性损害，出现局部缺血，引起肘管综合征的发生，越来越多的证据证明，重复性或有创伤性的工作是引起肘管综合征的病因：如键盘操作员，发病危险率高。它是由于肩部屈曲，肘部屈曲，腕部伸直，引起尺神经牵拉所造成，引发肘管综合征的因素多为：①急性卡压或直接损伤。②肱骨远端骨折或肘部脱位。③畸形引起的卡压：肘外翻，肘内翻，骨畸形愈合，骨不愈合等。④尺侧屈腕肌在肘部向肱骨外上髁反转，肱三头肌异常蓄积性损伤，如键盘操作员，垒球投手。⑤关节炎：骨性关节炎、异化骨炎等。⑥血管分支：尺动脉分支。⑦医源性：麻醉后造成的麻痹。⑧占位性病变：如脂肪瘤。

（三）临床表现

此病多表现为：肘部疼痛，为刺痛，并向远近放射。患者主诉：环小指感觉麻木，并与体位有关，有夜间痛醒史。

（四）症状

（1）尺神经支配区感觉异常：手部尺侧环小指尺侧一个半手指感觉麻木，减退或消失，感觉障碍最常见。

（2）手部精细动作不灵活，出现手部小肌肉萎缩。

（3）肘部尺神经出现滑脱，增粗，尺神经随肘关节的活动出现异常活动。

（4）肘部可有畸形，如肘外翻、屈曲等。

（5）肘部 Tinel 征阳性。

（五）病情分级

1. 轻度　感觉间歇性异常，肌力减退，动作不协调。Tinel 征可以阳性。

2. 中度　感觉间歇性异常，捏力和抓握力减弱，Tinel 征阳性，指夹捏力可异常。

3. 重度　感觉持续异常，两点辨别觉异常，捏力和抓握力减弱，肌萎缩。Tinel 征阳性，指夹捏力异常。

（六）诊断

根据病史，临床表现，特殊检查及肌电图检查，不难诊断，但早期诊断有一定困难。

1. 感觉检查　肘管综合征尺侧皮肤感觉变化的特点：手部尺侧一个半手指，小鱼际以及尺侧手背部感觉障碍。

2. 屈肘试验　患者上肢自然下垂，令检查侧前臂屈肘120°持续3分钟，如出现手部尺侧感觉异常为阳性。

3. X线片　显示肘部骨性结构异常。

4. 肌电图检查　肘管综合征患者有23%~93%有神经传导异常。

（七）鉴别诊断

1. 颈椎间盘突出征　在C_8神经根受压可出现小指，环指感觉障碍，手内肌减弱，但此病变常伴有颈部的疼痛及活动受限，颈部X线片有助于鉴别诊断。

2. 胸腔出口综合征　临床表现不仅尺侧半手部感觉异常和手内在肌肌力减退，前臂内侧感觉异常常是其本病的典型体征。Adson试验、Wright试验、屈肘试验等有助于鉴别诊断。

3. Guyon管卡压　除出现其手部尺侧感觉异常，手内在肌肌力减退外，主要临床特点为手背尺侧无感觉异常。

4. 肘管综合征　诊断较为困难，有时可存在双重卡压，要根据临床表现，电生理检查进行认真细致的检查。对两个卡压同时进行减压。误诊及延迟诊断是影响肘管综合征预后的最大问题，往往影响感觉和运动功能的恢复。

（八）治疗

1. 保守治疗　早期保守治疗有一定效果，但多数学者仍然赞同一旦确诊尽早手术治疗。

2. 手术治疗　对轻度保守治疗无效，中度和重度患者应及早手术治疗。

根据病情，可采取局部减压或神经前移术，目前多认为神经前移术是治疗本病较为有效的方法。

六、腕管综合征

所有引起腕管内压力增高使之正中神经受压产生功能障碍，均称腕管综合征。

（一）解剖

腕管系腕骨沟和桥架其上的腕横韧带所构成，它是一个三面骨性，一面为韧带的纤维性鞘管。腕管内有9条肌腱，1条正中神经排列紧密，屈拇长肌腱位于正中神经的桡侧，其他8条屈肌腱位于正中神经的尺侧或深面。正中神经进入腕管位于腕横韧带深面，指浅屈肌的浅层，稍偏桡侧，呈扁平状。腕管内正中神经受压后，常出现感觉或运动功能障碍。

（二）病因

凡能引起腕管内各种结构体积增大，腕管容积减少，都可压迫正中神经，腕管综合征发生的原因有全身性、局部性两种因素。

1. 全身因素　本病多见于女性，好发于绝经前，后期，妊娠期，这期间由于求偶素缺乏，失去了抑制脑垂体激素的作用，从而刺激结缔组织生长，使腱膜，韧带增厚，使其腕管内狭窄，压力增高，正中神经受压。另外糖尿病患者发病率高于常人。

2. 局部因素　①腕部骨折，脱位使其改变了腕管的形状，减少了腕管容积，使正中神经受压。②腕管内肌腱炎性病变，可引起腕管内容积变小压迫神经，如滑膜炎、类风湿性滑膜炎、钙化性肌炎。③腕管内肿物，如腱鞘囊肿、异位肌肉、脂肪瘤、肿瘤等。④用腕力过度的劳动者。

（三）临床表现

腕管综合征的主要临床表现为正中神经所支配的拇、示指感觉麻木偶有疼痛，多以中指为主，夜间或清晨麻痛感明显，麻痛影响睡眠，这是本征一大特点。另外神经感觉异常只限于腕以下正中神经支配区，这也是本征一大特点。神经受压数月会出现大鱼际萎缩，以拇短展肌和拇对掌肌最为明显。

（四）特殊检查

1. 腕关节屈曲试验　腕关节掌屈或背屈至90°，持续1分钟出现手的正中神经分布区有麻痛加重，感觉异常者为阳性，阳性率约70%。

2. 腕管压迫试验　原理同上，压迫腕管处使正中神经受压1~2分钟手麻痛感加重并向示中指放射为阳性。

3. 神经叩击试验　叩击掌侧腕横韧带正中神经，手指穿刺痛感者为阳性，阳性率约61%。

4. 两点辨别觉检查　此试验患者发生改变者一般低于40%，因此仅供参考，两点辨别觉<6mm者属于正常，7~10mm属尚可，11~15mm属差。

5. 大鱼际肌力　观察大鱼际肌是否萎缩，肌力是否减退，拇指外展动作是否良好。

6. 肌电图检查　为常规检查，有助于诊断及鉴别诊断，83%的患者都会发生神经传导速度延长。

7. 腕关节X线检查　了解骨质情况，有助诊断。

（五）诊断

在诊断中根据临床表现及检查并不困难，但需与颈椎病、颈肋、前斜角肌综合征、胸腔出口综合征、脊髓硬化症、进行性肌萎缩、多发性神经炎相鉴别。

（1）夜间发病，症状加重是腕管综合征一大特点，神经感觉异常只限于腕部以下正中神经分布区。

（2）拇短展肌肌力减退是本病最常见的体征。

（3）X线及肌电图检查，可帮助诊断及鉴别诊断。有时可存在双重卡压，有时可存在双重卡压，

（六）治疗

1. 保守治疗　多数轻度或中度从未治疗过的病例先可采用非手术治疗，如患肢制动、休息、抗炎、理疗、封闭症状可以缓解，如无缓解可考虑手术治疗。

2. 手术治疗　保守治疗无效者，均需手术治疗。

七、腕尺管综合征

（一）解剖

腕尺管是由腕骨和韧带、肌腱、腱弓构成的骨性纤维性骨道。内容尺神经、尺动静脉，其桡侧为钩骨沟，尺侧为豌豆骨，管掌侧从近向远依次为腕掌侧韧带、尺侧屈腕肌扩张部、掌短肌。管背侧为腕横韧带、豆钩韧带和三角骨，小指短屈肌起于钩骨突和豌豆骨，其两个

起始部有横向纤维交织成桥形腱弓，并将腕尺管远端分隔成浅、深两个间隙。

（二）病因

腕部尺神经受压原因较多，凡是腕尺管内各种结构体积增大，使其容积减小都可压迫尺神经，而发生腕尺管综合征。

1. 占位性病变　如腱鞘囊肿、血管瘤、脂肪瘤等。

2. 腕尺管壁增厚　变异肌肉，变异动静脉，压迫尺神经。

3. 骨性结构发生改变，压迫尺神经。

（三）临床表现

1. 混合损伤型　尺神经深、浅支均受累，临床上出现手部运动和感觉障碍。但腕以上感觉正常，小鱼际肌萎缩，环小指屈曲不能完全伸直，病程长者出现爪形手。

2. 运动障碍型　只有手内肌运动功能障碍，无感觉异常。

3. 感觉障碍型　临床上只有感觉障碍，主要手掌尺侧及一个半手指的皮肤感觉异常。

（四）治疗

诊断明确，以手术治疗为宜。

八、骨间背侧神经卡压征

（一）解剖

桡神经于肱骨外上髁近10cm处，由后向前穿过外侧肌间隔，到前臂的前面，位于肱肌肱二头肌肌腱和肱桡肌桡侧伸腕长短肌之间。肱桡关节上下3cm左右，桡神经分为深浅两支。浅支沿旋后肌表面向下行走。深支侧穿过旋后肌弓进入旋后肌的深浅两层之间。

（二）病因

1. 解剖因素　旋后肌腱弓，桡骨头纤维带，桡返血管的分支，桡侧伸腕短肌肌缘。

2. 桡骨后端附近的占位性病变　如脂肪瘤，腱鞘囊肿，血管病。

3. 桡骨头脱位　当桡骨头前脱位时可发生骨间背侧神经损伤，而桡骨头后脱位时则无神经损伤。

4. 肘关节的类风湿关节炎　可致关节脱位，滑膜肿胀增厚，卡压神经。

（三）临床表现

骨间背侧神经主要包括运动神经纤维，故受压迫后所支配的肌肉功能受到影响。主要为伸拇、伸指功能障碍或丧失。但无感觉障碍，这是本病的特点，与桡神经主干受损相鉴别。

本病有四个特有的体征：①压痛点：明显部位是桡骨颈处；②中指试验阳性，在伸肘位对抗中指伸直时，会使前臂肘外下方伸肌群处出现疼痛；③当前臂伸直时，在对抗旋后过程中亦可产生上述疼痛；④当前臂极度旋前旋后可使临床症状加重。

（四）治疗

一旦确诊，并经肌电图证实，保守治疗6~8周无效者应尽早手术治疗。

九、骨间掌侧神经卡压症

（一）解剖

正中神经穿过旋前圆肌深浅两头之间时，旋前圆肌下缘，自神经干背侧发出骨间掌侧神经并与骨间掌侧动脉伴行，位于前臂骨间膜掌侧，在屈拇长肌与屈指深肌之间下行，穿过屈指浅肌腱弓，到达旋前方肌深面进入该肌。骨间掌侧神经受压的解剖部位一般是屈指浅肌处，而不在旋前圆肌，是由屈指浅肌腱性结构所造成。

（二）临床表现

骨间掌侧神经卡压主要表现为逐渐或突发拇、示指屈曲无力。旋前方肌肌力减弱，检查时无感觉障碍，无内在肌受损表现，特定体征是拇指虽可外展，但当与示指捏合时，拇指指间关节、示指远指间关节均过伸，呈现捏－握征，在旋前圆肌下缘中点，尺桡骨之间有深压痛，叩击时向手指放射。当屈腕抗阻持续 1～2 分钟时可出现拇、示指屈曲功能障碍。让患者持笔写字时，时间稍长拇、示指即感无力，不能持续书写，笔甚至滑落，俗称书写手。此病好发于书写工作较多的人群。

（三）诊断

（1）无明显外伤史或诱因，症状逐渐出现。
（2）捏－握征阳性是此征特有征象。
（3）有运动障碍，无感觉异常。
（4）肌电图检查屈拇长肌，示指屈指深肌，旋前方肌有失神经支配损伤电位，传导速度减慢。

（四）治疗

症状典型，诊断明确，保守治疗无效者，行手术治疗。

十、肩胛上神经卡压征

（一）解剖

肩胛上神经来源于臂丛 C_5 神经根，偶尔来源于 C_6 神经根，穿过肩胛上横韧带下方的肩胛上切迹进入肩胛上窝。

（二）病因

肩胛上神经在通过肩胛上切迹时神经相对固定。使其易于在重复运动时受损，使运动神经在切迹处摩擦出现神经的炎性反应，水肿从而导致卡压的发生。另外肩部骨折、脱位、肿瘤、囊肿等可致其卡压。

（三）临床表现

肩部有肩周围钝痛，位于后外侧部，肩外展，外旋无力，进行性冈上肌萎缩，大多数病例无明显肌萎缩，临床上诊断较为困难。

（四）诊断

肩胛上神经卡压诊断比较困难，患者常以肩痛，肩周炎来院就诊。在对该病诊断时要仔细询问病史，完整的物理检查，影像（CT、MRI、造影）及肌电图。

（五）特殊检查

1. 肩胛骨牵拉试验　让患者将患侧手放于健侧肩部，使肘处于水平位，将患则肘部向健侧牵拉，刺激肩胛上神经，产生局部疼痛。

2. 利多卡因试验　可于肩胛上切迹压痛点注射1%利多卡因，如症状缓解，可倾向于肩胛上神经卡压诊断。

3. 肌电图检查　肩胛上神经卡压诱发电位潜伏期延长，冈上肌，冈下肌出现正向波，纤颤波及运动电位减少或消失。

4. X线检查　观察肩胛上切迹的形态变化，有助诊断治疗。

（六）治疗

肩胛上神经卡压保守治疗，如休息、理疗、止痛药，局部封闭，如上述治疗无效，宜早期手术治疗，进行神经松解。

十一、梨状肌综合征

梨状肌综合征是坐骨神经在通过梨状肌出口是受到卡压或慢性损伤所引发的临床综合征。

（一）解剖

坐骨神经起自骶神经丛，经坐骨神经通道穿至臀部，位于臀大肌、梨状肌的前面，上孖肌、闭孔内肌、下孖肌、股方肌的后面，向下至大腿。由于梨状肌解剖特点及其变异，加之外伤、疾病、劳损，导致梨状肌肥厚、纤维化，引起梨状肌综合征的发生。

（二）临床表现

坐骨神经除发出至髋关节囊后部的关节支与大腿后屈肌壁的肌支外，主要以其两大终末支——胫神经和腓总神经，支配膝关节以下的运动功能及部分感觉功能。临床上可出现大腿后侧，小腿外侧，足底有放射性疼痛，麻木感，患肢无力，跛行，腰部无明显异常，直腿抬高试验可为阳性。Tinel征阳性处可以初步判断其卡压位置。肌电图检查坐骨神经传导速度减慢，潜伏期延长，重者出现神经损伤电位。

（三）鉴别诊断

1. 腰椎椎管狭窄　间歇性跛行，腰椎后伸受限与压痛，Tinel征阴性。

2. 腰椎间盘突出　除有典型坐骨神经放射痛外，腰部症状十分明显。

3. 腰椎管内肿瘤　持续疼痛，尤以夜间为重，有膀胱、直肠功能障碍，脊髓造影有助诊断。

（四）治疗

凡确诊后，保守治疗无效者应早期手术探查行神经松解手术。

十二、股神经卡压综合征

股神经卡压综合征是由于股神经走行鞘管发生狭窄，使其神经受压引起，处理不当，往往引起不易恢复的股四头肌麻痹。

（一）解剖

股神经由腰丛发出后，在腰大肌与髂肌之间下行，并随同髂腰肌，经肌间隙入股。在股前方分数支至耻前肌、缝匠肌、股四头肌及股前皮肤，终支为隐神经。无论任何原因引起髂腰肌撕裂伤造成肌筋膜鞘管内水肿出血，使髂腰肌筋膜下张力增加均可压迫其内的股神经，股外侧皮神经致神经卡压。

（二）临床表现

患者多诉患侧髂窝部疼痛，患髋不能伸直、外展、外旋。腹股沟韧带上方有明显压痛，下股部有压痛，股四头肌逐渐无力而麻痹，肌内出现萎缩。本征常同时并发股外侧皮神经卡压，使股外侧皮肤感觉障碍。

（三）治疗

神经的恢复与手术松解迟早有密切关系，减压不及时，神经受压时间过长，则恢复不理想，甚至不能恢复。及时彻底的减压可使神经完全恢复。特别注意的是，血友病患者不宜手术减压，一定要在治疗血友病的同时进行治疗。

十三、腓总神经卡压征

腓总神经与腓骨小头相邻，各种原因引起的腓骨小头变形或增大，解剖变异均可引起腓总神经的卡压。

（一）解剖

腓总神经在腘窝上角分出后沿股二头肌腱内侧缘斜向外下，达股二头肌腱与腓肠肌外侧头之间，经腓骨长肌两头之间绕腓骨颈，分为腓浅、腓深神经。腓骨长短肌二头间常常形成纤维束带，为腓总神经卡压原因之一。

（二）病因

胫骨外侧平台骨折，腓骨头颈处骨折，腘窝外侧软组织挫伤或牵拉伤，石膏，小夹板压迫，都可造成神经的卡压。

（三）临床表现

无明显疼痛，因肌力减弱，易疲劳，感觉小腿发酸。小腿外侧皮肤、足背侧皮肤麻木，感觉障碍，出现小腿外侧肌萎缩，足下垂。肌电图检查腓总神经传导速度减慢，潜伏期延长，重者出现损伤电位。X线片可观察胫腓骨上端的骨变化。

（四）治疗

保守治疗无效者，可进行神经松解手术治疗。

十四、股外侧皮神经卡压综合征

股外侧皮神经卡压综合征是指该神经在走行途中因某种致压因素卡压，引起神经功能障碍。

（一）解剖

股外侧皮神经自腰大肌外缘走出后，在髂腰肌表面肌筋膜之下走向外下方，在髂前上内侧越过旋髂深动脉，于腹股沟韧带外端附着点下后方通过，进入大腿，穿过缝匠肌和阔筋膜，布于大腿外侧面皮肤，其下端可达膝关节附近。股外侧皮神经在骨盆内行程长，出骨盆入股部形成角度，入肌途径有变异，因此多种因素可导致神经卡压综合征。

（二）病因

（1）股外侧皮神经在出骨盆入股部有成角，加之解剖变异，当肢体活动、体位不当时，神经受到牵拉、摩擦，造成局部组织水肿，肌筋膜鞘囊增厚，引起卡压。

（2）骨盆骨折，肿瘤，异物，石膏压迫引起卡压。

（3）手术取髂骨时，局部瘢痕粘连造成压迫神经。

（4）外伤或血友病发生腰肌筋膜内血肿引起卡压。

（三）临床表现

患者诉股前外侧麻木，有针刺或灼样疼痛，行走时症状加重，卧床休息时可缓解。髂前上棘内下方有压痛，该处 Tinel 征阳性，股前外侧感觉减退或过敏。为明确诊断，应进一步用 X 线检查腰椎，骨盆及髋部有无骨性病变，其他诊断技术排除肿瘤、结核、炎症及血友病等。

（四）治疗

明确诊断后，可按病因性质行保守治疗，如无效可行手术治疗。

十五、腓浅神经卡压综合征

腓浅神经在小腿中下 1/3 处由筋膜穿出，神经多在此处受卡压。引起卡压的原因包括：骨折引起的软组织损伤，足踝跖屈内翻性损伤等。腓浅神经为纯感觉支，临床多以疼痛，足踝背侧外侧感觉异常为主，按压卡压点可引起疼痛加重，必要时需进行手术治疗。

十六、跖管综合征

跖管综合征亦称跗管综合征或踝管综合征，指胫后神经或其终末支在内踝后下方的踝管内受到挤压而产生的局部向足底放射性疼痛、麻木的神经综合征。

（一）解剖

跖管位于内踝的后下方，是小腿后深层骨性纤维性筋膜鞘的延续。由屈肌支持带、内踝、距骨、跟骨、三角韧带围成纤维性骨性隧道。跖管内有胫后肌腱、趾长屈肌腱、胫后动脉、胫后神经等。

（二）病因

（1）跖管变小，胫后神经受压：包括踝内侧慢性损伤；距下关节慢性损伤；扁平足；跟骨及内踝骨折复位不良；跟骨肿瘤；三角韧带损伤；距骨后突出内结节骨折等。

（2）跖管内容物张力增大，神经受压：包括肌腱肿胀、纤维化；肌腱腱鞘炎；胫后静脉瘀血；肉芽肿样动脉炎；体重增长；外展踇肌肥大或水肿；慢性磨损；神经周围粘连等。

（3）跖管内占位性病变及先天性解剖变异。

（4）足踝位置不良。

（5）妊娠合并跖管综合征。

（6）医源性损害。

（7）特发性：10%～20%患者未发现明显致病原因。

（三）临床表现

起病较为缓慢，多见于单侧。开始时足底及足内踝不适、疼痛、麻木，久站或行走后加重，休息后缓解。部分患者为缓解疼痛，行走时呈足内翻位，随着病程延长，疼痛加重，范围扩大，并向小腿内侧放射。足底感觉消失或减退，晚期会出现皮肤干燥、发亮、脱皮、少汗及足内在肌萎缩。

（四）特殊检查

1. 电生理检查　膝至踝运动神经传导速度无异常，但患侧诱发电位波幅减低，足部肌肉出现纤颤电位，传导速度减慢，潜伏期延长。

2. X线检查　了解跖管内骨性致病因素情况。

3. CT、MRI检查　有助于发现跖管综合征的病因。

（五）诊断

根据临床表现，辅助检查，跖管综合征不难确诊，但需与下列病症鉴别。

（1）坐骨神经鞘膜瘤。

（2）胫神经在比目鱼肌腱弓部卡压。

（3）急性足扭伤。

（4）跖腱膜炎。

（5）周围血管疾患。

（6）周围神经炎。

（六）治疗

保守治疗可适当休息，穿宽松鞋袜，理疗，纠正足不良姿势。如果症状不缓解，可手术治疗。

十七、跖底趾神经卡压综合征

跖底趾神经卡压综合征，亦称跖神经痛、跖神经瘤、Morton结节、Morton神经瘤、Morton趾、Morton跖骨痛、Morton神经痛，常见于中年女性，多发生第3、4跖间隙，其次为第2、3跖间隙，其他跖间隙较为少见。

（一）解剖

趾底总神经从足底经过跖骨间深横韧带的下方，然后又分为两趾底固有神经，行向足趾。此处由于跖骨间横韧带的远侧边缘较锐，神经通过时通常要形成一定角度，也是容易致伤的解剖部位。

（二）临床表现

多见于中老年女性单侧，主诉跖骨头区域和足趾疼痛，性质为钝痛、刺痛或烧灼样疼痛，行走时加重，休息后可缓解，有时有夜间痛。

（三）辅助检查

（1）局部封闭：用0.5%利多卡因注射受累跖间隙，疼痛消失为阳性。

（2）可作 B 超、X 线片、CT、MRI。

（四）鉴别诊断

（1）跖骨头软骨瘤病：好发于青少年，女性多，常发于第 2 跖骨头。

（2）跖趾关节处胖胀。

（3）第 2 跖骨疲劳骨折。

（4）跖管综合征。

（五）治疗

保守治疗包括穿矫形鞋，改善步态，受累跖骨间隙处封闭治疗。保守治疗无效者，局部肿瘤引起的可行手术治疗。

（白晨平）

第五节　手部功能康复

一、断手、断指再植术后的手功能康复

1. 早期手功能康复　早期手功能康复的目的是配合临床预防感染，促进血液循环和加速创伤的愈合。主要手段有理疗和被动功能锻炼。超短波治疗可以促进深部血管扩张，改善血液循环，防止小静脉血栓形成和抑制细菌生长，可以加速水肿的吸收，控制感染。对未加制动的关节可以做轻微的被动屈伸活动，以减少肌腱的粘连。同时对其他关节主动进行训练，通过适当活动可以加速血液循环，加速创面的愈合，防止因卧床引起的关节僵硬和骨钙流失。

2. 中期手功能康复　中期手功能康复从解除手的制动开始，目的是防止关节的僵硬和肌腱的进一步粘连。中期康复应尽量进行主动运动训练，训练手指的伸、屈和握拳等动作。此期训练最好有理疗师配合。

3. 后期手功能康复　断手、断指再植手术后的后期康复应以手术后 4～6 周开始，主要是加强被动训练，被动训练开始时患者可能会感觉异常疼痛，要做好患者的工作和给予一定的止痛措施。

二、肌腱修复术的手功能康复

1. 肌腱吻合术的手功能康复　一般肌腱吻合术后的早期康复训练分为 3 期。第 1 期为手术后 1 周，主要为轻微被动活动；第 2 期为手术后 2～3 周，被动活动可以适当加大幅度；第 3 期为手术后满 3 周，此时可以去除外固定，开始主动功能锻炼。从手术后 5～6 周开始，可以由理疗师用手法对患指进行被动活动，尽量使关节达到正常的屈伸范围，此期可以配合其他物理治疗手段，促进瘢痕组织软化。手术 6 周以后，可以用支具防止关节挛缩和增加关节的活动范围。

2. 肌腱转移术的手功能康复　对已经丧失的功能的肌腱或肌肉，无法修复时，可以用正常的肌腱转移恢复功能。肌腱转移术后的制动和功能康复与肌腱吻合术基本相同，但有两点要特别注意：①术前应检查关节功能，如关节活动有障碍，应先对关节进行功能训练；②

由于移位的肌腱已受了其原有的功能，开始时不能运动自如，必须借助视觉和神经反射的作用，给予指导的训练。如桡神经伤功能重建用掌长肌重建伸腕功能，开始训练时应让患者在屈腕的同时训练做伸腕的动作。

3. 肌腱松解术前后的手功能康复　肌腱手术后发生粘连，通过康复训练不能解除，影响功能时，常需进行肌腱松解术。为达到理想的效果，术前术后要有一定的功能康复手段。术前要检查关节的功能。如关节有僵硬要对关节进行被动的功能锻炼，使其活动基本正常。那种希望通过肌腱松解来改善关节活动范围的想法是不现实的。肌腱松解术后 24~48h 即可去除敷料，开始手被动屈伸活动，开始锻炼时要用力使患指在充分的屈伸程度，因为伤口肿胀、疼痛，患者极为痛苦，但也是防止粘连，恢复功能的最好时机。功能康复主要以手法为主，可以配合物理疗法。

三、支具在手损伤康复中的应用

支具在手损伤后的康复治疗中有防止畸形、改善肌力的作用。

1. 伸腕及伸指支具　当桡神经损伤和伸肌功能发生障碍时，可选用腕指关节伸展支具，可将腕、指控制在伸展位置，同时又训练手的屈曲功能。

2. 指关节屈曲支具　当手指关节屈曲发生障碍时，可采用帮助手指屈曲的支具，以训练掌指关节及指关节的屈曲。

四、手功能康复的作业治疗

作业治疗主要是通过各种作业项目的操作性训练来恢复手的功能。手的功能可分为非精密操作性功能和精密操作性功能。非精密操作性功能是除拇指以外其他各指参与的动作，可以利用握力器或小哑铃进行。手的精密性操作功能是指必须由拇指尖端和其他手指共同参与才能完成的能将小物体固定的动作。如对指球的动作（掌捏）；拇指指腹与示指相对的动作（侧捏）；拇指和示指尖捏较细小物体称为捏捏。通过这些训练可以逐步改善手的精密性操作功能。

（白晨平）

第二十二章　腕部损伤

第一节　腕关节软组织急性损伤

一、腕关节韧带损伤

腕部韧带损伤较常见，其损伤程度取决于以下几种情况：①腕部三个活动组链主要部位的负荷情况；②负荷量的大小及时间，长时间过伸位易使舟、月骨韧带损伤；③腕部每个韧带的固有性能。从生物力学及解剖学来看，腕部活动范围广，该部位的韧带易受损伤，如大鱼际常为跌落时负荷部位，所以桡腕韧带先受损伤，后波及尺侧桡腕韧带。从其性质看，是外力使舟骨及远排腕骨渐从月骨脱离而向尺侧移动。腕部韧带损伤后，可发生不同程度的腕部不稳。

（一）临床表现

局部肿胀、压痛，腕活动受限。或为慢性韧带损伤时，局部有广泛疼痛及放散痛，握力减弱，腕活动时可有响声，有时出现关节积液。

（二）治疗原则

急性腕部韧带损伤，如无腕部骨折或脱位，用石膏固定 10 天，然后配合理疗，练习腕关节活动。慢性期除做理疗外，要用护腕，并减轻手的工作量。有腕部不稳感觉，可做腕骨局部融合术。

二、腕关节不稳

（一）病因

主因腕骨间、腕骨与尺桡骨间的韧带遭受强大过伸外力，韧带受损伤所致。

（二）分类

腕关节不稳的分类。目前仍沿用 Linscheid（1972）及 Dobyns（1975）的分类。将腕关节不稳分为 4 种类型：①背伸型不稳（dosalflexion instability DISI）；②掌握型不稳（volarflexionlnstability，VISI）；③尺侧移位；④背侧半脱位。

在 DISI 中，侧位看近排腕骨向桡骨方向背伸。而在 VISI 中，近排腕骨向桡骨方向屈曲。在以上类型中又可视腕骨间有无分离分成分离型腕关节不稳和非分离型腕关节不稳。根据解剖柱分类为：①外侧不稳；②内侧不稳；③中间不稳；④近侧不稳等。

1. 背侧间骨块不稳（dorsal intercalated segment instability）　跌下时腕伸位外展，大鱼际先着地，旋后力加重腕伸及压缩力，腕骨桡侧韧带严重受损。舟骨及月骨倒塌变位。

2. 掌侧间骨块不稳（volar intercalated segment instability）　跌下时，小鱼际先着地，旋

前力使背侧尺、三角骨韧带断裂，三角骨、月骨间韧带及腕关节前侧关节囊撕裂，头状骨过伸，月骨掌屈。X 线片可见腕中关节半脱位。

3. 尺侧移位（ulnar translation）　为腕骨自桡侧尺侧滑动。常见于类风湿性关节炎。外伤性者做桡、月骨融合术治疗。

4. 背侧脱位（dorsal sublaxation）　腕骨向背侧移动，见于桡骨远侧骨折畸形愈合。

1985 年 Taleisnik 又提出腕骨静态不稳（static instability）和动态不稳（dynamic instability）的概念。静态不稳为腕骨损伤的最终结果，舟、月骨显著分离，舟骨固定在屈位，月骨固定在伸位，动态不稳是指腕部韧带损伤后，X 线片上看不到腕骨间关系的变化或仅有轻微改变，活动腕部照 X 线片或做关节镜检查来诊断。

1990 年 Dobyns 又提出腕骨分离性不稳（carpal instability dislocation）、腕骨无分离性不稳（carpal instability non – dislocation）和综合性的腕部不稳（carpl instability complex）等看法。

（三）辅助检查

在前后位 X 线片，舟、月骨间隙不能大于月、三角骨间隙。舟、月骨角正常 45°若其角度 >80°，为背侧间的骨块不稳。在电视 X 线下，活动腕部，可看到腕部不稳所在。CT、MRI、超声及关节造影术阳性率不大。关节镜检查是诊断关节不稳的最好方法。

摄腕关节中位、尺偏，桡偏时的正位与侧位片，同时与对侧作比较。

1. 正常腕部 X 线测量

（1）腕部高度比：第 3 掌骨基部到桡骨关节缘高度与第 3 掌骨高度比。正常为 0.54 ± 0.02，腕关节不稳时该值减小。

（2）舟月角：舟骨纵轴线与月骨关节面中央垂直线间夹角。正常为 45°～60°角。舟骨、月骨分离时该角 >60°，月骨、三角骨分离时，该角 <30°。

（3）头月角：理论上该角为 0°，但有 ±15°正常活动范围。

（4）桡月角：桡骨轴线与月骨关节面中点垂线间夹角 >15°为异常。

2. 常见腕关节不稳时 X 线改变

（1）舟骨 – 月骨分离：侧位片示舟月角 >60°。月骨与三角骨之间背侧成角，头月角 >15°，中立位和尺偏正位片示舟骨和月骨间隙增加 >4mm，与对侧相比形成戒指圈。在这种情况下，同时伴有腕骨的高度降低。

（2）三角骨 – 月骨间不稳：在分离型三角骨、月骨间不稳，正片示（舟状骨）"戒指圈"，月骨背侧柱变锐重叠于头状骨。除此而外，在尺偏时三角骨近侧，桡偏时三角骨远端相对于月骨分别形成台阶。侧位片示舟月角 <30°，舟骨和月骨呈掌屈位。在非分离型三角骨、月骨间不稳时，正位片示近排腕骨屈曲，月骨与头状骨重叠。但舟月间隙消失，或无三角骨、月骨间的台阶。侧位片示月骨掌屈，舟月角正常或减小，头月角 <15°。

另外，在关节镜下，舟月不稳可见舟月韧带撕裂，舟骨远侧的相邻关节软骨软化；三角骨月骨不稳可见三角骨月骨间韧带撕裂，并可见月骨的钩骨面软骨软化。

（四）诊断

除注意患者腕部损伤时的姿势、疼痛位置、肿胀情况、压痛部位、手部动度及握力外，在伤后 2～3 周可做以下试验，判断有无腕部不稳。

1. 腕部前侧滑动试验 试者一手握患者的手及腕部，另手握住患者前臂远侧，将腕部做前侧滑动活动，腕部不稳时，由于肌肉痉挛的保护作用，腕部向前滑动的动度丧失。

2. 沃森试验（Watson test） 为检查舟、月骨分离方法。试者一手固定患者前臂下份，另手拇指紧压舟状骨结节，将腕尺侧屈，并使其向桡侧旋转，使舟骨抗外力向下屈，如舟、月骨有分离，舟骨向背侧半脱位，出现响声及疼痛。

（1）舟骨－月骨分离：是腕关节不稳中最常见的一种类型。急性期患者常有明确的外伤史，腕关节背伸着力，在舟、月间隙处有明显疼痛及压痛，腕关节活动明显受限。Watson 试验阳性。

（2）三角骨－月骨分离：属中腕关节不稳的一种，发生在三角骨和月骨之间。多数患者有明确外伤史。常见于腕背伸时受伤所致。主要症状是腕尺侧压痛，伴关节内响声。最重要的体征是三角骨、月骨间有一压痛点。

（3）三角骨－钩骨分离：当维持中腕关节的主要韧带即头－三角分离。临床特点为患侧腕部主动活动时反复出现弹响，伴有疼痛。当检查者将腕关节被动桡偏和尺偏时可诱发出弹响声。

（五）治疗原则

1. 舟骨－月骨分离 早期病例即手法复位，石膏固定。伤后 4 周，在 X 线控制下手法复位，用两枚克氏针固定复位的舟、月骨，用石膏固定 8 周。伤后 3 个月或更晚病例，用韧带修复法治疗。将舟、月骨复位后，用桡侧伸腕肌的一部分或游离肌腱穿过舟、月骨固定、术后石膏固定。无骨性关节炎时，可直接修复舟、月韧带，同时做桡、舟关节囊固定术，治疗舟骨半脱位，防止向掌侧屈曲。舟、月骨或舟、大小多角骨间的腕骨融合术减少腕部活动，尤以桡侧屈为著，但握力好。

少数患者由于舟骨及桡骨舟状骨凹背侧过分受力而发生骨性关节炎。

2. 月骨－三角骨分离 急性患者，手法复位石膏固定 4 周。晚期病例需做关节囊固定及肌腱固定术；关节融合术以做三角、钩及头状骨融合术为佳。

3. 三角骨－钩状骨不稳 三角、钩及头状骨融合术，通称为十字路口融合术（four - corner - fusion）。

4. 桡骨远侧骨折畸形愈合 所致腕部不稳，做桡骨远侧截骨术纠正畸形后，效果满意。

5. 腕中关节不稳（midcarpal instability） 因远、近排腕骨分离所致。检查时使腕尺侧屈并压之旋前，如远、近排腕骨有分离，则出现疼痛的响声，X 线平片看不到异常，连续透视法（cinefluo - roscopy）可看到远、近排腕骨有分离，并向掌侧倒塌。实验研究发现，腕中关节不稳时，头－钩状骨自月及三角骨向掌侧半脱位。如修复腕骨间韧带效果不满意，可做三角、钩状骨融合术。

6. 继发性骨性关节炎（secondary osteoar - thritis） 视情况做舟切除及腕骨"十"字切口融合术。

7. 晚期创伤后腕关节不稳 手术方法分为二大类，一是韧带修复或重建术，另一类属关节固定术。

（1）背侧关节囊固定术：背侧纵行切口显露桡舟关节，切取宽为 1.0cm 的关节囊、韧带组织瓣，向近端掀起到桡骨附丽处，将舟骨复位后，确认舟骨与大、小多角骨关系正常后用一枚克氏针从舟骨结节穿入固定到头状骨，然后在舟骨远端背侧凿成一骨槽深达松质骨，将关节囊韧带组织瓣采用拉出钢丝法固定于骨槽内。术后石膏固定 8 周。

（2）肌腱移植韧带重建术：主要适用于重建背侧舟月韧带和掌侧的桡舟月韧带。由于手术时显露范围大而且需在舟骨和月骨上钻足够大的孔，因此，可能带来的问题是：①钻孔处易发生骨折；②骨的血运受到影响；③术后瘢痕可能带来腕关节僵硬。故以下情况不宜行此手术；④伴有创伤性关节；⑤无症状的舟月分离和背侧不稳。

（3）舟月韧带重建术：用掌、背侧切口，便于复位，应使舟骨、月骨、头状骨三者完全恢复正常解剖关系。往往因舟月间隙内有瘢痕，复位比较困难，因此应彻底切除间隙内瘢痕组织。复位后可先用 2 枚克氏针分别经舟骨固定在月骨和头状骨上。用手钻在舟骨与月骨上分别钻一小孔备用。显露桡侧腕长或腕短伸肌，自近端将尺侧半切断向远端游离直至止点。将肌腱穿过骨洞并缝合固定于关节囊上。术中要点：①钻洞形成骨隧道时应仔细，防止隧道顶部骨折；②移植肌腱质量要好；③准确、完全复位；④延长术后固定时间，术后行长臂石膏固定，6～8 周后拔除克氏针，并继续石膏固定 6 周，康复治疗需要 6～12 个月。

（4）桡舟月韧带重建术：掌背侧联合切口，将桡侧腕屈肌腱尺侧半自止点切下，分别在舟骨、月骨及桡骨远端掌侧缘各钻一骨洞，将游离的肌腱先由掌侧到背侧穿过月骨骨洞，再从舟骨骨洞穿至掌侧，最后穿过桡骨远端掌侧骨洞缘骨洞后将肌腱缝合固定在桡骨骨膜上。为维持舟月关节复位后稳定性，也可用克氏针先固定舟月关节。然后患者肢制动 6 周～8 周。

（5）腕骨间关节融合术：对晚期外伤后腕关节不稳的治疗采用腕骨间关节融合术能够取得好的疗效，常用的方法有：

1）舟骨－大多角骨－小多角骨融合术：是治疗舟月分离的常用方法，手术要点是要保证三骨融合后的正常解剖位置；另外三骨融合后作为一个整体，其外形上的大小应与正常三骨外形及大小一致。因此在关节软骨切除后留下的腔隙必须靠松质骨植骨来堵塞。

2）舟骨－月骨融合术：是治疗晚期舟月分离的一种理想办法，但常发生两骨间不连接。但也有作者认为二骨间的纤维连接可明显减轻症状。

3）舟骨－月骨－头状骨融合术：晚期舟月分离的患者大部分都同时伴有背侧不稳（DISI）。由于头状骨亦被融合，中腕关节活动必将受到影响，术后腕关节活动丧失 50%。因此该手术适用于严重的腕背侧不稳（DISI）且舟骨近端及桡骨关节面无退变及破坏的患者。

（杨建国）

第二节　腕关节脱位

月状骨周围脱位及月骨脱位占腕骨损伤的 10%。发生的机制是使腕过伸、尺偏及腕中部旋转的暴力所致，主要表现为局部轻度或中度肿胀，压痛较广泛，月骨及舟状骨处压痛明显，腕关节活动受限，大小鱼际处可有皮肤擦伤，韧带有松弛感。月骨压迫正中神经，手部功能出现障碍。

一、背侧月骨周围脱位

较常见，侧位 X 线像易看出，头状骨在月状骨背侧，月状骨多无变化，舟状骨近端向背侧旋转。正位 X 线征，近、远排腕骨有重叠，舟、月骨之间可有间隙，同时舟状骨变短，骨皮质呈环影像（图 22 - 1）。

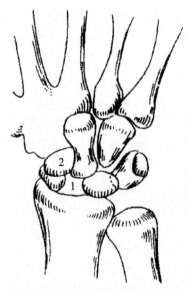

图 22 - 1　背侧月骨周围脱位

二、月骨前脱位

如跌倒时腕呈极度背屈位，预感被头状骨和桡骨挤向掌侧脱位，侧位 X 线像，头骨和桡骨关节面接触，月骨到桡骨关节面前缘呈倾倒的茶杯状。桡骨与月状骨掌侧连线不呈 C 状面呈 V 形。如头状骨向背侧轻度脱位，月骨部分前倾，正位 X 线像中头、月骨有重叠，月骨呈三角形。除观察 X 线片的表现外，要注意有无正中神经及血管压迫症状。

急性期及伤后数日内者均易于复位，用臂丛麻醉，持续牵引 5～10min，在电视 X 线机透视下先使腕背屈，续而渐掌屈，同时固定住月骨，使头骨回到月骨窝内，持续牵引，手旋前。如月骨向掌侧脱位术者用拇指向后用力推月骨即复位，但不可是腕背伸，防止头骨向背侧脱位，如无舟状骨脱位，在腕中位或微屈腕位用石膏托固定 3～4 周并每周 X 线复查一次，必要时固定 8 周。手法复位后发现腕部不稳定，则从鼻烟壶处用细克氏针在 X 线机控制下经皮肤固定舟、头骨及月骨。然后摄 X 线片，位置良好，用石膏托固定，7d～10d 后肿消，光用管型石膏，然后换石膏托固定 4 周。

手法复位不成功时，则施行手术复位，从掌侧或背侧切口，复位视情况而定，复位要完善。

三、掌侧型月骨周围脱位

即月骨向背侧脱位，此种病少见。在腕过伸位前臂旋后手部猛着地可发生，易漏诊。X 线片可看到月骨掌屈，头状骨向背侧移位。

手法复位一般可成功，如手法复位失败就要手术复位。

（一）经舟状骨骨折背侧型月状骨周围脱位

经舟状骨骨折背侧型月状骨周围脱位是舟状骨腰部骨折后，远端随同头状骨向背侧移位。近端和月骨相连与桡骨保持正常关系。

在麻醉完善手术下复位，2 周以内均可成功。复位完善后，连同拇指用短臂石膏微屈位固定 8 周，受伤 3 周后，手法复位困难需要手术复位，固定需要 8～12 周。

（二）舟状骨脱位

单纯舟状骨脱位甚罕见。单纯舟状骨旋转半脱位也少见，为背侧型月骨周围脱位的第一阶段，早期诊断很重要，临床表现为月骨周围脱位。X 线正位像可看到舟、月骨间隙变宽，侧位像 taleisnick 征阳性。

完善麻醉下，腕微桡偏及背伸牵引可复位但用石膏固定不能保持复位，要用细克氏针经桡骨茎突固定舟骨，同时固定舟、月骨，共固定 8 周，如手法复位失败，尤其晚期病例，即使开放复位也困难。做腕骨背侧切口，手术复位舟状骨，用细克氏针固定舟、月状骨及舟、头状骨，仔细修复腕部背侧韧带。石膏固定手腕微屈位（0°～15°），8 周去除克氏针再用石膏固定 4 周，行理疗及体育锻炼以恢复腕部功能。

（杨建国）

第三节　腕关节骨折

腕部骨折以柯力氏骨折最常见，次为舟状骨骨折，其他腕骨骨折则少见，单独尺骨茎突或桡骨茎突骨折也少见。

桡骨端骨折，常合并有桡腕关节及下尺桡关节的损坏，关节同时有损伤的从 60% 到 87% 不等，直接压力所造成的桡骨下端骨折，也可同时有肌腱神经伤。

一、巴尔通骨折

巴尔通骨折为桡骨下端涉及桡骨关节面的骨折，同时有桡腕关节脱位，为 1839 年巴尔通所叙述，多见骨折线为斜行，达桡骨关节面，掌侧的骨折块相近侧移位，手部也向近侧移位。有时为背侧片状骨折。

手法复位不易保持对位，需要手术复位，用钢板螺钉内固定，术后用短臂石膏固定 6 周，然后练习手及腕部活动。

二、桡骨茎突骨折

在跌落时，手部着地，将腕部极力桡偏所致。骨折线为横行，从外侧斜向关节面，很少有移位。有移位时，要复位完善，避免以后发生创伤性关节炎。用短臂石膏托固定 4 周即可，固定时保持桡侧偏。如复位不易，则开放复位，用克氏针内固定，石膏托固定四周。

三、儿童桡骨下端骨折

桡骨下端骨折及骺线分离，骨骺向背侧移位并倾斜，或同时向桡侧倾斜，与骨骺移位的同时，常有一块三角形桡骨一同移位，桡骨下端骨折骨骺分离，不影响骨的成长，但骺线轻度的压缩虽无移位也可影响骨的成长，发生骨骺早融合，致尺骨继续生长发生尺桡关节脱位治疗方法同成年人柯氏骨折。

四、舟状骨骨折

舟状骨骨折占腕骨骨折的 71.2% ，多在舟状骨腰部发生，占舟状骨的 70% ，舟骨结节及舟骨近端骨折各占 10% ~15% ，骨折线先自掌、尺侧开始，后达背外侧。多见于年轻人，儿童罕见。舟状骨骨折同时有其他腕骨骨折及脱位时，预后不佳。

（一）发生机制

非生理性的腕过伸及桡偏，使舟状骨发生旋转，舟、月骨韧带渐近断裂，为舟骨腰部骨折的主要因素。在此位置，舟状骨背侧嵌在桡骨边缘，加上桡骨茎突及大多角骨的嵌压作用，遂在其腰部发生骨折。舟状骨半脱位时可发生其近端骨折。舟状骨结节骨折，系直接受压所致。

（二）临床表现

患者腕背伸，手掌着地，跌伤后，感伸屈腕时疼痛，鼻烟壶肿胀，背伸腕部时疼痛加重，被动伸拇、食指时引起患部疼痛。

（三）分类

1. 第 1 型　为稳定型，骨折无移位，韧带无明显损伤，不因伸腕、腕骨中部旋后尺偏或牵引而移位。掌屈位可保持骨折稳定。无移位的舟状骨腰部骨折（占 3% ~5% ），表示韧带无损伤，骨膜完整，平均时间为 9.5 周。

2. 第 2 型及第 3 型　均为不稳定型；韧带有中度或重度的损伤及月骨周围不稳定。因韧带损伤，屈腕位不能保持骨折位置的稳定。

不稳定骨折固定时间不少于 16 周。移位骨折固定时间为 15 ~40 周，而愈合率只有 65% 。

（四）诊断

鼻烟壶肿胀并有明显压痛，不愿用力握拳，背伸时疼痛加重，握拳叩 2、3 掌骨远侧时感腕部疼痛。X 线拍片，无移位的骨折，斜位片易看出舟状骨腰部线，如骨折线不易看清，可用 CT 扫描法显示骨折线，同时可看出有无腕骨不稳定现象。舟状骨骨折有移位，正位像即可看出，侧位像呈台阶状，同时其桡侧的脂肪阴影带消失。

舟状骨腰部骨折的骨折线有横行（与舟状骨长轴垂直）水平及斜行三种。部分患者早期 X 线可无明显骨折征象，伤后 2 ~3 周骨折断端吸收，方可见无明显骨折线。因此对早期可疑有舟骨骨折而 X 线片无证据者，也可采用核素扫描的方法。如阴性可排除舟骨骨折，如阳性结合受伤史可考虑为舟骨骨折。

断层 X 线片对诊断舟状骨骨折很有价值。

（五）治疗方案

处理舟状骨骨折的方法不一，但总的方针是根据临床制定的治疗方法。在一处骨折中可贯穿早期与晚期治疗两个方面，应注意，舟状骨骨折后，腕部及不稳定，舟状骨常向背侧屈，使桡、头、月骨的直线对位丧失，轴线呈之字形，治疗时需要纠正。

从生物试验力学上看到，保持腕部的桡偏及掌屈，可以保持良好的对位。尺偏及背伸使靠近头状骨处的骨折线分离，无移位时，用包括拇指近节的短臂石膏固定，一般固定 8 ~12

周。有移位的复位后，在桡偏掌屈位用长臂石膏固定 12~16 周。

疑有舟状骨骨折的病例，应在石膏夹板固定 2~3 周后再摄 X 线片。以免漏诊。如有骨折，此时可见清楚的骨折线。然后再延伸固定时间。舟状骨骨折不愈合率高。

舟状骨中 1/3 为舟骨腰部骨折，为舟状骨骨折最常见的部位。Bunnell 认为比柯力骨折多，骨折延迟愈合及不愈合率高，多因固定时间不够，或忽略未及时治疗所致。横行及斜行骨折比较稳定，固定 6~12 周可望愈合，而垂直的斜行骨折比较不稳定，固定时间要长。固定拇指近节的目的，在于解除拇展短肌的不利作用，用长臂石膏在于限制旋前及旋后活动，不使桡腕韧带影响舟状骨。6 周后可改用短臂石膏。只用短臂固定，骨折愈合率达到 95%。舟状骨骨折不稳定，在牵引下手法复位，连同中、食指屈曲掌指关节固定。在固定期间，要定期检查，到骨性愈合为止。必要时做断层扫描，核实骨折的愈合的真实性。新鲜骨折，有明显移位及腕部不稳定，非手术治疗 3~4 个月后无愈合迹象，有症状的或伤后 3~4 个月的治疗仍有明显症状的，均应手术治疗。但有骨折不愈合，而无症状及腕骨的高度无改变，可不手术，仍继续非手术治疗。

手术方法

1. 植骨术　为 1928 年 Adzms 所介绍，Murry 及 Burnertt 用胫骨骨栓治疗舟状骨骨折不愈合的经验，1937 年 Matti 用骨松质植骨法治疗舟状骨骨折不愈合。1960 年 Russe 报道了改进植骨的方法，治愈率高，现已被广泛应用为治疗舟状骨不愈合的有效方法。但关节面有创伤性改变时，不能应用此法，舟状骨有无菌坏死或有囊性变时，成功率低用带旋前方肌桡骨瓣植骨法优于一般植骨法。

2. 桡骨茎突切除术　Bentzon 在 1939 年使用此法，切除桡骨茎突后，使有疼痛的舟状骨骨折不连接转为无痛的不连接。

在鼻烟壶处骨膜下切除桡骨茎突，可用做植骨，有创伤性关节炎改变时，单做切除桡骨茎突效果不佳。不可过分切除桡骨茎突，否则会引起腕关节不稳定。

3. 克氏针固定术　舟状骨骨折同时有腕部不稳定及腕骨脱位时，可用克氏针固定骨折，同时复位腕骨脱位。术后用石膏托固定腕中位及桡侧屈位。定期检查，直到骨折愈合为止。也可在电视 X 线机透视下，经皮下用细克氏针，于不同方向固定骨折，愈合率达 83%~88%。出有报道开始应用中孔螺丝钉内固定，术中首先用导针打入，用 X 线透视位置良好后，再用中孔螺丝钉拧入并加压固定。

4. 近排腕骨切除术　也为治疗舟状骨骨折不愈合的一种方法，老年及青壮年的舟状骨骨折不愈合，都可采用，但由于效果不满意，已不常使用。

5. 加压螺钉固定术　用于移位的新鲜骨折及不愈合骨折均可，Hebert 用此法治疗舟状骨骨折，成功率达 97%（图 22-2）。

舟状骨近侧 1/3 骨折，舟状骨 1/3 的血液供给系由远侧经舟状骨腰部而来，但 30% 腰部供血液很差，因而舟状骨近侧 1/3 骨折愈合差，此部骨折愈合期，要比中 1/3 骨折晚 6~11 周，有 14%~29% 不愈合。治疗可用 Russe 植骨法治疗，骨折块很小，可将其切除，塞入卷曲的掌长肌或小的硅胶体以保持骨的稳定性。如骨折伴有骨折不稳定，则做腕骨局部融合术。

舟状骨远侧 1/3 骨折临床少见。舟状骨结节在腕关节外，骨折后稳定，血液供给丰富，用短臂石膏托固定 3~4 周。垂直性骨折，用立体断层法才能发现，石膏托固定 4~8 周。

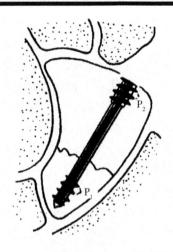

图 22 - 2　Herbert 螺钉固定法，P_1 处螺纹距大于 P_2 处

五、三角骨骨折

三角骨骨折发生率仅次于舟状骨骨折，占腕骨骨折的 20.4% ，可与舟状骨同时存在。三角骨骨折分以下两类。

1. 背侧撕脱骨折　跌倒时腕过伸尺偏收不着地，迫使钩状骨碰撞三角骨的桡侧背侧部分，发生片状骨折，也可使桡腕韧带将三角骨撕脱一块，易在斜位或侧位 X 线片看出。

2. 三角骨体部骨折　比撕脱骨折少见，常因骨折直接撞击或韧带牵拉所致，后者成为张力性骨折。腕尺侧肿痛及压痛，活动受限。

3. X 线片　斜位易看到骨折线。

4. 治疗　单纯三角骨骨折体部骨折，石膏固定 3 ~ 6 周，预后好，撕脱骨折常有不愈合，需要手术去除骨折片同时修复有关韧带，疑有掌侧韧带伤，要仔细检查。

六、豆状骨骨折

常因直接暴力发生的豆状骨骨折可为现状或粉碎状骨折，局部肿疼及压痛，用力屈腕，疼痛加重，X 线摄片可明确骨折情况，用石膏托固定腕中位 3 ~ 4 周，因豆状骨是手做精细动作的稳定点，有时需将小碎骨块切除，改善手部功能。因骨折发生豆、三角骨关节变，或不稳时，则将豆状骨切除，这种情况与腕部其他情况损伤同时发生。

七、钩状骨骨折

钩状骨骨折较少见，易被忽略。多为直接暴力所致。

1. 临床表现　腕尺侧手掌侧肿胀，疼痛，用力握拳疼痛加重，以致握力减弱，不用力握拳时疼痛不明显，压痛明显。钩骨钩部骨折局部压痛，小指抗阻力外展疼痛加重，有时 Guyon 管中的尺神经运动支受压，指内收、外展力弱。

2. 治疗原则　钩骨体部骨折用石膏托固定 3 ~ 4 周即可。有时需要克氏针内固定，钩部骨折外固定或内固定均有不愈合，手术切除可获满意效果。钩骨的钩部骨折不愈合，可引起屈指肌腱磨损和断裂或肌腱炎，也可引起尺神经深支受压。需将钩部切除，修复屈指肌腱，或减压松解神经。

八、头状骨骨折

头状骨是最大的腕骨，是腕部活动的轴心。因为直接暴力或极度腕背屈时而发生头状骨骨折。同时可有其他腕骨骨折，产生头状骨综合征，骨折的近端可旋转90°～180°，诊断时要注意。手法复位后，石膏固定6周，不愈合时做植骨术，如骨块过大，行开放复位内固定，石膏固定5～8周。

九、大多角骨骨折

单纯大多角骨骨折不常见，多半有其他骨折，最常见的是第1掌骨和桡骨骨折。很少发生脱位。

1. 损伤机制　损伤机制不清，但有学者认为既可由损伤直接引起，又可续发于第一掌骨骨折。特别在拇指外展、过伸位时，大多角骨受舟状骨或桡骨茎突尖端作用，而易发生骨折，一般分为体部骨折，撕脱骨折和掌侧缘骨折三种类型。

2. 临床表现　腕关节桡侧部肿胀、压痛、活动受限。舟骨结节常有压痛，疼痛可延拇指展长肌腱放散。拇指活动可不受限，但拇指与其他的指捏力减弱，极少数掌侧缘骨折者可引起正中神经压迫症状，Bett法X线片可清楚显示骨折的部位，即拇指外展、伸直位，手旋前，大鱼肌松弛放在诊察台上。自背侧向掌侧，直接投照舟大多角小多角骨关节。

3. 治疗原则　稳定型和撕脱骨可行石膏固定四周后，该用石膏夹板保护下功能锻炼，对不稳定的骨折，骨折线穿过大多角骨与掌骨之间关节的骨折，需要开放复位，螺丝钉和克氏针固定，如掌侧缘骨折不连接，也可经掌侧入路切除骨折片。

（杨建国）

第二十三章　前臂损伤

第一节　前臂双骨折

一、损伤机制

引起桡骨和尺骨骨折的机制很多。可分为以下几种类型：

1. 直接暴力　打击、碰撞等直接暴力作用在前臂上，能引起尺桡骨双骨折，其骨折线常在同一水平，骨折多为横行、蝶形或粉碎形。见图23-1。

2. 间接暴力　暴力间接作用在前臂上，多系跌倒，手着地，暴力传导至桡骨，并经骨间膜传导至尺骨，造成尺桡骨骨折。骨折线常为斜形、短斜形，短缩重叠移位严重，骨间膜损伤较重。骨折水平常为桡骨高于尺骨。见图23-2。

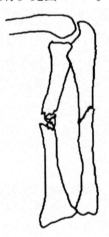

图23-1　直接暴力引起的尺桡骨双骨折

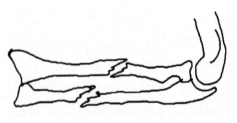

图23-2　传导暴力造成的尺桡骨双骨折

3. 机器绞伤　骨折为多段粉碎。常合并肘、腕、肱骨骨折及肋骨骨折，并有严重软组织损伤包括皮肤肌肉肌腱及神经血管损伤。见图23-3。

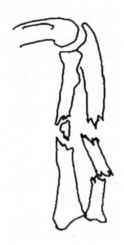

图 23 - 3　绞轧暴力造成的尺桡骨双骨折

二、临床症状

外伤后前臂肿胀，疼痛，活动受限，可出现成角畸形。前臂局部有压痛感，骨折有移位时，可触及骨折端，并可感知骨擦音和骨折处的异常活动。骨擦音和异常活动并无必要特意检查，因其有可能造成附加损伤。

尺桡骨骨折的诊断多可依靠以上的临床体征而确定。但骨折的详细特点必须依靠 X 线片来了解。所拍 X 线应包括腕关节及肘关节，并须拍摄正、侧 2 个位置的 X 线片。X 线片包括腕及肘关节，既可避免遗漏上下尺桡关节的合并损伤，又可判断桡骨近折段的旋转位置，以利整复。

临床检查中容易遗漏对上下尺桡关节的检查和对手部血运、神经功能的检查。成人无移位的前臂双骨干骨折少见。患者常有疼痛、畸形及前臂和手的功能丧失。在骨折处可局部肿胀，引出触痛。

体格检查应该包括详细的桡神经，正中神经及尺神经运动和感觉功能的神经学评价。在闭合骨折中神经损伤不常见。检查时除肿胀情况之外也应该检查前臂的血管状态。如前臂肿胀且张力较大时，筋膜间室综合征可能发生或正在发生。一旦诊断筋膜间室综合征，应立即行筋膜切开减压治疗。

前臂 X 线片应包括肘和腕以确定是否合并脱位或关节面骨折。造影对于确定是否存在关节脱位或半脱位可能是需要的。在前臂双骨折患者中对上述两关节的造影检查可发现共存的上、下尺桡关节损伤。任何肘部 X 线片上，经过桡骨干、颈、桡骨头画一直线应该通过肱骨小头中心。这对于合并桡尺关节损伤的诊断是重要的，因为它严重地影响预后和治疗。通常，在正位和侧位 X 线中确定前臂旋转的排列是困难的。肱二头肌桡骨止点影像可能对此有帮助。

下尺桡关节脱位或半脱位的程度最好由 CT 评估。进行下尺桡关节 CT 检查时，应包括双腕对比确定前臂位置。

三、分类

前臂双骨折通常依照骨折水平、方式、移位程度、是否有粉碎或多节段骨缺损，以及是否开放或闭合进行分类。每一因素都可能产生一不同类型的骨折。明确是否有上或下尺桡关节损伤对治疗和预后有重要意义。确定骨折是否合并关节损伤是必要的，因为有效的治疗要求骨折和关节损伤是作为一个整体被治疗的。

四、治疗

前臂主司旋转功能，其对手部功能的发挥至关重要。因此对前臂骨折的治疗不应该作为一般骨干骨折来处理，而应像对待关节内骨折一样来加以处理。这样才能最大限度地恢复前臂的功能。

1. 闭合复位外固定　在内固定物出现之前，闭合复位外固定是治疗的主要方法。时至今日，一些移位不显著，或较为稳定的尺桡骨骨折，在有经验的医师手中也仍然可以采用闭合复位外固定（夹板或石膏）的方法治疗而获得较好的结果。但桡骨上 1/3 骨折、不稳定骨折以闭合复位外固定方法来治疗则常会遇到困难，失败率较高。

强求闭合复位，反复多次的整复，常会事与愿违，甚至创伤加重，肿胀严重，出现水疱。既未能达到闭合复位的目的，又失去了早期手术的时机。其结果反不如早期手术者。

正确的闭合复位应注意以下各点：

（1）良好的麻醉：使患者在无痛的情况下能与术者满意的配合，并使肌肉松弛，减少整复时的困难，以臂丛阻滞为最常用。

（2）纠正旋转畸形：由于前臂存在着旋前方肌、旋前圆肌、旋后肌等，故不同水平的骨折，两骨折端所处的旋转方位不同（受旋转肌牵拉之故），所以必须将前臂远折端置于与近骨折段相同的旋转位置上，再开始复位，为此必须首先判明桡骨近端处于何种旋转位置。Evans（1945 年）采用以肘关节正位片 E，桡骨上端在不同旋转位置上的不同形态，来作为判断旋转位置的依据，曾在临床上广泛应用。更为准确的判断方法：根据肘关节的侧位片和腕关节的正侧位片上桡骨结节、尺骨茎突的形态，下尺桡关节的形态不同来判断尺桡骨所处的旋转方位。

（3）牵引纠正短缩、重叠、成角畸形：牵引应由 2 名助手进行（1 名牵引，1 名做反牵引）。远骨折段仍应保持在与近骨折段相同的旋转方位上。

（4）分骨并纠正侧方移位：分骨是在远、近骨折端，尺桡骨之间的掌背侧以手指捏压，其目的是使尺桡骨之间距离加大，使骨间膜紧张，利用骨间膜对尺桡骨骨间距离的限制作用，使远近骨折端的尺桡骨骨间距离相等，旋转方位一致。在此基础上，纠正侧方移位，方能达到满意的复位。

（5）外固定：在复位满意的基础上，应用石膏外固定，前臂中段以下的骨折可使用"U"形石膏夹，前臂中段以上的骨折，可使用长臂石膏前后托。在石膏凝固之前，尺桡骨骨间掌背侧以手指指腹塑形，使之呈双凹状，起到分骨的作用。复位后的前臂应尽量固定于中立位，以利旋转功能的恢复。特殊情况下，必须置于非功能位时，应待骨折端初步粘连后更换中立位石膏。应用小夹板固定时，应密切观察、随诊、及时调整松紧度。密切注意压力垫、分骨垫的位置及是否造成了压疮。

闭合复位、石膏固定治疗前臂双骨折，其愈合情况不理想。Knight 和 Purvis（1949 年）报告的 41 例保守治疗者，不满意率高达 74%，功能优良者仅 3 例；Bolton 及 Quinlou（1952 年）报告的 90 例中结果有功能障碍者 37 例（41%），不愈合为 4.4%，迟缓愈合为 4.4%。

Bohler（1951 年）报告的 15 个前臂骨折中 6% 不愈合。De Buren（1962 年）报告的 131 个前臂骨折中 6.3% 不愈合。

闭合复位外固定治疗前臂骨折，其后果不理想，除方法本身所固有弊病外，与对前臂功能的认识不深，可接受的整复标准过低也有密切关系（特别是对尺骨的成角畸形、旋转畸形的忽视）。

我们通过新鲜尸体实验，制定了更为严格的复位标准。这个标准是：桡骨近端的旋后畸形不得大于 30°；尺骨远端的旋转畸形不得大于 10°；尺桡骨的成角畸形不得大于 10°；桡骨的旋转弓应予恢复。低于此标准，将会造成明显的功能障碍。

总之，保守疗法治疗成人前臂骨折，充满了困难，其结果并不理想。因此，多数人的观点是：对成人前臂骨折的治疗应持积极手术的态度。我们认为保守治疗应仅限于移位不著或稳定型的前臂双骨折，应该避免反复多次的闭合复位。

2. 髓内固定　Rush（1937 年）和 Lambrinudi（1939 年）首先使用克氏针做前臂骨折的髓内固定以治疗 Monteggia 骨折。1940 年以后，骨折的髓内固定流行起来，各种尺桡骨髓内固定物相继出现。1957 年 Smith 和 Sage 收集了 555 例前臂骨折髓内固定病例，使用的内固定物包括克氏针、Rush 针、史氏针、"V" 形针。其总的不愈合率为 20%（克氏针不愈合率高达 38%，而其他更坚固的髓内固定物的不愈合率为 14%）。

1959 年 Sage 基于尺桡骨解剖的认识，介绍了三角形剖面的 Sage 前臂髓内钉，尺骨者为直钉，桡骨者为弯钉以保持骨弓的存在。其不愈合率为 6.2%，迟缓愈合率 4.9%。唯其穿入技术较为复杂困难。

1961 年 Marek 使用方形髓内钉，但仍使用石膏外固定。所报告的 32 例虽全部愈合，但 4 例发生交叉愈合，功能结果差者达 16%。

3. 钢板螺钉内固定　由于钢板质量问题，早年应用的钢板螺钉内固定治疗前臂骨折，其结果并不理想。后来钢板的质量和设计逐渐改进，治疗结果的满意率也逐渐提高。近 20 年期间，研究结果表明：内固定物越坚强，不愈合率越低。因而采用了坚强内固定，双钢板、加压钢板等。由于内固定物坚固可靠，术后不使用外固定物，获得了很好的功能结果。使用钢板固定，近年来在观点上有较大变化，强调了生物学固定的原则。

关于手术时机，Smith（1961 年）建议：成人前臂骨折应于伤后 1 周进行。他比较了两组患者，其愈合情况有明显的不同。伤后 7 日内手术者 78 例中 17 例不愈合，而伤后 7~14 日手术者，52 例全部愈合。

五、预后

成人前臂双骨折的预后与许多因素有关：骨折是否开放性；损伤程度如何；骨折移位多少；是否为粉碎性；治疗是否及时，适当；是否发生合并症。

成人有移位的前臂骨折闭合复位方法治疗，通常结果并不理想，功能不满意率甚高；而切开复位，坚强内固定治疗者愈合率可达 90% 以上，功能结果的优良率亦达 90% 以上。开放骨折，合并严重软组织伤，情况更复杂，如果发生感染则预后不良。有时严重感染可导致截肢的恶果。

（董　林）

第二节　尺桡骨干骨折

一、损伤机制

直接暴力，传导暴力均可引起桡骨干骨折，骨折多为横形、短斜形。因有尺骨的支撑，桡骨骨折的短缩、重叠移位甚少，但常有桡骨骨折端之间的旋转畸形存在。

由于桡骨各部附着的肌肉不同，因此，不同部位的桡骨骨折将出现不同的旋转畸形。成人桡骨干上 1/3 骨折时，骨折线于肱二头肌，旋后肌以远、旋前圆肌近端、附着于桡骨结节的肱二头肌及附着于桡骨上 1/3 的旋后肌，牵拉骨折近段向后旋转移位，使之位于旋后位；而附着于桡骨中部及下端的旋前圆肌和旋前方肌，牵拉骨折远段向前旋转移位，使之位于旋前位。桡骨干中段或中下 1/3 段骨折时，骨折线位于旋前圆肌抵止点以下，由于肱二头肌与旋后肌的旋后倾向被旋前圆肌的旋前力量相抵消，骨折近段处于中立位，而远段受附着于桡骨下端旋前方肌的影响，位于旋前位。

二、临床症状

临床检查时，局部肿胀，骨折端压痛，旋转功能障碍。可闻及骨擦音。摄 X 线片时，应包括腕关节，注意有无下尺桡关节脱位。

三、治疗

1. 桡骨单骨折　多可闭合复位，夹板或石膏固定。桡骨干中段或中下 1/3 段骨折，因其周围软组织相对较薄，多可通过闭合复位治疗。若移位较多，不能复位者可考虑切开整复内固定。而桡骨近 1/3 骨折，由于周围软组织丰富，闭合复位如有困难，应考虑行切开复位钢板固定。如钢板固定可靠，术后不用外固定，早期进行功能锻炼。

桡骨中下 1/3 处掌面较平坦，此部位的桡骨骨折行切开复位内固定术时，切口可选择掌侧或背侧切口。桡骨近侧骨折时掌侧切口对桡神经损伤的概率要小于背侧切口，所以选择掌侧切口可能更为妥当。

2. 尺骨干骨折　无桡骨头脱位的尺骨单骨折是常见损伤。它们通常是对前臂直接打击的结果并且时常是无移位的或仅有少量移位。

Dymond 将在任何平面成角超过 10°或者移位超过骨干直径 50% 的尺骨骨干骨折称为移位骨折。这些移位骨折比无移位骨折更不可预知，而且应该注意下述情况：①移位的尺骨骨折可能伴有桡骨头不稳定。②移位的尺骨骨折有成角倾向，或许因为骨间膜支撑稳定性的损失所引起。③远端尺骨骨折可能出现短缩畸形并引起下尺桡关节的症状。

尺骨全长处于皮下，浅在，闭合复位多能成功。不稳定性骨折，经皮穿入克氏针是个简便有效的办法，但仍需应用石膏外固定。使用加压钢板可免去外固定，且有利于愈合和功能恢复。多节段骨折应用 1 个长钢板在尺骨表面固定或髓内钉固定。对所有开放移位的尺骨干骨折在伤口冲洗和清创之后使用钢板固定。尺骨下 1/4 移位骨折，因旋前方肌的牵拉，可造成远骨折段的旋后畸形，整复时将前臂旋前，放松旋前方肌，可以纠正远折段的旋后畸形，以利复位。

（董　林）

第三节　孟氏骨折

伴有桡骨头脱位的尺骨骨折在所有前臂骨折里是少见的，发生率小于 5%。1814 年，Monteggia 描述了这种尺骨近 1/3 骨折合并桡骨头前脱位的损伤（即孟氏骨折）。在 1967 年，Bado 建议称之为 Monteggia 损伤，指出 Monteggia 的最初描述是尺骨近 1/3 到鹰嘴之间骨折伴有桡骨头前脱位。

大多数类型的 Monteggia 骨折包括成人和儿童，根据文献报告对成人每个类型的发病率做出估定是困难的。Speed 和 Boyd 在 1940 年报道了当时最常见的桡骨头前脱位。Jupiter 等强调后方的损伤比原先的更常见，而且如果损伤机制和治疗的潜在并发症未引起足够重视，治疗将出现问题。

一、损伤机制

Evans 认为 I 型损伤的损伤机制是前臂被迫旋前造成。在他的 I 型损伤病例中既没有显示在尺骨皮下的挫伤也没有显示任何在直接打击损伤中看到的骨折碎块，所以他假定了这一机制。Evans 更进一步用实验研究支持他的理论。他通过用钳固定尸体肱骨并且慢慢旋前臂产生了伴有桡骨头前脱位的尺骨骨折。尺骨骨折而外力继续存在前臂继续旋前，桡骨头被迫从稳定的肘关节囊里向前脱出。

II 型损伤在 1951 年被 Penrose 所描述。在观察骨折这一变化后，他将一个带有弯曲肘的尸体肱骨固定，并且施加力量到远端桡骨，引起肘的后脱位。然后他通过在尺骨近侧钻孔使尺骨强度变弱，并再一次在远端桡骨上直接加力，随后引出了 Bado II 型损伤。即产生前面带有粉碎块向后成角的尺骨骨折和带有桡骨近端关节面边缘骨折的桡骨头后脱位。他从这些结果得出结论，II 型损伤是在肘内侧韧带破裂之前尺骨骨干变弱后肘脱位的一种变化。

III 型损伤被 Mullick 描述，他假定作用在肘上的主要力量是外展力。假如前臂旋前，则桡骨头向后外侧脱位。

Bado 认为 IV 型损伤是 I 型损伤伴有桡骨干骨折。

二、影像学表现

移位的尺骨骨折及任何上肢损伤一定要包括肘部真实正位和侧位的 X 片。肘部真实正位只有肱骨和前臂平放在 X 线片夹上时才可获得；肱骨和前臂横置于 X 线片夹上屈曲近 90°，无论前臂是否旋前、旋后或中立位，都可获得真实肘的侧位 X 片。

桡骨头脱位和尺骨骨折在 X 线片上极易判断，但孟氏骨折的漏诊率却出乎意外的高。其原因首先是 X 线片未包括肘关节；其二是 X 线机球管未以肘关节为中心，以致于桡骨头脱位变得不明显；其三是体检时忽略了桡骨头脱位的发生，以致读片时亦未注意此种情况；其四是患者伤后曾做过牵拉制动，使脱位的桡骨头复了位，以致来院检查时未发现脱位，但固定中可复发脱位。

三、分类

1967 年 Bado 将其归纳为 4 型：

Ⅰ型：约占 60%，为尺骨任何水平的骨折，向前侧成角，并合并桡骨头前脱位。

Ⅱ型：约占 15%，为尺骨干骨折，向后侧（背侧）成角，并合并桡骨头后脱位。

Ⅲ型：约占 20%，为尺骨近侧干骺端骨折，合并桡骨头的外侧或前侧脱位，仅见于儿童。

Ⅳ型：约占 5%，为桡骨头前脱位，桡骨近 1/3 骨折，尺骨任何水平的骨折。

见图 23 - 4。

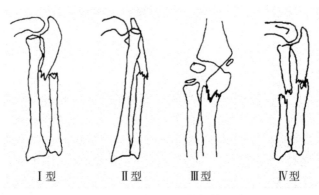

Ⅰ型　　　　Ⅱ型　　　　Ⅲ型　　　　Ⅳ型

图 23 - 4　Monteoria 骨折的分型

四、临床症状

症状和体位与骨折类型有关，第Ⅰ型可于肘前窝触到桡骨头，前臂短缩，尺骨向前成角。第Ⅱ型可于肘后触及桡骨头，尺骨向后成角。第Ⅲ型可于肘外侧触及桡骨头和尺骨近端向外侧成角。第Ⅳ型桡骨头处于肘前，尺桡骨骨折处有畸形及异常活动。所有 4 型骨折，肘关节及前臂均有明显肿胀，疼痛、压痛。患者不能活动肘关节和旋转前臂。桡神经深支损伤为最常见的合并症，应检查相应的神经功能。

五、治疗

儿童 Monteggia 骨折，闭合复位治疗是满意的，但如何治疗成人孟氏骨折，存在着争论。Speed（1940 年）发现大多数人孟氏骨折经闭合复位治疗，其结果并不满意，因而主张切开复位并内固定尺骨，同时重建环状韧带（以筋膜条为主）。Evans（1949 年）则主张旋后位复位并维持 6~8 周。Bado（1967 年）同意 Evans 观点，认为保守治疗是新鲜的成人 Monteggia 骨折的最好治疗办法。Boyd 和 Boals（1969 年）建议以加压钢板或髓内针做尺骨的坚强内固定，但桡骨头应闭合复位，除非闭合复位失败，否则并无切开复位的指征。当桡骨头有明显骨折时他们建议切除桡骨头，他们治疗的病例优良率达 77%。经过多年的争论，趋于一致的意见是桡骨头脱位并无手术的必要。如尺骨内固定坚强，亦无必要重建环状韧带。

对Ⅰ型、Ⅱ型、Ⅲ型骨折过去习惯于采取闭合复位的治疗方法。近年来随着对前臂旋转功能认识的深化，对尺骨复位要求严格。凡闭合复位不能达到要求时应切开复位，坚强内固定，以期获得更好的治疗结果。对Ⅳ型骨折，无疑更应早期切开复位，尺桡骨骨折均行坚强内固定。

闭合复位需于臂丛阻滞下进行，牵引该患肢，并于脱位的桡骨头处加压（Ⅰ型向后，Ⅱ型向前）即可整复桡骨头脱位，此时尺骨骨折多已复位，如仍有成角及侧方移位应加以纠正。整复完成后以长臂前后石膏托固定。Ⅰ型固定于前臂旋后，屈肘110°位；Ⅱ型固定于前臂旋后，屈肘70°（半伸直位）。直至尺骨愈合后，去除石膏，进行功能锻炼。

早期未治疗，或治疗不当而致畸形愈合或不愈合者，应视情况分别加以处理。如果仅是轻度尺骨成角畸形愈合、桡骨头脱位，而仅切除桡骨头。如为中度的尺骨成角畸形、桡骨头脱位，行桡骨头切除、尺骨骨突切除及骨间膜松解术，当可改善前臂的旋转功能。如为严重的尺骨成角畸形愈合、桡骨头脱位，应做尺骨的截骨复位内固定术及桡骨头切除术，术中同时松解骨间膜。当尺骨不愈合，桡骨头脱位或半脱位，应行尺骨内固定植骨术，桡骨头同时切除。

桡骨头虽能复位，而尺骨骨折位置不良时应切开复位，钢板或髓内针内固定。有时破裂的环状韧带妨碍桡骨头的复位，或桡骨头的脱位是自近端穿过环状韧带，交锁于肱骨外上髁处，此时切开复位宜采用 Boyd 切口，可以兼顾两者。手术内固定治疗者，术后应用长臂石膏托制动4～6周。Ⅰ、Ⅲ、Ⅳ型骨折固定于前臂旋转中立位，屈肘110°位；Ⅱ型骨折固定于屈肘70°位。

合并桡神经深支损伤为一常见合并症，桡骨头复位后几乎都能自行恢复，不需要手术探查。

1. 手法复位　应用手法治疗新鲜闭合性孟氏骨折是一种有效而简便的治疗措施。尤其小儿肌肉组织较纤弱，韧带和关节囊弹性较大，容易牵引分开，桡骨头也易还纳。尺骨近端无移位者，复位更加容易。

2. 手术治疗　适应证：①某些经手法复位失败者，多系青壮年；②陈旧性损伤，肘关节伸屈功能受限及前臂旋转障碍。

手术治疗的目的在于矫正尺骨畸形及维持桡骨头稳定性并恢复功能。

开放复位和骨折内固定：手法复位失败者宜早施行开放复位，某些陈旧性损伤，但时间尚短，桡骨小头尚可复位者（3～6周内）。

尺骨畸形矫正，桡骨头复位及环状韧带重建术，适用于陈旧性损伤，尺骨骨折愈合畸形严重及桡骨头脱位者。以成人多见。

3. 特殊治疗

（1）不能复位的桡骨头：假如对桡骨头闭合复位不成功，将行切开复位。可通过 Boyd 切口显露肘关节。复位常见的障碍物是桡骨头前方的关节囊或环状韧带。桡骨头复位后，可考虑修复关节囊或环状韧带。

（2）桡骨头骨折：如伴有桡骨头的严重骨折，可先行桡骨头切开复位内固定，假如骨折不能修复重建则行桡骨头切除术。假如桡骨头切除危害肘关节稳定性时，应考虑行人工桡骨头假体置换。

（3）术前桡神经损伤：对于损伤时伴有桡神经或骨间背侧神经瘫痪且桡骨头很容易复位的患者，不推荐这次手术时探查桡神经或骨间背神经。通常这只是神经失用，对于大多数患者来讲，其功能将在损伤后6～12周恢复。假如神经在3个月后仍无恢复，应进行诊断检查，根据结果决定是否行神经探查术。

（4）开放骨折：开放骨折作为急性损伤，假如伤口允许，应早期切开复位和钢板固定。一期可以不关闭皮肤，但应彻底清创。外固定仅用于严重污染不能钢板固定的骨折。

累及到鹰嘴的尺骨干广泛粉碎骨折可能存在恢复尺骨解剖长度的问题。假如桡骨头复位后稳定，将促进尺骨长度的复原以便它可在正常解剖长度被钢板固定。假如桡骨头不稳定，则应打开肘关节，确保在直视下将桡骨头复位。尺骨长度是重要的，应以1或2个被塑形的3.5mm有限一接触动力加压钢板固定近端粉碎的尺骨骨折，使之与鹰嘴外形相符。假如需要，一条经过鹰嘴顶端的张力带金属丝经过钢板的一个孔，与之绑成一体，有助于进一步稳定骨折。

对于Bado Ⅳ型损害（桡骨和尺骨的双骨折），宜首先固定尺骨，在桡骨骨干骨折切开复位前复位桡骨头，如果桡骨头复位困难，既可通过桡骨进路也可通过尺骨进路打开肘关节。但两个骨干应分别应用两个切口进入。

4. 治疗结果　Anderson 等对前臂骨折的治疗评估标准如下：

优秀：骨愈合伴有肘和腕屈曲/伸展小于10°的损失。

良好：骨愈合伴有肘和腕屈曲/伸展小于20°的损失；和前臂旋转小于50%的损失。

不满意：骨愈合伴有肘和腕屈曲/伸展大于30°的损失；和前臂旋转大于50%的损失。

失败：畸形愈合，不愈合或无法解决的慢性骨髓炎。

应用这些标准，Anderson 等和 Chapman 等报告超过90%的被调查者获得满意结果。不满意的结果归因于冠状突畸形愈合、近端桡尺骨骨性连接、尺骨畸形愈合和疼痛性近侧桡尺关节病。对 Monteggia 损伤治疗的最具挑战性的问题是有关冠状突和桡骨头的处理。

5. 手术后的处理　术后应用长臂石膏托固定4~6周，Ⅰ、Ⅲ、Ⅳ型骨折固定于前臂中立位，曲肘110°位，Ⅱ型骨折固定于屈肘70°位。石膏去除后行功能锻炼。Robin 认为包扎和石膏在5~7天去除并以长臂支具代替较好。根据在手术时稳定性的评估，如果患者合作且手术中骨折经完整范围的运动仍稳定，则7~10天后可允许患者去除后侧支具，并在医师指导下做增加肘关节主动活动度训练。

如手术时骨折处稳定性或桡骨头稳定性有问题，当患者仍处于麻醉时，应确定稳定范围。术后应用长石膏，在7~10天后使用支具，在先前确定的稳定范围内允许运动。在最初3周内每周拍 X 线片，然后每月拍摄直到尺骨骨折愈合。

六、预后

如果早期正确诊断，正确处理，其预后是良好的，近年来文献报道使用手术治疗坚固内固定者优良率甚高。如为严重开放损伤，或合并感染，则预后较差。

（董　林）

第四节　盖氏骨折

盖氏骨折指桡骨中下1/3骨折，合并下尺桡关节脱位或半脱位，并不常见，占前臂骨折3%~6%。Galeazzi 在1934年描述了这一桡骨骨折合并下尺桡关节脱位或半脱位的损伤。

一、损伤机制

Galeazzi 骨折可因直接打击桡骨远 1/3 段的桡背侧而成；亦可因跌倒，手掌着地的传递应力而造成；还可因机器绞扎而造成。受伤机制不同，其骨折也有不同特点。

二、影像学表现

通常骨折部位在桡骨中下 1/3 交界处，为横形或短斜形，多无严重粉碎。如桡骨骨折移位显著，下尺桡关节将完全脱位。于前后位 X 线片上，桡骨表现为短缩，远侧尺桡骨间距减少，桡骨向尺骨靠拢。侧位 X 线片上，桡骨通常向掌侧成角，尺骨头向背侧突出。

三、分类

（1）桡骨远端青枝骨折合并尺骨小头骨骺分离，均为儿童，此型损伤轻，易于整复。

（2）桡骨远 1/3 骨折：骨折可为横形、短斜形、斜形。短缩移位明显，下尺桡关节脱位明显。多为跌倒手撑地致伤。前臂旋前位致伤时桡骨远折段向背侧移位；前臂旋后位致伤时桡骨远折段向掌侧移位。临床上掌侧移位者多见。此型损伤较重，下尺桡关节掌背韧带、三角纤维软骨盘已断裂（三角纤维软骨盘无断裂时多有尺骨茎突骨折）。骨间膜亦有一定的损伤。

（3）桡骨远 1/3 骨折，下尺桡关节脱位，合并尺骨干骨折或尺骨干外伤性弯曲。多为机器绞轧伤所致，损伤重，可能造成开放伤口，此时除下尺桡关节掌、背侧韧带，三角纤维软骨盘破裂外，骨间膜多有严重损伤。

四、临床症状

对于无移位或相对无移位的骨折，唯一症状可能是肿胀和骨折附近的触痛。如果移位较大，将有桡骨短缩和后外侧成角。下尺桡关节脱位或半脱位可引起尺骨头突起和在关节上的明显压痛。桡骨头脱位很少出现在桡骨干骨折中。大部分骨折是闭合骨折，开放骨折通常由近端骨块末端刺破皮肤所致。神经和血管损伤比较少见。

发生于桡骨中下 1/3 交界处的骨折，通常有一横形或短斜形骨折线。大部分为非粉碎性骨折。假如骨折移位很大，则下尺桡关节将出现脱位或半脱位。在正位 X 线片上，由于下尺桡关节间隙增大，桡骨相对缩短。在侧位 X 线片中，骨折通常向背侧成角，而尺骨头向背侧突出。下尺桡关节损伤可能是单纯韧带损伤，或韧带保持完整但尺骨茎突可被撕脱。

五、治疗

Hughston 指出，闭合复位和固定后骨折位置难于维持，4 个主要变形因素可能导致复位失败：①手的重量及地心引力作用，容易引起下尺桡关节半脱位和桡骨骨折向背侧成角；②在桡骨骨折远端掌侧面上旋前方肌嵌入，使它转向尺骨而且牵拉它向近端和掌侧移位；③肱桡肌容易使桡骨远端的碎片以下尺桡关节为轴产生旋转移位同时引起短缩；④拇外展肌和伸拇肌引起侧韧带短缩和松弛，使腕处尺偏位。

由于上述因素，即使最初骨折无移位，或通过闭合复位术获得良好位置，但在石膏管形内移位是常见的。应用手法整复、夹板固定能够克服上述部分因素，因此对于一型及部分二型横断骨折，可行夹板固定，对于不稳定二型及三型骨折，应行切开复位内固定以获得良好的旋前和旋后功能和避免下尺桡关节紊乱和关节炎变化。

为了获得良好的前臂旋转功能；避免下尺桡关节紊乱，桡骨骨折必须解剖复位。因此，切开复位内固定术几乎是必选的方法。髓内针于此处宽大的髓腔内难于提供坚固的固定作用，较难防止骨折端间的旋转。

采用掌侧 Henry 进路。应用止血带，作一纵形切口，以骨折为中心在桡侧腕屈肌和肱桡肌之间进入。骨折几乎总是位于旋前方肌近侧缘上方，将嵌入的旋前方肌从桡骨分离显露远端骨块掌面以放置钢板。

治疗中下段和下 1/3 桡骨骨折应用加压钢板固定，钢板应置于桡骨掌面，术后中立位石膏固定 4~6 周。对于可复位但不稳定的下尺桡关节应用一尺桡针固定。尺桡针 3 周之后拔除。

钢板螺钉固定显然是最好的方法，但要获得好的结果，钢板要有足够的长度及强度，且螺丝钉在碎片近端和远端有良好的固定。术后用前臂石膏前后托，前臂旋转中立位制动 4~6 周，以使下尺桡关节周围被损伤的组织获得愈合。去除石膏后，积极进行功能锻炼。

六、预后

闭合复位或内固定不当而失效者，预后不良。如内固定坚固，下尺桡关节及桡骨骨折解剖复位者预后良好。

（董　林）

第五节　前臂开放性骨折

前臂开放骨折发病率较高，处理困难，若处理不当，常引起不良后果。

随着内固定技术水平的提高及人们对开放骨折的进一步认识，对开放骨折通常不做内固定的观点逐渐改变，治疗方法应根据损伤机制，软组织及骨损伤的程度。

我们的临床实践经验是：在认清伤口特点的基础上彻底清创；使用坚强的内固定；无张力的闭合伤口；合理的使用抗生素。

由于受伤机制不同，前臂开放骨折的软组织损伤特点也不相同。前臂开放骨折以内源性开放骨折为多见，伤口较小，伤口为骨折远端哆出而造成。此种伤口污染较轻，清创后多能一期闭合伤口。外源性前臂开放骨折如系锐器砍伤，其伤口较清洁整齐，易于清创缝合；如系绞压致伤，多有严重的皮肤捻挫、撕脱，甚至脱套，骨折亦较为严重，常为粉碎性或多段骨折。此类损伤要慎重对待，清创不易充分。清创不足的结果是无生机组织坏死、液化，细菌繁殖而致感染。

伤口的闭合方法，视清创后的情况而定。直接缝合当然是最简便的方法，但必须没有张力。在张力很大情况下，勉强闭合伤口，等于没有闭合伤口，因为张力下缝合的皮肤边缘将发生坏死，继而绽开。前臂肌肉组织丰富，不能直接缝合的伤口多能二期以游离植皮敷盖。大面积皮肤脱套伤者，可利用脱套的皮肤将脂肪层切除后游离植皮。

开放性前臂骨折是否应用内固定，是有争论的。Cameron 等提出开放骨折时不应用内固定物；而内源性前臂开放骨折时先行清创闭合伤口，2~3 周伤口愈合后再行手术切开复位内固定。Farragos 等报告的 28 例患者 38 个前臂骨折（开放性）均采用此种延迟内固定方法，结果无 1 例感染。他对严重的前臂开放骨折，采取在清创的同时使用内固定于尺骨，他认为这样便于软组织损伤的修复，待伤口愈合后再处理桡骨。我们主张清创同时使用坚强内固定。实践证明，开放骨折时使用坚强内固定不是增加了感染率而是降低了感染率。开放骨折时使用内固定物有以下好处：①稳定骨折端，消除了骨折再移位对伤口的内源性压迫的可能性，利于伤口愈合；②减少或不用外固定，便于对伤肢的观察处理。特别是一旦感染发生，伤口引流、换药无法应用外固定时，有个坚固的内固定物维持骨折的良好位置，更属必要；③严重开放骨折时使用内固定物，利于软组织损伤的修复（进行植皮、皮瓣等处理）。

（董　林）

第六节　下尺桡关节脱位的中医外科治疗

下尺桡关节为尺骨头的环状关节面和桡骨的尺骨切迹组成的车轴关节。桡骨围绕尺骨可作 150° 左右的旋转。桡骨下端尺侧缘的背侧与掌侧各有一条韧带，附着于尺骨下端尺侧的背侧与掌侧，名为桡尺背侧韧带和桡尺掌侧韧带，两者均较松弛。下尺桡关节的结构特点是有关节盘存在。关节盘构成桡尺远侧关节的底，封闭了关节腔，尺骨头远端关节面在盘上活动。

下尺桡关节脱位在实际生活中并不少见，常为一些其他损伤的后遗症，如克雷氏骨折、孟氏骨折及盖氏骨折等。单纯的下尺桡关节脱位亦不少见，患者多为青壮年，常被漏诊而延误治疗。早期发现给予适当的外固定，常可得到良好的恢复。

按脱位方向分类，有尺骨远端向背尺侧移位，尺骨头向掌侧脱位，尺骨头向背侧脱位，桡尺关节分离等四个类型。一般为三个方向的移位同时存在。

一、临床表现与诊断

（1）以尺骨小头向背侧的半脱位最常见，此时可见旋前时尺骨小头向背侧突出，旋后时自动复位。

（2）局部可见肿胀、压痛、被动活动下尺桡关节可出现疼痛。

（3）尺骨小头向掌侧脱位时，损伤较重，除腕部肿痛、尺骨头向掌侧突出外，腕及前臂的旋转活动明显受限。

（4）X 线表现：正位见下尺桡关节间隙增宽、超过 3mm 以上，侧位见尺骨小头向掌侧或背侧脱位

二、鉴别诊断

应注意与克雷氏骨折，腕骨骨折相鉴别。根据病史、临床表现、特殊体征及 X 线检查即可明确诊断。

三、中医治疗

（一）辨证分型

复位后，腕关节部仍有瘀肿疼痛，应及时运用内服药物。初期宜活血化瘀，消肿止痛，可内服舒筋活血汤；中期宜和营生新，舒筋活络，可内服壮筋养血汤，伤肢二方；后期宜补养气血，可内服八珍汤或补中益气汤。

（二）中成药

龙血竭含片，每次1.0g，每日2~3次；或治伤胶囊、三七伤药片、沈阳红药、七厘胶囊、云南白药、骨折挫伤散等，适用于急性期损伤。通迪胶囊，每次4~6片，每日3次，可用于疼痛甚者。

（三）中医外治

1. 中药外用　可外敷消肿止痛膏、双柏散、舒筋活络药膏等。

2. 手法复位外固定　患者取坐位，置前臂于旋后位屈肘90°，助手固定前臂上段作对抗牵引，术者站在患者对面，一手握腕部牵引，一手拇指置于尺骨头部，若尺骨头向背侧脱位，在牵引下，拇指由背侧外侧向掌侧内侧推压尺骨头即可复位；若尺骨头向掌侧脱位，在牵引下，前臂逐渐旋前，拇指由掌侧向背侧推压尺骨头，亦可复位；若下尺桡关节分离移位，在两助手牵引下，术者双手合抱下尺桡关节向中间挤压，即可复位。

复位后，采用夹板固定。尺骨头向背侧脱位者固定前臂于旋后位；掌侧脱位者固定前臂于旋前位；分离脱位者，前臂置中立位，三角巾悬吊5~6周。

（四）简易疗法和偏方

（1）组成：当归、赤芍、乳香、红花、血竭、大黄、牛膝、地鳖虫、芙蓉叶、金果榄、见毒消各20g。诸药研为细末过100目筛，酒醋调用，或用蜂蜜、凡士林等，外敷伤处。临用时，量伤势范围，摊子纸上或菜叶上，上面盖一层消毒纱布，包患处，用绷带包扎，隔日换一次，一般用药为1~5次。

（2）当归10g，黄芪60g，赤芍10g，川芎10g，红花10g，丹参30g，鸡血藤20g，酒延胡索10g，制香附30g，桂枝10g，茯苓12g，五加皮10g，木瓜10g，补骨脂10g，生甘草5g，三七粉6g（吞服）。服法：每天一剂，水煎服，每日2次服用3周。

（3）花椒50g加食盐50g，两种合一起炒热（不能焦）然后用布包热敷患处。

（4）松树枝加糯米饭捣烂成饼，外敷伤处；另取嫩梢取外皮，焙干研粉，每次15g，黄酒冲服。主治跌打损伤。

四、西医治疗

1. 西药治疗　消炎、镇痛、止血等对症处理。

2. 切开复位内固定　当脱位在2个月以内者，经手法治疗失败可行切开复位，并修复三角纤维软骨。如果脱位超过2个月则可行尺骨小头切除并重建远端的韧带。

五、预防与调护

固定期间，防止前臂进行旋前及旋后运动。可主动进行五指的屈伸活动及肩肘关节的屈伸活动，解除外固定后要避免突然使腕关节桡偏、背屈及旋转应力，防止造成损伤。

六、结语

（1）下尺桡关节脱位是由于前臂的扭、闪等外力造成掌侧或背侧下尺桡韧带损伤，一般伤后按腕关节扭伤进行调治，忽视其脱位的病理，导致后期关节的酸软无力，甚则尺骨高凸的畸形而影响关节功能。

（2）经手法复位后固定要确切，并且固定时间约 5~6 周，过早去除外固定易造成韧带修复不牢固，在轻微外力下再次造成损伤。对于陈旧性下尺桡关节脱位在 2 个月以上者宜行尺骨远端切除术。术后功能恢复尚满意，术中要注意于骨膜下剥离尺骨茎突时，应仔细进行，不可剥断与骨膜连续的尺侧副韧带，以免术后腕关节向桡侧倾斜与不稳。

（3）切除尺骨远端的长度一般不超过 2cm，保留旋前方肌在尺骨的附着部。如切除过多，可影响前臂的旋前运动和导致尺骨残端隆起而引起疼痛。

（董　林）

第二十四章　肘部损伤

第一节　肘部脱位及韧带损伤

一、关节脱位

（一）肘关节脱位

肘关节脱位（elbow dislocation）是最常见的关节脱位，占全身大关节脱位的首位，多发生于青少年，常合并肘部其他结构损伤。

1. 致伤机制及类型　肘关节脱位主要由间接暴力所致（图24–1）。

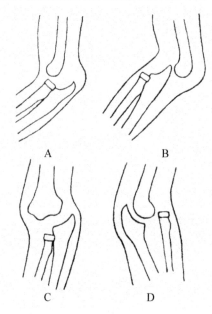

图24–1　肘关节脱位及分型示意图
A. 前脱位；B. 后脱位；C. 侧方脱位；D. 分离脱位

（1）肘关节后脱位：最多见，青少年是主要发病对象。当跌倒时，肘关节过伸，前臂旋后，由于人体重力和地面反作用力作用引起脱位。如有侧方暴力存在引起侧后方脱位，则易发生内、外髁撕脱骨折。

（2）肘关节前脱位：较少见，多由直接暴力作用于肘后方所致。常合并有尺骨鹰嘴骨折，软组织损伤常较严重。

（3）肘关节侧方脱位：由肘内翻或肘外翻应力引起侧副韧带及关节囊损伤所致，有时可合并内外髁骨折。

（4）尺桡骨分离性肘关节脱位：极少见。由于前臂过度旋前，传导暴力作用集中于肘关节，至环状韧带和尺桡骨近侧骨间膜劈裂，引起桡骨头向前方脱位或外侧脱位，而尺骨近端向后侧脱位或内侧脱位。

2. 临床表现及诊断　有明显外伤史，肘关节肿痛，半屈曲位畸形；后脱位时则肘后方空虚，鹰嘴向后突出；侧方脱位则有肘内、外翻畸形；肘窝饱满；肘后三角关系改变。X 线片检查可明确诊断，判别关节脱位类型，以及是否合并骨折及移位情况。

3. 合并血管神经伤　诊疗时必须考虑到脱位有可能伤及肘部的血管及神经。若合并肱动脉损伤，急诊手术予以修复。肘部周围的正中神经、尺神经、桡神经及骨间掌侧神经均可受损，以正中神经及尺神经多见，复位时上述二者也有嵌夹于关节内可能。复位前应仔细检查，以免漏诊。

4. 治疗

（1）手法复位：对新鲜肘关节脱位应以手法治疗为主；如有侧方移位者应先矫正；对伴有肱骨内上髁骨折者，一般肘关节复位同时，内上髁通常可以复位；如有骨折片夹在关节内时，外翻肘关节牵引可使其复位。复位后石膏固定 3 周。

（2）开放复位：对以下几种情况可选择手术开放复位。

1）闭合复位失败。

2）肘关节脱位合并内上髁或外髁骨折，手法不能复位。

3）陈旧性肘关节脱位（脱位超过 3 周）。

4）不适合于闭合复位。

5）习惯性肘关节脱位。

（二）桡骨头半脱位

桡骨头半脱位（radial head subluxation，RHS），又称牵拉肘。多发生在 4 岁以下的幼儿；多由于手腕和前臂被牵拉所致。

1. 致伤机制　幼儿期桡骨头较小，与桡骨颈直径基本相同，环状韧带相对较松弛，当肘关节伸直、前臂旋前时，手腕或前臂突然受到纵向牵拉，桡骨头即可自环状韧带内向下滑出而发生半脱位。

2. 临床表现及诊断　桡骨头半脱位后，患儿哭闹不止，拒绝伤肢的活动和使用，前臂旋前位，肘关节伸直或略屈。X 线片检查常无异常发现。有明确的牵拉伤史，加上上述表现，诊断较容易。

3. 治疗　手法复位效果满意。复位方法：一手握住患儿前臂及腕部轻屈肘，另一手握位肱骨下端及肘关节，拇指压住桡骨头，将前臂迅速旋至旋后位，即可感觉到桡骨头复位的弹响。此时患儿马上停止哭闹，并开始使用患肢接拿东西。复位后用三角巾悬吊上肢 1 周。

（三）桡骨头脱位

单纯桡骨头脱位（radial head dislocation）罕见，较多见的是尺骨近 1/3 骨折并桡骨头脱位（Monteggia 骨折）。

1. 单纯桡骨头脱位机制　可能是因为桡骨头短小，环状韧带松弛，在前臂过度旋前或过度旋后时，强力肘内翻至桡骨头脱出环状韧带，环状韧带可因此撕裂。脱位方向多在前外侧。

2. 临床表现及诊断 有外伤史，多数前臂旋前位，肘前可触及隆起脱位的桡骨头，部分病例有桡神经损伤表现。

3. 治疗

（1）手法复位：多数新鲜桡骨头脱位手法复位能成功。

（2）切开复位：适用于手法复位失败者和陈旧性脱位者；对于环状韧带撕裂严重，或桡骨头骨折者，也常需手术修复环状韧带或行环状韧带重建术，必要时可切除桡骨头。

二、肌腱韧带损伤

（一）肱二头肌腱断裂

肱二头肌腱断裂（biceps tendon rupture）可发生在肩胛骨盂上粗隆的长头腱起始部，肌腱上端的长短头，肌腹肌腱联合部，其中以肱二头肌长头腱的结节间沟部断裂最常见，占50%以上。

1. 致伤机制 急性损伤多因屈肘位突然急剧收缩，或同时有暴力突然作用于前臂所致，多为拉断伤或撕脱伤。之所以在结节间沟部位或关节囊内易发生肱二头肌长头腱断裂，是因为该处肌腱经常受到磨损及挤压，逐渐发生退行性病变及瘢痕化，加速了肌张力的减退。

2. 临床表现及诊断

（1）发病年龄：急性断裂多见于青壮年，慢性磨损所致断裂多好发于中老年及运动员。

（2）病史：多数有急性外伤史，突感上臂部剧痛并闻及肌腱断裂声。

（3）症状：臂前侧疼痛，屈肘力减弱。

（4）体征：肩前侧肿胀、压痛，屈肘肌力明显下降，屈肘时可见上臂中下段有向远端退缩的二头肌肌腹隆起的包块，能左右推动，有压痛，包块近侧出现凹陷。

根据典型病史、症状及体征，急性断裂的早期诊断并不困难。但对慢性磨损所致的断裂，由于其他肌肉的代偿仍有一定屈肘力，容易漏诊或误诊。

3. 治疗 一般采用手术治疗，效果良好。对长头肌腱断裂，由于肌腱本身多已有病变，常不能直接缝合，可根据情况将其固定在肩胛骨喙突，肱骨结节间沟下方，肩胛下肌、肱二头肌短头或三角肌止点处等。固定时应有适当张力。术后屈肘90°固定4～6周后逐渐进行肘关节功能锻炼。对年老体弱或皮肤病损不宜手术者，可行非手术治疗。

（二）肘关节内侧副韧带损伤

1. 致伤机制 一般情况下，肘关节屈曲时内侧副韧带后束呈紧张状态，此时做肘外翻，应力不易集中于内侧副韧带，常分散至肱骨下端和尺骨上端；肘关节完全伸直时，内侧副韧带前束紧张，此时做肘外翻，应力常集中于内侧副韧带，易引起肘关节内侧副韧带损伤（elbow medial collateral ligament injuries）；若内侧副韧带不断裂，则外翻应力转化为对肱桡关节的纵向压缩力而导致肱骨外髁骨折或桡骨头、颈骨折。

2. 临床表现及诊断

（1）病史：多有明确外伤史。

（2）症状：肘部疼痛，活动时加重。

（3）体征：肘关节周围压痛，以内侧关节间隙压痛最明显，并明显肿胀、瘀斑；肘关节活动受限，难以完全伸直或屈曲；被动活动肘关节可致剧烈疼痛和异常外翻活动；一般外翻角达30°以上时表示肘关节内侧副韧带断裂；结合X线片检查，诊断不困难。

3. X线片检查 正常情况下肘关节内侧关节间隙无增宽，若外翻应力位X线片显示内侧关节间隙明显增宽，则表明有肘内侧副韧带断裂。同时X线片也可明确是否有骨折等并发症。

4. 治疗

（1）保守治疗：对内侧副韧带损伤较轻、症状轻、被动外翻畸形较轻者，可屈肘位70°~90°石膏固定3周后进行主动功能锻炼。

（2）手术治疗：对韧带损伤严重，症状明显，明显被动外翻畸形者，宜手术治疗。在修复内侧副韧带同时修复撕裂的关节囊前部和前臂屈肌群起点。若合并桡骨头骨折，应在修复内侧副韧带的同时行桡骨头骨折的复位固定（图24-2）。术后屈肘90°石膏固定2~3周后进行主动功能锻炼。

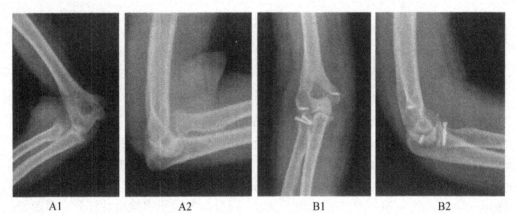

| A1 | A2 | B1 | B2 |

图 24-2 肘关节脱位合并内外侧副韧带损伤及桡骨头骨折行桡骨头切开复位空心钉内固定，同时予铆钉修复内外侧副韧带

A. 术前；B. 术后

（孙洪刚）

第二节 肘关节骨折

一、肱骨髁上骨折

肱骨髁上骨折（supracondylar fracture of thehumerus）常发生于5~12岁儿童，占儿童肘部骨折中的50%~60%。骨折后预后较好，但容易合并血管神经损伤及肘内翻畸形，诊治时应注意。

（一）致伤机制和骨折类型

1. 伸展型 占肱骨髁上骨折的95%。跌倒时肘关节呈半屈状手掌着地，间接暴力作用于肘关节，引起肱骨髁上部骨折，骨折近侧端向前下移位，远折端向后上移位，骨折线由后上方至前下方（图24-3），严重时可压迫或损伤正中神经和肱动脉。按骨折的侧方移位情况，又可分为伸展尺偏型和伸展桡偏型骨折；其中伸展尺偏型骨折易引起肘内翻畸形，可高达74%。

2. 屈曲型 约占肱骨髁上骨折的5%。由于跌倒时肘关节屈曲，肘后着地所致，骨折远侧段向前移位，近侧段向后移位，骨折线从前上方斜向后下方（图24-3）。

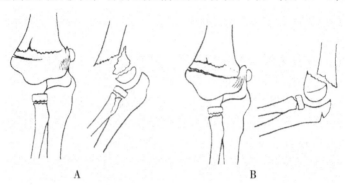

图24-3 肱骨髁上骨折分型示意图
A. 伸直型正侧位；B. 屈曲型正侧位

（二）临床表现及诊断

肘关节肿胀、压痛、功能障碍，有向后突出及半屈位畸形，与肘关节后脱位相似，但可从骨擦音、反常活动、触及骨折端及正常的肘后三角等体征与脱位鉴别。检查患者应注意有无合并神经血管损伤。约15%的患者合并神经损伤，其中以正中神经最常见。应特别注意有无血运障碍，血管损伤大多是损伤或压迫后发生血管痉挛。血管损伤的早期症状为剧痛（pain）、桡动脉搏动消失（pulselessness）、皮肤苍白（pallor）、麻木（paralysis）及感觉异常（paraesthesia）等5"P"征，若处理不及时，可发生前臂肌肉缺血性坏死，致晚期缺血性肌挛缩，造成严重残疾。

（三）治疗

1. 手法复位外固定 绝大部分肱骨髁上骨折手法复位均可成功，据统计达90%以上。手法复位应有良好麻醉，力争伤后4~6小时进行早期手法复位，以免肿胀严重，甚至发生水泡。复位时对桡侧移位可不必完全复位，对尺侧方向的移位要矫枉过正，以避免发生肘内翻畸形。二次手法复位不成功者则改行开放复位，因反复多次手法复位可加重损伤和出血，诱发骨化性肌炎。伸直型骨折复位后用小夹板或石膏固定患肢于90°屈肘功能位4~6周；屈曲型则固定于肘关节伸直位。

2. 骨牵引复位 适用于骨折时间较久、软组织肿胀严重，或有水泡形成，不能进行手法复位或不稳定性骨折患者。采用上肢悬吊牵引（图24-4），牵引重量1~3kg，牵引5~7天后再手法复位，必要时可牵引2周。

3. 手术治疗

（1）血管损伤探查：合并血管损伤必须早期探查。探查的指征是骨折复位解除压迫因素后仍有5"P"征。探查血管的同时可行骨折复位及内固定。

（2）经皮穿针固定：用于儿童不稳定型骨折，可从内外上髁分别穿入克氏针或肘外侧钻入2枚克氏针固定。

（3）开放复位内固定：适用于手法复位失败者。儿童用克氏针固定，成人用钢板螺钉内固定。

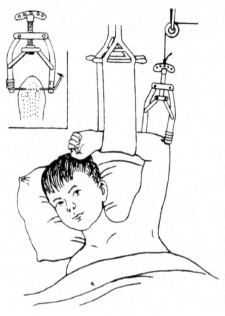

图 24 - 4　尺骨鹰嘴牵引示意图

4. 肱骨髁上骨折并发症

（1）神经损伤：以桡神经最为多见，其次为正中神经和尺神经，掌侧骨间神经损伤症状易被忽视。

（2）肱动脉损伤：由骨折断端刺伤所致，严重者可致完全断裂。典型的有 5 "P" 征。可发生前臂肌肉缺血性坏死，至晚期缺血性肌挛缩，最严重的会发生坏疽而截肢。确诊有血管损伤，必须立即行血管探查术。血管连续性存在但表现为痉挛者，可行星状神经节阻滞，也可局部应用罂粟碱或局麻药解除痉挛；若上述处理无效或血管断裂，切除损伤节段行静脉移植术，恢复肢体远端血供。若存在前臂骨筋膜间室综合征，必须行前臂筋膜间室切开减压术。

（3）前臂骨筋膜间室综合征：发生于儿童肱骨髁上者多因肱动脉损伤、血管痉挛或破裂，也有部分为前臂严重肿胀时不适当的外固定引起前臂骨筋膜间室压力升高所致。临床上必须予以高度重视，处理不当可形成 Volkmann 缺血性挛缩（Volkmann ischemic contracture）。除 5 "P" 征外，前臂骨筋膜间室压力测压大于 30mmHg（1mmHg = 0.133kPa）可作为诊断依据。一旦确诊，必须行前臂筋膜间室切开减压术，同时探查修复肱动脉，部分病例需掌侧和背侧两处减压。对筋膜间室切开减压术，须牢记"宁可操之过早，不可失之过晚"。对于肿胀重、移位明显的肱骨髁上骨折，上肢过头悬吊牵引是最好的预防方法。

（4）肘关节畸形：可出现肘内翻及肘外翻，并以内翻常见。畸形原因为复位不良导致骨折远端成角和旋转，并非骨骺因素。可行肱骨髁上截骨矫正。

（5）骨化性肌炎：多为粗暴复位和手术所致。

二、肱骨髁间骨折

肱骨髁间骨折是青壮年严重的肘部损伤，常呈粉碎状，复位较困难，固定后容易发生再移位及关节粘连，影响肘关节功能。该骨折较少见。

（一）致伤机制及分类

肱骨髁间骨折是尺骨滑车切迹撞击肱骨髁所致，也可分为屈曲型和伸直型两类；按骨折线可分为"T"形和"Y"形；有时肱骨髁部可分裂成3块以上，即属粉碎性骨折。

Riseborough 根据骨折的移位程度，将其分为4度（图24-5）。

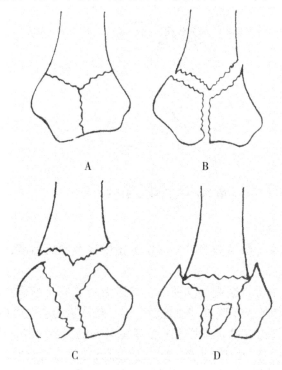

图24-5 肱骨髁间骨折 Riseborough 分度示意图

A. Ⅰ度，无移位；B. Ⅱ度，有移位无旋转；C. Ⅲ度，有移位和旋转；D. Ⅳ度，粉碎性骨折

1. Ⅰ度　骨折无移位或轻度移位，关节面平整。
2. Ⅱ度　骨折块有移位，但两髁无分离及旋转。
3. Ⅲ度　骨折块有分离，内外髁有旋转，关节面破坏。
4. Ⅳ度　肱骨髁部粉碎成3块以上，关节面严重破坏。

（二）临床表现及诊断

外伤后肘关节明显肿胀，疼痛剧烈，肘关节位于半屈位，各方向活动受限。检查时注意有无血管神经损伤。

X线片不仅可明确诊断，而且对骨折类型及移位程度的判断有重要意义。

（三）治疗

治疗的原则是良好的骨折复位和早期功能锻炼，促进功能恢复。目前尚无统一的治疗方法。

1. 手法复位外固定　麻醉后先行牵引，再于内外两侧加压，整复分离及旋转移位，用石膏屈肘 90°位固定 5 周。

2. 尺骨鹰嘴牵引　适用于骨折端明显重叠，骨折分离、旋转移位，关节面不平，开放性或严重粉碎性骨折，手法复位失败或骨折不稳定者；牵引重量 1.5 ~ 2.5kg，时间为 3 周，再改用石膏或小夹板外固定 2 ~ 3 周（图 24 - 4）。

3. 钢针经皮撬拨复位和克氏针经皮内固定　在 X 线片透视下进行，对组织的损伤小。

4. 开放复位固定

（1）手术适应证：适用于以下几种情况。

1）青壮年不稳定型骨折，手法复位失败者。

2）髁间粉碎性骨折，不宜手法复位及骨牵引者。

3）开放性骨折患者。

（2）手术入路：采用肘后侧切口手术，以鹰嘴截骨入路最为常用（图 24 - 6），采用标准肘关节后侧入路，绕尺骨鹰嘴桡侧使其稍有弯曲，掀起皮瓣，游离及妥善保护尺神经。为显露滑车和肱骨小头，行尺骨鹰嘴截骨。将肱三头肌向上方翻起，从而显露整个肱骨远端。术后鹰嘴截骨块复位，以张力带和（或）6.5mm 松质骨螺钉固定。该入路显露良好，但有截骨端内固定失效及骨不愈合的风险。其他尚有肱三头肌腱舌形瓣法和肱三头肌腱剥离法显露肱骨远端，有导致肱三头肌腱撕脱的危险，已较少使用。

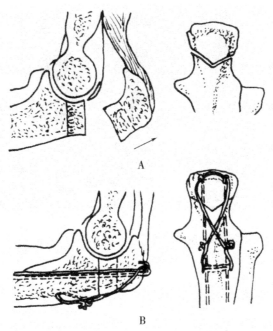

图 24 - 6　肱骨远端骨折尺骨鹰嘴截骨入路及内固定示意图

A. 鹰嘴部楔形截骨，连带肱三头肌向上方翻起；B. 术后鹰嘴骨折块复位，用克氏针张力带固定

（3）内固定种类：用克氏针张力带、重建钢板和"Y"形解剖钢板等内固定（图 24 -

7）。最近开始应用 AO 设计的分别固定内外侧柱的锁定加压钢板（图 24 – 8），双侧接骨板设计使骨折固定更为牢固；后外侧接骨板在肘关节屈曲时起张力带作用，内侧接骨板对肱骨远端内侧提供良好的支撑。强调术后早期能锻炼，防止关节僵硬。

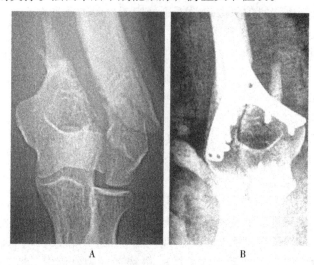

图 24 – 7　肱骨髁间粉碎性骨折"Y"形解剖钛板内固定
A. 术前；B. 术后

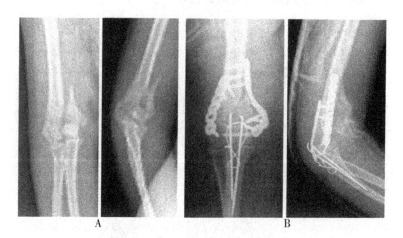

图 24 – 8　肱骨远端骨折锁定加压钛板内固定
A. 术前；B. 术后，双钛板分别位于肱骨远端的后外侧和内侧

三、肱骨外髁骨折

肱骨外髁骨折是常见的儿童肘部骨折之一，约占儿童肘部骨折的 6.7%，其发生率仅次于肱骨髁上骨折，常见于 5~10 岁儿童。骨折块常包括外上髁、肱骨小头骨骺，部分滑车骨骺及干骺端骨质，属于 Salter – Harris 骨骺损伤的第Ⅳ型。

（一）致伤机制及分类

引起肱骨外髁骨折的暴力，与引起肱骨髁上骨折的暴力相似，再加上肘内翻暴力共同所致。根据骨折块移位程度，分为 4 型（图 24 – 9）。

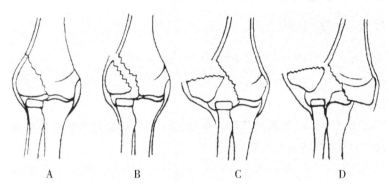

图 24 - 9　肱骨外髁骨折及分型示意图

A. I 型，无移位；B. II 型，后外侧移位；C. III 型，外侧移位加翻转；

D. IV型，移位伴肘关节脱位

1. I 型　外髁骨骺骨折无移位。

2. II 型　骨折块向外后侧移位，但不旋转。

3. III型　骨折块向外侧移位，同时向后下翻转，严重时可翻转 90° ~ 100°，但肱尺关节无变化。

4. IV型　骨折块移位伴肘关节脱位。

（二）临床表现及诊断

骨折后肘关节明显肿胀，以肘外侧明显，肘部疼痛，肘关节呈半屈状，有移位骨折可扪及骨折块活动感或骨擦感，肘后三角关系改变。

其 X 线片表现为成人可清楚显示骨折线，但对儿童可仅显示外髁骨化中心移位，必须加以注意，必要时可照对侧肘关节 X 线片对照。

（三）治疗

肱骨外髁骨折属关节内骨折，治疗上要求解剖复位。

1. 手法复位　多数病例手法复位可获得成功。对 I 型骨折，用石膏屈肘 90°位固定患肢 4 周。对 II 型骨折，宜首选手法复位，复位时不能牵引，以防骨折块翻转；前臂旋前屈曲肘关节，用拇指将骨折块向内上方推按、复位。对 III 型骨折可试行手法复位，不成功则改为开放复位。对 IV 型骨折则应先推压肱骨端复位肘关节脱位，一般骨折块也随之复位，但禁止牵引以防止骨折块旋转。

2. 撬拨复位　在透视条件下用克氏针撬 骨折块。结合 X 线片显示，不难诊断。拨骨折复位，术中可将肘关节置于微屈内翻位以利操作。此法操作简单，损伤小，但应熟悉解剖结构，避免损伤重要的血管神经。

3. 开放复位　适用于：

（1）严重的III型骨折移位或旋转移位。

（2）肿胀明显的移位骨折，手法复位失败。

（3）某些陈旧性移位骨折。复位后儿童可用丝线或克氏针内固定，成人可用克氏针及螺钉固定，术后石膏托固定 3 ~ 4 周。

四、肱骨外上髁骨折

肱骨外上髁骨折（fractures of the lateralepicondyle of the humerus）多发于成年男性患者，约占肱骨远端骨折的 7%。

（一）致伤机制

多由于患者前臂过度旋前内收时跌倒，伸肌剧烈收缩而造成撕脱骨折。骨折片可仅有轻度移位或发生 60°~180°旋转移位（图 24－10）。

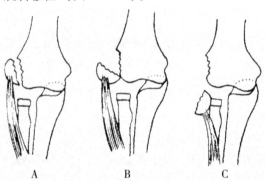

图 24－10　肱骨外上髁骨折的移位示意图
A. 轻度移位；B. 60°旋转移位；C. 180°旋转移位

（二）临床表现及诊断

有跌倒外伤史；肘关节半屈位，伸肘活动受限；肱骨外上髁部肿胀、压痛；有时可扪及骨折块。结合 X 线片显示，不难诊断。

（三）治疗

1. 手法复位　肘关节屈曲 60°~90°并旋后，挤压骨折片复位，术后石膏外固定 3 周。
2. 撬拨复位　适用于手法复位困难者或骨折后时间较长、手法复位困难者。
3. 开放复位　适用于上述方法复位失败和陈旧性骨折病例，复位后用克氏钢针内固定，术后长臂石膏托屈肘 90°固定 3~4 周。

五、肱骨内髁骨折

肱骨内髁骨折（fractures of the medialcondyle of the humerus），是指累及肱骨内髁包括肱骨滑车及内上髁的一种少见损伤，好发于儿童。

（一）致伤机制及分类

多是间接暴力所致，摔倒后手掌着地，外力传到肘部，尺骨鹰嘴关节面与滑车撞击可导致骨折，而骨折块的移位与屈肌牵拉有关。由于肱骨内髁后方是尺神经，所以肱骨内踝骨折可引起尺神经损伤。

根据骨折块移位情况，可将骨折分为 3 型（图 24－11）。

1. Ⅰ型　骨折无移位，骨折线从内上髁上方斜向外下达滑车关节面。
2. Ⅱ型　骨折块向尺侧移位。

3. Ⅲ型　骨折块有明显旋转移位，最常见为冠状面上的旋转，有时可达180°。

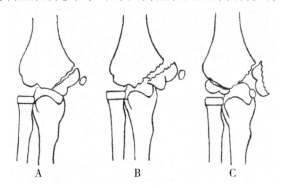

图24-11　肱骨内髁骨折及分型示意图
A. Ⅰ型，无移位；B. Ⅱ型，向尺侧移位；C. Ⅲ型，旋转移位

（二）临床表现及诊断

肘关节疼痛，肿胀；压痛，以肘内侧明显；活动受限；肘关节呈半屈状；有时可触及骨折块。

X线片对肱骨内髁骨折有诊断意义。但对儿童肱骨内髁骨化中心未出现前则较难由X线片辨别，必要时应拍健侧X线片对比。

（三）治疗

1. 手法复位　一般手法复位可成功。复位后前臂旋前，屈肘90°石膏外固定3~5周。

2. 开放复位　适用于：

（1）旋转移位的Ⅲ型骨折。

（2）手法复位失败的有移位骨折。

（3）肘部肿胀明显，手法复位困难的Ⅱ型骨折。

（4）有明显尺神经损伤者，复位后用克氏针交叉固定，尺神经前移至内上髁前方，术后石膏外固定4~5周。

六、肱骨内上髁骨折

肱骨内上髁骨折（fractures of the medialepicondyle of the humerus）仅次于肱骨髁上骨折和肱骨外髁骨折，发病率约为10%，占肘关节骨折的第三位。多见于儿童，因儿童内上髁属骨骺，故又称为肱骨内上髁骨骺撕脱骨折。

（一）致伤机制及类型

跌倒时前臂过度外展，屈肌猛烈收缩将肱骨内上髁撕脱，骨折块被拉向前下方。与此同时，维持肘关节稳定的内侧副韧带丧失正常张力，使得内侧关节间隙被拉开或发生肘关节后脱位，撕脱的内上髁被夹在关节内侧或嵌入关节内。尺神经受到骨折块的牵拉和挤压，严重者甚至和骨折块一起嵌入关节，引起损伤。根据骨折块移位及肘关节的变化，可将骨折分为4型（图24-12）。

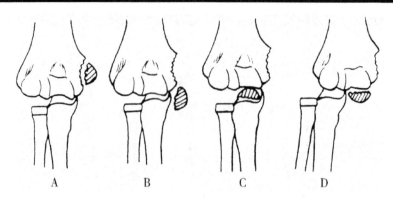

图 24－12　肱骨内上髁骨折及分型示意图

A. Ⅰ型，轻度移位；B. Ⅱ型，移位达关节面水平；C. Ⅲ型，骨折片嵌于关节内；
D. Ⅳ型，明显移位伴肘关节脱位

1. Ⅰ型　肱骨内上髁骨折，轻度移位。

2. Ⅱ型　撕脱的内上髁向下、向前旋转移位，可达关节水平。

3. Ⅲ型　骨折块嵌于关节内。

4. Ⅳ型　骨折块明显移位伴肘关节脱位，该型为内上髁最严重的损伤。

（二）临床表现及诊断

该骨折易漏诊。肘关节内侧肿胀、疼痛，皮下瘀血及局限性压痛，有时可触及骨折块，X 线片检查可确定诊断，有时需与健侧片对比。合并肘关节脱位时，复位前后一定要仔细阅片，确定骨折块是嵌夹于关节间隙内。但对 6 岁以下儿童骨骺未出现，要靠临床检查才能诊断。合并尺神经损伤并非少见，必须仔细检查手部功能，以免漏诊。

（三）治疗

1. 手法复位　无移位的肱骨内上髁骨折，不需特殊治疗，直接外固定；有移位的骨折，包括轻度旋转移位和Ⅳ型骨折，均宜首选手法复位；但复位后骨折对位不稳定，容易再移位，因此石膏外固定时，内上髁部要加压塑形，固定 4～5 周。合并肘关节脱位者，在肘关节复位时内上髁骨折块常可随之复位。骨折块嵌夹于关节内者，复位时肘外翻，紧张前臂屈肌可将骨折块拉出。

2. 开放复位　适用于：

（1）旋转移位的Ⅲ型骨折，估计手法复位难成功的。

（2）闭合复位失败（图 24－13）。

（3）合并尺神经损伤者，对儿童肱骨内上髁骨骺，可用粗丝线缝合或细克氏针交叉固定，术后上肢功能位石膏外固定 4～6 周。

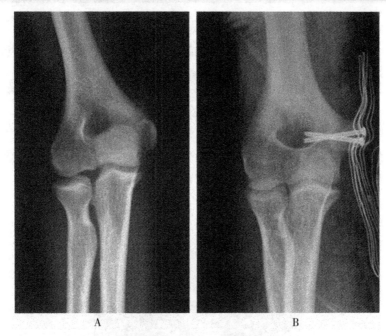

图 24 −13　肱骨内上髁骨折手术前后 X 线正位观
A. 术前骨折块侧向移位明显；B. 术后采用中空螺钉内固定

七、肱骨小头骨折

肱骨小头骨折（capitellum fracture）是少见的肘部损伤，占肘部骨折的 0.5% ~ 1%。成人多发生单纯肱骨小头骨折，儿童则发生有部分外髁的肱骨小头骨折。易被误诊为肱骨外髁或外上髁骨折（图 24 −14）。

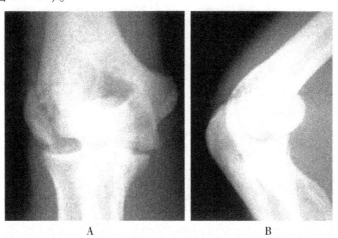

图 24 −14　肱骨小头骨折伴外上髁骨折 X 线片观
A. 正位片；B. 侧位片

（一）致伤机制及分型

间接暴力经桡骨传至肘部，桡骨头成锐角撞击肱骨小头造成骨折，所以桡骨头骨折病例均应考虑肱骨小头骨折的可能（图 24 – 15）。可分为Ⅳ型（图 24 – 16）。

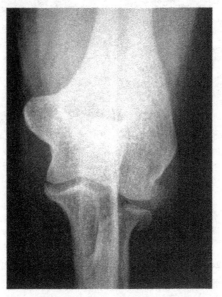

图 24 – 15　肱骨小头骨折伴桡骨小头骨折正位 X 线片

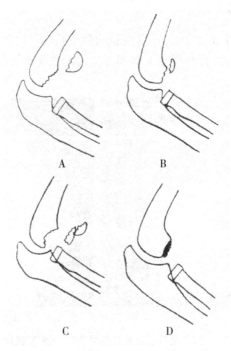

图 24 – 16　肱骨小头骨折分型示意图

A. Ⅰ 型，Hahn – Steinthal 骨折；B. Ⅱ 型，Kocher – Lorenz 骨折；

C. Ⅲ 型，粉碎性骨折；D. Ⅳ 型，关节软骨损伤

1. Ⅰ型　完全性骨折（Hahn–Steinthal 骨折），骨折块包括肱骨小头及部分滑车。

2. Ⅱ型　单纯肱骨小头完全骨折（Kocher–Lorenz 骨折），有时因骨折片小而在 X 线片上很难发现。

3. Ⅲ型　粉碎性骨折，或肱骨小头与滑车均骨折且二者分离。

4. Ⅳ型　肱骨小头关节软骨挫伤。

（二）临床表现及诊断

肘关节外侧和肘窝部可明显肿胀和疼痛，肘关节活动受限。X 线片检查可确定诊断。

（三）治疗

治疗上要求解剖复位。多数学者主张先试行闭合复位外固定。

1. 手法复位　牵引肘关节成完全伸直内翻位，术者用两拇指向下按压骨折片，常可复位。复位后用石膏固定肘关节于 90°屈曲位。

2. 开放复位内固定术　适用于骨折手法复位失败者。可采用肘前侧、外侧及肘后外侧手术入路，术中注意防止桡神经深支损伤。可用克氏针、可吸收螺钉、松质骨螺钉固定；选用中空微型螺钉固定时，螺钉头埋于软骨面下。

3. 肱骨小头骨折片切除　适用于骨折片小而游离，肱骨小头粉碎性骨折（Ⅲ型）及老年人肱骨小头移位的Ⅱ型骨折。

八、肱骨远端全骨骺分离

肱骨远端全骨骺分离（separation of thedistal humeral epiphysis）较少见，其临床特点与肱骨髁上骨折相似。由于幼儿肘部骨骺的骨化中心未出现之前发生骨骺分离，易与肱骨外髁骨折和肘关节脱位相混淆，而骨骺骨化中心出现后的全骨骺分离易诊断为经髁骨折，再加上骨骺的骨折线不能 X 线片显影，肘部损伤时的 X 线片表现相似，所以极易误诊。治疗不当易引起肘关节畸形。

（一）致伤机制

肱骨远端骨骺包括肱骨小头、滑车、内上髁及外上髁，其分离部位在肱骨远端骨骺线上，分离多属 Salter–Harris Ⅱ型骨骺损伤，多由间接暴力所致。损伤时肘关节伸直或微屈手掌着地，肘部承受强大的内旋、内翻与过伸应力，引起全骨骺分离（图 24–17）。

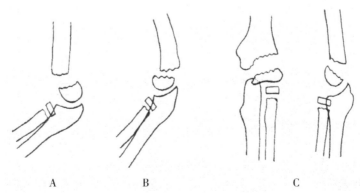

A　　　　　B　　　　　C

图 24–17　肱骨远端全骨骺分离示意图
A. 后移位；B. 前移位；C. 前外侧移位

（二）临床表现及诊断

患肘肿胀，活动障碍。诊断主要依靠 X 线片检查。其典型表现为分离的肱骨远端骨骺连同尺骨、桡骨一并向后、内侧移位，而外髁骨骺与桡骨近端始终保持正常的对位关系。读 X 线片时应注意外髁骨骺与肱骨干及桡骨近端的对位关系，有无旋转移位，以及肱骨干与尺桡骨长轴的对位关系，必要时可加拍对侧肘关节照片进行对比。

（三）治疗

治疗原则为闭合复位外固定。

1. 手法复位　整复方法同肱骨髁上骨折。对尺侧方向移位必须完全矫正，以免发生肘内翻畸形。伤后肘部肿胀明显者，可复位后作尺骨鹰嘴骨牵引，3～5 天肿胀消退后再固定，外固定采用屈肘 90°位石膏固定 2～3 周。

2. 开放复位　适用于手法复位失败的严重分离移位者。复位后用细克氏针内固定，术后屈肘 90°石膏固定 3 周。

九、尺骨鹰嘴骨折

尺骨鹰嘴骨折（olecranon fracture）常发于成人，较常见。绝大部分骨折波及半月状关节面，属关节内骨折。骨折移位与肌肉收缩有关。治疗上要求解剖复位、牢固固定及早期功能锻炼。

（一）致伤机制

直接暴力与间接暴力均可导致鹰嘴骨折。直接暴力导致粉碎性骨折，间接暴力引起撕脱骨折。骨折移位与肌肉收缩有关。由于肱肌和肱三头肌分别止于尺骨的喙突和鹰嘴，二者分别为屈伸肘关节的动力，故鹰嘴的关节面侧为压力侧，鹰嘴背侧为张力侧，骨折时以肱骨滑车为支点，骨折背侧张开或分离。骨折可分为 5 种类型（图 24－18）。

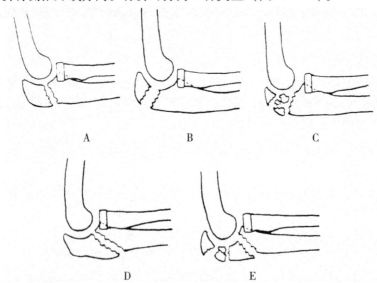

图 24－18　尺骨鹰嘴骨折示意图

A. 斜形骨折；B. 横形骨折，分离移位；C. 粉碎性骨折；D. 斜形骨折伴肘关节前脱位；E. 粉碎性骨折伴肘关节前脱位

（二）临床表现及诊断

肘后侧明显肿胀，压痛，皮下瘀血；肘关节呈半屈状，活动受限；被动活动可有骨擦感，可扪及骨折线；肘后三角关系破坏。X 线片检查可明确诊断及骨折移位程度。对怀疑儿童骨折及骨骺分离的，可拍健侧肘关节 X 线片对照。

（三）治疗

1. 手法复位　无移位骨折用石膏外固定肘关节于功能位 3～4 周，或先固定肘关节于伸直位 1～2 周，再屈肘功能位固定 1～2 周。轻度移位者则置肘关节伸直位骨折片按压复位。复位后伸直位固定 2～3 周，再改为屈肘位固定 3 周。

2. 开放复位

（1）手术适应证：适用于以下几种情况。

1）手法复位后关节面仍不平滑。

2）复位后骨折裂隙仍大于 3mm。

3）开放性骨折患者。

4）合并有肌腱、神经损伤者。

5）陈旧性骨折有功能障碍。

（2）手术入路：采用肘后侧切口。

（3）内固定种类及方法：内固定需遵循张力带原则。对简单横形或斜形骨折，用克氏针张力带固定（图 24-19）。某些斜形骨折，尚需附加螺钉内固定。对于粉碎性骨折和累及冠状突远端的骨折，应用后方钢板固定，包括 1/3 管型钢板、重建钢板或最新设计的 3.5mm 尺骨鹰嘴解剖型锁定加压钢板固定（图 24-20）。必要时辅用外固定，提倡术后早期活动，防止关节僵硬。

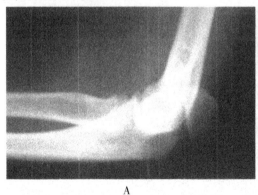 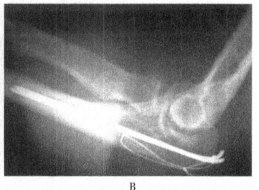

A　　　　　　　　　　　　　　　　B

图 24-19　尺骨鹰嘴骨折克氏针张力带固定 X 线片侧位观

A. 术前；B. 术后

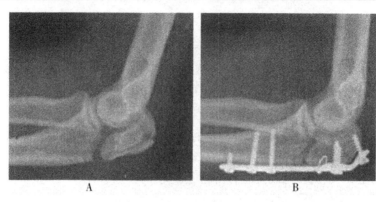

图 24 - 20 尺骨鹰嘴粉碎性骨折解剖钛板内固定 X 线片侧位观
A. 术前；B. 术后

十、尺骨冠状突骨折

尺骨冠状突主要的作用是稳定肘关节，阻止尺骨后脱位，防止肘关节过度屈曲。冠状突骨折（coronoid fracture）可单独发生，也可并发肘关节后脱位，骨折后易发生移位。

（一）致伤机制及分类

该骨折多为间接暴力所致：可分为 3 型（图 24 - 21）：

1. Ⅰ型　撕脱骨折。

2. Ⅱ型　骨折块小于关节面 50%。

3. Ⅲ型　骨折块大于关节面 50%。

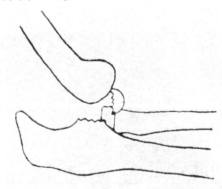

图 24 - 21 尺骨冠状突骨折并肘关节后脱位示意图

（二）临床表现

肘关节肿胀；疼痛、活动受限。X 线片检查能确定诊断。

（三）治疗包括

1. 保守治疗　多数冠状突骨折仅为小片骨折（Ⅰ型）和无移位的骨折一样，仅需屈肘位 90°石膏外固定 5~7 天后，即改用前臂悬吊 2 周，同时开始主动肘关节功能锻炼；对分离较明显或Ⅱ型骨折可试行手法复位。也有学者主张牵引。

2. 手术治疗　对Ⅲ型骨折可行开放复位内固定；对骨折片分离大，骨折块游离于关节腔的，也可考虑手术切除骨折块。

十一、桡骨头骨折

桡骨头骨折（radial head fracture）多见于青壮年，发病率较高，治疗不及时可造成前臂旋转功能障碍。

（一）致伤机制及类型

跌倒时肩关节外展，肘关节伸直并外翻，桡骨头撞击肱骨小头，引起桡骨头颈部骨折；这种骨折常合并肱骨小头骨折或肘内侧损伤。由于桡骨头与其颈干不在一直线上，而是偏向桡侧，故外伤时桡骨头外1/3易骨折。按 Mason 和 Johnston 分类法可分为4型（图24-22）。

1. Ⅰ型　骨折无移位。
2. Ⅱ型　骨折有分离移位。
3. Ⅲ型　粉碎性骨折。
4. Ⅳ型　合并肘关节脱位。

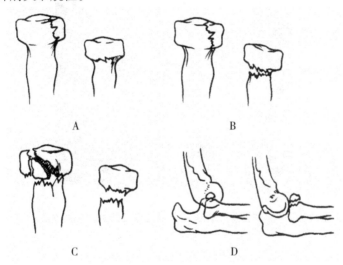

图24-22　桡骨头骨折分型示意图

A. Ⅰ型，骨折无移位；B. Ⅱ型，骨折有分离移位；C. Ⅲ型，粉碎性骨折；
D. Ⅳ型，合并肘关节脱位

（二）临床表现及诊断

肘关节外侧肿胀，压痛，肘关节屈、伸及旋转活动受限，旋后功能受限更加明显。X线片可明确损伤的类型和移位程度，必要时可加拍对侧肘关节 X 线片对比。

（三）治疗

1. 保守治疗　对Ⅰ型、Ⅲ型骨折无移位者，用石膏固定肘关节于功能位；对Ⅱ型骨折则采用手法复位，牵引后前臂旋前内翻，挤压桡骨头骨折复位，复位后石膏外固定3~4周。

2. 手术治疗　包括以下3种术式。

（1）开放复位：适用于关节面损伤较轻，估计复位后仍可保持良好功能的Ⅱ、Ⅲ型骨折，可用微型螺钉（图24-23）、微型钢板及克氏针等行内固定，也可在肘关节镜下行骨折内固定术。采用微型螺钉内同定时，螺钉头必须埋于环状关节软骨面下，以免影响上尺桡关节旋转。微型钢板应置于桡骨头的前外 1/3 安全区内，安全区为桡骨头环状关节面上约 1/3（不参与关节构成的区域），简单的临床定位为桡骨头上相当于桡骨茎突与 Lister 结节间的部分，在该处放置钢板可避免前臂旋转时撞击尺骨关节面，致关节疼痛及旋转受限。

（2）桡骨头切除：适用于Ⅱ型骨折超过关节面 1/3、对合不良，Ⅲ型骨折分离移位，合并肱骨小头关节面损伤及陈旧性骨折影响功能者。切除范围为桡骨头颈 1～1.5cm。但对儿童则不宜行桡骨头切除。由于其有下尺桡关节半脱位、肘外翻、骨化性肌炎、创伤性关节炎等诸多并发症，已基本被内固定重建术和人工桡骨头置换术所取代。

（3）人工桡骨头置换术：适用于无法进行内固定重建的Ⅲ型、Ⅳ型骨折，内固定失败，合并有肘内侧损伤或尺骨上端骨折者，因为行人工桡骨头置换可保证肘关节的稳定性，有利于关节功能恢复。

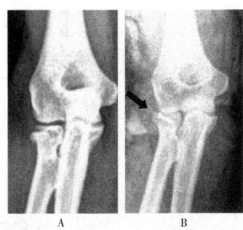

图 24 -23 桡骨头骨折微型空心螺钉固定手术前后 X 线正位片
A. 术前示Ⅱ型骨折分离移位；B. 术后示微型空心螺钉内固定

十二、桡骨头骨骺分离

桡骨头骨骺分离（epiphyseal injury of theradial head）在儿童肘部骨关节损伤中常见。

（一）致伤机制及类型

桡骨头骨骺分离的致伤机制与桡骨头骨折相似。多属 Salter - Harris Ⅱ型和Ⅰ型损伤。可分为 4 型（图 24 -24）。

1. Ⅰ型 歪戴帽型，约占 50%。

2. Ⅱ型 压缩型。

3. Ⅲ型 碎裂型。

4. Ⅳ型 压缩骨折型。

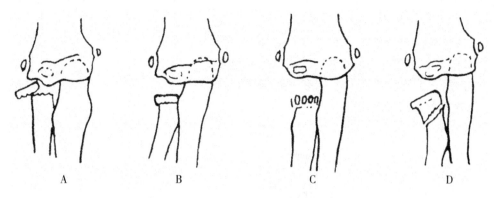

图24-24 桡骨头骨骺分离分型示意图

A. Ⅰ型，歪戴帽型；B. Ⅱ型，压缩型；C. Ⅲ型，碎裂型；D. Ⅳ型，压缩骨折型

（二）临床表现及诊断

凡肘部受伤后出现肘外侧肿胀、疼痛、压痛及功能障碍者，均应 X 线片检查以明确诊断。

（三）治疗

1. 手法复位　多数病例效果良好，伸肘旋前、内翻肘关节，按压桡骨头可复位，复位后屈肘 90°石膏外固定 3 周。

2. 撬拨复位　适用于手法复位无效的歪戴帽压缩骨折且分离者。

3. 开放复位　适用于上述方法复位不满意者，一般复位后不需钢针固定，仅陈旧性骨折复位后要克氏针内固定，以免术后移位。

骨骺融合前的桡骨头骨骺分离不宜切除桡骨头，否则可明显影响前臂发育。

（杨建国）

第三节　肘关节损伤后遗症

一、肘内翻畸形

（一）病因及机制

1. 肱骨髁上骨折　是肘内翻（cubitusvarus）最常见的原因，约占整个肘内翻的80%。有报道称肱骨髁上骨折并发肘内翻的发病率可达30%~57%。多数学者认为，发生原因是由于骨折远端向内侧倾斜。研究表明骨折后复位不良、内侧骨质压缩嵌插、骨折外侧端分开及骨折远端内旋扭转是引起骨折远端内侧倾斜的主要原因。

2. 肱骨远端全骨骺分离和内髁骨骺损伤　该损伤易引起骨骺早闭或肱骨内髁缺血坏死，使得内髁生长缓慢或停止，导致肘内翻。

3. 其他　肱骨内髁骨折复位不良和陈旧性肘关节脱位。

（二）临床表现及诊断

肘关节伸直位内翻角明显增大，可达 15°～35°（图 24－25），肘后三角关系改变，外髁与鹰嘴距离加宽；一般肘关节活动正常，但均有不同程度肌力减弱。从 X 线片上可测量出肘内翻角度。

（三）治疗

治疗的目的是改善功能，矫正畸形。

1. 手术指征

（1）引起功能障碍或屈肘肌力减弱。

（2）肘关节疼痛尚未形成创伤性关节炎。

（3）肘内翻大于 20°，畸形已固定（伤后 1～2 年）。

（4）肘内翻同时并发迟发性尺神经炎。

2. 手术方法　肱骨髁上楔形截骨及肱骨髁上"V"形截骨，以前者常用。手术不仅要矫正内翻，同时须矫正内旋、过伸（图 24－26），也可采用肱骨髁上杵臼截骨术矫正（图 24－27）。

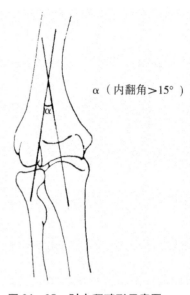

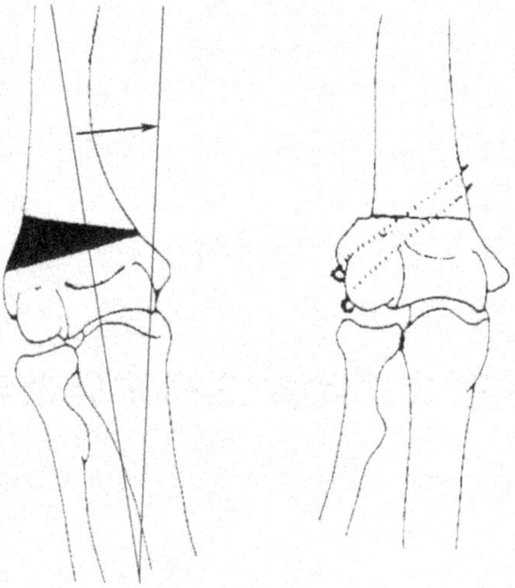

α（内翻角＞15°）

图 24－25　肘内翻畸形示意图

![肘内翻畸形楔形截骨矫正术示意图]

A   B

图 24－26　肘内翻畸形楔形截骨矫正术示意图

A. 肘内翻畸形截骨部位；B. 截骨后克氏针固定

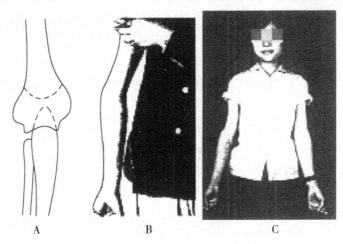

图 24 - 27 肘内翻畸形杵臼截骨术
A. 手术示意图；B. 术前外观；C. 术后外观

二、肘外翻畸形

（一）病因及机制

1. 未经复位或复位不良的儿童肱骨髁上骨折和肱骨远端骨折 是肘外翻（cubitusvalgus）畸形发生的最常见原因。其原因是肱骨远端内外侧生长的不均衡。

2. 儿童肱骨内外髁骨折未能及时复位或复位不良 肱骨外髁骨骺早闭或缺血性坏死可致肘外翻；肱骨内髁骨折引起肘外翻则是由于肱骨内髁过度生长所致。

3. 未经复位或复位不良的肘关节脱位。

4. 桡骨头切除后 其发生肘外翻的原因是由于切除桡骨头后桡骨近端重要的机械阻挡作用消失，使肘关节和前臂生物力学发生异常。

（二）临床表现及诊断

肘关节伸直位时肘部外翻角增大，可达30°以上（图24-28）；肘关节活动一般无明显障碍；晚期肘关节的关节面损伤可引起疼痛。对严重外翻患者，由于尺神经处于高张力牵拉状态，或外伤后因尺神经粘连而经常受到摩擦，可发生迟发性尺神经炎而出现尺神经损伤表现。

（三）治疗

一般对无肘关节功能障碍和疼痛症状的肘外翻可不予治疗。

1. 保守治疗 适用于早期肘关节骨性关节炎而临床症状轻，且肘关节功能障碍不明显的患者。疼痛是最常见的症状，可进行理疗、按摩等物理治疗或服用阿司匹林等药物。

2. 手术治疗 手术指征包括以下4项。

（1）严重肘外翻畸形，且畸形稳定2年以上。

（2）关节的疼痛和无力症状明显，影响肘关节功能。

（3）伴有创伤性关节炎。

（4）伴有迟发性尺神经炎者。手术方式为肱骨髁上截骨矫正术及尺神经前移术，截骨矫形的目的主要为矫正畸形、稳定关节、减轻疼痛和改变关节的受力不均，防止关节退变的加重。

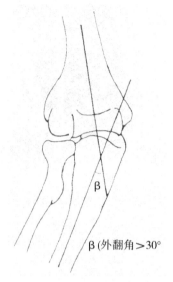

β(外翻角>30°)

图 24-28　肘外翻角示意图

三、迟发性尺神经炎

尺神经与肱骨内上髁关系密切，肘部损伤及其后遗症很容易波及尺神经。

（一）病因

产生尺神经炎的原因多与肘部骨折及其后遗畸形或骨质异常增生有关，如肱骨外髁骨折后的肘外翻畸形、内上髁骨折后复位不佳或瘢痕增生、肘关节骨化性肌炎等均可使尺神经受到牵拉或压迫而引起损伤。

（二）临床表现及诊断

迟发性尺神经炎（delayed ulnarneuritis）引起尺神经麻痹症状，发病缓慢，开始出现手尺侧部麻木、疼痛，病程较久者则可感觉完全丧失；受尺神经支配肌肉肌力减弱，晚期出现爪形手畸形，小鱼际肌及骨间肌萎缩。可扪及肘部粗大的尺神经，Tinel 征阳性。

（三）治疗

一旦出现尺神经麻痹症状，应尽早手术治疗。治疗越早，疗效越好。手术方式为尺神经前移及神经内松解术。

四、肘关节骨化性肌炎

肘关节骨化性肌炎（myositis ossificanstraumatica of the elbow）是肘部创伤严重和较常见的并发症，约占肘部骨折与脱位的3%。

（一）病因及机制

肘部骨折、脱位等严重损伤后，骨膜被剥离、破裂，血肿形成，或局部受到被动牵拉、手术刺激，形成血肿，这些可引起血肿骨化为主的骨化过程；血肿吸收后则逐渐向骨膜下骨化发展。目前对其机制并不十分清楚，可归纳为骨膜生骨学说和纤维组织转化生骨学说。

（二）与骨化性肌炎发生有关的因素

1. 反复强力被动活动。

2. 治疗时间　早期治疗可得到良好的复位，减少血肿形成，利于软组织修复。

3. 年龄　儿童发生骨化肌炎的概率低于青壮年。

（三）临床表现及诊断

有明确外伤史；伤后反复被动屈伸关节；关节肿胀、疼痛持续不消伴局部温度升高；关节活动范围逐渐变小；X线片早期无特殊异常，3~4周后关节周围发现云雾状的骨化团，晚期骨化范围缩小，密度增高，界限清楚。一般伤后3~6周内有增大趋势，6~8周后趋于稳定。

（四）治疗

1. 一般治疗　骨化性肌炎诊断确立后，肘关节应妥善加以保护，是否行主动关节活动锻炼要视情况而定，如局部有肿胀、压痛及温度增高，活动时疼痛加重，则不应过度活动；如上述症状不明显，则应在疼痛可忍受情况下锻炼，以保留一定程度的关节活动和功能。

2. 放射治疗　有学者认为放射治疗能影响炎性反应过程，可防止骨化性肌炎发生。每周2次，4周1个疗程，每次200伦琴。

3. 手术治疗　凡影响肘关节屈伸功能，而骨化性肌炎处于静止的，即异位骨化致密硬化，界限清楚的，才可考虑手术切除。切除的目的是不使任何与骨化块有关的肌、骨组织残留，以防止复发；切除时宜切除骨化块连同一薄层正常肌肉，彻底止血。术后石膏固定1~3周。

五、肘关节强直

各种原因造成肘关节活动丧失，固定于某一特定位置，称为肘关节强直（elbowankylosis），常可分为纤维性僵硬和骨性强直两种。

（一）病因

（1）肘关节骨折，特别是关节内骨折后，复位不当。

（2）骨化性肌炎。

（3）肌肉、肌腱、韧带、关节囊等损伤引起广泛严重粘连。

（4）肘关节创伤后治疗不当，如长期固定，强力活动，按摩治疗等。

（5）肘关节感染。

（二）临床表现及诊断

肘关节可强直于任何位置，以屈曲位最多，约占2/3；伸直位约1/3。无论强直于何种体位，均造成肘关节严重功能障碍，X线片检查可帮助分析肘关节强直的原因。

（三）治疗

1. 保守治疗　对纤维性强直可试行体疗，主动锻炼，配合理疗，这对早期关节内粘连者有效。切忌强力被动伸屈。

2. 手术治疗　手术是治疗肘关节强直的可靠方法。一般伤后4~6个月进行。过早手术因骨化性肌炎未静止，易再强直；过晚手术则关节周围软组织挛缩、粘连，失去弹性，效果欠佳。手术方法包括：

（1）肘关节松解术 + 可活动外固定支架。

（2）肘关节成形术，如筋膜成形术、肘关节切除成形术。

（3）肘关节融合术等。

六、创伤性肘关节炎

创伤性肘关节炎（post – traumatic arthritisof the elbow）是肘关节创伤后的继发性病变，主要表现为肘关节疼痛和活动受限，其改变主要表现在关节软骨软化、脱落，软骨下骨质增生、硬化，最后关节面大部分消失，关节间隙变狭窄。

（一）病因

创伤性肘关节炎主要发生在肘关节骨折、脱位，特别是关节面的损伤后。关节软骨损伤后复位不佳；或粗暴手法加重其损伤；或骨折畸形愈合，关节负重不均，最终都可致创伤性肘关节炎。

（二）临床表现及诊断

肘关节损伤后功能基本恢复患者，又重新出现肘关节疼痛和不同程度活动障碍，并逐渐加重，伸屈活动范围越来越小，疼痛也越来越明显。X 线片早期表现不明显，晚期可出现软骨下骨质硬化，关节边缘骨质增生或关节间隙变窄。

（三）治疗

1. 保守治疗　对轻型患者，可做主动肘关节功能锻炼。

2. 手术治疗　适用于重型创伤性关节炎患者。手术方法包括肘关节松解，肘关节成形或肘关节融合。

（杨建国）

第二十五章 上臂骨折

第一节 概述

一、肱骨干骨折的概述

（一）解剖特点

肱骨干上方为圆柱状，中段以下则近似三角形；近髁上部又呈扁形。于肱骨中上1/3、三角肌附着点以下，为桡神经沟部位，有桡神经和肱深动脉绕过该沟向下走行（图25－1）。

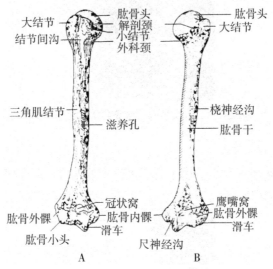

图 25－1　肱骨解剖示意图
A. 前面观；B. 后面观

肱骨干骨折（humeral shaft fracture）时与骨折端移位有关的肌群主要有胸大肌、三角肌、肱二头肌、肱三头肌、背阔肌、大圆肌和喙肱肌等。因此，在主要肌群附着点的上或下的骨折，其移位方向可以截然不同，对手法复位的成败至关重要。

（二）发病率

肱骨干骨折多见于青壮年患者，发病率占全身骨折的 1% ~1.5% 。除交通、工矿事故外，以运动训练伤多见。

（三）骨折范围

肱骨干的解剖范围指肱骨外科颈远端 1cm 以下，相当于胸大肌起点上方，下端至肱骨髁部上方 2cm 以上的骨干。

二、致伤机制

主要由以下 3 种暴力所致。

（一）直接暴力

常发生于交通、工矿或工伤事故。由外来暴力直接作用于肱骨干局部，包括重物撞击、压砸等，以致在受力处常有 1 个三角形骨块（底部在受力侧，尖部在对应处）（图 25 – 2）。在战争情况下则以火器伤所致的开放性骨折多见，骨折多呈粉碎状。

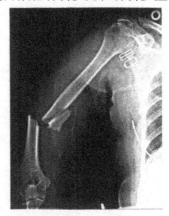

图 25 – 2　直接暴力致肱骨骨折 X 线正位观

（二）间接暴力

跌倒时因手掌或肘部着地导致。由于身体多伴有旋转或因附着肌肉的不对称收缩，骨折线多呈螺旋形或斜形（图 25 – 3）。多是生活伤，家庭、学校多发场所。

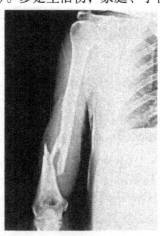

图 25 – 3　间接暴力致肱骨骨折 X 线正位观

（三）旋转暴力

主要因为肌肉收缩所致，又称为肌肉收缩暴力，以军事或体育训练的投掷骨折及掰手腕所引起的骨折最为典型。发于肱骨干的中下 1/3 处，其主要由于肌肉突然收缩，引起肱骨轴向受力，骨折线多呈螺旋形，并伴有不同程度的移位。

三、骨折断端的移位

除取决于暴力的方向及骨骼本身的重力外，肌肉的收缩更具有直接关系。因此，在骨折复位前必须全面了解，并注意有无桡神经的损伤。

（一）骨折线位于三角肌附着点以上

近侧端受胸大肌、背阔肌及大圆肌作用而向内移位，呈内收状；远端则因三角肌收缩而向外上方移位，并同时受纵向肌群的作用而出现短缩。

（二）骨折线位于三角肌肱骨附着点以下

骨折近端受三角肌及喙肱肌的作用而向前、向外移位，远侧端因纵向肌群作用而产生向上的移位。

（三）骨折线位于肱骨干下 1/3

两端肌肉拉力基本平衡，其移位方向及程度主要取决于外力方向、强度、肢体所处位置及骨骼的重力等。此处骨折易合并桡神经损伤，尤其是投掷骨折，桡神经有可能被嵌挟于骨折断端的间，加上受伤时的肢体向远端牵拉，从而加重桡神经损伤的程度；但完全断裂者十分少见。

以上是典型移位情况，但大型机器损伤所引起的碾轧伤，由于肌肉组织的毁灭、断裂，其骨折端移位多不典型，甚至可无移位。

四、骨折的分类及分型

根据分类要求不同，可有多种分类及分型。

1. 按骨折部位分类　一般分为肱骨干上 1/3 骨折、中上 1/3 骨折、中 1/3 骨折、中下 1/3 骨折及下 1/3 骨折 5 种。

2. 按骨折部位是否与外界交通　可分为开放性骨折及闭合性骨折两大类。

3. 按骨折线状态　一般分为横形、斜形、螺旋形及粉碎形 4 种。

4. Muller 分类　属 AO 治疗方法选择的分类标准，一般将其分为 A、B、C 三种类型（图 25 - 4）。

A. 简单骨折：包括螺旋形、斜形和横形 3 种亚型。

B. 楔形骨折：包括螺旋楔形骨折、斜形楔形骨折和横形/碎裂楔形骨折 3 种亚型。

C. 复杂骨折：有螺旋粉碎性骨折、多段骨折及不规则骨折 3 种。

这种分类便于 AO 钢板内固定的选择。但作者认为，对肱骨干骨折髓内钉更为适用。因此，此种分型仅有相对意义。

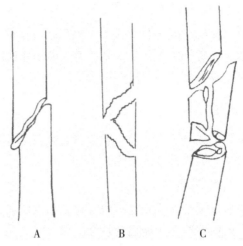

图 25 - 4　肱骨骨折 Muller 分类
A. 简单骨折；B. 楔形骨折；C. 复杂骨折

（解思信）

第二节　肱骨干骨折

一、骨折的诊断

肱骨干骨折的诊断一般均无困难，主要依据：

（一）外伤史
均较明确。

（二）临床表现

1. 疼痛　表现为局部疼痛、环状压痛及传导叩痛等，一般均较明显。

2. 肿胀　完全骨折、尤以粉碎型者局部出血可多达 200ml 以上，并因创伤性反应，局部肿胀明显。

3. 畸形　在创伤后，患者多先发现上臂出现成角及短缩畸形，除不完全骨折外，一般多较明显。

4. 异常活动　在伤后立即出现，患者可听到骨摩擦音，就诊检查时无需重复检查，以免增加患者痛苦。

5. 功能受限　较明显，且患者多采取用健手扶托患肢的被迫体位。

6. 并发症　骨折线多波及桡神经沟，桡神经干紧贴骨面走行，甚易被挤压或刺伤；周围血管也有可能被损伤。因此在临床检查及诊断时务必对肢体远端的感觉、运动及桡动脉搏动等加以检查，并与对侧对比观察；凡有此合并症时，应在诊断时注明。

（三）影像学检查
正侧位 X 线片可明确显示骨折的确切部位及骨折特点。

二、骨折的治疗

根据骨折部位、类型及患者全身具体情况等不同，可酌情灵活掌握。

（一）青枝骨折及不完全骨折

仅用上肢石膏托、中医夹板＋三角巾或充气性夹板固定均可。

（二）一般移位的骨折

指小于30°成角移位，不超过横断面1/3的侧向移位，以及斜形或螺旋形骨折、短缩移位在2cm以内者，可按以下程序处理。

1. 复位　局麻或臂丛麻醉下，采取徒手操作即可，无需特殊设备或骨牵引。

2. 固定　上肢悬垂石膏固定方便、易行。固定5天左右、当石膏松动时，可更换石膏，而后持续4~6周后酌情拆除。

3. 功能锻炼　在石膏固定期间即开始做肩及手部的功能活动，拆除石膏后应加强肘部的功能锻炼，以防僵硬。

（三）明显移位的骨折

指骨折端移位程度超过前者，骨折大多发生在肱骨中上1/3者，可酌情选择以下疗法。

1. 尺骨鹰嘴牵引＋外固定　对移位明显的年迈者，可通过尺骨鹰嘴克氏针，患肢0°外展位持续骨牵引，使骨折端达到复位。持续2~3周，局部较为稳定后再更换上肢悬吊石膏固定，并开始肩、手部早期功能活动。

2. 手技复位＋外展架固定　对青壮年，尤其是骨折线位于三角肌附着点以下的，可利用上肢螺旋牵引架及尺骨鹰嘴骨牵引施以手法复位，并以上肢石膏加压塑形，经X线片检查对位满意后行上肢外展架固定。4~5周后酌情拆除上肢石膏，先在外展架上活动，1~2周后再拆除外展架。复位失败者，可行开放复位＋内固定术，术后也可在外展架上持续牵引。

3. 骨外固定架复位及固定　多用于开放性骨折伴有明显移位者，可于清创术后采用Hoffmann架或其他形式的外固定架进行复位及固定。在穿针时应避开神经及血管，一般多在上臂的前外侧处进针，以免误伤。

4. 开放复位＋内固定　对闭合复位失败的，原则上均应考虑开放复位及内固定术，尤其是年龄较小及伴有桡神经受压症状需做神经探查术者。复位后可根据骨折端的形态、部位及术者的习惯等来选用相应的内固定物。目前以交锁髓内钉最为常用，"V"形钉及Ender钉等髓内固定方式已较少使用（术式见后）；也可用钢板固定，但有骨折愈合不良，术中有时需显露桡神经，二次手术取出内固定时易损伤桡神经。

（1）手术适应证

1）绝对适应证：包括开放性骨折、漂浮肩或漂浮肘、血管损伤、双侧肱骨骨折及继发性桡神经损伤。

2）相对适应证：包括节段骨折、保守治疗失败、横形骨折、肥胖、病理性骨折、骨折不愈合、神经系统功能障碍（帕金森病）、臂丛损伤及原发性桡神经损伤。

（2）内固定选择

1）髓内钉：肱骨干骨折一般首选髓内钉固定，包括交锁髓内钉和普通髓内钉。交锁髓内钉目前应用最为广泛，有助于避免术后继发骨折端旋转移位；普通髓内钉临床应用逐渐减少，如"V"形钉、Ender 钉和膨胀钉

A. 术前准备：除常规准备外，主要是根据肱骨髓腔的粗细，选择及准备相应规格的髓内钉或其他内固定物。根据患者健侧肱骨正侧位摄片，选择相应直径和长度的髓内钉？

B. 麻醉：臂丛较为多见，也可选用全麻。

C. 体位：仰卧位，将患肢置于胸前即可。

D. 肩部切口：将上臂内收内旋、在肩峰下缘肱骨大结节部的皮肤上做一个纵形小切口，分开三角肌，显露大结节，并在大结节部凿 1 个小骨孔。

E. 复位：复位技术包括闭合复位和切开复位，闭合复位优势在于保护骨折端血运，应优先予以考虑。但当骨折复位不充分，尤其对于斜形或螺旋形骨折，髓内钉固定可能导致骨折端接触减少或骨缺损，增加骨不连风险。一般以骨折部位为中心做上臂前外侧切口，长度 6~8cm。沿肱二头肌与肱三头肌间隙纵形分开即显露骨折断端，保护桡神经干，清除局部凝血块及嵌压坏死的软组织，将骨折复位（或试复位）。

F. 顺行髓内钉内固定术：酌情选用相应的内固定物。

a. 一般髓内钉：多选用"V"形钉或 Ender 钉，其操作步骤如下：①肩部切口，将上臂内收内旋、在肩峰下缘肱骨大结节部的皮肤上做一个纵形小切口，分开三角肌，显露大结节，并在大结节部凿一个小骨孔。②打入髓内钉，将选好的髓内钉沿肱骨干的纵轴方向，从骨孔打入近侧骨折端，使露出骨折端外的钉尖不超过 0.5cm，以利于复位。③将髓内钉穿过骨折端、固定，在前者基础上，用手法或用持骨器使骨折端准确对位，继续将髓内钉逐渐打入远侧骨折端内，直到仅有钉眼部分露在骨孔外为止。髓内钉固定后必须使骨折端紧密接触，以利于愈合。

b. 交锁髓内钉：可按前法相似操作。但闭合操作要求在 C 形臂 X 线机透视下，直接从肩峰切口，通过大结节插入。目前所用为 RT（Russel - Taylor）型肱骨髓内钉，其直径分为 7mm、8mm 和 9mm，近端直径为 9mm；其中 7mm 直径的为实心髓内钉，另两种为空心髓内钉。髓内钉的近端和远端均使用 4mm 全螺纹自攻型螺钉交锁；要求螺钉穿透对侧皮质，以防止髓内钉旋转：此外，RT 肱骨交锁髓内钉配有一独特的近端交锁螺钉导向器（近端瞄准器及引导器），使得近端交锁螺钉能够准确锁定髓内钉。由于具备以上设计特点，RT 肱骨髓内钉可适用于肱骨干横形或粉碎形骨折、骨不连及病理性骨折。操作步骤包括：①插入髓内钉，以大结节顶部内侧为髓内钉插入口，将曲柄锥准确插入至肱骨外科颈内，并经透视根据定位证实。②导针的插入，拔出曲柄锥，插入直径 2.0mm 球型髓腔锉导针，使导针通过骨折近、远端髓腔直至鹰嘴窝上 1~2cm，经透视证实导针位于肱骨髓腔内。③扩髓，沿导针插入球型髓腔锉，其直径为 6~11mm。首先采用直径 6.0mm 球型髓腔锉开始扩髓，每次递增直径 0.5mm，扩髓至理想直径，即大于所选髓内钉直径 0.5~1.0mm，切忌将大于髓腔锉直径的髓内钉插入髓腔内。④髓内钉插入，将近端瞄准器及引导器连接于髓内钉近端，在引导器近端套入髓内钉敲打器。沿导针缓慢插入直径 8mm 或 9mm 髓内钉（直径 7mm 髓内钉系实心髓内钉，需拔出导针后方可插入）。术中应注意保持髓内钉近端弧朝向外侧，髓内钉远端位于鹰嘴窝上方 1.5~2cm，髓内钉近端置于大结节皮质下 0.5mm。⑤近端交锁，髓内钉近端椭圆形槽孔呈内外方向，通常使用直径 4.0mm 自攻型交锁螺钉，2.7mm 钻头，8.0mm 钻头套筒，钻头经近端瞄准器及椭圆形槽孔穿透至对侧皮质，可在 20°范围内调整钻

头方向，沿钻孔攻入交锁螺钉。⑥远端交锁，髓内钉远端椭圆形槽孔呈前后方向，需在透视下寻找髓内钉远端椭圆形槽孔，使用 2.7mm 钻头经远端椭圆形槽孔穿透至对侧皮质，沿钻孔攻入交锁螺钉（图 25 - 5）。

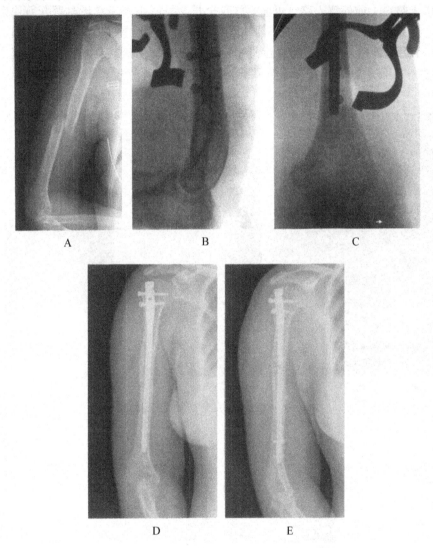

图 25 - 5　使用交锁髓内钉治疗肱骨中段骨折

A. X 线正位片示肱骨中段骨折；B、C. 交锁髓内钉固定术中透视肱骨正侧位，证实远端锁钉到位；D、E. 术后 X 线片示骨折复位满意，内固定稳妥

G. 逆行交锁髓内钉固定术：采用逆行交锁髓内钉固定时，患者取俯卧位，在肱骨远端背侧自鹰嘴尖起向上做 1 个长约 8cm 的切口，肱骨髁上区域的背侧皮质可以通过劈肱三头肌入路显露。进针点位于鹰嘴窝附近，并依次使用 3.2cm 与 4.5cm 的钻头进行开孔，然后用逐渐加粗的扩髓钻进行扩髓，避免发生髁上骨折。应轻柔插入髓内钉，并保证钉头少许插入肱骨头。

（2）钛板：应用钢板对医师的技术及经验要求较高。使用钢板可以降低肩、肘关节僵硬的发病率。钢板仍是肱骨骨折畸形矫正及骨折不愈合治疗的理想方法：

1）钢板种类：目前多应用各型 AO 钢板。限制接触型动力加压钢板多用于中段骨折。重建钢板可以塑形，应用于肱骨远侧1/3骨折。锁定加压钢板因有独特锁钉设计和良好的稳定性，适用于粉碎性骨折及骨质疏松骨折。

2）手术入路：①前外侧入路，可显露肱骨全长，显露中1/3骨折时劈开肱肌以保护桡神经，延伸到下段时必须于肱肌和肱桡肌间显露桡神经，钢板置于前方（图25-6）或外侧（图25-7）②后侧入路，多用于肱骨远端1/3骨折显露，切口起自鹰嘴，沿后正中线向近端延伸，在肱三头肌外侧头和长头分离显露骨折和桡神经，钢板置于肱骨背侧面（图25-8、图25-9）。

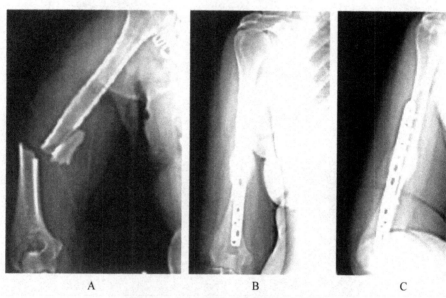

A   B   C

图25-6　钛板置于肱骨前方固定骨折

A. 术前 X 线正位片；B、C. 术后 X 线正侧位片

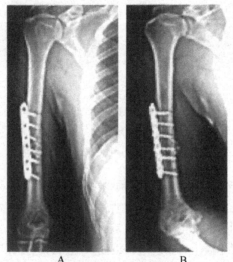

A   B

图25-7　钛板置于肱骨外侧固定骨折正侧位 X 线片

A. 正位片；B. 侧位片

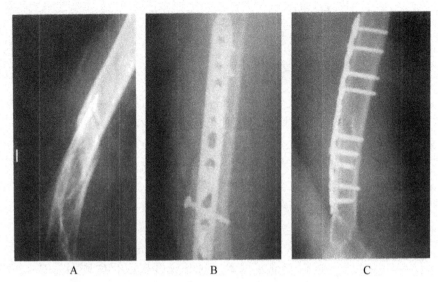

图 25 – 8 钛板置于肱骨背侧面治疗肱骨中段骨折 X 线片观
A. 术前；B. 术后正位观；C. 术后正侧位观

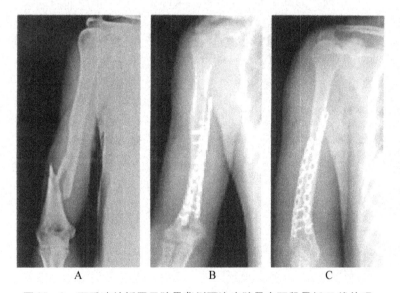

图 25 – 9 双重建钛板置于肱骨背侧面治疗肱骨中下段骨折 X 线片观
A. 术前；B、C. 术后正侧位片

3）手术需注意问题：骨折两端必须各用 3 ~ 4 枚螺钉固定，确实加压固定骨折端，尽量不剥离骨膜；最重要的是保护桡神经，做到不损伤或被压于钢板下。

4）微创经皮内固定技术（minimally invasive percutaneous osteosynthesis，MIPO）：锁定加压钛板经肱骨前侧入路 MIPO 技术，经皮肌肉隧道插入锁定加压钢板，通过间接复位并对骨折端进行桥接固定，适用于粉碎性、多段或骨质较差的骨折，可保护骨折端血运，骨折断端稳定性好，可提高骨折愈合率。但应注意肱骨中下段处桡神经卡压风险。

（四）并发症及其治疗

1. 桡神经损伤 约占肱骨干骨折的 8%，以肱骨中下 1/3 为多发，处理原则如下。

（1）仅有一般桡神经刺激症状：依据骨折移位情况按前述的原则进行处理，对桡神经症状进行观察，大多可自行恢复。

（2）有桡神经损伤症状：应及早行手术探查术中显示断裂者，予以吻合，包括鞘内断裂的病例；有神经干挫伤的，可酌情切开外膜及束膜进行减压。

（3）疑有桡神经嵌于骨折端：在手技复位时必须小心，应尽量利用牵引使骨折复位，桡神经也随之回归原位；因骨折端十分锐利，易加重桡神经损伤，因此切忌粗暴手法。

（4）陈旧性桡神经损伤：对完全性损伤应行探查＋松解吻合术。失败者可行腕部肌肉转移术来改善手腕部功能，效果也多满意。不完全性损伤者，可行探查＋松解性手术，术中显示部分断裂者，也应行吻合术。

2. 血管损伤 骨折合并血管损伤是创伤外科的一种紧急情况，必须进行急救，以便迅速恢复血液供应，在止血的同时应准备手术。对开放骨折应行内固定后对血管损伤予以修复。

血管造影对于判断肱骨骨折损伤血管的部位及程度是一种有价值的辅助诊断手段。动脉损伤修复的方法可根据损伤的部位和类型而异。动脉壁裂伤、洁净而裂口较小者可行侧壁缝合术，完全断裂者则需吻合或行血管移植。

3. 延迟愈合或不愈合 肱骨干骨折的正常修复过程因各种因素受到影响时，骨折正常的愈合时间则被延长，甚至完全停止，从而引起骨折延迟愈合或不愈合。时间上二者难以绝对界定，一般认为超过 4 个月为延迟愈合，超过 8 个月为不愈合。导致骨不连的有以下因素：

（1）局部因素

1）骨折节段的血供：肱骨干骨折以中段最多，又以中下 1/3 骨折不愈合率为最高。主要是由于肱骨中下 1/3 交界处骨折时易导致骨营养动脉的损伤。该动脉大多数只有一支，直接由肱动脉分出，通常在肱骨中下 1/3 交界处或中点附近的前内侧进入骨内，并在骨皮质内下行，至髓腔内分出上行支和下行支；一旦损伤易导致延迟愈合或不愈合。

2）骨折类型：粉碎性骨折易于发生迟延愈合和不愈合，也因碎骨块缺乏血供所致。

3）开放骨折：除骨折断端由内刺出者外，开放骨折多为直接暴力致伤，软组织损伤严重，骨折类型也多为粉碎型，易发生感染而影响骨折的正常愈合。

4）骨缺损及感染：也是造成骨不连的重要原因。

（2）医源性因素

1）反复多次或粗暴的手法复位：不仅可以加重软组织损伤及血管损伤，还会加重骨折端血供障碍，影响骨折正常愈合。

2）外固定不确实：包括外固定时间不足、范围不够、不能维持骨折端稳定，过度牵引造成断端分离等。

3）手术治疗的干扰：骨折本身有损伤骨营养动脉的可能性，而手术切开复位又进一步增加了可能损伤的机会。术中骨膜剥离使本来已缺血的骨端又失去了由骨膜而来的血运。手术内固定使骨端达到良好的复位及稳定的作用，同时破坏了骨端的正常血液循环而影响愈合。未植骨修复内固定术中残留的骨缺损也是重要原因之一。

4）内固定不确实：包括内固定器材选用不当及固定技术不合理。内固定器材都必须确实稳定骨折断端，如内固定后骨折端不稳定，易发生骨不连。使用钢板螺丝钉内固定时，骨折两端各至少固定 3 枚螺钉，方能起到稳固固定。过细的髓内钉与髓腔接触面较少，内固定术后骨折端不稳定，易发生骨不连。

5）过度运动：过早恢复工作对于重体力劳动者，容易导致骨不连，可致内固定疲劳断裂，在残留骨缺损情况更易发生。

（3）肱骨骨不连：分为肥大性骨不连和萎缩性骨不连两大类。前者血供较好，为断端不稳定所致；后者血供差，往往有骨缺损。对骨不连及延迟愈合的病例，如非手术疗法无效，则应从病因角度酌情选择相应的术式治疗的。

1）手术基本原则：①稳定的内固定；②保证骨折端良好的血运；③清除骨不连处硬化骨及瘢痕组织；④有效植骨。

2）具体术式：①交锁髓内钉；②加压钛板＋植骨（图 25－10）；③锁定加压钢板＋植骨。该钢板稳定性好，并可保护骨折端血运，应优先选择的对于内固定术后的骨不连，需考虑更换内固定种类，使骨折端达到确实稳定，促进骨折愈合。

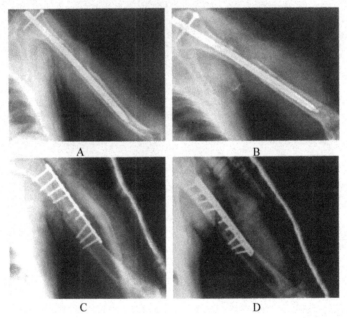

图 25－10　肱骨髓内钉固定后骨不连，二期加压钛板＋植骨手术治疗

A、B. 肱骨髓内钉固定后骨不连 X 线片观；C、D. 加压钛板、植骨固定术后 X 线片观

4. 晚期并发症　主要包括肩、肘关节僵硬，活动受限，老年患者发病率更高。合并肘部损伤情况下可发生骨化肌炎。应在医师指导下进行早期的功能锻炼，改善肩、肘关节功能。

（解思信）

第二十六章　肩部创伤

第一节　肩胛骨骨折

肩胛骨是一扁而宽的不规则骨，周围有较厚的肌肉包裹而不易骨折，肩胛骨骨折（scapular fracture）发病率约占全身骨折的0.2%。若其一旦发生骨折，易同时伴发肋骨骨折，甚至血气胸等严重损伤，在诊治时需注意，并按病情的轻重缓急进行处理。25%的肩胛骨骨折合并同侧锁骨骨折或肩锁关节脱位，称为浮肩损伤。

按骨折部位不同，一般分为以下类型（图26-1）。

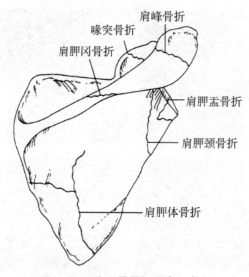

图26-1　肩胛骨骨折分类示意图

一、肩胛体骨折

（一）致伤机制

肩胛体骨折（scapular body fracture）多由仰位跌倒或来自侧后方的直接暴力所致。暴力多较强，以肩胛体下部多见，可合并有肋骨骨折，甚至伴有胸部并发症。

（二）临床表现

1. 疼痛　限于肩胛部，肩关节活动时尤为明显，其压痛部位与骨折线多相一致。

2. 肿胀　需要双侧对比才能发现，程度根据骨折类型而定。粉碎性骨折者因出血多，肿胀明显易见，甚至皮下可有瘀斑出现。而一般的裂缝骨折则多无肿胀。

3. 关节活动受限　患侧肩关节活动范围受限，并伴有剧痛而拒绝活动，尤其是外展时。

4. 肌肉痉挛　包括冈上肌、冈下肌及肩胛下肌等因骨折及血肿刺激而出现持续性收缩样改变，甚至可出现假性肩袖损伤的症状。

（三）诊断

1. 外伤史　主要了解暴力的方向及强度。

2. X线片　一般拍摄前后位、侧位及切线位。拍片时将患肢外展，可获得更清晰的影像。

3. 其他　诊断困难者可借助于CT扫描，并注意有无胸部损伤。

（四）治疗

1. 无移位　一般采用非手术疗法，包括患侧上肢吊带固定，早期冷敷或冰敷，后期热敷、理疗等。制动时间以3周为宜，可较早地开始肩部功能活动。

2. 有移位　利用上肢的外展或内收来观察骨折端的对位情况，多采用外展架或卧床牵引将肢体置于理想对位状态固定。需要手术复位及固定者仅为个别病例。

（五）预后

肩胛骨骨折一般预后良好，即使骨块有明显移位而畸形愈合的，也多无影响。除非错位骨压迫胸廓引起症状时才考虑手术治疗。

二、肩胛颈骨折

（一）致伤机制

肩胛颈骨折（scapular neck fracture）主要由作用于手掌、肘部的传导暴力所引起，但也见于外力撞击肩部的直接暴力所致。前者的远端骨片多呈一完整的块状，明显移位少见；后者多伴有肩胛盂骨折，且骨折块可呈粉碎状（图26-2）。

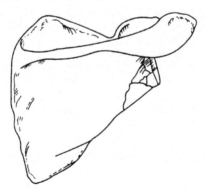

图 26-2　肩胛颈粉碎状骨折示意图

（二）临床表现

1. 疼痛　局限于肩部，肩关节活动时疼痛加重。压痛点多呈环状，并与骨折线相一致。

2. 肿胀　见于有移位骨折，显示"方肩"样外形，锁骨下窝可完全消失，无移位骨折则变形不明显。

3. 活动受限　一般均较明显，尤其是有移位骨折活动受限更严重。如将肩胛骨下角固定活动肩关节时除剧痛外，还可闻及骨擦音；对一般病例无需此种检查。

（三）诊断

1. 外伤史　一般均较明确。

2. 临床症状特点　以肩部症状为主。

3. X线片　能够较容易地显示骨折线及其移位情况。伴有胸部伤，或 X 线片显示不清的，可行 CT 扫描检查。

（四）治疗

1. 无移位　上肢悬吊固定 3 ~ 5 周。X 线片证明骨折已临床愈合时，可逐渐开始功能锻炼。

2. 有移位　闭合复位后行外展架固定。年龄超过 55 岁者，可卧床牵引以维持骨折对位，一般无需手术治疗。对于移位超过 1cm 及旋转超过 40°者，保守治疗效果较差，可通过后方 Judet 入路行切开复位重建钢板内固定术。术中可在冈下肌和小圆肌间进入，显露肩胛骨外侧缘、肩胛颈及肩关节后方。术中需防止肩胛上神经损伤。

（五）预后

肩胛颈骨折患者预后一般均良好。

三、肩胛盂骨折

（一）致伤机制及分型

肩胛盂骨折（fractures of the glenoid）多由来自肩部的直接传导暴力，通过肱骨头作用于肩胛盂引起。视暴力强度与方向的不同，骨折片的形态及移位程度可有显著性差异，可能伴有肩关节脱位（多为一过性）及肱骨颈骨折等。骨折形态以盂缘撕脱及压缩性骨折为多见，也可遇到粉碎性骨折（图 26 - 3）。

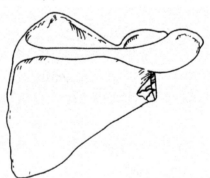

图 26 - 3　肩胛盂粉碎性骨折示意图

常采用 Ideberg - Gross 分型（图 26 - 4）：

1. Ⅰ型　关节盂缘骨折，又分为ⅠA型：前方关节盂缘骨折，ⅠB型：后方关节盂缘骨折。

2. Ⅱ型　关节盂横断骨折，骨折线分为横形或斜形，累及关节盂下方。

3. Ⅲ型　关节盂上方骨折，骨折线向内上达到喙突基底，常合并肩峰骨折、锁骨骨折及肩锁关节脱位等肩关节上方悬吊复合体（superior shoulder suspensory complex，SSSC）的损伤。

　　4. Ⅳ型　关节盂横断骨折，骨折线向内到达肩胛骨内缘。

　　5. Ⅴ型　Ⅳ型伴Ⅱ、Ⅲ型或同时伴Ⅱ和Ⅲ型。

　　6. Ⅵ型　整个关节盂的粉碎性骨折，伴或不伴肱骨头半脱位。

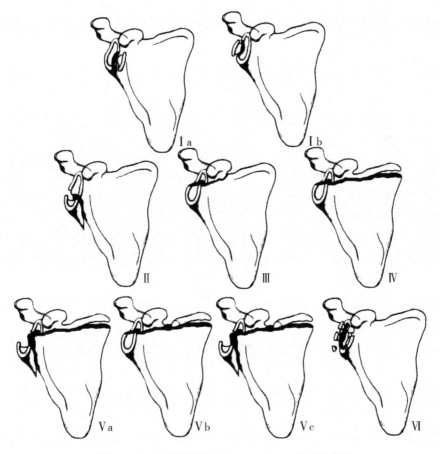

图 26 - 4　肩胛盂骨折 Ideberg - Gross 分型示意图

　　（二）临床表现

　　由于骨折的程度及类型不同，症状差别也较大，基本症状与肩胛颈骨折相似。

　　（三）诊断

　　除外伤史及临床症状外，主要依据 X 线片进行诊断及鉴别诊断。X 线投照方向除常规的前后位及侧位外，应加拍腋窝位，以判定肩盂的前缘、后缘有无撕脱性骨折。CT 平扫或三维重建有助于判断骨折的移位程度。

　　（四）治疗

　　肩胛盂骨折是肩胛骨骨折中在处理上最为复杂的一种。依据骨折类型的不同，治疗方法有明显的差异。

　　1. 非手术治疗　适用于高龄患者，可行牵引疗法，并在牵引下进行关节活动。牵引持续时间一般为 3 ~ 5 周，不宜超过 6 周。Ⅵ型骨折应采用非手术治疗。

2. 手术治疗　手术治疗目的在于恢复关节面平整，避免创伤性关节炎，防止肩关节不稳定。对关节盂移位大于 2mm、肱骨头存在持续半脱位或不稳定者，合并 SSSC 损伤者可行手术切开复位内固定术。根据不同的骨折类型，选择前方及后方入路，用拉力螺钉固定骨折。关节内不可遗留任何骨片，以防继发损伤性关节炎。关节囊撕裂者应进行修复。术后患肢以外展架固定。

3. 畸形愈合　以功能锻炼疗法为主。畸形严重已影响关节功能及疼痛明显的，可行关节盂修整术或假体置换术。

（五）预后

肩胛盂骨折患者一般预后较佳，只有关节面恢复不良而影响肩关节活动的，多需采取手术等补救性措施。

四、肩峰骨折

因该骨块坚硬且骨突短而不易骨折，故肩峰骨折（acromion fracture）较少见。

（一）致伤机制

主要有以下两种机制：

1. 直接暴力　即来自肩峰上方垂直向下的外力，骨折线多位于肩锁关节外侧。

2. 间接传导暴力　当肩外展或内收位时跌倒，因肱骨大结节的杠杆顶撬作用而引起骨折，骨折线多位于肩峰基底部。

（二）临床表现

1. 疼痛　局部疼痛明显。

2. 肿胀　其解剖部位浅表，故局部肿胀显而易见，多伴有皮下瘀血或血肿形成。

3. 活动受限　外展及上举动作受限，无移位骨折者较轻，合并肩锁关节脱位或锁骨骨折者较明显。

4. 其他　除注意有无伴发骨折外，应注意有无臂丛神经损伤。

（三）诊断依据

1. 外伤史　注意外力的方向。

2. 临床表现　以肩峰局部为明显。

3. X 线片　均应拍摄前后位、斜位及腋窝位，可较全面地了解骨折的类型及特点；在阅片时应注意与不闭合的肩峰骨骺相鉴别：

（四）治疗

视骨折类型及并发伤的不同而酌情采取相应的措施。

1. 无移位　将患肢用三角巾或一般吊带制动即可。

2. 手法复位　指通过将患肢屈肘、贴胸后，由肘部向上加压可达复位目的的，可采用肩 - 肘 - 胸石膏固定；一般持续固定 4 ~ 6 周。

3. 开放复位内固定术　手法复位失败的，可行开放复位张力带固定；一般情况下不宜采用单纯克氏针固定，以防其滑动移位至其他部位。

（五）预后

肩峰骨折患者一般预后良好。如复位不良可引起肩关节外展受限及肩关节周围炎等后果。

五、喙突骨折

喙突骨折（coracoid fracture）相当少见，主因其位置深在，且易漏诊。

（一）致伤机制

1. 直接暴力　多因严重暴力所致，一般与其他损伤伴发。

2. 间接暴力　当肩关节前脱位时，因肱骨头撞击及杠杆作用所致。

3. 肌肉韧带撕脱暴力　肩锁关节脱位时，喙肱肌和肱二头肌短头猛烈收缩或喙锁韧带牵拉，可引起喙突撕脱性骨折，此时骨折片多伴有明显移位。

（二）临床表现

因解剖部位深在，主要表现为局部疼痛和屈肘、肩内收及深呼吸时肌肉收缩的牵拉痛。个别病例可合并臂丛神经受压症状。

（三）诊断

除外伤史及临床表现外，主要依据 X 线片检查，拍摄前后位、斜位及腋窝位。

（四）治疗

无移位及可复位者，可行非手术疗法；移位明显或伴有臂丛神经症状者，宜行探查术、开放复位及内固定术；晚期病例有症状者，也可行喙突切除及联合肌腱固定术。

六、肩胛冈骨折

肩胛冈骨折多与肩胛体部骨折同时发生，少有单发。诊断及治疗与体部骨折相似。

七、浮肩

25% 的肩胛骨骨折合并同侧锁骨骨折或肩锁关节脱位，称为浮肩损伤（floating shoulder injury，FSI）。如治疗不当，可致肩关节功能障碍。

（一）致伤机制

Gross 提出了肩关节上方悬吊复合体（SSSC）的概念，指出其是维持肩关节稳定的重要结构，并解释了其病理意义。SSSC 由锁骨外侧端、肩锁关节及其韧带、肩峰、肩胛盂、喙突及喙锁韧带所组成的环形结构。上方支柱为锁骨中段，下方支柱为肩胛体外侧部和肩胛冈。SSSC 一处骨折或韧带损伤时，对其稳定性影响较小，不发生明显的骨折移位或脱位；有 2 处或 2 处以上部位损伤时，才会造成不稳定，形成浮肩，并有手术指征。了解 SSSC 的构成有助于浮肩治疗方案的选择。浮肩中肩胛带由于失去锁骨的骨性支撑悬吊作用，使得肩胛颈骨折移位和不稳定，其移位程度主要取决于同侧锁骨骨折或肩锁关节脱位。当肩关节悬吊的稳定性受到严重破坏时，局部肌肉的拉力和患肢重量将使骨折远端向前、下、内侧旋转移位。这种三维方向的移位可使肩峰及盂肱关节周围肌群的起止关系和结构长度发生改变，造成肩胛带严重短缩，从而导致肩关节外展乏力、活动度下降等功能障碍。

（二）诊断

通过 X 线片，诊断一般并不困难。为了判断损伤程度，除常规前后位外，还应通过肩胛骨外侧穿胸投照侧位。如怀疑肩锁关节损伤，有时还须加拍 45°斜位片。CT 扫描对准确判断损伤的程度很有价值。

（三）治疗

为恢复肩关节的动力平衡，首先需恢复锁骨的完整性和稳定性。

1. 非手术治疗　适用于肩胛颈骨折移位小于5mm者，非手术治疗疗效等于或优于手术治疗，且无并发症的风险。患肢制动，8周后开始功能锻炼。

2. 切开复位内固定术　适用于肩胛颈骨折移位大于5mm或非手术治疗中继发骨折移位者。通常对锁骨进行切开复位内固定术即可。通过完整的喙锁韧带和喙肩韧带的牵拉来达到肩胛颈骨折复位，也可同时进行肩胛颈和锁骨骨折钢板内固定术。肩胛颈部切开复位钢板内固定须防止伤及肩关节囊、旋肩胛肌，特别是小圆肌，以免削弱肩关节的活动范围，尤其是外旋功能。术后患者早期行功能锻炼，最大限度地避免创伤及手术后"冻结肩"的发生。

（魏国俊）

第二节　锁骨骨折

锁骨为长管状骨，呈"S"形架于胸骨柄与肩胛骨之间，成为连接上肢与躯干之间唯一的骨性支架。因其较细及其所处解剖地位特殊，易受外力作用而引起骨折，属于门急诊常见的损伤之一，约占全身骨折的5%；幼儿更为多见。通常将锁骨骨折（clavicle fracture）分为远端（外侧端）、中段及内侧端骨折。因锁骨远端和内侧端骨折的治疗有其特殊性，以下将进行分述。

一、致伤机制

多见于平地跌倒手掌或肩肘部着地的间接传导暴力所致，直接撞击等暴力则较少见（图26-5A）。骨折部位好发于锁骨的中外1/3处，斜形多见。直接暴力所致者，多属粉碎性骨折，其部位偏中段。幼儿骨折时，因暴力多较轻、小儿骨膜较厚，常以无移位或轻度成角畸形多见。产伤所致锁骨骨折也可遇到，多无明显移位。成人锁骨骨折的典型移位（图26-5B）所示：内侧断端因受胸锁乳突肌作用向上后方移位，外侧端则因骨折断端本身的重力影响而向下移位。由于胸大肌的收缩，断端同时出现短缩重叠移位。个别病例骨折端可刺破皮肤形成开放性骨折，并有可能伴有血管神经损伤（图26-5C），主要是下方的臂丛神经及锁骨下动、静脉，应注意检查，以防引起严重后果。直接暴力所致者还应注意有无肋骨骨折及其他胸部损伤。

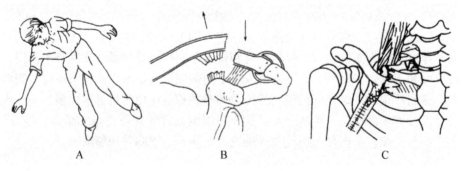

　　　　A　　　　　　　　　B　　　　　　　　　C

图26-5　锁骨骨折
A. 致伤机制；B. 典型移位；C. 易引起血管神经损伤

二、临床表现

1. 疼痛　多较明显，幼儿跌倒后啼哭不止，患肢拒动。切勿忘记脱衣检查肩部，否则易漏诊，年轻医师在冬夜值班时尤应注意。

2. 肿胀与畸形　除不完全骨折外，畸形及肿胀多较明显。因其浅在，易于检查发现及判断。

3. 压痛及传导叩痛　对小儿青枝骨折，可以通过对锁骨触诊压痛的部位来判断，并结合传导叩痛的部位加以对照。

4. 功能受限　骨折后患侧上肢运动明显受限，特别是上举及外展时因骨折端的疼痛而中止。

5. 其他　注意上肢神经功能及桡动脉搏动，异常者应与健侧对比观察，以判定有无神经血管损伤；对直接暴力所致者，应对胸部认真检查，以除外肋骨骨折及胸腔损伤。

三、诊断

1. 外伤史　多较明确。
2. 临床表现　如前所述，应注意明确有无伴发伤。
3. X线片　不仅可明确诊断，还有利于对骨折类型及移位程度的判断；有伴发伤者，可酌情行 CT 或 MR 检查。

四、治疗

根据骨折类型、移位程度酌情选择相应疗法。

（一）青枝骨折

无移位者以"8"字绷带固定即可，有成角畸形的，复位后仍以"8"字绷带维持对位。有再移位倾向较大的儿童，则以"8"字石膏为宜。

（二）成年人无移位骨折

以"8"字石膏绷带固定 6~8 周，并注意对石膏塑形以防止发生移位。

（三）有移位骨折

均应在局麻下先行手法复位，之后再施以"8"字石膏固定，操作要领如下：患者端坐、双手叉腰挺胸、仰首及双肩后伸。术者立于患者后方，双手持住患者双肩前外侧处（或双肘外侧）朝上后方用力，使其仰伸挺胸；同时用膝前部抵于患者下胸段后方形成支点（图 26-6），这样可使骨折获得较理想的复位。在此基础上再行"8"字石膏绷带固定。为避免腋部血管及神经受压，在绕缠石膏绷带全过程中，助手应在蹲位状态下用双手中、食指呈交叉状置于患者双侧腋窝处。石膏绷带通过助手双手中、食指绕缠，并持续至石膏绷带成形为止。在一般情况下，锁骨骨折并不要求完全达到解剖对位，只要不是非常严重的移位，骨折愈合后均可获得良好的功能。

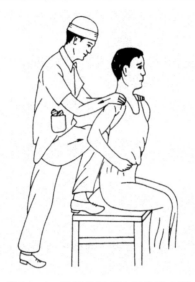

图 26 - 6   锁骨骨折手法复位示意图

（四）开放复位及内固定

1. 手术适应证   主要用于以下几种病例：

（1）有神经血管受压症状，经一般处理无明显改善或加重。

（2）手法复位失败的严重畸形。

（3）因职业关系，如演员、模特儿及其他舞台表演者，需双肩外形对称美观者，可放宽手术标准。

（4）其他，包括合并胸部损伤、骨折端不愈合或晚期畸形影响功能或职业者等。

2. 手术病例选择

（1）中段骨折钢板固定：目前应用最广泛，适用于中段各类型骨折，可选用锁骨重建钢板或锁定钢板内固定（图 26 - 7），钢板置于锁骨上方或前方。钢板置于锁骨上方时钻孔及拧入螺钉时应小心，防止过深伤及锁骨下静脉及胸腔内容物。

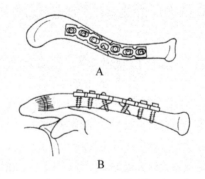

A

B

图 26 - 7   锁骨中段骨折钢板螺钉内固定示意图
A. 上方观；B. 前方观

（2）髓内固定：适用于中段横断骨折，多用带螺纹钢针或尾端带加压螺纹帽的钛弹性髓内钉经皮固定骨折，以防术后钢针滑移，半数患者可闭合复位内固定。现已较少用克氏针固定锁骨中段骨折（图26-8），因为其易滑移，向外侧移位可致骨折端松动、皮下滑囊形成。文献曾有克氏针术后移位刺伤脊髓神经、滑入胸腔的报道。

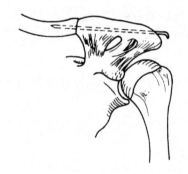

图26-8　锁骨骨折克氏针内固定示意图

（3）MIPO技术：即经皮微创接骨术（minimal invasive percutaneous osteosynthesis，MIPO），考虑肩颈部美观因素，通过小切口经皮下插入锁定钢板进行内固定。

3. 术后处理　患肩以三角巾或外展架（用于固定时间长者）制动，并加强功能锻炼。

五、预后

除波及肩锁或胸锁关节及神经血管或胸腔受损外，绝大多数锁骨骨折患者预后均佳。一般畸形及新生的骨痂多可自行改造。

（魏国俊）

第三节　锁骨两端骨折

一、锁骨远端骨折

锁骨远端骨折（distal clavicle fracture）与锁骨中段骨折不同，由于涉及肩锁关节，治疗有其特殊性。

（一）分类及病理

最常用为Neer分型：

1. Neer Ⅰ型　附着于骨折近端的喙锁韧带保持完整。

2. Neer Ⅱ型　附着于骨折远端的喙锁韧带与近折端断裂分离，又分为两个亚型：

（1）ⅡA型：锥状韧带和斜方韧带都保持完整，且两者均位于远端骨折块，骨折常在锁骨中远1/3交界处产生一短斜形骨折线。

（2）ⅡB型：锥状韧带断裂，斜方韧带附着于远端骨折块保持完整，骨折线常在锥状韧带断裂和斜方韧带附着之间，较ⅡA型更垂直锁骨，也位于锁骨更远端。

3. Neer Ⅲ型　骨折累及肩锁关节面。

由于喙锁韧带无损伤，Neer Ⅰ型和Ⅲ型属稳定型骨折。Ⅱ型骨折由于失去喙锁韧带对骨折近端的牵拉，骨折不稳定，易移位，非手术治疗不愈合率为30%，需二期切除锁骨远端以解除疼痛。

4. Ⅳ型　Craig 在此基础上又增加了Ⅳ型——儿童远端骨折伴骨膜脱套伤，骨折内侧端从骨膜袖脱出并骑跨重叠，骨膜袖中会填充新骨，锁骨重塑形。

5. Ⅴ型　锁骨远端粉碎性骨折，喙锁韧带与远、近骨折端均不相连，而与粉碎性骨折块相连，较Ⅱ型更不稳定、不愈合率更高。

（二）诊断

除常规前后位及侧位 X 线片外，还需要判断有无合并韧带损伤。Neer 建议在摄前后位片时必须包括双侧肩关节，每侧腕关节悬吊 5kg 重物，如锁骨近端与喙突间距增大，提示有附着于骨折近端的韧带损伤。X 线片不能确诊断时，可用 CT 扫描进一步明确诊断。

（三）治疗

根据骨折类型选用相应的治疗方案：

1. 非手术治疗　适用于稳定的 NeerⅠ型和Ⅲ型骨折，包括手法复位、肩肘吊带或肩胸石膏固定 6 周。去除固定后行肩部理疗及功能锻炼。对于发生于儿童的Ⅳ型骨折，因儿童锁骨外侧端骨膜鞘大多完整，具有很强的愈合和塑形能力，非手术治疗效果满意，复位后用"8"字带固定 3~4 周。

2. 手术治疗　主要用于不稳定的 NeerⅡ型骨折和Ⅴ型骨折，非手术治疗后出现肩锁关节创伤性关节炎的Ⅲ型骨折。手术技术分为四大类：

（1）单纯骨折固定技术：采用克氏针张力带、小 T 钢板（图 26-9）及锁骨钩钢板固定骨折。术中一般不修复或重建喙锁韧带，骨折愈合即可维持肩锁关节稳定。

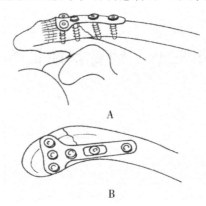

图 26-9　锁骨外 1/3 骨折钢板内固定术示意图

A. 前方观；B. 上方观

（2）喙突锁骨间固定：将骨折近端与喙突坚固固定，从而起到骨折复位作用，可用螺钉、钢丝张力带、微型骨锚等固定，一般不修复或重建喙锁韧带。

（3）喙锁韧带动力性重建：行喙突尖移位重建喙锁韧带（Dewar 手术），或术中发现锁骨远端骨折块较小且粉碎严重而无法保留时，可一期行 Weaver-Dunn 手术，即切除锁骨远端并将联合腱外侧 1/2 部分进行喙锁韧带重建。

（4）锁骨外端切除术：多用于骨不连或后期合并创伤性关节炎的Ⅲ型骨折。切除锁骨远端 1.5cm 以内对肩锁关节的稳定性无明显影响。

（四）预后

手术和非手术效果均较好，但非手术治疗所致骨折畸形愈合及不愈合率较高。

二、锁骨内侧端骨折

锁骨内侧骨折是由间接暴力作用于锁骨外侧而导致的内侧骨折。如肋锁韧带完整并与锁骨骨折外端相连，骨折移位程度轻或无移位。在常规 X 线前后位片上，锁骨内侧与肋骨、椎体及纵隔影重叠，常与胸锁关节相混淆。锁骨内侧端骨折易漏诊，尤其是儿童锁骨内侧骨骺损伤，CT 扫描有助于诊断。多数患者进行上肢悬吊即可，若合并血管神经损伤行探查时，骨折处应行内固定，以解除血管神经压迫。对锁骨内侧端骨折多数不建议用金属针固定，因若针游走，可出现严重后果。

（魏国俊）

第四节　肱骨近端骨折

肱骨近端骨折（proximal humerus fracture）多发于老年患者，骨质疏松是骨折多发的主要原因。年轻患者多因高能量创伤所致。

目前最为常用的为 Neer 分型，将肱骨近端骨折分为 4 个主要骨折块：关节部或解剖颈、大结节、小结节、骨干或外科颈。并据此将移位的骨折分为 2 部分、3 部分及 4 部分骨折（图 26 - 10）。此外，常用的还有 AO 分类，基于损伤和肱骨头缺血坏死的危险性，将骨折分为 A（关节外 1 处骨折）、B（关节外 2 处骨折）及 C（关节内骨折）三大类，每类有 3 个亚型，分类较为复杂。以下仍结合传统分类进行分述。

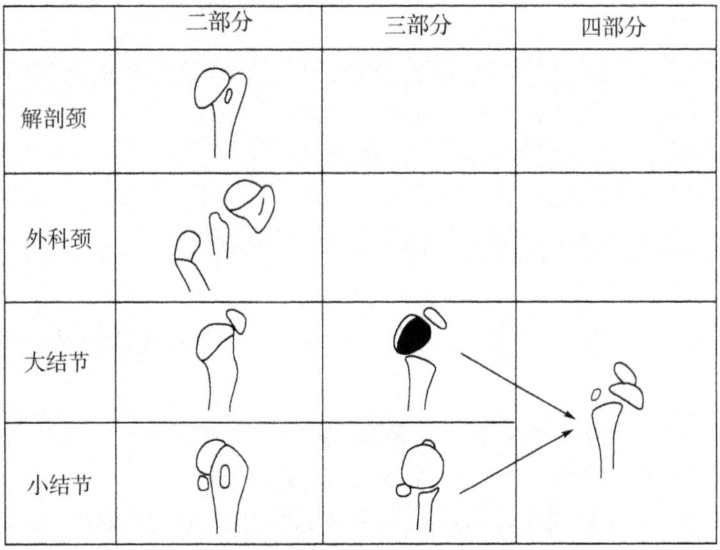

图 26 - 10　肱骨近端骨折 Neer 分型示意图

一、肱骨大结节骨折

根据骨折的移位情况，肱骨大结节骨折（greater tuberosity fracture of the humerus）可分3种类型（图 26 -11），少数为单独发生，大多系肩关节前脱位时并发，因此，对其诊断应从关节脱位角度加以注意。

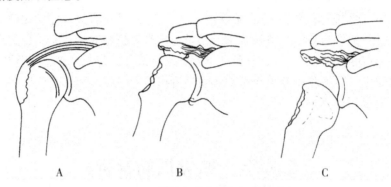

图 26 -11　肱骨大结节骨折分型示意图
A. 无移位型；B. 移位型；C. 伴有肩关节脱位的大结节骨折

（一）致伤机制

1. 直接暴力　指平地跌倒肩部着地、重物直接撞击，或肩关节前脱位时大结节碰击肩峰等。骨折以粉碎型居多，但少有移位者。

2. 间接暴力　跌倒时由于上肢处于外展外旋位，致使冈上肌和冈下肌突然收缩，以致大结节被撕脱形成伴有移位，和暴力较小相比，骨折可无明显移位。

（二）临床表现

如伴有肩关节脱位、还未复位的，则主要表现为肩关节脱位的症状与体征，可参见有关章节。已复位或未发生肩关节脱位的，则主要有以下几种表现。

1. 疼痛　于肩峰下方有痛感及压痛，但无明显传导叩痛。

2. 肿胀　由于骨折局部出血及创伤性反应，显示肩峰下方肿胀。

3. 活动受限　肩关节活动受限，尤以外展外旋时最为明显。

（三）诊断

主要依据：外伤史、临床表现和 X 线片检查（可显示骨折线及移位情况）。

（四）治疗

根据损伤机制及骨折移位情况不同，其治疗方法可酌情掌握。

1. 无移位　上肢悬吊制动 3 ~ 4 周，而后逐渐功能锻炼。

2. 有移位　先施以手法复位，在局麻下将患肢外展，压迫骨折片还纳至原位，之后在外展位上用外展架固定。固定 4 周后，患肢在外展架上功能活动 7 ~ 10 天，再拆除外展架让肩关节充分活动。手法复位失败的年轻患者大结节移位大于 5mm，老年患者大于 10mm，可在臂丛麻醉下行开放复位及内固定术（图 26 -12）。

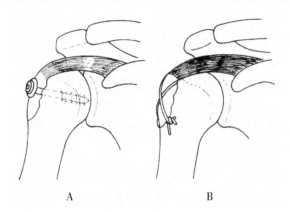

图 26 - 12　肱骨大结节骨折常用的固定方法示意图
A. 螺丝钉内固定；B 张力带固定

（五）预后

肱骨近端骨折患者预后一般良好。

二、肱骨小结节撕脱骨折

除与肩关节脱位及肱骨近端粉碎性骨折伴发外，单独发生肱骨小结节骨折（lessertuber-osity fracture of the humerus）者罕见。

（一）发生机制

由肩胛下肌突然猛烈收缩牵拉所致，并向喙突下方移位。

（二）临床表现

主要表现为局部疼痛、压痛、肿胀及上肢外旋活动受限等，移位明显的可于喙突下方触及骨折片。

（三）诊断

除外伤史及临床症状外，主要依据 X 线片进行诊断。

（四）治疗

1. 无移位　上肢悬吊固定 3~4 周后即开始功能锻炼。

2. 有移位　将上肢内收、内旋位制动多可自行复位，然后用三角巾及绷带固定 4 周左右，复位失败且移位严重者，可行开放复位及内固定术。

3. 合并其他骨折及脱位　将原骨折或脱位复位后，多可随之自行复位。

三、肱骨头骨折

临床上肱骨头骨折（humeral head fracture）较为少见，但其治疗甚为复杂。

（一）致伤机制

与直接暴力所致的肱骨大结节骨折发生机制相似，即来自侧方的暴力太猛，可同时引起大结节及肱骨头骨折；或是此暴力未造成大结节骨折，而是继续向内传导以致引起肱骨头骨折。前者骨折多属粉碎状，而后者则以嵌压型多见。

（二）临床表现

因属于关节内骨折，临床症状与前两者略有不同。

1. 肿胀　肩关节弥漫性肿胀，范围较大，主要由于局部创伤反应及骨折端出血积于肩关节腔内所致，嵌入型则出血少，因而局部肿胀也轻。

2. 疼痛及传导叩痛　除局部疼痛及压痛外，叩击肘部可出现肩部的传导痛。

3. 活动受限　活动范围明显受限，粉碎性骨折患者受限更严重，骨折嵌入较多、骨折端相对较为稳定的，受限则较轻。

（三）诊断

依据外伤史、临床症状及 X 线片诊断多无困难，X 线片应包括正侧位，用来判定骨折端的移位情况。

（四）治疗

根据骨折类型及年龄等因素不同，对其治疗要求也有所差异。

1. 嵌入型　无移位的仅以三角巾悬吊固定 4 周左右。有成角移位的应先行复位，青壮年患者以固定于外展架上为宜。

2. 粉碎型　手法复位后外展架固定 4～5 周。手法复位失败时可将患肢置于外展位牵引 3～4 周，并及早开始功能活动。也可行开放复位及内固定术，内固定物切勿突出到关节腔内，以防继发创伤性关节炎（图 26－13）。开放复位后仍无法维持对位或关节面严重缺损（缺损面积超过 50%）的，可采取人工肱骨头置换术，更加适用于年龄 60 岁以上的老年患者。

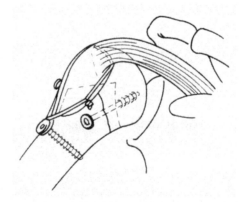

图 26－13　肱骨头骨折开放复位内固定示意图

3. 游离骨片者　手法复位一般难以还纳，可行开放复位；对难以还纳者，可将其摘除。

4. 晚期病例　对于晚期病例应以补救性手术为主，包括关节面修整术、肱二头肌腱的腱沟修整术、关节内游离体摘除术、肩关节成形术及人工肩关节置换术等。

四、肱骨近端骨骺分离

肱骨近端骨骺分离（separation of theproximal humeral epiphysis）在骨骺闭合前均可发生，但以 10～14 岁学龄儿童多见，易影响到肱骨的发育，应引起重视。

（一）致伤机制

肱骨近端骨骺一般于18岁前后闭合，在闭合前该处解剖学结构较为薄弱，可因作用于肩部的直接暴力，或通过肘、手部向上传导的间接暴力而使骨骺分离。外力作用较小时，仅使骨骺线损伤，断端并无移位；作用力大时，则骨骺呈分离状，且常有1个三角形骨片撕下。根据骨骺端的错位情况可分为稳定型与不稳定型，前者则指骨骺端无移位或移位程度较轻者；后者指向前成角大于30°，且前后移位超过横断面1/4者，此多见于年龄较大的青少年（图26-14）。

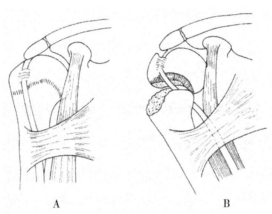

图26-14 肱骨上端骨骺分离示意图
A. 正常状态；B. 骨骺分离

（二）临床表现

肱骨近端骨骺分离与一般肱骨外科颈骨折相似，患者年龄多在18岁以下，为骨骺发育期，个别病例可达20岁。

（三）诊断

主要根据外伤史、患者年龄、临床症状及X线片所见等进行诊断。无移位的则依据于骨骺线处的环状压痛、传导叩痛及软组织肿胀阴影等。

（四）治疗

根据骨骺移位及复位情况而酌情灵活掌握。

1. 无移位　一般悬吊固定3~4周即可。

2. 有移位　先行手法复位。多需在外展、外旋及前屈位状态下将骨骺远折端还纳原位，之后以外展架固定4~6周。手法复位失败而骨骺端移位明显（横向移位超过该处直径1/4时），且不稳定型者则需开放复位，之后用损伤较小的克氏针2~3根交叉固定（图26-15），并辅助上肢外展架固定，术后3周拔除。

（五）预后

肱骨近端骨骺分离患者一般预后良好。错位明显，或外伤时骨骺损伤严重的，则有可能出现骨骺发育性畸形，主要表现为上臂缩短（多在3cm以内）及肱骨内翻畸形，但在发育成人后大多被塑形改造而消失。

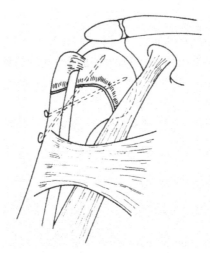

图 26 - 15　骨骺分离用克氏针交叉固定示意图

五、肱骨外科颈骨折

肱骨外科颈骨折（surgical neck fracture ofthe humerus）较为多见，占全身骨折的 1% 左右，多发于中老年患者。该年龄的患者此处骨质大多较为疏松、脆弱，易因轻微外力而引起骨折。

（一）致伤机制及分型

因肱骨骨质较薄，较易发生骨折。根据外伤时机制不同，所造成的骨折类型各异；临床上多将其分为外展型及内收型两类，实际上还有其他类型，如粉碎型等。Neer 分型也较为常用。

1. 外展型　跌倒时患肢呈外展状着地，由于应力作用于骨质较疏松的外科颈部而引起骨折。骨折远侧端全部、大部或部分骨质嵌插于骨折的近侧端内（图 26 - 16）。多伴有骨折端向内成角畸形，临床上最为多见。

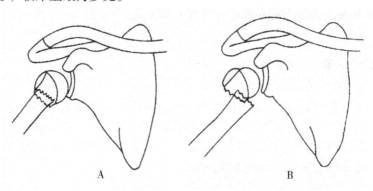

图 26 - 16　肱骨外科颈骨折外展型示意图

A 嵌入型；B. 部分嵌入型

2. 内收型　指跌倒时上肢在内收位着地时所发生的骨折，在日常生活中此种现象较少遇到。在发生机制上，患者多处于前进状态下跌倒，以致手掌或肘部由开始的外展变成内收状着地，且身体多向患侧倾斜，患侧肩部随之着地。因此，其在手掌及肘部着地，或肩部着地的任何一种外伤机制中发生骨折。此时骨折远端呈内收状，而肱骨近端则呈外展外旋状，以致形成向前、向外的成角畸形（图26－17）。了解这一特点，将有助于骨折的复位。

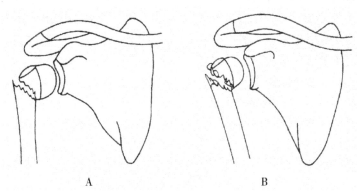

图26－17 肱骨外科颈骨折内收型示意图
A. 轻度；B. 中度

3. 粉碎型 更为少见，由外来暴力直接打击所致，移位方向主要取决于暴力方向及肌肉的牵拉力。此型在治疗上多较复杂，且预后不如前两者为佳。

（二）临床表现

肱骨外科颈骨折与其他肩部骨折的临床表现大致相似，但其症状多较严重。

1. 肿胀 因骨折位于关节外，局部肿胀较为明显，内收型及粉碎性骨折患者更为严重。可有皮下瘀血等。

2. 疼痛 外展型者较轻，其余二型多较明显，活动上肢时更为严重，同时伴有环状压痛及传导叩痛。

3. 活动受限 内收型和粉碎型患者最为严重。

4. 其他 应注意有无神经血管受压或受刺激症状；错位明显者患肢可出现短缩及成角畸形。

（三）诊断

1. 外伤史 多较明确，且好发于老年患者。

2. 临床表现 均较明显，易于检查。

3. X线片检查 需拍摄正位及侧位片，并以此决定分型及治疗方法的选择。

（四）治疗

1. 外展型 多属稳定型，成角畸形可在固定的同时予以矫正，一般多不用另行复位。

（1）中老年患者：指60～65岁以上的年迈者，可用三角巾悬吊固定4周左右，等到骨折端临床愈合后，早期功能活动。

（2）青壮年：指全身情况较好的青壮年患者，应予以外展架固定，并在石膏塑形时注意纠正其成角畸形。

2. 内收型 在治疗上多较困难，移位明显的高龄者更为明显，常成为临床治疗中的难题。

（1）年迈、体弱及全身情况欠佳者：局麻下手法复位，之后以三角巾制动，或对肩部宽胶布及绷带固定。这类病例以预防肺部并发症及早期功能活动为主。

（2）骨折端轻度移位者：局麻后将患肢外展、外旋位置于外展架上（外展60°~90°，前屈45°），在给上肢石膏塑形时或塑形前施以手法复位，主要纠正向外及向前的成角畸形。操作时可让助手稍许牵引患肢，术者一手在骨折端的前上方向后下方加压，另一手掌置于肘后部向前加压，这样多可获得较理想的复位。X线片或透视证实对位满意后，将患肢再固定于外展架上。

（3）骨折端明显移位者：需将患肢置于上肢螺旋牵引架上，一般多采取尺骨鹰嘴骨牵引，或牵引带牵引，在臂丛麻醉或全麻下先行手法复位，即将上肢外展、外旋（图26-18）。并用上肢过肩石膏固定，方法与前述相似。X线片证明对位满意后再以外展架固定，并注意石膏塑形。

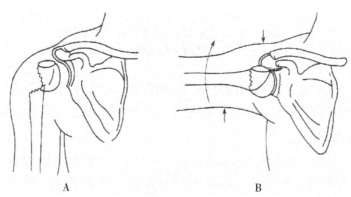

图26-18 对肱骨外科颈骨折移位明显者，可将远端外展外旋对合示意图
A. 移位状态；B. 上肢外展对位状

（4）手法复位失败者

1）牵引疗法：即尺骨鹰嘴克氏针牵引，患肢置于外展60°~90°，前屈30°~45°位持续牵引3~5天。拍片显示已复位者，按2法处理。复位欠佳者，应按3法再次手法复位及外展架固定。此时因局部肿胀已消退，复位一般较为容易。对位仍不佳者，则行开放复位和内固定术。

2）开放复位和内固定术：用于复位不佳的青壮年及对上肢功能要求较高者，可行切开复位及内固定术，目前多选用肱骨近端锁定钢板（图26-19）或支撑钢板内固定，以往多选用多根克氏针交叉内固定、骑缝钉及螺纹钉内固定术等（图26-20）。操作时不能让内固定物进入关节，内固定不确实者应加用外展架外固定。

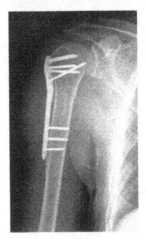

图 26 - 19　肱骨近段骨折锁定钛板固定

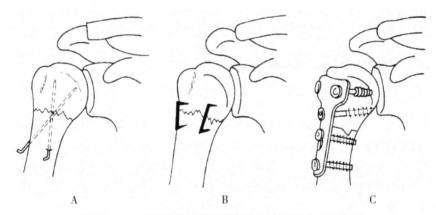

图 26 - 20　以往肱骨外科颈骨折常用内固定方法示意图

　　3）肱骨颈粉碎性骨折：由于复位及内固定均较困难，非手术治疗时宜行牵引疗法。在尺骨鹰嘴克氏针牵引下，肩外展及上臂中立位持续牵引 3 ~ 4 周，而后更换三角巾或外展架固定，并逐渐开始功能活动。牵引重量以 2 ~ 3kg 为宜，切勿过重。在牵引过程中可拍片观察。对于老年患者，若能耐受手术，首选切开复位肱骨近端锁定钢板内固定术，也可一期行人工肩关节置换术（图 26 - 21）。

　　4）合并大结节撕脱者：在按前述诸法治疗过程中多可自行复位，一般无需特殊处理。不能复位者可行钢丝及螺丝钉内固定术。采用肱骨近端锁定钢板内固定时，复位后用钢板的近端压住大结节维持复位，并用螺钉固定（图 26 - 22）。

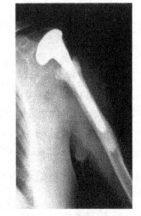

图 26 - 21　人工肩关节置换术

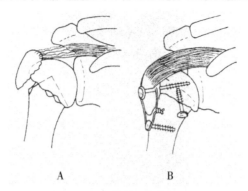

A   B

图 26 - 22　对肱骨颈骨折合并大结节撕脱者以钛丝及螺钉内固定示意图
A. 术前；B. 内固定术后

（五）预后

肱骨外科颈骨折一般预后良好，肩关节大部功能可获恢复。老年粉碎型、有肱骨头缺血坏死及严重移位而又复位不佳的骨折，预后欠佳。

六、肱骨近端骨折的手术治疗

（一）开放复位内固定术

1. 手术适应证　适用于手法复位失败及移位严重，以及对上肢要求较高者。实际上，近年由于内固定设计及手术技术的进步，加上内固定后肩关节可以早期功能锻炼，开放复位内固定术的手术适应证已大为拓宽，这是目前骨折治疗的趋势。对于具体病例可参照 AO 手术指征，即切开复位内固定患者主要包括年轻患者，或者活动量较大的老年患者，合并下列至少一种骨折情况：结节移位超过 5mm；骨干骨折块移位超过 20mm；肱骨头骨折成角大于 45°。

决定是否手术时，患者的功能期望是非常重要的考虑因素。年轻患者希望重新达到受伤前的水平，活动量较大的老年患者希望能继续进行伤前的体育活动，其他患者则希望能恢复正常的日常生活。

2. 手术方法

（1）胸大肌三角肌入路：切口起自喙突，向肱骨的三角肌方向延伸，在三角肌和胸大肌间隙进入，保护头静脉。将三角肌拉向外侧，切开喙肱筋膜，即可显露骨折端，手术中需注意结节间沟和肱二头肌长头腱的位置，是辨认各骨折块和复位情况的参考标志。

（2）经三角肌外侧入路：用于单独的大、小结节骨折及肩袖损伤。切口起自肩峰前外侧角的远端，向下不超过 5cm（为防止腋神经损伤），沿三角肌前束和中间束分离达到三角肌下滑囊。

3. 内固定方法及种类

（1）肱骨近端锁定钢板内固定：是目前最新的内固定器材，锁定钢板为解剖型设计，有独特的成角稳定性，并有缝合肩袖的小孔设计，尤其适用于骨骼粉碎严重及肱骨近端骨质疏松患者。

（2）MIPO 技术：即经皮微创接骨术（mini - mal invasive percutaneous osteosynthesis, MI-

PO）。通过肩外侧横形小切口经三角肌插入锁定钢板，通过间接复位方法完成骨折内固定。可降低出血量，减少软组织剥离，保护肱骨头血运，有利于肩关节功能恢复，降低骨不连及肱骨头坏死等并发症。

（3）髓内钉：主要用于外科颈及干骺端多段骨折，而大小结节完整者，也可用于病理性骨折固定。

（4）其他：常用的还有支撑钢板及螺钉，以三叶草钢板首选。较陈旧的内固定，如多根克氏针交叉内固定、骑缝钉现已基本不用。

（二）肱骨近端粉碎性骨折的手术治疗

主要指 Neer 分类中的三部分和四部分骨折，或 AO 分型中 $C_1 \sim C_3$ 骨折，应首选切开复位内固定术进行肱骨近端重建。考虑到术中肱骨头不能重建、术后有复位丢失及肱骨头缺血坏死等因素，老年患者也可一期行半肩关节置换术。

（魏国俊）

第二十七章　膝部损伤

第一节　股骨下端骨折

股骨下端骨折包括髁上骨折、单髁骨折、髁间骨折和股骨下端骨骺分离。

一、股骨髁上骨折

指发生在腓肠肌起始点 2～4cm 范围内的骨折。此部位即为股骨髁至股骨干骺端的联接部。多发生于青壮年（图 27 - 1）。

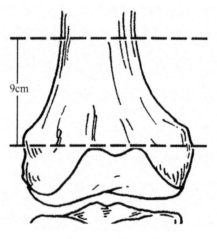

图 27 - 1　股骨髁上范围

（一）损伤机制

1. 直接暴力　直接暴力打击可导致骨折。

2. 间接暴力　如从高处坠落，足部或膝部着地产生的传导暴力导致骨折。膝关节强直且骨质疏松，由于膝部的杠杆作用增加，猛烈扭伤或屈曲位跌倒时，也容易发生骨折。

（二）类型

1. 按骨折移位分型

（1）屈曲型：为膝关节处于屈曲位受伤所致。骨折线自后上斜向前下，多呈横形或短斜形。由于腓肠肌和关节囊的牵拉作用，骨折远端向后移位，有可能刺伤或压迫腘动、静脉及胫神经，骨折近端可刺破髌上囊或皮肤。

（2）伸直型：因后方遭受暴力或膝关节处于伸直位受伤所致。骨折线有横形或斜形。斜形骨折线与屈曲型相反，即自后下至前止，骨折远端在前，近端在后，形成重叠移位。此类骨折应注意腘动脉损伤。

2. AO 分型　按 AO/ASIF 分型，股骨下端骨折属于股骨远端骨折的 A 类，又再分为 3 个亚型。

A1 型　无明显移位骨折。

A2 型　有移位的单纯骨折。

A3 型　髁上粉碎骨折。

（三）临床表现

伤后大腿及膝部明显肿胀及疼痛。患肢短缩畸形，活动受限，有异常活动，可触及骨擦音等。屈曲型骨折可触及骨折近端向膝前外上方突起，伸直型不易触及骨折端，可有局部前后径明显增大。检查时应防止膝关节过伸造成腘部血管、神经损伤。

（四）诊断

膝关节正、侧位 X 线片，可了解骨折类型及移位情况。由于该处是骨肿瘤好发部位，故需排除病理性骨折，CT 扫描可为诊断和治疗计划提供更好参考。

（五）治疗

1. 保守治疗　一般认为只适用于无移位的 A1 型骨折。而有经验的中西医结合学者认为，股骨髁上骨折，除非移位程度严重，手法不能整复或有血管神经合并伤，多数手法复位有效。

单纯超关节夹板或石膏固定，适用于儿童青枝骨折及成年人无移位的稳定骨折，膝关节内如有积血应先抽除。

（1）超关节夹板固定用 4 块夹板，前侧板下端至髌骨上缘；后侧板下端至腘窝中部；两侧以带轴活动夹板作超关节在小腿上端固定。固定期间应坚持股四头肌收缩练习，6 ~ 8 周后可去除外固定，练习关节活动。一般骨折愈合时间 3 ~ 4 个月（图 27 - 2）。

（2）长腿管型石膏固定见图 27 - 3。

（3）骨牵引复位适用于有移位的 A2、A3 型骨折。屈曲型骨折可用股骨髁冰钳或克氏针牵引法（图 27 - 4），伸直型骨折可用胫骨结节牵引法（图 27 - 5）。

如经牵引不能取得自动复位，可在牵引下加用手法复位。屈曲型骨折术者向上端提骨折远端，且手向下挤按骨折近端。伸直型骨折的整复手术则相反。整复成功后，作夹板固定，进行功能锻炼。4 ~ 6 周去除牵引，改为超关节夹板固定，直至骨愈合。

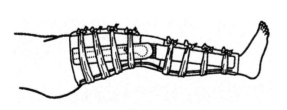

图 27 - 2　超关节夹板固定

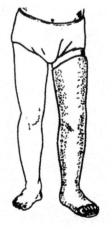

图 27 - 3　长腿管型石膏固定

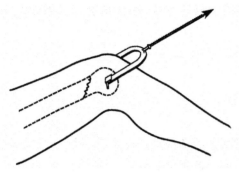

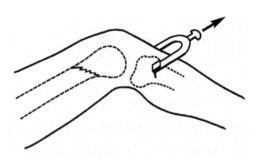

图 27 - 4 屈曲型骨折冰钳或克氏针牵引法　　　　　图 27 - 5 伸直型骨折胫骨结节牵引法

2. 手术治疗　目前常用的有 95° 角钢板，动力髁螺钉（DCS）及股骨髁支持钢板（CBP）等。近年来，逆行髁上带锁钉因具有手术不需显露骨折端、损伤小、内固定坚实等优点，临床上也较常用。有人认为，开放性骨折及手术途径方便置入髓钉时可应用，而为了置入髓钉而另需开放膝关节时应慎重。

二、股骨髁间骨折

股骨远端膨大部分，通过内外上髁的连线与股骨干骺端相连。股骨髁间骨折属关节内骨折，发生率约占全身骨折的 4%，在股骨骨折中占 4% ~ 7%。

（一）损伤机制

1. 直接暴力　暴力直接作用于股骨髁部前方可导致骨折。暴力经髌骨，产生撞击股骨髁的楔形力，多为开放性或粉碎性骨折，常发生于青壮年。

2. 间接暴力　多由高处跌落，足跟触地，先发生股骨髁上骨折，暴力继续经近折端向下传达，并嵌插于股骨二髁之间，将股骨髁劈开为内、外 2 块，成为 "T" 或 "Y" 形骨折。此外，股胫骨纵轴方向的间接暴力，在伸膝状态下可产生股骨髁间劈裂骨折。在屈膝状态下可导致后髁骨折，此时伴有膝关节内翻或外翻应力导致的内髁或髁上骨折。股胫间纵轴方向的间接旋转暴力，还可产生不同部位股骨髁骨软骨骨折。

高龄伤者多数有骨质疏松基础，在较轻微外伤即导致骨折，且多数伴有脊柱、髋部或桡骨远端多部位骨折。

（二）分型

传统分型有伸直型和屈曲型，屈曲型包括 "T" 和 "Y" 形骨折。在 AO 分型中，属 "C" 形骨折。

C 型　双髁骨折，分为 3 个亚型。

C1 型　双髁骨折伴髁上非粉碎性骨折（"T" 或 "Y" 形骨折）。

C2 型　双髁骨折伴髁上粉碎性骨折。

C3 型　双髁骨折伴髁上粉碎性骨折及髁间粉碎性骨折。

（三）临床表现与诊断

患膝明显肿胀、疼痛、活动受限，无法站立。检查膝部明显肿胀，有皮下瘀斑，股骨远端明显压痛、纵轴叩击痛，腘窝处可触及骨折远端成角移位及异常活动，可有骨擦音或骨擦感。有重叠移位者，患肢短缩，或出现膝内、外翻畸形。膝关节内出血者，浮髌试验阳性。挤压研磨试验及 McMurray 试验阳性。要注意检查腘窝部是否有血肿、足背动脉的搏动、末梢血运及足踝部的活动情况，以便确定是否有血管、神经损伤。

（四）治疗

1. 保守治疗　可采用手法复位、骨牵引和超关节夹板固定

（1）适应证适用于骨折轻度移位，关节面骨折移位 2mm 以内或仅有内、外髁轻度分离的骨折。

（2）操作方法先抽出关节内积血，局部用棉垫或弹力绷带加压包扎。无明显移位可行胫骨结节牵引，两髁分离可用股骨髁冰钳牵引，在牵引下用双手掌压迫股骨内外髁，使骨块复位。然后用两侧带轴可活动超关节夹板固定，固定期间加强股四头肌收缩练习，通过夹板与肌肉收缩作用，使骨折自行逐渐复位。6~8 周解除牵引，保留夹板固定，扶双拐下地进行不负重锻炼，复查 X 线片显示已骨性愈合，才能逐步负重下地行走。

2. 手术治疗　股骨髁间骨折手术治疗的目的是恢复关节面解剖复位、纠正旋转移位、恢复负重力线和早期活动。

临床常用的内固定有动力髁螺钉（DCS）、股骨髁支持钢板（CBP）、AO 角钢板及股骨髁双头加压螺钉等。对于关节面粉碎、移位严重的股骨髁部 C3 型骨折，使用股骨髁支持钢板（CBP）效果更好。股骨髁带锁钉（GSH），适用于 A 型、C1 型、C2 型骨折，但不适用于 C3 型骨折。

3. 影响骨折治疗效果的原因

（1）行牵引治疗闭合复位者，较难以达到解剖复位，从而遗留发生创伤性关节炎的解剖基础。

（2）骨折错位及出血，发生在膝关节内髌上囊或股四头肌与股骨之间的滑动装置，经牵引或石膏固定治疗者，易发生关节内外粘连，致关节活动障碍，甚至僵硬。

（3）行切开复位者，如无坚强内固定，则仍需外固定，膝关节如果不能得到早期锻炼活动，可发生术后膝关节粘连。

未达到解剖复位与关节内外粘连是影响疗效的主要原因。因此，对有移位的股骨髁部骨折，应早期采用手术解剖复位，清除关节内积血及碎骨片，作坚强内固定，恢复完整的关节面及正常关节关系。术后负压吸引，防止关节内积血，早期开始关节活动练习，预防关节粘连及僵硬。

（五）并发症

股骨髁间骨折复位内固定有一定难度，固定不牢固可出现骨折不愈合、膝内翻畸形以及膝关节功能障碍等并发症。

（1）髁部如果插入主钉或刃的位置偏后，容易使股骨髁向内侧移位，产生旋转畸形。将动力髋螺钉（DCS）的进钉点置于股骨髁侧前方 1/4 点上，使之与侧方髁面方向垂直，这样可增强控制旋转的稳定性。

（2）使用股骨髁支持钢板（CBP）时，由于螺钉和钢板固定的角度，能较好控制骨折内翻畸形。如内侧皮质缺损则效果较差。

（3）对于 C3 型骨折，钉板类固定后仍容易存在不稳定。在骨折处内侧再放置 6~8 孔

普通钢板，这种双侧钢板固定，虽然造成一定创伤，但能起到钢板夹板的稳定作用，可明显提高骨折端的稳定性。

（4）骨折松质骨出现的压缩性骨缺损及复位内固定操作，均有影响术后骨愈合。采用自体髂骨或异体骨移植，填补局部骨缺损，促使诱导成骨，有利骨愈合，增强内固定效果。

（5）术后严格掌握负重时间，可预防钢板疲劳折断、骨折不愈合和膝内翻畸形。

三、股骨单髁骨折

是指股骨的另一半髁与股骨的解剖位置没有改变，内髁或外髁发生的骨折。内髁骨折，游离的骨折块一般较完整，常受肌肉牵拉向后上移位。股骨单髁骨折的发生率较低，约30%伴有同侧肢体其他合并伤。

（一）损伤机制

1. 直接暴力　常因直接外力冲击股骨内或外髁导致骨折。

2. 间接暴力　常因膝伸直位时从高处坠落，足跟着地，暴力向上传达至髁部，因为膝关节存在正常外翻角而形成外翻暴力，导致外髁骨折。膝内翻暴力引起的内髁骨折较为少见。

（二）分型

股骨单髁骨折属于 AO 分型的"B"形（图 27 - 6）。

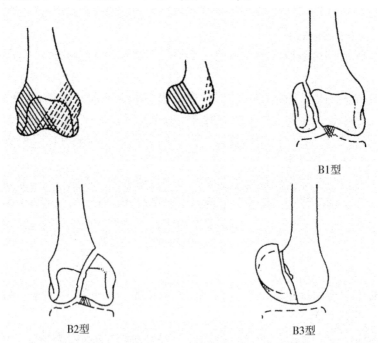

图 27 - 6　AO 分型属"B"形骨折

（三）临床表现与诊断

伤后膝部肿胀、疼痛，关节内积血，可触及骨擦音，关节活动受限。

X 线摄片包括轴位、前后位、侧位及髌骨切线位，可明确诊断并发现是否合并有后髁冠状骨折或其他膝关节损伤。CT 扫描可更准确了解骨折及移位情况。

（四）治疗

1. 保守治疗 无移位骨折，可采用外固定治疗，但需定期复查，防止骨折再移位。

2. 手术治疗

（1）手术方法：有移位的股骨单髁骨折需手术复位内固定。对青壮年骨质较好的有移位骨折，可采用经皮复位，松质骨拉力螺丝钉、髁锁定螺钉或双头加压锁定螺钉固定，对老年人骨质疏松、骨折程度较严重，伴有明显压缩性骨质缺损者，可用动力髋螺钉固定及植骨。

（2）术后处理：拔除引流管即可活动膝关节，2~3 周扶双拐下地，一般 8~12 周骨折可愈合并完全负重。

四、股骨下端骨骺分离

多发生在 8~14 岁的青少年。

（一）损伤机制

常因膝关节受到过度伸直性外伤，导致股骨下端骨骺分离，分离骨骺向前移位至股骨干骺端前侧。因直接暴力冲击膝关节前部或侧面，可导致骨骺分离并向后或侧方移位。

（二）分型

股骨下端骨骺分离包括单纯骨骺分离和带有三角形干骺端骨片的骨骺骨折与分离。

（三）治疗

1. 保守治疗 可采用手法复位、石膏托固定。

操作方法：麻醉下平卧，用支柱顶住会阴部。患肢屈膝 90°，助手作对抗牵引。术者用 4 指将股骨干骺端向前提位，两拇指置于分离骨骺的前侧向后挤按，将分离的骨骺推回原位。然后作膝关节前面长石膏托固定膝关节于 90°屈曲位，注意不能过屈，以免影响血运。4~6 周去除外固定，开始练习活动。膝关节恢复活动度后可扶拐并逐渐负重行走。

2. 手术治疗

（1）单纯骨骺分离：手术切开显露，使骨骺复位后可采用 2 枚 2.4mm 克氏针作交叉固定，将针尾留于皮下，3~4 周拔除。

（2）带三角形干骺端片的骨骺骨折与分离：此类型干骺端的骨折片较大，需充分复位，并用 2 枚松质骨拉力螺钉行加压固定，注意螺钉不能穿过骺板，在成人的股骨内髁骨折切开复位后可用空心钉内固定。

（3）术后处理：膝关节屈曲 30°，背侧石膏托固定，拔除引流即开始膝关节伸屈活动。2~3 周去除外固定，3~4 周拔除克氏针，4~6 周可持拐杖行走，6~8 周逐步负重行走。

（4）微创固定系统（MIPO）：20 世纪 90 年代开始，由 Krettek 发明的微创接骨板固定技术（MIPO）。MIPO 技术包括关节内骨折经关节经皮和关节外骨折经皮接骨板技术。由 AO/ASIF 设计的新型微创固定系统（LISS），适用于治疗干骺端和骺部骨折，具有能闭合插入接骨板而更好保护局部血液供应的优点。

LISS 基本结构是由接骨板和锁定螺钉构成的内固定器，由于固定后，应力从骨经螺丝钉颈部传递至内固定器，所以接骨板很少甚至没有与骨面接触，从而保护了局部血运。骨折得到充分复位后，用特殊的器械和插入导向手柄能够使接骨板作小切口从肌肉下插入，通过小切口经皮拧入螺丝钉。

（黄霄汉）

第二节　膝关节脱位

膝关节脱位一般指外伤性脱位。膝关节为人体中最大的关节，也是构造复杂、坚固、负重较多的屈戌关节。受坚强有力的韧带、关节囊和其附近肌肉的保护，故膝关节脱位较为少见。但因其需较高能量的外伤导致，一旦发生，损伤程度和涉及软组织范围均较严重，且多合并有严重的血管损伤。

（一）损伤机制

受伤原因多因直接暴力冲击胫骨上端或间接暴力使膝关节受旋转或过伸性损伤，致使胫骨上端向后、向前或向两侧脱位。受伤后不但膝关节内外侧副韧带和十字韧带断裂，而且关节囊广泛撕裂及半月板撕破脱位，甚至合并胫骨棘、胫骨结节撕脱性骨折或股骨髁骨折。内侧脱位严重者可发生腓总神经牵拉性损伤，后侧脱位严重者可合并腘动、静脉栓塞或破裂，引起肢体坏死或缺血性挛缩。脱位后撕破的关节囊有时随着脱位嵌入关节，从而影响整复。

膝关节在伸直位时，周围韧带、肌肉均处于紧张状态，故稳定性较好。而在屈曲位时，稳定性较差，故处于屈曲位时，在较大暴力作用下可发生外伤性膝关节脱位。当发生完全性脱位时，常伴有广泛的关节囊及韧带撕裂，或关节内骨折，甚至腘部血管、神经或腓总神经损伤等。

（二）临床表现与分类

临床上根据膝关节脱位方向进行分类，也有根据脱位程度分为完全性及不完全性脱位。

1. 膝关节前脱位　较多见，约占膝关节脱位的23%。

（1）损伤机制：屈膝位，暴力由前向后作用于股骨下端，股骨髁向后急骤移位，突破后侧关节囊，使胫骨上端移位于股骨下端前方，可致膝关节前脱位。

（2）临床表现：伤后膝关节明显肿胀畸形，疼痛剧烈，压痛明显，功能丧失。膝关节微屈，前后径增大，呈弹性固定。触摸髌骨处空虚，皮肤形成横形皱裂，腘窝部饱满，可扪及移位于后方的股骨髁，髌腱两侧可触及向前移位的胫骨平台前缘。

（3）合并伤：常见有双侧或前侧交叉韧带、内侧及外侧副韧带或髌韧带损伤，也可能发生腘部血管或神经损伤。

2. 膝关节后脱位　较常见，约占膝关节脱位的21%。畸形明显，呈弹性固定。膝关节呈过伸位，前后径增大，胫骨上端下陷；皮肤有皱裂，髌骨下空虚，腘窝饱满，可扪及突向后方的股骨髁及在髌腱两侧可扪及向前突起的股骨髁。

（1）损伤机制：暴力从前方向后方，作用于胫骨上端，使胫骨平台向后方移位。

（2）合并伤：由于膝关节内侧关节囊与内侧副韧带和股骨、胫骨内侧相连较为紧密，加上伸膝装置的限制作用，对后脱位有保护和限制作用。故在发生后脱位时，必然合并较严重的两侧或后交叉韧带，内侧及外侧侧副韧带，内侧关节囊，髌韧带以及腘部血管、神经损伤。临床上常有腓总神经损伤。

3. 膝关节侧方脱位　多见为外侧方脱位，约占膝关节脱位的 28% 。

（1）损伤机制：由侧方暴力直接打击或间接传达至膝关节，引起膝关节过度内翻或外翻，造成侧方关节囊及韧带撕裂，导致膝关节侧方移位。

（2）临床表现：膝关节有明显侧方异常活动，于膝关节侧方可扪及穿越的胫骨平台边缘。

（3）合并伤：单纯的膝关节侧方移位，常合并对侧胫骨平台骨折。外侧脱位时，可合并腓总神经损伤。由于内侧关节囊及韧带撕裂后嵌入关节内，可导致复位困难。

4. 膝关节旋转脱位

（1）损伤机制：常为旋转暴力引起。多发生在膝关节微屈，小腿相对固定，股骨发生旋转，导致膝关节承受扭转应力而发生脱位。这类脱位中，除了后外旋转脱位有较显著特点，其他 3 种类型均可归入前、后脱位。典型后外侧旋转脱位的发生机制：膝关节轻度屈曲，小腿处于内旋位，受到强大外翻暴力，使股骨内髁冲破关节囊，移位于股四头肌扩张部。如小腿处于外旋位，受到强大外翻暴力，使股骨内髁冲破关节囊，又穿出股内侧肌，并被形成纽扣状裂口卡住，可造成复位困难。

（2）临床表现：膝部有明显畸形，患侧小腿呈内旋或外旋畸形，膝内侧处有皮肤凹陷及皱裂，腘窝部后外侧可触及骨性突起。

（3）合并伤：多数可发生股骨髁突出关节囊及股内侧肌，形成"扣孔交锁"。此时，可有两侧或前交叉韧带及腘神经、血管损伤。

（三）诊断

主要根据受伤史、临床表现及 X 线检查。必须注意合并有骨折，膝部血管、神经、韧带或半月软骨损伤等。

（四）治疗

诊断基本明确后，即应对治疗全面衡量。既要考虑治疗的步骤、主次，也要权衡手术的必要性和时机。

1. 复位原则　闭合复位是治疗的首要步骤，应尽快施行，即使是在肢体有明显血运障碍时，也需先行闭合复位。

（1）充分麻醉，使肌肉松弛，同时有利于血运的改善。

（2）纵向牵引是复位的基本手法，单纯性脱位多顺利复位，整复时严禁膝部强行挤压。

（3）脱位的两端间有软组织嵌夹，是妨碍复位的重要原因，在复位有困难时，切忌采用暴力一再整复，以免造成更为严重的合并伤。

（4）有扣孔交锁的脱位，其体征十分明显，外观显示典型体位固定且难以改变。X 线片证实为后外旋转脱位，不应勉强进行闭合复位，应做手术复位处理，沿其穿出之扣孔纵向延长使股骨内髁还纳。

2. 手法复位　患者仰卧位，近端助手双手握住患侧大腿下方，远端助手握住踝部作对抗牵引。

（1）前脱位：于膝关节轻度屈曲位，沿肢体纵轴做对抗牵引。术者一手托股骨下端向前，另一手推按胫骨上端向后，如闻及弹响音则提示已复位（图 27-7）。

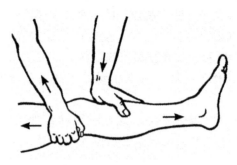

图 27 – 7 前脱位手法复位

（2）后脱位：术者一手托胫骨上端向前，一手推按股骨下端向后，听到响声即提示复位成功（图 27 – 8）。

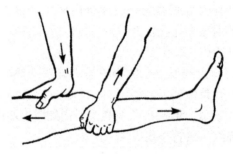

图 27 – 8 后脱位手法复位

（3）侧方脱位：以外侧脱位为例，术者一手将股骨内髁向外侧扳拉，另一手将胫骨外髁向内侧推挤，同时，使膝位呈外翻位，感觉到响声即已复位。

（4）旋转脱位：术者一手用手掌将胫骨上端向脱位相反方向推挤，助手将小腿向畸形相反方向扭转，同时术者用另一手用力扳拉股骨髁部，感觉到响声即已复位。

（5）固定方法：前、后及旋转脱位复位后，用长腿石膏，屈膝 20°～30°位固定，腘窝部加软垫。侧方脱位复位后用内、外侧夹板或石膏固定，须保持三点加压，将患膝固定于内翻或外翻位，时间 4～8 周。

3. **手术治疗** 复位困难者，如为外侧脱位，可能系破裂的关节囊或内侧副韧带嵌入关节内所致；旋转脱位则大多系股骨内髁的嵌入引起。对不能闭合复位者，应及时手术复位。必要时可同时修复韧带损伤，以恢复关节的稳定性。此外，外侧脱位合并胫骨内侧平台骨折者，应同时行骨折内固定。

4. **并发症及处理**

（1）血管损伤：膝关节全脱位导致的腘部血管损伤后果较为严重，因误诊导致的截肢率也较高，须引起高度重视。

1）发生率：膝关节全脱位中，合并不同程度的腘动脉损伤有 1/5，可导致不可逆的腘动脉损伤有 1/16。

2）症状：肢端缺血、麻木、疼痛，足背动脉无搏动，足部温度降低，足趾感觉减退和腘部进行性肿胀等。

3）检查：当存在任何可疑情况时，均须及时作 Doppler 测定或动脉造影检查，可更确切地反映供血状态和血管损伤程度。

4）手术时机：在充分麻醉下行关节脱位闭合复位后，须密切观察肢体血运情况，大部分病例术后即可恢复肢体血循环。一旦怀疑有血供障碍存在时，必须立即进行 Doppler 测定或动脉造影检查，同时做好探查手术准备，积极挽救肢体。

5）手术方法：单纯行腘动脉取血栓基本没有治疗效果，利用隐静脉倒置移植修复腘动脉，同时修复损伤的腘静脉，大多数受伤肢体可得以挽救。行腘动脉修复后，必须同时行深筋膜切开减压。动脉结扎虽有极少数病例得以保存肢体，但造成截肢的概率更高，腘动脉有 5 条穿支与胫前回返动脉相吻合，但不能供应足够的血运维持小腿及其下部存活，而且这些交通支也可能均有损伤，因此不应作腘动脉结扎术。

6）预后：确定有血管探查指征，手术必须在 6 小时内进行，可获得较好治疗效果，肢体保存率达80%，而6～8小时后手术，截肢率可达80%，12～24 小时后已基本失去手术机会。由于不恰当的观察手段而贻误病情，可因错失手术机会而导致严重后果。

（2）神经损伤：膝关节全脱位并发神经损伤的发生率较高，可达28%。感觉或运动障碍的原因是由神经本身损伤或因缺血所致，在急性期较难区别。

1）并发神经障碍多发生于后脱位，前、外、后外及骨折脱位组均有之。在后脱位组中，并发腘部神经损伤者也占较大比例。

2）当肢体无血运障碍而仅神经障碍时，可明确为神经本身的损伤。

3）存在神经障碍并不急于探查，可在复位后观察其转归。

（3）韧带损伤

1）合并有血管损伤或血运障碍，即使在闭合复位后血运有所改善，也不可在急性期进行韧带修复，可先行制动及对症处理，2～3周后病情稳定再作修复。

2）急性期修复必须在肯定无血管合并伤的情况下才可进行。修复手术范围需有限度，不应采用增强而复杂术式，以防发生关节粘连。

3）早期修复韧带，术后 3 周可以在限制支具的保护之下，进行 30°～60° 的小范围活动。

4）膝关节全脱位的韧带损伤范围广泛且程度均较严重，必须予以修复或重建，但对修复的时机和范围仍存在不同认识。临床总结显示，手术修复治愈率明显高于保守治疗，采用人工韧带重建可获得较好的治疗效果。

（黄霄汉）

第三节　髌骨骨折

髌骨是人体中最大的籽骨，也是膝关节的重要组成部分。主要作用是屏障性保护膝关节，增强股四头肌的力量和膝关节伸直最后 10°～15° 的滑车功能。髌骨后面是完整关节面，其内、外侧分别与股骨内、外髁构成髌股关节，治疗中应尽量恢复关节面平整，并尽量保护髌骨。

髌骨骨折伤占全身骨折 1.5%，多见于 30～50 岁的中壮年，约占 58%；50 岁以上占 35%；青少年较少见。

（一）损伤机制

1. 直接暴力　外力直接打击在髌骨上，如撞伤、踢伤、跑步或行走时跌倒跪姿着地时髌骨前直接碰撞地面或较硬物体等。骨折多呈粉碎性或"星状"，也可为横形。骨折移位程度与髌前腱膜，股四头肌及髌两侧腱膜和关节囊等的损伤情况有关。此类骨折约占髌骨骨折的 1/3。

2. 间接暴力　多因暴力使股四头肌骤然发生猛烈收缩、牵拉所致，常发生撕脱性骨折。如突然滑倒，膝关节呈半屈曲位，使股四头肌骤然收缩。此时髌骨强力向上牵拉，髌骨下部受髌韧带固定，而股骨髁部向前顶压髌骨，上述三种力量的同时作用导致髌骨骨折。骨折多为上下极撕脱骨折，也可呈横型，移位程度较明显，常伴有较明显的髌前筋膜及两侧扩张部撕裂。

（二）类型

髌骨骨折可分为横断、粉碎、纵形和撕脱 4 种类型。

1. 横断骨折　约占髌骨骨折的 2/3。骨折线为横形，包括部分短斜形骨折。有些在发生横断骨折后跌倒，其远侧骨折块撞击地面而形成粉碎骨块，但移位不明显。

2. 粉碎骨折　约占髌骨骨折的 1/3，包括"星形"骨折。此类型骨折股四头肌两侧扩张部分损伤较轻，骨折移位及上下分离多不严重，开放性骨折发生率较高。

3. 纵形骨折　发生率较少，常见于外侧。由于髌骨的纵向骨嵴外侧比较薄弱，受伤时屈膝位同时有外翻动作使股外侧肌收缩牵拉产生的外向应力，容易在此处发生纵行骨折，骨块向外侧分离移位。

4. 撕脱骨折　多发生在下极，上极少见，撕脱骨块一般不涉及关节面。

（三）临床表现与诊断

有明显外伤史，伤后局部肿胀、疼痛，活动受限。髌前及下缘瘀血斑，可触及骨折端，有移位骨折可触及双侧骨折线空隙。

X 线摄片应包括膝关节正、侧位，常需加摄轴位和髌骨切线位。边缘骨折须与副髌骨相鉴别。"二分"髌骨 75% 位于外上角，形状整齐圆滑，与髌骨界限清晰，且多为双侧性。

（四）治疗

髌骨骨折的治疗目的，是保持关节面平整，恢复股四头肌传导作用力的正常伸膝装置功能和防止创伤性关节炎，通过有效内固定、早期股四头肌活动，恢复膝关节功能及避免发生膝关节粘连僵硬。

1. 保守治疗　骨折块不超过 2 或 3 块，骨折分离不超过 1cm，关节面错位在、2mm 以内者，可选择保守治疗。

（1）伸直位石膏托固定：无移位髌骨骨折，后侧关节面平整，可用后侧屈膝 10° 石膏托板外固定 4 周。

（2）手法复位：先抽出关节腔内积血，注入 1% 普鲁卡因 5～10ml 作局麻，伸直伤肢，术者一手推挤髌骨下缘，另一手拇、示指用力将髌骨近折端向下推挤，靠拢骨折端即可复位。助手轻微屈伸膝关节，术者一手固定髌骨，一手触摸髌骨边缘，检查复位情况。

（3）固定方法：可采用棉圈抱膝固定：按骨轮廓大小，用胶皮电线制成一略大于髌骨边缘的圆圈，外周用纱布及棉花包缠，平分四点，在圈上固定 10cm 长布带。用长 13cm、厚

1cm 托板固定于膝后方，再将抱膝器于髌骨周边分节捆扎在后托板上，用绷带固定于托板的远、近侧。固定后抬高患肢，须注意防止发生腓总神经压迫。

（4）术后处理：1 周内摄片复查，2 周后开始练习股四头肌收缩活动，3 周后扶拐练习行走，骨折愈合才能去除外固定及完全负重行走。

2. 手术治疗

（1）抓髌器复位固定：抓髌器是应用机械加压力和金属弹性应变力使骨折得以内合复位，适用于有分离移位的新鲜髌骨骨折。

1）操作方法：麻醉下，抽净关节腔内积血，将间距宽的双钩抓住髌骨上极前缘，间距窄的双钩抓住髌骨下极前缘，拧紧加压螺丝，骨折可自行复位并保持固定。

2）术后处理：术后 2 日可不扶拐行走，3 周作屈膝活动，一般 6 周可达骨折愈合。

（2）AO 张力带缝合固定：适用于髌骨横形骨折及部分粉碎骨折。

1）原理与改良：AO 学派开创并推行的张力带缝合法，在原有基础上又进行了若干改进，目前常用双克氏针钢丝环线法，用两根克氏针各自作钢丝固定，其力学原理是使缝合固定的钢丝在髌骨前方形成的拉力，抵消骨折前方的分离，固定后两钢丝之间不产生扭矩的影响，当负载后即使骨折前面间隙达 0.8mm，也不会发生骨折移位，术后不需外固定。由于膝关节伸屈运动时，髌骨的前侧成为张力侧，产生分离趋势，因此，应将纵行通过骨折线的钢丝靠髌骨前方固定，才能使张力改变为压力，如果固定的钢丝偏向侧方，将失去张力带固定作用。

2）横断骨折：一般采用逆行进针法，在骨折端中外及中内 1/3 且近关节面处，分别穿入直径 1.5~2.0mm 克氏针并穿出上极，伸膝位使骨折复位，用中钳固定，经髌侧裂口检查骨折对位情况。分别将两根克氏针经骨折面固定远侧骨端，至髌韧带前穿出，用直径为 1~1.2mm 钢丝紧贴髌骨分别绕过两克氏针作"8"字缠绕固定。改良型是用一条钢丝环绕 2 枚克氏针作"0"或"8"字形固定，在近端内外侧拉紧钢丝并分别拧紧。将 2 枚克氏针上端剪短弯成钩状，旋转 180°锤入骨质内。下端克氏针留 5mm 后剪断，并向关节面微弯。轻微屈伸膝关节观察牢固效果，必要时可行 X 线透视。修复髌内外侧支持带，间断缝合髌前腱膜。

3）上、下极撕脱骨折：对髌骨中央区粉碎较严重，上、下极骨折块较大，可去除中央区骨碎块，修复成为两大骨块，再作张力带钢丝固定。

4）粉碎性骨折：对移位不明显的粉碎性骨折，可先行髌骨周缘钢丝环扎固定，然后顺行穿针作张力带钢丝固定。对骨折块较大的粉碎骨折，可将骨块用克氏针或螺丝钉与近折端固定，形成类似横断骨折，然后再顺行穿针张力带固定。临床上往往因骨折粉碎严重，难以获得充分复位和满意内固定，但髌骨整体无上下移位，大部分髌股关节面在运动中是吻合的。另外，关节面缺损在 2mm 以内即使没有纤维软骨覆盖，也不致发生明显机械损伤或剪切应力。

固定完毕后，屈膝 90°，检查固定效果。

5）术后处理：术后不需外固定，即可进行股四头肌收缩训练。横断下极骨折术后 2~3 日、粉碎骨折术后 1~2 周可作 CPM 练习。2~3 周可带膝关节支具逐渐负重行走，不稳定的粉碎骨折应适当延长练习和负重时间。

（3）镍钛记忆合金聚髌器固定：镍钛记忆合金聚髌器，由于材料本身的记忆效应性能，以及腰部和爪支的设计特征，具有多方向、向心性持续自动向骨折端施加聚合加压的特性。其腰部置于髌骨前方，爪状固定在上、下极，完全符合张力带固定原则，是应用较为广泛的治疗方法。

有人应用这种治疗方法，取得满意治疗效果。自从引进这种治疗方法，已基本杜绝髌骨切除，少数严重"星状"粉碎病例，术后随访有"大髌骨"现象。同时认为，其聚合加压力仍以纵向加压为主，对一些纵形及斜形骨折，需要根据实际情况加强固定效果。

（4）螺丝钉固：定适用于纵形或斜形骨折。骨折复位临时固定后，用4mm拉力螺钉或空心钉固定，术后仍需外固定，因容易造成固定过程再骨折，临床上较少应用。

（5）髌骨部分切除术：多应用于髌骨下极骨折，髌骨上极骨折较少。髌骨下极虽然不形成关节，当切除髌骨下极，髌韧带与保留的近端骨块缝合后，髌骨必须逐渐发生下移。髌骨下移发生关节面"错格"现象后，关节接触面并不随关节屈曲度的增加而增加，反而减少。资料显示，其接触面仅为正常侧的55%左右，接触面减少将造成该处的压应力集中，压强也随之增大。这种由于髌骨下移，导致髌内滑动与股骨髁关节面不相吻合的"错格"，最终使膝关节的载荷传导装置失常，是造成骨性关节炎的原因。

髌骨下板切除后，1年内伸膝力量减弱，而保留髌骨行张力带钢丝固定的效果明显占优，故应尽量避免切除。

1）手术方法：显露骨折端，去除髌骨下极骨碎块，可保留髌健内的微细骨块，修整近端骨面在贴近软骨面处，用直径2mm克氏针或2.5mm钻头向近端髌骨前面平行钻3个孔，用2根7号丝线分别全层缝合髌健的内、外侧。线尾通过缝线导针，分别穿入骨折近端的内、外侧孔，中央孔穿入2根，此时略伸膝关节，拉紧缝线并分别结扎，褥式重叠结合股四头肌腱膜及其两侧扩张部分，如需继续增强固定效果，可胫骨结节与髌骨间作"8"字缝合加固。

2）术后处理：长腿石膏托伸直位固定3周，去除石膏后可作CPM练习，6周后加强股四头肌和关节活动度并逐步负重行走。

（6）全髌骨切除：适用于严重髌骨粉碎骨折，软骨面广泛破坏缺损，没有较大骨块可以保留作髌骨部分切除。

全髌骨切除后，股四头肌伸膝力量及控制膝关节的稳定性明显影响，在膝关节屈膝，如下楼梯时表现明显。由于髌骨全切除后，形成股骨关节软骨与肌腱和致密胶原组织之间的摩擦，增加了对股骨髁关节软骨的磨损程度，是造成骨关节炎的原因。另外重建的肌腱不能适应股骨滑车的外形，滑动时失去正常形式，不能维持稳定，是造成膝关节不稳定的原因。

切除髌骨时，应尽量保留骨膜、股四头肌肌腱和髌腱，完整切除后，维持正常松紧度状态下，结合关节囊和撕裂的股四头肌扩张部。如张力不大，可用粗丝线荷包缝合包括股四头肌腱、髌腱和内外关节囊的扩张部及关节囊，也可用粗丝线双重直接"8"字或褥式缝合股四头肌腱与髌腱。直接缝合困难时，可在股四头肌腱上作"V"形切口，把切下的腱瓣下翻，修补切除髌骨后形成的缺损，必要时也可用股四头肌或股外侧部的腱膜瓣向下翻转修补髌骨处的缺损。术后长腿石膏托伸膝位固定4周，以后逐步练习膝关节活动。

（7）髌骨骨折合并股骨干骨折：由于髌骨骨折需要解剖复位和早期膝关节活动，而股骨干愈合时间较长，故应同时作切开复位内固定。

（崔宏勋）

第四节 髌骨脱位

髌骨脱位是指髌骨完全脱出股骨髁间沟之外，髌骨体多数滑移至股骨外髁的外侧。半脱位的髌骨没有完全脱离髁间沟，髌骨嵴脱离间沟底部向外移。髌骨脱位临床上比较少见，包括外伤性脱位和习惯性脱位。

（1）髌骨有两个斜形关节面，其中央部呈纵形隆起，该嵴与股骨下端凹形的滑车关节面相对，起到防止髌骨左右滑动的稳定作用。

（2）股四头肌之中最有力的股内侧肌，附着于髌骨的内上缘，向内上牵拉髌骨，可防止髌骨向外侧滑脱。

（3）关节囊的紧张度和股四头肌的收缩作用，使髌骨紧贴于滑车关节面上，控制髌骨左右滑动。

一、外伤性髌骨脱位

（一）损伤机制

多由直接暴力引起，如膝屈曲位跌倒时，髌骨内侧直接受到外力撞伤，引起髌骨向外翻转移位。间接暴力引起者较少见，膝关节屈曲外展位跌倒，内侧支持带受膝外翻暴力作用撕裂，造成髌骨向外侧脱位。这些损伤的结果，造成股四头肌内侧扩张部和股内侧肌的撕裂，使髌骨内外侧张力失衡是导致髌骨脱位的主要原因。少数可因股四头肌外侧部分撕裂，导致髌骨向内侧移动，股四头肌断裂引起髌骨向下脱位。

（二）类型

临床上根据髌骨脱出的程度分为全脱位和半脱位（图27-9①②③）。

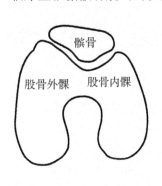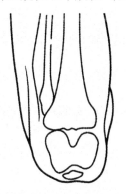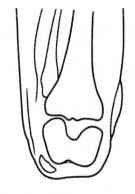

①髌骨正常位置　　　　②正常屈膝髌骨在滑车内　　　　③脱位髌骨屈膝向外拖出

图27-9①②③　髌骨全脱位和半脱位

（三）临床表现

有明显外伤史，伤后患膝明显肿胀、疼痛，活动受限。检查膝内侧有瘀斑及压痛，膝关节呈轻度屈曲位，不能伸直，膝前较平坦，髌骨向外侧倾斜。

（四）诊断

X线正侧位片可显示脱位程度及类型。

（五）治疗

1. 手法复位外固定　患者平卧，患肢伸直中立位，膝关节稍过伸，在髌骨外侧边缘向内推挤即能复位。复位后做患肢长腿石膏固定4~6周。

2. 手术治疗　保守治疗后，可因膝内侧结构松弛，后期发生习惯性半脱位。故一般主张对膝内侧撕裂的软组织包括股四头肌内侧的扩张部进行修复，同时清除遗留于关节内的软骨碎片，以免形成关节内游离体。

二、习惯性髌骨脱位

（一）病因病理

习惯性髌骨脱位可为外伤性脱位后的晚期并发症，也可因膝关节先天发育不良造成。

1. 继发性因素　多因外伤性髌骨脱位，经保守治疗处理后，遗留膝内侧支持带松弛，内外侧张力不平衡所致。

2. 先天性因素　有家族性倾向，常为双侧。由于膝关节发育不良，骨性畸形原因有股骨远端发育不良、股骨外侧髁低平滑车部变浅、膝外翻、胫骨外旋及股骨下端内旋。

3. 软组织原因　膝关节内侧软组织松弛或外侧软组织挛缩，产生双侧张力失衡，造成髌骨向外侧脱位。少数可因股外侧肌止点在髌骨外上方，造成髌骨向外侧脱位。

（二）临床表现

继发性髌骨脱位有明确外伤和反复发作病史。先天性髌骨脱位须了解家族史，并有其他部位的相关畸形。检查可有明显膝外翻，屈膝时髌骨脱位，伸膝时自动复位。

（三）诊断

根据病史及体征。X线片可发现股骨外髁低平及滑车凹部变浅。MRI检查可了解软组织情况。

（四）治疗

髌骨反复发生脱位，必将导致关节滑膜增厚、软骨退变、关节内游离体形成等一系列创伤性关节炎的并发症。保守治疗容易复发，远期效果不好，故一经确诊，应及早采用手术治疗。

可达到恢复髌骨两侧软组织的张力平衡、恢复髌骨的正常位置和纠正下肢力线异常，防止髌骨再脱位。

1. 恢复膝关节内，外侧张力均衡的手术

（1）膝关节外侧软组织松解术

1）适应证：适应于移位程度较轻的髌骨反复脱位，是髌骨脱位的基础术式。也可通过膝关节镜完成以上手术。

2）手术方法：术前须练习股四头肌。采用髌骨外侧纵切口，松解髌外侧支持带及挛缩的关节囊，分离股外侧肌下部纤维组织，直至髌骨在无张力下复位。可保持滑膜完整，如需探查关节软骨面内可切开滑膜，必要时修平破损关节、破裂半月板切除或关节内游离体摘除。缝合时不缝合外侧膝关节囊，只修复滑膜。

3）术后处理：早期作股四头肌练习，配合 CPM 作膝关节活动锻炼。

（2）髌骨外侧松解内侧紧缩术

1）适应证：适应于髌骨内侧软组织松弛，移位较轻的髌骨反复脱位。

2）手术方法：采用髌内侧切口，皮下分离至髌骨内外侧，纵行切开关节囊，保留完整滑膜。沿髌腱外侧切开，松解髌外侧支持带和挛缩关节囊。切除松弛部分的内侧关节囊和滑膜，作重叠紧缩缝合，可用切除的内侧关节囊翻转修补外侧关节囊缺损。

3）术后处理：患肢石膏托固定 2 周，早期行股四头肌练习及 CPM 膝关节锻炼。

（3）带蒂肌腱成形术

1）适应证：适应证于成年人、髌骨脱位和关节软骨病变程度均较轻者。

2）手术方法：采用膝前内侧切口，在内侧关节囊上切取宽 2cm 的关节囊条带，切断远端。摘除关节内游离体，切除游离半月板，用手术刀修整破损的关节面，然后缝闭滑膜，拉紧缝合关节囊。在髌骨上方的股四头肌作一隧道，将关节囊条带自内向外穿出后，从前方返折向内下方，拉紧至适当张力下，缝合于内收肌止点处。

3）术后处理：患肢石膏托伸膝位固定 2 周，早期进行股四头肌收缩锻炼，去除外固定后开始 CPM 膝关节练习，3 ~ 4 周可扶拐负重活动。

（4）胫骨结节内移及内侧关节囊紧缩术

1）适应证：适应于股四头肌 X 线与髌腱 X 线不在一条直线上，有向内侧成角畸形，同时有内侧关节囊松弛。如有严重膝外翻畸形应先纠正，儿童胫骨结节骨骺未愈合属禁忌证。

2）手术方法：采用髌骨内缘至胫骨结节以远 2.5cm 作纵切口，向远端至胫骨结节处，凿下韧带止点连带 1.5cm×1.5cm 骨块；摘除关节内游离体，切除游离半月板及修整破损关节面；使胫骨恢复正常位置并与股骨长轴方向保持一致。再根据股四头肌的张力情况，确定胫骨结节内移的位置后，在该处凿下形状相同的骨块，填补髌韧带在胫骨结节切取处的缺损。髌腱止点的骨块置入胫骨结节内移骨孔，并以螺丝钉固定。然后紧缩内侧关节囊。

3）术后处理：患肢长腿管型石膏 6 周，早期作股四头肌锻炼。6 周后去除外固定进行胫关节 CPM 练习，并逐渐开始扶拐负重活动。

（5）骨骺未闭合的青少年，髌骨反复脱位，也可采用股内侧肌止点移位术、半侧髌韧带移位术或半腱肌移位术。

2. 先天性髌骨脱位髌骨切除与股四头肌腱成形术

（1）适应证：适应于髌骨与股骨外髁严重畸形，关节内病变程度严重，有明显膝关节功能障碍。

（2）手术方法：采用髌骨下方"U"形切口；切除髌骨及清除关节内病变组织；将外侧关节囊和股四头肌腱拉向内下方与髌骨和内侧关节囊重叠缝合，用股内侧肌和膝外下方软组织缝合修复外侧缺损区，然后缝合外侧滑膜，不缝合关节囊，缝合后膝关节应在适当张力下可屈至 90°。

（3）术后早期：开始股四头肌锻炼，患肢管型石膏固定 6 周，去除外固定后作膝关节 CPM 训练并逐渐扶拐负重活动。

（崔宏勋）

第五节　髌骨软骨化症

髌骨的后侧面大部分由软骨覆盖，表面光滑，呈"V"形，与股骨髁间切迹关节面相对应，形成髌股关节。髌骨软骨软化症又称髌骨软骨病、髌骨劳损，是髌股关节软骨由于损伤而引起的退行性病变。

（一）病因病理

髌骨软骨软化症好发于膝部活动较多的运动员，如田径、登山运动员、舞蹈演员等。反复扭伤、积累劳损，高位、低位髌骨，膝内、外翻畸形或长期感受风寒湿邪等均是本病的致病因素。当膝关节伸直时，股四头肌松弛，髌骨下部与股骨髁间窝轻轻接触；当膝关节屈曲至90°时，髌骨上部与髁间窝接触；当膝关节完全屈曲时，整个髌骨关节面紧贴髁间窝。Huberti 等发现髌股骨接触压于屈膝 60°～90°位置时最高，而髌骨软骨软化的好发部位正好相当于屈膝 40°～80°时髌骨和股骨的接触区。

膝关节在长期过度伸屈活动中，髌股之间的经常摩擦、互相撞击，常致使软骨面被磨损，产生退行性变，软骨表面无光泽、粗糙、软化、纤维化、弹性减弱、碎裂和脱落。髌骨软骨损伤面积可逐渐扩大，股骨髁的髌面也发生同样的病变，同时还可以累及关节滑膜、脂肪垫及髌韧带而产生充血、渗出和肥厚等变化。

（二）临床表现与诊断

有膝部劳损或扭伤史，起病缓慢，最初感膝部隐痛或酸痛、乏力，继则疼痛加重，髌后疼痛，劳累后加重，上下楼梯困难，休息后减轻或消失。

检查膝部无明显肿胀，髌骨压痛，髌周挤压痛，活动髌骨时有粗糙的摩擦音，关节内有时可有积液，股四头肌有轻度萎缩。髌骨研磨试验阳性（患膝伸直，检查者用手掌将髌骨推向股骨髁并作研磨动作，有粗糙摩擦感且疼痛加剧），挺髌试验阳性（患膝伸直，检查者用拇、示两指将髌骨向远端下方推压，嘱患者用力收缩股四头肌，引起髌骨部剧烈疼痛），下蹲试验阳性（健足提起，患膝逐渐下蹲，患膝产生剧烈疼痛）。

X 线摄片检查，早期无明显的改变，中后期的侧位及切线位片可见到髌骨边缘骨质增生，髌骨关节面粗糙不平，软骨下骨硬化、囊样变，髌股关节间隙变窄等改变。

（三）治疗

一般先采用保守疗法，避免能引起疼痛的各种活动，如剧烈运动、过度屈膝、下跪和下蹲。

1. 保守治疗

（1）固定：疼痛较轻时，可将膝关节固定于伸直位制动，卧床休息，以减轻症状。

（2）理筋手法：患者仰卧，患肢伸直，股四头肌放松。术者用手掌轻轻按压髌骨体作研磨动作，以不痛为度，每次 5～10 分钟。然后用拇、示指扣住髌骨的两侧，做上下捋顺动作，以松解髌骨周围组织，减轻髌股之间的压力和刺激。再以膝关节周围施以按法、揉捻法、捋顺法、散法等舒筋手法。

（3）药物治疗

1）内服药：中药可补肝肾、温经通络止痛，选用补肾壮筋汤。非激素类抗炎止痛药，如阿司匹林、吲哚美辛等减轻滑膜炎及缓解疼痛。

2）外用药：可用海桐皮汤熏洗膝部。

（4）功能活动：加强股四头肌舒缩锻炼和髌周按揉活动。

2. **手术治疗** 经3~6个月保守治疗无效，症状较重可做膝关节镜检查，确诊为髌软骨软化，应考虑手术治疗。髌软骨软化症的手术治疗包括关节外及关节内手术。

（1）关节外手术

1）主要是调整髌骨的位置，使半脱位的髌骨回到正常位置。手术方法有外侧松解术、髌韧带转位术和胫骨结节前移术。

2）胫骨结节前移术可减轻髌股骨接触压力。

（2）关节内手术：可在膝关节镜检查获得诊断的同时进行治疗。

（黄霄汉）

第六节 胫骨平台骨折

胫骨平台骨折又称胫骨髁骨折，约占全身骨折4%。多发于青壮年，男性居多。胫骨髁部为海绵骨结构，当接受高能量暴力，股骨髁与胫骨髁产生碰撞而引起胫骨髁骨折。胫骨内髁骨小梁密度较高，骨皮质较坚硬，加之有对侧肢保护，不易受到内翻应力撞击。胫骨外髁的骨小梁密度较低，膝关节有3°~5°外翻角，受伤时多为膝外翻位，故在受到外侧暴力打击时易发生外髁受压，产生塌陷骨折。临床上以外髁骨折为多见。

胫骨平台骨折为关节内骨折，除损伤胫骨髁关节面外，还可合并半月板，前、后交叉韧带及侧副韧带损伤，是导致膝关节不稳定、疼痛、僵硬或畸形的主要原因。

（一）应用解剖

胫骨上端宽厚，横面呈三角形，其扩大部分为内髁和外髁，与股骨下端的内、外髁相连接，平坦的关节面称为胫骨平台，胫骨的骨性关节面从前向后有约10°的倾斜面。在两侧平台之间位于髁面隆起的部分为胫骨骨嵴，是半月板和前交叉韧带的附着点。胫骨结节位于胫前嵴，关节面下2.5~3cm，外侧厚约4mm。内侧平台较大，从前缘向后缘呈凹状；外侧平台较小，从前缘到后呈凸状。由于成人胫骨扩大的近侧端松质骨罩于骨干上，支持它的骨皮质不够坚强，与股骨髁比较则股骨髁支持的骨皮质较厚，结构较坚强，胫骨髁显得相对较薄弱。虽然两者损伤机制相同，但胫骨平台骨折则较多见。

（二）损伤机制

多为严重暴力所致，据统计，生活及交通伤占52%；高处坠落伤占17%。根据暴力作用的不同方向、致伤力量的强弱、暴力作用时间长短及受伤局部骨皮质条件，可发生不同形态的骨折。

1. **外翻应力** 常因站立时膝外侧直接或间接受力所致。如坠落伤时足先着地而膝呈外翻位，股骨外髁外侧缘切入胫骨外髁，引起胫骨平台外侧骨折，常合并内侧副韧带损伤。外髁塌陷多合并腓骨小头骨折及外侧副韧带断裂，但交叉韧带多保持完整。胫骨平台外侧劈裂粉碎型骨折，常同时有外侧副韧带及前交叉韧带断裂，整复较困难，易发生创伤性关节炎。

2. **垂直应力** 外力沿股骨及胫骨直线传导，即股骨两髁向下冲压胫骨平台，可引起胫骨内外髁同时骨折，形成"Y"形或倒"Y"形骨折，同时有塌陷移位，常合并有交叉韧带及半月板损伤。此类骨折移位严重。

3. 内翻应力　因外力致使股骨内髁冲压胫骨平台内侧引起胫骨内髁骨折，骨折块向下方移位、塌陷，常合并外侧副韧带损伤。

（三）类型

胫骨平台骨折中，无移位骨折约占 24%，在有移位骨折中，全压缩及局部塌陷骨折占11%；劈裂骨折占 3%；粉碎骨折占 10%；向中心塌陷骨折及劈裂骨折约各占 26%。

Schatzker 分型简明，临床实用意义较大，为目前临床常用。

1. Schatzker 分型

Ⅰ型　为胫骨外侧平台楔形骨折，好发于骨质较好的年轻人。骨折移位时，可伤及破裂或分离的半月板并嵌入骨折端。

Ⅱ型　胫骨外侧平台楔形骨折合并前侧、中部、后侧或全部不同程度的压缩骨折，好发于 40 岁以上软骨下骨质薄弱者。

Ⅲ型　胫骨外侧平台关节面中心部或整个平台范围的压缩骨折。

Ⅳ型　为胫骨内侧平台骨折，多由较大力量的内翻和轴向压力共同造成。常见于高龄骨质疏松者，可伴有韧带及腘部血管、神经损伤。

Ⅴ型　双侧胫骨平台楔形骨折，多由较大的轴向压应力造成。

Ⅵ型　属复杂骨折，多见于高能量损伤，常合并有同侧肢体或膝部软组织及血管、神经损伤。内侧胫骨平台合并干骺端骨折，胫骨髁与骨干不连接，牵引可致分离加大。

（四）临床表现

伤后患膝剧痛，局部皮肤瘀血斑，可有膝内或外翻畸形，膝部有明显压痛及纵轴叩击痛，有骨擦音及异常活动，膝关节活动受限。单髁骨折时，侧副韧带损伤在对侧，该韧带的压痛点即为损伤部位。侧副韧带断裂时，侧向试验阳性；交叉韧带损伤时抽屉试验阳性；腓总神经损伤时，可有支配区神经功能障碍。须注意排除腘窝部血管、神经损伤。

1. 辅助检查

（1）X 线检查：应包括股骨下 1/3 至胫骨上 1/3 的膝部正、侧位及内、外斜位片。

（2）MRI 检查：MRI 能随意取得横断面较好显示前后交叉韧带及侧副韧带损伤。限制是难以辨认无移位的撕脱伤和不完全断裂损伤，对半月板的显示较差。主要用于 X 线、CT和 B 超难以确诊的关节内损伤及膝关节韧带损伤。

（3）CT 检查：能够显示较小的骨碎片，对半月板破裂、前后交叉韧带损伤的诊断有一定价值。

（4）超声波检查：彩色多普勒可检查血管是否有断裂或狭窄损伤。

（五）诊断

根据受伤史、症状、体征及相关辅助检查可做出诊断。对胫骨平台的隐性骨折需作 MRI检查，怀疑有韧带、血管损伤可作 MRI、CT、彩色多普勒等检查。膝关节镜可对交叉韧带和半月板损伤做出准确诊断和治疗。

（六）治疗

胫骨平台的治疗原则是使劈裂和塌陷的骨折得到复位，恢复关节面平整，纠正膝内或外翻畸形，减少及预防创伤性关节炎。早期活动，避免关节粘连。多数主张牢固固定，早期活动和延迟负重。

1. 保守治疗

（1）无移位骨折：先抽净关节腔内积血，加压包扎。

1）石膏固定：用长腿石膏固定，然后行下肢等速肌力练习，3～4周后去除石膏固定，练习膝关节伸屈活动，直至骨性愈合才能负重行走。此方法也适用于老年、有严重骨关节炎、骨质疏松症或不具备手术治疗条件者。

2）牵引疗法：可作跟骨牵引4～6周，牵引过程练习膝关节活动，能较好防止发生膝关节粘连。

（2）有移位骨折：劈裂骨折移位在5mm以内或关节面塌陷2mm以内，可在局麻下行手法挤压复位，然后在跟骨牵引维持下，练习膝关节活动。6～8周后去除牵引，骨折愈合后才能完全负重。

2. 手术治疗　膝关节面塌陷在2～10mm，移位大于5mm的单髁或双髁骨折，手法复位不易成功，应行手术复位固定。

（1）皮质骨、拉力螺钉固定：适用于有移位单髁骨折的内固定。

手术方法：在关节面下方5mm稍向内后用1枚松质骨螺钉固定，在骨块下端用1枚带圈垫的皮质骨拉力螺钉固定（图27－10），也可用胫骨髁双头加压锁定螺钉固定。

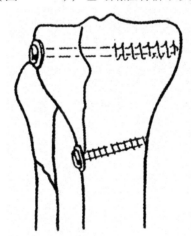

图27－10　带圈垫皮质骨、拉力螺钉固定

（2）撬拔复位、植骨内固定：适用于有移位的双髁、粉碎及关节面塌陷骨折的内固定。

手术方法：从骨折线处用撬拔方法抬起塌陷骨折，如为单纯塌陷可在胫骨外髁处开窗，撬起中央或用专门打击器使骨折块复位，恢复关节面平整，骨空腔用皮质骨植骨填实。然后在距关节面下5mm用1枚松质骨螺钉固定，植骨部位下方用1枚加垫圈的皮质骨螺钉固定。注意上端螺钉不需拧太紧，以免发生移位。也可用胫骨髁支撑钢板固定，尤其是老年人。

（3）单侧或双侧钢板固定：切开复位后，用克氏针临时固定后作双侧钢板固定，一般长钢板置于骨折线位置较低一侧。

（4）胫骨平台三柱固定系统：适用于胫骨平台严重的粉碎性骨折。采用外侧柱、内侧柱和后侧柱三柱固定的理念，可对胫骨平台复杂的粉碎性骨折进行有效内固定。作内侧

"L"形切口，可同时完成内侧柱和后侧柱的内固定。其解剖型后侧板设计，使用直径3.5mm锁定螺钉，可对后柱塌陷骨折作有力支撑复位。特殊韧带缝合孔设计，便于术中对复杂交叉韧带修复的固定

（5）LISS技术固定：通过X线透视闭合复位后，经膝外侧切口，使用专用器械将钢板经皮及肌肉下插入，通过瞄准器定位进行螺钉固定。LISS技术具有微创固定优点，由于使用锁定螺钉，保证了螺钉充分维持轴向和成角方向的稳定性。

（6）术后处理：伤口肿胀消退后，应尽早活动膝关节，防止关节粘连，根据骨折愈合情况，6~8周后逐渐负重，一般需12~16周后完全负重。

（黄霄汉）

第七节　膝关节半月板损伤

半月板系位于股骨髁和胫骨髁之间的纤维软骨垫，切面为三角形，外侧缘较厚，附着在关节囊的内侧面，借冠状韧带疏松附着于胫骨平台的边缘，内缘锐利，游离于关节腔内。

（一）应用解剖

1. 内侧半月板　内侧半月板的环大而窄，呈"C"形。前角薄而尖，附着于胫骨髁间隆起前区，位于前交叉韧带和外侧半月板前角之前方；后角宽，附着胫骨髁间隆起后区，位于外侧半月板后角与后交叉韧带之间，两角相距较远。整个半月板的周围附着在内侧关节囊，并通过冠状韧带止于胫骨的上缘。其前半部松弛，活动度大，容易破裂，后半部比较稳定，中间部易受扭转外力而横行破裂。

2. 外侧半月板　外侧半月板较内侧半月板环小而略厚，几乎为"O"形。前角附着于胫骨髁间隆起与前交叉韧带之间；后角处于胫骨髁间隆起与后交叉韧带之间，两角附着处相距较近。外侧半月板内侧边缘薄而游离，外侧缘与关节囊之间被腘肌腱隔开，并在外侧半月板的外侧缘形成一个斜槽。

3. 功能　半月板对膝关节的正常功能有着重要作用，可以作为关节的填充物，使股骨髁和胫骨髁的外形相适应。两半月板约遮盖胫骨上端关节面的2/3，因此减少了股骨和胫骨的直接相撞，防止关节囊和滑膜在屈伸运动时撞击。滑膜分泌液有润滑关节和营养关节软骨的作用。当膝关节从屈曲到伸直位时，能平滑地传递铰链运动到旋转运动过程。保持正常膝关节的稳定性。

4. 血运　半月板周缘有较丰富的血供，体部无血管，主要从关节液吸取营养。半月板的无血管区随年龄增长而扩大，故成人半月板体部撕裂不能修复，只有边缘撕裂伤才有可能愈合。

5. 盘状软骨　盘状软骨是半月板发育异常，多见于外侧，因其较肥厚，易发生磨损变性或水平撕裂。

膝关节在全身所有关节损伤的发生率最高，在处理过程中应最大限度地保护和修复稳定膝关节的侧副韧带、交叉韧带和半月板。任何膝关节手术，都不应轻易地破坏这些结构。股四头肌是膝关节伸直装置中强大有力的动力部分，对维持关节伸直时的稳定起重要作用。膝关节受伤后，可导致股四头肌萎缩，造成膝关节功能失调，影响关节功能的恢复，故此，在膝部疾病的治疗期间，都应按正确的方法锻炼股四头肌。

（二）病因病理

间接暴力和慢性劳损是半月板损伤的主要原因。膝关节在半屈位作强力的内翻或外翻时，半月板处于股骨髁部与下面胫骨平台之间形成旋转摩擦研力。如骤然暴力很大，关节面之间对半月板的压力也很大，在旋转碾锉力超过半月板所能允许的缓冲力量时，即可引起各种类型的损伤，如前角、后角和体部撕裂。也可发生于无明显外伤史，如部分中老人和长年的蹲位或半蹲位工作者，长年累月的磨损也可造成半月板变性撕裂，其发生部位多位于后角或后 1/3，膝关节的屈曲、旋转和伸直动作的慢性劳损与暴力致伤的机制相似。

（三）临床表现

局限性膝关节内、外侧疼痛，影响膝关节屈伸运动，伤后数小时内关节肿胀显著，损伤当时可出现"清脆"的关节弹响声，如指弹墙壁声；慢性损伤，膝关节伸屈时出现弹响声，患者常自己做出。

患者走路时，膝关节忽然被"卡住"于某一体位，既不能伸又不能屈，谓之交锁现象，同时有关节酸痛感，关节"打软"而欲跪感；膝关节内侧或外侧间隙有明显压痛，如有关节积液可出现浮髌试验阳性；如为慢性损伤，可出现股四头肌萎缩，常用的临床检查方法有麦氏试验、研磨试验和重力试验阳性。

（四）诊断

典型的病例依据病史，临床症状及体征可以确诊。膝关节交锁具有重要的诊断意义，但仅有关节打软感并非是半月板损伤的特有症状，需结合其他症状加以鉴别。体征不明确，诊断有困难的需用各种辅助检查手段。膝关节平片不能显示半月板损伤，但摄平片可排除膝关节内的骨性病变或其他疾患，可作 MR 或 CT 检查。膝关节镜检查是目前最精确的诊断手段，确诊率超过 90% 以上，关节镜可直接观察半月板损伤的确实部位、类型，并发现单独或并存的其他关节内病变。

（五）治疗

从解剖学证明，半月板本身无血管，只有外周 1/3 部分有血管分布。因此，除少数周边部损伤可以治愈外，一般不能愈合。但对半月板损伤的边缘型和有人主张无交锁、症状轻的病例不急于手术，对有变性的关节炎，或退变型半月板撕裂的中老年患者的手术问题宜慎重。

1. 手法治疗　主要在发生膝关节交锁，不能自行解除交锁时。患者坐于床边，术者先将膝关节牵引，以扩大关节间隙，同时进行小腿轻度的旋转即可解脱。

2. 手术治疗　半月板损伤一经确诊，经保守治疗无法自行修复，疼痛和交锁症状尚无改善者，应尽早行患侧半月板次全切除修复术，如损伤早期，关节腔内积血较多，肿胀明显时，宜采取保守治疗，应将积血抽出。

3. 中医治疗

（1）内服药：急性损伤早期治宜活血祛瘀、和营止痛，方选桃红四物汤、舒筋活血汤等；中后期和慢性损伤治宜补益肝肾、温经通络，方选补肾壮筋汤、六味地黄丸。

（2）外用药：早期外敷消肿止痛膏、双柏膏、洗伤Ⅰ号；中后期应用洗伤Ⅲ号、海桐皮汤、下肢损伤洗方等。

4. 功能锻炼　先用石膏或夹板固定膝关节于 170° 位，休息 4~5 周，同时作下肢肌群主动收缩锻炼。手术后患者固定第 2 日开始可作股四头肌收缩锻炼，检查膝关节无积液，也无压痛及异常活动，2~3 周后可解除固定，扶拐逐渐负重活动，如发现伤膝关节有积液反应时，应立即停止活动，卧床休息，给予相应的处理。

（侯洪涛）

第八节　膝盘状软骨

膝关节盘状软骨在我国相当常见，其发生率在切除的半月板中占 25%~46%。

（一）病因病理

盘状软骨的存在，不利于膝关节载荷的传导，压力往往集中于较小的面积上，在行外侧盘状软骨切除时，有时可见到股骨外髁偏后部的软骨有磨损。盘状软骨的形成原因迄今仍不清楚，对其解释有先天或后天获得。

1. 先天获得　半月板在胚胎早期均为盘状，发育过程中其中央部分因受股骨髁压迫而逐渐吸收成为半月形。如其中央部分由于某种原因而未吸收或吸收不全，则会出现不同程度的盘状。另一种论点则认为是先天性畸形。

2. 后天获得　认为是半月板长期受到异常运动和研磨的影响而增生肥厚，成为盘状。外侧盘状软骨无后角附着点，而是由半月板股骨韧带所固定，当伸膝时，盘状软骨被拉向内至髁间窝后部；屈膝时，则又因附着在其后缘的腘肌和前方的冠状韧带将其拉向外侧。

（二）分型

盘状软骨形状可有圆形、方形、盘形及肾形。

Ⅰ型　完全为圆盘状或方形，厚而大，内侧部分存在，有时厚达 8mm，盘的外缘和内侧厚度相差很少，受整个股骨和胫骨平台相隔开。

Ⅱ型　也呈盘状，半月板的边缘肥厚，内侧较薄。内侧游离缘有双凹陷的切迹，两凹陷之间有一凸出朝向关节中心。

Ⅲ型　在结构方面前后宽窄，与正常半月板相接近，仅中央部分较薄。

（三）临床表现

盘状软骨的存在很不适应膝关节的运动要求，即使无损伤，也常引起某些症状。因此，应在青少年阶段就诊。

1. 症状　主诉关节弹响、弹跳、伸直障碍、疼痛或关节内不适等，但不一定有外伤史，而且一旦外伤后其症状可能有所改变，例如弹响消失。年龄较大出现类似症状，往往已有撕裂。

2. 体征

（1）弹响及弹跳：患者平卧或坐位自主伸屈膝关节过程中，在某一位置，膝关节出现明显的弹响和弹跳。如注意观察，可发现弹跳时小腿向侧方摆动，同时轻度旋转。盘状软骨绝大多数发生在外侧，因此弹响也多发生在外侧。摆动的方向为外展，自屈而伸时伴随弹响出现的旋转为外旋，自伸而屈时则相反。膝关节运动过程中，伸膝伴有小腿外旋，屈时内旋。盘状软骨的存在使膝关节运动过程失去平滑，盘状软骨中部较厚，当股骨外髁自其后方的凹面滑过中央隆起部而达到前方的小凹面时，首先出现膝关节内翻，以加大外侧间隙，使其易于滑过最厚的中央部分，刚一滑过即突然外翻回到正常位置，故表现为带有外展和旋转的弹跳。

弹响和弹跳出现的位置，伸屈时并不一致。伸膝时多发生在约 20°位；屈膝时则常在约 120°位出现。这是由于盘状软骨也如同半月板一样，随膝关节的伸屈而向前及向后移动之故，当盘状软骨撕裂后，此规律往往改变。

（2）伸屈受限：当盘状软骨很厚时，体征也可能表现为伸直受限，而不出现弹响和弹跳，屈曲受限者较少。有时在被动内收膝关节的条件下伸膝，仍可出现弹响及弹跳。

（3）侧卧重力试验：患者先后取健侧卧（同时患肢髋外展）和患侧卧（同时垫起骨盆）位，主动伸屈膝关节，根据在不同体位，在伸屈过程中出现弹响弹跳的强弱显隐，来判断是否为盘状软骨以及在何侧。由于小腿重力的关系而使膝关节被动内翻或外翻，加大或减小一侧股胫关节间隙。如为盘状软骨，则其所受的压力也随之减少或增加，减少时弹响弹跳征则减弱或消失，反之则加强。例如右膝外侧盘状软骨，患者左侧卧伸屈膝关节时体征减弱或消失，反之加强。但如盘状软骨很厚，则也可以出现相反的体征，即当健侧卧间隙加大时出现弹响弹跳，而患侧卧间隙减小时体征不出现，但此时必然有伸直障碍。因此，判断外侧或内侧病变时，不能只根据体位和体征的相互关系，而仍需依靠何侧出现弹响弹跳或疼痛而定。

（4）其他体征：当盘状软骨有撕裂时，可出现和半月板损伤相类似的症状和体征。

（四）诊断

根据病史及体征诊断盘状软骨及其损伤并不困难，少数病例须借助 X 线检查。膝关节前后位 X 线片上的表现主要有关节间隙较宽，胫骨内髁关节缘较股骨宽，且关节面骨质密度较外侧为高，胫骨髁间隆突内侧增高，骨质密度也高，且常呈骨刺样，腓骨头较正常位置高。关节造影在前后位 X 线片上可见到深入中央部的宽厚的阴影，而不呈楔形，但半月板撕裂也有个别呈类似表现而造成混淆者，则需结合临床加以区别，必要时可行 MRI 检查。

（五）鉴别诊断

1. 关节外弹响膝　因腘绳肌在胫骨髁一侧的异常滑动，可引起弹响，但无弹跳，更无关节内症状，滑动的肌腱也可以触及。

2. 膝关节前外侧旋转不稳定　因前交叉韧带断裂所引起的前外侧旋转不稳定，其轴移现象，也表现为弹响弹跳，但无论自屈而伸或反之，所引起之体征均在 20°～30°位出现，同时侧卧重力试验阴性。

3. 半月板撕裂　与盘状软骨损伤有时可相互混淆，甚至须通过造影或在关节镜检下才能区别，但其治疗原则相同。

（六）治疗

有症状的盘状软骨应手术处理。既往一直采用全切除术，术后症状完全消除，近期疗效多很满意。但因切除后间隙增大，比原半月板切除后可能引起的不稳定更为明显，以及对正常生理载荷传导的影响。近年来开始采用可在关节镜下盘状软骨成形术，即将其修整成近似正常半月板的外形。术后症状和体征在很短时间内即消失或减轻，随诊在 10 年以上的病例仍可保持良好状态。

（黄霄汉）

第九节　内外侧副韧带损伤

内侧副韧带浅层起于股骨内上髁的内收肌结节附近，呈扇形止于胫骨内髁及胫骨体的内侧面；其深层纤维与内侧半月板紧密相连，可防止膝关节过度外翻活动。外侧副韧带起于股骨外上髁，呈绳状止于腓骨小头外侧中部，防止膝关节过度内翻活动。膝关节内、外侧副韧带损伤，常见于内侧，外侧较少见。

一、病因病理

多由膝关节内、外翻和旋转暴力所致。内侧副韧带损伤如某种姿势使小腿外展、外旋，或外侧遭受暴力打击和重物压砸，迫使膝关节过度外翻外旋所致。外侧副韧带损伤常因某种外力使膝关节过度内翻所致。

二、临床症状

内、外侧副韧带损伤后，膝关节活动功能障碍，膝部内、外侧肿胀及膝内侧和外侧腓骨头处压痛明显。疼痛严重者，患肢不能负重，多可见皮下瘀斑。

内侧副韧带断裂合并内侧半月板撕裂时，可出现膝关节交锁，有时合并腓总神经损伤。膝外翻试验内侧疼痛者，为内侧副韧带损伤的特征；膝内翻试验外侧疼痛者，为外侧副韧带损伤之特征。

三、诊断

根据小腿外翻或内翻受伤史，结合临床症状和体征可做出诊断。X 线摄片检查对诊断内、外侧副韧带断裂有重要价值，双膝外侧加压下双小腿外展位摄 X 线正位相，如见膝关节内侧间隙增宽，为内侧副韧带撕裂；在双膝内侧加压下双小腿内收摄 X 线正位片，如见膝关节外侧间隙增宽，为外侧副韧带损伤，并可见撕脱的腓骨头骨折块。

四、治疗

部分撕裂损伤可行保守治疗，完全断裂或合并半月板损伤须作手术治疗。

（一）保守治疗

1. 手法治疗　早期用手法使韧带平顺，散瘀消肿，晚期松解粘连，恢复关节功能。

2. 局部封闭　中后期可用醋酸泼尼松龙 12.5mg 加 1% 普鲁卡因 5ml，作痛点注射封闭，5～7 日 1 次，3～5 次为 1 个疗程。

（二）手术治疗

对断裂的韧带及破裂的关节囊进行修补，如半月板损伤破裂可同时将其切除。对腓骨小头撕脱性骨折，要注意保持骨折片与外侧副韧带的联系，并将骨折片复位，用一枚螺丝钉或克氏针固定，若合并腓总神经损伤须进行探查。

（三）中医治疗

1. 内服药　早期治疗宜活血祛瘀、消肿止痛，方选活血止痛汤、桃红四物汤；中后期治疗宜舒筋活络、活血壮筋，方选舒筋活血汤、独活寄生汤等。

2. 外用药　早期外敷双柏膏、消肿止痛膏；中后期应用海桐皮汤、洗伤Ⅲ号或洗伤Ⅱ号等。

（四）功能锻炼

内、外侧副韧带部分撕裂，关节轻度不稳的保守治疗或手术后均分别采用弹力绷带包扎或长腿石膏固定于功能位，固定后即可作股四头肌收缩练功，4~6周后解除弹力绷带和拆除石膏固定，进行膝关节屈伸功能锻炼。

（侯洪涛）

第十节　前后交叉韧带损伤

一、前交叉韧带损伤

前交叉韧带起于胫骨髁间前窝内侧，止于股骨外髁后内面上部。其作用可防止胫骨向前移动，限制小腿外翻内旋，稳定膝关节。过伸和强力外展，可致此韧带与膝关节内侧副韧带联合损伤，联合损伤比前交叉韧带损伤多见，损伤部位在胫骨附着部尤其合并胫骨棘撕脱性骨折者最常见。

（一）损伤机制

直接暴力或扭转暴力均可造成前交叉韧带损伤。当膝关节处于伸直位，暴力使胫骨向前滑脱和股骨向后滑脱损伤，或足固定于地面不动，身躯急剧向一侧强力扭转时，均可引起前交叉韧带断裂。

（二）临床表现

伤后关节即有错动感和撕裂感，随即膝关节软弱无力，膝前压痛，局部疼痛肿胀，关节内积血，活动功能障碍。膝关节呈半屈曲状态，膝关节前抽屉试验阳性。

（三）诊断

有明显的外伤史，结合膝关节的症状和体征，一般可做出诊断。少数患者因急性损伤剧痛，股四头肌保护性痉挛，不接受抽屉试验检查时，可在麻醉下进行，或在肿胀消退、疼痛减轻后进行，患者自觉关节不稳、无力，有错落感，前抽屉试验阳性，表示前交叉韧带断裂。X线侧位片必须在膝屈曲90°、用手推拉下进行摄片，并与健侧对照；膝正位相，常发现胫骨棘撕脱骨折，侧位由于前交叉韧带松弛而胫骨移位较多。可作MRI或CT检查。可行膝关节镜检查，冲净关节腔内积血，可见前交叉韧带裂端出血或血小块凝集，滑膜下韧带损伤，其长度及张力异常，可提示本类损伤的可能性。

（四）治疗

1. 保守治疗　疑有新鲜前交叉韧带损伤的部分断裂，合并胫骨棘撕脱无移位者，可先进行保守治疗，用前后石膏夹板固定于功能位4~6周。

2. 手术治疗　前交叉韧带完全断裂并胫骨棘撕脱骨折移位明显，陈旧性断裂，关节严重不稳定，影响生活、工作或合并内侧副韧带联合损伤，可考虑行韧带修补和骨折缝合固定术。

3. 外固定　手术与保守者均须以作膝关节于屈曲 20°～30°位长腿石膏固定，保守治疗固定 4～6 周；手术作韧带修补或撕脱骨折内固定术后须固定 6～8 周。

4. 中医治疗

（1）内服药：损伤早期，治疗宜活血祛瘀，消肿止痛，方选桃红四物汤、祛瘀止痛汤；中后期宜补益肝肾，强壮筋骨，选独活寄生汤等。

（2）外用药：损伤早期，外敷双柏膏，消肿止痛膏；中后期应用海桐皮汤、下肢损伤洗方熏洗及药物热敷等。

5. 功能锻炼　保守治疗或手术治疗，早期都应在膝功能位固定下作股四头肌收缩锻炼，去除石膏固定后进行膝关节屈伸功能锻炼。

二、后交叉韧带损伤

后交叉韧带起于胫骨髁间后窝外侧，止于股骨内髁前外面。其作用可防止胫骨向后移动及限制小腿内翻外旋，是膝关节屈伸及旋转活动的主要稳定结构。后交叉韧带损伤后，可造成关节直向不稳、旋转不稳和侧方不稳。

（一）病因病理

膝过伸暴力、旋后暴力和膝关节屈曲的前后暴力所致。当暴力迫使膝关节过伸位，首先导致后交叉韧带断裂，若暴力继续使膝过伸，继而前交叉韧带也遭损伤。若足部固定，胫骨上端受到来自前方的暴力并同时旋转，这种损伤常合并有侧方结构的损伤，胫骨向后半脱位。如屈膝位胫骨上端受到由前向后的暴力，使小腿上段突然后移，引起后交叉韧带断裂。

（二）临床表现

与前交叉韧带损伤基本相同。伤后立即感觉关节错动感和撕裂感，局部疼痛、肿胀，甚者压迫腘动脉，导致足背动脉搏动变弱及小腿与足部静脉回流受阻而出现凹陷性水肿。膝关节呈半屈曲状态，作膝关节后抽屉试验阳性。

（三）诊断

1. 外伤史　可从问诊中得知。

2. 症状有以上临床表现。

3. 体征

（1）抽屉试验：少数因急性损伤剧痛，不接受抽屉试验检查，可在麻醉下，或待肿胀消退、疼痛减轻后进行，患者自觉关节不稳、无力，有错落感，后抽屉试验阳性者表示后交叉韧带断裂。

（2）屈膝后掉征：双下肢上举，屈膝至 90°，后交叉韧带断裂时，可出现患侧小腿后掉。

（3）胫骨外旋试验（Dial test 征）：可检查受伤膝关节的后外侧不稳，在屈膝 30°和 90°时测定胫骨在股骨上的外旋。可取仰卧或俯卧位，屈膝 30°时与对侧比较，外旋增加 >10°，且有疼痛，但 90°时无此表现。单纯后外角损伤时，在屈膝 30°和 90°时外旋均超过 10°，则提示后交叉韧带和半月板后外侧角均受损伤。

4. 影像学检查

（1）X 线检查：X 线检查提示关节间隙增宽，后交叉韧带胫骨附着点撕脱骨折时，可见胫骨髁后部有撕脱骨折块。屈膝 90°做抽屉试验，侧位 X 线片可见胫骨前移或后移。

（2）MRI 或 CT 检查。

5. 膝关节镜检查　可见损伤的后交叉韧带或撕脱骨折块，同时观察到半月板及前交叉韧带损伤。

（四）治疗

1. 保守治疗　同"前交叉韧带损伤"

2. 手术修复适应证

（1）后交叉韧带断裂合并内侧副韧带、前交叉韧带断裂，内、外侧副韧带损伤，膝关节明显内、外、后旋转不稳。

（2）胫骨止点撕裂骨折明显移位者。

（3）合并有半月板损伤。

（4）陈旧性损伤膝关节不稳定。

3. 中医治疗　辨证治疗、固定方法与功能锻炼同"前交叉韧带损伤"。

（侯洪涛）

第十一节　胫骨结节骨骺炎及骨骺分离

胫骨结节骨骺炎也称胫骨结节骨软骨炎（Osgood Schlatter 病）。致病原因可因胫骨结节骨化失常或股四头肌牵拉造成的急性撕脱损伤。多见于 10～15 岁男孩，一侧多见，双侧约 30%。患者多有剧烈运动史，如踢足球及跳跃等。

一、损伤机制

1. 慢性骨软骨炎　胫骨结节骨骺是股四头肌通过髌骨和髌韧带附着的骨骺，也是髌腱抵止部的弱点，由于胫骨结节有时可成为一单独化骨中心，至 20 岁才完全闭合。而此年龄段股四头肌发育较快，肌肉的收缩力可使胫骨结节骨骺撕脱拉开，致使骨骺部位血液循环障碍，以至发生缺血性坏死。病情常持续 2～3 年或更长，至骨骺完全化骨后病理过程停止，一般可自行修复。持续损伤而未经治疗，可导致骨骺永久性分离。

2. 急性损伤　骤然强力或持续的股四头肌牵拉损伤，可造成胫骨结节撕脱。

二、类型

根据撕脱程度可分为 3 型。

Ⅰ型胫骨结节骨骺前部小部分撕脱，有分离移位。

Ⅱ型胫骨近端骨骺前部撕脱分离，髌腱与骨骺连接。

Ⅲ型胫骨近端骨骺前部撕脱骨折，骨折块累及关节面，并有移位。

三、临床表现

有剧烈运动史。主诉患膝疼痛，行走时明显，上下楼梯可加重，体检患侧胫骨结节前方局限性肿胀，压痛明显，晚期胫骨结节肥大突起，股四头肌抗阻力运动试验阳性。

四、诊断

X线位显示胫骨结节骨骺呈舌状，骨骺致密，边缘不整齐，附近软组织肥厚，骨骺碎裂与骨干分离，有坏死与新生骨交替征象。

五、治疗

1. 保守治疗　原则上应减少运动量，避免剧烈运动，一般有自愈倾向。急性期应作膝部伸直位制动4～6周，可带支具行走。如症状严重，应卧床休息，至疼痛缓解为止。疼痛剧烈可作局部封闭治疗，每周1次，连续3次。可配合热敷、按摩等理疗。

2. 钻孔减压术　用克氏针经皮在胫骨结节骨骺钻孔，直达髓内，一般一次钻孔疼痛即可消失，必要时1周后可行第2次钻孔，现时已较少应用。骨骺完全闭合后，如胫骨结节膨大畸形，可考虑作切除矫正。有伸膝生理后遗症，可行胫骨结节移位手术。

3. 胫骨结节撕脱骨折的治疗

Ⅰ型　可行骨折切开复位，缝合固定。

Ⅱ型　采用手法整复外固定，可免手术治疗。

Ⅲ型　可试行手法整复，如不成功，应切开复位缝合固定。

术后患肢石膏托伸直位固定6周，练习股四头肌活动。

（黄霄汉）

第十二节　膝关节僵硬

膝关节僵硬是多种原因所致的膝关节功能障碍的表现，由于膝关节可能僵硬于屈曲或屈曲、外旋和外翻位，也可能处于完全伸直位，故又分为屈曲性强硬和伸直性僵硬。

一、膝关节屈曲性僵硬

（一）病因

膝部外伤、炎症、脊髓灰质炎后遗症、截瘫、类风湿关节炎、膝关节结核、伸屈膝肌力不平衡或长期卧床，是造成膝屈曲性僵硬的常见原因。

（二）病理机制

膝关节长期处于屈曲位，腘窝内的软组织收缩，腘绳肌向后牵拉胫骨、股二头肌和髂胫束又使胫骨外旋，常并发胫骨在股骨上的半脱位和胫骨外旋畸形。组织学表现为关节内肉芽增生，结缔组织退变甚至坏死，增生性闭塞性脉管炎及巨细胞反应；滑膜结缔组织增生，软骨退行性变、软化、骨化；关节周围钙化新生骨形成，周围肌腱及韧带支持带退行性变。

（三）临床表现

膝关节屈曲性僵硬表现为膝关节屈曲畸形及伸直功能障碍。皮肤挛缩，周围组织硬韧，无弹性，髌骨活动度变小。

（四）治疗

1. 保守治疗　膝关节屈曲性畸形持续时期较短、症状较轻者，通过牵引、矫形夹板或设计的支架逐渐矫正，辅助体育功能锻炼及推拿按摩，多数可获得满意效果。这些措施也可作为术前准备，能减少手术范围和增加手术矫正程度。

2. 手术治疗　保守治疗效果不好，病期长，膝关节屈曲严重者，应考虑手术治疗，可根据病情选择以下手术方法。

（1）前交叉韧带切断术：患者仰卧位，作膝前内侧小切口，进入内侧关节腔，用小尖刀或小钩钩住前交叉韧带将其切断，于膝屈曲位90°位，将胫骨向前拉使之复位。

（2）后关节囊切开术

1）患者俯卧位，在腘窝内作一长约15cm弧形切口，显露关节囊后面部分的内侧和外侧面，分离进入深层结构，解剖皮下组织和深筋膜之间到腘间隙的外侧面，并纵行切断深筋膜，显露股二头肌腱和腓总神经和腓肠肌外侧头，在正中间向内牵腘血管和神经。在直视下切开腓肠肌外侧头、后关节囊的外侧半和后交叉韧带的附着。在皮下组织和深筋膜之间解剖腘间隙的内侧面，切开深筋膜显露内侧面的半腱肌和半膜肌并向内牵开，将腘血管和神经向外牵开，切开腓肠肌内侧头和后关节囊的内侧半，此时轻柔手法试行将膝关节伸直，如有股二头肌、半膜肌、半腱肌和髂胫束严重挛缩时，可行"Z"形延长，切开髂胫束和外侧肌间隔。

2）在腘窝内、外侧缘各做一纵向切口。在外侧切口中，关节线上方约5cm处切断髂胫束。游离和保护腓总神经。"Z"形切断股二头肌腱，待手术后期延长。显露后关节囊，将其分开。用骨膜剥离器将后关节囊自股骨后面向下剥离。向上延长关节囊切口至股骨外髁，分离腓肠肌外侧头。沿股骨向上作骨膜上剥离，直至关节线上7~8cm，内达股骨后中线。继而作内侧切口，切开关节囊后内缘，按处理外侧的同样方法进行剥离。用纱布条将关节后方的所有结构牵开，膝关节屈至锐角，骨膜下解剖游离髁间切迹区域紧缩的关节囊结构和腓肠肌内侧头。有些挛缩组织必要时可以切断或延长。施加手法使膝关节伸直。此时如腓总神经张力增大，可向上及向下游离，设法减轻张力以保护神经，尤其在腓骨颈部。

3）术后处理：屈曲挛缩程度较轻，足趾检查表明远端血液循环良好，可用衬垫管型石膏或夹板固定于伸膝位。2周后开始股四头肌锻炼及理疗。术后5~6周配用带膝关节支具，以保持走路时膝关节伸直，坐时可以屈膝。睡眠时可用夹板适当制动，需坚持6个月，以避免复发。对挛缩严重的病例，即使术中获得充分矫正，术后仍不宜立即固定于完全伸直位。一般可先固定于30°~45°屈膝位，然后酌情逐步伸展，以避免神经或血管损伤，完全伸直后可按前法以石膏管型固定。

（3）股骨髁上截骨矫形术：股骨髁上截骨可以矫正膝关节屈曲畸形，但不能纠正软组织挛缩，不能增大膝关节的活动幅度。

1）适应证：适用于软组织手术不能充分矫正畸形，膝关节内部无明显病变，并有相当活动功能者。

2）手术方法：采用改良的Osgood法，作膝关节外侧纵切口，长约10cm。显露股骨外髁，切除一四边形骨块，调整好截面后作内固定。

3）术后处理：术后用石膏绷带固定于膝伸直位 4 周。

二、膝关节伸直性僵硬

（一）病因

伸直性膝关节僵硬，多由于股骨骨折或股骨前面广泛的软组织损伤后，股四头肌部分或全部瘢痕形成或纤维变性所致。这种畸形可由以下单一因素或综合作用造成。

（1）股中间肌的纤维变性。

（2）髌骨和股骨髁之间发生粘连。

（3）股直肌短缩，股外侧肌扩张部纤维变性和短缩，并与胫骨髁发生粘连。

（二）治疗

对伸直性膝关节僵硬，应针对不同病因、发生功能障碍时间和程度，选择合适的治疗方案。

（1）病程不超过 3 个月，症状较轻者，采用理疗、推拿、按摩，多能获得恢复。

（2）病程 3~6 个月，可在麻醉下施行轻柔手法推拿，配合理疗。

（3）病程在半年以上，症状较严重，可考虑行手术松解，首选膝关节镜下松解，或切开粘连松解术、股四头肌成形术等。松解后术中膝关节屈曲应达到 120° 以上。术后尽早做屈、伸功能练习，以保持较好的活动范围，防止再粘连。

（黄霄汉）

第十三节　膝关节游离体

一、病因病理

膝关节内游离体主要来源于剥脱性骨软骨炎、滑膜骨软骨瘤病、骨赘、关节面骨折、损伤的半月板。游离体可为纤维蛋白性、纤维性或骨软骨性。纤维蛋白性游离体可继发于关节内出血，血凝块极化构成；纤维性游离体常为自身脱落的肥大滑膜绒毛；软骨性游离体主要来自创伤或各种病变，如滑膜骨软骨瘤病、剥脱性骨软骨炎、神经性关节炎。

二、临床表现

（1）活动时突然出现膝关节剧痛，有时可因此跌倒。膝关节可突然锁住，即软腿征，出现完全不能屈伸。

（2）关节肿胀，常在发作之后，早期为积液，逐渐发展慢性滑膜炎。

（3）可在皮肤下摸到肿块，甚至自觉关节鼠游离体在关节内活动。

（4）X 线片可显示骨软骨性游离体及其他性质的游离体，需经关节造影或关节镜检查才能做出诊断。

三、治疗

主要措施是摘除关节内游离，首选为关节镜下手术，对带关节面的骨软骨碎片尽可能复位固定，也可切开关节取出。

（傅兰清）

第十四节　膝关节创伤性滑膜炎

膝关节的滑膜囊上起自股骨髁关节软骨边缘，上方与髌上囊相延续，向上约4横指处再反折，向下止于髌骨关节面的上缘。两侧由股骨髁内外侧软骨缘向右延展，形成股骨髁两侧的滑液囊间隙，再返回向下覆盖脂肪垫。翼状韧带止于胫骨平台前缘稍下，后侧起自股骨后髁关节软骨缘，向下止于胫骨平台的下缘。滑液囊形成一个封闭的囊腔。滑膜表层细胞分泌淡黄色黏稠滑液，对关节有滑润、营养关节软骨及关节活动时散热的作用，滑膜血供丰富，容易受伤出血，形成创伤性滑膜炎。

一、急性创伤性滑膜炎

（一）临床表现

1. 病史　有膝关节外伤病史。

2. 症状　关节受伤出现膝关节部位肿痛，逐渐加重，膝关节周围的肌肉呈保护性痉挛，伸屈活动受限。

3. 体征　关节肿胀，局部有压痛，皮肤温度增高，可有低热，浮髌试验阳性。应注意与骨折、韧带及半月板损伤相鉴别。

（二）治疗

（1）关节肿胀明显，滑膜水肿、充血，伴出血、积液。应及时抽出积血，再用生理盐水反复冲净关节内的积血。然后关节腔内注入醋酸泼尼松龙25mg，加压包扎，适当制动，避免继发血肿机化粘连、滑膜增生肥厚、关节软骨破坏等。

（2）对单纯急性创伤性滑膜炎，早期应冷敷并加压包扎，膝关节固定伸直位2周。48小时后应用理疗，一般可较快获得恢复。

（3）可口服阿司匹林1g，每日3次。

二、慢性创伤性滑膜炎

（一）病因

（1）急性创伤性滑膜炎治疗不彻底遗留。

（2）由于膝关节受反复微创伤劳损所致。

（二）临床表现与诊断

膝关节反复肿胀、酸痛，局部有轻压痛，膝关节活动受限，浮髌试验阳性，可触知因滑膜肥厚产生的摩擦音。病程较长可出现关节韧带松弛、关节软骨软化等。

（三）治疗

（1）症状明显时应适当限制活动，症状减轻后再逐渐恢复。

（2）理疗，如超短波、微波。

（3）中药外敷。

（4）醋酸泼尼松龙关节内注射，每周 1 次，使用不超过 3 次。

（傅兰清）

第二十八章 髋关节脱位

髋关节脱位可以导致长期的功能障碍和关节的快速退变。Funsten 等在 1938 年报告了 20 例髋关节脱位，并称之为仪表盘脱位。在西方发达国家，髋关节脱位多由于车祸中没有系安全带的驾驶员膝盖撞到了仪表盘所致。髋关节本身结构十分稳定，因此，髋关节脱位一般是高能量创伤的结果，往往在股骨头、股骨颈和髋臼同时存在骨折，极易导致患者的长期残疾。目前，交通伤仍是最常见的髋关节脱位机制。其次是高处坠落、工业事故，橄榄球或摔跤等体育运动比较少见。

第一节 髋关节后脱位

一、发病机制

无论是何种运动损伤，髋关节损伤的病理机制都有以下 3 个方面因素：①屈曲的膝关节前缘受到撞击。②膝关节伸直的情况下足底受到撞击。③大转子受力。极少数的情况下，暴力从后侧作用在骨盆上，而同侧的膝或足构成反作用力。髋关节后脱位多由间接暴力引起，当髋关节屈曲 90°位，过度的内收并内旋股骨干，使股骨颈前缘以髋臼前缘处为支点形成杠杆作用；当股骨干继续内旋并内收时，股骨头受杠杆作用而离开髋臼，造成后脱位。当髋关节屈曲 90°，外力作用于膝部沿股骨干方向向后，或外力作用于骨盆由后向前，亦可使股骨头向后脱位。有时可合并髋臼后缘或股骨头骨折。

没有系安全带的司机，在紧急刹车的时候，躯体以踩在刹车板上的右下肢为轴旋转向前，左膝在屈膝屈髋 90°时撞击仪表盘。这样可以导致股骨头后侧脱位，通常不伴有骨折。如果髋关节屈曲较少，股骨头撞击髋臼后侧和后上部分，导致骨折脱位。

在股骨头脱出髋臼的时候可以导致股骨头骨折、压缩和划痕，在股骨头向前和后脱位撞击盂唇的时候，剪切力可以发生在股骨头上表面，前上面和后上面，圆韧带撕脱骨折经常可以见到。撕脱块可以从很小的软骨块到大的骨软骨块。这些松动的骨块可以在复位后卡在关节间隙内。不取出这种碎块可以导致游离体症状和关节软骨损害。

伴随股骨颈骨折的髋关节脱位可以由两种机制造成。首先暴力造成髋关节脱位，由于暴力仍未消散，股骨头顶在骨盆上，造成股骨颈和股骨干骨折；另一种机制是医源性损伤，在手法复位的时候导致股骨颈骨折。在所有报道的医源性股骨颈骨折中，都有股骨头骨折。这可能是由于外伤时股骨头吸收了大部分的暴力，导致没有移位的股骨颈骨折，这种骨折很难在复位前的 X 片上发现。因而，在复位之前必须认真观察股骨颈部有没有无移位骨折。另外，复位必须轻柔和控制力度，必须避免杠杆复位的方法。

二、分类

髋关节后脱位综合分型（图 28 – 1）。

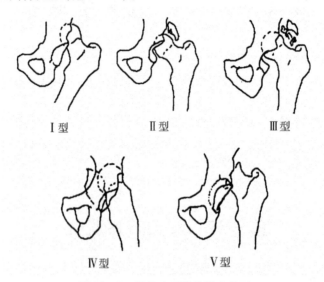

Ⅰ型   Ⅱ型   Ⅲ型

Ⅳ型   Ⅴ型

图 28 – 1   髋关节后脱位综合分型

Type Ⅰ：没有严重伴发骨折，复位后没有临床不稳。
Type Ⅱ：难复性脱位，没有严重的股骨头和髋臼骨折（复位指全麻下复位）。
Type Ⅲ：复位后不稳定或伴有关节内骨块，盂唇、软骨嵌顿。
Type Ⅳ：伴随需要重建稳定性或髋臼形态的骨折。
Type Ⅴ：伴随股骨颈或股骨头骨折（包括凹陷骨折）。

依据股骨头相对于髋臼的位置和伴有的髋臼、股骨近端骨折。Thompson 和 Epstein 将髋关节后脱位分为 5 个类型：

Ⅰ型：脱位伴有或不伴有微小骨折。
Ⅱ型：脱位伴有髋臼后缘孤立大骨折。
Ⅲ型：脱位伴有髋臼后缘的粉碎骨折，有或无大的骨折块。
Ⅳ型：脱位伴有髋臼底部骨折。
Ⅴ型：脱位伴有股骨头骨折。

历史上中心性脱位一词是指不同类型的髋臼内壁骨折后，股骨头向内移位。准确说应该属于髋臼骨折部分，现在临床已逐渐不用这个术语了。

三、临床表现

有髋关节脱位和骨折脱位的患者会感到非常不舒服，患者无法活动患肢，可能有患肢远端麻木。外伤常常是由高能量创伤造成，比如交通事故，工业事故或从高处坠落。

复合伤的患者常常感到多处疼痛而无法明确说出特定位置的损伤。胸腹部、脊柱、四肢都会导致功能障碍而且表现不同。很多患者在到达急诊室的时候已经反应迟钝或意识不清而无法配合医生检查和评估。

单纯髋关节后脱位的患者表现为髋关节屈曲、内收、内旋和肢体短缩。虽然单纯的髋关节脱位容易诊断，但在伴有同侧肢体损伤的时候这些脱位的典型表现会改变，当髋关节脱位伴有同侧髋臼后壁或后柱骨折时下肢会维持在中立位，下肢短缩则不明显。同侧股骨或胫骨骨折也会影响脱位的表现。

正常骨盆平片上股骨头的大小应该对称，关节间隙也是均匀对称。髋关节脱位患者的 X 片除了头臼关系改变外，后脱位的患者股骨头会显得较小，而在前脱位的患者则表现较大。正常的 Shenton 线应该光滑连续。大小转子的关系提示髋关节旋转的位置。同时也要注意股骨干是否处在内收或外展的位置，股骨干在后脱位处于内收位，前脱位则处于外展位。

四、治疗

在处理高能量损伤患者时，医生应想到可能存在的髋关节脱位。所有钝器损伤导致精神异常或伴有局部体征和症状，必须拍骨盆前后位片。同样，所有伴有严重下肢损伤、脊柱损伤或胸腹部损伤的患者必须拍摄骨盆前后位片。当然，清醒并且配合检查的患者如果没有血压不稳和局部症状体征就没有必要拍摄骨盆片。初次体格检查必须包括整个肢体。特别需要注意有无神经损伤。坐骨神经损伤很常见，在进行闭合或开放复位之前必须明确有无坐骨神经损伤，在一些重大的骨盆骨折还常伴有腰骶丛神经损伤。膝关节前侧的皮肤擦伤提示了暴力作用的部位和方向。如果患者有这些发现，还须排除是否有潜在的膝关节韧带损伤，髌骨骨折或股骨远端骨软骨骨折。骨盆环损伤和脊柱损伤也是常见的并发伤，必须注意这些部位的检查。最后，在手法复位前必须认真评估股骨颈排除骨折。必须拍摄股骨近端正位片来评估这个部位。

髋关节脱位的诊断确立后，如果考虑手术，则必须再做一些其他放射学检查。通常这些检查是在成功闭合复位后进行，有时候在难复性脱位准备开放复位之前进行检查。这些额外的检查包括以脱位的髋关节为中心摄前后位和内外旋 45°X 线片。必须仔细分析正位片明确有无骨软骨块嵌顿和关节间隙不对称。髂骨斜位片投射角度垂直后柱，有利于分析后柱和前壁的完整性。闭孔斜位可以很好地评估前柱和后壁。

CT 对于判断有无伴发的髋关节骨折很有帮助。隐形骨折、划痕骨折和其他骨折都能在 CT 上看清楚，同时能准确判断骨折块大小及移位的严重程度。能够评估股骨头，发现小的嵌顿碎片，判断股骨头和髋臼的一致性。如果在一个没有脱位表现的髋关节 CT 图像上的有气泡现象，提示关节曾脱位再自动复位。磁共振在髋关节创伤脱位中的价值并不明确。最近许多研究报道磁共振可以判断有无盂唇破裂、股骨头挫伤和微骨折、坐骨神经损伤、关节内碎片和骨盆静脉栓塞。特别是在 CT 正常但不稳定的髋关节中，MR 有助于判断潜在的盂唇破损。同位素扫描并不适合外伤性髋关节脱位后成像。Meyers 等建议用同位素扫描预测髋关节脱位后的股骨头改变，但是研究并没有显示这个方法有多少价值。

许多研究显示髋关节维持脱位的时间和后期的股骨头坏死有关，因而早期复位最重要，而伴随的髋臼和股骨头骨折可以亚急性处理。由于髋关节脱位患者经常伴有复合伤，一些伴有头部，腹部或胸部损伤的患者在进行全麻的时候可已进行快速闭合复位。在急诊室需要气管插管的患者也可以在气管麻醉下进行闭合复位。复位后髋关节稳定的患者可以进行牵引固定，但是牵引不一定必要。不稳定的髋关节脱位伴有骨折患者需要骨牵引，注意后侧不稳的患者保持患髋轻度外展外旋。进一步的手术治疗须等全身情况稳定后进行。

（一）闭合复位

快速复位是初步处理的目的。无论脱位的方向如何都可以用仰卧位牵引复位。如果有条件的话，最好在全麻下复位。如果不便立即进行全麻，可以在静脉镇静作用下进行闭合复位。注意在患者镇静起效前不要做复位的动作。

1. Allis 手法复位　见图 28-2。患者仰卧于低平板床上或地上。术者站在患髋侧旁，一助手固定骨盆，术者一手握住患肢踝部，另一前臂屈肘套住腘窝。徐徐将患髋和膝屈曲至 90°，以松弛髂股韧带和髋部肌肉，然后用套在腘窝部的前臂沿股骨干长轴用力持续向上牵引，同时用握踝部的手压小腿，并向内外旋转股骨，以使股骨头从撕裂关节囊裂隙中回到囊内，此时多可感到或听到股骨头纳入髋臼的弹响，畸形消失，然后伸直外展患肢，此手术成功的关键是手法轻柔，稳妥，以松解肌肉和减轻疼痛，如肌肉松弛不够好，术者不能把股骨头拉到髋臼附近，另一助手可用手将大转子向前下推，协助复位。

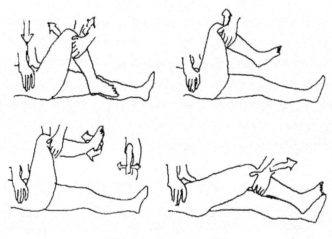

图 28-2　Allis 复位手法

2. Bigclon 手法复位　见图 28-3。患者仰卧位，助手双手置于患者双侧髂前上棘固定骨盆，操作者一手握住患肢踝部，另一前臂置于患者屈曲的膝关节下方，沿患者畸形方向纵向牵引，然后于持续牵引下，保持内收内旋位，屈髋 90°或 90°以上。然后外展、外旋、伸直髋关节，股骨头进入髋臼内。即划一"问号"的方法，左侧为正问号，右侧为反问号，此方法需十分稳妥，不可猛力，其杠杆作用有发生股骨颈骨折的可能。

3. Stimson 的重力复位法　见图 28-4。患者俯卧于手术台上或车上，患肢下垂于桌边外，操作者握住小腿使髋膝关节屈曲 90°，一助手固定骨盆，屈曲膝关节，在小腿后面施加纵向向下牵引，同时轻柔地内外旋股骨协助复位。

以上 3 种方法中，以 1、3 方法比较稳妥安全，也是最常用的复位方法。需注意的是由于有很大比例的患者具有复合伤，俯卧位有可能加重其他损伤。Bigclon 法在旋转复位时可能增加股骨颈骨折的风险。复位后应立即去拍摄髋关节正侧位片和骨盆正位片。分析 X 片确定关节对位是否良好，如果有髋臼骨折，则需要拍 Judet 位片。根据术后的体检和影像学检查，决定进一步的治疗方案，有不稳或髋臼内嵌顿的多需要手术治疗。

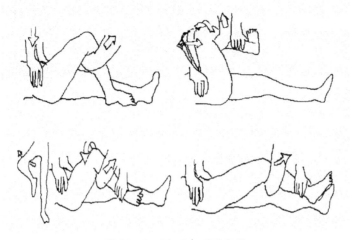

图 28-3 Bigclon 手法复位

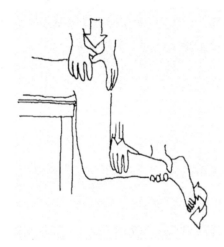

图 28-4 Stimson 的重力复位法

如果静脉镇静下复位不成功，患者需要到手术室进行麻醉下复位，如果麻醉下复位仍然不能复位则需要立即切开复位。在开放复位前，应该拍摄 Judet 片，这两张斜位片对评估髋臼和制定手术计划很重要。条件允许的话，在复位前行 CT 检查，可以判断在平片上无法看清的关节内骨块或股骨头损伤。

一旦 X 线检查确定已复位，应立即检查髋关节稳定性。这个步骤最好在患者仍然处在静脉镇静作用下进行。如果有大的后壁或后上壁骨折，不应进行稳定性检查。在出现髋臼前后柱骨折移位的时候也不应做稳定性检查。髋关节屈曲至 90°～95°、旋转中立位，分别在内收外展和中立位，从前向后施加力量，如果感觉有半脱位，患者需要进一步检查诊断，牵引甚至手术。如果患者是清醒的，可能帮助医生判断有无不稳。Larson 回顾性研究了一系列髋关节脱位发现在 17 例明显放射学不稳或关节对合不良的患者中，每一个都最后发展成创伤性关节炎。因而最重要的原则是：如果有不稳，就需要手术探查和修复。

成功闭合复位和稳定性检查之后，患者应进行牵引等待 CT 检查。如果髋关节是稳定的，简单皮肤牵引就足够，于轻度外展位牵引 3～4 周，即可扶双拐下地活动，但 2～3 个月内患肢不负重，以免缺血的股骨头因受压而塌陷，伤后每隔 2 月拍摄 X 线片 1 次，大约在 1 年左右证明股骨头血供良好，无股骨头坏死方可离拐，逐渐恢复正常活动。复位后如果不稳，或有骨块或关节对合不良，应采用胫骨结节牵引，根据髋关节不稳的方向适当调整骨钉的方向。髋关节后侧不稳骨钉应从前外向后内，这样可以使下肢轻度外旋保持髋关节稳定，如果是前侧不稳则做相反的调整。

两种情况下可以考虑 MRI 检查，一种是在没有髋臼壁骨折或关节内碎块，但是髋关节不稳定的情况下需要做 MRI 检查。MRI 可以发现一些髋臼盂唇撕脱。第二种情况是在平片和 CT 上显示无法解释的髋臼间隙增宽，MRI 可以显示嵌顿的骨块或软组织。MRI 是理想的了解关节间隙异常增宽原因的方法。因为它可以鉴别是盂唇嵌顿，关节软骨嵌顿或者仅仅是血肿。

体格检查和影像分析结束后，可以进行最后的分级。最后的分级根据最严重的损伤决定。根据最终的分型来决定治疗方案。

（二）各种脱位的处理

Ⅰ型：脱位指单纯脱位，没有伴发骨折或小的髋臼缘骨折。体格检查显示良好的稳定性，不需要手术介入。这些患者予以皮肤牵引，在患者感到没有不适的时候即可开始被动关节活动锻炼，6 周内避免髋关节屈曲超过 90°和内旋超过 10°，关节肿胀消退后可以开始扶拐下地活动，建议扶拐 6~8 周，扶拐的时间根据患者获得正常的肌力和正常的步态决定。如果患者没有达到预计的恢复可以进行 X 线片检查。如果 CT 上显示的关节内小碎块处在髋臼陷窝而不是卡在关节内，这个骨块就没有什么意义。这是非关节区域，在这个位置的骨块就像在膝关节外侧沟一样不会产生症状。如果患者后期出现症状，就有必要考虑手术取出碎片。

Ⅱ型：指无法闭合复位的脱位。如果股骨头已经回到髋臼窝而关节间隙增宽，根据导致间隙增宽的原因，最终的分型一般是Ⅲ、Ⅳ或Ⅴ型。如果难复性髋关节脱位在术中诊断是由于软组织嵌顿的原因，分型还是属于Ⅱ型。Proctor 报道梨状肌缠绕股骨颈导致无法复位。Bucholz 和 Wheeless 报道 6 例难复性髋关节后侧脱位，手术显露和尸体解剖发现髂股韧带一部分宽阔的基底部连同后壁移位的骨块阻挡了后侧脱位的股骨头回纳髋臼。

不管是什么原因导致Ⅱ型脱位，应该立即切开，采用 Kocher - Langenbeck 切口。手术中在复位之前，应该先检查髋关节，骨折块是否和缺损大小一致。关节要彻底冲洗去除碎块和碎屑。注意髋臼和股骨头软骨的损伤，在正确的牵引下，轻柔的手法复位，在大转子上使用骨钩牵引有利于增加关节间隙观察。直接在股骨头上用力使其复位可以避免下肢强力牵拉和扭转。成功复位后，检查稳定性，如果在屈髋 90°的情况下后推仍然保持稳定，术后处理和Ⅰ型一样。如果发现关节不稳，需要探察明确原因。广泛的关节囊撕裂和盂唇破裂应该修复。关节内碎片嵌顿也是不稳的原因之一，术中检查 X 线可以帮助判断有无碎片嵌顿导致的关节间隙增宽。如果伴有股骨头或髋臼骨折，必须做内固定。

当面对一个广泛的髋臼骨折或难复性髋关节，应谨慎的做有限的切口进行手术和复位，全面的骨折内固定应该在伤后 3~10 天，血压稳定后进行。分阶段治疗重建更为可靠，理由如下：第一，在扩大的切口进行髋臼骨折复位内固定不利于一个严重损伤患者的看护；第二，立即髋臼手术导致大量失血，包括潜在的大量失血；最后，复杂髋臼骨折要求认真术前分析和计划，并需要转到有经验的医生那里治疗。

Ⅲ型脱位：没有伴发骨折，但是复位后的检查显示不稳或术后的影像学检查显示骨软骨或单纯软骨片或移位的盂唇嵌顿在关节间隙。如果没有伴发骨折也没有碎片嵌顿的髋关节复位后不稳，需要查 MRI。如果 MRI 图像显示广泛的盂唇分离，需要手术修复，小的盂唇分离和破裂或韧带和关节囊破裂更适合采用支具限制髋关节在稳定的范围内活动。如果支具固定 6 周后仍然不稳定则考虑手术探查和修复。关节内碎片不仅阻止关节复位，同样会导致关节软骨磨损。无论哪一种情况，如果碎片太小无法复位固定则必须取出。认真考虑切口以利取出碎片。切开关节囊的时候必须沿着髋臼缘切开以保护股骨头的血供。

注意取出所有 CT 上发现的碎片。好的器械有利于取出碎片。有时候必须脱位髋关节来取出碎片。强力的脉冲灌洗有利冲出小的碎屑。术中必须 X 线检查并对比健侧明确关节对位情况，检查关节稳定性，了解稳定的活动范围。必要时术后再使用支具 6 周保持关节在安全范围活动。患者使用拐杖根据情况逐步下地活动，配合积极髋关节周围肌肉锻炼。肌力恢复后可在 6 周后弃拐。

关节镜仍处在发展中，最终可能对取出关节内碎片有意义。手术需要牵引，可以使用牵引床或 AO/ASIF 股骨牵引器。术中需要透视监视下以安全插入关节镜器械。术后处理和切开手术一样。

Ⅳ 型脱位：指伴有大的髋臼骨折块，需要手术重建。手术可以重建髋臼的稳定性。移位的髋臼柱骨折需要手术固定重建关节平整性。Letournel 和 Judet、Mears 和 Matta 指出，成功骨折内固定后的效果令人满意。

Ⅴ 型脱位：股骨头骨折伴髋关节脱位远期疗效都很差。Butler 做了一个治疗股骨头骨折的前瞻性研究。闭合复位不能解剖复位的股骨头骨块采用内固定，10 个患者中没有 1 个结果好的。Mast 报道一种抬举股骨头凹陷骨折的技术。将凹陷骨折处抬升，松质骨填压软骨下骨，不需要使用内固定，目前这种方法的远期疗效仍待验证。

（魏国俊）

第二节　髋关节前脱位

前脱位发生率远较后脱位低。Thompson and Epstein 根据股骨头的位置和伴随的髋臼骨折进行分类。文献报道仅占创伤性髋脱位 10% ~ 12%。长期随访研究显示前脱位的预后更差，这可能是由于相应的股骨头损伤所致。

（一）发病机制

作用机制以杠杆作用为主，当患髋因外力强力外展时，大转子顶端与髋臼上缘相接触。患肢再稍外旋，迫使股骨头由关节囊前下方薄弱区脱出，髋关节囊前下方撕裂。如果发生车祸时驾驶员并没有意识到危险，右脚常是放在油门踏板上，髋关节外旋外展。在这个位置，膝关节的内面撞击仪表盘，导致右髋极度外展外旋并向前脱位。髂股韧带一般保持完整。股骨头可向前下移位，停留在闭孔内或向上向前移位，停留于耻骨上支平面，偶尔能引起股动静脉循环障碍，或伤及股神经。

（二）分类

前脱位综合分类法：

Type Ⅰ：没有严重并发骨折，复位后没有临床不稳。

Type Ⅱ：没有严重股骨头和髋臼骨折的难复性脱位（指全麻下复位）。

Type Ⅲ：不稳定髋或伴有关节内骨块，软骨块，盂唇嵌顿。

Type Ⅳ：伴有需要重建髋关节稳定性或关节平整性的骨折。

Type Ⅴ：伴有股骨头或股骨颈骨折（骨折或凹陷）。

Epstein 将髋关节前脱位分类如下：

（1）耻骨方向（向上）

1）不伴有骨折（单纯）。

2）伴有股骨头骨折。

3）伴有髋臼骨折。

（2）闭孔方向（向下）

1）不伴有骨折（单纯）。

2）伴有股骨头骨折。

3）伴有髋臼骨折。

（三）临床表现

髋关节前脱位表现为下肢维持于外展和外旋、微屈的位置，并较健肢为长。在闭孔或腹股沟附近可触到股骨头，髋关节功能完全丧失，被动活动时引起疼痛和肌肉痉挛。有明确外伤史，X 线片可见股骨头在闭孔内或耻骨上支附近。

（四）治疗

对新鲜髋前脱位的治疗应尽早在麻醉下手法复位。

1. 整复手法　患者仰卧位，麻醉方法同后脱位，一助手把住骨盆，另一助手握住小腿，屈膝 90°，徐徐增加髋部外展，外旋及屈曲，并向外方牵引即加重畸形手法，使股骨头与闭孔或耻骨上支分离。此时术者站在对侧，一手把住大腿上部向外下按压，一手用力将股骨头向髋臼内推进，同时在牵引下内收患肢，当感到股骨头纳入髋臼的弹响时即已复位，放松牵引后畸形消失，如手法复位失败，应早期切开复位。

2. 术后处理　与后脱位同，但在术后牵引固定时，应保持患肢于内收内旋伸直位。对极少数闭合复位失败者，不宜多次重复，应立即切开复位。造成复位失败的原因，多为嵌入软组织，如股直肌、髂腰肌和撕裂关节囊及股骨头嵌入关节囊的"扣眼"引起，Epstein 报道了前脱位后髂腰肌阻挡复位的情况。手术可以用 Smith – Peterson 入路，但是这个切口容易损伤股神经和股动静脉。可以采用其他一些暴露前侧关节囊的切口降低这种危险。复位后行皮牵引 3 周，然后扶拐下地行走。在闭孔脱位中，由于股骨头与闭孔前外侧相撞，易发生股骨头前上方压缩骨折，有些作者建议在当 CT 片上显示股骨头压缩 >2mm 时，应撬起压缩部位并植骨。

（魏国俊）

第三节　髋关节脱位合并损伤

（一）神经损伤

髋关节脱位的患者坐骨神经损伤比例是 8% ~ 19%。如前所述，这主要是由于后脱位股骨头或移位的骨折块牵拉或压迫坐骨神经所致，没有前脱位导致坐骨神经损伤的报道。尽管功能有损伤，术中的坐骨神经看起来总是无明显损伤。坐骨神经完全断裂是非常罕见的。一般都是腓总神经损伤，伴有小部分胫神经损伤。为什么总是腓总神经损伤而胫神经很少损伤仍不清楚。Gregory 提出腓总神经和梨状肌的关系是导致其易伤的原因。有严重神经损伤的患者必须得到细致的照顾防止感觉麻木区的皮肤损伤。患者应该采用踝关节支具防止马蹄状畸形，在 3~4 周的时候检查肌电图了解神经损伤的情况和判断预后。另外，可以了解神经损伤的程度，包括可能的腰骶丛神经的损伤。

神经康复的预后难以预测。Epstein 报道 43% 的恢复率，而 Gregory 报道 40% 完全康复和 30% 部分恢复。由于神经损伤恢复的不可预测性，在伤后 1 年里不应进行手术治疗。患者可以很好的耐受踝足矫形支具而功能影响较小。3 个月的时候复查肌电图了解神经修复的情况。如果临床症状和肌电图在 1 年内没有改善，应考虑腱转位手术。一般患者更愿意接受继续肌电图检查而不是手术以及术后制动和大量的康复锻炼。但是如果坐骨神经的胫神经部分损伤，肌腱转位的手术效果也不理想。

在做手法复位之前必须仔细检查神经功能。当然，如果患者有脑外伤、意识不清或不合作，神经功能检查就不彻底，必须尽快复位髋关节来消除神经牵拉。一般没有必要为了了解神经损伤情况进行手术。有一种情况例外，如果复位后原来正常的神经功能变得不正常的时候，有必要进行手术明确坐骨神经是否卡在大的骨块之间或卡在关节内。但一些医生认为在髋关节后壁骨折伴有坐骨神经损伤的时候需要立即手术修复后壁，这样可以保护神经进一步被骨折块损伤。

有报道称，延长的髋关节后侧入路的医源性坐骨神经损伤比例是 11%。一般都是临时的功能损伤，处理原则和其他即时损伤一样。术中必须采取措施防止损伤。整个手术过程中膝关节应该保持屈曲，可能的情况下，髋关节保持伸展。在后柱使用 Hohmann 拉钩的时候注意使拉钩与神经平行。拉钩转动的时候，边缘会压迫神经导致损伤。

一些医生报道了迟发性的坐骨神经麻痹。这可能是由于血肿、瘢痕或异位骨化导致。神经被瘢痕等增生组织包裹压迫导致神经功能进行性损伤，医生应该注意观察有无迟发性的坐骨神经损伤，如果有明显的神经受损迹象，最好立即手术探察减压。少数报道称延误探察的患者神经功能难以恢复。

髋关节前脱位的时候如果股骨头向上向前移位，停留于耻骨上支平面，偶尔能引起股神经损伤。

（二）股骨干骨折

髋关节脱位合并同侧的股骨骨折并不罕见。由于股骨骨折掩盖了髋臼脱位的典型体征，很多股骨骨折伴髋臼脱位的患者都漏诊了脱位。文献报道的漏诊率在 50% 以上。在处理股骨骨折应想到可能存在的髋关节脱位，应坚持常规进行骨折两端关节的 X 线检查可以防止对这些并发损伤的漏诊。治疗应先处理髋关节，可以先试行麻醉下闭合复位，此时不宜采用Bigelow 法，也可采用大转子骨牵引进行牵引复位。对于股骨干骨折多需要手术治疗。陈旧的髋关节脱位一般应手术治疗。

（魏国俊）

第四节　髋关节脱位后遗症

（一）股骨头缺血性坏死

骨坏死（Osteonecrosis）又称骨缺血性坏死（Avascular Necrosis，AVN），是指骨细胞、骨髓造血细胞及脂肪组织（即骨有活力的成分）受一种或多种因素单独或联合作用，引起细胞坏死的病理过程，股骨头缺血性坏死是由于不同原因破坏了股骨头的血液供应，所造成的最终结果，是临床常见病之一。

1. 股骨头的解剖与血供　首先股骨头为表面覆盖球形关节面，表面软骨约占2/3，仅以股骨颈这一狭窄通道与股骨干相连，头颈内为疏松的松质骨及造血组织，三面包裹着致密的皮质骨，关节软骨腔内任一组织成分的增加，均会占据有效的髓腔空间，导致髓腔内压力升高，而穿越骨皮质提供减压功能的血管出口少，这就造成股骨头内髓腔压力升高，就是非创伤性缺血性坏死的基础因素。

成人股骨头的血运主要是来自股深动脉的旋股动脉，外侧和内侧旋股动脉通过股骨的前后方在转子的水平相吻合，从这些动脉特别是旋股内侧动脉分出上、下支持带动脉。上支持带动脉又分出上干骺动脉和外骺动脉，而下支持带动脉变成下干骺动脉。闭孔动脉通过髋臼支分出圆韧带动脉，其终端为骨骺内动脉。自股骨干和转子部的动脉穿进股骨皮质下，终止于股骨颈近端，外骺动脉和内骺动脉分别供应股骨头外2/3和内1/3的血运，而下干骺动脉主要供应股骨颈的血供。上支持带血管是股骨头的最重要的血运来源，而下支持带血管则仅营养股骨头和颈的一小部分，圆韧带血管对股骨头血供的重要性各家意见不一，作用尚不明确。

2. 股骨头缺血性坏死的病理　多种类型的股骨头缺血性坏死，显然起病原因不同，病变程度也有区别，但其基本病理变化都是股骨头的血液循环障碍导致骨坏死，随之出现修复反应，且坏死与修复不是截然分开而是交织进行的。最终可发生股骨头后期塌陷及髋关节退行性关节炎。临床及病理改变可能要在损害后数月甚至1年以后才能显示，但组织学和代谢改变可能很早显示。

早期，股骨头在切面上坏死部位表现为紧接关节面下的一个楔形区，其中骨髓为暗淡黄色，粉碎，不透明，其远侧为一细胞的红色"充血"边缘所分开，边缘远侧为正常骨髓，缺血2天后，造血骨髓内血管明显减少，周围细胞4天后出现坏死，在脂肪骨髓5天后可出现类似反应。一般骨陷窝内骨细胞需2~4周后才开始消失，出现骨小梁内骨陷窝空虚，但骨小梁完全坏死要待4周以后，可发生微骨折，股骨头无形态改变，其力学性能和X线密度均未见异常。由于表面软骨其营养来自关节滑液，因此表面软骨仍属完好，可较长时间保持其厚度和弹性。

早期修复炎症反应，骨髓充血，出血被慢慢清除，可见明显的小血管和成纤维细胞增生，由毛细血管、未分化间叶细胞及巨噬细胞所组成的肉芽组织从正常血供的骨髓逐渐长入坏死骨，其方向是从远端向近端，在骨小梁间坏死碎屑被清除的同时，骨小梁周围的成骨细胞活化，并形成网织骨，此种成骨称为沉着性修复（Apositional Repair），使坏死骨逐步由新生骨所覆盖，这种增生现象在向坏死中心延伸过程中，周围血管增长的速度及能力均有限而渐趋减弱，增粗了的骨小梁及骨髓内的钙化，是使X线片上表现骨密度增高的原因。因此，当X线片能观察到骨密度片状或带状增高时，即表示骨修复已开始。在邻近软骨下骨板下骨小梁不能得到很好修复。坏死骨小梁吸收后形成大量纤维肉芽组织，同时软骨下骨板的修复，是以骨吸收破坏为先导，以后才出现缓慢的"爬行替代"，因此，形成力学上的薄弱环节，由于关节软骨在负重时得不到有效的机械支持，故出现软骨下骨折，坏死松质骨塌陷并与关节软骨分离，在正位和侧位上可显示新月征（Crescent Sign）。Ficnt 和 Areet 认为新月征出现是圆的股骨头变扁的移行期，最终关节软骨塌陷，晚期头变扁，骨赘形成而发生骨关节炎。

3. 股骨头缺血性坏死的病因　许多原因所引起股骨头坏死，见表 28-1。

表 28-1　股骨头缺血性坏死的原因

创伤性	非创伤性
股骨颈骨折	镰刀细胞性贫血
髋关节脱位	Legg-Perthes 病
髋关节扭伤	皮质游离摄入
医源性	红斑狼疮及其他股源血管疾病
髋关节成型术后	过度酒精摄入
杯成型	高原病
表面置换术	潜水病
股骨颈截骨术	减压病
滑膜切除术	血红细胞型病
髋关节按摩手法治疗	凝血障碍
DDH 的治疗	妊娠
股骨头骨骺滑脱	肾移植
	高雪病
	痛风
	胰腺炎
	烧伤
	放射
	特发性

创伤性股骨头缺血性坏死，是由于供应股骨头的血流突然中断而造成的结果：股骨颈骨折可通过多种机制使股骨头血供中断而发生坏死。股骨头下型骨折，因进入股骨头上方的营养血管即外侧骺动脉的血供因骨折而中断，致使股骨头丧失了大部血供，骨折移位越大，支持带血管撕裂重，则股骨头的血供破坏越重，坏死的程度也越重，Claffg 发现如股骨颈向上移位达股骨头直径的1/2，则供应股骨头血供的支持带动脉就会撕裂。在麻醉下做牵引复位时手法须十分轻柔，用力过度有可能将残存的支持带血管撕裂，会进一步破坏股骨头的血供。同时，文献证明髓腔内出血可加重股骨头坏死；也有报道认为，股骨颈骨折，关节囊未发生破裂时，骨折端出血较多可致关节囊内压增高，压迫支持带血管从而影响股骨头血供。

创伤性髋关节脱位有可能造成圆韧带血管和支持血管的损伤。Stewant 和 Milford 发现，128 例患者中总的坏死率为 21.2%，创伤性髋关节脱位造成缺血性坏死与复位的时间，髋关节受伤的严重程度，有无合并股骨颈和髋臼骨折等有关。

医源性创伤，如 DDH 治疗中极度外展位固定、滑膜的切除术、股骨颈截骨术等也可引起股骨头的血循障碍，而发生坏死。

非创伤性股骨头坏死，其发病机制仍存在许多争议，骨质疏松学说认为各种原因引起骨质疏松后，在危重区如同疲劳骨折那样反复发生骨小梁的细微骨折致软骨下骨的压缩，导致微小骨折及受压部位的多处损伤，最终发生骨缺血性坏死，并伴有不全的修复。骨细胞受损学说认为骨坏死病因主要有3个方面：解剖部位，全身代谢紊乱和糖皮质激素应用。股骨头属于边缘的血供难以满足细胞再生营养的需要，同时也不能及时排除细胞的毒性物质，全身代谢紊乱，可使骨细胞功能紊乱，而激素和酒精对骨细胞的毒性作用，最终使骨细胞坏死。脂质代谢紊乱学说认为由皮质激素引起的脂质代谢紊乱中，高脂血症可造成股骨头内脂肪栓塞而导致股骨头坏死。骨内高压学说认为皮质类固醇诱导髓腔内脂肪细胞肥大并增殖，肥大的脂肪细胞压迫骨内静脉使血流障碍，血流瘀积，骨内压增高，使骨内血流减少。其次有血管内微血栓形成的血管内凝血学说和小血管末梢血管炎的小血管病变学说。肾上腺皮质激素使用为国人股骨头坏死的最常见原因。

4. 股骨头缺血性坏死的诊断　股骨颈骨折后股骨头缺血性坏死的发生率为10%～42%，个别文献报道可达86%，缺血性坏死发生时间一般多为骨折后1～5年。非创伤性股骨头缺血性坏死，本病好发于20～40岁，男性多见。双侧受累者占40%～80%，本病起病缓慢，发病初期可无明显症状，最先出现症状为疼痛，疼痛为腹股沟部轻度刺痛，呈持续性或间歇性，可向膝关节内侧放射性疼痛，并逐渐加重，也可突然性加剧。体检时早期关节活动可正常或轻度受限，以内旋活动受限为最早表现，随着跛行和髋痛加重，患髋呈屈曲、内收挛缩，外展及内旋活动受限，晚期则表现为骨关节炎症状。仔细询问病史，有下述情况者可视为高危患者：①原因不明的髋痛，有偶发性跛行。②对侧髋关节已明确诊断特发性骨坏死，患侧有轻度疼痛症状。③有明确的诱因，如长期或短期有大剂量使用类固醇激素，过量饮酒，减压病史等。④股骨颈骨折，髋关节脱位，髋臼骨折治疗后。

X线片：检查股骨头标准X线片应包括骨盆前后位以及蛙式位片，早期X线表现不明显，仅有轻度骨质疏松及骨小梁模糊。随着病变发展，股骨头出现局限性密度增高，关节囊肿胀，发病2～3周后，股骨头密度浓淡交替，伴有囊变及带状硬化边缘，可出现软骨下骨板骨折，出现"新月征"，进而股骨头受压变扁，出现明显死骨，其密度增高并解裂，还可出现数量不等的新骨。后期股骨头密度接近均匀一致，畸形明显，呈蘑菇状，股骨颈短而粗，髋臼出现骨赘等继发退行性改变。

计算机断层摄影（CT），CT表现与平片类似，包括早期股骨头内放射状排列的骨小梁增粗、变形、囊性改变，后期可出现软骨下骨折，股骨头持重面塌陷，股骨头骨质解裂，股骨头变形，应做股骨头的轴位和冠状位扫描二维CT重建。

同位素扫描：对股骨头坏死的早期诊断有一定价值，常用的有^{99m}Tc－亚甲基二磷酸盐。同位素扫描的原理是当坏死骨修复时周围浓集，而坏死骨呈冷区。因此早期特异性诊断为热区中有冷区。

磁共振成像（MRI）：MRI对股骨头缺血性坏死的早期诊断的敏感性和特异性已得到公认。MRI扫描为多层面，多方位（冠状、矢状、横断），T_1、T_2加权相可清楚显示坏死界限及组织坏死与修复。Mitchell等将股骨头坏死的MRI改变分为4型：在股骨头坏死早期，骨修复还未延伸到坏死区域时，坏死区域的脂肪信号仍然存在，即可出现MRI的T_1信号增强，属强度分类的A型。当骨修复达到一定程度时，包括炎性渗出或亚急性血肿出现时，即可表现为MRI信号分类的B型，此时T_1和T_2的信号均有加强。而当骨修复时因髓内高压、水肿、纤维肉芽组织增生及炎性反应的出现，使 MRI 于 T_1 加权信号降低，于 T_2 加权信号变高时，即表现为 MRI 信号分类的 C 型。最后，当骨修复以纤维化、硬化为主，于 T_1、T_2 加权均表现为低信号时，即表现为 MRI 信号分类的 D 型分类。MRI 信号属单一分型不变，最常见为混合型病变，其特征型表现为"线样症"，即 T_1 和 T_2 加权像上，股骨头前上部特征性的异常信号区可被低信号带所围绕。另外，在硬化边缘的内侧，修复过程进一步形成一纤维肉芽组织带，于 T_2 加权表现为高信号，即出现低信号内侧的交流为"双线征"，MRI 非典型表现为骨髓水肿及合并关节积液。同时，MRI 可确定股骨头坏死范围并预测其预后。Koo 采用 MRI T_1 图像冠状位（A）和失状位（B）的正中层面，划出其坏死角度，按 A/180 乘以 B/180 ×100 计算出坏死指数。凡坏死指数小于 33 的为不易塌陷组，而 33 ~ 66 为塌陷危险组，大于 66 为高危组。

其他：高选择性动脉造影和组织病理等检查，上述 2 种均为有创操作，多使用在高危而 MRI 检查阴性的患者的早期诊断。

5. 股骨头缺血性坏死的分期　目前分期较多，常用的有 Ficat 分期（表 28 - 2），Steinberg 分期及 ARCO 分期（表 28 - 3），当今大多数文献还是应用 Ficat 提出的 4 期分类法，Ⅰ、Ⅱ期被称为塌陷前期，而Ⅲ、Ⅳ期称之为塌陷后期，ARCO 分期对估计预后有较大价值。

表 28 - 2　Ficat 股骨头坏死放射线分期

分期	标准
Ⅰ	正常 X 线征，MRI 或骨扫描异常
Ⅱ A	弥散性骨质疏松，硬化或囊性变
Ⅱ B	股骨头变扁或新月征
Ⅲ	股骨头轮廓中断
Ⅳ	关节间隙变窄，外形变扁，头塌陷

表 28 - 3　ARCO 分期（1992 年）

0 期	骨活检结果与缺血性坏死一致，但其他检查均正常
Ⅰ 期	骨扫描阳性或 MRI 阳性或两者均呈阳性，根据股骨头累及的位置，病变再分为内侧，中央及外侧
	X 线片异常（股骨头斑点表现、骨硬化、囊肿形成及骨质疏松），X 线片及 CT 片上无股骨头塌陷，骨扫描及 MRI 呈阳性，髋白无改变，根据股骨头累及的位置，病变再分为内侧，中央及外侧
Ⅱ 期	Ⅱ A：股骨头受累 <15% Ⅱ B：股骨头受累 <30% Ⅱ C：股骨头受累 >30%
Ⅲ 期	新月征按照股骨头受累位置，细分为内侧、中央及外侧 Ⅲ A：新月征，新月征 <15% 或股骨头塌陷为 >2mm Ⅲ B：新月，征 <30% 或股骨头塌陷为 4mm Ⅲ C：新月征 >30% 或股骨头塌陷 >4mm
Ⅳ 期	放射线与股骨头关节面变扁，关节间隙变窄，髋白出现硬化，囊性变及边缘骨赘

6. 股骨头缺血性坏死的治疗　股骨头缺血性坏死治疗仍是临床难题，在选择治疗时了解疾病的 Ficat 与 ARCO 分期是非常重要的，同时考虑年龄、职业等，股骨头坏死的治疗方法包括：观察、药物治疗、电刺激、体外冲击波等保守治疗方法，以及髓芯减压，带血管的髂骨或腓骨移植，截骨术和人工关节置换等手术方法，骨坏死一旦发生，早期的保护性负重被认为是没有价值，如果不治疗，病变区将发生塌陷，建议根据 ARCO 分期采用的治疗方法：

（1）Ⅰ期，坏死面积较大者，予以药物治疗和体外冲击波治疗，使用低分子肝素及他丁类药物记录时间为 6 周。电刺激的资料是令人迷惑的，其对骨坏死的治疗效果并不明确，方法是将脉冲电磁场治疗仪置于大转子部，每天 8h，共 12～18 个月。体外冲击波治疗和电刺激 2 种方法还处于临床实验阶段。

（2）对坏死面积小于 30%，即 ARCO 分期为ⅡA 患者，除上述治疗外，应密切观察，对髋疼痛明显者，可行关节镜下滑膜切除术。

（3）坏死面积大于 30%，即ⅡB 患者，有较高的塌陷可能性，X 线片已显示明确坏死灶，可选用髓芯减压术，有很多报告讨论了髓芯减压的效果，其理论为降低无弹性的骨内室压力，促进血管化，防止另外的缺血现象出现和进行性骨破坏。Bozic 等报告了 54 例髋，平均 9.5 年的随访结果，结合 Ficat 分期，70% 的Ⅰ期患者和 100% ⅡA 期仅有硬化表现的患者在随访中疗效满意。而ⅡA 期中既有硬化又有囊性变的患者，80% 疗效不佳，几乎所有新月征和塌陷表现的患者效果不佳，Lennox，Smith 等也有同样的结果。也可采用病灶清除加松质骨植骨术。

（4）坏死面积大于 60%，即ⅡC 患者，属于塌陷高危者，可选择带血管腓骨移植，或带股方肌等带蒂骨移植，Urbaniak 和 Harvey 等报道多于 100 髋 5 年以上带血管腓骨移植的随访报告，有 70%～80% 的成功率。其理论基于以下 4 个方面：①股骨头减压可能会打破导致本病的缺血和骨内压增高的恶性循环。②切除阻碍股骨头血管再生的硬化骨。③以诱导骨生成的松质骨去支撑软骨下骨。④在一定时间内限制负重而保护愈合，但腓骨移植，有时患者会出现明显的供骨区并发症，Urbink 报道约 11.8%。

（5）半月征阳性或已出现股骨头塌陷，但塌陷在 4mm 以内，年龄在 50～55 岁者，仍争取采用截骨术保存股骨头，截骨包括旋转截骨和成角截骨，截骨的目的是将骨坏死区移出髋臼顶部危重区，由原股骨头健康部分来承重。Sagioka 报告 474 髋的股骨近端旋转截骨术，获得很高的成功率。Scher 和 Jukim 报告 43 例患者 45 个 FicatⅢ期股骨头前上方缺血性坏死回顾性结果，采用了转子间屈曲外翻截骨，术后 5 年和 10 年的生存率分析手术成功率 87%。经股骨头活门板手术（Trapdoorprocedurg），将股骨头脱出，将已塌陷的软骨连同软骨下骨掀起，彻底清除坏死区，并在硬化骨上钻孔，然后植入自体骨、骨髓干细胞等，再将掀起的软骨复原，可吸收螺钉固定。此手术由 Mont 首创，其Ⅲ期股骨头缺血性坏死的优良率 83%。对已塌陷且年龄大于 55 岁患者，可选择人工全髋术。

（6）Ⅳ期股骨头已严重变形或已累及髋臼者，选择关节成形，可以选择行双极假体做半关节置换术，但其骨融解的发生率高。而且，常继发髋臼磨损和疼痛，或者因骨量丢失而需行翻修术，这限制了双极假体的使用。全髋关节置换术被用于治疗晚期的骨坏死患者，这类患者年轻，要求高，功能期待值高，所以失败率相对也高。Piston 等报告因骨坏死行全髋关节置换的患者中应力遮挡的骨溶解的发生率为 17%。Bricker 等报告，因骨坏死行全髋关节置换比因其他疾病效果差。近年来有人建议，对年轻患者去除股骨头坏死部分，行半关节表面置换，这种相对保守的关节成形相对全髋关节置换保留了更多股骨骨质，可以在需要时转为全髋关节置换，尽管这种方法是成功的，但其缓解疼痛的效果不如全髋关节置换术。目前也有人使用金属对金属的全髋表面置换，也保留了更多的股骨骨质，早期效果好，但仍需长期随访。只要需要，全髋关节置换术可作为骨坏死患者提供最佳的疼痛缓解效果，最大程度的恢复功能。在大多数股骨头坏死的病例中，使用非骨水泥假体是更好的选择。

（二）创伤性关节炎

创伤性关节炎是髋关节脱位最常见的远期并发症，症状差异很大，严重的丧失劳动力，特别是在年轻的患者。Upadhyay 等报道74 例没有伴发骨折的脱位，随访14.5 年，令人惊讶的是，16% 发展成创伤性关节炎，其中 8% 是由于缺血坏死继发的。当髋关节脱位伴有髋臼骨折的时候创伤性关节炎的发生率就显著提高了。Upadhyay 和 Moulton 报道髋关节脱位伴有严重髋臼骨折的时候创伤性关节炎的发生率高达88%，Epstein 也报道了更高的发生率。

正常的髋关节软骨具有很好的弹性能够耐受反复的负荷。但是弹性有一定限度，Repo 和 Finley 指出软骨变形到一定程度可以导致软骨坏死。脱位当时在软骨上吸收的暴力可能已经超过了股骨头和髋臼软骨的耐受阈值。这可以解释为什么单纯髋关节脱位后仍有很高的骨关节炎发病率。后壁骨折块的移位和术中股骨头骨折块的切除可能导致明显的生物力学问题。Brown 和 Ferguson 研究股骨头压力模式改变和股骨头上表面间隙狭窄的关系。股骨头上表面软骨厚度的下降导致不正常的横向压力增加，使其周围压力聚集增加。Brown 和 Ferguson 认为这种软骨高度丢失后导致的压力集中可以预测后期的骨关节炎。Bernard 等做了类似的股骨头压力分布改变和关节间隙狭窄关系的研究。他们认为髋关节软骨的弹性使得关节面配合贴切而且耐用。但是一旦髋关节间隙减少至不到 1mm 或 0.5mm，关节面压力会显著提高。Genda 等在计算机模型上模拟正常和发育不良的髋关节的关节面压力。他们发现正常关节保持均匀的关节面压力和相应较低的接触压，相反发育不良的关节显著提高了压力的集中度。尽管上述的研究没有特别说明创伤和软骨丢失的问题，但是情形是相似的。任何股骨头变形和缺损导致的关节面一致性或接触面改变可以导致关节接触压改变，从而导致早期创伤性关节炎。

对软骨修复能力和修复组织特性的研究显示软骨修复能力很差。填充软骨缺损部的组织生化上与正常软骨组织相似。但是黏蛋白的成分较少。机械学性能上由于黏蛋白的成分减少机械强度也不如正常软骨。关节软骨缺损和接触压改变可以导致骨关节炎的发生。有国外文献报道髋关节骨折脱位开放复位后，如果移位小于 3mm，远期结果优良。这个结果表明外科介入可以显著提高远期疗效。

创伤性关节炎的病理变化主要表现在 3 个方面：①关节软骨发生退行性改变，失去光泽和弹性，逐渐变薄，变硬，可脱落成为关节内游离体。②关节周缘发生骨与软骨的代偿性增生，软骨下骨质可有囊性变。③关节滑膜呈现水肿，渗液和肥厚。治疗创伤性关节炎较困难，早期的患者宜保守治疗，适当减轻关节负担，急性发作的时候避免负重，理疗及药物治疗减轻症状。晚期患者，症状严重的可以关节置换，年纪轻的也可考虑关节融合术。

（三）关节周围钙化

髋关节脱位伴髋臼骨折可能并发异位骨化，但不多见，发生原因不明。单纯脱位不会出现异位骨化，但是如果伴有颅脑损伤时仍有可能出现异位骨化。钙化范围小者多不影响功能，亦无任何症状。常用的预防措施是小剂量的照射和吲哚美辛。Moed 和 Karges 报道使用吲哚美辛 25mg，每日 3 次口服，术后治疗 6 周获得良好的效果。早期照射也同样有效，2 种方法可以协同作用。钙化范围广泛而影响关节功能者，则可等钙化成熟，界限清楚后手术切除。手术时应细致，并注意彻底止血，否则有再发的可能。

（魏国俊）

第五节　陈旧性脱位

髋关节脱位超过 3 周者为陈旧性脱位，此时髋部软组织损伤已在畸形位置下愈合，髋臼内的血肿已机化变成结实的纤维组织，关节囊的破口已经愈合，股骨头被大量的瘢痕组织粘连，固定于脱臼位置，关节周围肌肉也发生挛缩，患肢因长期废用而骨质疏松，尤其是转子间及股骨颈，在手法复位时易发生骨折。

（一）闭合复位

对于某些未超过 3 个月者的 I 型脱位，有获得成功的报道。具体方法如下：①大重量牵引复位：用股骨远端骨牵引，10~20kg 牵引重量，开始顺股骨畸形方向牵引，经 X 线检查，股骨头牵至髋臼平面时，逐日渐增髋关节屈曲直至 90°，以牵引臀部离床面为度，此时应检查臀部，如发现股骨头已不能扪及，或患者觉得已复位时，则减轻牵引，试行伸直外展，经 X 线检查已复位时，可减轻重量，牵引维持或石膏固定 8 周，然后练习活动。②手法复位：以右后侧脱位为例，患者入院后先行股骨髁上牵引，牵引时下肢位置需根据畸形方向而定，在后上脱位时，宜使下肢位于适度内收及内旋位，加重约 5~7kg，抬高床脚，约 5~7 天摄患部 X 片，待股骨头已下降至髋臼平面或已达附近，即可考虑在腰麻或全麻下进行手法复位。具体方法是，患者仰卧手术台上，1 位或 2 位助手分别按压在髂前上棘部，做髋及膝关节屈曲，伸展，外展，内收及内旋，外旋运动，屈曲时尽量使股前侧接近腹壁。以上运动需反复操作，不厌其烦，以松解股骨粘连及周围软组织瘢痕。其间有时也向下牵引。使股骨头更接近髋臼水平，以后另一助手以 Allis 法复位，两前臂提起并托住大腿后部及小腿后上部，将患肢髋膝两关节屈曲并维持于 90°位置，以后用两腿夹住并使会阴部抵住其踝部，作为支点，将患肢缓和有力地向患者前方牵提，牵提时稍使大腿内收及内旋，术者此时用左手把住患肢大腿根部向外侧拔提，同时用右手将大转子提起时再增强左手提拔力量，右手亦顺势将大转子向前方推压即可复位。如果 1 次不成功，可再试 1 次或 2 次，若仍不能复位，可采用 Bigelow 手法，若周围粘连已足够松解，挛缩肌肉已充分拉长，复位多可成功。

操作过程应时刻注意用力须轻巧，柔和，充分理解脱位发生之机制，然后沿着与脱位途径相反之道路复位，严禁采用暴力，否则可发生骨折。复位后将患肢平放，若两下肢等长，活动髋关节时亦无障碍，再经 X 线检查证实已复位，继续牵引固定于外展 15°~20°位置 3~4 周。

（二）切开复位

对于 I 型（髋后脱位牵引及手法复位失败）、II 型（髋臼后壁大块骨折）、III 型（粉碎性髋臼后缘骨折），脱位时间在 3~12 月，应考虑切开复位和内固定。如果股骨头有上移，术前先做骨牵引 1~2 周，使用前切口，将髋臼内和股骨头周围的瘢痕组织全部切除，才能将股骨头复位，应避免使用暴力，如术中发现髋臼和股骨头软骨面已大部分破坏，则应考虑做关节融合或关节置换术，如果复位后不稳定者，可加髋后侧切口，行髋臼骨折块复位及重建钢板固定。脱位时间超过 1 年者，如症状不重，仍可参加劳动，可不做处理。反之，则可做转子下截骨术以矫正畸形，恢复负重力线，改进功能。

对Ⅳ型髋关节后脱位（髋臼缘或臼底部骨折）或Ⅴ型髋后脱位（合并股骨头骨折），如果时间超过 3 个月，则行全髋关节置换或髋关节融合术。

（董　林）

第二十九章　骨盆骨折

第一节　骨盆骨折的急救及合并伤的处理

骨盆骨折常为高能量损伤，可伴有严重的合并伤，死亡率相当高。对患者的急诊评估必须包括可能即刻威胁生命的并发症。例如患者合并脑外伤、胸部外伤、腹部外伤以及更加严重的腹膜后血管损伤。询问受伤史可了解能量来源和强度以及可能存在的并发症，低能量损伤并发症少见，但高能量损伤常合并严重并发症。有学者报道：75%的患者出血，12%合并尿道损伤，8%合并腰骶丛损伤，高能量骨盆骨折合并其他部位骨折常见。严重骨盆骨折死亡率高达15%~25%。对于这类损伤，最好由多科医师进行抢救。骨科医师参与初次抢救并尽可能早期恢复骨盆骨折的稳定性，根据骨折不稳定类型，在急诊室以最快速度予以外固定支架固定。应立刻监测循环系统，对于低血容量休克马上进行抗休克治疗，应尽快选择上肢或颈外静脉穿刺（因为下肢静脉通路可能存在盆腔静脉损伤而造成输液无效），建立2条通畅静脉快速补液通道，扩容抗休克，首选平衡液。可根据失血1ml补充3ml晶体液的原则给予补液，20min内至少补充2L的晶体液，然后，立即输血。

抗休克过程中必须监测循环情况，可通过观测毛细血管充盈、脉搏、皮肤颜色、皮温和体温来评估血液灌注压。动脉插管监测动脉压和中心静脉压监测有助于确定血容量情况。大量低于体温的液体输入会增加低血容量休克反应，低体温也会导致凝血障碍、室颤、感染率增高以及电解质紊乱。因而，输入的液体和血液应至少加热至32℃~35℃。

对于骨盆骨折给予快速输液和扩容后，患者仍无反应或只有暂时反应，说明患者存在活动性出血，需要进行紧急止血。对于腹腔内出血检查阳性的患者，立即进行腹腔手术处理腹腔内脏器损伤和止血。剖腹治疗腹腔、盆腔内脏器损伤后循环仍不稳定，可考虑行髂内动脉结扎止血。腹膜后血肿处理应十分慎重，不应贸然切开后腹膜探查止血，必须对腹膜后血肿进行评估，包膜完整、非扩散、非搏动性血肿不能打开，对于搏动性血肿可能伴有大血管损伤，有条件医院建议进行术中造影，对伴有大血管损伤患者，在补液输血准备充分后打开血肿、修复血管可以挽救生命。对于腹腔内出血检查阴性的患者，X片显示骨盆环不稳定者，立即行骨盆环外固定支架固定，以有效固定骨盆环，减少骨折端移动和出血。在积极复苏补液同时行DSA检查以明确出血部位，对于盆腔静脉丛和髂内血管出血可同时行栓塞止血。若患者病情稳定可以接受CT检查，CT增强扫描，对判断出血部位十分有价值。

腹腔器官损伤合并骨盆骨折病情严重，骨盆骨折时患者休克症状以及由于腹膜后大血肿引起腹膜刺激征，会掩盖某些脏器损伤征象。骨盆后环骨折患者80%伴腹膜后血肿，部分血肿可高达肾区及膈肌，向下可达腹股沟处，血肿容量可达2 000~4 000ml，此时常出现严重失血性休克。由此可见，腹部体征明显并不意味一定存在腹腔内脏损伤。在急性损伤，腹部查体并不可靠，腹腔穿刺是简单、安全、有效的检查方法。然而，伴有腹膜后血肿时腹腔穿刺不宜过深，穿刺点应选择脐以上部位。B超检查可明确实质性器官损伤的部位及程度，对发现腹膜后血肿的范围具有重要价值，同时也可避免腹腔穿刺抽出血液造成分析上的错误。若经上述初次检查无阳性结果，应在抗休克的情况下做动态观察，重复检查。

开腹手术探查应全面，循序渐进，防止遗漏隐蔽性损伤及小的肠破裂。遵循先止血、后修补，简单、有效为原则。在具体处理上，应尽量缩短手术及麻醉时间，对常见严重脾破裂毫不犹豫施行全脾切除，以拯救生命。

（董 林）

第二节 骨盆骨折的分型与治疗

一、概述

（一）骨盆骨折的分型

骨盆骨折的正确分型对骨盆骨折的治疗起着关键作用。国内外学者对骨盆骨折分型进行深入研究，近年来，随着大宗临床资料的总结、体外骨折模型的建立以及CT、MRI等影像技术的引入，骨盆损伤的研究工作取得了一定的进展。骨盆骨折正确分型目的在于指导临床治疗、评价伤情特征、了解损伤机制、判断病程转归及推测预后等。然而，目前各种分型方法都难以同时满足上述要求。相比之下，Tile根据骨折的稳定程度及其移位方向所提出的分类标准得到了学术界较广泛的认可，1998年Tile参照AO分型提出更为完善的损伤分型，具有明显的优点。①有助于制定个体化治疗方案。对稳定型骨折（A1～A3）一般采取保守疗法。对分离性旋转不稳定型骨折（B1）可使用外固定支架或前方钢板固定。对压缩性旋转不稳定型骨折（B2、B3）应视伤情而定：其中骨折相对稳定者只需卧床休息，而骨折失稳者应同时对前后环施行手术固定。对旋转及垂直均不稳定型骨折（C1～C3），前环损伤可使用外固定支架或前路钢板固定；后环骨折通常有3种处理方法：骶骨骨折可采用骶骨棒或骶髂螺钉固定，骶髂关节脱位可选择骨盆后环前路钢板固定或后路骶髂螺钉固定，复位满意病例也可应用骶髂螺钉固定。髂骨翼骨折可采用切开复位重建钢板和（或）拉力螺钉固定。②与损伤严重度评分（Injury Severity Score，ISS）有一定的相关性。③强调骨折的移位方向和稳定性。④可间接反映软组织的损伤情况。⑤能在一定程度上提示远期疗效。

据文献报道，骨盆骨折常继发于直接暴力，其侧方压缩型损伤（Lateral Compression，LC）占41%～72%，前后挤压型损伤（Anterior Posterior Compression，APC）占15%～25%，垂直剪力型损伤（Vertical Shear，VS）占6%，复合应力型损伤（Complex Mechanism of Injury，CMI）占14%。Young和Burgess等在总结Pennal和Tile原分型的基础上，以损伤机制为重点，提出了新的修订方法。他们认为，该分类方法可作为判断骨盆损伤严重程度的预警性标准。其临床意义为：①注重暴力的传递途径及骨折发生的先后顺序，旨在减少对后环损伤的遗漏；②注意骨折局部及其伴发损伤的存在，并预见性地采取相应的复苏手段；③根据患者的全身情况结合骨折的具体表现选择恰当的治疗方法（图29－1）。

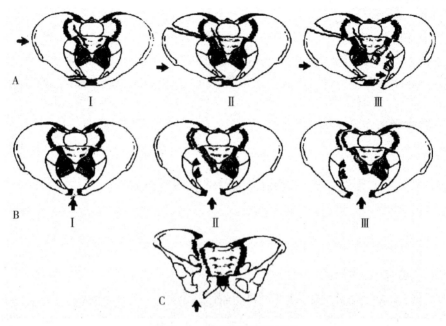

图 29 - 1　骨盆骨折各种表现

A：侧方暴力。Ⅰ型：侧后方直接暴力所致骶骨压缩骨折及同侧耻骨支骨折。这种损伤是稳定的。Ⅱ型：侧方直接暴力所致骶骨骨折及耻骨支骨折，以及同侧骶髂关节损伤或髂骨翼骨折。这种损伤是同侧的。Ⅲ型：侧前方直接暴力，继续作用导致Ⅰ型或Ⅱ型的同侧的骨折及对侧的外旋损伤；骶髂关节对侧分开，骶结节韧带及骶棘韧带断裂。

B：前方暴力（AP）骨折。Ⅰ型：AP 直接暴力打开骨盆但后方韧带结构完整，此型稳定。Ⅱ型：Ⅰ型损伤继续作用导致骶结节、骶棘韧带断裂，并且骶髂关节前方打开，这种骨折旋转不稳定。Ⅲ型：完全不稳定或垂直不稳定，伴所有支持韧带结构完全断裂。

C：垂直直接暴力或暴力作用在骨盆支持结构的角度上，导致骨盆支的垂直骨折及所有韧带结构的断裂。这种损伤等同于 AP Ⅲ型或完全不稳定，旋转不稳定骨折。

见表 29 - 1、表 29 - 2。

表 29 -1　改良 Tile AO Muller 骨盆骨折分类

A 型：稳定，后弓完整
A1 型：后弓完整，髋骨骨折（撕脱）
A1. 1：髂嵴
A1. 2：髂棘
A1. 3：坐骨结节
A2 型：后弓完整，髋骨骨折（直接损伤）
A2. 1：髂骨翼骨折
A2. 2：前弓单侧骨折
A2. 3：前弓双侧骨折
A3 型：后弓完整，骶骨（至骶 2）的横行骨折
A3. 1：骶骨尾骨脱位

A3.2：骶骨骨折无移位

A3.3：骶骨骨折有移位

B型：后弓不完全损伤，部分稳定，旋转

B1型：外旋不稳定，开书样损伤，单侧

B1.1：骶髂关节，前方损伤

B1.2：骶骨骨折

B2型：后弓不完全损伤，单侧，内旋（侧方暴力）

B2.1：前方压缩骨折，骶骨

B2.2：骶髂关节部分骨折，半脱位

B2.3：不完全髂骨同侧骨折

B3型：后弓不完全损伤，双侧

B3.1：双侧开书样损伤

B3.2：开书，侧方压缩

B3.3：双侧侧方压缩

C型：后弓完全损伤，不稳定

C1型：后弓完全损伤，单侧

C1.1：通过髂骨的骨折

C1.2：骶髂关节脱位或骨折脱位

C1.3：骶骨骨折

C2型：双侧损伤，一侧旋转不稳定，一侧垂直不稳定

C3型：双侧损伤，双侧侧垂直不稳定

表 29 – 2　Young – Burgess 骨折分类系统的损伤特点

分型	共同点	特异点
侧方压缩型（LC）		
LC Ⅰ	耻骨支横形骨折	侧方骶骨压缩骨折
LC Ⅱ	耻骨支横形骨折	髂骨翼新月样骨折
LC Ⅲ	耻骨支横形骨折	对侧开书样损伤
前后挤压型（APC）		
APC Ⅰ	耻骨联合分离小于 2.5cm	耻骨联合分离小于 2.5cm 和（或）骶髂关节轻度分离，前后韧带拉长但结构完整
APC Ⅱ	耻骨联合分离大于 2.5cm 或耻骨支纵形骨折	骶髂关节分离，其前部韧带断裂、后部韧带完整
APC Ⅲ	耻骨联合分离或耻骨支纵形骨折	半侧骨盆完全性分离，但无纵向移位，前后方韧带同时断裂，骶髂关节完全性分离
垂直剪力型（VS）	耻骨联合分离或耻骨支纵形骨折	骶髂关节分离并纵向移位，偶有骨折线通过髂骨翼或（和）骶骨
复合应力型（CMI）	前和（或）后部纵和（或）横形骨折	各类骨折的组合形式 LC – VS，LC – APC 等

（二）骨盆骨折的治疗

合理的治疗必须依赖于正确的分型与诊断。稳定的无移位骨盆骨折（Tile A 型）不需手术治疗，采用早期制动和止痛药即可不必等到骨折完全愈合，但个别骨折块游离突出于会阴部皮下，愈合后影响美观和坐骑，以及髂前上棘、髂前下棘等撕脱骨折患者需要手术治疗。

Tile B、C 型骨盆环骨折非手术治疗有很高的死亡率和远期病残率，手术切开复位和内固定治疗不稳定骨盆后环骨折可明显提高治疗结果，可以矫正畸形，早期活动，减小后期疼痛，预防晚期骨不连和骨盆不稳，争取达到无痛和功能满意。

耻骨联合分离大于 2.5cm 或耻骨支骨折移位大于 2.0cm 者，或其他旋转不稳定的骨盆骨折伴有明显的下肢不等长超过 1.5cm 者均宜手术复位和固定。可行前方钢板固定或拉力螺钉固定，耻骨支骨折，可采用髂腹股沟手术入路，与髋臼前柱骨折进行内固定所用的切口相似（图 29 - 2、图 29 - 3）。

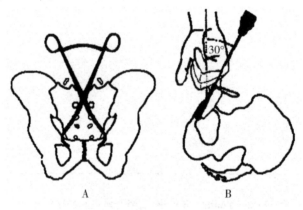

图 29 - 2　耻骨联合复位及电钻方向

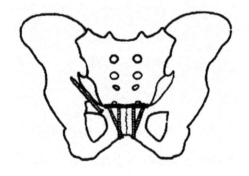

图 29 - 3　耻骨联合钢板固定示意

骨盆后环是承载或负重的必经之路，最大限度地恢复骨盆后环结构的连续性和稳定性始终是外科治疗的主要目标。有关各种内固定模式的临床和生物力学研究也多集中于此。目前，能被多数学者认同的处理方法主要包括：①利用骶骨棒从一侧髂后上棘经骶骨后面贯穿至对侧固定；②使用 2 块 2 孔加压钢板、1 块 4 孔方形钢板或骶髂关节解剖钢板将骶髂关节经前路固定；③用松质骨拉力螺钉将髂骨经骶髂关节固定于 S_1、S_2 椎体。Shaw 等用几种不同的内、固定方法来稳定骶髂关节，结果发现其固定强度主要取决于骶髂关节的解剖形态和骨折的复位质量，采用同种固定方式处理不同个体的同类损伤时，其稳定程度各异，骶髂关节面粗糙不平和准确复位是取得满意疗效的主要因素。Simpson 等认为，后环的稳定程度除取决于骶髂关节的自身形状及其复位质量外，还与内固定器械的合理选择有关，用骶髂关节前路钢板或后路 3 枚松质骨螺钉的固定效果明显优于骑缝钉的力学强度。直径相同的 2 枚骶髂螺钉，其稳定作用较单根固定者有显著提高。Simonian 等的体外研究表明，单根螺钉对骶髂关节的制动作用与应用前路钢板的固定效果完全相同，而使用 2 枚骶髂螺钉固定，能起到良好的防旋转作用。近年来骨盆固定临床和生物力学研究表明后骨盆环的解剖复位程度将明显影响患者的治疗结果。有学者研究表明骨盆后环复位满意，50% 患者在未改变工作或生活方式情况下没有疼痛；而复位不满意的 C 型骨盆骨折患者，仅有 33% 患者恢复受伤前的工作。

二、前方钢板 – 螺钉固定

沿髂棘做切口，于髂骨内板剥离髂肌至骶髂关节前方，该切口向前内侧可暴露髋臼前柱至骨盆前环。应用该入路进入骶髂关节前方时，须注意保护臀上动脉、L_4 神经根、腰骶干，特别是在骶髂关节的下 2/3。对于髂骨翼骨折，则应用开放复位和骨盆重建钢板固定技术。对于骶髂关节骨折 – 脱位（即所谓的新月形骨折），可于前方或后方对骨折进行复位和固定，用或不用贯穿骶髂关节的内固定物。

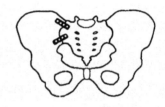

图 29 – 4　骶髂关节前方钢板固定

在保证安全的前提下，建议选择双钢板固定或 4 孔方钢板，其中 1 块钢板尽可能沿小骨盆环放置，因为该部位骨量较多，螺钉把持骨力大，以获得较大稳定性（图 29 – 4）。

三、后方骶骨棒固定

治疗复杂的粉碎的骶骨骨折时，对骶骨本身进行内固定有时较困难，此时经双侧髂骨行螺栓或骶骨棒固定，通过双侧加压能对骶骨产生稳定作用。对于骶髂关节骨折 – 脱位因其力学稳定性较弱，目前已经较少使用，建议与后路骶髂螺钉合用（图 29 – 5）。

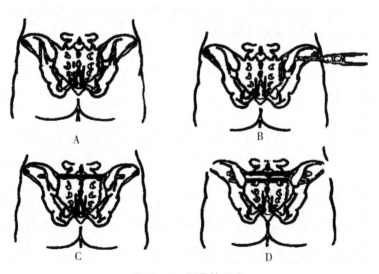

图 29 – 5　骶骨棒固定

四、骶髂拉力螺钉固定骨盆后环技术

1989 年 Matta 和 Saucedo 报道了骶髂拉力螺钉固定骨盆后环的技术；近年来骨盆固定临床和生物力学研究表明，骶髂螺钉自髂骨翼后外侧面植入穿过骶髂关节进入骶骨中上部椎体成为较为优越的骨盆内固定方式。下面将详细阐述骶髂螺钉固定骨盆后环骨折技术。

(一) 骶骨及其毗邻结构的放射解剖学特点

Routt 等研究指出在正常骶骨翼前上方有一倾斜面，骶骨翼的斜坡由近端的后方走向远端的前方。在这一区域，骶骨翼前方走行的是 L_5 神经根和髂血管。骶骨翼倾斜的皮质是"安全区"的前界，供骶髂螺钉进入 S_1 椎体，安全区的后缘是 S_1 神经根孔。骶骨翼斜坡可由骶骨的真实侧位 X 线片上的髂骨皮质的致密影（ICD）估计出来，ICD 将骶髂关节髂骨前方增厚的皮质划分出来。骶骨翼斜坡在骶骨发育异常时倾斜更为明显，使螺钉经过的安全区变窄。髂骨皮质致密影与骶骨翼斜坡一致，或投影于真实骶骨侧位像的后方。这一特征成为决定安全区前线的有用的放射线标志。但 6% 骶骨翼发育异常者在轴位 X 线图像上表现为前方凹陷或隐窝，在真正的侧位像上髂骨皮质致密影投影于骶骨翼斜坡的前方。术前 CT 扫描对于确定安全区的三维结构和确认骶骨翼的凹陷是有益的。凹陷的骶骨翼使螺丝钉在"进→出→进"过程中易引起 L_5 神经根损伤。Routt 等强调骨盆后环必须准确地复位，以便坐骨大切迹和双侧髂骨皮质致密影投影于真实的侧位像上，以此作为螺钉拧入通道的必要标准。

对骶髂关节螺钉固定钉道参数进行解剖学研究（中国成人），测得：S_1 椎弓根横截面呈椭圆形，S_1 椎弓根平均宽和高分别为 27.7mm 和 20.2mm。S_1 椎弓根直径较大，经 S_1 椎弓根水平可置入 2 枚直径为 7.3mm 骶髂螺钉。

S_2 椎弓根横截面呈三角形，直径平均为 11.5mm；考虑到术中进针点定位的偏差，为便于调整，建议选择直径为 6.0mm 的松质骨螺钉较为适宜。骶髂螺钉进针方向垂直于正中矢状面，或选择与髂骨翼外侧面夹角为 60°作为进针方向（水平面）

(二) 手术方法及适应证

1. 闭合复位经皮骶髂螺钉固定技术　早期精确的闭合复位和经皮骶髂螺钉固定是治疗不稳定骨盆后环骨折或脱位的一种理想治疗方法，特别是那些合并有严重的多发伤者。闭合复位和经皮骶髂螺钉固定可以早期进行，甚至可在患者复苏时期进行，以减少患者骨盆出血。

(1) 手术方法：患者仰卧于可透视手术台上。闭合复位后，应用 1 枚 0.45mm 的克氏针经皮穿过外展肌群，在入口和出口双平面 X 线透视导引下，确定侧方髂骨的进针位置。进针的位置和方向应自髂骨垂直进入骶髂关节（或骶骨骨折）处，在第 1 骶神经孔上方，L_5S_1 椎间盘下方，终止在第 1 骶骨椎体或对侧骶骨翼内。由于有骶骨前方斜坡，螺钉的位置应避开骶骨翼前部。进行间断双平面透视证实固定位置，驱动导针恰好到达同侧第 1 骶神经孔的外侧水平。摄侧位骶骨像判断针尖与骶骨翼斜坡的关系及前后位上与第 1 骶椎的关系。针尖应位于骶骨翼斜坡下方且安全进入椎体；对于骶髂关节分离者，针应直接进入第 1 骶椎中线；对于骶骨骨折，针尖应超过中线，以改善内侧的固定；导针进入对侧骶骨翼时，应摄侧位像保证针尖位于对侧骶骨翼斜坡的下方，用反标尺测量导针的正确深度，用空心钻和攻丝锥准备螺丝钉道，通过导针置入空心骶髂螺钉。

与常规 X 线透视下骶髂拉力螺钉置入治疗不稳定骨盆后环骨折相比，近年来开始采用

CT 导引下骶髂拉力螺钉置入。后者螺钉置入安全性更高，手术时间短，准确率高，术中可以动态观测拧入拉力螺钉时骶髂关节复位情况。对于骶骨骨折Ⅱ型常采用局麻下进行骶髂螺钉固定，术中仔细询问患者下肢疼痛、麻木和鞍区感觉情况，在 16 例患者中共置入 24 枚螺钉，无医源性神经损伤发生。

（2）适应证：闭合复位和经皮骶髂螺钉固定治疗不稳定骨盆环骨折适用于合并严重软组织挫裂伤，以致手术切开复杂或不能切开手术患者。这些患者具有：①严重的开放性骨盆后环骨折；②周围污染严重；③广泛的撕脱性损伤；④闭合复位能达到较理想复位。临床观测表明经皮骶髂螺钉固定提供骨盆空间稳定以支撑局部有生机的软组织，而避开大的手术切开暴露。

（3）禁忌证：对于有骶骨畸形或者其他不常见的骨盆解剖异常，不宜采用经皮骶髂螺钉固定技术。对于闭合方法不能达到精确复位的患者，建议前方手术切开复位行钢板固定或经皮骶髂螺钉固定。

2. 后方切开复位骶髂螺钉固定技术（Matta 和 Moed）　　患者俯卧于可行前后位、头斜位和尾斜位透视的手术台上，采用标准髂后上棘的外侧 1～2cm 的后方垂直切口，自髂骨翼后部牵开臀肌后部，自骶骨掀开臀大肌起点，显露坐骨大切迹，检查复位情况。对于骶骨骨折，应提起多裂肌，显露骶骨板后方的骨折线。后方的骶后孔和骶骨可以直视。Matta 等以臀后线前方 15mm 髂棘与坐骨大切迹连线中点作为进针点，进针方向垂直于该局部髂骨表面。手术时外科医生可以暴露髂后下棘和坐骨大切迹，并通过坐骨大切迹触摸钻头和骶髂关节复位情况，以避免损伤前方的髂血管和骶神经。

（三）手术并发症

骶髂螺钉手术并发症包括内固定失败、位置不当、血管神经损伤、感染、骨盆后环复位不佳。术者必须了解骶骨的解剖变异，在骨盆出口位、入口位以及骶骨真实侧位像的三平面透视下精确复位后骨盆环，可使骶髂螺钉安全植入。Routt 等 C 形臂透视下植入的 244 枚螺钉 5 枚（2.05%）错位。Shuler 等以骶髂螺钉治疗 20 例不稳定骨盆骨折的后部损伤，1 例发生 S_1 神经根损伤。

精确复位对螺钉安全植入骶骨十分必要。复位不佳后骨盆解剖扭曲，使透视影像模糊，导致螺钉植入的安全区不复存在。Keating 等报道 7/40 例（17.5%）后骨盆复位不满意，6 枚螺钉失误（15%），48% 的愈合不良率提示初期复位进一步丧失。Routt 等报道 19 例（11%）患者后骨盆环复位不良，1/5 枚螺钉失败是由于骶髂关节复位不良。Routt 等报道经皮骶髂螺钉固定后骨盆环骨折，术后无 1 例感染，骨折不愈合率仅为 1.1%，并认为其原因可能是这种方法对损伤的后骨盆软组织的侵扰最小。Routt 等认为绝大部分的固定失败是由于术前计划不足和术后患者不配合所致。Zheng 等关于骶髂关节脱位的生物力学研究发现，长螺纹的骶髂拉力螺钉植入骶骨体产生的拉出力是短螺纹螺钉植入骶骨翼的 10 倍。Routt 等只用长螺纹拉力螺钉或全螺纹松质骨螺钉植入骶骨体，无 1 例出现螺钉退出问题。

（四）腰骶丛神经损伤术中监测

术中骶髂螺钉位置不良可造成腰骶丛神经损伤，这也是影响骨盆骨折远期疗效的重要因素之一。近年来术中应用诱发电位或辅以神经肌电图监测获得了满意的疗效。有临床研究表明，治疗骨盆创伤时，应用体感诱发电位（Somatosensory Evoked Potential，SEP）或连续神经肌电图（Electromyography，EMG）监测能使腰骶丛神经损伤的发生率下降至 2%。这两种监测系统的信号改变与神经组织受到牵拉、挤压、撕裂或热损伤等因素有关。其优点在于：①及时提醒术者注意内固定物或手术器械可能已接近神经走行；②能早期发现一过性腰骶丛神经损伤，并采取相应的补救措施，以免加重损伤；③对术中神经损伤与原发性神经损伤能做出鉴别诊断。其缺点包括：①只有当神经受到一定程度的损害后才能出现信号改变；②无法判断致伤原因，并逆转其病理过程；③偶有假阳性结果发生。

有学者在局麻下置入骶髂螺钉固定骶骨骨折 Denis Ⅱ型，术中仔细观测和询问患者反应，植入24 枚骶髂拉力螺钉，术后没有螺钉损伤神经症状。该方法简单有效，对于骶骨骨折尤为适合。

（五）三角形的骨连接

Schildhauer 等于 1998 年设计了一种三角形的骨折连接（Triangular Osteo Synthesis，TOS）方法。TOS 是在骶髂螺钉的基础上加用 L_4、L_5 椎弓根与髂骨翼固定从而形成的三角形框架结构，这样患者术后 2~3 天即可完全负重。其中 TOS 的实现可借助于 AO 脊柱内固定器械或其他椎弓根内固定系统（如 TSRH 技术等）。

目前，临床上应用 TOS 的病例尚少，其远期疗效仍有待观察。Schildhauer 等报道一组34 例患者的病例，其主要并发症包括：①内置物松动 3 例（9%）；②复位丢失需再手术 2例（6%）；③术后出现肺脂肪栓塞综合征 1 例（3%）；④术中医源性神经损伤 1 例（3%）；⑤皮肤切口边缘坏死 1 例（3%）、感染 1 例（3%）。Schildhauer 等对 TOS 固定的骨盆标本进行 10 000 次单腿站立测试及循环负荷试验，骨折移位仍在可接受范围。该实验结果表明，TOS 是迄今为止最坚固的内固定方法，其不足之处在于手术创伤相对较大。目前，TOS 作为一种新型固定装置，尚未得到普遍认可，其治疗价值还有待于进一步观察。探索能提高骨盆后环固定强度的治疗方法无疑是今后临床医师应关注的焦点。

（董　林）

第三节　骶骨骨折

（一）骶骨骨折分类

Denis 将骶骨划分为 3 个不同区，并结合骶孔受累情况将骶骨骨折分为 3 类：①Ⅰ区骨折，指骶孔外侧面骶骨翼，L_5 神经根在其前方经过，易受伤；②Ⅱ区骨折，骨折累及骶孔，S_1、S_2、S_3 神经根易受到损伤；③Ⅲ区骨折，涉及骶管，骶管内马尾神经易受到损伤。在这个分类中，将骶骨横形骨折归属于Ⅲ区骨折（图 29-6）。

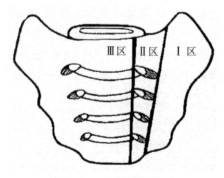

图 29-6　骶骨骨折分型

（二）骶骨骨折与神经损伤

骶骨翼骨折（Ⅰ区）神经损伤发生率为5.9%，大多损伤 L_5 神经根，一般以坐骨神经轻微功能障碍为主，小部分有直肠、膀胱和（或）性功能障碍。骶骨孔骨折（Ⅱ区）为28.4%，常致 L_5、S_1、S_2 腹侧神经根损伤（坐骨神经为主），部分患者有直肠和膀胱功能障碍；骶骨孔内侧骨折（Ⅲ区）为56.8%，常致患者直肠、膀胱和（或）性功能障碍；涉及中央管的骶骨骨折出现括约肌控制障碍最为常见。Gunterberg 认为只要保留单侧 S_2、S_3 神经根，就足以维持括约肌功能和性功能。Fallon 认为骨盆骨折合并泌尿功能、性功能障碍主要由于前骨盆环骨折移位合并膀胱、尿道损伤所致（图29-7）。

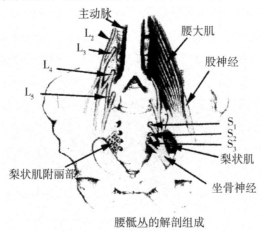

图29-7　腰骶丛解剖组成

（三）骶骨骨折诊断

骨盆环损伤易合并骶骨骨折，单独骶骨骨折少见，对骶骨骨折的诊断要结合患者的受伤原因、症状、体征和影像学检查。①骶骨骨折常由高能量创伤引起，对与交通事故、高处坠下和严重的侧方挤压伤累及骨盆环时，应高度怀疑存在骶骨骨折可能；②骶骨骨折合并神经损伤常见，患者伤后存在相应区域的感觉和运动障碍，下肢放射性疼痛；③有骶尾部压痛和叩击痛时，应仔细检查有无直肠、膀胱和（或）性功能障碍；④骨盆平片仅能显示明显移位的骶骨骨折，对于骶骨骨折建议行CT扫描及其三维重建以明确诊断。

（四）骶骨骨折治疗

骶骨为骨盆环组成的一部分，对骶骨骨折的治疗计划应从属于骨盆环损伤的治疗。骶骨骨折易愈合，对于骨折移位不明显，不影响骨盆环稳定性，无明显马尾神经损伤者，建议非手术治疗，主要是卧床休息、股骨髁上牵引。在保守治疗期间定期进行神经系统检查及骶骨CT扫描，如骨折出现移位和神经嵌压症状，建议手术治疗。

1. 手术治疗适应证

（1）骶骨骨折影响骨盆环的稳定性，非手术治疗具有较高的病残率。

（2）骶骨骨折合并骶丛神经嵌压和马尾神经损伤症状，需要手术减压者。

2. 内固定技术

（1）骶髂关节螺钉固定，将7.3mm直径的空心螺钉自髂骨外板经骨折线固定到骶骨椎体，对骶骨纵行骨折尤其适合，且可以微创经皮进行固定。对于存在骶丛神经症状和马尾神经症状不适合此技术。骶骨纵行骨折线经过骶孔，螺钉加压可引起骶孔缩小，造成神经根卡压，以往建议采用全螺纹螺钉。有学者对这类骨折在局麻下进行骶髂关节拉力螺钉固定，术中螺钉拧入使骨折端加压时，应询问患者有无放射性疼痛、麻木等神经体征。

（2）骶骨粉碎骨折合并骶丛卡压，建议后路骶管减压，消除骶丛卡压，可使用下腰椎骨盆支撑，条件允许建议加用骶髂关节拉力螺钉固定。

（3）骶骨螺栓固定。

（4）骶骨后方张力带钢板固定。

见图图 29 - 8、图 29 - 9。

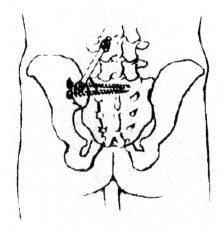

图 29 - 8　骶骨骨折治疗例 1

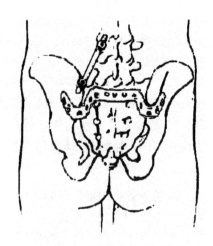

图 29 - 9　骶骨骨折治疗例 2

（董　林）

第四节 开放性骨盆骨折与儿童骨盆骨折

一、开放性骨盆骨折

开放性骨盆骨折常为严重的多发性创伤。开放性骨盆骨折暴露于外界环境，骨折部位也可与直肠、尿道、阴道相通。骨折部位易受到外界污染，特别是直肠内容物污染。且开放性骨盆骨折常伴有严重骨盆畸形和周围广泛的软组织损伤。国外文献报道死亡率高达50%，远远高于闭合性骨盆骨折，死亡原因主要是严重的合并伤和并发症。Richardson及其同事强调，潜在的大血管损伤及其可能导致的致死性出血是这类损伤的严重并发症之一。

开放性骨盆骨折容易漏诊，坐骨骨折和骶尾骨折易合并直肠或肛管损伤，女性易合并阴道损伤，骨折端有可能刺破直肠或阴道。由于开放性骨盆骨折伤情复杂、变化快，常为严重的多发性创伤，大出血和休克发生率高，合并伤包括严重的颅脑、胸腹脏器损伤、四肢骨折等，发生率高达87.5%。骨盆骨折患者病情较重，掩盖这类损伤征象，延迟开放性骨盆骨折的诊断。阴部检查及肛门指诊有血是本合并伤的重要体征，对检查阳性者应做进一步检查，包括阴道窥镜、乙状结肠镜等检查。对所有开放性骨盆骨折患者均应仔细检查骨盆后方软组织情况。

开放性骨盆骨折处理原则包括抢救生命、控制出血、清创、处理相关损伤、固定骨盆环。开放性骨盆骨折不仅失血比闭合性骨折多，而且并发大血管损伤出血可能性更大。由于这类患者可能早期死于大出血，早期、快速、足量补充血容量，并将血细胞比容提高到25%左右，同时控制出血部位。用骨盆外固定器对不稳定骨盆骨折及早进行整复和固定是控制骨折部位出血的首要措施，有些学者建议早期急诊外固定以利于复苏。报告称其优点为：①通过减少腹膜后的容量，对腹膜后血肿产生填塞作用；②减少骨折端的活动，更有效地促进血凝块形成；③提高患者在运送和CT等检查时的运动性。必要时应在抗休克的同时尽早进行止血、清创术和骨盆骨折外固定术。

开放性骨盆骨折以会阴部软组织广泛损伤最为常见，创面往往波及泌尿生殖系和肛门直肠，伤口污染严重，腹膜后血肿极易发生严重感染、脓毒血症和MSOF。严重感染是开放性骨盆骨折患者复苏后期死亡的重要原因。预防措施是充分清创后Ⅰ期、延迟Ⅰ期或Ⅱ期闭合创口，骨折部位与直肠相通者，应急诊行转位性结肠造瘘。在结肠造瘘时，应该冲洗结肠远端和直肠，排空所有粪便内容物。对于肛门和直肠严重破坏者，行腹部会阴切开和结肠造瘘，避免开放性骨盆骨折的持续性污染，如果第一次清创不能确定去除范围，可以反复清创，术后选择广谱和敏感抗生素。

腹膜内膀胱破裂要进行手术治疗，在直视下修补破裂口，而腹膜外膀胱破裂只行导尿术。通过前路行骨盆骨折手术时，耻骨上膀胱造瘘术常常导致切口感染，因此应尽量避免行耻骨上膀胱造瘘术。对于阴道撕裂伤口可在彻底清创后一期修复。

开放性骨盆骨折死亡的主要因素是合并伤和并发症。与死亡直接相关的因素包括早期难以控制性大出血、失血性休克，以及随后出现的严重感染和MSOF等并发症。Hanson等分析，伤员年龄>40岁。开放和不稳定性骨盆骨折与开放性骨盆骨折是与死亡相关的3个高危因素，在43例患者中具备3项者5例，死亡率达100%。因此开放性骨盆骨折应重点处理大出血、严重感染、MSOF 等并发症和合并伤，特别是严重颅脑、胸腹脏器损伤的诊治，这些是降低死亡率的关键。

二、儿童骨盆骨折

根据国外文献，一般将 16 岁以下统称为儿童。儿童骨盆骨折不常见，国外报道骨盆骨折的发生率为 4.6%。儿童骨盆骨折表现与成人骨盆骨折相似，由于儿童骨盆处在发育期，对不稳定儿童骨盆骨折的处理及其预后与成人有所不同。尤其骨折累及次级骨化中心时，可造成髋臼 Y 软骨早期永久性闭合而致所谓的"小髋臼"。Torode 和 Zieg 报道 40 例Ⅳ型儿童骨盆骨折随访结果，其中 3 例 Y 软骨早期永久性闭合。

由于儿童骨盆有较强再塑性的能力，通常非手术治疗的长期结果满意，但对于明显移位的严重骨盆骨折仍应该积极手术治疗，而且手术效果满意。常见的需要手术治疗的儿童骨盆骨折有：耻骨联合分离超过 2.5cm 者，或耻骨联合分离虽小于 2.5cm，但存在明显骨盆前环不稳定者；骶髂关节脱位及保守治疗失败的髋关节中心性脱位者；骨盆骨折合并髋臼顶骨折移位者。根据有些学者的临床观察，在手术处理复杂的不稳定性儿童骨盆骨折时仍需注意以下 2 点。

1. 充分了解儿童骨盆骨折的特殊性　儿童骨盆、关节有良好的弹性，而软骨结构又能吸收能量，因此儿童骨盆具有良好的延展性；儿童骨盆周围的关节弹性大，可允许明显移位而只发生一个部位骨折，而不像成人常见的骨盆环多处骨折；骨突处软骨的固有性质比骨骼薄弱，所以撕脱骨折发生率较高；儿童骨盆骨折可累及髋臼 Y 形软骨损伤，从而导致肢体不等长和髋臼发育不正常。因此在计划儿童骨盆骨折手术时应充分考虑儿童骨盆环内骨骺的强大塑形能力，同时术中内置物的放置应避免损伤骨骺。但对儿童的耻骨联合分离和骶髂关节脱位必须争取解剖复位，因为该类损伤几乎没有塑形发生。对于年龄不到 10 岁儿童的骶髂关节脱位，因考虑到 S_1 椎体较小，将脱位的骶髂关节用螺钉将髂骨固定到骶椎是非常困难的，因此一般直接用螺钉将髂骨固定于骶骨翼，如骶髂关节面骨折严重无法用该手术方法，则用二块微型钢板固定髂骨与骶骨翼或用二块微型钢板按张力带原则将二侧髂骨固定在一起，而对该类患儿的耻骨联合分离可选用微型钢板固定，具体视年龄及骨盆大小选择合适钢板、螺钉。但对于年龄较大儿童则可考虑使用成人内固定方法修复骨盆环损伤。对髋臼软骨损伤，努力争取闭合复位，切开复位容易损伤骨骺，导致骨骺发育停止。

2. 手术前对儿童骨盆骨折类型及其相关合并症要充分评估　该类复杂骨折一般都为高能量损伤，其中以车祸为主要致伤原因，有统计车祸致伤的发生率可高达 75% ~ 87%。因此合并症多，失血性休克发生率高，因此在急诊抗休克同时，充分评估和积极处理合并损伤。比较常见的合并伤为尿道损伤，患儿主要表现为排尿困难及尿道口滴血，急诊请泌尿科医师处理。对于存在脑外伤、尿道、阴道及腹腔内脏等损伤的患儿，在控制合并伤且患儿生命体征基本稳定后应尽早行骨盆手术，一般争取在 5 ~ 7d 内对骨盆骨折行手术治疗，理论上超过 7d，骨折表面形成新的骨痂，断端内填充瘢痕组织，使手术暴露、复位、内固定等都变得困难，增加手术难度。超过 15d，骨折面重塑，各断端失去解剖匹配，与移位骨折片相连的肌肉也会因失去拮抗力而变短，必须行更广泛的显露，以期正确复位。超过 3 ~ 4 周，由于骨盆和髋臼周围血供丰富，骨痂生长迅速，此时 X 线片中仍有相当"清晰"的骨折线，在术中已很难辨认，更难以判断骨折在三维方向上的旋转情况，手术难度明显增加。如欲在直视下复位，应清除大部分骨痂，这将增加术中失血，且往往仍难以取得满意的复位。

术前对骨盆骨折损伤程度要充分评估，术前除拍摄各种方位 X 线片外，应该常规行骨盆 CT 扫描，并重建骨盆环，充分了解骨折移位情况，仔细设计手术方案；对于骨折可能损伤髂内、臀上动脉的患儿，给予 CT 引导下的动脉造影并进行三维重建，这对制定合适的手术方案十分有用。

3. 预后　儿童骨盆骨折的预后目前尚缺乏大宗病例的临床调查，Bryan 和 Tullos 报道 52 例儿童骨盆骨折，32 例稳定骨盆骨折，没有远期并发症发生；12 例不稳定骨盆骨折死亡率高达 33%，后期骨盆倾斜畸形、旋转畸形和下肢不等长等并发症常见。Klassen 和 Hall 对 181 例儿童骨盆骨折进行长期随访，除了永久性神经损伤和泌尿生殖系统等并发症，有学者强调了骨盆畸形造成了一系列并发症，包括畸形影响美观、患肢短缩和骨盆倾斜引起脊柱侧凸。也有报道，骨盆骨折非手术治疗后，尽管影像上骨盆明显变形，但功能良好。但有学者认为，对于明显移位的儿童骨盆骨折，仍然应该采取手术复位、内固定，尤其对于有耻骨联合分离及骶髂关节骨折脱位的儿童。

（董　林）

第三十章　股骨骨折

第一节　股骨转子下骨折

一、病因及发病机制

股骨转子下骨折是转子周围骨折的一个特殊类型，大多数学者将这一骨折定义为发生于小转子至股骨干峡部之间的骨折，约占所有髋部骨折的 10% ~ 30% 。患者年龄呈双峰分布、损伤机制不同。老年患者大多由低速损伤引起，而年轻患者多因车祸等高能创伤所致。

二、分类

股骨转子下骨折有多种分型系统。

Seinsheimer 根据骨折块的数量、位置及骨折线的形态提出了下面的分型系统。

Ⅰ型：骨折无移位的或移位小于 2mm。

Ⅱ型：二分骨折。

Ⅱa 型：横行骨折。

Ⅱb 型：螺旋形骨折，小转子位于近端骨折块。

Ⅱc 型：螺旋形骨折，小转子位于远端骨折块。

Ⅲ型：三分骨折。

Ⅲa 型：三分螺旋形骨折，小转子是第三个骨折块的一部分。

Ⅲb 型：三分螺旋形骨折，第三个骨折块为蝶形骨折块。

Ⅳ型：具有 4 个或 4 个以上骨折块的粉碎性骨折。

Ⅴ型：转子下一转子间骨折。

Johnson 在 1988 年提出按区域分型概念，并建议根据骨折的部位选择适当的治疗方案。

Russell 和 Taylor 根据影响骨折治疗的 2 个主要因素，即小转子的连续性、骨折线向后方在大转子上的延伸是否累及梨状窝，提出了一种分型系统（图 30 - 1）。

Ⅰ型：骨折其骨折线未延伸至梨状窝。

ⅠA 型：骨折小转子完整。

ⅠB 型：骨小转子发生骨折。

Ⅱ型：骨折累及梨状窝。

ⅡA 型：骨折自小转子经股骨峡部延伸至梨状窝，但小转子无显著的粉碎或较大的骨折块。

ⅡB 型：骨折，骨折线延伸至梨状窝，同时股骨内侧皮质有明显的粉碎，小转子的连续性丧失。

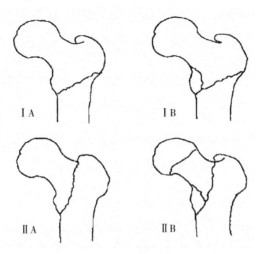

I A　　　　　I B

II A　　　　　II B

图 30 - 1　Russell - Taylor 分型

三、临床表现

股骨转子下骨折患者多有明显的外伤史，老年患者往往只是一个轻微的外伤史，比如摔倒，年轻人常合并伤，需仔细排除。患肢肿胀明显伴有剧烈疼痛，股骨上段有反常活动，可闻及骨擦音，不能行走，患肢短缩畸形。

四、诊断

患者多有明显的外伤史，大腿上段剧烈疼痛，活动受限，不能负重行走或站立。患肢短缩畸形，多伴有下肢的外旋畸形。体检时可见大腿上段反常活动，局部肿胀明显，可见瘀斑，局部压痛明显，纵向叩击患肢大腿上段疼痛明显。拍片可见股骨转子下骨折线，可以根据 X 线片分型。

五、治疗

1. 非手术治疗　非手术治疗，包括骨牵引、夹板固定、石膏固定等，适用于一些转子下不全骨折，或无法耐受手术者。非手术治疗者，患肢需长期制动，会出现患肢肌肉萎缩、髋膝关节僵硬、褥疮、尿路感染等并发症；若骨折复位不佳，会出现畸形愈合，下肢短缩或外旋畸形。

2. 手术治疗　由于非手术治疗治疗效果不佳，并发症多，对于完全性转子下骨折患肢，只要条件允许，均主张手术内固定治疗。手术内固定现包括 2 大类：钢板系统和髓内钉系统。钢板固定属于偏心固定，应力分布于一侧，失败率较高。但钢板内固定具有操作简便，可以对骨折端加压的优点，然而有创伤大，手术出血多，骨折端血供破坏多的缺点。而髓内系统的优点在于保留了骨折块的血运、减少手术失血、对骨折处周围组织破坏小。且髓内钉在股骨髓腔内应力均匀分布，对骨折端很少产生应力遮挡，可以促进骨折愈合。若对于一些合并有梨状窝严重粉碎骨折患者，髓内钉固定失败率也不低。

钢板系统包括：动力髋螺钉，解剖钢板，角钢板等。动力髋螺钉适于治疗合并股骨内侧皮质能稳定的转子下骨折，但骨折线向远端不能延伸过长。这样，动力髋螺钉系统可以提供坚强内固定。若动力髋螺钉用于合并有内侧不稳及逆转子骨折的转子下骨折，会出现髋内翻畸形，进而导致内固定失败。解剖钢板和角钢板都属于侧方固定，对于不合并转子间骨折患者都可以提供坚强固定，具有操作简便的优点，对骨折块可以加压。但不适宜用于合并有严重转子间骨折的患者。

现代的重建钉大大提高了疗效、简化了转子下骨折的治疗。手术指征也从以前的位置较高的转子下骨折以及延伸至转子下区域的转子间骨折，扩展到了低位转子下骨折或股骨近端骨折。这些系统的一个潜在的并发症是晚期在内固定器的尾端发生股骨骨折，但当髓内钉的远端已达到股骨远侧干骺端则可减少此问题出现。梨状窝是该系统的入口处，即使受累也不是手术的禁忌证，但给植入加大了难度。转子下区的病理性骨折患者最好使用 Gamma 钉或 PFN、PFNA，它能保证整个股骨的稳定。

3. 外固定支架固定　对于一些内固定术后感染的，或有严重污染的开放性骨折可选择外固定支架固定。Ilizarov 外固定支架可以提供一定的骨折端的稳定，并可以很好地控制颈干角，防止髋内翻畸形。长期外固定支架固定会出现钉道感染、松动等并发症，需加强护理。

总之，股骨转子下骨折治疗方案的选择是基于梨状窝是否受累。当大、小转子均完整时，可选用常规的交锁髓内钉。当骨折累及小转子时，可以使用闭合穿钉、Gamma 钉及或 PFN、PFNA（一些老年骨质疏松的患者选用 PFNA）固定。从股骨远端 1/5 至小转子稍远处的大多数股骨骨折可用常规交锁髓内钉固定，骨折延伸至小转子时，可选用 Gamma 钉或 PFN、PFNA 的加长型。在伴有大转子粉碎的转子下骨折中，带锁定套筒的加压髋螺钉可有效地控制股骨头旋转，但不应通过钢板再拧入螺钉固定近端骨折块，否则顶端的螺钉仅起中立位钢板的作用。钢板螺丝钉内固定可能最适用于股骨近端存在畸形、有内固定（如髋关节融合或髋关节置换术后的患者）骨折患者。对于一些内固定术后感染的，或有严重污染的开放性骨折可选择外固定支架固定。

4. PFNA 手术方法　术前对健侧股骨摄 X 线片，以估计合适的髓内钉直径、和所需髓内钉的长度。PFNA 的直径为 9 ~ 12mm，颈干角 125°和 130°2 种，PFNA 标准型长度 240mm，PFNA 小型 200mm，PFNA 超小型 170mm，PFNA 长型有 340mm、380mm、420mm 3 种型号。髓内针的长度应满足近端与大转子平齐或位于其下方 1cm 以内、远端超过骨折线 10cm 以上。通常采用全身麻醉，必要时亦可行腰麻或硬膜外麻醉。

患者取仰卧位，健肢外展，躯干和患肢内收，患髋屈曲 15°，保持"脚跟对脚尖"样姿势，通过骨牵引针或特殊的足固定器牵引。旋转患肢足部，恢复正常旋转对线，此时在影像增强 C 臂机透视下应可见髋部前倾角恢复正常，常规方法铺单及准备影像增强 C 臂机。手术步骤如下：

（1）患者体位：将患者仰卧于牵引床或透光手术台，未受伤的腿固定在支架上，并且尽可能远离，以方便术中检查，患肢与躯干保持 10°~15°内收并固定，以暴露髓腔。

（2）测量颈干角：术前健康肢体摄正位片，用模板测量颈干角。

（3）骨折复位：在摄片帮助下，闭合复位，如果效果不满意则切开复位，切口常采用股骨上段外侧切口。

注意：准确解剖复位及将患者安全固定在手术台上能使复位操作简便且效果理想。

（4）测量所需 PFNA 的直径：术前将模板在正位 X 光下，在 C 型臂机帮助下选择合适长度的髓内钉，将标尺上的方框置于峡部。如果髓腔过于狭窄，可以选择小一个型号的 PF-NA，或者通过扩髓，使髓腔至少比所选用的大 1mm。

注意：如果选用的 PFNA 型号太大，则可能导致复位丢失或医源性骨折。

（5）手术入路：在大转子顶端以上约 5～10cm 做一个 5cm 切口，平行切开筋膜，钝性按肌纤维方向分离臀中肌。如果使用 PFN 插入把手，则需要适当向远端延长切口。

（6）选择 PFNA 进钉点并插入导引钢针：在前后位上，PFNA 进钉点通常位于大转子顶点或稍外侧，插入导引钢针。主钉 6°外偏角的设计可以很好匹配髓腔的构型。这也意味着要将 3.2mm 导针插入后向髓腔延伸时也需要保持 6°的外偏。在侧位片上，明确导针是否位于髓腔中央并且没有发生弯曲。

经皮微创技术：在插入点安放 20.0/17.0mm 保护套筒及 17.0/3.2mm 钻头套筒。经保护套筒及钻头套筒插入导针。移除钻头套筒。

注意：正确的插入点及角度，对于手术效果非常关键。

（7）打开股骨皮质：沿导针通过 20.0/17.0mm 保护套筒插入 17.0mm 空心钻头。使用带 T 型手柄的通用接口钻至保护套筒上的限深处，移除保护套筒及导针。

注意：建议使用动力工具高速打开股骨皮质，为了避免骨折块的移位，不要过分轴向加压和外偏。

（8）安装 PFNA 工具并插入 PFNA：将连接螺丝通过插入手柄拧入合适直径的 PFNA 尾端，用六角形扳手拧紧。在 X 光设备辅助下，插下 PFNA，轻微摆动手柄可以更好插入。可以用锤子轻轻击打插入手柄上的保护片，帮助插入 PFNA。透视下预计 PFNA 螺旋刀片可以插入股骨颈的下半部分时，PFNA 插入的深度就足够了。否则会导致 PFNA 螺旋刀片位置不正确。

注意：确认连接螺丝，插入手柄及 PFNA 三者紧固一体，避免在 PFNA 螺旋刀片插入时分离。暂不要安装瞄准臂。

（9）插入导针：安装 130°瞄准臂，将其和插入手柄牢固连接。用电钻钻入导针，如果是非常不稳定的骨折，可以再插入一个导针防止旋转。使用 C 臂机可更好控制在股骨头内插入的 3.2mm 导针的位置。将金色 16.0/11.0mm 支持螺母牢固安装在 PFNA 螺旋刀片保护套筒上。准备插入时先将支持螺母旋至标记处，将金色 11.0/3.2mm 钻头套筒经保护套筒插入。如果在股骨头内需要再插入防旋针，步骤相同。

注意：轴向观察，防旋针只能接近螺旋刀片尖端但不能接触。防旋针仅临时固定股骨头，在插入螺旋刀片后需移除。

（10）测量所需 PFNA 螺旋刀片长度：测量前应正侧位确定导针的位置，将 3.2mm 导针测量器沿导针插至保护套筒，并且选择所需要的螺旋刀片长度。测量装置所显示的是导针在骨内的准确长度，确保 PFNA 螺旋刀片和导针尾端平齐。PFNA 螺旋刀片的正确放置位置是关节面下 5～10mm，保证 PFNA 螺旋刀片位置正确。

（11）钻孔：小心移除金色 11.0/3.2mm 钻头套筒，但不要改变导针的位置。沿 3.2mm 导针推动 11.0mm 空心钻头。钻至限深处，此时就打开了外侧皮质。

（12）安装 PFNA 螺旋刀片（插入 PFNA 螺旋片刀）：PFNA 螺旋刀片是锁定状态下包装的。可以逆时针轻轻旋转将插入器插入选定的 PFNA 螺旋刀片，确认固定牢靠。这一过程同时也解锁了 PFNA 螺旋刀片，现在刀片可以自由旋转，使 PFNA 螺旋刀片处于插入的准备状态。沿 3.2mm 导针将螺旋刀片及插入器一起经保护套筒插入。由于 PFNA 螺旋刀片的特殊设计只能由特定方向通过保护套筒（见保护套筒上的标记）。同时按动保护套筒上的按钮。握住插入器的金色把手，沿导针尽可能深的将螺旋刀片插入股骨头。然后用锤子轻轻敲击插入器底部直至限深处。用 C 臂机检查 PFNA 螺旋刀片的位置。

注意：将螺旋刀片插入至限深处很重要。当插入器和保护套筒卡住发出咔声后即可，插入时不应使用过大的力。

（13）锁定 PFNA 螺旋刀片：顺时针旋转插入器（按 < lock > 标记方向）。现在 PFNA 螺旋刀片处于锁定状态。确认 PFNA 螺旋刀片术中已被锁定。当间隙都关闭时 PFNA 螺旋刀片即被锁定。如果 PFNA 螺旋刀片不能锁定，可将其移出用一个新的 PFNA 螺旋刀片代替。按动保护套筒上的按钮，移出插入器。移出并且妥善处理导针。

注意：需保证 PFNA 螺旋刀片表面光滑。

（14）远端锁定：在远端皮肤刺一小口。插入预装好的远端锁定钻头套筒，包括绿色 11.0/8.0mm 保护套筒、绿色 8.0/4.0mm 钻头套筒及绿色 8.0mm 套管针，经瞄准臂上标记为 < static > 的孔插至骨皮质。移除绿色套管针，使用 4.0mm 钻头钻穿两层皮质。钻头尖端应突出 2~4mm，以及保护套筒应该和骨直接接触。根据钻头上的读数直接选择所需要的交锁钉长度。拧入锁定螺钉。

注意：始终确保术中进行远端锁定时没有出现皮质分离。否则会导致延期愈合。始终需确保 PFNA、插入手柄及瞄准臂三者连接牢靠，否则远端交锁钉钻孔时会损坏 PFNA。

（15）插入尾帽：如果主钉尾端已经位于大转子顶部则可选择 0mm 延长尾帽。将带钩导针穿过选定的尾帽，经导针在尾帽上插入 4/11mm 六角形改锥杆。尾帽和改锥杆为自持式。将空心尾帽安放在主钉尾端。使用 11mm 扳手旋紧尾帽，将尾帽完全置入主钉内。最后几圈旋紧时阻力增大，继续旋紧直至尾帽上的限深装置接触到主钉的尾端。这样可以防止尾帽松脱。移除六角改锥杆，扳手及导针。

六、并发症

转子下骨折早期并发症主要有股动脉损伤、坐骨神经损伤或并发其他部位的骨折。转子下局部血运丰富，大腿又有丰富的肌肉，在遭受较大暴力后所致的骨折，常出血量较大，闭合骨折出血在 1 000~1 500ml，开放骨折更多，故有创伤性休克可能。骨折后髓腔开放，股骨周围的静脉破裂，髓内脂肪有进入静脉可能，早期应注意脂肪栓塞综合征可能。

在治疗过程中，不同的术式并发症不尽相同。动力髋螺钉固定系统治疗股骨转子下骨时，当植入物放置的位置不当时可导致固定失败并发生髋内翻。在骨质疏松的患者中由于对植入物不能旋转而存在失败的危险。若患者过早的负重活动，可由于转子下的应力高度集中而导致内固定的断裂。与技术有关的最常见并发症是骨折内翻对线不良，股骨颈穿透以及肢体外旋和短缩畸形。有报道骨不连率高达 16%。而采用髓内钉固定的方法并发症主要有骨折复位不良，近端交锁螺丝钉放置错误，内固定物断裂，以及髓内钉远端股骨骨折可能，骨不连和感染发生率都较钢板固定发生率低。转子下骨折后伴发的髌骨和膝关节旁骨折，以及软组织损伤可以导致膝关节功能丧失，而髋关节周围的异位骨化则会导致髋关节活动功能的丢失。

转子下骨折晚期并发症主要有股骨延迟愈合和骨不连，再骨折。股骨转子下骨折延迟愈合通常与骨折未能得到稳定的固定和创伤或手术造成的局部血运障碍有关。治疗时必须改善固定方式，以维持骨折端的稳定，并鼓励患者做肌肉收缩活动来改善局部血液循环。若有骨缺损，则需植骨。

转子下骨折治疗中，并发感染患者也会出现。对于具有窦道的感染，使用敏感抗生素的同时，进行局部扩创，并予以持续灌洗是必要的，有时感染严重需拆除内固定，改为外固定支架固定。引流管需放置时间尽量延长，一般确信感染骨创面不再有新的脓液生成，一般引流量在每天 10ml 以下时，可考虑拔除引流管。若培养细菌为金黄色葡萄球菌时，可以在不关闭窦道的情况下，暂不拆除内固定，等骨痂明显生长后再拆除内固定，并行局部扩创加持续灌洗。

（董　林）

第二节　股骨干骨折

股骨干骨折是临床上常见骨折之一，约占全身骨折6%，男多于女，呈2.8∶1。多发生于 20~40 岁的青壮年，其次为 10 岁以下的儿童。股骨是体内最长、最大的骨骼，且是下肢主要负重骨之一，如果治疗不当，骨折可引起长期的功能障碍及严重的残疾。股骨骨折治疗必须遵循恢复肢体的力线及长度，无旋转，尽量保护骨折局部血运，促进愈合；采用生物学固定方法及早期进行康复的原则。目前有多种治疗股骨干骨折的方法，骨科医师必须了解每一种方法的优缺点及适应证，为每位患者选择恰当的治疗。骨折的部位和类型、骨折粉碎的程度、患者的年龄、患者的社会和经济要求以及其他因素均可影响治疗方法的选择。

股骨干骨折应包括小转子下 5cm 的转子下骨折，骨干骨折及股骨髁上部位的骨折，此 3 个组成部分的解剖及生物力学特点各有不同，诊断治疗前，应考虑到各个部位的解剖特点。股骨是人体中最长的管状骨。骨干由骨皮质构成，表面光滑，后方有一股骨粗线，是骨折切开复位对位的标志。股骨干呈轻度向前外侧突的弧形弯曲，其髓腔略呈圆形，上、中 1/3 的内径大体一致，以中上 1/3 交界处最窄。股骨干为三组肌肉所包围，其中伸肌群最大，由股神经支配；屈肌群次之，由坐骨神经支配；内收肌群最小，由闭孔神经支配。由于大腿的肌肉发达，股骨干直径相对较小，故除不完全性骨折外，骨折后多有错位及重叠。股骨干周围的外展肌群，与其他肌群相比其肌力稍弱，外展肌群位于臀部附着在大转子上，由于内收肌的作用，骨折远端常有向内收移位的倾向，已对位的骨折，常有向外弓的倾向，这种移位和成角倾向，在骨折治疗中应注意纠正和防止。否则内固定的髓内钉、钢板可以被折弯、折断，螺丝钉可以被拔出。股动、静脉在股骨上、中 1/3 骨折时，由于有肌肉相隔不易被损伤。而在其下 1/3 骨折时，由于血管位于骨折的后方，而且骨折断端常向后成角，故易刺伤该处的动、静脉。

一、发病机制

股骨干骨折多为高能创伤所致，如撞击、挤压、高处跌落。另一部分骨折由间接暴力所致，如杠杆作用、扭转作用等。前者多引起横断或粉碎性骨折，常合并多系统损伤，后者多引起斜面或螺旋形骨折。儿童的股骨干骨折可能为不全或青枝骨折。

股骨干上 1/3 骨折时，骨折近段因受髂腰肌，臀中、小肌及外旋肌的作用，而产生屈曲、外展及外旋移位；远骨折段则向后上、内移位。

股骨干下 1/3 骨折时，由于膝后方关节囊及腓肠肌的牵拉，骨折远端多向后倾斜，有压迫或损伤动、静脉和胫、腓总神经的危险，而骨折近端内收向前移位。

二、分类

根据骨折的形状可分为：

Ⅰ型：横行骨折，大多数由直接暴力引起，骨折线为横行。

Ⅱ型：斜形骨折，多由间接暴力所引起，骨折线呈斜行。

Ⅲ型：螺旋形骨折，多由强大的旋转暴力所致，骨折线呈螺旋状。

Ⅳ型：粉碎性骨折，骨折片在 3 块以上者（包括蝶形的）。

Ⅴ型：青枝骨折，断端没有完全断离，多见于儿童。因骨膜厚，骨质韧性较大，伤时未全断。

Winquist 将粉碎性骨折按骨折粉碎的程度分为 4 型：

Ⅰ型：小蝶形骨片，对骨折稳定性无影响。

Ⅱ型：较大碎骨片，但骨折的近、远端仍保持 50% 以上皮质接触。

Ⅲ型：较大碎骨片，骨折的近、远端少于 50% 接触。

Ⅳ型：节段性粉碎骨折，骨折的近、远端无接触。

最严重的粉碎或节段型骨折也可分为 3 种类型：①为单一中间节段骨折。②短的粉碎节段骨折。③为长节段多骨折块的粉碎骨折。节段骨折意味着节段骨折块区有中度缺血，为不稳定骨折，内固定治疗更为复杂。

从治疗观点来看，分类上最有意义的是骨折的部位。在中段骨折，骨的直径相对一致，容易用髓内钉固定，同样也适合于牵引治疗。由于有肌肉包绕及软组织合页的作用易于维持骨折甚至粉碎骨折的稳定。而股骨远近端较宽，皮质结构较差，并有可造成畸形的肌肉附着即造成内固定和牵引维持位置的困难。

三、临床表现及诊断

一般有受伤史，受伤肢体剧痛，活动障碍，局部畸形肿胀压痛，有异常活动。结合 X 线片一般诊断并不困难。特别要注意以下几点：①股骨骨折常出血量较大。闭合性骨折据估计约在 1 000 ~ 1 500ml，开放性骨折则更多，由于失血量较大及骨折后的剧烈疼痛，须注意发生创伤性休克的可能。②股骨干骨折患者局部往往形成较大血肿，且髓腔开放，周围静脉破裂。在搬运过程中常又未能很好制动，髓内脂肪很易进入破裂的静脉，因而在股骨干骨折的患者，应注意脂肪栓塞综合征的发生。③由交通伤等强大暴力导致股骨干骨折的患者，在做出股骨干骨折诊断之后，应注意有无其他部位的损伤，尤其是在髋关节部位，须排除髋关节骨折脱位，股骨颈及转子间骨折。因在有股骨干骨折情况下，髋部损伤常失去典型畸形。X 线应包括上下髋膝关节。④常规的远端血运及运动检查排除神经血管的损伤。在股骨髁上骨折时应注意股动脉损伤的可能。有时骨折本身并没有引起神经损伤，但如伤后肢体处于外旋位，腓骨头最易受压，常可发生腓总神经麻痹。⑤由挤压伤所致股骨干骨折，有引起挤压综合征的可能性。

四、治疗

(一) 石膏固定

成人股骨干骨折很少能够手法复位并用石膏固定。股骨干周围有强大的肌群包绕，能在骨折块部位产生成角应力。因而，成人股骨骨折早期石膏固定后，常导致移位、成角及不能接受的位置；这与其在较小儿童中的应用不同。

Connolly 等、Sarmieto、Mooney 等和其他学者推广了股骨干骨折的股骨管型支具治疗。该方法的确消除了石膏固定的许多缺点，可更早地活动、减少了并发症；获得较好的功能结果及较高的愈合率；但仍存在肢体短缩和成角畸形等问题。

Scudese 介绍穿针石膏技术治疗股骨骨折，53 例股骨干骨折采用经皮螺纹针联合管型石膏固定治疗，患者早期负重（图 30 - 2）。全部骨折均获得愈合，并保留了较好的膝关节功能。由于现在有更好的内、外固定方法可以利用，这种固定方式很少得到运用。当一些老年患者不能进行内固定或不能耐受骨牵引时。穿针石膏技术可以是一个选择。

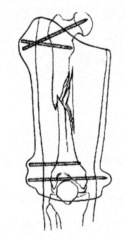

图 30 - 2　穿针石膏技术

(二) 骨牵引疗法

骨牵引方法常用于股骨干骨折其他终极治疗的前期阶段，单独牵引治疗由于需长期卧床，住院时间长，并发症多，目前已逐渐少用。

牵引的要求与注意事项：①将患肢放置于带副架的托马架上或波朗架上，以利膝关节活动及控制远端旋转。②经常测量下肢长度及骨折的轴线。③复位要求无重叠，无成角，横行移位不大于 1/2 直径，无旋转移位。治疗期间功能锻炼：从第 2 天开始练习股四头肌收缩及踝关节背伸活动；第 2 周开始练习抬臀；第 3 周两手吊杆，健足踩在床上，收腹，抬臀，使身体大、小腿成一直线，加大髋膝活动范围；从第 4 周开始可扶双拐行走，直至 X 线片检查骨折愈合为止。

(三) 外固定器固定

大部分开放性股骨干骨折，特别是对于大面积污染的骨折，采用外固定器是确实有效的治疗方法。伤口覆盖后，早期（2 周内）将外固定器换成髓内固定可减少感染的发生率。另外在一些骨折不稳定的、严重多发伤的患者，特别是存在失血性休克的患者，外固定器固定可以迅速地临时固定。外固定可一直维持到骨折愈合，但这与髓内钉比较常导致膝关节活动范围减少。常用6针单平面单侧或多平面单侧外固定架，均放在大腿外侧。若单用外固定治疗，每隔3～4周摄X线片，一般在3～6个月内可达到骨折愈合，如发生迟缓愈合，可暂时去除骨外固定器的连接杆行植骨术。外固定架的最常见并发症是钉道感染，轻度感染可加强局部护理和口服抗生素，严重感染时，针可在骨内松动，须取出后重新在附近部位穿针固定。

（四）手术治疗

近年来，由于内固定器械的改进，手术技术的提高以及人们对骨折治疗观念的改变，股骨干骨折现多趋于手术治疗。成人长骨干骨折的治疗，包括股骨的治疗，在20世纪90年代，治疗理论从AO坚强内固定，向BO生物学接骨术转变，虽然对生物学接骨术的内容还无统一认识，但原则是尽量使骨折愈合按照骨折后生物自然愈合过程来进行，骨外膜和软组织在骨折愈合过程中起主要作用，骨髓内血供也是重要因素，因此生物学接骨术的涵义应当包括不剥离或尽少剥离骨外膜，不扩髓，尽量采用髓内固定，以容许骨折上下关节早日活动，提高骨折愈合率。

1. 钢板螺丝钉固定　对于股骨干粉碎性骨折，骨折块间加压及钢板螺钉固定可获得非常精确的复位。这种治疗允许早期活动，并可获得较好的功能。这种手术不需要骨科手术床及X线影像增强器。对于儿童股骨骨折由于髓内钉固定会影响骨骺而应采用钢板固定，其他不适应髓内固定患者均可使用钢板螺丝钉固定。

自60年代以来，瑞士AO学组的外科医生一直在使用钢板内固定治疗股骨干骨折。他们的方法具有很多的支持者。但是股骨骨折是否适合钢板内固定仍有一定争议。Ruedi和Luscher（1979年）对123例患者的131侧股骨粉碎性骨折采用AO钢板内固定。他们报告其中92%功能结果良好或非常好。Magerl等（1979年）报告63例67侧股骨干骨折钢板固定的治疗结果，出现过多的并发症，这包括7例钢板折弯和折断，2例再骨折，2例深部感染。Cheng等对32例股骨干骨折进行了3年随访，其中6%为Gustilo Ⅰ级开放性骨折，结果发现植入物失败率为6%，再骨折率为3%，骨折不愈合率为3%。Ruedi和lascher建议常规在内侧植骨，他们注意到如果未能达到坚强的内固定和骨折块间加压等手术目的，其并发症就很多；如果成功地达到了上述目的，则并发症很少。在最近的钢板治疗股骨干骨折的临床研究中，Thompson等报告了77例骨折3年的随访结果，其中12%为Gustilo Ⅰ级开放性骨折。植入物失败率为7%，8%需再手术，8%需继续管型石膏固定或牵引。对小于60岁的股骨干骨折患者，他们认为钢板固定是最佳治疗方法，并建议如未能达到坚强的内固定则应植骨。Mast和其他学者建议在钢板固定粉碎性股骨干骨折时，对中间骨折块采用间接复位，保留软组织在骨的附着，特别是内侧的附着，最后进行加压。他们在钢板固定股骨干粉碎性骨折时，保留了内侧软组织的附着，虽未行内侧植骨，仍获得了极佳的治疗效果。钢板固定治疗股骨干骨折需要经验和判断，这种方法的滥用将会产生比其他方法更差的结果。

钢板固定应遵循AO技术原则，选择动力加压钢板，以不同角度拧入螺钉，在有蝶形骨块情况下，应以拉力螺钉方式固定。钢板应放置在张力侧，也即在股骨的外后侧。每一个主要骨折块须固定8～10个皮质，以达到足够的稳定。在钢板对侧有骨缺损，必须植骨。伤口内应放置引流。术后4周，足趾着地，部分负重，根据耐受情况逐步增加负重，直至完全负重，钢板不应在 18 个月以前取出；取出钢板后 3 ~ 4 个月避免过度负重，4 ~ 6 个月不参加体育活动。

目前 AO 固定原则，四肢长骨干治疗中不再强调骨折解剖复位和绝对坚强内固定，目前比较重视生物学的接骨板固定方法，如 LOP（锁定加压接骨板），手术方法也逐渐改进。钢板固定保留了骨内膜的血供，但钢板下的骨皮质则失去生机。AO 学组发明了新型低接触型动力加压钢板，这种钢板有一个弧形的内面，能更多地保留骨膜的血供，这些钢板的临床经验仍仅是初步的。

2. 髓内钉固定 髓内钉的发展从梅花髓内钉、扩髓髓内钉，到不扩髓髓内钉，现在的髓内扩张自锁钉，内固定的设计要求更符合生物学接骨术的原则。

梅花型髓内钉为 20 世纪 40 年代出现的，亦有称之 Kuntcher 髓内钉，由于其固定作用来自髓内钉与髓内腔壁紧相嵌所产生摩擦力，从而控制骨折端旋转和剪力，因此对于髓腔峡部的横折、短斜行或短螺旋形骨折最为适合，而峡部的粉碎性、长斜行及长螺旋形骨折，以及髓腔较宽的远 1/3 骨折，则非梅花钉所胜任的。

现在这些类型的骨折已采用改良的髓内器械 – 交锁髓内钉治疗。交锁髓内钉具有一定弧度，以适应股骨干前弓结构，远近端都有锁孔。配套器械为打入器及锁钉导向器，用于髓内钉打入，并确保锁钉能顺利通过锁孔。交锁髓内钉固定骨折处于骨干的中轴线上，通过横穿的锁钉使之与长骨形成一个整体，力臂从骨折延伸到骨干两端，具有很大稳定性，可闭合穿钉对骨折部位干扰小。交锁髓内钉取出手术也较钢板的损伤小，同时交锁髓内钉亦克服普通髓内钉手术适用证窄，扩大到粉碎性骨折、多段骨折、骨缺损等。

交锁髓内钉面世以来经过了数代的改良：标准带孔髓内钉通过横行和（或）斜行贯穿拧入锁钉螺钉以控制近端和远端的主要骨折段。改良的第一代交锁钉，如 Grosse – Kempf钉，近端有一个管状部分用以增进和近端螺钉交锁。Russell – Taylor 交锁髓内钉属于第二代交锁钉，其型号标准与精细的三叶状横切面密切相关。较小直径的髓内钉（三角钉），随着直径减小而壁的厚度逐渐增加，在锁孔平面横切面改变为圆三角形可达到最大的切面模量，这样增加了内植物的抗疲劳寿命。不仅如此，每个孔最终都经过了冷膨胀处理，这大约可使张力强度增加 35%。由于交锁髓内钉在功能上属于均分负荷型器械，这些改良在增加强度和疲劳极限方面非常重要。最新设计的第三代股骨髓内钉是由钛合金制造，包括空心 AM（Ace Medical）股骨钉和实心 AO 不扩髓股骨钉。制造股骨髓内钉的材料究竟是不锈钢还是钛合金更好，对此仍有不同观点。

交锁髓内钉远、近端的锁钉具有防治短缩和旋转作用，这种固定方式亦称之为静力固定，对于横形及短斜形股骨骨折只固定远端或近端，另一端不固定，骨折端可以沿髓内钉产生微动及纵向压力，形成嵌插和利于骨折愈合，从而形成动力固定。有些骨折的早期需静力固定，但骨折愈合到一定程度后，可先拔出一端锁钉，改为动力固定。

交锁髓内钉治疗股骨骨折，已广泛用于临床并取得满意的效果，由于其结构特点，仍存在应力集中，近 4% 患者发生锁钉或髓钉断裂，另外术中需要 X 线透视机等设备，为克服以上不足，李健民设计髓内扩张自锁钉，使股骨骨折治疗变坚强内固定为生物学固定，简化了治疗。髓内扩张自锁钉结构特点：由外钉及内钉两部分组成，外钉为一直径 9mm 不锈钢钉，钉的两侧为"燕尾"形"轨道"，下端两侧为 15° ~ 20° 坡形滑道，以便髓内钉插入后，其下端两翼向两侧张开。钉体前后有浅槽，具有股骨平均解剖弯曲的弧度。其横截面为卷翼

"工"字梁形。内钉截面为等腰三角形，其上端沿三角形高的方向增宽成宽刃状，其下端制扁平1.6mm之矩形截面，形成向两侧扩张之两翼，该结构构成两对称，其上端连接有供打入、拔出螺纹。内钉插入外钉后，其上端为嵌于股骨上端松质骨之宽刃（约3mm），中部内钉侧刃凸出外钉约1mm、1.5mm、2mm不等，以适应不同的髓腔宽度，并嵌于髓腔狭窄部及股骨上下端的松质骨内，其下端扁平两翼沿外钉坡道伸出，插入股骨髁中，主要是控制骨折部位的旋转移位，并将扭矩分散，避免应力集中。髓内扩张自锁钉固定机制及生物力测试结果：髓内扩张自锁钉是一个多钉固定系统，其中外钉有较强的刚度，内钉韧性好，含有侧刃，外钉直径较小，靠与侧刃宽度不等的内钉组合来适不同髓腔宽度，并与髓腔内壁相嵌，并切入管状骨端松质骨中，与内钉下部分分开的双翼共同抵抗扭转，与带锁钉的横钉相比，扭矩分散，无应用集中现象。内、外钉体组合一起，其抗弯强度与较粗髓内钉相当，靠主钉顶部防短缩螺帽与内钉下部分开的交叉翼结合，有良好的防短缩功能。髓内扩张自锁钉临床应用，骨折愈合率90.9%，内固定失败率2.1%，肢体功能恢复率97.7%。此方法优点：骨外膜损伤小，闭合穿钉则不切骨外膜或开放复位少破坏骨外膜；不扩髓：骨髓腔有较长范围的接触固定：无骨端锁钉，应力不集中，内外钉之间有一定弹性，抗折弯，抗扭转应力大，有中等抗短缩能力，还符合骨折端的生理压力，比较符合生物学固定。

髓内扩张自锁钉仍有待大量临床验证。目前临床运用的主流仍是交锁髓内钉，收到了较好的临床结果，但是仍有一些未定论的问题。

（1）闭合和开放穿钉的问题：闭合穿钉有利于减少感染和提高愈合率，有关报告中闭合性股骨骨折切开穿钉的感染率接近10%，但闭合性骨折闭合穿钉的感染率则不超过1%；开放性股骨骨折采用闭合扩髓穿钉的感染率为2%～5%。缺点是闭合穿钉要求技术较高，手术者接触X线较大，当闭合穿钉有困难时，可做小切口，尽量少剥离软组织，用骨膜起子撬拔复位，顺入导钉，不少报道认为，这种小切口复位方法，结果与闭合髓内钉效果相仿。

（2）扩髓和不扩髓的问题：应用髓腔挫扩大髓腔，有利于使用较粗的髓内钉，可增加钉与髓腔壁的接触面，从而加强骨折稳定性，避免髓内钉疲劳断裂，有利于早期锻炼负重。但是Pratt等的研究结果显示：成人股骨扩髓后，当髓腔扩大至12mm时，其抗扭转强度将减少37%，而当髓腔扩大至15mm，抗扭转强度将减少63%。髓腔扩大至12mm抗旋转强度如此大幅度的降低，难以用去除这样少量的骨质来解释；他们推测可能是扩髓过程中骨质产生了微小损害。他们注意到当峡部扩髓至股骨直径的48%时，其强度明显减少（65%），同时也认为扩髓延长了手术时间、增加了失血量、加重骨折的粉碎和蔓延效应。在对骨愈合的影响方面，支持扩髓的学者认为扩髓时破坏的髓内血供能迅速地重建，扩髓挫下的骨屑可以促进骨愈合，临床也能看到扩髓后的骨折端骨痂更丰富。不支持扩髓的学者则认为扩髓破坏的髓内血供，增加感染机会，特别是开放固定时，挫下的骨屑也会丢失，不利骨折愈合。一些研究认为扩大髓腔可增加脂肪栓塞的风险，Wenda等发现在扩髓的时候，可在右心房见到"暴风雪样"栓子，尽管如此，多年来，一直认为扩髓髓内钉是一种安全的手术，这些骨髓栓子的临床意义尚不清楚。

由于扩髓可能产生不利影响，不扩髓髓内钉逐渐受到重视。支持不扩髓髓内钉的医生称不扩髓可以保留髓内血供，减少骨不愈合机会，并能减少感染机会。但由于不扩髓，使用的髓内钉直径相对较小，可能导致增加内固定折断风险及骨折固定不够稳定的问题。目前为止，临床研究显示不扩髓髓内钉只是取得和扩髓髓内钉相似的临床疗效，尚没有足够证据显示不扩髓髓内钉优于扩髓髓内钉。

（3）是否动力化的问题：骨干骨折除非有很好的稳定性，一般均使用交锁髓内钉为好。不稳定性骨折用动力性或无锁髓内钉固定后的并发症包括肢体短缩（平均2cm）和旋转对线不良，常需再手术。为了证实静态交锁钉固定的愈合情况，防止非交锁钉固定不稳定性骨折的并发症，Brumback等对100例股骨骨折前瞻性地全部采用静态交锁的Russel-Taylor钉治疗，并不考虑骨折粉碎程度。所有骨折都愈合，仅2例需动力化以促进骨折愈合。随后，Brumback等继续报告指出：去除静态交锁钉及螺钉后没有发生再骨折；静态交锁只会产生很小的应力遮挡，经过干骺端的残余螺钉孔并没有明显的应力增加。

（4）开放性和闭合性骨折手术的最佳时机问题：关于髓内钉治疗开放性及闭合性骨折的最佳时机仍有争论。争论主要集中在骨愈合和感染率上。根据Lam的观点，股骨干骨折延迟至伤后1~2周再行切开复位内固定，骨折不愈合率明显减低。这是因为：①术前骨折部位的血肿已经机化。②皮肤和软组织的损伤已愈合。③手术创伤之前骨折部位的血运已增加。然而，Bone、Behrman、Fabian、Kudsk和Taylor等证明股骨骨折24h内固定比延迟至48h之后可明显降低并发症的发生率；多发伤患者并发症的发生率差异尤为明显。以往认为必须延迟插钉以防止感染，但最近的有关报告指出，开放性股骨骨折即刻插钉并不明显增加感染的危险性。目前资料支持对大部分股骨骨折应早期（伤后24h之内）采用髓内钉治疗。

（5）髓内钉粗细的选择：Bogu等最近回顾比较了小直径髓内钉10~11mm）和大直径髓内钉（超过11mm）治疗99例股骨骨折的结果。两组之间在骨折愈合时间、允许完全负重时间、需第二次手术的机会、肺部并发症等方面没有明显的差异，无1例发生髓内钉折断。作者认为小直径髓内钉可以安全地用于股骨骨折的固定。

（6）顺行和逆行穿钉的选择：对于病态性肥胖者、同侧股骨颈和股骨干骨折、同侧股骨和胫骨骨折（浮膝损伤）、多发性创伤等，最近提倡采用逆行髓内钉固定治疗。Sanders和Gregory等均报告了通过股骨内髁入口插入股骨钉在技术上存在问题。目前建议采用髁间切迹入口插钉。Moed和Watson报告22例股骨骨折应用不扩髓的逆行髓内钉固定，无感染或内固定物折断的情况发生，但有3例骨折不愈合（13.6%）和1例旋转对线不良（4.5%），除1例并发膝关节脱位外，其余膝关节活动范围均达到正常。Herscovici和Whiteman报告逆行股骨钉治疗45例股骨骨折，无感染发生，2例骨折不愈合（2.2%），2例旋转对线不良（4.4%），1例膝部皮肤缺损，膝关节平均屈曲范围为129°。近来，Ricci等对293例股骨干骨折用顺行和逆行股骨钉治疗进行比较，两组的愈合率、延迟愈合率和畸形愈合率接近，顺行组出现髓痛者较多，占9%，而逆行插钉组出现膝前痛者较多，占36%。

（五）并发症

1. 钢板疲劳弯曲折断及松动　若骨折的类型是粉碎或有骨缺损时，在骨折粉碎或缺损区必须早期植骨，以获得因骨愈合而得到骨性支撑，防止钢板应力集中而发生疲劳弯曲和折断。Rozbtuch 1998年报道钢板治疗股骨干骨折，内固定失败率（钢板或螺丝钉断裂、弯曲）为11%，内固定物松弛（螺钉失去术后原位置及发生松动）约为5%，失败原因及预防措施如下：

（1）适应证选择不当：首先是患者本身情况，在骨折部骨质疏松情况下，不应选用普通钢板内固定，可选用锁定钢板。其次考虑到目前常用AO技术的局限性，在高能量损伤导致骨折，AO 的核心技术——板块间加压固定却难以达到预期作用。应从既往较单一生物力学着眼，转变为生物学为主，更加强调保护局部血运，应用锁定钢板进行桥接固定，尽量微创，不损伤骨板端血运。对具体骨折缺乏分析，不考虑条件，例如对蝶形骨折，仍以加压钢板固定。其实此类骨折应按支撑固定原则，选用中和（平衡）钢板进行非加压固定。另外严重粉碎骨折，严重开放骨折也往往没有条件或不宜采用加压钢板固定。

（2）方法错误：违反钢板技术的应用原则。

钢板张力侧固定原则：从生物力学角度分析，肢体于负重时或承受载荷时，骨干某一侧承受的应力为张应力，是张力侧。如承受肢的股骨干，因在单肢负重时，身体重力必将落于该肢的内侧，因此股骨干的外侧（严格地说，因股骨颈有前倾角，应为后外侧），股骨干骨折用钢板固定时应置于外侧，错置于前侧者钢板极易失败。

钢板对侧骨结构的解剖学稳定原则：钢板固定既来自钢板本身性能和固定技术，同时也必须恢复骨折部骨骼稳定性，即"骨骼连续性和力学的完整性"，因此每当钢板固定之对侧存在缺损时，如粉碎骨折片，或因内固定而出现的过大间隙，都需要给予消除，植骨是其重要手段，否则，即会因不断重复的弯曲应力，致使钢板产生疲劳断裂，这是钢板固定失败常见原因。如蒋协远报道 102 例钢板治疗股骨干骨折失败原因中，有 84 例原手术复位固定后骨折端有超过 2mm 间隙或骨折部位内侧有骨缺损，且未植骨，结果招致内固定失败。另外，植骨后，于 6 周左右能形成连续两骨折端骨痂，产生一个生物接骨板效应，于 6~10 周即可发挥作用，从而减少钢板所承受的应用，减少钢板失效。

钢板固定原则：各种内固定物应用均有其固定方法与步骤，如果对方法不熟悉，图省事无故简化，或设备不全勉强使用，都可以使固定物的固定作用失效。例如：AO 螺钉固定时，与普通钢板根本不同是具有充足的把持力。AO 加压螺钉之所以能使骨折块之间形成加压，是依靠宽螺纹对远侧折块的把持力和借助螺钉在近侧折块钻孔内的滑移作用获得。皮质骨螺钉为非自攻式螺钉，其螺钉与螺纹径的差距较大（常用的皮质骨螺钉 4.5mm，螺径仅为 3mm），必须在钻孔（钻头 3.2mm）后，选用丝锥攻丝，再顺势徐徐旋入螺钉，否则势必将钻孔挤压形成无数微骨折，从而使螺钉把持力大大削弱，实践中，此类错误仍不少见。动力性（DCP – Plate）固定是依靠球形螺帽沿钢板钉孔之固定轨道旋转滚动下移，带动加压侧之骨块向骨折部移动，以产生折块间加压。加压侧之加压螺钉入骨的位置必须准确。因此，在钻孔时需用专门的偏心导钻。如果凭肉眼瞄准，很难不差分毫，如此则易造成螺钉无法滚动下滑直达底部。螺帽卡在钉孔边缘，不能完成加压。

（3）术后未能正确功能锻炼和过早完全负重：蒋协远等报道 102 例钢板固定失效者，其中 56 例（54.9%）钢板固定后不稳定，术后加用外固定或骨牵引，导致膝关节屈伸活动受限，在功能锻炼时增加了骨折端应力，造成钢板固定失效。开始功能锻炼的时间以及锻炼的方法决定于患者体重，术前膝关节活动情况和术中内固定稳定程度等因素。绝不能因钢板本身材料强度高，而骨折端未获加压就过早、过多地活动，反之，邻近关节处于正常活动范围，可以减少骨折端应力，起到间接保护钢板的作用。另外患者在术后 3 个月内完全负重，也是导致钢板失效原因。文献报道：股骨新鲜骨折的平均愈合时间为 14~15 周，近 4 个月。所以 3 个月内避免负重。另外，指导患者部分负重逐步过渡到完全负重。主要依据骨折愈合进展情况，只有在临床和 X 线都证实骨折已愈合时，才能完全负重。

2. 髓内钉固定失败　髓内钉固定术是本世纪治疗骨折取得的最大进展之一，而带锁内钉是近 30 年来，由于生物力学发展，X 线影像增强设备的改进及推广，手术器械更新及骨科手术技术的完善，给这个古老方法注入活力成为目前治疗股骨骨折主要方法之一，但内固定松动或失效率仍高达 8%～10%。主要原因如下：

（1）适应证选择不当：带锁髓内钉治疗股骨干骨折较普通髓内钉使用范围明显扩大，适用于小转子以下，距膝关节间隙 9cm 以上各种类型的股骨干骨折。但在适应证选择上，必须考虑锁钉的位置，由于近端锁钉通过大小转子，因此大小转子必须完整，否则近端锁钉起不到固定作用。同时，骨折线不能太靠近股骨远端，否则远端锁钉控制旋转及短缩能力减弱。尤其靠近骨折远近端的裂纹骨折，普通 X 线片显示不清，有可能造成内固定失效。因此，对此类患者，术前可做 CT 检查，确定骨折范围，以免适应证选择不当，造成手术失败。

（2）术中内固定置入错误

1）近端锁钉放置失败：近端锁钉的植入因有定位器及其相适应的器械，一般无困难，但当瞄准器松动或反复应用瞄准器变形，锁钉也有可能从主钉锁孔的前方或后方穿过，不能起到固定作用。Shifflett 等报道，84 例股骨干骨折中有 2 例近端锁钉未穿过锁钉孔，预防方法：放置近端锁钉前一定要拧紧主钉与定位器的连接杆，以免松动造成定位器不准；在放置锁钉前，正位透视下主钉近端的锁孔内、外缘应各有一半月形切迹，若锁钉穿过主钉的锁孔，半月形切迹消失。侧位透视，锁钉与主钉应完整重叠，见不到锁孔。

2）远端锁钉放置失败：因目前尚无理想的远端锁钉的定位器，故远端锁钉的放置是手术中较困难的一步。Wiss 等报道了 112 例粉碎性骨折干骨折中有 1 例远端锁钉未通过锁钉孔；同一作者报道 95 例股骨转子下骨折，用 G-K 钉固定亦有 3 例远端锁钉未通过锁钉孔。预防方法：主钉在打入髓腔过程中，钉体可能会发生轻微的扭曲、变形，造成锁钉孔相应发生改变。在正常情况下，用 C 型臂机、X 型机侧位观察远端锁钉孔，钉孔呈正圆时，髓钉放置比较容易，否则应适当调整 C 型臂机，X 型机与股骨远端的角度，或改变肢体的位置，以使钉孔在荧光屏上呈现正圆时为止，经验少的医生应特别注意。目前文献报道放置远端锁钉方法比较多，均可参考使用，作者认为应以徒手尖锥法较实用，即 C 型臂机 X 线机监视下，当锥尖放到圆的中心时，垂直敲，这时助手固定位患肢，以免因肢体晃动造成锥尖移位。

3）术后主钉的断裂及锁钉的退出或断裂

主钉断裂：髓内钉是通过股骨中轴线固定，应力分布比较均匀，应力遮挡作用小，主钉断裂的机会相对比较少，股骨发生骨折后，其外侧为张应力，内侧为压应力，带锁髓内钉虽然通过股骨中轴线固定，但在骨折端，钉受到向内弯曲应力的影响，尤其粉碎性骨折者，钉体受到应力较大，另外受钉的质量影响及术后过早负重均易造成主钉断裂。预防方法：手术时尽量减少对骨折端血循环的破坏；若为萎缩性骨折不愈合应植骨；用普通髓内钉固定失败后改用带锁髓内钉内固定时应选较前者粗 1mm 髓内钉；对于粉碎骨折或第二次手术的骨折应适当延长不负重时间，应在骨折端出现桥形骨痂后逐渐增加负重；选择动力型或静力型固定一定要适当。

髓钉的退出及断裂：近端锁钉是通过大、小转子固定的，和肢体承重方向有一定夹角，虽退出可能性不大，但有可能发生断裂。发生螺钉断裂和退出原因：过早负重，螺纹和主钉锁孔缘卡住，负重时锁钉易发生断裂，锁钉退出均发生在远端锁钉，其原因是安放远端锁钉时遇到困难，反复钻孔，造成骨孔过大，锁钉松动。预防方法：无论动力型或静力型固定，没有达到骨性愈合前，患肢不能完全负重，以防锁钉断裂；主钉要有足够长度，应在股骨远端安置远端锁钉。

3. 感染

（1）原因：较复杂，术后发生深部感染都是严重的并发症。内固定的感染率闭合骨折约为 0.5%，开放骨折术后的感染率为 2%~3%。在开放损伤时，由于治疗时间过晚，或清创不彻底往往发生局部感染。闭合骨折感染的原因虽多为医源性，如手术过程中及使用器械或敷料消毒不严密，手术时间及创伤严重，都可成为感染因素，但确定比较困难。

（2）临床表现

急性期：是指内固定术后 2 周内出现感染。疼痛和发热是常见症状。血沉和 C 反应蛋白升高，X 线片没有明显变化。

亚急性期：2 周后临床症状消失，患者诉含糊的深部搏动疼痛，可局限在骨折部位。可存在 2 种形式：手术切口处发热和剧痛，炎症的症状很少或仅有轻度疼痛。实验室检查血常规、血沉和 C 反应蛋白异常。X 线片在内固定的螺钉周围有明显透亮区，骨折端经常可以看到骨质吸收，皮质骨溶解等骨髓炎的早期征象。

慢性期骨不连：感染性不愈合可持续数月甚至数年，伤口慢性流脓、骨折端疼痛、内固定失效。X 线片表现典型的不愈合征象，骨折端分离，髓内固定物明显松动。

慢性期骨愈合：骨折已愈合但感染仍存在。

（3）辅助检查

1）实验室检查：急性反应期如血沉及 C 反应蛋白升高，若感染长期存在则可出现白细胞计数升高并出现贫血。在张力最大或炎症部位穿刺培养可明确诊断。

2）放射学检查：在 X 片上看到髓腔的变化最早也需要几周时间。开始是在骨折部位皮质密度轻微减低，随着感染的发展，在内固定物和锁定螺丝周围可看到透亮区，以后在骨折部位可出现皮质骨内膜呈扇形溶解，骨膜反应可延伸到骨折端的一定距离，常与骨痂或骨膜新生骨相混淆，更严重的骨吸收提示深部感染。

（4）治疗：股骨干骨折术后感染的外科治疗原则如下：①所有骨和软组织炎性组织必须清除。②稳定的固定是控制感染和骨愈合关键。③内固定容易被多糖蛋白复合物所覆盖，这种复合物中可隐藏细菌并促进生长，因此取出内固定可看成是去除感染源。④如果是髓内钉固定，整个髓内钉在髓腔的位置及锁定螺钉周围皆属于感染灶，因此取钉后用小的髓腔挫行髓腔清创是有效的。⑤使用足量的细菌培养敏感的抗生素。股骨干骨折术后感染的外科治疗分阶段进行，具体方法如下：

急性期：积极的治疗可保证骨的存活和固定物的稳定。手术切口或炎症最重要的部位的引流是第一步，同时静脉使用抗生素。髓内钉感染可考虑使用髓腔减压，在骨折端或其他部位切开清创，如果脓性分泌物多可进行灌洗，取出远端的 1 枚锁定螺钉，使液体从骨折端和钉孔流出来，之后螺丝钉重新置入。实心髓内钉应在钉周围冲洗。所有伤口均应敞开二期愈合。松动的髓内钉及螺钉必须更换以提供足够的稳定性，因为骨折部位稳定性对愈合和控制感染是重要的。若髓腔感染仍无法控制则可考虑拆除髓内钉改用外固定支架等固定。静脉给予敏感的抗生素，直到感染得到控制，通常需 2~4 周，之后再口服抗生素 1 个月。

亚急性期：在亚急性期主要问题是早期骨髓炎及骨愈合不完全。一些患者临床和放射学征象少，单独应用静脉抗生素就有效，但大部分患者需要进一步治疗。固定牢固的骨折应清创，静脉应用抗生素 2～4 周或直到临床症状消失，继续口服抗生素一段时间。固定不牢固、有明显放射学变化的骨折通常有明确感染，应行清创，取出固定物，留置冲洗引流管。髓内感染要全长扩髓，通常扩大直径 1～2mm 或在髓腔挫的沟槽中可看到正常的骨屑，然后重新置入髓内钉和锁定螺钉，骨折断端的切口应开放延迟闭合。也可以在扩髓后用外固定架，对于严重扩散的髓腔感染和需对骨广泛清创的骨折来说，外固定架比髓内钉更佳，并同时局部应用抗生素。静脉抗生素持续 6 周后改口服。

慢性期骨不连：治疗的基本原则是：骨与软组织彻底清创，固定骨折，促进愈合，根治感染。

慢性期骨愈合：小块骨感染仅需取内固定物、简单的髓腔冲洗，不必长期应用静脉抗生素；广泛的髓腔感染则应取出内固定物、冲洗和静脉抗生素。

4. 延迟愈合和不愈合　延迟愈合和不愈合是高能量的骨干骨折后常见的并发症。近来越来越多的报道以不扩髓内钉来治疗高能量的骨干骨折，它可提供足够的机械稳定性，对软组织和骨内血供损伤最小。但一部分文献指出常需再次手术植骨促进愈合。

（1）原因：延迟愈合和不愈合是骨折治疗中常见的并发症，其原因可分为两方面：①局部创伤因素：软组织损伤严重，骨血供受损，如三段或粉碎性骨折等。②医疗因素：主要的为内固定物的松动、弯曲和断裂，原因有内固定物选择不当、手术技术不合要求、内固定物质量差、强度不够、缺乏合理功能锻炼。

（2）临床表现：延迟愈合和不愈合的临床表现，肢体局部水肿持久存在，压痛长期不消失，甚至在一个时期反而突然加重。X 线片上可显示软骨成骨的骨痂出现晚而且少，并长期不能连续，骨折端的吸收更为明显，间隙增宽，边缘因吸收而模糊。在骨膜断裂的一侧，骨端变圆。至于不愈合，除临床上有骨折端之间的异常活动，X 线片上显示：骨端硬化，髓腔封闭；骨端萎缩疏松，中间存在较大间隙；骨端硬化，相互成杵臼状假关节。

（3）治疗：延迟愈合通常与骨折未能得到稳定的固定和创伤或手术造成的局部血运障碍有关。治疗时必须改善固定方式，以维持骨折端的稳定，并鼓励患者做肌肉收缩活动来改善局部血液循环。若钢板对侧有骨缺损，则必须植骨。股骨的不愈合治疗则取决于它的病理特点。肥大型的骨折不愈合，表明骨折区有良好的血运和成骨能力，骨折不愈合是由于固定不良造成，改善固定条件是绝对必要，往往可采用加压内固定的方式使骨折达到稳定的固定骨折即可愈合。萎缩型骨折不愈合，常由于感染所致，局部血运和成骨能力极差，除须牢固的固定外，植骨是绝对必要的。对于具有窦道的感染性骨折不愈合，通常采用先闭合伤口的方法，待感染稳定半年后再重新内固定和植骨。目前由于抗菌技术的进展，也可采用更为积极的治疗方法，在扩创的同时局部植入直径小于 5mm 的松质骨块或骨条。骨折常用外固定架固定，能闭合伤口者，可用灌洗的方法来控制感染，不能闭合伤口者可开放换药，直至伤口闭合，骨折常在 3～6 个月愈合，有文献报告 20 余例均取得成功。在有大块骨缺损的情况下，可采用大块植骨加松质骨植骨，或可采用 Ilizallov 骨节段移位和延长方法，文献报告有较多成功病例，值得推荐。

5. 畸形愈合　股骨畸形愈合很常见，通常是由于不对称肌力的牵拉，重力作用造成的成角畸形，最常见的是向前外成角，形成向内翻的弧度，其原因是由于外展肌和屈髋肌的牵拉接近骨折端向前外移位，内收肌的牵拉将远骨折端向内移位所造成。骨折畸形愈合常见于用石膏或牵引治疗的方法，尤其再骨折牢固愈合前负重极易发生。一般骨折有向前 15° 成角尚可接受，可由髋膝活动来代偿，而向外弧度则不能接受，膝关节将承受过度的不正常的负荷。成角畸形在骨折尚未牢固愈合前可用石膏楔形切除或折骨术来纠正，过大的畸形则须手术来纠正和内固定。下肢短缩不应超过2cm，否则步行将出现明显的跛行。

6. 膝关节功能障碍　　股骨干骨折后的膝关节功能障碍是常见的并发症，其发生的主要病理改变是由于创伤或手术所致的四头肌损伤，又未能早期进行四头肌及膝关节的功能锻炼，膝关节长期处于伸直位，以至在四头肌和骨折端间形成牢固的纤维性粘连。术中可见股中间肌瘢痕化，且与股骨间形成牢固的粘连。粘连之股中间肌纤维在膝关节伸直位时处于松弛状态，屈曲时呈现明显紧张。其他病理改变有膝关节长期处伸直位固定而造成四头肌扩张部的挛缩。关节内的粘连则常由于长期制动造成浆液纤维素性渗出所致，粘连主要位于髁间窝和髌上囊部位，有时甚至是膝关节功能障碍的主要原因。治疗主要通过伸膝装置粘连松解。伸膝装置松解术适应证：股骨干骨折后膝关节僵直1年，非手术无效者，如超过2年以上者效果较差，注意患者对膝关节屈曲活动能满足维持正常步态，但从坐位至直立位双膝必须有110°屈曲功能。伸膝装置松解术，主要是解除关节内、外粘连及解决股四头肌特别是股中间肌底挛缩，达到功能恢复的目的。

手术中和手术后应注意以下几点：

1）切口选择：髌前直切口位，易发生术后切口裂开，可以改用髌前S形延长切口，或髌骨内外侧切口，减少张力，同时间断采用粗丝线缝合。

2）彻底松解粘连：对关节外粘连，除非股直肌确实短缩和严重影响屈膝，不要轻易延长，但对挛缩的股中间肌可以采用髌骨止点切断或多段切开，挛缩严重的可切除；对股内、外侧肌挛缩，可以从髌骨止点切断，后移缝在股直肌上；不切断股内外侧肌止点，术后伸膝力恢复较好，可保持屈膝90°，扩张部呈横行切开至胫腓侧副韧带为止，术后翻转部分肥厚扩张部，封闭关节腔。对关节内粘连主要采用手法松解，徐徐松解至最大限度，最好达到140°，最低达到90°~100°，这样术后一般能保留85°左右。

3）止血、防止再粘连：有的作者主张尽可能不用止血带，避免术中遗留小出血点，引起术后血肿。作者采用气囊止血带控制下，无血操作，锐性解剖，移除止血带后，彻底电凝止血，术后加压包扎，负压引流48h。

4）改善关节功能：术中股骨前部注意保留一层纤维或骨膜，必要时可置入生物膜衬垫，将创伤组织隔开，避免粘连，以改善术后关节功能，医用生物膜是一种稳定无生活力的高分子聚合物组织材料，其光滑面与组织不相粘连，粗糙面与组织愈合良好，防止粘连已取得满意结果，另外注意扩张部应尽可能在屈曲位缝合。

5）功能锻炼：术后采用持续被动活动（CPM），强调缓慢持续而逐渐增大膝关节的屈曲度，使膝关节修复后的新生组织逐渐松弛，符合弹性延伸的生物力学原则，也可以使纤维化的组织在持续的张应力下逐渐松弛，从而防治手术创面形成新粘连和再挛缩，克服术后膝关节回缩现象。CPM使用每日至少4~8h，可分2次或3次进行，一般前3天控制在40°~70°，第4天后逐渐增加至最大范围，持续1周左右。1周后应该开始主动运动锻炼，进行主动肌肉收缩及膝屈伸活动锻炼，以防肌肉萎缩及最大限度恢复关节屈伸活动。

7. 再骨折　　文献报告约在9%~15%，防止再骨折的有效措施是逐渐增加骨折部位的应力，使骨小梁结构能按所受应力方向排列，得到良好塑性。在骨折牢固内固定后，由于应力遮挡或钢板下血运障碍所致的骨质疏松，该部位骨的修复往往须较长时间，根据临床和实验观察表明，内植物取出通常须在18个月以上，取出钢板处骨组织再按所受应力塑性。为防止钢板取出后再骨折应有 2～3 个月的保护，避免激烈运动，以防再骨折。再骨折的治疗：Carr 报告 6% 是闭合方法，1% 用开放方法治疗，由于它是一种应力骨折，用负重石膏支具或单纯内固定维持对线即可，无须植骨。

（六）儿童股骨干骨折的治疗

儿童股骨干骨折由于愈合迅速，自行塑性能力较强，牵引和外固定治疗常不易引起关节僵硬。因而儿童骨折应行保守治疗。儿童股骨干骨折后的塑性能力，年龄越小，骨折部位越近于干骺端，其畸形方向与关节轴活动一致，塑性能力为最强，而旋转畸形难以塑性，应尽量避免。儿童股骨干骨折的另一个重要特点是，常因骨折的刺激可引起肢体生长过速，其可能的原因是由于在骨折后邻近骨骺的血液供应增加之故。至伤后 2 年，骨折愈合，骨痂重新吸收，血管刺激停止，生长即恢复正常。在手术内固定后，尤为髓内钉固定患肢生长也可加速，因此在骨骺发育终止前，应尽可能避免内固定。

Shapiro 观察 74 例 13 岁以下儿童股骨干骨折，从伤后 3 个月骨愈合时至骨发育成熟节段做了临床及 X 线测量，作者发现股骨平均过度生长是 0.92cm（0.4～2.7cm），82% 的患儿有胫骨过度生长，平均是 0.29cm（0.1～0.5cm）。78% 患儿过度生长发生在伤后 18 个月，85% 的患儿在 3 年 6 个月终止，但仍有 9% 过度生长可持续至骨生长期终止，一般在骨折 18 个月后，过度生长较为缓慢。根据以上儿童股骨干骨折的特点，骨折在维持对线情况下，短缩不超过 2cm，无旋转畸形，均可被认为达到功能要求，避免采用手术治疗。手术适应证严格限制在下列范围：①有明显移位和软组织损伤的开放骨折。②合并同侧股骨颈骨折或髋关节脱位。③骨折端间有软组织嵌入。④伴有周身其他疾病，如痉挛性偏瘫或全身性骨疾病。⑤多发性损伤，为便于护理。儿童股骨干骨折的治疗方式，应根据其他年龄、骨折部位和类型，采用不同的治疗方式。

1. 小夹板固定法　对无移位或移位较少的新生儿产伤骨折，将患肢用小夹板或圆形纸板固定 2～3 周。对移位较多或成角较大的骨折，可稍行牵引，再行固定。因新生儿骨折愈合快，自行矫正能力强，有些移位、成角均可自行矫正。

2. 悬吊皮牵引法　适用于 3～4 岁以下患儿，将患儿的两下肢用皮肤牵引，两腿同时垂直向上悬吊，其重量以患儿臀部稍稍离床为度。患肢大腿绑夹板固定。为防止骨折向外成角，可使患儿面向健侧躺卧。牵引 3～4 周后，根据 X 线片显示骨愈合情况，去掉牵引。儿童股骨横行骨折，常不能完全牵开而呈重叠愈合。开始虽然患肢短缩，但因骨折愈合期，血运活跃，患骨生长加快，约年余下肢可等长。

3. 水平皮牵引法　适用于 5～8 岁的患儿，用胶布贴于患肢内、外两侧，再用螺旋绷带包扎。患肢放于枕上小型托马夹板上，牵引重量为 2～3kg。如骨折重叠未能牵开，可行两层螺旋绷带中间夹一层胶布的缠包方法，再加大牵引重量。对股骨上 1/3 骨折，应屈髋、外展、外旋位，使骨折远端对近端。对下 1/3 骨折，需尽量屈膝，以使膝后关节囊、腓肠肌松弛，减少骨折远端向后移位的倾向。注意调整牵引针方向、重量及肢体位置，以防成角畸形。4～6 周可去牵引，X 线片复查骨愈合情况。

4. 骨牵引法　适用于 8～12 岁的患者。因胫骨结节骨骺未闭，为避免损伤，可在胫骨结节下 2～3 横指处的骨皮质上，穿牵引针，牵引重量为 3～4kg，同时用小夹板固定，注意保持双下肢股骨等长，外观无成角畸形即可，患肢位置与皮肤牵引时相同。

（董　林）

第三节　股骨髁上骨折

一、发病机制

股骨髁上骨折是指发生在腓肠肌起点 2 ~ 4cm 范围内的骨折，在 75 岁以上的女性和 15 ~ 24 岁男性发生率最高。随着交通运输业及工农业的发展，由高能量损伤造成的此类损伤正不断地增多，而且并发症多，伤残率高，是难治的骨折之一。直接暴力或间接暴力均可造成股骨髁上骨折，膝关节僵直而骨质疏松者，由于膝部杠杆作用增加，也易发生此骨折。

二、分类

股骨髁上骨折根据受伤时的暴力方向及膝关节所处的位置可分为屈曲型和伸直型，而屈曲型较多见。屈曲型骨折的骨折线呈横行或短斜面形，骨折线从前下斜向后上，其骨折远端因受腓肠肌牵拉及关节囊紧缩，向后移位。有刺伤腘动脉的可能。骨折近端向前上可刺伤髌上囊及前面的皮肤。伸直型骨折也分为横断及斜行 2 种，其斜面骨折线与屈曲型者相反，从后下至前上，骨折远端在前，骨折近端在后重叠移位。此种骨折患者，如腘窝有血肿和足背动脉搏动减弱或消失，应考虑有腘动脉损伤。

股骨髁上骨折 AO 组织分型中属于股骨远端骨折的 A 型，可分为：A1，单纯的股骨髁上骨折；A2，单纯的股骨髁上骨折，仅伴有 1 个游离的骨折块；A3，单纯的股骨髁上骨折，伴有 1 个以上的骨折块。

三、临床表现及诊断

一般患者都有外伤史，伤后大腿下段剧烈疼痛，膝关节活动障碍，局部肿胀压痛明显，有反常活动，患肢短缩畸形。有时伴有患肢足背动脉减弱或消失，足趾活动感觉障碍，需排除腘动脉或坐骨神经损伤。X 线片检查可明确诊断股骨髁上骨折，并可以根据骨折线分型。血管 B 超检查有助于判断有无腘动脉损伤，若怀疑有腘动脉损伤，应加强观察肢端血循，也可动态行小腿血管 B 超检查，必要时行 DSA（数字减影血管造影）检查。

四、治疗

股骨髁上及髁间骨折的治疗历来较为困难，这些骨折常是不稳定的和粉碎性的，且多发生于老年人或多发伤的患者。由于这些骨折靠近膝关节，可能难以完全恢复膝关节的活动度和功能。在许多报告中，畸形愈合、不愈合及感染的发生率相对较高。对已行膝关节成形术的老年患者，其治疗可能更为复杂。

（一）非手术治疗

1. 石膏外固定　适用于无移位骨折及儿童青枝骨折。用长腿石膏管型屈膝 20°，固定 6 周开始锻炼膝关节活动功能。

2. 骨牵引整复、超关节夹板固定法　适用于有移位的股骨髁上骨折、屈曲型骨折，可用股骨髁冰钳或克氏针牵引法；伸直型骨折，采用胫骨结节牵引，只要牵引恰当，加以手法，可以复位。

（二）手术治疗

手术的目的主要是恢复骨折端的稳定性和股骨的力线。股骨髁上骨折手术治疗主要有钢板内固定和髓内钉两大类。钢板类髓外固定主要有动力髁螺丝钉（DCS）、"L"形髁钢板、桥式接骨板、解剖钢板、LISS 锁定钢板等，虽可以提供骨折段的解剖复位，但钢板固定力线上属于偏心固定，钢板螺钉受弯曲应力大，不够牢固，无法进行有效的膝关节早期功能锻炼，更无法早期负重。采用双钢板固定虽然可以提供相对坚强的固定，但手术创伤增大，感染机会增多。髓内钉类有国产股骨髁上交锁钉、AO 的股骨远端髓内钉（DFN）。传统股骨髓内钉，中下段有向前 8°的弧度，适合从股骨近端向远端固定，若从远端逆行打入，不符合股骨的生理曲度，且股骨远端不易加锁，易造成骨折端的移位或骨折的畸形愈合。而 AO 股骨远端髓内钉 DFN，钉尾较粗，在保证足够的强度下，主钉符合股骨的生理曲度，特别是远端锁钉的螺旋刀片设计，有利于骨折端复位后的稳定。

1. 钢板螺钉固定 瑞士的 AO 学组设计的角钢板，是用于治疗股骨远端骨折并得到广泛接受的最早的钢板螺钉内固定器械之一。虽然它对大部分骨折提供了牢固的固定，但此固定方法在技术要求较高，并且存在包括感染在内的早期问题以及对骨质疏松者难以达到充分固定、钢板去除后再骨折等情况。

最近，间接复位技术、最少的软组织剥离及轻柔牵引等更符合生物学的钢板固定技术受到提倡。采用股骨撑开器或外固定架以恢复骨折部位的长度及对线，对于干骺端粉碎性骨折，可将其保持在原来的位置，不必试图将骨折碎块解剖复位。由于软组织相对未受干扰，故很少需要植骨。Bolhofner 报告了 57 例股骨髁上和髁间骨折的前瞻性研究，绝大多数用角钢板固定及生物学复位技术治疗，结果优良率为 84%，均无须植骨治疗，也没有 1 例发生骨折不愈合，而仅发生 1 例深部感染及 1 例畸形愈合。

2. 动力性髁螺钉固定 比角钢板技术要求相对要低的是髁部动力性螺钉。插入角钢板需要在三个平面同时准确定位，髁部动力螺钉在屈、伸平面不受限制。该螺钉固定成功的条件是：自髁间窝以上至少 4cm 的股骨髁未粉碎。动力螺钉固定的主要缺点是在插钉时需去除的骨量较大，将使可能进行的翻修手术变得困难。

Ostrum 和 Geel 对 30 例股骨远端骨折，采用间接复位技术及动力性髁螺钉固定治疗，未行植骨。87% 的患者获得了极好的或满意的结果；发生 1 例骨折不愈合，1 例骨折固定失败。结果较差者均发生在伴有关节内粉碎性骨折的老年骨质疏松患者中，因此，作者认为该方法不适用于骨质疏松患者。

Harder 等比较动力性髁螺钉和髁钢板的生物力学特性，无内侧缺损时两种固定装置轴向负荷的力学特性相似。然而，当存在内侧缺损时，用髁钢板固定的骨折块间移动度较用动力性髁螺钉固定者大。其结论为：髁间窝以上 4cm 的股骨髁骨折选择髁上固定时，可选择动力性髁螺钉。

3. LISS 锁定钢板 在采用 LISS 钢板时，采用股骨撑开器或者外固定架以恢复骨折部位的长度及对线，对于干骺端粉碎性骨折，可将其保持在原来的位置，不必试图将骨折碎块解剖复位。再将钢板置于股骨的一侧，起到一个内置的外固定支架作用，这样可以最大限度的保护骨折块的血循，可以有效地降低骨不连的发生率。LISS 钢板优势在于螺钉和钢板锁定为一体，且螺钉有瞄准器可经皮打入。

角钢板及髁部动力螺钉不适于膝关节上 3～4cm 内的股骨髁骨折，及合并关节内大量粉碎的骨折。对于这些骨折，髁部支撑钢板（如 LINK 解剖钢板）是最常用的内固定物，此类钢板的远端有多个钉孔，允许多枚螺钉直接拧入粉碎的骨折块。然而，髁部支撑钢板不能提供如角钢板或髁部动力螺钉那样的坚强固定；伴有内侧支撑部位粉碎的骨折，或节段性的骨缺损、或极低位的经髁骨折，使用支撑钢板固定后，钢板螺钉在其接触界面间的活动可以引起骨折的内翻成角。锁定钢板可以将螺钉锁在钢板上，这可以增加内固定结构的稳定性。异丁烯酸甲酯（Methylmethacrylate）也可用于增加螺钉对周围疏松骨质的固定。如果外侧应用支撑钢板后出现内侧不稳，则建议加用内侧支撑钢板。Jazrawi 等介绍了一种带锁的双钢板技术，较单纯的双钢板技术提供了更强的稳定。然而，双钢板的应用使人们注意到骨和伤口愈合的问题，因此，Bolhofner 等提倡经皮固定钢板。他们治疗了 57 例股骨髁上骨折，通过开放复位，间接方法固定钢板，骨折均愈合，用 Schatzker 评分方法，他们报告结果优良为 84%，并承认术者的手术技巧是一个影响因素，作者认为这是一个连接严重粉碎性骨折的好的技术，它可从股骨的内侧或外侧操作。

最近，带有可锁在钢板上的特殊螺钉的髁钢板正在应用。这些钢板提供了类似髁钢板螺钉的稳定性，且避免股骨内髁缺损引起的内翻成角。此固定可以不用内侧股骨钢板，其有效性正待临床证实。此方法的初步经验一直在推广应用。

4. 髓内钉　最近髓内钉治疗股骨远端骨折逐渐受到重视。这种内固定器械比钢板获得更接近"生物学"的固定，因为它是均分负荷型而不是遮挡负荷型内固定物，且软组织保护更好，很少需要植骨。生物力学测试证明，髓内钉固定治疗股骨远端骨折的主要缺点是固定稳定性不如钢板。顺行髓内钉固定治疗股骨髁上骨折稳定性不足，会导致骨折的畸形愈合、内固定断裂等并发症。经髁间窝逆行插入股骨髓内钉已成为治疗股骨髁上骨折的常用方法。像顺行髓内钉一样，这些"髁上"和"膝部"髓内钉具有理论上的优点：均分负荷型内固定器械、所需软组织剥离较少、不常需要植骨。带髋关节假体的股骨远端骨折，或髁间窝开放设计的全膝假体上方骨折，也可以有效地用逆行髓内钉固定。逆行穿钉也可用于远端股骨骨折合并同侧髋部骨折的固定，允许髋部骨折另用器械固定。

逆行髁上髓内钉的设计也有潜在的缺点，关节内入口有可能引起膝关节僵硬和髌股关节问题，以及如果骨折部位感染则可导致化脓性膝关节炎。髓内钉的近端钉尖一般位于股骨干的中部或远端，会在这个区域产生应力梯度，如果近端锁钉时钻了废孔，将使应力集中的问题加重。较短设计的髓内钉不允许用于固定延伸至远端股骨干的骨折。在对 GSH 髁上髓内钉（孟菲斯市 Smith&Nephew 公司生产）的最初设计进行的早期研究中，报告了相对较高的内固定物折断率。此后，锁钉的直径由 6.4mm 减至 5.0mm，并减小了螺钉孔的直径，从而大大减少了这种并发症。最近 AO 的 DFN 在股骨髁部采用螺旋刀片来锁定，及相对粗大的钉尾，进一步减少了骨折端的不稳定及断钉等问题。目前逆行钉的主要并发症是畸形愈合和钉对膝关节的影响。

通过模拟单腿站立进行力学测试，Frankle 等对有骨性接触和没有骨性接触的股骨干骨折用顺行和逆行髓内钉固定并进行比较。他们发现对稳定骨折，两种方法无差别；但对于不稳定性骨折，钉的大小决定稳定性，并非与插入的方法有关。David 等检查了髁上钉和 95°动力加压螺钉的稳定性，他们发现：带有多向固定模式的动力加压螺钉具有更大扭矩强度，在轴向负重时吸收更多的能量。Ito 等也比较了髁上钉与髁角钢板，结论是：除了扭矩负荷更大外，髁上钉提供的稳定性与钢板相类似。生物力学试验显示逆行髁上髓内钉不能提供如

95°动力性髁螺钉与侧方钢板那样坚强的固定。Firoozbakhsh 等在一个合成骨的截骨术模型中发现，95°钢板在外翻弯曲及扭转时更坚固，但在内翻弯曲和屈曲时两者无明显差异。Koval等应用经药物防腐处理的股骨标本，将95°髁螺钉侧钢板复合器械与逆行 GSH 钉及顺行 Russell - Taylor 钉进行了比较，他们发现95°钢板在扭转、内外侧弯曲以及前后侧弯曲时最为坚固。Russell - Taylor 钉和95°钢板的断裂载荷高于 GSH 髁上钉。这些生物力学研究的临床实际意义尚不清楚。

逆行髁上髓内钉的初步报告显示了可接受的结果。在数篇报告中，骨折愈合率为90% ~100%，需植骨者为0% ~44%，感染率为0% ~4%，畸形愈合率为0% ~8%，膝关节活动范围平均为100° ~116°。Iannacone 等应用带 6.4mm 锁孔螺钉的旧式髓内钉固定骨折，报告髓内钉折断率及骨折不愈合率为9.8%。Gellman 等报告应用带 5mm 锁孔螺钉的新式髓内钉固定治疗 24 例骨折，无髓内钉折断发生；有0% ~8%的患者在髓内钉的顶部发生新骨折，但只要骨折无移位，均可采取非手术治疗。髓内钉撞击髌骨的发生率为0% ~12%，骨折愈合后常需将髓内钉拔除。术中将髓内钉适当地向下凿进些许可避免此并发症，这在开放手术比经皮入路更容易施行。

5. 外固定 严重开放性股骨远端骨折，特别是合并血管损伤者，外固定可作为暂时性或终极性固定治疗。如果骨折有严重的髁间结构损伤，外固定架应跨膝关节固定。由于存在针道感染及关节僵硬的潜在危险，这种方法只用于最严重的开放性骨折。为使多发伤患者活动，使用此方法以提供局部牵引。此方法也可使股骨远端骨折更好地进行 CT 检查。转换成内固定的手术必须在针道感染前的 14 天内完成。如果患者已行撑开外固定架固定，在安全时间段内不允许用髓内钉固定时，可将固定架换成小的钢丝固定或混合固定。Hutson 和 Zych 报告 16 例广泛软组织损伤伴开放性股骨骨折的治疗结果。所有骨折均愈合，但有 2 例需延迟植骨，1 例形成化脓性关节炎，1 例形成骨髓炎，5 例患者膝关节活动小于90°。Ali、Saleh 和 Ara - Z1 等和 Mohr 等在各自的研究中发现类似的结果，用 Ilizarov（环和小钢丝固定）外固定方法。此方法仍作为严重创伤的一种治疗方法。其感染率为1% ~10%，并有明显的膝关节僵硬，这些均为损伤性质决定，并非固定方法所致。

6. LISS 锁定钢板手术方法

（1）术前内植入物的选择：使用国际内固定研究学会 AO/ASIF 术前计划模板来决定 LISS 接骨板的长度和螺钉的位置。注意所有的模板图像均按平均放射像成像率放大10%。当然，图像可以根据需要有所改变，术前必须对拉力螺丝钉的放置有所计划。

（2）患者的体位：患者仰卧于可透 X 线的手术台上，患肢必须可以自由移动。对侧肢体可以固定于手术床的腿支架上。膝关节置于手术床铰链的略微远端，这样能在手术中屈曲膝关节，避免完全伸直膝关节和产生过强的牵拉力量，由于腓肠肌的作用力会引起股骨远端骨折块向腹侧旋转，这样会对骨折复位造成困难，也会威胁腘动静脉。当远端骨折块较短时，推荐小腿屈曲大约60°，这样可以减轻腓肠肌的牵拉力量。

（3）复位：在关节内骨折，首先应复位重建并固定整个关节。图中显示股骨髁部可以打入拉力螺丝钉的位置。注意必须确保这些拉力螺丝钉不会阻碍以后从 LISS 钢板螺钉的拧入。使用暂时的跨膝关节的外固定支架或牵开器对骨折进行复位。手术中应使用 X 线摄片或 X 线影像增强仪检查骨折复位的情况。内外向打入的斯氏钉对于股骨远端的手法复位非常有帮助。

（4）手术入路：对于关节外和关节内骨折推荐的手术入路有所不同。在关节外骨折，从 Gerdy 结节向近侧做一长度约 80mm 的皮肤切口，沿纤维走向分开髂胫束，打开骨膜和股外侧肌之间的间隙。在远端，股外侧肌主要附着于股骨嵴，在骨与外侧骨膜没有肌肉的附着点。内固定器可以沿骨膜和肌肉间隙插入。

在关节内骨折，前外侧关节切口可以为复位提供良好的显露。通过该切口能够插入内固定器，并能从内侧拧入了拉力螺丝钉。

（5）LISS 接骨板的插入：使用装配好的插入导向手柄在骨膜和股外侧肌之间插入 LISS 接骨板，并应确保接骨板近端与骨始终接触。接骨板的远端贴伏于股骨外髁。可以向近侧和远侧移动、调整 LISS 接骨板的位置，直至接骨板能够很好地贴附与股骨髁。有时插入导向手柄的近侧端及软组织可能影响接骨板的插入，这时可以取下透光手柄的近侧部分。由于重量作用，插入导向手柄容易向背侧倾斜。如果患者处于仰卧位，插入导向手柄的方向与地面平行，那么内固定器会处于外旋位置，接骨板与股骨外髁无法平整地贴附。固定螺栓的方向必须与髌骨关节方向平行。因此插入导向手柄应该处于内旋 10°的位置。在 X 线影像增强仪后前位 AP 相上可以看到该影像。内固定器必须与股骨髁完全贴附以确保其与骨面的理想接触。一旦 LISS 接骨板与骨面有良好的贴附，从 B 孔取下钻套和锁定螺栓。在接骨板最近端的孔通过钻套插入穿刺器做一微小的刺切口，将钻套和穿刺器推至 LISS 接骨板。可以使用克氏针或直接通过触诊来检查 LISS 接骨板在骨面上的位置是否正确。通过插入导向手柄的外侧螺丝拧紧钻套，用固定螺栓来替换穿刺器。将固定螺栓拧入 LISS 接骨板来闭合固定框架。由于软组织的限制，所以固定螺栓一旦被拧入，再调整改变接骨板或手柄的位置将非常困难。

（6）LISS 接骨板的初步固定：通过固定螺栓和锁定螺栓使用 2.0mm 的克氏针对内固定器进行初步固定。仔细检查 LISS 接骨板的位置和患肢恢复后的长度。也可以使用克氏针瞄准装置在内固定的背侧和腹侧打入克氏针。一旦骨折复位成功完成，LISS 接骨板位于正确位置，就可以拧入 LISS 锁定螺丝钉。

五、并发症

股骨髁上骨折的早期并发症主要有腘动脉、腓总神经、胫后神经损伤和肺栓塞，股骨髁上骨折失血量在 800～1 200ml 左右，而且多发于老年人或合并其他部位损伤，故常常并发失血性休克。术前骨牵引中会并发钉道感染，若护理不当会出现褥疮、尿路感染、坠积性肺炎等并发症。若采用钢板固定可能出现感染，畸形愈合，骨不连，内固定松动、断裂，膝关节活动障碍；而采用髓内钉固定并发症主要有感染、肢体断缩、畸形愈合、骨不连、创伤性关节炎、膝关节活动障碍，及由于顶尖应力集中所致的股骨中段骨折等。因此，股骨髁上骨折术后，应该及时的指导患者行膝关节活动功能锻炼，以尽量恢复膝关节的屈伸活动功能。

（董 林）

第四节　股骨髁间骨折

一、发病机制

股骨髁间骨折是关节内骨折，其骨折机制多系沿股骨纵轴的垂直暴力，向下压股骨髁部，遭受胫骨髁间脊的向上反力，如一楔子致股骨内外块骨折并向两侧分离。股骨髁间骨折多由高能损伤所致，骨折块多粉碎。有时骨折块向后移位损及腘动脉、腓总神经、胫神经，伤后应注意观察肢端感觉血循，以便及时发现血管神经损伤。

二、分类

股骨髁间按骨折线的形状可以分为"Y"形和"T"形，亦可为粉碎性。AO 分类（图 30-3）中属于股骨下段骨折中的 C 型：C1，完全关节内骨折，关节及干骺端简单骨折；C2，完全关节内骨折，关节内简单骨折，干骺端粉碎骨折；C3，关节内粉碎骨折。

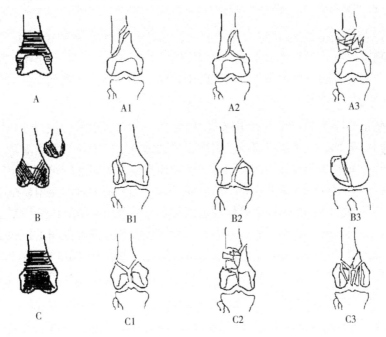

图 30-3　股骨髁间骨折 AO 分型

三、临床表现及诊断

伤后膝部肿胀疼痛，不能活动，关节内积血。X 线检查可显示髁部骨折移位情况，如单髁骨折多向后移位，双髁"Y"形骨折，髁向两侧分离，股骨干如一楔子，插入两髁之间。CT 平扫及三维重建可明确骨折块形态及移位情况。如伴有腘动脉损伤，膝关节肿胀严重，并伴有剧烈疼痛，足背动脉搏动减弱或消失，行血管 B 超检查可以明确动脉血循。仔细检查肢端感觉可以早期发现有无神经损伤。

四、治疗

髁间骨折属于关节内骨折，若治疗效果不佳，会导致膝关节功能障碍。主要原因如下：

（1）行牵引治疗或闭合复位者，较难以达到解剖复位，从而遗留发生创伤性关节炎的解剖基础。

（2）骨折移位及出血，发生在膝关节髌上囊或股四头肌与股骨之间的滑动装置，经牵引或石膏固定治疗者，易发生关节内外的粘连，导致膝关节活动功能障碍。

（3）行切开复位者，如无坚强内固定，则仍需外固定，不能得到早期锻炼活动膝关节，而发生膝关节粘连。

（4）长期外固定后，会发生膝关节软骨退变，而发生膝关节疼痛、功能障碍。

由此可见，关节面的未解剖复位与关节内外粘连是股骨髁间骨折疗效不佳的主要原因。因此，股骨髁间骨折的治疗要求是，早期手术予以关节面的解剖复位，清除关节内积血及碎骨块，适当坚强内固定，恢复完整的关节面及正常的关节关系。术后负压引流，防止关节内积血。术后镇痛，以利早期膝关节屈伸活动功能锻炼，防止关节粘连及僵直。

（一）非手术治疗

非手术治疗包括石膏托外固定、骨牵引等，仅适用于无明显移位（关节面移位小于2mm）的，且稳定的股骨髁间骨折，或无法耐受手术的患者。但长期的牵引或外固定会导致膝关节粘连、膝关节活动功能障碍。没有解剖复位的关节面会导致创伤性关节炎的发生。

（二）外固定支架治疗

外固定支架是一种介于手术与非手术治疗之间的半侵入固定方法，由于它具有操作简便，创伤小，并且可牵引、复位、固定、调整骨折端紧密度、便于早期功能活动等优点而受到青睐。特别是近年来，众多学者在增加灵活性和稳定性方面对外固定进行了改进后，应用于高能损伤或火器损伤所致的股骨髁间开放粉碎骨折，加上抗生素的使用，感染率有了明显的下降。然而，股骨髁间粉碎骨折使用外固定支架其膝关节内骨折难以解剖复位，往往需要固定膝关节，加上股骨髁间穿针不便且易松动、针道感染率较高等限制了外固定支架广泛的应用。因此，现代创伤学者更趋向于积极的手术内固定，除非合并其他部位或脏器的严重损伤需以抢救生命为首要目的或战伤骨折的早期救治时，方考虑采用外固定支架临时固定、暂时治疗或与有限的内固定结合使用。

（三）手术治疗

股骨髁间骨折手术治疗的目的是关节面的解剖结构的重建、旋转和轴线的恢复、将髁部稳定的固定到股骨干上，以及术后的早期功能活动锻炼。现在的手术治疗技术已转变为微创接骨术（minimal invasive osteosynthesis，MIO），MIO包括：①治疗关节内骨折的经关节的关节重建和逆行钢板接骨术（TARPO），这项技术获得了更好的手术显露、关节内碎骨块的妥善处理、骨折的加速愈合和更好的功能恢复结果；②治疗关节外骨折的微创经皮钢板接骨术（LISS），骨折部位不予广泛暴露，只需皮肤的小切口。

随着内固定器材的发展和完善，AO角钢板、动力髁螺钉（DCS）、锁定钢板、AO股骨髁上髓内钉（DFN）的相继出现，并得到广泛的应用，股骨髁间骨折的疗效有了较大的提高。

1. 经关节的关节重建和逆行钢板接骨术 TARPO 技术由 Krettek 等于 1996 年首先提出，在治疗股骨髁间骨折时，该技术着力解决了两个问题：①完全的关节面显露（和复位、固定）的困难；②因大手术切口所致的干骺端失活，以及感染、植骨需要和潜在的骨不连等问题。TARPO 技术采用髌旁侧方入路，将髌骨半脱位或外翻，便可完全显露整个股骨远端关节面，直视下对关节面的骨折进行解剖重建，常采用松质骨拉力螺钉固定，也可用小的皮质骨螺钉按"拉力"模式固定；对骨干或干骺端的骨折块进行闭合复位，通过改进的肌肉下钢板植入进行固定，保存骨折周围的软组织，无须骨折部位的广泛显露。

2. 双钢板固定 对股骨髁间严重粉碎骨折，为了获得旋转和轴线的恢复，一般不推荐 DCS、角钢板固定（单一钢板固定易引起内翻塌陷），而采用双钢板固定。双钢板一般不推荐 CP、DCP，可采用外侧解剖钢板加内侧的支撑钢板固定，若采用双侧锁定钢板固定效果更佳。Jazeawi 等采用锁定双钢板（用多枚 4.5mm 皮质骨螺钉横行连接两钢板并用螺帽在钢板外侧套入螺钉以锁定）加植骨治疗 C3 型股骨髁间骨折，获得了满意疗效。并在股骨远端关节内骨折模型上进行了实验研究，在循环加载前、后生物力学测试中，锁定钢板结构比常规的双钢板结构能显著增加固定的稳定性。因此，这项技术特别适用于螺钉抓持力不足的股骨远端粉碎骨折和骨质疏松性骨折。它提供了增强固定稳定性的一个简单选择，避免了骨水泥的潜在应用。

此手术常采用内外侧入路，先采用 TARPO 技术，髌旁外侧切口显露完全显露整个股骨远端关节面，直视下对关节面的骨折进行解剖重建，常采用松质骨拉力螺钉固定，在外侧放置股骨外侧解剖钢板固定；再在膝内侧切一辅助切口，从肌肉下插入一支撑钢板固定。术中对骨折块可以采用间接复位技术，尽量保护骨折块的血循。术后关节内放置负压引流，术后应用镇痛泵，术后第一天就开始进行膝关节屈伸活动功能锻炼。

3. AO 角钢板、DCS 一些 C1、C2 型股骨髁间骨折可以采用 AO 角钢板、DCS 固定，但 AO 角钢板、DCS 固定需注意控制股骨髁间骨折的旋转和轴线。这两类钢板的手术方法在上文已有详细描述。此类内固定术后第一天即可进行膝关节的活动功能锻炼。

4. 股骨髁上髓内钉（DFN） 近年，随着髓内钉的改进，特别是 DFN 应用于一些股骨髁间骨折 C1 和 C2 型骨折的治疗，取得了满意的结果。特别是关节镜技术的成熟，关节镜辅助下 AO 股骨远端髓内钉 DFN 治疗股骨下段骨折，具有膝关节创伤小、感染率低、内固定坚强可靠、骨折愈合率高、允许膝关节早期功能锻炼和负重的优点，并且符合 21 世纪外科治疗微创化的优点，是治疗股骨下段骨折的理想选择。

（1）手术方法：术前患者应拍带标尺的股骨全长片，以便选择合适的 DFN 髓内钉；手术可采取连续硬膜外麻醉或全身麻醉，患侧大腿下方垫枕成屈膝 45°位，大腿上段上气囊止血带；关节镜从标准的前内外侧入路进入，切口长约 0.5cm，常规探查内外侧半月板、交叉韧带、髁间突有无骨折，清理关节内血肿，在克氏针辅助下采用间接复位技术，予以骨折复位，以克氏针临时固定（注意避开 DFN 钉道），并在膝关节外侧切一 3cm 切口，用 1～2 枚拉力松质骨螺钉固定（注意螺钉应适当偏后，以免影响髓内钉的进入），再从髌韧带正中切一约 3cm 创口，在关节镜引导下，在股骨髁间后交叉韧带止点前方约 0.5～1cm 处，钻入导针 10～15cm，髌韧带套筒保护下，直径 13.0mm 钻头扩髓至 3～4cm，去除保护套、导针，不再使用导针，清除骨和软骨碎屑，彻底冲洗关节腔，插入髓内钉，再在髓内钉远近端装上锁钉，拔出克氏针。所有患者术后第一天开始进行膝关伸屈活动功能锻炼，术后 2 周内屈膝可达 90°以上。

（2）注意问题：术前膝关节应该垫高 45°位，以利骨折复位及膝关节处进入髓内钉；术中股骨髁扩髓之前，应常规探查膝关节以了解有无股骨下段骨折合并交叉韧带、关节软骨、半月板损伤；交锁髓内钉进针点应在髁间窝后交叉韧带止点前方约 1cm 两髁中点，以防造成膝内外翻畸形，偏后则容易造成股骨髁间劈裂骨折；扩髓和进钉时应注意保护髌骨，膝关节清理时应注意保留一定的髌前脂肪垫，以减少术后膝前疼痛的发生率；术中应时刻记住微创的原则，尽量保留骨膜，不强求骨折端的完全解剖复位，以减少碎骨块对血液循环的破坏，促进骨折的愈合；术中钉尾需埋入软骨面下 1～3mm，过浅则易导致屈膝时与髌骨相撞击，导致膝关节疼痛，过深则不易拆除；DFN 安装完毕应常规再次清理关节腔，以免术后关节内异物形成；对一些年龄大的骨质疏松的患者，髓内钉远端应选用螺旋刀片锁定。

五、并发症

股骨髁间骨折属于关节内骨折，由于血肿的刺激，及血肿机化导致膝关节内外粘连，关节面的不平整会导致创伤性关节炎。骨折有时会并发膝关节内韧带或半月板的损伤，膝关节外韧带的损伤，有时因为外伤后膝关节肿胀严重，容易漏诊而导致膝关节功能障碍；有时虽然早期发现，但担心修复的韧带再次断裂而膝关节长期制动，导致膝关节僵直。故在和患者充分沟通下，术后应早期进行功能活动锻炼，但在 4 周内膝关节活动度应控制在 0°～90°。另外，由于一些内固定方式选择的不当，可出现膝关节内翻畸形，会导致膝关节退变的早期出现。选用非锁定钢板治疗一些骨质疏松严重的患者，会出现螺钉的松动，进而导致内固定的失败。不论是何种手术方式，都存在感染的可能，一旦出现感染将是灾难性的，会导致膝关节功能的完全丧失。

（董　林）

第五节　股骨髁骨折

一、股骨单髁骨折

股骨单髁骨折属于完全关节内骨折，多由于膝部砸伤所致，或屈膝位的纵向暴力所致。股骨单髁骨折后，移位的关节面不平整，可导致创伤性关节炎；内外髁的不平衡致膝内翻或膝外翻，使下肢失去正常的力线，会继发膝关节和髋关节的退变。另外，股骨单髁骨折常伴有膝关节内外韧带损伤及半月板损伤。

股骨单髁骨折分型在 AO 组织中属于股骨远端骨折中 B 型：B1，外髁矢状面的部分关节内骨折；B2，经内髁矢状面的部分关节内骨折；B3，经股骨髁额状面的部分关节内骨折。

股骨单髁骨折常伴有外伤史，膝关节肿胀疼痛明显，拍 X 线片可以发现骨折线，可以明确诊断，但有时仅拍常规的正侧位片很难发现后髁的骨折，就需要行 CT 检查。另外，行 MRI 检查可以发现韧带和半月板损伤及一些隐性骨折。

无移位的股骨单髁骨折可以行非手术治疗；移位的股骨单髁骨折需要手术治疗，以防出现轴线对线不佳、创伤性关节炎、膝关节僵直以及膝关节不稳等并发症。非手术治疗包括牵引治疗和石膏固定治疗，行牵引治疗者应该将患肢置于托马架上，在牵引中活动膝关节。行长腿石膏固定治疗，对于一些合并有侧副韧带损伤的患者不失是一种好方法，但固定时间不可长于4周。去石膏后练习活动膝关节。移位的股骨单髁骨折需要手术治疗，通常采用松质骨拉力螺钉固定即可提供足够的稳定，但骨质疏松者常需支撑钢板固定。术后应早期进行膝关节屈伸活动功能锻炼。

二、内髁骨折

股骨内髁骨折无移位可以保守治疗，有移位则需行手术治疗。手术采用硬膜外麻醉，大腿上段上止血带，切开复位采用膝关节内侧切口，直视下予以骨折块解剖复位，保留骨折块残留的骨膜，克氏针临时固定，根据骨折块的大小，采用1~3枚松质骨拉力螺钉固定，也可采用可吸收螺钉固定，埋头处理，常规术中探查膝关节内半月板和前后交叉韧带组织，半月板损伤需一期处理，交叉韧带损伤可一期或二期重建。若条件允许可采用膝关节镜辅助下经皮螺钉固定术。骨质疏松严重者需切开复位内侧支撑钢板固定。术中常规放置引流管，术后第一天即可进行膝关节的屈伸活动功能锻炼。

三、内髁后部骨折

内髁后部骨折手术时若采用内侧切口，则无法予以正确的拉力螺钉技术固定，常需采用膝关节后侧切一辅助切口予以从后向前攻入拉力螺钉，为避免下一次的手术创伤，常可采用可吸收螺钉固定。

四、外髁骨折

外髁骨折手术时，若采用切开复位，采用膝关节外侧入路，采用克氏针辅助下复位，尽量保护骨折块的血供，用松质骨拉力螺钉固定时埋头处理。股骨外髁表面软组织较少，尽量采用经皮螺钉固定技术。若能配合膝关节镜一起使用可以监视关节面复位情况，及膝关节内损伤情况，疗效更佳。

（董　林）

第六节　股骨髁骨软骨骨折

股骨髁骨软骨骨折是指创伤后关节软骨损伤合并软骨下骨发生的骨折。股骨髁骨软骨骨折以股骨外髁常见，其他部位少见。多见于急性运动损伤，以及膝半屈位时小腿强力旋转或跨越动作时的直接暴力、间接暴力或旋转暴力作用于关节面产生。骨折块游离于关节腔严重影响关节功能，但其处理一直是关节损伤治疗的难题。

股骨髁骨软骨骨折临床一般表现为关节血肿，伤后立即出现关节功能障碍，部分患者关节交锁，通常合并其他关节内损伤，临床表现多样。若骨折块小，有时仅出现关节疼痛、肿胀，无明显交锁症状，由于软骨在X线上不显影，在MRI出现之前，常会漏诊或误诊。对一些怀疑有股骨髁骨软骨骨折的患者应该常规检查MRI以明确诊断。

股骨髁骨软骨骨折常需和剥脱性骨软骨炎相鉴别。剥脱性骨软骨炎为关节软骨及其下的骨质局限性、慢性缺血坏死及软化脱落性病变。剥脱性骨软骨炎好发于膝关节股骨内髁关节面，外髁发病少见，病因不清，一般认为外伤为主要原因，是多次反复的轻度外伤引起局部血运障碍所致，多为慢性起病，X线检查剥脱骨块边缘清楚规整，周围骨质呈反应性硬化，晚期可游离于关节内；而骨软骨骨折有急性损伤病史，突然发生，骨块边缘不整齐，且MRI检查显示骨折区髓内水肿，易与剥脱性骨软骨炎鉴别。

股骨髁骨软骨骨折均需要手术治疗，新鲜骨折根据骨折块的不同可采用游离小骨块取出术、粗丝线缝合固定、细克氏针固定、钢丝固定、普通螺钉固定、可吸收螺钉固定、Hrbert螺钉固定等方法；陈旧骨折需摘除游离骨块，再予以行软骨移植术。

股骨髁骨软骨新鲜骨折手术均采用硬膜外麻醉，气囊止血带下手术。闭合骨折采用膝关节内侧切口显露关节腔，开放骨折尽量利用原伤口或做适当延长。固定骨软骨骨折块时尽量保留骨折块与关节面的相连部分，保护关节面软骨不与骨折块分离。骨折复位前应修复缺损区周缘创损，使其尽量恢复创伤前解剖形状。复位时采用压配方式，以植骨棒轻轻打压嵌入，平整后进行内固定。

1. 缝合线或钢丝固定　提前于骨折块相应位置用克氏针钻孔，股骨由两侧髁上钻孔，细钢丝借助硬膜外导针牵出，粗丝线由细钢丝通过硬膜外导针牵出。

2. 克氏针固定　由骨软骨折块表面直接向关节外钻出，钻出皮外后由对侧用钻拔出，针尾留于软骨下。

3. 螺丝钉、可吸收螺钉及Herbert螺钉固定　复位后先用专用钻尽量直向钻孔，利于加压，必要时攻丝，再旋入普通螺丝钉或较小骨折块用手外科微型螺钉、可吸收螺钉或Herbert螺钉，普通螺钉和可吸收螺钉须轻微扩大外孔，以将钉头陷入软骨下，检查关节面是否平整。

以Ⅰ号丝线连续缝合修复关节囊滑膜层，缝合皮下组织及皮肤。若有膝关节韧带或半月板损伤，则同时修复。开放性损伤需留置引流管，术后除细克氏针固定者需石膏固定6周外，其他固定方式者均早期进行间歇被动和主动活动。

股骨髁骨软骨骨折常会并发膝关节创伤性关节炎，特别是软骨下骨较少时，软骨块常在关节液的浸泡下，骨折常难以愈合，软骨会被吸收。若骨折块固定不牢固，骨折块脱落成为关节内游离体，相对应的关节面磨损加重，引起关节疼痛，可行关节镜下游离体摘除，对于小于2cm的软骨损伤行钻孔术，大于2cm的软骨缺损需行软骨移植术或软骨细胞培养后种植修复术。另外，一些漏诊的患者，由于膝关节的长期疼痛而导致膝关节活动度丢失，致关节僵硬。一些股骨髁骨软骨陈旧骨折的老年患者，可行膝关节表面置换术，以便早期恢复膝关节活动度及行走功能。

（董　林）

第三十一章 足外伤

第一节 距骨骨折及脱位

距骨无肌肉附着，表面60%～70%为关节面，有7个关节面分别与周围邻骨形成关节。距骨从解剖位置可分为头部、颈部和体部。体部又有外侧突和后侧突。后侧突有内、外侧结节。距骨体前宽后窄，踝背伸稳定，而跖屈不稳定。其血液供应主要来自由距骨颈前外侧进入的足背动脉关节支。距骨体的血供可概括如下：①跗管动脉，来自胫后动脉，在其分成足底内侧动脉和足底外侧动脉近端约1cm处分出，是距骨体的主要供应动脉。在跗管内它发出4～6支进入距骨体。②三角动脉，发自于跗管动脉，供应距骨体的内侧1/4～1/2，是距骨体的第2位主要滋养动脉，经过骨内交通支供应更广泛的区域。③跗骨窦动脉，大小和起源的变异很大，供应距骨体的外侧1/8～1/4区域。跗骨窦动脉与跗管动脉形成交通支，具有供应距骨更多区域的能力。④距骨后结节由胫后动脉（最为常见）或腓动脉直接发出分支支配。虽然动脉非常细小，但由于骨内有丰富的交通，这一区域也有供应距骨体更大范围的潜力。因为距骨所供应的血运有限，因此当距骨骨折有移位或距骨脱位后，容易发生缺血性坏死。

一、距骨骨折

（一）分类

距骨骨折尚无一个统一的分类方法。

1. Coltart（1952年）把距骨骨折分为3大类

（1）骨折：①撕脱骨折；②头部压缩骨折；③颈部骨折；④体部骨折。

（2）骨折脱位：①颈部骨折合并距下关节脱位；②颈部骨折合并距骨体后脱位；③体部骨折合并距下关节脱位。

（3）全脱位

2. Hawkins（1970年）把距骨颈部骨折分为3型

Ⅰ型：无移位的距骨颈部骨折，骨折线在中后关节之间进入距下关节。

Ⅱ型：移位的距骨颈部骨折合并距下关节脱位或半脱位，骨折线经常进入一部分体部及距下后关节面。

Ⅲ型：移位的距骨颈部骨折，距骨体完全脱位，骨折线常常进入一部分体部。体部经常向后内方突出，位于胫骨后面和跟腱之间。

Canale（1978年）提出Hawkins Ⅱ、Ⅲ型可伴有距舟关节脱位。这种骨折又被称为Hawkins Ⅳ型。

3. Steppen（1977 年）把距骨体部骨折分为 5 类

（1）骨软骨骨折。

（2）距骨体冠状面和矢状面垂直和水平剪刀骨折。

（3）距骨后突骨折。

（4）距骨外侧突骨折。

（5）距骨体压缩粉碎骨折。

（二）距骨头骨折

距骨头骨折较少见，约占距骨骨折的 5%～10%。多为高处跌下，暴力通过舟状骨传至距骨时造成，轴向载荷造成距骨头压缩和胫骨前穹窿的背侧压缩骨折，一般移位不明显。距骨头骨折因局部血运丰富不易发生缺血性坏死。无移位骨折用小腿石膏固定 4～6 周即可。小块骨折如无关节不稳定，可手术切除。移位骨块大于 50% 距骨头关节面时，易致距舟关节不稳定，需要内固定。距骨头部移位骨折应采用前内侧入路，经胫前肌腱内侧进行。

（三）距骨颈骨折

距骨颈骨折约占距骨骨折的 50%，青壮年多见。由于颈部是血管进入距骨的重要部位，该部位骨折后较易引起距骨缺血性坏死。治疗：距骨骨折准确复位，重建关节面是基本要求。Ⅰ型无移位，小腿石膏固定 8～12 周即可，6 周内不可负重，当骨小梁穿过骨折线后开始负重。此型不愈合可能性少见，但仍有缺血性坏死的可能。Ⅱ、Ⅲ、Ⅳ型骨折，原则上距骨颈的移位骨折应立即切开复位内固定，因为闭合方法很难达到解剖复位。Ⅱ型骨折移位较轻，可试行手法复位。如距骨颈和距下关节达到解剖复位，经 X 线证实复位满意后，用小腿石膏固定足踝于轻度跖屈外翻位 6～8 周，再更换石膏固定于功能位，直至骨性愈合。一般固定时间需 3～4 个月始能愈合，固定期间不宜过早负重。手法复位失败，不应反复操作，以免加重软组织损伤，尽早采用切开复位手术。切开复位一般采用前内或前外切口。显露距骨颈骨折，复位满意后，可用 2 根克氏针或 2 枚 3.5mm 或 4.5mm 螺钉或空心螺钉固定。再用石膏管型固定 8～12 周。Ⅲ、Ⅳ型骨折是骨科急诊，移位的距骨体对皮肤和神经血管的压迫会导致皮肤坏死、神经血管损伤或两者同时发生；距骨唯一存留的血管－三角动脉，可能扭转或闭塞，因此只有通过急诊复位才能得到解除。Ⅲ型骨折移位粉碎严重，往往合并开放伤，须行清创手术，同时复位骨折块。闭合性损伤，手法复位更加困难。距骨颈切开复位的手术方法：自内踝近端前方做切口，弧向远端走向足底，止于舟骨体的内侧壁，长约 7.5～10cm，利用胫前、后肌腱间隙显露距骨头和颈。注意不要损伤内踝下方的胫后肌腱和神经血管束。如果距骨体从踝穴中脱出，截断内踝将会使显露和复位更为容易。显露骨折和距骨体及颈的前内侧，尽可能地保留距骨头和颈周围的软组织。复位满意后，冲洗关节，去除骨块和碎片。固定材料及石膏固定同前。

（四）距骨体部骨折

鉴别距骨体骨折和距骨颈骨折很重要。尽管距骨颈和距骨体骨折在不伴骨折移位或虽伴有移位但无脱位的情况下，二者缺血性坏死的发生率相似，但距骨体骨折后出现创伤后距下关节骨关节病的发生率较高。

1. 骨软骨骨折　这种骨折是指一部分软骨和骨片从距骨顶部剥脱的剪切骨折。距骨滑车关节面在受到应力的作用后或在其外侧和内侧面发生骨软骨骨折。前者是由于足背伸时受内翻应力旋转，距骨滑车外侧关节面撞击腓骨关节面而引起；后者是足跖屈时内翻应力使胫骨远端关节面挤压距骨滑车内侧关节面而发生骨折。距骨滑车关节面的骨软骨骨折常发生于踝关节扭伤时，患者就诊时关节肿胀、疼痛、活动受限，很易诊为踝扭伤。有人报道，此类骨折在急诊室的漏诊率为75%。所有踝扭伤患者中约2%～6%后来被确诊为骨软骨骨折。因此踝扭伤后应注意此类骨折的发生，拍摄足的正、侧位和踝穴位X线片。高度怀疑骨折时，可做关节造影双重对比或MRI检查。无移位骨折除限制活动外，用小腿石膏固定6周。大的关节面损伤，尤其外侧损伤，应手术切开或在关节镜下切除骨块，缺损区钻孔，以使再生纤维软骨覆盖，或做软骨移植。大的骨块可用可吸收螺钉固定。

2. 距骨外侧突骨折　该骨折的损伤机制为内翻的足强烈背屈的压缩和剪切应力所致，尤其好发于滑雪引起的踝关节损伤。通常距骨的外侧部分在CT扫描下很容易辨认。治疗：如外侧突没有明显移位或移位不超过3～4mm或未累及距骨后关节的重要部位，一般只需闭合治疗，石膏固定6～8周。后期进行距下关节和胫距关节活动，电刺激和应力训练。若移位超过3～4mm，则有指征行切开复位或骨块切除术。

3. 距骨后侧突骨折　后侧突骨折常难诊断，如漏诊，会导致明显的长期功能障碍。怀疑此骨折时，可做CT扫描或与对侧足的侧位片比较。治疗可以尝试非手术治疗，但如症状持续或距骨后侧突部位局限性压痛，则有切除骨块的指征。

4. 距骨体部剪力和粉碎骨折　剪力骨折损伤机制类似于距骨颈骨折，但骨折线更靠后。粉碎骨折常由严重压砸暴力引起。骨折可发生在外侧、内侧结节或整个后侧突。治疗：移位小于3mm时，可用小腿石膏固定6～8周。移位大于3mm时，可先手法复位，位置满意后再石膏固定，如复位失败，应切开复位，螺钉固定。严重移位粉碎骨折，复位已不可能，可能需要切除距骨体，做Blair融合术或跟-胫骨融合术。

二、距骨脱位

1. 距下关节脱位　多由足部跖屈位张力内翻所引起，其发生率较骨折多。距下关节脱位特点：距骨仍停留于踝穴中，而距下关节和距舟关节脱位，因此又名距骨周围脱位。按脱位后足远端移位方向，可分为内侧脱位、外侧脱位、前脱位和后脱位。脱位后，足有明显的内翻或外翻畸形，诊断一般不困难。少数患者可合并神经血管束损伤。治疗：不伴有跟骨或距骨边缘骨折的距下关节内侧脱位，通常可以闭合复位。但距下关节外侧脱位则很难闭合复位，妨碍复位的最常见因素是胫后肌腱和距骨的骨软骨骨折。脱位后应及早复位，以免皮肤长时间受压坏死。复位成功后用石膏管形将患足固定于背伸90°中立位6周。闭式复位失败，应积极切开复位，去除阻碍复位的原因，开放脱位应彻底清创。不伴有骨折的距下关节脱位长期结果一般很好，但距下关节活动可能会有中等程度受限，在非平坦路上行走不灵活。距下关节脱位后，虽然距骨血供可能受到损害，但较少发生距骨缺血性坏死。

2. 胫距关节脱位　胫距关节脱位多并发于踝部骨折或踝部韧带撕裂伤。在整复骨折时，胫距关节脱位常可一并整复。但当胫后肌腱、血管、神经或腓骨长、短肌腱移位，发生交锁，手法不能复位时，应手术切开整复。

3. 距骨全脱位　距骨全脱位往往发生在足极度内翻时，距骨围绕垂直轴旋转90°，致使距骨头朝向内侧，同时距骨还沿足长轴外旋90°，故其跟骨关节面朝向后方，距骨全脱位是一种严重损伤，多为开放损伤，易合并感染，预后差。治疗距骨全脱位手法复位成功率极低，往往需要在麻醉下进行手术。距骨脱位后，严重地损伤了距骨血运，为了血管再生和防止缺血坏死，石膏固定时间一般不应少于 3 个月。对手法复位失败，或开放性损伤的病例，应及时手术复位，以免发生皮肤坏死。一般采用踝部前外侧横切口，术中须注意保护附着于距骨上的软组织，以防发生坏死。术后石膏固定时间与手法整复后相同。陈旧性距骨全脱位，可行距骨切除术或踝关节融合术。

（杨建国）

第二节　跟骨骨折

一、解剖特点

（1）跟骨是足部最大一块跗骨，是由一薄层骨皮质包绕丰富的松质骨组成的不规则长方形结构。

（2）跟骨形态不规则，有 6 个面和 4 个关节面。其上方有三个关节面，即前距、中距、后距关节面。三者分别与距骨的前跟、中跟、后跟关节面相关节组成距下关节。中与后距下关节间有一向外侧开口较宽的沟，称跗骨窦。

（3）跟骨前方有一突起为跟骨前结节，分歧韧带起于该结节，止于骰骨和舟骨。跟骨前关节面呈鞍状与骰骨相关节。

（4）跟骨外侧皮下组织薄，骨面宽广平坦。其后下方和前上方各有一斜沟分别为腓骨长、短肌腱通过。

（5）跟骨内侧面皮下软组织厚，骨面呈弧形凹陷。中 1/3 有一扁平突起，为载距突。其骨皮质厚而坚硬。载距突上有三角韧带、跟舟足底韧带（弹簧韧带）等附着。跟骨内侧有血管神经束通过。

（6）跟骨后部宽大，向下移行于跟骨结节，跟腱附着于跟骨结节。其跖侧面有 2 个突起，分别为内侧突和外侧突，是跖筋膜和足底小肌肉起点。

（7）跟骨骨小梁按所承受压力和张力方向排列为固定的 2 组，即压力骨小梁和张力骨小梁。2 组骨小梁之间形成一骨质疏松的区域，在侧位 X 线片呈三角形，称为跟骨中央三角。

（8）跟骨骨折后常可在跟骨侧位 X 线片上看到 2 个角改变。跟骨结节关节角（Bohler角），正常为 25°～40°，由跟骨后关节面最高点分别向跟骨结节和前结节最高点连线所形成的夹角。跟角交叉角（Gissane 角），由跟骨外侧沟底向前结节最高点连线与后关节面线之夹角，正常为 120°～145°。

二、损伤机制

跟骨骨折为跗骨骨折中最常见者，约占全部跗骨骨折的 60%。多由高处跌下，足部着地，足跟遭受垂直撞击所致。有时外力不一定很大，仅从椅子上跳到地面，也可能发生跟骨压缩骨折。跟骨骨折中，关节内骨折约占 75%，通常认为其功能恢复较差。所有关节内骨折都由轴向应力致伤，如坠伤、跌伤或交通事故等，可能同时合并有其他因轴向应力所致的损伤，如腰椎、骨盆和胫骨平台骨折等。跟骨的负重点位于下肢力线的外侧，当轴向应力通过距骨作用于跟骨的后关节面时，形成由后关节面向跟骨内侧壁的剪切应力。由此造成的骨折（原发骨折线）几乎总是存在于跟骨结节的近端内侧，通常位于 Gissane 十字夹角附近，并由此处延伸，穿过前外侧壁。该骨折线经过跟骨后关节面的位置最为变化不定，可以位于靠近载距突的内侧 1/3，或位于中间 1/3，或者位于靠近外侧壁的外侧 1/3。如果轴向应力继续作用，则出现以下 2 种情况：内侧突连同载距突一起被推向远侧至足跟内侧的皮肤；后关节面区形成各种各样的继发骨折线。前方的骨折线常延伸至前突并进入跟骰关节。Essex Lopresti 将后关节面的继发骨折线分为两类：如果后关节面游离骨块位于后关节面的后方和跟腱止点的前方，这种损伤称为关节压缩型骨折；如果骨折线位于跟腱止点的远侧，这种损伤称为舌形骨折。

三、分类

跟骨骨折根据骨折线是否波及距下关节分为关节内骨折和关节外骨折。

关节外骨折按解剖部位可分为：①跟骨结节骨折；②跟骨前结节骨折；③载距突骨折；④跟骨体骨折。

关节内骨折有多种分类方法。过去多根据 X 线平片分类，如最常见的 Essex Lopresti 分类法把骨折分为舌形骨折和关节压缩型骨折。其他人根据骨折粉碎和移位情况进一步分类，如 Paley 分类法等。

根据 X 线平片分类的缺点是不能准确地了解关节面损伤情况，对治疗和预后缺乏指导意义。因此，大量 CT 分类方法应运而生。现将较常见的 Sanders 分类法介绍如下：

其分型基于冠状面 CT 扫描。在冠状面上选择跟骨后距关节面最宽处，从外向内将其分为三部分 A、B、C，分别代表骨折线位置。这样，就可能有四部分骨折块，三部分关节面骨折块和二部分载距突骨折块。

Ⅰ型：所有无移位骨折。

Ⅱ型：二部分骨折，根据骨折位置在 A、B 或 C 又分为ⅡA、ⅡB、ⅡC骨折。

Ⅲ型：三部分骨折，根据骨折位置在 A、B 或 C 又分为ⅢAB、ⅢBC、ⅢAC骨折。典型骨折有一中央压缩骨块。

Ⅳ型：骨折含有所有骨折线。

四、临床表现及诊断

跟骨骨折是足部的常见损伤，以青壮年伤者最多，严重损伤后易造成残疾。外伤后后跟疼痛，肿胀，踝后沟变浅，瘀斑，足底扁平、增宽和外翻畸形。后跟部压痛，叩击痛明显。此时即高度怀疑跟骨骨折的存在。

X 线对识别骨折及类型很重要。X 线检查：跟骨骨折的 X 线检查应包括 5 种投照位置。侧位像用来确定跟骨高度的丢失（Bohler 角的角度丢失）和后关节面的旋转。轴位像（或 Harris 像）用来确定跟骨结节的内翻位置和足跟的宽度，也能显示距骨下关节和载距突。足的前后位和斜位像用来判断前突和跟骰关节是否受累。另外，摄一个 Broden 位像用来判断后关节面的匹配，投照时，踝关节保持中立位，将小腿内旋 40°，X 射线管球向头侧倾斜 10°~15°。特殊的斜位片能更清楚地显示距骨下关节。如果医生治疗此类骨折的经验比较丰富，三种 X 线影像可能即已足够，但是，为了对损伤进行全面的评估，通常需要 CT 扫描检查。应该进行 2 个平面上的扫描：半冠状面，扫描方向垂直于跟骨后关节面的正常位置；轴面，扫描方向平行于足底。CT 检查更清晰显示跟骨的骨折线及足跟的宽度，CT 扫描结果现已成为骨折分类的基础和依据。此外，跟骨属海绵质骨，压缩后常无清晰的骨折线，有时不易分辨，常须根据骨的外形改变、结节关节角的测量来分析和评价骨折的严重程度。

五、治疗

各类型跟骨骨折治疗共同的目标如下：①恢复距下关节后关节面的外形；②恢复跟骨的高度（Bohler 角）；③恢复跟骨的宽度；④腓骨肌腱走行的腓骨下间隙减压；⑤恢复跟骨结节的内翻对线；⑥如果跟骰关节也发生骨折，将其复位。制定治疗计划时尚需考虑患者年龄、健康状况、骨折类型、软组织损伤情况及医生的经验。

1. 跟骨前结节骨折　跟骨前结节骨折易误诊为踝扭伤，骨折后距下关节活动受限，压痛点位于前距腓韧带 2cm，向下 1cm 处。无移位骨折采用石膏固定 4～6 周。骨折块较大时，行切开内固定；陈旧骨折或骨折不愈合有症状时，可手术切除骨折块。

2. 跟骨结节骨折　跟骨结节骨折有 2 种类型：一种是腓肠肌突然猛烈收缩牵拉跟腱附着部，发生跟骨后撕脱骨折；另一种为直接暴力引起的跟骨后上鸟嘴样骨折。治疗骨折无移位或少量移位时，用石膏固定患肢于跖屈位 6 周。若骨折块超过结节的 1/3，且有旋转及严重倾斜，或向上牵拉严重者，可手术复位，螺丝钉固定。术时可行跟腱外侧直切口，以避免手术瘢痕与鞋摩擦。术后用长腿石膏固定于屈膝 30°跖屈位，使跟腱呈松弛状态。

3. 载距突骨折　单纯载距突骨折很少见。无移位骨折可用小腿石膏固定 6 周。移位骨折可手法复位足内翻跖屈，用手指直接推挤载距突复位。较大骨折块时也可切开复位。骨折不愈合较少见，不要轻易切除载距突骨块，因为有可能失去弹簧韧带附着而致扁平足。

4. 跟骨体骨折　跟骨体骨折因不影响距下关节面一般预后较好。骨折机制类似于关节内骨折，常发生于高处坠落后。骨折后可有移位。如跟骨体增宽，高度减低，跟骨结节内外翻等。此类骨折除常规 X 线片外，还应做 CT 检查，以明确关节面是否受累及骨折移位情况。骨折移位较大时，可手法复位并石膏外固定，或切开复位内固定。

5. 关节内骨折　关节内骨折是跟骨中最常见的类型，治疗意见分歧较大。

（1）保守疗法：适用于无移位或少量移位骨折，或年龄大、功能要求不高或有全身并发症不适于手术治疗的患者。鼓励早期开始患肢功能运动及架拐负重。此法可能遗留足跟加宽、结节关节角减少、足弓消失及足内外翻畸形等。

（2）骨牵引治疗：跟骨结节持续牵引下，按早期活动原则进行治疗，可减少病废。

（3）闭合复位疗法：患者俯卧位，在跟腱止点处插入 1 根斯氏针，针尖沿跟骨纵轴向前并略微偏向外侧，达后关节面下方后撬起。撬拨复位后再用双手在跟骨部做侧方挤压，侧位及轴位透视，位置满意后，将斯氏针穿入跟骨前方。粉碎骨折时，也可将斯氏针穿过跟骰关节。然后用石膏将斯氏针固定于小腿石膏管型内。6 周后去除石膏和斯氏针。此方法适用于某些舌状骨折。

（4）切开复位术：适用于青年人，可先矫正跟骨结节关节角，及跟骨体的宽度，再手术矫正关节面。做跟骨外侧切口，将塌陷的关节面撬起，至正常位置后，用松质骨填塞空腔保持复位。术后用管型石膏固定 8 周。若固定牢固，不做石膏外固定，疗效更满意。

6. 严重粉碎骨折　严重粉碎骨折，年轻患者对功能要求较高时，切开难以达到关节面解剖复位，非手术治疗又极有可能遗留跟骨畸形而影响功能，一期融合并同时恢复跟骨外形可以缩短治疗时间，使患者尽快地恢复工作。在切开复位时，亦应有做关节融合术的准备，一旦不能达到较好复位，也可一期融合距下关节。手术时用磨钻磨去关节软骨，大的骨缺损可植骨，用钢板维持跟骨基本外形，用 1 枚 6.5mm 或 7.3mm 直径全长螺纹空心螺钉经导针固定跟骨结节到距骨。

六、并发症及后遗症

1. 伤口皮肤坏死，感染　外侧入路 L 形切口时，皮瓣角部边缘有可能发生坏死，应注意：术中延长切口时，小心牵拉软组织并保持为全厚皮瓣至关重要；外侧皮缘下应放置引流以防止形成术后血肿；延迟拆除缝线，甚至达 3 周以上，在此期间不应活动以减轻皮瓣下的剪切力；围手术期常规应用抗生素。一旦出现坏死，应停止活动。如伤口感染，浅部感染，可保留内植物，伤口换药，有时需要皮瓣转移。深部感染，需取出钢板和螺钉。

2. 距下关节和跟骰关节创伤性关节炎　由于关节面骨折复位不良或关节软骨的损伤，距下关节和跟骰关节退变产生创伤性关节炎。关节出现疼痛及活动障碍。可使用消炎止痛药物、理疗、支具和封闭等治疗。如症状不缓解，应做距下关节或三关节融合术。

3. 足跟痛　可由于外伤时损伤跟下脂肪垫或骨刺形成所致，也可因跟骨结节的骨突出所致。可用足跟垫减轻症状，必要时行手术治疗。

4. 神经卡压　神经卡压较少见，胫后神经之跖内或外侧支以及腓肠神经外侧支，可受骨折部位的软组织瘢痕卡压发生症状，或手术损伤形成神经瘤所致。非手术治疗无效时，必要时应手术松解。

5. 腓骨长肌腱鞘炎　跟骨骨折增宽时，可使腓骨长肌腱受压，肌腱移位，如骨折未复位，肌腱可持续遭受刺激而发生症状，必要时可手术切除多余骨质，使肌腱恢复原位。也可因术中外侧壁掀开时，损伤腓骨肌腱，有限的骨膜下剥离及仔细牵拉可避免此并发症。

6. 复位不良和骨折块再移位　准确恢复跟骨结节到合适外翻对线是基本要求，术中应多角度拍摄 X 线片以避免此并发症。如果负重过早会导致主要骨折块的移位，患者至少应在 8 周内禁止负重以避免该并发症。

（杨建国）

第三节　中跗关节损伤

一、解剖特点

中跗关节位于后、中足交界，又称跗横关节、Chopart 关节，是由距舟及跟骰关节构成。跟骰关节由跟骨前部的凸形关节面与骰骨后部的凹形关节面相连而成。这个关节面的内侧为分歧韧带的外侧部分所加强，腓骨长肌腱在它的下面是一个重要支持结构。在骰骨的下面另有 2 个韧带：足底长韧带，在后附于跟骨结节内、外侧突的前方，深部纤维在前止于骰骨，浅部纤维朝前止于第二、第三、第四跖骨底，浅深二部分纤维之间形成一沟，腓骨长肌腱即由此沟通过，足底长韧带越过跟骰及骰跖关节的下面，能支持足外侧纵弓；跟骰足底韧带，呈扇形在足底长韧带的覆被下，起于跟骨下面前端的圆形隆起，止于骰骨沟之后。

二、损伤机制与分类

由于此种损伤很少见，有关的文献报道也较少。Main 和 Goweet 在分析了 71 例中跗关节损伤病例后，将其分为：④纵向压缩型：足跖屈，跖骨头受到纵向应力的作用引起舟骨和骰骨骨折或脱位，可伴有 Lisfranc 关节损伤，预后差。②内侧移位型：由前足跖屈内翻应力所致。③外侧移位型：前足外翻应力造成中跗关节外侧损伤。④跖屈应力引起中跗关节扭伤或跖侧脱位。⑤碾压损伤型：常为开放骨折，软组织损伤严重，骨折脱位类型不一，预后差。

三、临床表现及诊断

伤后患足疼痛、肿胀并出现瘀斑，负重时疼痛加重。患足正侧斜位 X 片、CT 等检查可明确诊断，必要时加拍对侧 X 片以便对比。

四、治疗

对于无明显移位的予以石膏固定 6～8 周。移位明显者应切开复位采取用相应材料固定，一般为克氏针和螺钉内固定。对于关节面损伤严重及出现创伤性关节炎患者可考虑行关节融合。

（杨建国）

第四节 跖跗关节脱位及骨折脱位

一、解剖特点

跖跗关节连接前中足，由第 1、第 2、第 3 跖骨和 3 块楔骨形成关节，第 4、第 5 跖骨和骰骨形成关节，共同组成足的横弓。从功能上可以将其分为 3 柱：第 1 跖骨和内侧楔骨组成内侧柱，第 2、第 3 跖骨和中、外楔骨组成中柱，第 4、第 5 跖骨和骰骨组成外侧柱。第 2 跖骨基底陷入 3 块楔骨组成的凹槽中，在跖跗关节中起主要的稳定作用。跖骨颈之间有骨间横韧带连接提高稳定性。第 1、第 2 跖骨基底之间无韧带相连，因而有一定的活动度，是薄弱部位。第 2 跖骨和内侧楔骨之间由 Lisfranc 韧带相连，是跖跗关节主要的稳定结构之一，损伤后只能靠内固定达到稳定。由于跖侧韧带等软组织强大，背侧薄弱，所以骨折脱位时多向背侧移位。

二、损伤机制

按损伤时外力的特点可以分为直接外力和间接外力。直接外力多为重物坠落砸伤及车轮碾压伤，常合并严重的软组织损伤和开放伤口。间接外力主要有前足外展损伤和足跖屈损伤。后足固定，前足受强力外展时第 2 跖骨基底作为支点而发生外展损伤。当踝关节及前足强力跖屈时，此时沿纵轴的应力可引起跖跗关节的跖屈损伤。

三、分类

分类有利于骨科医师交流、判断脱位平面及软组织损伤的程度。然而，分类并不能预测治疗效果和今后的功能情况。目前最常用的是 Myserson 对 Quene 和 Kuss 等分类的改良分类。A 型损伤，包括全部 5 块跖骨的移位伴有或不伴有第二跖骨基底骨折。常见的移位是外侧或背外侧，跖骨作为一个整体移位。这类损伤常称为同侧性损伤。B 型损伤，在 B 型损伤中，一个或多个关节仍然保持完整。B1 型损伤的为内侧移位，有时累及楔间或舟楔关节。B2 型损伤为外侧移位，可累及第一跖楔关节。C 型损伤，C 型损伤为裂开性损伤，可以是部分（C1）或全部（C2）。这类损伤通常是高能量损伤，伴有明显的肿胀，易于发生并发症，特别是筋膜间室综合征。见图 31 - 1。

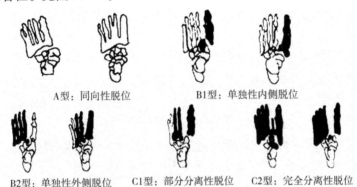

A型：同向性脱位　　　　B1型：单独性内侧脱位

B2型：单独性外侧脱位　　C1型：部分分离性脱位　　C2型：完全分离性脱位

图 31 - 1　跖跗关节损伤的 Myserson 分类

四、临床表现及诊断

任何引起中足压痛和肿胀的损伤都应进行仔细的物理和 X 线检查。检查时容易注意到明显的骨折 - 脱位移位，但也应注意仔细触诊每一关节的压痛和肿胀，以发现微小损伤，特别是楔骨——第 1 跖骨关节内侧，其在 X 线上通常不显示出移位。Trevino 和 Kodros 介绍了一种"旋转试验"，该试验方法是相对第 1 跖骨头提、压第 2 跖骨头对第二跗跖关节施加应力，来诱发 Lisfranc 关节疼痛。仔细观察足底，如发现小的瘀血，提示损伤严重。患足不能负重是另一潜在的不稳定性征象。

必须拍负重位 X 线片。如 X 线片未发现移位，但患者不能负重，应用短腿石膏固定 2 周，再重复拍摄负重 X 线片，评价时要注意如下区域：

（1）前后位 X 线片上，第 2 跖骨干内侧应与中间楔骨的内侧面在一条直线上。

（2）斜位 X 线片上，第四跖骨干内侧应与骰骨内侧面在一条直线上。

（3）第一跖楔关节外形应规则。

（4）在楔骨 - 第 2 跖骨间隙内侧的"斑点征"，这提示有 Lisfranc 韧带的撕脱。

（5）评价舟楔关节有无半脱位。

（6）寻找有无骰骨的压缩性骨折。

如果在急性情况下，X 线平片不能确定损伤平面，则使用 MRI 检查 Lisfranc 韧带。MRI 检查的敏感性与检查者的经验有一定关系。

筋膜间室综合征虽然很少见，经常发生于高能量损伤的骨折 - 脱位，可引起严重的、难以治疗的爪形趾和慢性疼痛。对于严重肿胀的患者，我们常规检测筋膜间室的压力，但很难检测到每个筋膜间室，单纯临床怀疑本身就可以作为减压指征，早期处理才能避免严重后遗症。如 Manoli 所介绍的，作者主张用内侧长切口减压外展肌及足深部间室，包括跟骨部位的间室。此外还有 2 个切口，分别在第 2 与第 3 跖骨、第 4 与第 5 跖骨之间，用于背侧深筋膜间室减压。减压时一定要充分彻底的打开每个间室，减压切口用凡士林纱布覆盖，1 ~ 2 周待肿胀消退后直接缝合或植皮。

五、治疗

Lisfranc 关节损伤成功疗效的关键是恢复受累关节的解剖对线。非移位（小于 2mm）损伤采用闭合性治疗，可用非负重石膏固定 6 周，随后用负重石膏再固定 4 ~ 6 周。应重复拍摄 X 线片确认患肢在石膏内没有发生移位。移位大于 2mm 的骨折应该手术治疗。如果移位不严重，用手指挤压，反向牵引也可以闭合复位，C 型臂机确认复位位置满意后可应用克氏针或 Steinmann 针闭合固定，特别是固定外侧 2 个关节。然而 4.0mm 的空心钉或 4.0mm 标准部分螺纹松质骨螺钉在影像监视下打入，能达到满意的固定。空心钉可以用细克氏针做引导，手术操作较普通螺钉方便，用导针探及钉尾巴后可用螺丝刀完全沉入。如闭合复位不满意，或有明显的粉碎骨折，应选择切开复位，特别是 B 型或 C 型。

文献证实获得并维持骨折脱位的解剖复位的疗效明显优于非解剖复位。Kuo 等评价了开放复位内固定治疗 48 例 Lisfranc 损伤患者的疗效。随访 52 个月发现，非解剖复位导致 60% 患者出现创伤后关节病。解剖复位的患者中，只有 16% 发生创伤后关节病。不论损伤是开放性或闭合性，不论是否 5 个跗跖关节全部损伤，不论楔骨或骰骨是否损伤，不论 Lisfranc 损伤是单纯性或伴有多发损伤，不论立即或延期做出诊断，也不论是工伤或非工伤，在他们该组病例中均未见统计学差异。

创伤性关节炎疼痛明显严重影响生活和工作者，可行跗跖关节和跗间关节融合术，把发生炎性病变的关节变得稳定，并纠正创伤后扁平足畸形，从而改善功能和消除疼痛。Komenda、Myerson 和 Biddinger 回顾了由于中足创伤后顽固疼痛而行跗跖关节融合的 32 例患者，发现中足的 AOFAS 评分明显提高，从术前的 44 分提高到术后的 78 分。Man、Prieskom 和 Sobel 报告了 40 例跗中或跗跖关节融合患者的长期结果，其中 17 例为创伤后关节炎，平均随访 6 年，93% 的患者对疗效满意。

患者硬膜外麻醉或者全麻，在踇长伸肌腱外侧经过第 1、第 2 跖骨基底部做背侧切口。在切口远端注意保护背内侧皮神经的最内侧支，找出并切开下伸肌支持带，游离足背动脉和腓深神经，用橡皮条将其牵向内侧或外侧，以便探查 Lisfranc 关节的各个部分。去除第 2 跖骨基底部和楔骨内侧之间 Lisfranc 关节区的碎屑，留出复位空间。如果需要楔骨间螺丝钉固定，在透视下，从内侧楔骨的内侧拧向中间楔骨。然后，用巾钳维持复位后的位置，在透视引导下，从内侧楔骨向第 2 跖骨基底部打入导针。经导针打入 4.0mm 空心螺钉。从第一跗骨背侧向内侧楔骨打入 1 枚同样螺钉固定第一跖跗关节。这一背侧切口通常也可以观察到第 3 跖楔关节，并进行同样复位和内固定。外侧跗骰崩裂可用 3/32 英寸（1 英寸 = 2.54cm）光滑 Steinmann 针闭合复位，也可用以关节背外侧为中心的平行切口切开复位，尼龙线间断缝合，关闭背侧切口。

六、术后处理

术后厚敷料包扎，后侧夹板固定。术后 7 ~ 10 天后改用短腿非负重石膏固定。6 ~ 8 周后允许部分负重。第 8 周时拔除外侧的斯氏针。第 4 个月时去除内侧螺丝钉。在内侧螺丝钉拔除前，应用预制的助行器。

因为许多病例在初期发生漏诊，什么时间行切开复位内固定而不必行关节融合术仍在探讨。对于体重不足 68.04 ~ 72.56kg（150 ~ 160 磅）、轻微或没有粉碎骨折的患者，最晚在伤后 8 周仍可尝试行切开复位内固定而不行关节融合术。超过上述体重的患者应早期行内侧三关节融合术，但很少包括外侧两个关节。第 4、第 5 跖骰关节的活动非常重要，这一区域创伤性关节炎只引起很轻的症状。

（杨建国）

第五节 跖骨骨折及脱位

一、解剖特点

前足有两个重要作用，一个是支撑体重，第二个是行走时 5 块跖骨间可以发生相对移位以便将足底应力平均分布于第 1 跖骨的 2 个籽骨和其余 4 个跖骨，避免局部皮肤压坏。前足表面上是一个整体，但各部分的损伤则需要根据不同情况分别处理。

解剖学上 5 块跖骨明显分为 3 个部分：第 1、第 5 和中部 3 块跖骨。

二、损伤机制

跖骨骨折临床上较常见，但由于其功能的相对次要，目前相关文献极少有其发生率的记载。常由重物砸伤或挤压伤等直接暴力、身体扭转等间接暴力导致跖骨干螺旋形骨折，尤其是中间的 3 个跖骨。应力骨折多见于运动员等。

三、分类

跖骨骨折通常按骨折部位来分类，分别为基底部、骨干和颈部骨折。

四、临床表现及诊断

跖骨骨折诊断较简单，明确的外伤史，局部压痛，有时可及骨擦感，足部活动受限，足部正斜位片可明确诊断。其中斜位片有助于判断跖骨头在矢状位的移位。必要时可行 CT 扫描加三维重建，明确骨折的详细情况。

五、治疗

第 1 跖骨较其他跖骨短而粗大，构成足内侧纵弓的一部分，与第 2 跖骨间韧带连接少，故相对活动度更大。它基底内侧有胫前肌腱附着，外侧有腓骨长肌腱附着，这一对肌腱维持着跖骨的位置。第 1 跖骨头上有 2 个籽骨，分担了前足 1/3 应力。由于第 1 跖骨对前足的稳定性起关键作用，所以对第 1 跖骨应该采用更加积极的治疗，努力恢复其形态和其他跖骨头之间的正常关系。对于移位不明显的横行骨折，可予石膏外固定。对于一些简单的骨干部位的骨折，可以经皮用克氏针固定，具有损伤小、经济等优点，但固定不如钢板确切，且有损伤跖板、关节面，钉道感染等不足。对于移位明显的不稳定骨折，如果软组织条件允许，可用微型钢板螺钉固定。如果软组织损伤不适宜内固定，则可以采用外固定架治疗。术后注意

· 499 ·

软组织愈合，一般负重延迟至术后8~10周至X片上见骨痂。

第5跖骨骨折很常见，由于有很多运动肌附着于其基底部，所以不同于其他骨折。腓骨短肌止于第5跖骨结节背侧，第三腓骨肌止于干骺结合部，跖侧也有跖筋膜附着（图31-2）。第五跖骨骨折可以分为3种类型：第4、第5跖骨间关节以近的骨折为节结骨折，或称Ⅰ区骨折；第4、第5跖骨间关节区域的骨折为Jones骨折，或称Ⅱ区骨折；该区以远的骨折为骨干应力骨折或称Ⅲ区骨折（图31-3）。Ⅰ区骨折一般保守治疗效果较好，骨折涉及关节达30%以上的需手术治疗。Jones骨折通常以保守治疗为主，对于运动员等要求尽早活动的，可以行髓内螺钉固定。骨干部位骨折现今的治疗趋势是切开复位微型钢板固定。

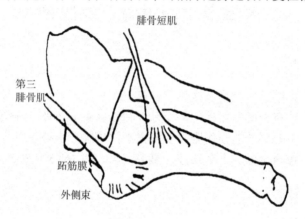

图31-2　第5跖骨基底部韧带附着情况

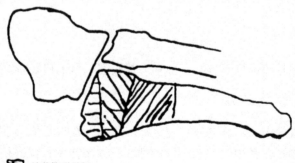

图31-3　第5跖骨基底部骨折分类

对于中部跖骨骨折侧方移位小于4mm，成角畸形小于10°，短缩不明显，一般石膏固定等保守治疗可取得满意疗效。但存在固定时间长，患足肿胀、疼痛等不适，而且对于跖骨头颈部骨折固定不确切者容易发生再移位。对于移位等畸形明显的跖骨骨折，也可采用经皮或切开复位后克氏针固定，具有手术创伤小、费用低等优点，但对于长斜形或粉碎骨折，尤其是靠近跖骨头处骨折，其固定效果不如钢板确切，并且会损伤跖趾关节、跖板，术后导致关节疼痛、跖骨头和跖板的粘连等。

随着经济发展，患者要求的提高，对于长斜形或粉碎性骨折，跖骨头骨折跖屈明显者，更多地采用 AO 微型钢板内固定等更为积极的治疗方法。跖骨头的形态对于维持整个足弓的稳定性起着极其重要的作用，切开复位内固定并且确切的修复其形态，对于减少日后由于不稳定等导致的足部疼痛有重要意义。当骨折远端跖屈明显，在今后的负重时该跖骨的负荷增加，会导致难以处理的跖侧皮肤过度角质化，而足背侧的骨性突起亦可引起疼痛。偶尔远折端的背屈，可以使该跖骨的负荷减小，导致周边的损伤。Sisk 指出骨折越靠近远端，远端跖屈越明显，越应考虑手术。而且足部往往都有鞋和袜子的保护，很少像手外伤一样出现严重的污染而影响内固定的植入，手术较安全。跖骨骨折常由高能量损伤引起，且足背部皮肤软组织菲薄，术前应注意软组织条件，积极予脱水消肿等对症处理，待肿胀消退后方可手术。

Alapuz 等对 57 例中间跖骨骨折患者采用手术治疗和非手术治疗的最终结果进行了评价，发现效果差者多得惊人（39%）。不论采用何种治疗方法，只 32% 的患者效果良好。导致效果较差的因素包括骨折矢状面移位、开放骨折和严重软组织损伤。作者的经验认为，轻度侧方移位可以接受，然而，不论跖骨头在矢状面背伸移位或跖屈移位，还是跖骨过度短缩都将导致跖骨疼痛和慢性前足疼痛。鉴于此，推荐经背侧入路行闭合复位和经皮穿针固定。必须注意跖骨在矢状面的对线，触摸跖骨头以确定是否所有跖骨头都在同一平面，从而做出初步评估。

（杨建国）

第六节　踝关节软组织急性损伤

一、踝关节韧带损伤

踝关节韧带损伤，在全身关节软组织损伤中最为常见，约占 80% 以上。可发生于任何年龄，以青壮年较多见。在踝关节的各组韧带中以外侧副韧带损伤最多见，单纯内侧副韧带损伤较少见。

（一）踝关节外侧副韧带损伤

1. 伤因与病理　踝关节外侧副韧带有三条，它们分别为：①前距韧带，自外踝前缘到距骨体。②后距腓韧带，自外踝后缘到距骨后面的隆起。③跟腓韧带，自外踝的下端至跟骨的外侧。此外，于距跟关节的外侧有距跟间韧带和距跟前韧带。踝关节外侧韧带损伤，多因在不平的路面上行走、跑步、跳跃或下楼梯时，踝关节跖屈位，足突然向内翻转，踝关节外侧韧带受到强大的拉力作用所致。由于暴力大小不同其损伤程度也不同。韧带可发生部分断裂，完全断裂；韧带完全断裂合并胫距关节脱位；及距跟关节外侧韧带断裂合并跗间关节脱位。外侧的三条韧带中以前距腓韧带损伤最多见。严重者可合并外踝尖部骨质被撕脱。

2. 临床表现与诊断

（1）急性损伤。损伤后踝关节外侧骤然疼痛，尤以走路或活动关节时最明显。由于损伤时毛细血管破裂，所以局部皮下淤血，伤后 2 天 ~3 天淤血青紫尤为明显。因出血和组织液外渗，踝前外侧和足背部肿胀。患者走路时因疼痛而跛行，足不敢负重，足跟不敢着地，即使勉强走路也是以足外缘着地行走。

根据受伤史、症状及体征不难作出诊断。为了便于治疗应分清是单纯韧带拉伤（即韧带受过度牵拉和发生部分纤维断裂），还是韧带发生完全断裂，甚至合并关节脱位。单纯韧带拉伤在检查时最显著的肿胀和疼痛区大都局限于外踝前下方，如将足内收或踝关节内翻，感到踝外侧疼痛加重，X 线检查无阳性所见。若为韧带完全断裂，因此类损伤暴力较大，故局部肿胀、疼痛皆较严重，在内翻踝关节时不仅疼痛加剧，且感到关节不稳，距骨有异常活动，严重病例在外踝与距骨外侧可触到有沟状凹陷。为确定诊断可行以下特殊检查：

1）加压 X 线摄像法：目的是用加压照相发现踝穴部扩大或松弛。方法是将踝关节强制于内翻位、外翻位，在此位置上各行前后方向的 X 线摄片，以观察胫骨和距骨关节面的倾斜。内翻时的正常倾斜在 4°以内，超过此角度有韧带断裂的可能。但正常情况下也有极个别人可达到 10°甚或以上，因此必须与健侧对比。因后者双侧对称，急性损伤者若因疼痛，肌肉强烈痉挛而不能接受检查时，可在腓神经阻滞麻醉下进行。

2）踝关节造影：局麻下从踝关节的前内侧注入碘油造影剂 10mL，然后拍摄踝关节的前后位，侧位 2 个位置的 X 线片，根据需要也可增拍其他方向的 X 线片，一般若有关节囊韧带断裂时，可见造影剂向外侧漏出。

（2）陈旧性损伤。多因首次外侧副韧带断裂时，未获得适当的治疗，使撕脱的韧带、关节囊未能很好愈合。平时患者感觉踝关节酸胀不适，阴雨天及受凉后加重，走路时感到踝关节不稳，经常发生足突然内翻扭伤，可造成踝关节反复的复发性脱位。走路时患者常需小心翼翼地注视着地面寻找平整地面行走，因而严重影响患者的正常活动。由于反复发作，日久可引起创伤性关节炎。此种损伤，如行常规的临床检查与 X 线检查，不能发现有明显异常。但若用一手握患足，另手握住小腿，将踝部内翻、前足内收，可明显地觉察到距骨向内前倾斜，在外踝前方并可见到一明显的沟状凹陷。行踝关节加压 X 线检查，显示距骨倾斜度超过 10°，但踝关节造影阴性。

3. 治疗

（1）拉伤的治疗。①轻度韧带拉伤，可用消肿止痛、活血化瘀中药如活血止痛散、七厘散、治伤散等外敷，再用绷带缠绕制动一周，并鼓励患者早期进行踝关节功能锻炼。②部分韧带断裂者，可用胶布条固定后，其外面再用普通绷带包扎固定 3 周，固定期间可扶拐负重行走。胶布条固定的方法为：先将小腿足部洗净涂安息香配用绷带套住第四、五足趾，让患者在足背屈外翻位上自行牵引患足。然后取 4～5 条已备好的宽 3cm 和足够长度的胶布固定。用 2～3 条自伤肢小腿内侧下 1/3 开始绕过足底，一直贴至小腿外侧中上 1/3 交界处。再用 2～3 条自足背内侧向后，绕过足跟后方达足背外侧，注意各胶布条需重叠 1/2。

（2）完全断裂的治疗。①外侧副韧带完全断裂常伴有距骨暂时脱位或伴有外踝撕脱骨折，可采用 U 型石膏将踝关节固定于轻度外翻位 4～6 周后去除固定，进行踝关节功能锻炼。为防止再损伤，去除石膏后将鞋底外半侧垫高 0.5cm 行走 3 个月。②比较严重者或开放性损伤者，必须手术修补韧带。开放性损伤在清创时即可缝合修补韧带。闭合性者，可自外踝末端开始向前下方至股骨粗隆方向作 5cm 长皮肤切口，切开皮肤后锐性深入切口即可显露出断裂的韧带。可只缝合前距腓韧带。术后用石膏固定足于轻度外翻位 4 周，以后用弹性绷带固定，并开始踝关节功能锻炼，待踝关节功能充分恢复后，方可允许患者站立，负重行走。

（3）陈旧性损伤的治疗。可先用保守疗法，如应用祖国传统的手法按摩治疗；活血化瘀的中草药熏洗（方用：当归、红花、川芎、莪术血通、泽兰、松节、木香、王不留行）。

或局部封闭及穿高帮鞋、垫高鞋底外侧半0.5cm，并加宽鞋后跟，再配合腓骨肌的锻炼等综合治疗。但对反复发生踝关节扭伤或习惯性踝关节脱位而存在外侧副韧带过度松弛，踝关节很不稳定、严重影响行走功能者，为改善走路功能，防止踝关节骨性关节炎的发生，可用腓骨短肌腱行外侧副韧带重建术。术式有以下三种（图31-4）：

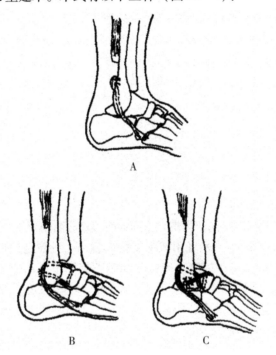

图31-4 用腓骨短肌重建踝外侧韧带
A. Evans 法；B. Watson - Jones 法；C. 改良 Watson - Jones 法

皮肤切口自腓骨下1/3起沿腓骨后缘向下至外踝末端弯向前方2cm处止。切开皮肤及深筋膜游离皮瓣，显露出腓骨长、短肌腱，外踝及距骨颈部。将腓骨短肌腱于腱腹交界处切断，并将近侧肌腹与腓骨长肌腱缝在一起，使主动外翻力量不致受影响。切断之肌腱一直游离至外踝，如腓骨肌上支持带断裂或松弛，则用 Evans 法修补。即于外踝末端在腓骨内向后上方钻一孔道，把肌腱从此孔道内引出并固定于腓骨骨膜上。若腓骨肌上支持带完好，能使肌腱保持于骨后位置不变，则腓骨短肌游离到此为止，并保留腓骨肌上支持带，可行其他两种方法修补。Watson - Jones 法为：用钻头在外踝部自后向前钻一水平孔道，其出门恰位于外侧韧带前束附着处。再在距骨颈外缘靠近关节面处另钻一垂直孔道，直达距骨窦的顶部。最后在外踝前下方与第二孔道出口相平处向腓骨肌上支持带附着处的后方斜行钻一孔道。将肌腱穿过所钻的三个孔道拉紧后把末端缝合于此处的腓骨短肌肌腱上。改良 Watson - Jones 法，则不钻第三个孔道而把肌腱的游离端缝合于外侧副韧带中束，在外踝尖部正常附着处的骨膜上。术后用短腿石膏管型固定踝关节于功能位8周，然后去石膏进行功能锻炼，并逐渐负重。

（二）踝关节内侧副韧带损伤

1. **伤因与病理** 与踝关节外侧副韧带损伤相比，内侧副韧带损伤极为少见。损伤的机制为踝关节突然强制外翻，如从高处跳下，脚踏在不平的地面上突然外翻所致。此时足外翻外旋，距骨体向后推移，造成内侧副韧带的拉伤甚至撕裂。但此种外力损伤，大都发生内踝骨折。个别患者的踝内侧副韧带损伤为直接暴力如刀斧切割伤所致。在踝内侧副韧带损伤的病例中，单纯韧带损伤极少见，一般为内侧韧带合并下胫膝韧带撕脱，胫骨与腓骨下端分离使踝穴扩大松弛，距骨向外侧移位。此种病理变化如不纠正，日久将引起创伤性关节炎。

2. 临床表现与诊断　伤后踝关节前方及内踝周围肿胀、疼痛，皮下淤血，行走困难。检查时，内侧副韧带与下胫腓韧带处有压痛，足外翻时疼痛加剧。与外侧副韧带相比，踝关节的屈伸活动影响较小。如为单纯损伤，踝关节外翻下，行前后位 X 线片显示胫距关节正常；面内侧副韧带断裂或合并下胫腓韧带撕脱时，距骨可向外侧倾斜，并与内踝的间隙增宽。踝关节造影检查，后者可见造影剂从内侧漏出，或漏向内上方。在陈旧损伤的病例，造影时可显示内侧副韧带断端嵌入内侧关节间隙的征象。

3. 治疗

（1）拉伤的治疗：治疗原则同踝外侧副韧带拉伤，所不同之处是在固定时将足置于轻度内翻位上。

（2）内侧副韧带断裂与下胫腓韧带撕脱的治疗：应先手法复位，助手一手握前足，另手握足跟部轻轻内翻位牵引患足，术者用双手掌根部置内、外踝处对向挤压纠正分离，然后用"U"形石膏或小夹板固定足于轻度内翻位。如用石膏固定，在塑形时注意用双手掌根部对向挤压内、外踝部。固定 4～6 周后去固定进行踝关节功能锻炼，并逐渐负重。对损伤严重或手法复位不能控制下胫腓骨分离，或陈旧性损伤有下胫腓韧带松弛者，应行手术切开复位，用螺丝钉内固定，手术方法参考下文。

（三）下胫腓韧带断裂

1. 伤因与病理　胫腓骨下端由坚强而反有弹性的骨间韧带，即胫腓下前、后联合韧带及横韧带组成。临床上单纯胫腓下端韧带的损伤较为少见，多数合并有踝部骨折。此类损伤大都因足踝部受到强烈的外翻、外旋暴力，如从高处落下，足外翻位着地，或足着地不动，小腿强力内旋时所致。外力造成胫腓下端韧带断裂及韧带附着部小的撕脱骨折，从而产生胫腓下关节分离。临床上多为胫腓下前韧带断裂撕脱的骨块大多起于胫骨侧。

2. 临床表现与诊断　伤后踝关节疼痛，肿胀以前侧为甚，踝关节活动受限，不敢负重行走。若合并踝部骨折，则有相应的症状。体检时可发现外踝较突出，重压时似有弹动感，从前侧压迫胫腓关节时疼痛加重，抓住足部使距骨行内、外翻活动时，可感到距骨在踝穴中有侧方移动，但新鲜病例不能施行。

X 线片对诊断有帮助。单纯拉伤时，X 线片无阳性所见；但在下胫腓韧带断裂合并胫腓下关节分离时，在前后位 X 线片上显示距骨体与内踝间隙增宽，距骨体向外侧移位。在踝关节 60°内旋位 X 线片上（即足内面与台面呈 60°角的前后位 X 线片）正常情况下，胫腓骨下端间隙小于 3mm。如间隙加宽提示有胫腓下端韧带断裂。急性损伤的病例，可行踝关节造影，可见造影剂很明显地从跟骨和腓骨之间漏至上方。正常造影剂可上行 1cm 左右，但在韧带断裂造成下胫腓分离时，造影剂可一直漏到上方。

3. 治疗单纯拉伤的治疗　原则上同外侧副韧带拉伤的治疗。下胫腓骨韧带断裂的治疗一般可参考内侧韧带断裂合并下胫腓韧带撕脱的治疗，可先行手法复位，U 形石膏固定 4 周～6 周，然后去固定行功能锻炼。

对损伤严重分离显著或手法复位固定失败者，或陈旧性损伤，下胫腓韧带松弛影响行走功能者，需手术切开复位固定。手术时，于外踝末端沿其前缘向近侧作 10cm 长皮肤切口。显露腓骨远端及胫骨远端前外侧面，即可查见断裂的胫腓下韧带。用两手拇指对向挤压双踝，可将腓骨靠向胫骨而纠正下胫腓关节的分离，尽量缝合断裂的韧带，如断裂严重，可另取游离肌腱在胫腓骨下端钻孔缝合。然后，在踝关节水平面上方 2cm～3cm 处从腓骨向胫骨钻孔拧入一足够长度的螺丝钉。横行钻入腓骨，通过胫骨直达胫骨对侧骨皮质处，将腓骨牢牢地固定在胫骨上。术后用短腿石膏靴固定 4 周～6 周，去石膏进行踝关节功能锻炼，待踝关节功能充分恢复后再负重行走。

（杨建国）

第七节　踝关节周围肌肉、肌腱和滑囊疾病

一、足球踝

足球踝多发生于足球运动员，也可发生于舞蹈演员及体操、滑雪等运动员中，是因踝关节反复过度跖屈或者强力背伸所引起的骨关节病。

（一）发病原因

足球踝的发病原因有两种；一是因踝关节的反复过度跖屈，如舞蹈演员的表演，足球运动员以足背接、传球等，踝关节前方关节囊受到牵拉性损伤，而产生关节囊及韧带的钙化；二是因踝关节强力背伸，胫骨下端前缘与距骨颈上方相互撞击，挤压所致。也有人认为是慢性劳损所造成，其直接原因为踝关节反复过度活动，导致关节软骨长期细微损伤的累积，引起反应性软骨细胞增殖，最后发生骨化而形成增生骨赘。另外反复的挤压刺激引起骨与软骨增殖，或者软骨缘磨损后底层细胞再生，日久逐渐形成骨唇。

本病的主要病理改变是踝关节的骨性关节炎，关节内滑膜充血、肥厚和增生，踝关节前侧脂肪垫出现炎症、增生及纤维变，导致踝关节前方疼痛及背伸活动受限。距骨颈上方及胫骨下端前缘的骨质增生均发生在关节囊内。骨及骨软骨发生骨折后可出现关节内游离体。关节出现退行性变，表面粗糙不平，软骨被侵蚀和破坏，剥脱后也可形成游离体，关节前侧的肌腱与腱鞘也可出现炎性反应，而致疼痛，活动受限。

（二）诊断

足球踝的主要临床表现是踝关节前侧疼痛，跑跳及下蹲时疼痛加重，严重者可因疼痛而响走路，关节因滑膜的炎性反应而出现肿胀及积液。少数人因游离体的存在而出现关节交锁，临床检查可见踝关节肿胀，踝关节前侧压痛明显，并可触及骨性隆起，踝关节背伸与跖屈活动均受限，以背伸活动受限尤为明显，被动屈伸活动时可引起疼痛，活动时可感觉到关节内有摩擦音。X 线检查可为足球踝的诊断提供重要依据。足球踝典型的 X 线表现是胫骨下端前缘及距骨颈上方的骨质增生，因踝关节前侧关节囊受到反复牵拉可使骨质增生变得非常尖锐，胫骨下端后缘与距骨后结节也可出现骨质增生，有时可以出现关节内游离体。

（三）治疗

1. 非手术治疗　对于患者初期症状轻微，或仅有 X 线改变而无临床症状者，可行保守

治疗。保守治疗的重点是改变运动方法，如因踝关节反复过度跖屈所引起的，应限制患者过度跖屈运动，改变体育运动训练方法，限制引起踝关节疼痛的动作，减少刺激，以利疾病的恢复。同时可以配合理疗，促进局部循环，减轻炎症反应。也可用护踝或弹力绷带加以保护，限制踝关节过度活动，减轻外界刺激。注意休息，减少活动等。

2. 手术治疗　对于患者疼痛严重，影响走路，关节活动已经受限。X 线变化明显或出现关节游离体引起关节交锁者，或非手术治疗无效，病情有加重趋势者。均可行手术治疗。具体手术方法是：

麻醉：坐骨神经、股神经阻滞，腰麻或硬脊膜外麻醉。

体位：仰卧位、大腿中部绑充气止血带。

手术方法：

（1）切口：取踝关节前外侧手术入路，起于踝关节近侧 5cm 腓骨内侧 1.5cm 处，纵行向下，切口长约 1.0cm。

（2）显露：切开皮下组织、深筋膜、小腿横韧带及小腿十字韧带，直至胫骨及踝关节关节囊。纵行切开关节囊，即可显露胫骨前唇，踝关节及距骨颈等部位。

（3）关节清理：切除增生的骨唇及骨疣，修整软骨的病变，摘除关节内游离体，最后将肥厚、增生的滑膜切除。

（4）缝合：逐层缝合关节囊、十字韧带、横韧带、皮下组织和皮肤。关节内可放负压引流管。

术后处理：术后休息制动，2 周后拆除缝线，3 周后开始踝关节功能锻炼，逐渐负重。术后 4~6 个月开始恢复体育运动。

二、跟腱滑囊炎

跟腱止于跟骨后方，跟腱止点的前、后各有一滑囊，前方滑囊位于跟腱与跟骨后方及脂肪垫之间，后方滑囊位于跟腱与皮肤之间。跟腱滑囊炎是指跟腱止点前后滑囊的炎性反应。运动医学上又称为跟腱止点末端病，多发生于跳高、体操等运动员中。

（一）发病原因

造成本病的直接原因是：人体在运动过程中，跟腱止点及周围组织，受到跟骨与后侧鞋帮长期反复的摩擦、挤压而形成滑囊炎，导致局部肿胀、疼痛。

部分学者认为本病的发生与跟骨的形态有关，尤其是跟骨跖面内侧结节和鞋跟高低对本病的发生起着重要作用。正常的后侧跟骨角（跟骨跖面与后面两条切线的交角）为 45°~70°，如果该角超过 75°，跟骨滑囊突（又称为跟骨的后上结节）将对跟腱止点产生压迫，另外跟骨的倾斜角（跟骨跖面切线与地平线的交角）正常值为 20°，如果足底内侧结节增生肥大，使倾斜角加大，使跟腱与滑囊突及鞋帮之间摩擦力增大。均可导致本病的发生。保守治疗时，常采用抬高鞋后跟，等于减小了倾斜角，使足在高跟鞋内向前滑动，增加滑囊突与鞋后帮之间的即离，减轻了对跟腱的压迫，从而达到治疗的目的。

跟腱滑囊炎的主要病理改变是跟腱及其滑囊的慢性无菌性炎症。表现为局部组织的充血、水肿、浆液性渗出、纤维性增生、粘连、囊壁增厚，跟腱周围粘连等。其病理波及范围除跟腱止点，前、后滑囊外，还包括周围软组织及骨骼。所以本病应称为后跟疼痛综合征或 Haglund 综合征更确切。

（二）诊断

本病的主要临床症状是，跟腱止点的稍外侧肿胀、疼痛、活动受限，提重时疼痛加重，休息放松跟腱时疼痛减轻；局部压痛明显，温度正常或稍微增高、皮肤颜色正常或潮红。长期慢性患者，在跟腱止点处可触及硬结，为跟腱或滑囊钙化所致。本病多发生于运动员中。本病晚期 X 线检查可见后跟骨结节脱钙为囊性变，也可出现骨质增生。

（三）治疗

1. 非手术治疗　对于本病的早期或初次发作时，以休息和限制局部活动为主，多可收到较好的效果。再次发作时，休息制动仍能奏效。局部封闭也是一种有效的治疗手段，即用醋酸氢化考的松局部注射，每次 0.5ml，每周 1 次，可连续注射 3～4 次，即能治愈。另外穿高后跟鞋，使足在鞋内向前滑动，增加鞋后帮与滑囊突之间的距离，减轻对足跟后面软组织的压迫，也对治疗很有帮助，局部热水浸浴或理疗，能改善局部循环，对疾病的治疗有益。

2. 手术治疗　对于非手术治疗无效，疾病反复发作，或者临床症状严重，影响行走者，以及 X 线片见到滑囊突处增生明显压迫跟腱者，均可行手术治疗。手术方式为后跟部滑囊及滑囊突切除。

麻醉：坐骨神经、股神经阻滞，腰麻或硬脊膜外麻醉。

体位：健侧卧位，患侧在上。

手术方法：

（1）切口：以跟腱止点突出点为中心，稍偏跟腱外缘（患者为女性可稍偏跟腱内缘）1cm 作后纵切口，长 6cm，切口的下点至跟腱止端下方 1cm 处。

（2）显露：切开皮下组织及深筋膜，显露跟腱前、后滑囊，将其彻底切除。切除跟腱后滑囊时，皮肤剥离不能太多，以免影响血供。

（3）切除滑囊突：尽量向后侧牵开跟腱，显露滑囊突，用骨刀将其凿除，将切除后的骨面磨圆修平，并用骨蜡止血。注意保护跟腱的止点，不能损伤。

（4）缝合皮下组织及皮肤。

术后处理：休息制动，2 周拆线后即可下地行走，3 周后可恢复常行走活动。

三、踝管综合征

踝管综合征是指胫神经或其终末支在踝管内受到压迫，引起的一种周围神经挤压性综合征。踝管位于跟关节内侧内踝的后下方，是一无弹性的骨纤维管，由屈肌支持带、内踝、距骨、跟骨、三角韧带和跟腱围成。屈肌支持带是足部深筋膜在内踝后下方的增厚部分，呈三角形，从内踝向后下附着于跟骨结节内侧突到跟骨后面上缘之间的跟骨内侧，构成踝管的内侧壁，由内踝及三角韧带构成踝管的前侧，跟腱组成踝管的后侧，距骨和跟骨构成踝管的外侧壁。踝管上口在内踝至跟骨后面上缘的平面后。踝管下口在内踝至跟骨结节内侧突平面内。踝管内容物的排列由前向后依次为胫后肌腱、趾长屈肌腱，胫后动静脉，胫神经和踇长屈肌。

胫神经从小腿后部伴行胫后动静脉进入踝管、行于胫后动、静脉的外侧，在踝管上段胫神经变粗变扁，分成两个终末支，即足底内侧神经和足底外侧神经，有时也可形成第三终末支——根支。足底外侧神经在足底内侧神经、胫后动静脉的后方，循踝管前行，经跗展肌深面进入足底，其在踝管内也可发出跟支。足底内侧神经沿跗长屈肌腱和趾长屈肌腱之间前行，在距骨后突内侧结节和跟骨载距突的内侧变扁，经跗展肌深面进入足底。在跟骨载距突和距骨后突内侧结节之间，踝管的深度变浅，踝管内的神经变扁，血管神经束的筋膜鞘又与踝管的内侧壁和外侧壁相连，使踝管内有限的神经末端将直接或间接受到压迫，先出现足底内侧神经分布区的症状，而后出现胫神经分布区的症状。

（一）发病原因

造成本病的最常见原因是踝关节反复扭伤，足踝部过量活动或突然急剧增加踝关节的活动、踝管内肌腱因摩擦增加而产生腱鞘炎，使肌腱水肿增粗，造成踝管内压力增加，神经受到压迫而产生相应症状。踝管外侧壁跟骨或距骨的内侧部位骨折，形成的瘢痕或骨性增生，亦可减小踝管的容积，使神经受压。另外踝管内产生的神经鞘瘤或跗展肌肥厚，也可使踝管内压力增加产生神经受压症状。本病的病理变化是踝管内压力增加，使神经受压发生功能性改变，神经短期受压与缺血，产生分布区的疼痛和感觉异常。长期持续受压神经纤维将产生 Waller 氏变性，肌肉可出现萎缩、乏力等。

（二）诊断

本病早期症状轻微，表现为长期站立或走路较久后内踝后下部有轻度麻木及烧灼样疼痛，局部有压痛。踝关节外翻时因牵拉作用可使疼痛加剧，部分患者为缓解疼痛走路时呈内翻位。经休息制动后症状减轻或消失，活动后症状加重，容易反复发作。中期患者症状加重疼痛呈持续性，休息及睡眠时仍有疼痛，疼痛的范围扩大，可沿小腿内侧向上放射至膝关节下方。足底感觉减退，两点分辨能力降低。踝管附近出现梭形肿块，叩击肿块可引起明显疼痛并向足底放射，即 Tinel 征阳性。后期患者上述症状加剧，并可出现跗内侧神经支配区皮肤干燥、不出汗、脱皮、皮色青紫等植物神经紊乱的症状。也可见跗展肌或小趾展肌和第一、二骨间肌的肌肉萎缩。X 线检查少数患者可见距骨内侧有骨刺或骨桥形成。肌电位检查将有助于诊断。本病在临床中好发于青壮年男性。

（三）治疗

1. 非手术治疗　对于本病的早期症状轻微，初次发作者，治疗时以休息制动为主，及时解除外界刺激，如鞋袜对局部的刺激。局部热水浸浴及其他理疗方法对治疗也有帮助。经以上保守治疗多数患者症状可明显缓解，个别患者可以治愈。局部封闭也是治疗本病较为有效的手段，踝管内注射醋酸氢化考的松，每次 0.5ml，每周 1 次，能减轻神经水肿和粘连，可明显缓解临床症状，但很少能达到治愈的目的，多数患者易复发。

2. 手术治疗　本病经非手术治疗无效且反复发作，踝管附近有外伤或骨折，导致踝管内疤痕形成或骨质增生者，检查时发现踝管内有梭形肿块或 X 线显示距骨有明显骨疣生长者均应采用手术切开踝管，切除踝管内增生组织，松解粘连，解除神经的压迫。具体方法是：

麻醉：坐骨神经、股神经阻滞，腰麻或硬脊膜外麻醉，腰硬联合麻醉。

体位：仰卧位，患肢屈膝外旋，大腿中部绑扎充气止血带。

手术方法：

（1）切口。起于内踝跟上 1cm 处向下经内踝后缘，经内踝尖弯向足距面，切口长 8cm，

（2）显露。切开皮下组织，显露出屈肌支持带，将其纵形切开，并将增厚的屈肌支持带切除。0.5～1cm，以防术后复发。

（3）松解。仔细分离踝管内容物，在趾长屈肌和蹒长屈肌之间寻找出胫神经和胫后动静脉血管束，沿神经走向向远端进行解剖分离，找出跖内侧神经、跖外侧神经和跟骨支，切断纤维束。松解粘连以解除神经的压迫。踝骨内若有骨质增生或腱鞘囊肿，应将其彻底切除。然后于神经周围注射醋酸氢化考的松以减轻水肿和防止术后粘连。

（4）缝合皮下组织和皮肤。术后处理：局部加压包扎固定3周。术后疼痛可立即消失。晚期患者神经麻木、肌肉萎缩需要较长时间才能恢复，有些患者只能部分恢复。

四、跗骨窦综合症

1958年O'Conner首先提出了跗骨窦综合征的病名，认为是踝关节内翻扭伤的合并症。跗骨窦是由距骨沟与跟骨沟相对合组成，由内后斜向前外。跗骨窦后方为跟距后关节；前方为跟距前关节和中关节。跟距前关节和中关节是与距舟、跟骰关节共在一个关节囊中。跗骨窦内含有脂肪组织相隔而成前后两组韧带，其中前韧带在足内翻时紧张，故常与距腓前韧带一起，在内翻扭伤中同时受伤。在前后两组韧带间常有一滑囊。距腓后韧带除非跗骨窦严重损伤时距下关节分离脱位，一般很少损伤。也有学者认为，跗骨窦综合征发生的另一个原因是，踝关节活动频繁，若跗骨窦中脂肪堆积较多，窦内压力增加，再加上脂肪组织营养差，在频繁活动中易因劳损积累，发生脂肪组织变性，也可以发生疼痛等症状。

（一）诊断

跗骨窦位于外踝的前下方，患者在踝内翻扭伤后，诉说跗骨窦处局部酸痛不适，无力，有时向足外侧前方放射。行走，内翻时疼痛加重，偶有跛行。局部有明显压痛，偶有水肿。局部封闭可获得暂时或长期疗效，因此可作为试验性诊断。X线片正常，或在距跟关节有骨关节炎的表现。

（二）治疗

1. 非手术治疗　本病确诊后，多数经封闭、针灸、理疗等非手术方法，可以得到治愈。封闭疗法：用1%普鲁卡因溶液3ml～5ml，加醋酸强的松龙1mg～2.5mg或氟美松磷酸钠2mg～5mg，每5日～7日跗骨窦内封闭1次，约3次～4次即可。

2. 手术治疗

适应症：病程长、症状重，经非手术治疗无效者。

麻醉：坐骨神经阻滞或硬脊膜外麻醉；腰硬联合目前较常用。

体位：仰卧位。

手术方法：

（1）切口。起于足舟状骨外侧，趾长伸肌腱处、斜向后下，经跗骨窦口绕至外踝下方腓骨肌腱处。

（2）松解。切开皮肤，皮下组织，再切断小腿十字韧带及趾短伸肌，并向远侧牵开，即可显露出跗骨窦口。切除窦内脂肪、筋膜滑囊，用明胶海棉填充止血和消灭死腔。也有人提出完全切除跗骨窦内容物后切口内陷，有时窦内积血，切口难以愈合，建议将窦内软组织切痕松解，放回原处。

（3）逐层缝合切口。

术后处理：术毕加压包扎，2 天 ~3 天后疼痛消失，即可下地行走。

（齐　兵）

第八节　踝关节急性炎症

一、软组织化脓性感染

踝部感染可分为非特异性和特异感染两大类：非特异性感染，又称化脓性感染，如丹毒、急性蜂窝织炎等，常见致病菌有葡萄球菌、链球菌、大肠杆菌等。其特点是：同一致病菌可以引起几种不同的化脓性感染，如金黄色葡萄球菌链球菌能引起脓肿、伤口感染等；而不同致病菌能引起同一种疾病，如金黄色葡萄球菌链球菌和大肠杆菌都能引起急性蜂窝织炎，软组织脓肿，伤口感染等。它们都有化脓性炎症的共同特征，即红、肿、痛、热和功能障碍，其防治上也有共同性。特异性感染，如破伤风、气性坏疽等，它们的致病菌、病程、演变和防治方法，都与非特异性感染不同。

二、丹毒

丹毒也叫流火，是一种蔓延很快的皮肤网状淋巴管炎。由溶血性链球菌从皮肤、粘膜的细小伤口处侵犯皮内网状淋巴管所致的炎症，很少扩展到真皮层下，足部为其多发部位，丹毒蔓延很快，一般不化脓，也很少有组织坏死。

（一）病因和病理

细菌自皮肤或皮肤损伤侵入真皮淋巴管，引起网状淋巴管炎。患处红如丹，而且紧密，边缘隆起，与临近之正常皮肤分界清楚。病变迅速向四周发展，遇松弛之皮肤可引起严重水肿，遇紧密固着于皮下组织之皮肤则有停止之趋势。表面正常发生水泡，尤以近边缘为然，水泡内含有溶血性链球菌。显微镜下可见真皮水肿，其中有多核白细胞浸润及大量渗出液。组织间隙及淋巴管内含有大量链球菌，血管周围亦有炎症反应，但血管内甚少有细菌。病变向四周扩展时边缘并不整齐，中央部分则渐消退而下凹，色较浅，或有色素沉着。常可伴有管状淋巴管炎和淋巴结炎，严重者可并发败血症。丹毒，痊愈后免疫期很短，常易复发，多次发作后，因纤维化而致患部淋巴管阻塞，并可能形成象皮肿。

（二）临床表现和诊断

丹毒的潜伏期一般为 3 天，有时有足踝部扭伤史，开始有头痛、畏寒、发热，体温可高达 39℃，白细胞计数增加，可达（12 ~20）×1 000 000 000/L 可有蛋白尿，局部表现为片状红疹，色鲜红似玫瑰，界限清楚，用手指轻压，红色即可消退，除去压力，红色很快恢复，红肿向四周蔓延时，中央红色消退，脱屑，颜色转成棕黄色，红肿边缘隆起，高出正常组织表面，有时可发生水泡。附近淋巴结肿大，疼痛。足癣或丝虫病感染可引起小腿丹毒的反复发作，有时并可致淋巴水肿，甚至发展为象皮肿。

（三）治疗

局部可用 50% 硫酸镁湿热敷治疗，中药外敷止痛消肿较好，可用双柏散（侧柏叶 60g，大黄60g，薄荷30g），或金黄散（大黄、黄柏、姜黄、白芷各2500g，南星、陈皮、苍术、厚朴、甘草各100g，天花粉10g）水蜜调制外敷。全身用药使用大剂量青霉素G或磺胺药、中药以清热解毒、凉血，用普济消毒饮或龙胆泄肝汤加减，另外要休息抬高患肢，并在全身和局部症状消失后继续使用抗生素5天~7天停药过早，丹毒容易复发。对有足癣感染者，应将足癣治好，以避免丹毒发作，同时要注意防止接触性传染。

（杨建国）

第九节 踝关节骨折和脱位

踝关节骨折是常见损伤之一，1922年Ashurst和Brommer将其分为外旋型、外展型、内收型与垂直压缩型，又根据骨折的严重程度分为单踝、双踝和三踝骨折。20世纪40年代末至50年代初Lauge-Hansen提出另一种分类方法，根据受伤时足部所处的位置、外力作用的方向以及不同的创伤病理改变而分为旋后—内收型、旋后—外旋型、旋前—外展型、旋前—外旋型和垂直压缩型，其中以旋后—外旋型最常见。Lauge-Hansen分类法强调踝关节骨折波及单踝、双踝或三踝是创伤病理的不同阶段。1949年Denis提出一种从病理解剖方面进行踝关节骨折脱位的分类方法，比较适用于手术治疗，1972年以后Weber等对这种分类进行改进而形成AO（ASIF）系统的分类法，主要根据腓骨骨折的高度以及与下胫腓联合、胫距关节之间的关系而将踝关节骨折脱位分为3型。在重视骨折的同时必须也重视韧带的损伤，只有全面地认识损伤的发生与发展过程，才能正确估价损伤的严重程度，确定恰当的治疗方案。

Danis-Weber（AO/ASIF）踝关节骨折分类系统如图31-5。

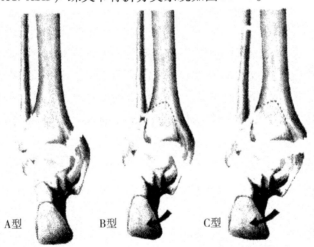

图31-5 Danis-Weber（AO/ASIF）踝关节骨折分类系统

必须指出踝关节骨折脱位时并非单一的间接外力所引起，联合外力致伤者并不少见，如足部处于旋后位，距骨不仅受到外旋外力，而且同时还可以受到垂直压缩外力，此时后踝骨折不仅表现为单纯撕脱骨折，骨折片较大可以波及胫骨下端关节面的1/4甚或1/3以上。相比之下Lauge-Hansen分型更符合于临床的实际情况。Lauge-Hansen以尸体标本上的实验证实了临床常见的骨折脱位类型，并阐明了损伤发生的机制。

一、闭合性骨折脱位

（一）旋后—内收型

足于受伤时处于旋后位，距骨在踝穴内受到强力内翻的外力，外踝受到牵拉，内踝受到挤压的外力。

第Ⅰ度：外踝韧带断裂或外踝撕脱骨折，外踝骨折常低于踝关节水平间隙，多为横断骨折或外踝顶端的撕脱骨折。

第Ⅱ度：第Ⅰ度加内踝骨折，骨折位于踝关节内侧间隙与水平间隙交界处，即在踝穴的内上角，骨折线呈斜形斜向内上方，常合并踝穴内上角关节软骨下方骨质的压缩，或软骨面的损伤。

Hughes（1995年）指出在外踝韧带损伤中50%有踝穴内上角关节面的损伤，以后有可能形成游离体。

外踝韧带断裂的治疗前已述及。外踝顶端的撕脱骨折或撕脱骨折片较大，均可用外翻位U型石膏固定4~6周，也可切开复位螺丝钉固定，由于外踝的轴线于腓骨干的纵轴相交成向内的10°~15°角，螺丝钉应穿过腓骨干内侧皮质，如果仅行髓腔内固定，容易使外踝出现内翻，即正常的外踝与腓骨干的交角变小，而影响踝穴的宽度。如果内固定牢固，术后可以不用外固定，早期开始踝关节功能锻炼。

第Ⅱ度骨折中如果内踝骨折移位明显且闭合复位后不稳定者，可行切开复位内固定，切开复位时应注意踝穴内上角是否塌陷，如有塌陷则应予以复位并充填以松质骨，然后以螺丝钉内固定。

（二）旋前—外展型

足处于旋前位，距骨在踝穴内强力外翻的外力，内踝受到牵拉，外踝受到挤压的外力。

第Ⅰ度：内踝撕脱骨折或三角韧带断裂。内踝骨折位于踝关节水平间隙以下。

第Ⅱ度：第Ⅰ度加以下胫腓韧带部分或外全损伤，其中下胫腓前韧带损伤也可以表现为胫骨前结节撕脱骨折，下胫腓后韧带损伤也可表现为后踝撕脱骨折。此型可以出现下胫腓分离。

第Ⅲ度：第Ⅱ度加以外踝在踝上部位的短斜形骨折或伴有小碟形片的粉碎骨折。碟形骨折片位于外侧。

治疗可行闭合复位U形石膏固定，闭合复位时应将足内翻，不应强力牵引，以防软组织嵌入内踝骨折端之间影响复位及愈合。如内踝骨折不能复位时，可行切开复位螺丝钉内固定，内踝骨折片较小时可用克氏针内固定并以钢丝作"8"字钻孔缝合行加压固定。马元璋等（1982年）用经皮撬拨复位和内固定方法治疗有软组织嵌入骨折间隙的内踝骨折。

少见的旋前—外展型损伤为Dupuytren骨折脱位，腓骨高位骨折、胫骨下端腓骨切迹部位撕脱骨折、三角韧带断裂同时有下胫分离。

（三）旋后—外旋型

足处于旋后位，距骨受到外旋外力或小腿内旋而距骨受到相对外旋的外力。距骨在踝穴内以内侧为轴向外后方旋转，冲击外踝向后移位。

第Ⅰ度：下胫腓前韧带断裂或胫骨前结节撕脱骨折（Tillaux）。

第Ⅱ度：第Ⅰ度加外踝在下胫腓联合水平的冠状面斜行骨折，骨折线自前下方向后上方呈斜形。

第Ⅲ度：第Ⅱ度加后踝骨折，由于下胫腓后韧带保持完整，后踝多为撕脱骨折，骨折片较小，但如合并有距骨向后上方的外力时，则外踝骨折表现为长斜形，后踝骨折片也较大，有时可以波及胫骨下端关节面的 1/4 或 1/3。

第Ⅳ度：第Ⅲ度加内踝骨折或三角韧带断裂。

旋后—外旋型中第Ⅳ度可以合并有下胫腓分离，由于外踝骨折位于下胫腓联合水平，骨折位置不很高，故下胫腓分离的程度较旋前外旋型为轻，且于原始 X 线片中可不显现，而于外旋、外展应力下摄片时方可显现，但如同时合并有垂直外力，外踝骨折线较长，且向上延伸较多时，下胫腓分离则可明显，同时后踝骨折片也较大。

旋后—外旋型骨折可行闭合复位，矫正距骨向后方的脱位，足内旋并将踝关节置于90°位用"U"形石膏固定；当后踝骨折片较大时，不能以推前足背屈使向后脱位的距骨复位，由于后踝骨折片较大，又由于跟腱的紧张牵拉，后踝部位失去支点，单纯背屈前足时不能到达后踝骨折的复位，反可能使距骨向后上方脱位，而应自跟骨后侧向前推拉足部，并同时将胫骨下端向后方推移，始可达到后踝骨折的复位；如果后踝骨折片较大时，为控制足部的跖屈，可用短腿前后石膏托制动 6 周。

闭合复位失败者可行切开复位，由于外踝骨折系冠状面斜行骨折，可用松质骨加压螺丝钉在前后方向上做内固定；如果后踝骨折片较小，则于外踝复位并固定以后多可同时复位；如果后踝骨折片较大，则需同时以松质骨加压螺丝钉作内固定。内踝骨折亦以松质骨加压螺丝钉内固定，术后可仅用短腿石膏托制动 2 周或不用外固定，早期开始踝关节功能锻炼。

（四）旋前—外旋型

足由受伤时处于旋前位，三角韧带被牵扯而紧张，当距骨在外踝内受到外旋力时，踝关节内侧结构首先损伤而丧失稳定性，距骨以外侧为轴向前外侧旋转移位。

第Ⅰ度：内踝撕脱骨折或三角韧带断裂。内踝骨折的骨折线可呈斜行，在矢状面自前上斜至后下，于踝关节侧位 X 线片中显示得更为清楚，不同于旋前—外展型第Ⅰ度内踝撕脱骨折，后者内踝骨折为横行，且位于踝关节水平以下。

第Ⅱ度：第Ⅰ度加下胫腓前韧带、骨间韧带断裂。如果下胫腓韧带保持完整，也可以发生 Tillaux 骨折（胫骨下端腓骨切迹前结节撕脱骨折）。

第Ⅲ度：第Ⅱ度加外踝上方 6～10cm 处短螺旋形或短斜形骨折。

第Ⅳ度：第Ⅲ度加下胫腓后韧带断裂，导致下胫腓分离，或下胫腓后韧带保持完整，而形成后踝撕脱骨折，同样也发生下胫腓分离。

在第Ⅲ度中如果腓骨骨折位于腓骨上 1/4 部位并呈螺旋形，下胫腓可以发生完全分离，骨间膜损伤可一直达到腓骨骨折的水平，称之 Maisonneuve 骨折。

旋前—外旋型骨折中腓骨骨折位置高，常于中下 1/3 水平，骨间膜的损伤又常与腓骨骨折在同一水平，故下胫腓分离较旋后—外旋型明显。

根据尸体实验与临床病例的观察，产生下胫腓分离的条件包括以下三方面：

（1）踝关节内侧的损伤（内踝骨折或三角韧带损伤），使距骨在踝穴内向外或向外后方旋转移位成为可能。

（2）下胫腓全部韧带损伤或下胫腓前、骨间韧带损伤，而下胫腓后韧带损伤表现为后踝撕脱骨折，从而下胫腓联合失去完整性并有可能增宽。

（3）骨间膜损伤，骨间膜使胫腓骨紧密连接并保持正常的关系，当（1）、（2）两个条件存在的情况下，骨间膜损伤可以使胫腓骨之间的距离加宽，下胫腓分离得以显现。

在临床上，骨间膜损伤与腓骨骨折常在同一水平同时并存，此时，下胫腓分离最为明显，如果腓骨保持完整，则可以阻挡距骨向外侧的明显移位，其下胫腓分离则不如有腓骨骨折时显著。因此，下胫腓分离以存在于旋前—外旋型骨折中者最为明显。

尽管如此，不是所有的下胫腓分离在损伤后原始 X 线片中都能显现，由于损伤后足部畸形恢复到正常位，或经急救复位，而在原始踝关节正位 X 线片中并不显示下胫腓联合增宽，踝关节内侧间隙也未显示增宽，如果对损伤的严重性估计不足，可以忽略了下胫腓分离的存在，导致治疗上的失误。因此，在临床工作中可采取外旋、外展应力下拍踝关节正位 X 线片以证实下胫腓分离的存在，避免遗漏诊断。

下胫腓分离可行闭合复位，将足内旋、内翻位以"U"形或短腿石膏托固定，如果腓骨骨折与内踝骨折复位良好，并不需要将下胫腓联合以螺丝钉内固定。如果切开复位内固定，则也只需将腓骨骨折与内踝骨折做内固定，不需固定下胫腓联合。从尸体实验证实：仅固定腓骨不固定内踝，不能限制距骨在踝穴内向外或向外后方的移位，在应力下仍然出现下胫腓分离。只固定内踝，不固定腓骨，不能限制距骨在踝穴内向外后方向的旋转，在应力下由于腓骨骨折而失去对距骨向外后方旋转的对抗作用，下胫腓仍然出现分离。而将内踝与腓骨同时固定以后，即使在应力下也不出现下胫腓分离。临床病例的结果与实验结果相同，当内踝骨折固定以后，由于三角韧带与足部的连结，腓骨骨折固定以后外踝韧带与足部的连接，以及腓骨中下 1/3 以上部位骨间膜的完整，使胫腓骨之间获得稳定，踝穴侧方的完整性与足又形成连续的整体，从而距骨在踝穴内也得到稳定，在外旋与外翻的应力下，距骨在踝穴内不发生向外侧或向外后侧的移位，因此，下胫腓不出现分离，在临床上，当内侧结构损伤无法修复时或腓骨骨折严重粉碎难以施行内固定时，如有下胫腓分离存在，则可固定下胫腓联合。

旋前—外旋型骨折第 Ⅰ、Ⅱ 度可行闭合复位，将足内旋、内翻位用 U 形石膏固定，内踝骨折复位困难，骨折断端间有软组织嵌夹而分离较远者，可行经皮撬拨复位内固定或切开复位内固定。第 Ⅲ 度因腓骨于中下 1/3 部位形成螺旋形或短斜形骨折，易有重叠移位，如闭合复位困难则以切开复位内固定为宜。第 Ⅳ 度骨折合并下胫腓分离，为达到踝穴的稳定并可早期开始踝关节功能锻炼，切开复位将腓骨骨折与内踝骨折做内固定。

（五）垂直压缩型

可分为单纯垂直压缩外力与复合外力所致 2 种不同的骨折。单纯垂直压缩外力骨折依受伤时踝及足所处的位置不同又可分为背伸型损伤—胫骨下端前缘压缩骨折；跖屈型损伤—胫骨下端后缘骨折以及垂直损伤—胫骨下端粉碎骨折，常同时有斜形骨折。

由复合外力引起的垂直压缩骨折，可分为垂直外力与外旋力复合引起者，多见于旋后—外旋型骨折中，后踝骨折较大，腓骨冠状面斜形骨折也较长。垂直外力与内收外力复合引起者，内踝或胫骨下端内侧呈粉碎或明显压缩骨折；垂直外力与外展外力复合引起者，外踝或胫骨下端外侧呈粉碎或压缩骨折。

垂直压缩型骨折可试行闭合复位，需与造成骨折的外力方向相反，进行牵引并直接推按骨折部位，如背伸型则应在踝跖屈位牵引并自近端向远端推按胫骨下端前缘争取达到复位，但是由于外力损伤较大，胫骨下端松质骨嵌压后不易达到复位，即使复位后由于被压缩部位的空隙也不易维持复位。因此，为达到关节面尽可能解剖复位，并维持复位后的位置，多需切开复位，在复位后遗留的间隙处充填以松质骨并用松质骨加压螺丝钉做内固定，术后早期开始功能锻炼。

1949 年 Denis 提出一种从病理解剖方面进行踝关节骨折脱位的分类方法，比较适用于手术治疗，1972 年以后 Weber 等对这种分类进行改进而形成 AO（ASIF）系统的分类法（图31 –6），主要根据腓骨骨折的高度以及与下胫腓联合、胫距关节之间的关系而将踝关节骨折脱位分为 3 型：

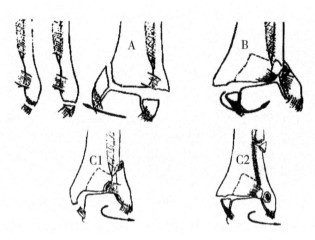

图 31 –6　Danis –Weber（AO/ASIF）踝关节骨折分类系统

Ⅰ型：外踝骨折低于胫距关节（可为外踝撕脱骨折或为外踝韧带损伤），如同时合并内踝骨折则多为接近垂直的斜形骨折，也可以发生胫骨下端内后侧骨折。此型主要由于内收应力引起。

Ⅱ型：外踝骨折位于胫腓联合水平，下胫腓联合有 50% 损伤的可能性，内侧结构的损伤为三角韧带损伤或内踝骨折，也可发生胫骨下端外后侧骨折。此型一般由强力外旋力引起。

Ⅲ型：腓骨骨折高于下胫腓联合水平，个别病例可以没有腓骨骨折，此型均有下胫腓韧带损伤，内侧结构损伤为内踝撕脱骨折或三角韧带断裂，也可以发生胫骨下端外后侧骨折。此型又分为两种，单纯外展应力引起者，外踝骨折位于下胫腓联合水平上方，如外展与外旋联合应力引起者，多为腓骨中下 1/3 骨折。

压缩型：由高处坠落或由交通事故引起的嵌压或压缩骨折。Weber（1972 年）将此型分为 3 种：

（1）胫腓骨远端压缩骨折，距骨体滑车完整。

（2）各种类型的踝穴骨折同时合并距骨体滑车骨折。

（3）胫骨远端压缩骨折，不合并腓骨骨折，但合并下胫腓联合损伤。

Weber（1972 年）关于压缩骨折的分类还提出可按胫骨平台骨折的分类，即中心型、前侧型与后侧型。

联合型：胫骨远端骨折合并踝关节损伤。如胫骨远端的螺旋形骨折，其骨折线可以延伸进入踝关节并可合并内踝骨折以及下胫腓联合分离。

二、开放性骨折脱位

踝关节开放性骨折脱位多由压砸、挤压、坠落和扭绞等外伤引起，其致伤原因与闭合性骨折脱位不同，后者主要由旋转外力引起。在开放性骨折脱位中，按骨折类型可分为外翻型、外翻位垂直压缩型、外旋型、内翻型与单纯开放性脱位5种，其中以外翻型最为多见。压砸外力来自外侧，开放伤口位于内踝部位，呈横形、L形或斜形。外翻位垂直压缩型多由坠落伤引起，其开放伤口亦在内踝部位。外旋力引起之开放性骨折，其伤口亦在内侧。仅内翻型损伤，其开放伤口位于外踝部位。综上所述，踝关节开放性骨折脱位的开放伤口，多表现为自内向外，即骨折近端或脱位的近侧骨端自内穿出皮肤而形成开放伤口。

踝关节开放性骨折脱位，伤口污染较重，感染率相对较高。由于旋前外展型居多，外踝骨折多位于踝上部位并呈粉碎型，内固定有一定困难，除将内踝骨折以螺丝钉固定外，外踝骨折可用克氏针内固定，如单纯依靠石膏外固定来维持复位后的位置。一旦伤口感染，则必须进行换药和更换敷料，骨折极易发生移位。因此，在踝关节开放性骨折脱位中，如何防止感染以及通过内固定稳定骨折端是主要的问题。

三、踝关节骨折脱位手术适应证

任何一个关节发生骨折以后，最可靠的恢复功能的方法是使关节面解剖复位，大多数踝关节骨折脱位通过闭合复位外固定的保守治疗方法，可以达到这一目的。但对某些复位后不稳定的骨折脱位，则可能不止一次的进行闭合复位、更换石膏或调整外固定物，势必加重关节部位的损伤以及肿胀的程度，甚至不得不延长外固定的时间，关节不能早期开始功能锻炼，最终影响疗效。因此，应该避免追求闭合复位而反复进行闭合整复。一经闭合复位失败则应及时选用切开复位内固定。切开复位内固定具有直视下容易达到骨折解剖复位的优点，内固定牢固又为早期开始关节功能活动、不用外固定创造了有利条件，功能恢复较快，令人满意，Brodie和Denham（1974年）手术治疗298例其中69%不用外固定，80%患者于手术后恢复工作，复位理想者占86%，在复查时踝关节活动受限20°即评定为差，在该组中仅占4%。踝关节骨折脱位之手术适应证如下：

1. 闭合复位失败　在踝关节骨折脱位中复位不满意的是内踝骨折和后踝骨折。除旋后内收与垂直压缩型以外，其他类型的内踝骨折均为撕脱骨折，骨折近端的骨膜常与骨折远端一同向前、下方移位，骨膜容易嵌夹于骨折断端之间阻碍复位，可行经皮撬拨穿针内固定或切开复位以螺丝钉内固定。后踝骨折大于胫骨下端关节面1/4时，距骨在踝穴上方失去稳定性，容易发生向后上方的移位，后踝骨折经闭合复位后关节面移位大于1mm者应行切开复位螺丝钉内固定。除内踝、后踝骨折以外，近年来日益重视外踝骨折的复位，外踝本身的轴线与腓骨干轴线之间相交成向外侧的10°～15°角，如外踝骨折后并有重叠或向外后方移位时，踝穴必然相应增宽，距骨在踝穴内可以发生向外侧半脱位，日久可导致踝关节创伤性关节炎。因此，要求对外踝骨折的准确复位，必要时需行切开复位内固定。

2. 垂直压缩型骨折　由于受伤暴力较大，胫骨下端关节面损伤严重，或嵌压明显或移位严重，均难以手法或牵引复位，应行切开复位并以松质骨加压螺丝钉内固定，复位后的间隙可以松质骨或骨水泥充填。

3. 开放性骨折脱位　从关节内骨折或开放性骨折两方面要求，对踝关节开放性骨折脱位行内固定是重要的，但由于受伤外力大，且以外翻型损伤多见，外踝在踝上部位呈粉碎型骨折，以螺丝钉或钢板做内固定有一定困难，因此可以选用克氏针行内固定。当内侧结构是三角韧带损伤时，更应强调对外踝骨折的内固定，如单纯依赖外固定，则在肿胀消退以后或于更换敷料检查伤口时，骨折容易移位而导致畸形愈合。内侧结构是三角韧带损伤而又合并下胫腓分离时，除将外踝骨折行内固定以外，应同时修复三角韧带；如修复三角韧带存在困难时，则内侧结构失去限制距骨外移的作用，此时还应固定下胫腓联合，单纯固定外踝不能限制距骨向外侧移位，势必导致下胫腓分离。

四、踝关节骨折脱位的并发症

踝关节骨折脱位常见的并发症为骨折不愈合、畸形愈合和踝关节创伤性关节炎。

(一) 骨折不愈合

最常见者为内踝骨折，其不愈合率为 3.9% ~ 15%（Burwell 和 Charnley，1965 年）。内踝骨折不愈合的原因有骨折断端间软组织嵌入，复位不良骨折断端分离，或因外固定时间过短以及不正确的内固定。内踝骨折不愈合的诊断主要依赖于 X 线，Hendelesohn（1965 年）提出的诊断标准是伤后半年 X 线仍然可见到清晰的骨折线，骨折断端硬化，或骨折断端间距离大于 2 ~ 3mm 且持续存在半年以上者，可诊断不愈合。关于内踝骨折不愈合是否需行手术治疗也有不同的意见，Harvey（1965 年）认为，内踝骨折位置良好，且有坚强的纤维性愈合，踝关节功能良好，无症状或偶有轻微症状时不一定必须手术治疗。Otto Sneppen（1969 年）报告 156 例内踝骨折不愈合经过平均 15 年（8 ~ 23 年）的随诊，其中 1/3 自然愈合，而且内踝骨折不愈合并不增加踝关节骨性关节炎的发生率。因此，对于内踝骨折不愈合可以通过随诊观察，允许患者负重，经过负重并使用患侧肢体后，确实疼痛症状系由骨折不愈合引起，可考虑行切开复位内固定植骨术，植骨方法可用嵌入植骨或以松质骨充填于断端间。

外踝骨折不愈合较少见，Otto Sneppen（1971 年）统计仅占 0.3%，但如一但发生其产生的症状远较内踝骨折不愈合为重，因为在步态周期的负重期，跟骨轻度外翻，距骨向外侧挤压外踝，当外踝骨折不愈合时，对距骨外移和旋转的支持作用减弱，最终将导致踝关节退行性变。如已明确诊断外踝骨折不愈合则应行切开复位内固定及植骨术。

(二) 畸形愈合

畸形愈合多由复位不良引起，也见于儿童踝关节骨骺损伤以后导致的生长发育障碍。旋前—外旋型骨折中下 1/3 骨折重叠移位后畸形愈合。外踝向上移位，踝穴增宽，距骨在踝穴内失去稳定，导致踝关节创伤性关节炎。Weber（1981 年）强调在治疗踝关节骨折时必须恢复腓骨的正常长度。对于腓骨中下 1/3 骨折畸形愈合可用腓骨延长截骨术治疗，如果内踝对距骨的复位有所阻挡，则需行内踝截骨并清除关节内的瘢痕组织。还应清除胫骨下端腓骨切迹内的瘢痕组织，以使腓骨长度恢复以后与切迹完全适合，腓骨截骨并以延长器进行延长，在延长同时应将腓骨远段内旋 10°，取内踝上方松质骨块，植于腓骨截骨后间隙内，用钢板做内固定。踝关节骨折畸形愈合合并有严重的创伤性关节炎，不应再做切开复位术，而应考虑踝关节融合术，老年患者亦可行人工踝关节置换术。

儿童踝关节骨骺损伤 Salter Ⅰ型很少见，可由外旋力引起胫骨下端骨骺分离。Ⅱ型最常见，外旋型损伤其干骺端骨折片位于胫骨下端后侧，外展型损伤其干骺端骨折片位于外侧，同时腓骨下端常合并骨折，一般Ⅱ型损伤不遗留发育畸形，但明显移位者可以发生骨骺早期闭合，其畸形不易随发育而自行矫正。Ⅲ型又可分为内收损伤与外旋损伤，前者又称栏杆骨折（railing fracture），移位明显时可出现内翻畸形。外损伤则类似于成人的 Tillaux 骨折，由于胫骨下端前外侧 1/4 骨骺是最后闭合的部位，当受到外旋外力时，该部位可被下胫腓前韧带撕脱而发生Ⅲ型的骨骺损伤，但由于骨骺已接近闭合，因此，对生长发育一般并无影响。

踝关节骨骺损伤Ⅳ型也较少见，多由内收外力引起，但可引起发育障碍而遗留畸形。

Ⅴ型损伤多由垂直压缩外力引起，常系内侧骨骺板受到损伤而早期闭合，导致内翻畸形。对儿童踝关节骨骺损伤以后引起之胫骨下端畸形可行胫骨下端截骨术矫正。

（三）创伤性关节炎

踝关节骨折脱位继发创伤性关节炎与下列因素有关：

（1）原始损伤的严重程度。胫骨下端关节面粉碎骨折、原始距骨有明显脱位者创伤性关节炎发生率较高。从骨折类型分析，以旋前—外旋型并有下胫腓分离者容易继发创伤性关节炎。

（2）距骨复位不良仍然残存有半脱位，多继发创伤性关节炎，距骨向后半脱位较向外侧半脱位更易发生创伤性关节炎。

（3）骨折解剖复位者发生创伤性关节炎者低，复位不良者高。Burwell 和 Charnley（1965 年）统计 135 例手术治疗者，复位不良发生创伤性关节炎为 100%。

对青壮年患者踝关节严重创伤性关节炎且踝关节功能明显受限、疼痛症状严重者可行踝关节融合术，常用的踝关节融合术的方法有踝关节前融合、踝关节经腓骨融合、关节内单纯植骨融合和加压融合术等。对老年患者可行人工踝关节置换术。对儿童则只能行关节内单纯植骨融合术，因踝关节前方滑行植骨与胫腓骨融合均会损伤胫骨或腓骨下端骨骺。

（杨建国）

第十节 踝关节韧带损伤

一、内侧韧带损伤

（一）内侧韧带的作用

内侧韧带（三角韧带）：陆宸照等通过实验观察，如内侧韧带浅层断裂，距骨可无明显倾斜及侧向移位，浅层和大部分深层切断，距骨倾斜将大于 10°，但距骨无向外移位。深浅层韧带同时切断，距骨倾斜可达 14°，但无侧向移位，关节不稳定程度相当于外侧韧带断裂。如三角韧带与胫腓下关节韧带同时切断，距骨倾斜可达 20°，并向外移位，踝关节内侧间隙增宽，踝关节极度不稳定。

（二）三角韧带损伤机制

内侧韧带遭受外翻外旋或外翻外展暴力时，可自内踝起点或距骨附着点撕脱，多数病例可深浅层同时断裂，但也可浅层完整，单纯深层撕脱。往往伴有腓骨骨折或胫腓下韧带损伤，有的可合并内踝撕脱骨折。在内翻外旋损伤中，也可有三角韧带损伤，一般先产生胫腓下联合前韧带损伤，其后为腓骨骨折，再次为胫腓下联合后韧带损伤，最后是三角韧带损伤。X 片显示外踝在胫腓下联合附近的螺旋形骨折时，即应怀疑有三角韧带损伤。

（三）诊断

1. 局部表现　凡是三角韧带损伤，踝关节内侧有明显肿胀，其中心在内踝尖端，而在肿胀的下方，相当于跟骨内侧，则有明显的凹陷。压痛位于内踝尖部或其下。因常伴有胫腓下韧带损伤，或腓骨下段骨折，出现相应的体征。

2. 常规摄片　踝关节正侧位片，如距骨明显向外移位，踝关节内侧间隙大于 3mm，可能三角韧带断裂，如果内侧间隙大于 4mm，可确定三角韧带断裂。单纯胫腓下联合分离者，绝对不产生距骨向外移位。如 X 片显示腓骨下段或外踝骨折，而踝关节内侧有肿胀压痛，要考虑三角韧带损伤的可能，应做应力位摄片，明确是否有三角韧带损伤。有的病例虽无骨折，但胫腓下联合分离，X 片显示踝关节内侧间隙正常，也应在应力下摄片，如踝关节内侧间隙增宽，即证明三角韧带损伤。三角韧带损伤伴有内踝骨折时的患者，特征是内踝前丘部骨折，骨折线在踝关节平面以下，后丘部仍与胫骨相连，距骨向外移位。因为三角韧带深层起于内踝后丘部及丘部间沟，此于距骨体内侧，主要功能是阻止距骨向外移位，故在内踝前丘部骨折，如三角韧带完整，距骨不会向外移位。

（四）治疗

对三角韧带断裂是否需要手术修补，各家意见不一，有主张不需修补，也有主张应该补修。Clayton 的动物实验证明，韧带断裂后回缩，甚至断端卷曲，两断端间出现间隙，以及由瘢痕组织充填，依靠瘢痕组织相连的韧带是脆弱的，抗张力强力差，而经缝合的韧带愈合后，其断端间韧带直接相连，无间隙存在，使它具有正常的抗张力强度，所以认为韧带断裂后应做手术修补。对三角韧带断裂的治疗，应根据韧带损伤程度而定。

1. 韧带部分撕裂伤　如果将踝关节复位后踝穴间隙恢复正常，可采用手法加压，使胫腓骨靠近，包扎塑形良好的小腿石膏，6～8 周后可治愈。

2. 合并外踝或腓骨下段骨折　骨折复位后如果关节内侧间隙大于 2mm，则应修补三角韧带。若腓骨下段或外踝骨折需要手术者，应同时修补三角韧带。三角韧带呈水平位排列，不但能防止距骨倾斜，而且可以防止距骨侧向移位。断裂后通过手术修补，对恢复三角韧带功能十分必要，以防后期残留踝关节不稳定。

3. 内踝前部撕脱骨折合并三角韧带深层断裂　在治疗内踝骨折伴距骨侧向移位病例，要注意伴三角韧带深层断裂，如果单纯固定骨折不能恢复关节内侧间隙，则应同时修补三角韧带深层。

4. 合并下胫腓关节分离　在修补三角韧带后，下胫腓关节可用加压螺钉固定，患肢负重应在术后 8 周以上，且在负重以前将固定螺钉取出，以免引起螺钉断裂。

5. 三角韧带修补　三角韧带修补时，内外侧分别做切口，先将三角韧带两断端穿好缝线，暂不打结扎紧。待外侧骨折固定好后，再收紧结扎线打结。这样手术操作方便，韧带容易拉紧。

二、外侧韧带损伤

（一）外侧韧带的作用

切断距腓前韧带，在内翻应力下，踝关节正位摄片仅见距骨轻度倾斜或无倾斜，而在向前应力下，侧位片见距骨向前移位大于6mm。Johson发现切断该韧带后，踝关节前后可移动4.3mm，踝关节旋转活动增加10.8°，说明该韧带是一稳定踝关节的重要结构。单纯跟腓韧带断裂，正位应力摄片，可显示距骨轻度倾斜，距骨无向前半脱位。只有合并距腓前韧带断裂，才出现距骨明显倾斜和距骨向前半脱位。距腓后韧带切断，踝关节未见明显不稳定。同时切断跟腓韧带，仅产生距骨轻度倾斜。外侧韧带全部切断，其结果类似距腓前韧带及跟腓韧带切断，唯其不稳定程度增加。

综上所述，距腓前韧带是防止距骨向前移位的重要结构，是踝关节中最要紧的韧带。跟腓韧带是阻止距骨倾斜的主要组织，距腓前韧带是阻止距骨倾斜的第二道防线。

（二）外侧韧带损伤机制

踝关节内踝比外踝短，外侧韧带较内侧薄弱，足部内翻肌群较外翻肌群力量强。因此在快速行走等运动时，如果足部来不及协调位置，容易造成内翻跖屈位着地，使外侧副韧带遭受超过生理限度的强大张力，发生损伤，而距腓前韧带遭受的张力最大，损伤的机会也最多。

（三）诊断

1. 损伤史　有明确的足跖屈内翻或外翻损伤史，有时伴有弹响、疼痛剧烈，负重困难，随后出现瘀斑。

2. 肿胀、压痛　压痛部位和肿胀是有关韧带和结构损伤的线索。伤后数小时内出血进入踝关节和周围组织引起关节囊膨隆、肿胀、压痛。

3. 内翻应力试验　检查者一手握住患足的小腿远端，另一手使足跖屈内翻位，摄正位片。在麻醉下内翻应力试验更可靠。有些患者可能呈现距骨生理性倾斜度增大，在有怀疑时应与健侧作对比。患侧倾斜度大于对侧9°时，才有诊断价值。

4. 前抽屉试验　距腓前韧带断裂之后，造成踝关节前后不稳定，距骨向前移位。应嘱患者屈曲膝关节45°，放松腓肠肌，以利跟骨距骨向前移动。术者一手将患者的胫骨推向后，另一手将跟骨向前拉，在距腓前韧带断裂患者，术者可感到患足及距骨向前移动，为阳性。

5. X线摄片　摄踝关节正侧位片，以明确有无合并骨折。踝关节做内翻应力试验，腓骨产生外旋，此时正位片见外踝有泪滴状阴影，说明外侧韧带无损伤，而外侧韧带断裂时，外踝无泪滴状阴影存在。

6. 关节造影　踝关节造影的目的是观察其容量改变，轮廓，与其他组织的交通状况是一种迅速和可靠的诊断方法。当距腓前韧带断裂时，伴关节囊破裂者，造影剂进入筋膜下。若X片上显示造影剂扩散到腓骨远端周围，则表示有跟腓韧带断裂。关节造影在伤后应尽早进行，以免血凝块堵塞关节囊破裂口，而影响造影效果。一般用19号针头，进针处可在胫骨前肌外侧，距内踝尖端1cm，踝关节跖屈以拉紧关节囊，同时在距骨体较狭小的部分进入关节腔，因该处踝穴内腔隙大，便于进针。

（四）外侧韧带损伤分类

1. 按外侧韧带损伤部位和程度分类

Ⅰ度：轻度损伤，距腓前韧带部分纤维撕裂，韧带仍连续。

Ⅱ度：该韧带有较多纤维撕裂，但韧带仍连续。

Ⅲ度：严重损伤，韧带完全断裂。

Ⅳ度：最严重损伤，是距腓前韧带、跟腓韧带、距腓后韧带完全断裂。

2. 按病理、功能和不稳定程度分类

Ⅰ度：韧带牵拉伤，无肉眼可见撕裂，关节稳定，功能无损害。

Ⅱ度：中等损伤，肉眼可见部分撕裂，轻至中度不稳定，中度肿胀，压痛存在，功能有损害。

Ⅲ度：严重损伤，韧带完全撕裂，明显肿胀，有瘀斑，关节不稳定。

（五）治疗

1. 韧带扭伤　为韧带部分撕裂伤，并未完全断裂。局麻下正位内翻应力摄片距骨倾斜小于15°。症状轻者，患足制动，限制踝关节内翻跖屈运动，一般2~3周可以恢复。症状重者则应行石膏固定。

2. 韧带断裂　应力位摄片距骨倾斜度大于15°，踝关节除有外侧韧带断裂外，还往往伴有关节囊撕裂伤，应考虑手术修补。

手术指征：

（1）年轻运动员，距腓前韧带和跟腓韧带撕裂。

（2）外侧韧带慢性不稳定，发生急性严重踝关节扭伤。

（3）距骨的移位，骨软骨骨折。

（4）腓骨（外踝）大块撕脱骨折。

手术治疗越早越好，如果超过2~3周后再手术，则断裂韧带已收缩，尤其是跟腓韧带，与周围组织粘连，缝合修复困难。

手术方法：行外踝前下方弧形切口，切开皮肤后清除血肿，即可显露损伤的韧带，将其分离清楚，使足部保持90°背伸和轻度外翻位。将韧带两断端对齐，做"8"字间断缝合，术后小腿石膏固定3周即可。术中避免损伤趾伸短肌的运动支神经和腓肠神经感觉支。如外侧韧带断裂未能及时修复，遗留踝关节有松动不稳等症状时，可用腓短肌进行外侧副韧带重建。有作者报道，采用腓骨短肌腱的一半，经腓骨和跟骨上的隧道，重建距腓前韧带和跟腓韧带，认为这种方法既可重建侧副韧带，又可保留腓骨短肌功能，较其他方法好。

（杨建国）

第十一节　踝部骨折手术并发症

一、踝关节骨折脱位手术并发症

（一）骨折不愈合

踝关节骨折不愈合最常见于内踝骨折，其原因为复位不良、断端分离以及骨折断端间软组织嵌入。

内踝骨折不愈合的主要诊断依据为：受伤后超过骨折应该愈合的时间，而在 X 线片中仍可见到清晰的骨折线，骨折断端硬化、吸收，一般至少术后半年以上在 X 线片上仍有上述表现时，方可诊断不愈合。由于部分患者有较为坚强的纤维愈合，出现临床症状不严重，另外，也有部分患者经随诊观察，开始怀疑为不愈合者，又逐渐发展为愈合。因此，在进行手术治疗之前应确定临床症状确系内踝骨折不愈合所致，必要时可拍足内翻与外翻应力下踝关节正位 X 线片，以确定内踝与外踝部分有无异常活动，来决定是否行切开复位内固定并同时植骨术，植骨可选用骨松质嵌入或骨松质充填于断端之间。

外踝骨折不愈合少见，据文献报道仅占 0.3% 左右，但外踝骨折不愈合所产生的症状远较内踝骨折不愈合为重，因为在步态周期负重中期距骨轻度外翻，距骨向外侧挤压外踝，同时当外踝骨折不愈合时，使距骨外移且旋转支持作用减弱，最终可导致踝关节退行性变，因此，如已明确诊断外踝骨折不愈合，则应行切开复位内固定及植骨术。

（二）踝关节骨折畸形愈合

踝关节骨折畸形愈合多由复位不良引起，也见于儿童踝关节骨骺损伤以后导致的生长发育障碍。

单纯内踝骨折发生骨折片向后下旋转畸形愈合，使内踝长度增加，但很少产生临床症状。

腓骨远端螺旋形或斜形骨折可发生外旋或短缩畸形愈合或伴有距骨向外倾斜移位，外踝向上移位，踝穴增宽，距骨在踝穴内失去稳定，日久易引起创伤性关节炎。

后踝劈裂塌陷骨折片含关节面超过 30% 和外踝骨折片整复不良可引起距骨外翻、向后半脱位和内旋，易破坏关节，损伤 6 个月内可出现关节间隙狭窄，损伤 1 年半内才出现创伤性关节炎。

腓骨远端畸形愈合可引起踝部疼痛、肿胀、关节僵硬。按照 X 线片，腓骨远端畸形愈合分为二型：其一为隐秘型，距骨仍在正常位置，但外踝呈外旋和缩短，CT 显示胫腓下关节间隙增宽；另一种为明显型，除有外踝呈外旋和缩短，尚有距骨向外移位。此畸形愈合的手术适应证是 X 线片显示仍存在关节间隙，有残余关节软骨遮盖胫骨下端和距骨的关节面。手术禁忌证是关节强直、骨质丧失和严重创伤性关节炎。

当前十分强调在治疗踝关节骨折时必须恢复腓骨的正常长度，以恢复踝穴的完整性。对于腓骨中下 1/3 骨折畸形愈合可用腓骨延长截骨术治疗，如果内踝对距骨的复位有所阻挡，则需行内踝截骨并清除关节内的瘢痕组织。还应清除胫骨下端腓骨切迹内的瘢痕组织，以使腓骨长度恢复以后与切迹完全适合，腓骨截骨并以延长器进行延长，在延长同时应将腓骨远段内旋 10°，取内踝上方骨松质块，植于腓骨截骨后间隙内，用钢板做内固定。

由于胫骨远端经踝关节的骨折畸形愈合引起距骨在踝穴内倾斜者，可行胫骨远端截骨术进行矫正。

踝关节骨折畸形愈合合并有严重的创伤性关节炎者，不应再作切开复位术，而应考虑踝关节融合术，老年患者亦可行人工踝关节置换术。

（三）踝关节创伤性关节炎

踝关节创伤性关节炎的发生与原始损伤的严重程度，距骨复位不良仍残存有半脱位或倾斜，以及骨折对位不良影响踝穴完整性等因素相关，踝关节软骨及距骨关节软骨的损伤也是继发创伤性关节炎的重要原因。对踝关节创伤性关节炎应紧密结合临床症状、踝关节功能及X线表现，决定是否施行踝关节融合术，不应只依靠X线表现做出治疗决定，因为有的患者尽管X线表现有明显的创伤性骨关节炎改变，但踝关节仍保留有20°~30°的活动度，而且疼痛又不十分严重，在这种情况下可推迟踝关节融合术。在施行踝关节融合之前应注意距下、中跗、跖跗及趾间关节的功能情况，以判断踝关节融合术后其余足部关节可否代偿损失的功能。经过步态分析证明踝关节融合术应融合于0°位，不应留有5°左右的跖屈，轻微跖屈将使足外侧第5跖骨头部位负重增加，日久会形成胼胝引起疼痛。

二、跟骨骨折术后并发症

跟骨骨折常容易愈合，手术预后取决于骨折粉碎及其周围软组织的损伤程度、骨折解剖复位和早期活动锻炼。手术要求必须使距下关节面解剖复位，恢复Bohler角，采用异形钢板牢固地固定原发或继发骨折，骨折复位后遗留的骨缺损常需充填植骨。但跟骨骨折虽然经各种手术方法治疗，仍有30%的患者遗有持续性疼痛及严重的功能障碍，术后并发症如下。

（一）伤口皮肤坏死、感染

有研究表明，影响跟骨术后伤口愈合的因素有：①BMI指数，即体重—体表面积比（kg/m²），它增高则伤口愈合时间长。②创伤至手术时间，时间越长越容易出现伤口问题；③全层缝合使伤口坏死增加。④术前吸烟也影响伤口愈合。⑤骨折严重程度，越重越容易出现问题。同时患者的年龄、植骨的种类、制动的种类、全身疾患（包括糖尿病）以及是否应用引流都能影响伤口愈合。

外侧入路L形切口时，皮瓣角部边缘有可能发生坏死，所以手术时应仔细操作，避免过度牵拉。一旦出现坏死，应停止活动。如果手术时伤口不可能闭合，可以采取延迟的一期闭合。在这一区域单纯植皮是不会成功的，而应采取游离组织移植。伤口裂开最迟可以发生在术后4周，常见于切口拐角处。此时应给以换药治疗，如果不成功，则应尽快采用游离组织移植覆盖已避免发生骨髓炎。跟骨骨折切开复位较易出现切口拐角处的皮缘坏死，但大多数情况下，经过换药就可愈合，而不会发生严重情况。

伤口感染，如果感染比较浅表，则钢板及螺钉可以保留。创面冲洗干净后采取游离组织移植覆盖创面，伤口换药，有时需要皮瓣转移，并且静脉抗感染治疗6周。深部感染或发生了骨髓炎，则应将感染及坏死骨与钢板螺钉一并去除，经过反复的清创及6周的培养药敏试验，基于残存跟骨进行相应的保留，融合或截肢。

（二）神经炎、神经瘤

腓肠神经炎通常发生在应用外侧入路时，因为它伴随腓骨肌腱走行，所以在使用标准的Kocher入路时，它经常被牵拉、碾锉，甚至被切断，引起局部麻木或形成神经瘤。解决的办法只有一个，那就是应用外侧L形入路（extended lateral approach）。如果发生了有症状的神经瘤且保守治疗不能缓解时，则应切除神经瘤，将神经残端埋入腓骨短肌中。在采取了广泛外侧入路后，很少发生腓肠神经炎或神经瘤的情况。

在非手术治疗时，由于跟骨畸形愈合后内侧挤压刺激胫后神经分支引起足跟内侧疼痛，非手术治疗无效时，可手术松解。

（三）腓骨肌腱脱位、肌腱炎

骨折后由于跟骨外侧壁突出，缩小了跟骨和腓骨间隙，挤压腓骨长短肌腱引起肌腱脱位或挤压，使肌腱不能发挥正常功能，并可在外侧壁与外踝顶点之间受挤压和摩擦，产生慢性狭窄性腱鞘炎或痉挛性平足。手术时切开腱鞘使肌腱直接接触距下关节或螺钉、钢板的摩擦及手术后瘢痕也是引起肌腱炎的原因。

腓骨肌腱脱位、嵌压后，如患者有症状，可手术切除突出的跟骨外侧壁，扩大跟骨和腓骨间隙。同时紧缩腓骨肌上支持带，加深外侧后侧沟。

（四）创伤性关节炎

关节面骨折整复不良、关节软骨的损伤是发生距下关节和跟骨创伤性关节炎的主要原因。即使关节面骨折整复良好，由于骨折片丧失血液供给，在恢复血液供给前，关节软骨可发生缺血变性，亦可发生创伤性关节炎。创伤性关节炎的症状是跟距关节等周围有弥漫性疼痛，足部活动可加重疼痛，关节活动度亦受限制。此疼痛症状能否缓解，主要取决于关节面的损伤程度和损伤后时间的长短。跟距关节损伤越严重，越有可能自行发生骨性强直，使疼痛消失。损伤时间较长，亦可能因骨性强直而使疼痛消失。但损伤时间超过 2 年仍无疼痛改善，多数不会再有症状改善。关节出现疼痛及活动障碍，可使用消炎止痛药物、理疗和支具等治疗，对疼痛等症状较严重和距下关节尚无骨性强直的患者，须做距下关节或三关节融合术。

（五）足跟内翻或外翻畸形

跟骨畸形愈合引起足跟内翻或外翻畸形常妨碍足部负重和行走功能。足跟内翻较外翻更易产生步态不稳和踝部外侧扭伤，并使第 5 跖骨头承受较多负重应力。外翻畸形使第 1 跖骨头承受较多负重应力。局部受压处常引起疼痛和胼胝。疼痛较重和妨碍行走功能时，对距下关节纤维性强直病例可做关节融合术，并纠正足跟畸形；对距下关节骨性强直病例可做跟骨截骨术，以纠正足跟畸形。

（六）跟痛

可由于外伤时损伤跟下脂肪垫引起，也可因跟骨结节跖侧骨突出所致。可用足跟垫减轻症状。如无效可手术切除骨突出。

三、胫骨 Pilon 骨折术后并发症

Pilon 骨折一直是骨科医生比较难于处理的一类骨折，其致伤原因多为高处坠落、紧急制动型的机动车事故、滑雪损伤（又称靴顶骨折）或向前绊倒等。创伤的压缩力可造成胫骨下关节面粉碎性骨折及胫骨远端粉碎骨折，骨折片向四周爆裂，往往同时造成腓骨远端骨折，且明显移位，致使肢体短缩。由于骨折复位固定困难且通常伴有严重的软组织损伤，文献报道手术效果不满意，如 Ovadea 和 Beals 报道的 145 例中有 80 例行切开内固定，35% 效果较差，Teony 和 Wiss 报道 60 例，75% 效果欠佳。治疗过程中常出现感染、软组织坏死、骨不连、畸形愈合及创伤性关节炎、慢性骨髓炎等并发症。

（一）常见并发症

1. 早期并发症

（1）软组织并发症。发生率为 0 ~ 36% 不等，包括血肿形成、伤口裂开、皮肤坏死、慢

性水肿、淤滞溃疡形成以及感染。发生原因与损伤的严重程度、术中过度的软组织切开和骨膜剥离以及小腿前内侧面血供差、缺乏肌肉组织有关。

（2）钉道感染。发生率通常为5%～20%，主要发生于使用外固定架治疗后。

2. 后期并发症

（1）骨不连和畸形愈合。发生率为4%～36%，其发生率的增多与使用外固定支架有关。

（2）创伤后关节炎。发生率为13%～54%，很可能与创伤、机械性磨损以及软骨下骨的无血供坏死共同作用相关。

（3）慢性骨髓炎。慢性骨髓炎是与Pilon骨折相关的最具破坏性的并发症，当正常手术入路通过了缺乏抗感染能力的软组织时，它的发生率可以高达1/3～1/2。治疗的结果无法预测，通常很难获得一个有功能的踝关节，而且最终的结果往往是关节融合甚至截肢。

（二）预防与治疗

1. 正规采用阶段性治疗，减少伤口并发症的发生　通常包括早期腓骨的切开复位内固定及外固定支架固定胫骨远端，直到软组织条件稳定后再延迟进行切开复位内固定。

2. 有限切开复位和应用外固定支架　对关键骨折片复位，用克氏针或空心螺钉固定，主要靠外固定架（跟骨与胫骨）维持肢体长度及力线，其优点为有限切开软组织，剥离范围较少。

3. 切开复位内固定

（1）经后外侧入路，行腓骨钢板螺丝钉固定，以保持肢体长度，有利于关节面复位，从而保持伤肢轴线。

（2）如有干骺端缺损，植骨填充。

（3）骨干用支持钢板固定。

4. 内固定和混合外固定　强调保护软组织，有限剥离骨折及间接复位。

5. 处理慢性骨髓炎的基本原则　包括对所有感染坏死骨组织及周围软组织进行侵入性彻底清创，去除所有残留的金属固定物、制动、合理的应用抗生素，以及植骨填充无效腔。

6. 常规治疗方法

（1）恢复肢体长度，利用跟骨牵引，腓骨钢板固定或两者皆用。

（2）再造干骺端，包括关节面的大块干骺骨折行切开复位内固定，植骨充填骨缺损。

（3）干骺至骨干支撑固定，可用钢板固定胫骨远端，或内固定结合外固定。注意：①此治疗方法包括内固定和外固定，或单独外固定，或钢板固定。②外固定指混合外固定，其外固定不跨越关节，未作胫距或胫跟外固定。③腓骨固定采用外侧入路，胫骨经前外入路，在胫前肌内侧，两切口间皮肤相距近7cm。④用克氏针暂时固定干骺端及关节面骨片，一些大骨片如内踝，前外和后侧骨块被固定，注意应用透视确定复位是否满意，可用螺丝钉替代克氏针。⑤植骨填充干骺端骨缺损。

（齐　兵）

第三十二章　骨科中常见骨病

第一节　骨关节炎

一、概述

1. 定义　骨关节炎（osteoarthritis，OA），又名骨关节病（osteoarthrosis）、退行性关节病、肥大性关节炎、老年性关节炎、软骨软化性关节病等，是一种多发于中年以后的慢性关节疾病，多累及负重大、活动多的关节，如膝、手、髋、脊柱等。临床上以关节疼痛、变形和活动受限为特点。

1994 年美国骨关节炎研讨会上对骨关节炎作了较为简明的定义，骨关节炎是一组有不同病因但有相似的生物学、形态学和临床表现的疾病。该病不仅发生关节软骨损害，还累及整个关节，包括软骨下骨、韧带、关节囊、滑膜和关节周围肌肉，最终发生关节软骨退变、纤维化、断裂、溃疡及整个关节面的损害。

2. 流行病学特点　骨关节炎是中老年人群中最常见的关节疾病。据 WHO 统计，目前，全球人口中 10% 的医疗问题源于骨关节炎。骨关节炎的发病率随年龄而增加，X 线普查结果发现，16 岁以上人群中骨关节炎的患病率为 9% ~ 10%；60 岁以上的人群中，50% 有骨关节炎表现，其中 35% ~ 50% 有临床表现；75 岁的人群中，80% 以上的人可有骨关节表现，该病的致残率可高达 53%。骨关节炎发病率性别差异明显，女性多见（女：男 = 2：1）。骨关节炎侵犯的关节部位及发病率与患者的职业、生活方式及遗传因素有关。我国骨关节炎患者数量庞大，严重危害中老年人的健康。

3. 病因及发病机制　骨关节炎的发病机制尚不清楚，一般认为与衰老、创伤、炎症、肥胖、代谢障碍和遗传等因素有关。关节软骨损害是骨关节炎最明显的变化。由于创伤、冲击、关节负荷异常、过度劳损以及部分的衰老过程，可导致关节软骨的组成、结构和性质发生改变。这种改变会影响负重关节软骨功能和正常力学状态下的寿命。关节损伤，继发关节不稳定成为骨关节炎发生的重要因素。因为运动不足、运动过度或关节异常，引起关节损伤和负重异常，也是骨关节炎产生的因素。肥胖也是一种与关节超量负荷有关的非常明确的发病因素，由于人类对直立体位的进化性适应，主要负荷力重新分布到新的部位，致使髋、膝和腰椎等部位发生骨关节炎倾向增加。

关节软骨丢失是骨关节炎的关键病变。尽管磨损是软骨丢失的主要因素，但蛋白溶解酶（组织蛋白酶）和中性金属蛋白酶（如基质溶解酶、胶原酶、明胶酶等）在骨关节炎关节软骨丢失中起重要作用。许多研究发现，IL－1 启动了关节软骨的破坏，IL－1 是单核细胞（包括滑膜内皮细胞）产生的细胞因子，而且也能由软骨细胞合成，IL－1 能刺激潜在的胶原酶、基质溶解酶、明胶酶和组织纤溶酶原激活物的合成和分泌。骨关节炎的另一重要的病因是软骨内蛋白聚糖不能被限制在胶原网内，随着胶原网内蛋白聚糖含量的下降，关节软骨逐渐缓慢降解。关节软骨的进行性退变伴随着胶原的丢失，可导致软骨组织的抗压力和弹性功能丧失，这种变化可能是在骨关节炎中最早的基质变化，并且这种变化是不可逆的。

4. 分类　根据致病因素，可将骨关节炎分为特发性（原发性）和继发性两类。

原发性骨关节炎是由于关节软骨变性，无明确的全身或局部诱因。遗传和体质因素有一定的影响，多发生于中年以后，发病部位多在负重关节。原发性骨关节炎又可分为局限性和全身性两种。局限性原发性骨关节炎指仅局限于某一部位，如手、足、膝、髋、脊柱或其他关节；全身性原发性骨关节炎指3个以上不同区域的关节同时受累。

继发性骨关节炎可发生于青壮年，可继发于慢性反复的积累性创伤、炎症性疾病或先天性疾病，如髋关节的 Perthes 病、髋关节脱位，髋关节发育不良、股骨头缺血坏死、内外翻畸形等；成骨不全及代谢性疾病可引起全身性继发性骨关节炎。

二、诊断

1. 临床表现

（1）好发部位：骨关节炎经常侵犯的关节依次有：膝关节（41%），手部各关节（30%），髋关节（19%），其他关节（10%）。

（2）关节疼痛：疼痛通常是骨关节炎患者的最初主诉，病程早期，过度使用或活动后出现疼痛，休息后可缓解。开始疼痛为间歇性，随着病情进展，尤其是合并明显的炎症因素时，疼痛变为持续性，静息时也会有疼痛，晚期髋关节骨关节炎患者常见夜间痛。

（3）关节僵硬：僵硬指关节紧束感和运动缓慢，僵硬的程度与客观的关节活动受限及疼痛不一定相关，并且僵硬和疼痛有时不好区分。典型的发作出现在早晨，持续 15～30min 后能够缓解。骨关节炎性的僵硬局限于受累关节，与类风湿或其他炎性骨骼疾病不同。僵硬与疼痛一样，大气压下降或湿度增加等天气改变可使其加重。

2. 查体

（1）压痛：骨关节炎受累局部可出现压痛，尤其有渗出时，即使没有压痛，受累关节被动运动时，疼痛也是一个突出的体征。大多数有症状的关节压痛在关节线上，关节周围结构的受累多出现非特异性压痛，特别是在膝关节的一个或多个滑囊受累时（鹅足滑囊炎）。

（2）关节肿胀：关节肿胀是周围骨质增生突起、滑膜炎症增厚、关节腔积液所致，皮肤发热和红肿少见，而趾骨间关节则例外。指间关节骨关节炎可向侧方增粗，形成Heberden结节。

（3）关节摩擦感：主被动活动中可感触到关节的摩擦，相对于类风湿关节炎，退变的关节可感觉到粗糙不平，明显的摩擦感有诊断的意义，这可能是因为关节面的不规整或关节内碎片，活动时产生响声。

（4）活动受限：大多数中重度骨关节炎可导致关节活动受限。主动或被动活动受限可由以下原因引起，疼痛、炎症、屈曲挛缩、关节游离体、畸形等。检查重点是观察患者的功能，比如从椅子上站起、上检查床、解开袖口、写字、行走等，这些功能活动的受损取决于关节损害的部位和程度。

（5）畸形：畸形可因屈曲挛缩、对线不良、半脱位、关节膨大引起，这些提供了诊断和治疗的依据。

（6）其他：骨关节炎中肌肉乏力并不常见，由此引发疾病的原因还不清楚。膝关节骨关节炎的发生可能与股四头肌等长收缩肌力下降有关，中度受损时将有明显的肌萎缩。步态改变可能是负重关节骨关节炎的首要表现，继续发展将出现关节的不稳定。

3. 辅助检查

（1）常规检查

1）实验室检查：原发性骨关节炎实验室检查一般无特殊发现，少数病例急症发作时血沉增快、C反应蛋白升高，类风湿因子、抗核抗体等免疫学指标一般无异常。血清磷、钙、碱性磷酸酶以及蛋白电泳等生化检查也无异常发现。

2）X线检查：X线检查对骨关节炎的诊断至关重要。尽管近年来发展的微焦摄影术、关节超声波检查、核素扫描、CT和磁共振成像等使我们获得更多的信息，但X线检查至今仍为骨关节炎的诊断、分类、分期的基础。骨关节炎的X线表现主要为关节间隙狭窄、软骨下骨硬化、囊性变、关节边缘骨赘、"关节鼠"、关节面塌陷和畸形等。关节间隙狭窄为软骨受损、变薄所致，为骨关节炎的基本病变。软骨下骨硬化见于关节承受压力较大部位，为骨皮质磨损、代偿性应答所致的致密硬化。软骨下囊性变为滑液注入骨质的结果，在X线上表现为直径 $0.1 \sim 2.5cm$ 大小、类圆形、梨形或蜂窝状透亮区，周边有清楚的骨质硬化边，关节边缘骨赘是骨关节炎的特征性表现，发生于韧带、肌腱附着处，为骨关节炎代偿性应答引起。骨赘或软骨脱落入关节内的游离体称"关节鼠"，关节鼠为 $0.1 \sim 1.5cm$ 大小、边缘光滑锐利、圆形或椭圆形块状物，主要见于膝关节，其他关节少见。如关节内有多个关节鼠，应与关节骨软骨瘤病鉴别。关节面塌陷见于负重较大部位，病理可见关节面下骨小梁微骨折，常见于胫骨平台内侧或外侧。关节畸形一般为关节生物力学改变，导致关节囊和韧带结构破坏、脱位所致。

（2）特殊检查

1）MRI检查：MRI技术应用于骨骼系统检查以来，大大提高了骨关节炎的早期诊断率，MRI无疑是骨关节炎检查最好的新技术，特别是膝关节骨关节炎的诊断。它可以详细了解关节结构的微细变化，避免了关节腔造影的创伤不良反应，具有X线平片无法比拟的优越性。MRI可显示关节软骨、滑膜、滑液囊、韧带、半月板等病变，可为临床提供更多的信息，但价格较贵，也不宜代替X线平片作为常规检查。

2）关节镜检查：关节镜能直接观察关节内部情况，且创伤小，已成为关节疾病诊断和治疗的重要手段，其最主要优点在于诊断的同时可以进行相应的治疗。

3）关节腔穿刺滑液检查：迄今为止，关节滑液的研究较多，意义比较肯定。其检查对诊断和鉴别诊断颇有帮助。采集滑液应加肝素抗凝。正常滑液清亮且黏度正常，黏蛋白凝固试验阴性，细胞数一般为 $(150 \times 10^6 \sim 1\,500 \times 10^6)$ /L，可见含蛋白多糖、胶原纤维以及矿物质的颗粒。骨关节炎患者黏蛋白凝固试验阳性，滑液细胞计数属非炎症性表现，即白细胞数 $< 2\,000 \times 10^6$/L，而炎症性关节病除白细胞数大于 $2\,000 \times 10^6$/L 外，多核白细胞常超过75%。创伤性关节病，关节内疾病如半月板撕裂、无菌性骨坏死、帕格病、夏科关节、肥大性肺性关节病和关节外病变相关的交感神经性渗出、某些治疗中病情处缓解状态的炎症性关节病等，关节液检查结果可能与骨关节炎相似，应予鉴别。

4. 诊断流程　见图 32 - 1 所示。

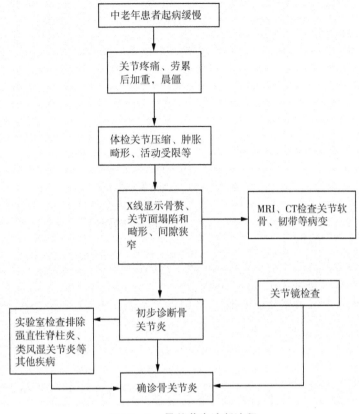

图 32 - 1　骨关节炎诊断流程

三、治疗

骨关节炎的治疗目的是减轻或消除疼痛，矫正畸形，恢复或维持关节功能，改善生活质量。目前，治疗骨关节炎的模式，可谓金字塔模式（图 32 - 2）。即以患者教育、理疗和职业疗法、减肥、体育锻炼和辅助装置为基础，无效者施以非处方类非甾体抗炎药（NSAIDs）或处方类非甾体抗炎药；保守治疗无效时，考虑外科治疗。在上述治疗过程中，必要时可用外用镇痛剂，或行关节内激素或透明质酸注射等，总之，骨关节炎的治疗应该是综合性的。

1. 保守治疗　对于初次就诊但症状不重的骨关节炎患者而言，这应该是临床医生首先推荐的治疗方式。目的是减轻疼痛、恢复功能，避免导致严重不良反应。

（1）患者教育：包括自我处理方法（减少活动，避免不良姿势，避免跑、跳、蹲，减少或避免爬楼梯），减肥，有氧锻炼（如游泳、骑自行车等），关节动能训练（如膝关节在非负重位下，练习屈伸活动以保持关节最大活动度），肌力训练（如髋关节骨关节炎应注意外展肌群训练），膝前拍打等。

（2）物理治疗：热疗、水疗、超声波、按摩、牵引、经皮神经电刺激（TENS）等减少疼痛；指导和鼓励患者锻炼，建议修改日常活动方式以保护受累关节；局部热敷也是一种治疗手段，热疗的作用是使痉挛的肌肉放松。

（3）活动/行动支持：手杖、拐杖、助行器，可以减少受累关节负担。

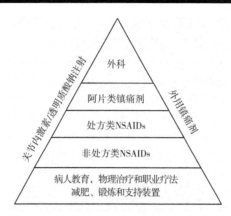

图 32 - 2　骨关节炎综合治疗示意图

（4）矫形支具：根据骨关节炎所伴有的膝内翻或外翻畸形，采用相应矫形支具，改变负重力线。

（5）药物治疗：20 世纪 90 年代以来骨关节炎的药物治疗有很大的进展。对于骨关节炎若非药物治疗无效，可分别采用下列药物治疗。

1）口服镇痛药物：用药原则包括：①用药前作风险评估，关注潜在内科疾病风险。②根据患者个体情况，尽量采取多模式、联合镇痛，剂量个体化。③尽量使用最低有效剂量，避免过量用药及同类药物重复使用。④用药 3 个月内定期查血、大便常规及大便潜血试验。

对于轻中度疼痛的骨关节炎患者，可选用对乙酰氨基酚，300 ~ 600mg/次，每天 4 ~ 6 次，每日最大剂量为 4 000mg。

对于中重度疼痛的骨关节炎患者，在评估患者胃肠道、肝肾、心血管疾病风险后，可根据具体情况使用非甾体抗炎药，非甾体抗炎药（nonsteroidal antiinflammatory drugs，NSAIDs）是除抗生素外消耗量最大的药物。非甾体抗炎药虽然化学结构不同，其作用性质大致相似，都有不同程度的抗炎解热镇痛作用，只是作用时间、剂量和不良反应有所不同。NSAIDs 包括非选择性 NSAIDs 和选择性 COX - 2 抑制剂。非选择性 NSAIDs 会增加胃肠道、心、肾不良反应风险并引起血小板功能障碍，选择性 COX - 2 抑制剂会增加心。肾不良反应风险。如果患者发生胃肠道不良反应危险性较高，可应用选择性 COX - 2 抑制剂，或非选择性 NSAIDs 加用 H_2 受体阻断剂、质子泵抑制剂等胃肠道保护剂，以降低胃肠道不良反应风险。对于心血管疾病高危患者，应综合疗效安全性因素后慎用 NSAIDs。须指出的是无论选择何种 NSAIDs，剂量都应个体化；只有在一种（NSAIDs 足量使用 1 ~ 2 周）无效后才更改为另一种；避免两种或两种以上 NSAIDs 同时服用，因其疗效不叠加，而不良反应增多。长期服用非甾体抗炎药患者中大约 50% 有消化不良症状，30% 有明显上消化道黏膜损害而无不适表现，10% ~ 20% 发生消化道溃疡，2% ~ 4% 发生上消化道出血。

中重度疼痛的骨关节炎患者也可用其他止痛剂，如曲马朵、阿片类制剂等。NSAIDs 无效的重度疼痛患者或禁用 NSAIDs 的患者，可以使用阿片类镇痛剂。如果疼痛仍不缓解，可考虑使用强效阿片类镇痛剂。

2）局部治疗：局部可使用各种 NSAIDs 乳剂、膏剂、贴剂等。

3）关节腔注射：对 NSAIDs 药物治疗 4 ~ 6 周无效或不能耐受 NSAIDs 药物治疗，持续疼痛，炎症明显者，可行关节腔内注射糖皮质激素，注射前不需抽吸关节液，每年最多不超过3~4次，若长期使用，可加剧关节软骨损害及骨关节炎症状。多数学者不主张随意选用关节腔内注射糖皮质激素，更反对多次反复使用。此外，可行关节腔注射黏弹性补充剂，如透明质酸钠等，一周一次，一般3~5次1个疗程，注射前应抽吸关节液，注射后48h患者应减少负重。

4）改善病情药物及软骨保护剂：此类药物包括双醋瑞因、硫酸氨基葡萄糖、硫酸软骨素、ASU、S_2腺苷蛋氨酸及多西环素等。双醋瑞因可以显著抑制白介素-1的升高，抑制基质金属蛋白酶（MMPs）的升高，抑制一氧化氮（NO）的升高，从而达到抗炎、止痛和延缓病程的作用。

2. 手术治疗　手术治疗的主要目的是解除疼痛、增加关节灵活性和关节稳定性。对于大多数患者来说，缓解关节疼痛意味着关节功能的改善。治疗骨关节炎的手术可以分为两大类：一类是保留关节的手术，包括关节镜下关节清理术、软骨下骨微骨折术、软骨下骨钻孔术、自体骨膜或筋膜移植术、异体关节软骨移植术、骨软骨马赛克移植术、截骨矫形术等；另一类是去除病变关节的手术，如关节融合术、关节成形术等。

关节镜下关节清理术治疗骨关节炎具有安全、有效、创伤小、手术时间短、康复快等优点。通常用于治疗中度疼痛、关节变形不明显的骨关节炎患者。在各种保留关节的治疗术中，关节镜下关节清理术是这类患者首选的外科治疗方法，不仅能对关节病变进行诊断，而且可以对病损关节进行清理和修复。关节镜手术可以切除或部分切除已经发生变性的半月板、松解或切除关节内粘连带、清理软骨碎块、切除骨赘、摘除关节内游离体、刨削或切除退变的滑膜等。关节镜手术时，大量生理盐水冲洗关节腔，不仅清除刨削的病损关节碎片，而且清除了大量炎症介质，使骨关节炎患者关节疼痛获得缓解。手术后应进行持续关节被动锻炼，以保证关节清理术的效果。当然，关节清理术并不能从根本上逆转病程，根据报道，关节清理术的疗效一般在50%~67%。

软骨下骨微骨折术和软骨下骨钻孔术是在关节清理的基础上，通过在软骨下骨上钻孔或凿洞造成软骨下骨的骨髓腔向关节腔开放，多能干细胞溢出，修复软骨缺损。但这种修复的软骨为纤维软骨，而非关节透明软骨，生物力学特性与关节软骨相差较大。其手术指征为：关节清理术中发现关节负重区软骨发生全层软骨剥脱，软骨下骨裸露，软骨缺损的边界清晰。

自体骨膜或筋膜移植术是将自体骨膜或筋膜移植到负重区软骨缺损处的一种技术。该方法虽有一定疗效，但移植后再生的主要是纤维软骨，而且随着时间的推移，基质有不断钙化的趋势，远期效果不理想。

异体关节软骨移植术，虽然人们应用异体关节软骨移植治疗骨关节炎取得了一定疗效，但由于供体来源比较复杂，而且存在免疫排斥反应和疾病传播等问题，因此，该手术难以推广应用。

自体骨-关节软骨移植术（Mosaiplasty，马赛克手术）是将股骨髁非负重区正常或接近正常的关节软骨连同软骨下骨一起移植到负重区软件缺损处的一种技术。近年来该手术在欧美国家较为普遍，并取得了较好的疗效。马赛克手术适用于负重区局限性软骨缺损，患者年龄相对较轻者。

目前，人工关节置换术治疗晚期骨关节炎已取得非常理想的疗效，但是股骨近端和膝关节周围截骨术对部分患者仍然是一种有效的措施。截骨术一般用于关节稳定性良好、活动度好、肌力正常、有部分残存软骨的年轻、活动量大的患者。该手术可以改变关节面负重状态，使残存的关节软骨得到恢复，对减轻关节疼痛、稳定关节和改善畸形具有一定的作用。

对部分不适合人工关节置换术患者，如青壮年体力劳动者更需要一个稳定的关节，可以选择关节融合术。踝关节骨关节炎患者中，中青年、重体力劳动者，为工作需要迫切希望能够消除踝部疼痛，应为重点关节融合对象。但关节融合术必然付出丧失关节活动的代价，膝关节、髋关节和肘关节融合术的影响更大，因此，这些部位的关节融合术只有在无法选择施行其他手术的情况下方可考虑。进行关节融合术之前还必须考虑邻近关节的功能及活动程度，如果邻近的关节已有病损，也不应施行这种手术。

应用人工关节置换术治疗骨关节炎是当今重建骨关节炎关节功能最成功和最流行的方法，目前，最成功和最实用的仍是人工髋关节和人工膝关节，全肩关节置换和少量的全肘关节置换也已开展起来并获得一定的成功，该手术已经成为骨关节炎中晚期最常用、最有效的治疗方法。尽管人工关节置换术已取得惊人的进步，但它仍是一个需要不断加以完善的治疗手段，特别是人工关节的磨损和无菌性松动是目前亟待解决的问题。

3. 治疗流程　见图 32-3。

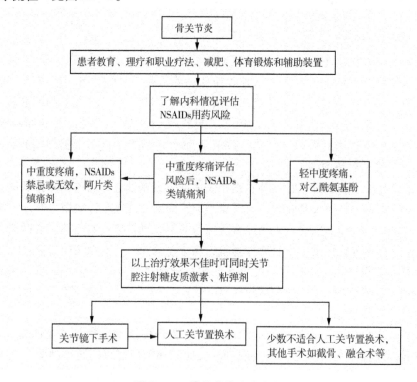

图 32-3　骨关节炎治疗流程

四、预后评价

骨关节炎是一种退变性疾病，大部分早期患者经保守治疗后效果较好，但易反复发作，晚期患者行人工关节置换术后效果满意。

（杨　凯）

第二节　类风湿性关节炎

类风湿关节炎为全身进行性关节损害、慢性全身性结缔组织病。特点是多数关节呈对称性关节滑膜炎症，常从小关节起病，其次为浆膜、心、肺、眼等结缔组织发生炎症。因是以关节炎症为主症，故称为类风湿关节炎。过去英国文献称本病为萎缩性关节炎，也有称为增殖性关节炎。1858 年，Garrod 提出类风湿关节炎（rheumatoid arthritis）的名称，为国内、外普遍采用。

类风湿关节炎发病率较高，国外统计发病率为 0.5%～3%。多发生在温带及寒带地区，热带地区少见。在我国也不少见。青少年及成人发病率较高。3 岁以下和 50 岁以上较少见。女性发病率略高于男性。成人中女性发病较多。

早期关节游走性疼痛、肿胀及运动障碍。发作与缓解交替进行。晚期病变关节呈僵硬及畸形，伴有关节附近骨骼退行性病变及肌肉萎缩改变。活动期常伴有发热、疲乏、贫血和体重减轻等全身症状。

一、概述

（一）病因

经大量研究工作，本病的病因仍然不十分清楚。

1. 自身免疫学说　因其能够解释许多临床现象及症状，目前已为多数学者接受。某些微生物的刺激，在某些诱因（潮寒）的作用下，借受体（IgG Fc）等侵入滑膜和淋巴细胞，产生抗变性 IgG 和 IgM（19S）两型抗体，即成为类风湿因子（RF）。主要沉着于滑膜绒毛等结缔组织内。作为抗体的 RF 又与滑液中变性 IgG 发生抗原抗体反应，形成免疫复合物。在形成这些复合物的过程中有补体结合。而补体的某些分解产物有白细胞诱导性，使大量中性粒细胞进入滑膜组织和滑液内。中性粒细胞溶酶体在吞噬上述免疫复合体后，变成类风湿关节炎细胞（RA cell）。中性粒细胞在吞噬免疫复合物的过程中，从其溶酶体中释放出蛋白降解酶、胶原酶等，造成滑膜与软骨组织成分分解，并产生致炎因子，而发生关节软骨、骨端、肌腱、韧带及滑膜组织的炎性损伤。滑膜炎症形成血管翳覆盖于软骨上，而致使滑膜、软骨和软骨下骨组织破坏加重。

2. 感染因素　由于患者常有发热、白细胞增多、血沉增快、局部淋巴结增大，50%～80% 的类风湿患者是在反复发作的咽炎、慢性扁桃体炎、中耳炎、胆囊炎和其他链球菌感染之后，经过 2～4 周开始发病的。很自然地使人想到感染与本病的关系。有些报告除链球菌感染外，也可能与葡萄球菌、类白喉杆菌、病毒、支原体以及原虫的感染有关。但少数病例在血液或滑膜中发现细菌或病毒。均能制造出细菌或病毒致类风湿关节炎的动物模型，应用大量抗生素并不能减少或控制发病，可能感染只是一种诱因。

3. 遗传因素　类风湿患者有明显的家族特点，其发病率比健康人群家族高 2～10 倍。近亲中 RF 阳性率也比对照组高 4～5 倍。强直性脊柱炎患者家族中类风湿的发病率比对照组高出 2～30 倍。在一定比例类风湿患者确与家族遗传因素有关。

类风湿关节炎的发病还与体质因素、精神长期紧张、天气变化、寒冷与潮湿、季节等因素有关。

（二）临床分型

根据方先之的分型将本病分为周围型、中枢型、骨炎型、儿童型和混合型五型。不同临床表现可能由同一病因而因患者年龄、性别和受累部位不同而产生各种不同的表现和反应。但 1968 年国际风湿病协会已将强直性脊柱炎列为独立疾病，不再称为中枢型类风湿关节炎。

类风湿关节炎与强直性脊柱炎的鉴别，张进玉提出了鉴别要点，如表 32 - 1。

表 32 - 1 类风湿关节炎与强直性脊柱炎的鉴别

鉴别要点	类风湿关节炎	强直性脊柱炎
原发起病关节	四肢关节	骶髂和腰椎
继发受累关节	脊椎、骶髂	髋、膝、耻骨、坐骨
脊柱损害	局限于颈椎	整个脊柱
骶髂关节损害	少见，单或双侧，于进展期和晚期	100%，双侧，于早期
X 线特点	指趾关节有代表性骨质疏松，早期为局限性	骶髂关节有代表性骨质疏松，早期即为普遍性
	关节面破坏很深	表浅
	关节边缘晚期硬化	早期硬化
	无韧带钙化和竹节脊柱改变	典型
	寰枢椎脱位多见	少见
^{99m}锝关节描记图	浓缩点状积聚	弥漫性积聚
病理	滑膜炎与肉芽肿	滑膜中度增生
RF	(+)	(-)
HLA - B28	(-)	(+)

二、诊断

（一）临床表现

周围型类风湿关节炎以女性患者为常见。多由 1~2 个关节开始发病。女性多始于手及腕小关节；而男性多先由膝、踝、髋等单关节起病。

1. 关节疼痛和肿胀 最先出现关节疼痛，开始可为酸痛，随着关节肿胀逐步明显，疼痛也趋于严重。关节局部积液，温度增高。反复发作后，患肢肌肉萎缩，关节呈梭形肿胀。关节压痛程度常与病变严重程度有关。患者常主诉开始活动关节时疼痛加重，活动一段时间后疼痛及活动障碍即明显好转。关节痛与气候、气压、气温变化有相联关系。

2. 晨僵现象 在早晨睡醒后，出现关节僵硬或全身发紧感，起床活动一段时间后症状即缓解或消失。与其他关节病的晨僵现象的区别在于类风湿的晨僵是典型、经常而持久的。

3. 多个关节受累 常由掌指关节或指间关节发病，其次则为膝关节。发病时受累关节常为 1~3 个关节，而以后受累关节可发展到 3 个以上。受累关节常为对称性，但也有一部分患者呈非对称性受累。第一次发病关节 1~3 个月后可出现另一些关节肿胀、疼痛。以后反复交替发作和缓解。关节症状可持续数月、数年或数十年。有些甚至四肢大多数关节均被涉及。

4. 关节活动受限或畸形　晚期关节活动受限并呈现不同程度的畸形，手指及掌指关节常呈现"鹅颈"畸形或"尺偏"畸形，腕关节常强直于尺偏位，腕关节融合。肘关节半屈曲固定及前臂旋转功能消失。膝关节呈内、外翻畸形，髋关节则多强直在屈曲内收位。跖趾关节及跖拇关节呈腓偏畸形及锤状趾等畸形。

（二）病理

类风湿关节炎是全身性疾病，除关节有病理改变外，还涉及心、肺、脾脏、血管、淋巴、浆膜等脏器或组织，而以关节的病理改变为主。

1. 关节病变

（1）滑膜的改变：关节病变由滑膜开始，滑膜充血、水肿。以靠近软骨边缘的滑膜最为明显。在滑膜表面有纤维蛋白渗出物覆盖。滑膜有淋巴细胞、浆细胞及少量多核粒细胞浸润。在滑膜下层浸润的细胞，形成"淋巴样小结"，有些在小血管周围聚集。滑膜表层细胞增生呈栅栏状，表面绒毛增生。在晚期大部分浸润细胞为浆细胞。关节腔内有渗出液。在此过程关节积液肿胀；关节囊及韧带水肿。关节疼痛，活动明显受限。

（2）肉芽肿形成：在急性炎症消退后，渗出液逐步吸收。在细胞浸润处毛细血管周围成纤维细胞增生明显。滑膜细胞成柱状，呈栅栏状排列，滑膜明显增厚呈绒毛状。滑膜内血管增生，滑膜内血管增多，即成肉芽肿，并与软骨粘连，向软骨内侵入。血管内膜细胞中有溶酶体空泡形成；血管周围有浆细胞围绕。滑膜内并可见"类风湿细胞"聚集。在此过程中关节表现为亚急性期，关节肿胀，疼痛缓解，但时有发作。关节出现"晨僵"现象，血沉增快，血清检出类风湿因子阳性。

（3）关节软骨及软骨下骨的改变：由于由滑膜出现的肉芽组织血管翳向软骨内覆盖侵入，逐渐向软骨中心部位蔓延，阻断了软骨由滑液中吸收营养，软骨逐步被吸收。同时由于溶酶体内的蛋白降解酶、胶原酶的释放，使软骨基质破坏、溶解，导致关节软骨广泛破坏，关节间隙变窄，关节面粗糙不平，血管翳机化后形成粘连，纤维组织增生，关节腔内形成广泛粘连，而使关节功能明显受限，形成纤维性强直。待关节软骨面大部吸收后，软骨下骨表面破骨与成长反应同时发生，在骨端间形成新骨，而致关节骨性强直。

由于关节内长期反复积液，致关节囊及其周围韧带受到牵拉而延长松弛。再加上关节面和骨端的破坏，使关节间隙变窄，使关节韧带更为松弛。由于关节炎症及软骨面破坏，患者因疼痛常处于强迫体位。关节周围的肌肉发生保护性痉挛。关节周围的肌肉、肌腱、韧带和筋膜也受到病变侵犯而粘连，甚至断裂，最后导致关节脱位或畸形位骨性强直。

2. 关节外类风湿表现

（1）类风湿性皮下结节：类风湿性皮下结节是诊断类风湿的可靠证据，结节是肉芽肿改变，其中心坏死区含有 IgG 和 RF 免疫复合物。周围为纤维细胞、淋巴细胞及单核细胞所包围，最后变为致密的结缔组织。在 20% 周围型和 6% 小儿型的患者可见皮下结节。常见于尺骨鹰嘴处及手指背伸侧，在身体受压部位也可能见到。

（2）腱及腱鞘、滑囊炎症：肌腱及腱鞘炎在手足中常见，肌腱和鞘膜有淋巴细胞、单核细胞、浆细胞浸润。严重者可触及腱上的结节，肌腱可断裂及粘连，是导致周围关节畸形的原因。滑囊炎以跟腱滑囊炎多见，在肌腱附着处常形成局限性滑膜炎，甚至可引起局部骨质增生或缺损。滑囊炎也可能发生在腘窝部位，形成腘窝囊肿。

（三）实验室及其他检查

1. 实验室检查

（1）患者常有轻度贫血及白细胞增高。

（2）血沉：是一项简单、灵敏、反映炎症活动度的可靠标准。血沉增快表明炎症活动。如关节炎临床表现已消退，而血沉增快并不下降，表明类风湿关节炎可能再复发。

（3）类风湿因子：类风湿活动度愈高，病程愈长，则血清及滑膜中的类风湿因子愈高。关节肿胀期，类风湿因子多为阳性。用致敏羊血球凝集试验，1：64 以上为阳性，1：100 以上有诊断价值，类风湿患者阳性率为 70% ~ 100%。

（4）抗链球菌溶血素 "O"：一部分类风湿患者抗链 "O" 升高到 400U 以上。

（5）人类白细胞抗原系统（HLA）：强直性脊柱炎患者 HLA - B27 的阳性率为 90% ~ 100%。而类风湿因子多为阴性。可以作为鉴别点。

（6）血清蛋白电泳：α_1 球蛋白在类风湿慢性期明显增高。α_2 球蛋白在类风湿早期即升高，病情缓解后即下降。β 球蛋白升高时表示类风湿病情严重，γ 球蛋白增高则反映临床症状的发展。

（7）血清免疫球蛋白：类风湿患者血清免疫球蛋白升高率为 50% ~ 60%。多为 IgG 和 IgM 升高。

（8）滑液凝块试验：在滑液内滴入几滴稀醋酸，滑液内的黏蛋白会结成凝块沉淀。类风湿关节液所形成的凝块易碎，呈点状或雪花状。

2. X 线表现　分为四期。即骨质疏松期、关节破坏期、严重破坏期及强直期。

（1）骨质疏松期：主要表现为关节肿胀，骨质疏松。无关节破坏征象。由 X 线片上可见关节周围软组织肿胀或关节囊肿胀。早期为局限性骨质疏松或长骨干骺端、关节周围骨质普遍疏松。

（2）关节破坏期：主要表现为骨质疏松已明显，关节间隙轻度狭窄。早期仅有关节间隙狭窄，较严重者则关节面边缘模糊不清，凹凸不平或囊状透亮区。

（3）严重破坏期：多处软骨下骨破坏，关节间隙明显狭窄，关节变形。关节间隙尚可见，骨质疏松明显。

（4）强直期：关节间隙完全消失，关节融合。可见粗条的骨小梁通过关节面，而骨小梁的排列变疏。在大关节可见骨质增生或硬化表现。关节呈畸形位融合或纤维性强直。

（四）诊断标准

（1）三个肢体发作性疼痛史：每组关节（如近侧指间关节）计为一个关节，左右侧各为一组。

（2）二个肢体关节肿胀、活动受限、半脱位或强直。至少有一只手、腕或足关节受累。有一对称关节受累。除外以下关节病变：①远端指间关节。②第五指近端指间关节。③第一跖趾关节。④髋关节。

（3）X 线：X 线改变有骨破坏。

（4）血清类风湿因子阳性。具备上述标准中第一或第二项，加上第三或（和）第四项者，均可诊断为类风湿关节炎。

鉴别诊断方面应与骨性关节炎、创伤性关节炎、滑膜结核、化脓性关节炎、色素绒毛结节性滑膜炎等关节炎病相鉴别。

三、治疗

以综合治疗为宜。包括药物疗法、物理疗法以及外科手术疗法，应根据患者情况进行分期治疗。在急性期及亚急性期以药物治疗为主（非激素类消炎镇痛、水杨酸类以及免疫抑制剂）辅以物理疗法。慢性期则可酌情选用药物治疗、康复及外科疗法等。

随着对类风湿关节炎深入研究，人们逐步认识到外科手术疗法对类风湿关节炎的治疗可以起到防止或延缓病情发展以及矫正畸形，恢复关节功能的作用。

（一）滑膜切除术

1. 适应证

（1）经有效药物治疗急性炎症已基本控制，患者全身情况比较稳定。

（2）亚急性反复发作滑膜炎，病情持续一年以上，经多种非手术疗法，效果不显著者。

（3）关节内有大量渗出液，保守治疗无效达 3 个月后，且开始骨质破坏，关节活动受限者。

早期进行滑膜切除术可减轻患者疼痛，减轻或延缓关节面破坏。如待到关节已出现畸形，关节周围肌肉、韧带、肌腱已出现纤维化，则滑膜切除的效果较差，并可能影响关节活动度。故应在无骨质明显破坏时进行滑膜切除。

2. 手术方法　要求尽可能地切除滑膜组织。不切断韧带或骨组织，以利术后早期锻炼关节活动。

膝关节滑膜切除术可采用髌两侧纵切口显露膝关节内外两侧关节间隙，髌两侧纵切口不太妨碍术后膝关节活动，将髌上囊及内外前方滑膜切除。并刮除关节面的血管翳。关节后方滑膜不宜切除。以免引起粘连妨碍膝关节活动。将髁间凹内滑膜刮除。如有腘窝囊肿，则经膝后切口切除。膝关节屈曲畸形超过 30°者效果不好。一般优良率可达 75%。

踝关节滑膜炎关节肿痛可很快导致足下垂畸形，必要时行跟腱延长术。滑膜切除术可经前、后方两切口进入。前方由胫骨前肌与拇伸肌间进入，露出前方关节囊，切开纤维层与滑膜之间，钝性剥离后即切除踝前方滑膜。后方切口由腓骨长短肌后方进入，即可显露后关节囊。

肘关节滑膜切除：Smith - Peterson 发现在类风湿关节炎患者中，由于肱二头肌保护性痉挛，使桡骨头向前移位，桡骨头关节与肱骨小头的关节面对位不好。为增加伸屈及前臂旋转功能，手术时应将桡骨头切除。同时进行滑膜切除。可经肘外侧切口，由指总伸肌后侧进入，劈开桡侧腕伸肌纤维及外侧副韧带入关节囊，显露桡骨头，将桡骨头切除，并刮除环状韧带周围的滑膜组织。将关节囊向前方牵开切除滑膜。再经肘内侧面以肱骨内髁为中心，做一纵切口保护尺神经，进入关节囊，切除残留滑膜。

腕关节可经背侧"S"形切口进入，将伸指腱拉开后，即可切开关节囊，切除滑膜。将伸指肌腱滑膜一并切除。

掌指关节及手指指间关节滑膜切除与纠正尺偏畸形同时进行。

（二）关节清理术

多用于慢性期，除慢性滑膜炎外，同时有软骨及骨组织改变。除将滑膜切除外，还将损坏的软骨全层切除，清除增生的骨质增生。术后应行被动活动练习器辅助关节活动锻炼。

（三）截骨术

适用于有成角畸形，病变已经稳定的病例，矫正畸形、改变关节负重力线为主要目的。据畸形的部位、关节活动情况决定手术。如膝关节尚有一定活动度，而呈内、外翻畸形或关节已僵直于内、外翻畸形，可行股骨下端或胫骨上端截骨。由于多数病例均为全关节软骨损坏，而很少患者只有一侧关节间隙损坏，故胫骨截骨术的适应证很少，且效果不佳。

（四）关节融合术

适用于关节严重破坏，从事体力劳动的青壮年患者，为保持肢体稳定，可行融合术。肩、腕关节患者为减轻疼痛也可行关节融合术。

（五）关节成形术

关节成形术最佳的适应证为肘关节强直的病例，不但能切除病骨组织，还能恢复肘关节活动。用股骨颈切除，粗隆下截骨治疗髋关节强直也取得较好效果。但术后跛行较重，现多采用全髋关节置换术。

人工假体置换术是用金属杯置换及双杯置换，保留了股骨头颈，大多数患者可解除疼痛，但较长时间的随诊，其手术效果并不满意。人工股骨头置换术后常遗留髋关节疼痛。人工全髋关节置换的效果较好，能保持髋关节一定功能，消除疼痛，步态较好。如单侧髋关节受累的年轻患者可行髋关节融合或全髋关节置换。如双侧髋关节均受累，则至少一侧髋关节必须行全髋关节置换，双侧髋关节融合是禁忌的。

类风湿膝关节炎骨质破坏严重者可考虑行人工膝关节置换，但其效果不如骨关节炎全膝置换术满意。特别是周围肌肉萎缩，又伴有屈曲畸形的病例，手术后效果较差，术后并发症多。

（杨　凯）

第三节　强直性脊柱炎

强直性脊柱炎常见于青年男性。90％以上病例为男性。男女发病比为在 10∶1～14∶1。发病多在 15 岁以后。20～40 岁多见。

一、诊断

（一）临床表现

强直性脊柱炎起病缓慢，多表现为不明原因的腰痛及腰部僵硬感。行走、活动后减轻。以后腰痛逐步向上发展，胸椎及胸肋关节出现僵硬。呼吸时扩张度减少，并伴有较剧烈的疼痛。有时有肋间神经痛。病变发展到颈椎后，出现颈椎伸屈受限，转头不便。病程可长达十余年。其间有病变、疼痛缓解，但数月或数年后又复发。最后整个脊柱发生强直。疼痛症状也消失。病变最常累及脊柱、骶髂关节及髋关节。有时侵及膝关节，而手足关节受累者较少见。

（二）实验室及其他检查

实验室：HLA－B27 阳性占患者的 90％以上，但存在正常人假阳性，仅作为参考依据，不作为特征诊断依据。

X 线表现：骶髂关节最早出现改变。骶髂关节髂骨处出现硬化，关节边缘模糊不清。随后骶髂关节面也出现边缘不整齐、硬化。两侧骶髂关节均出现改变。以后骶髂关节间隙狭窄。关节边缘呈现锯齿样破坏，两侧关节周围骨密度增加。最后关节间隙消失，骶髂关节融合。

胸腰椎体早期出现骨质疏松，以后出现骨质增生，骨纹理增粗，椎小关节、肋椎关节处骨质模糊，边缘不清晰。椎间盘变窄，椎间隙纤维环出现钙化。前纵韧带、后纵韧带均出现钙化，而使相邻椎体相互连接，形成竹节样脊柱。在病变发展中，脊柱常呈现驼背畸形。髋关节也常被病变侵犯。髋关节骨质出现疏松，关节间隙逐步变窄，而破坏区常只限于表面骨质。同时也在股骨头颈区骨质出现条索状硬化骨，形成疏散的骨小梁。最后关节间隙消失，骨小梁通过关节面，发生骨性融合，髋关节常融合于内收或外展、屈曲畸形位置。

二、治疗

早期除药物治疗外，应加强理疗，减轻疼痛，并鼓励患者多活动锻炼并注意防止畸形发生。

对于功能位置的脊柱强直病例不需手术治疗。少数病例出现椎管狭窄的症状，可进行椎管减压术。对于严重驼背畸形则可进行手术矫正。对于双侧髋关节强直病例可行单侧或双侧全髋关节置换。对于畸形位强直的髋关节也可行股骨上端截骨，进行矫形。因为患者多为青、壮年患者，但其活动功能明显受限。对于全髋关节置换术的年龄限制可以放宽，全髋关节置换术后关节活动功能，受周围挛缩组织的影响，关节活动度常不理想。但患者因解决了部分屈髋活动，改善了行走、坐位的功能，已感到十分满意。术后进行康复治疗可改善关节活动情况。

（杨　凯）

第四节　痛风性关节炎

一、概述

1. 定义　痛风（gout）是一组遗传性或获得性嘌呤代谢紊乱和（或）尿酸排泄减少所引起的临床综合征，分为原发性和继发性两种。其临床特点为血尿酸增高，导致细胞外液中尿酸盐结晶（monosodium urate）过饱和状态，使之在组织中沉积，引发中性粒细胞反应和滑膜炎症。其临床特点表现为下列一组疾病：①无症状的高尿酸血症（hyperuricemia）。②反复发作的急性或慢性关节炎和关节周围炎，称为痛风性关节炎（gouty arthritis）。③尿酸盐结晶沉积于皮下组织、关节、骨与软组织、软骨及肾脏中，则形成痛风石（tophi）。④未经适当治疗者，晚期通常会引起肾功能受损，称为痛风性肾病。⑤产生尿酸性尿路结石。痛风性关节炎是痛风的主要临床表现之一，原因为关节内尿酸堆积，尿酸结晶沉积于软骨、骨关节而诱发急性关节炎症；反复发作，可形成慢性痛风性关节炎、关节畸形。痛风是成年男性发病率最高的关节炎之一，症状剧烈，晚期可致残，引起严重的社会经济问题。

2. 流行病学特点　高尿酸血症的发病率因种族和地区不同而有显著的差异性，欧美地区为 2%～18%，南太平洋的土著人群可高达 64%。此外，性别、年龄及生活习惯对血液尿酸值影响很大，高尿酸血症常被称为"富贵病"。患者多肥胖，常伴有高血脂病、高血压病、糖尿病、动脉硬化及冠心病等，其他影响因素包括血肌酐，饮酒和饮食等。痛风的发作与高尿酸血症水平、持续时间、患者的年龄之间有直接关系。

痛风的发病率要远远低于高尿酸血症，但是近半个世纪以来，痛风的发病率随着生活水平的不断提高而增高。在欧美属于多发病，痛风发病率占总人口的 0.13%～0.37%，年发病率为 0.20%～0.35%。据估算，1986 年，美国痛风发病率男性为 13.6/1 000 人，女性为 6.4/1 000 人。痛风的发病亦具有显著的年龄和性别特征，痛风是一种以男性为主的疾病，原发性痛风患者多为 30～60 岁的成年人，40～50 岁尤其是发病高危期，发病高峰为 50 岁年龄组，男性占绝大多数，女性占少数，极少发生于年轻男性、儿童和绝经期前妇女，但妇女绝经期后发病率有所增高。而在儿童和年轻患者中，继发性痛风发生率较高，因此，要考虑除恶性肿瘤和遗传性疾病。

3. 病因及发病机制　本病可分为原发性和继发性两大类，无论是原发性还是继发性高尿酸血症，其发病机制不外乎内源性嘌呤生成过多、尿酸排泄减少，或两者兼而有之。原发性痛风主要是先天性嘌呤代谢紊乱引起，有不到 1% 的患者为酶缺陷所致，这类患者儿童期多有神经系统异常表现，其余病因不清楚。临床上以痛风性关节炎为主要表现，常合并有高血脂病、高血压病、糖尿病、动脉硬化及冠心病等；而继发性痛风及高尿酸血症作为一种并发症，发生于真性红细胞增多症、白血病、多发性骨髓瘤等。特别是化疗后，由于大量细胞破坏，核酸分解加速，使尿酸生成过多；或由于肾功能减退，尿酸排泄减少；噻嗪类利尿剂、依他尼酸、呋塞米等药物，由于抑制尿酸排泄，亦可造成高尿酸血症。急性痛风性关节炎是尿酸钠盐微结晶沉积于关节内所引起的炎症反应。然而，许多高尿酸血症的患者终生可无急性关节炎发作；相反，少数急性痛风患者，血尿酸浓度却显著低于饱和状态。这提示关节炎发病并不一定与高尿酸血症成平行关系，而可能是由于血尿酸值迅速波动所致。在尿酸钠晶体导致急性关节炎发作中，多形核白细胞起着重要作用，包括吞噬作用、趋化因子的释放、溶酶体酶酶解等，引起关节软骨的溶解和软组织损伤。

二、诊断

1. 病史要点

（1）好发人群：本病是 40 岁以上男性中最常见的关节炎，发病高峰在 50 岁。在关节炎发病前 10 年左右，有 10%～15% 的患者出现尿酸性肾结石，少数先天性酶缺陷的患者发病年龄可提前至少年期，如发生于女性患者多并存肾功能不全、高血压和有服用利尿剂史。

（2）诱因：四季均可发病，以秋春季为最多。最明确的诱发因素是饮酒过度和高嘌呤饮食，其他如外伤、局部关节损伤、穿紧鞋、劳累和过度疲劳、受寒、感染、手术打击等。

（3）好发部位：初期为下肢单关节受累，60%～70% 的患者首发于第 1 跖趾关节，在病程中约有 90% 以上的患者累及该部位；其次为跗跖关节（足背部），其他手足小关节、踝关节、膝关节、肘关节、肩关节、髋关节、骨盆和脊柱等极少见，多关节发作时往往部位不对称。

（4）临床表现：典型的急性关节炎首次发作多起于午夜，起病急骤，因疼痛而惊醒，疼痛如刀割样，难以忍受，于24～48h症状加重达到高峰，关节及周围软组织出现明显的红肿热痛，皮肤发红发亮，活动受限，大关节受累时可有关节积液。多数患者无全身症状，仅少数患者伴有头痛、低热、脉速、肝大、明显多尿、白细胞计数升高和血沉加快等全身表现。急性发作可持续数天到数周，而自行缓解，症状完全消失，炎症消退，仅留下炎症区域的皮肤呈暗红偏微紫色，皮肤皱缩，轻度瘙痒和脱屑，最终可逐渐恢复，此时称为间歇期。该期各人持续时间不等，短者数月，长者数年、数十年，少数患者甚至终身不复发，但是多数患者在1年内复发。多数患者反复发作，越来越频繁，并逐渐影响多关节，最后可导致关节破坏，只有极少数患者初次发作后无间歇期，直接延续发展成为痛风石和慢性痛风性关节炎。与此同时，若无适当治疗，关节炎反复发作进入慢性期，发病次数逐渐增多，间歇期缩短，会形成慢性痛风性关节炎。由于尿酸盐在关节及其周围组织中沉积引起侵袭性炎症反应，逐渐引起骨质侵蚀及周围组织纤维化，使受累关节呈非对称性不规则肿胀和进行性强直、僵硬，以致出现持续性疼痛、关节广泛破坏并有较大皮下结节形成，终致骨质侵蚀缺损及周围组织纤维化，使病变关节发生畸形而丧失功能。慢性痛风性关节炎可侵犯各个部位的关节，并使许多关节同时受累，但很少侵及脊柱关节和肋软骨，即使侵犯也症状轻微，可表现为胸痛、腰背痛、肋间神经痛等。

2. 辅助检查

（1）常规检查：实验室检查：部分患者可有血沉轻度到中度加快，白细胞增高。血清尿酸值有重要参考价值，高达298～417μmol/L（5～7mg/dl），但有的患者在急性期中血尿酸也可以完全正常。急性期穿刺关节腔积液，在光学及偏振光显微镜下可见大量针状尿酸盐结晶体，可确定诊断。滑液中的白细胞主要为中性粒细胞，有时明显升高，需注意与化脓性关节炎相鉴别。针刺皮下痛风石取标本检查，或取出破溃分泌物镜检，查到尿酸盐结晶亦可作为诊断依据。

（2）特殊检查：X线检查：早期仅有软组织肿胀，骨关节无明显变化。晚期近关节端可见圆形或不规则穿凿样透亮区，也可呈虫蚀样、蜂窝状或囊状，病变周边的骨质密度正常或增生，界限清晰，这表示尿酸盐沉着和骨质破坏吸收点，有诊断意义，有利于与其他关节病变相鉴别。有关节破坏者可见关节面不规则、关节间隙狭窄。

3. 诊断要点　中老年肥胖男性，有高嘌呤饮食或酗酒史，反复突然发作的单关节（多为第1跖趾关节）红肿剧痛，间歇期无症状，秋水仙碱有特效者可作为诊断痛风的参考。关节穿刺液中发现尿酸盐结晶仍是诊断本病的金标准。

4. 鉴别诊断　急性痛风性关节炎应与化脓性关节炎、丹毒与蜂窝组织炎、创伤性关节炎、急性风湿病、假性痛风性关节炎、其他结晶沉积性关节病等相鉴别。慢性痛风性关节炎应与类风湿关节炎、银屑病性关节炎、结核变态反应性关节炎相鉴别。关节附近的痛风石具有鉴别价值，秋水仙碱治疗有特效，也有助于鉴别。

5. 诊断流程　见图32－4。

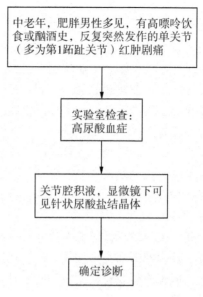

图 32 - 4 痛风性关节炎诊断流程

三、治疗

临床治疗原则目的有：①及时控制痛风性关节炎的急性发作。②预防反复急性发作。③于静止期纠正高尿酸血症。④长期治疗以预防尿酸盐沉积造成的关节破坏及肾脏损害。

1. 保守治疗

（1）保持理想体重，降低血脂水平，大量饮水保持尿量充沛，服小苏打碱化尿液以利于尿酸的排泄；不宜使用抑制尿酸排泄的药物如利尿剂、小剂量阿司匹林等；避免过劳、紧张、湿冷及关节损伤，穿鞋舒适。物理疗法，如透热疗法、离子透入疗法、矿泉浴、泥疗及按摩等，可减轻慢性症状、改善关节功能、提高生活质量。低嘌呤饮食，限制食物中嘌呤摄取量，避免食用高嘌呤食物，如动物内脏、虾、蛤、蟹等；多食碱性食品；戒酒，尤其是啤酒。

（2）药物治疗：目前，对痛风还没有根治性药物，故药物治疗的目的仅限于尽快终止急性发作和预防复发、预防关节和内脏损害。

1）秋水仙碱：秋水仙碱有抗炎消肿作用，对急性痛风性关节炎有特效，临床已使用多年，但现在仍为治疗痛风的首选药物。由于大多数患者无法耐受传统剂量所带来的胃肠道不良反应，故现在多建议使用较小剂量（1～2mg），同时可配合使用非甾体抗炎药。若患者合并有消化道出血或不能进食，可用秋水仙碱注射剂。常见不良反应除了胃肠道反应外，还有肝功能异常、神经异常等。

2）非甾体抗炎药及激素：非甾体抗炎药控制症状亦有效。病情严重而上述药物疗效不显著时，可加用 ACTH 或糖皮质激素，必要时这些药物可与秋水仙碱合用数日，以防止停激素后症状迅速复发。

3）排尿酸药：促进尿酸排泄的药物有丙磺舒、磺吡酮等，适用于肾功能尚好、血尿素氮在 14.3mmol/L 以下、无肾尿酸石的患者。

4）抑制尿酸生成药物：抑制尿酸合成的药物主要是别嘌醇，适用于尿酸生成过多而排泄过低、尿酸结石反复形成或痛风多次发作、用排尿酸药物无效或其他不适于用排尿酸药的患者。

器官移植的患者应特别注意，因其服用环孢素，能降低肾血流，故常引起高尿酸血症，对这样的患者应综合考虑，处理较为复杂。

2. 手术治疗 多数痛风患者经药物保守治疗可得到控制，部分患者需要手术治疗。某些医生对手术治疗可能有顾虑，其一是害怕手术会诱发急性发作或加重病情；其二是害怕痛风结石可能会影响切口愈合。为预防手术激发急性痛风发作，宜先用药物控制，待血清尿酸正常后行手术治疗。术前 3d 至术后 7d 给予秋水仙碱和非甾体抗炎药。

下列情况需手术处理：①痛风石影响关节功能，侵犯肌腱或压迫神经，如手足大块痛风石，引起刺激性症状或功能障碍，产生固定性疼痛。②皮肤窦道形成。③无法挽救的坏死指（趾）或畸形指（趾）。

对于大关节的急性痛风性关节炎可采用关节镜诊断与治疗。术中可抽取关节液送检查以明确诊断，有时在关节镜下可观察到尿酸结晶沉着于滑膜上，提示诊断。通过大量生理盐水冲洗关节腔，可清除关节腔内尿酸盐的沉积，并可通过电动刨刀切削炎症滑膜，可很快消除症状。

3. 治疗流程 见图 32 – 5。

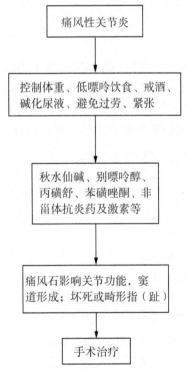

图 32 – 5 痛风性关节炎治疗流程

四、预后评价

急性痛风性关节炎尚无根治的办法，但是及时有效的早期治疗可以有效地减少痛风的发作，使病情逆转。反复发作痛风性急性关节炎、痛风石、尿酸性肾病，常伴尿路结石，严重者呈关节畸形及功能障碍。纵观现代临床研究，痛风已不再是单纯的关节肿胀类疾病，常与高血压、高血脂、冠心病等心脑血管疾病相互关联，相互影响，可以说痛风是心脑血管疾病诱发的潜在因素。

五、最新进展

黄火高等报道，大剂量PPARγ（过氧化物酶体增殖物活化型受体）激动剂吡格列酮可显著减轻大鼠急性痛风性关节炎，但是PPARγ激动剂能否改善痛风患者整体病情尚有待于进一步研究和临床观察。对于严重的多发性急性痛风性关节炎，有痛风石沉积，反复发作，并且应用秋水仙碱、非甾体类抗炎药及糖皮质激素无效者可用TNF2α拮抗剂皮下注射。另外，尚红等报道急性痛风性关节炎可将硫酸镁湿敷红肿处，并配合相应的一般治疗及药物治疗可明显缓解疼痛，疗效确切。局部浸润及关节腔内注射镇痛药液，可缓解痛风性关节炎急性期的剧痛。

关节镜检查不仅可以明确诊断，而且还可以在一期行关节内清理术，尽可能地清除关节内沉积的尿酸盐结晶，并反复彻底冲洗关节腔，减轻关节内炎症反应，延缓晚期骨关节炎的发生。

（杨　凯）

第五节　大骨节病

一、概述

1. 定义　大骨节病（KBD）是一种以软骨坏死为主要特征的地方性变形性骨关节病，不仅侵犯生长软骨而且关节软骨也受累，具有持续性和致残性的特点。病变常呈多发性，对称性缺乏软骨内成骨性骨骼，导致软骨内成骨障碍，管状骨变短和继发性变形。关节病主要发生于青少年，临床表现为关节疼痛、增粗变形、肌肉萎缩、运动障碍。在国外文献中，称为Kashin - Beck病（或Kaschin - Beck病）。

2. 流行病学特点　本病发生有明显的地区性分布，从俄罗斯的西伯利亚东南部到我国中北部，以及朝鲜西北部的半月形地区，是一种地方病。而且发病有明显的聚集性，发病大都相对集中于一个地区。据统计在我国的某些高发区域，发病率可高达80%。本病在我国基本分布于农村，患者约有170万。

3. 病因及发病机制　本病的病因尚不清楚，多数学者认为与环境中低硒、所摄入的食物被致病菌污染及病区内饮水被腐殖质污染有密切关系。经动物实验证实，使用疫区水粮饲养的动物骨骼所发生的病理改变基本与大骨节病相似。

本病主要累及软骨内成骨的骨骼，骺板软骨破坏，正常骨化过程停顿。坏死灶为局限性时，骺板厚薄不匀，坏死灶贯穿整个骺板时由骺板和干骺端两个方向进行坏死物的吸收、机化和骨化，最终导致骺板提前闭合。关节透明软骨表现为变性坏死及伴随的吸收、修复性变化。

二、诊断

1. 病史要点　本病可发生于任何年龄，以20~30岁最常见，男性多于女性。若8岁前离开疫区则可免于发病，如12岁以前迁入疫区或12岁以后离开疫区也可发病，但程度可较轻，严重者常于 30～35 岁即失去劳动能力。本病属慢性疾病，随着年龄增加发病率增高。发病顺序为踝关节、手部小关节、膝关节、肘关节、腕关节、足趾关节和髋关节。患者表现为关节破坏，产生反复性、双侧关节疼痛，活动受限，干骺端增大。由于骨骼发育障碍，干骺端变形，骨小梁萎缩，关节出现肿大。受累关节多为多发对称性增粗，首发于第 2、3、4 近节指间关节，伴有活动受限和疼痛，与劳累和气候变化有关。晨僵，休息后疼痛，双下肢出现膝内外翻或髋内翻畸形，下蹲困难，步幅小，发病年龄越小畸形越严重。由于关节不平，关节内有摩擦音，关节软骨坏死脱落，形成游离体，可有交锁症状。手小形方，短指（趾）畸形，手指关节弯曲。弓状指，指节增粗，身材矮小，躯干接近正常人，四肢短小形似侏儒。尽管成年人常常受损严重，但是最严重的类型是幼年起病，可导致侏儒。侏儒的发生与软骨发育不良不同，原因是长骨的生长软骨坏死，可能只影响一个节段，但是远端负重关节受累的可能性更高。本病可引起残疾，丧失劳动能力，并给患者和家庭带来经济困难。

2. 辅助检查

（1）X 线诊断标准以掌指关节、腕关节、距跟骨和跖趾关节的 X 线片为准，概括为以下 5 种 X 线征象。①钙化带变薄、模糊、中断、消失；②凹隔硬化；③硬化带再现；④骺变形，骺线早期闭合；⑤关节增粗，短指畸形。晚期 X 线表现像骨关节炎，但是发病年龄提前，关节骨端增大，关节面不平整，骨密度增高，关节内有游离体。X 线诊断依据为骨端具有任何一项 X 线征象，其他 X 线征象为多发，单个部位 X 线征象需结合临床诊断或加照其他部位，阳性者可做出诊断。

（2）实验室检查：无明显的诊断意义，除部分患者 ESR 可有轻度增高外，血液中白细胞计数、C 反应蛋白、免疫球蛋白等均无变化，提示本病不属于炎症性疾病和自身免疫性疾病。

3. 诊断要点　在疫区内对晚期患者诊断本病并不困难，早期诊断较困难，缺乏统一的诊断标准。一般认为依据为：大于 5 岁，生活居住在流行区域内 6 个月以上，至少有一个关节慢性肿大，局部无炎症或损伤，常见的关节为踝关节、膝关节、指间关节和肘关节等。

三、治疗

1. 保守治疗　本病尚无根治方法，因此预防显得十分重要，主要方法是通过干预流行区的生活环境来降低发病率。防治策略和措施包括：①首先，应针对可能的病因和发病机制进行预防和控制，力争在病变早期阻断病情发展，如改良水质、改善粮食质量等；②将防治措施与生产、生活方式相结合，如种水田主食大米、改种经济作物；③实行严格的病因、病情监测，及时调整防治工作的进程；④目前，我国部分地区已采取加硒预防。西安医科大学经过 20 年的研究表明，补硒对大骨节病的发生有一定的预防作用，但不能完全防止新发。

对发病早期和轻度病例可采用换粮和改食大米等方法，数年后，基本上可恢复正常。用硫酸盐治疗有一定效果，部分患者可治愈。常用的有硫酸钠水溶液，7 岁以下儿童每次服 1.5g，12 岁服 2 g，13 岁以上服 3 g，每日服 2 次，共服 2～3 个月，也可服硫酸镁或硫酸钾，用量相似，硫酸钾可每日服 3 次。减轻症状药物：主要是非甾体类抗炎药物和止痛剂，用法基本与治疗骨关节炎相同。

2. 手术治疗　适用于中晚期患者，手术治疗的目的是纠正畸形，改善功能，减少残疾，对晚期病例可用截骨术矫正畸形和人工关节置换术。

对部分关节破坏不重，表现为关节交锁，以游离体为主的患者，可采用关节镜治疗。关节镜下表现与晚期骨关节炎类似，关节镜一方面可评估关节软骨的状况；另一方面可摘除游离体，清理关节，去除即将剥脱的软骨，清除妨碍关节运动的骨赘，切除炎性滑膜。可消除交锁症状、缓解疼痛、减轻肿胀，取得较好的短期疗效，长期疗效尚待进一步观察。

对重度的年轻患者，合并有严重的关节畸形和关节挛缩，可行截骨矫形手术，矫正畸形，纠正力线。据国内文献报告，能收到良好的效果，恢复生活工作能力。

对于以膝、髋等大关节受累为主、关节退行性变较严重的患者，人工关节置换术是明智的选择。因患者体矮，关节周围骨端的骨质膨大而且坚硬，类似于象牙质地，术中应准备良好的器械和动力，必要时应用特殊假体，以免影响手术，术后疗效良好。部分患者因踝关节受累，人工膝关节置换术后活动能力增加，踝关节症状可加重，需要对症治疗，必要时行人工关节置换术或关节融合术。

四、预后

儿童的关节软骨和骨骺被破坏，并导致发育障碍。成年后，患者身材矮小，四肢和手指呈短缩状，且关节粗大，活动受限，以致常常丧失劳动力。

（杨　凯）

第六节　松毛虫性骨关节炎

一、概述

1. 定义　松毛虫性骨关节炎为近几年来在我国南方各省陆续发现的一种具有季节性的地区性暴发流行性疾病，以侵犯皮肤、骨和关节为主的疾病。经流行病学调查及动物实验研究证明，本病与接触松毛虫有关，故定名为松毛虫病。

2. 流行病学特点　从发病情况上看，在我国的广东、福建、广西、湖南、湖北、安徽、浙江、江西、江苏等9个省区均有报道。1970年浙江金华某窑员工因用带有松毛虫的松树枝烧窑而发病，为我国最早报道的个案病例。1975年广东潮阳曾发病4 010例，占总人口数的5.54‰。接触松毛虫人口的发病率为5.29%～8.64%。发病时间以夏秋为流行高峰期，10月份最多。患者年龄从8个月至84岁均有，其中20～50岁的青壮年患者为多见。男女的发病率无差异，主要视接触的人群组成情况而异。发病地多为近山区，主要是有松树林及松毛虫的地区。多数病例是直接接触松毛虫，也可能是由于接触到受松毛虫污染的野草、衣物及水等而发病。

3. 病因及发病机制　发病者均有松毛虫接触史，或是有被松毛虫接触过的物品的接触史。如果用松毛虫的毒毛、死松毛虫或死虫的浆液接触或涂擦家兔或小白鼠剃毛的皮肤，或使其接触有松毛虫的柴草，都可使其产生类似的病变。我国发现的松毛虫有40余种，其中以马尾松毛虫为多见。其发病机制尚不清楚，目前有以下3种推测：

（1）中毒学说：即毒毛刺入人体皮肤后，由于毒素进入血液循环而引起毒血症，但将毒素注入动物皮下组织，却并不能使动物发病。

（2）变态反应学说：许多研究者发现，所有患者均有与松毛虫或其污染过的物品的接触史，且发病早期使用抗过敏药物可迅速控制症状，其 X 线表现和关节周围组织的病理学改变等也均与类风湿关节炎相似，从而推断为变态反应，但动物实验尚难支持此说。

（3）感染学说：有的学者发现在本病患者病变关节或皮肤硬结内可以排出脓性液体，并培养出金黄色葡萄球菌、白色葡萄球菌、铜绿假单胞菌等，且其 X 线片改变和病理变化都符合低毒性感染的特点，因而推断：在松毛虫毒素作用下，血管通透性增加，易受松毛虫或人体常带细菌的侵入，引起低毒性感染。但其他研究者所做的局部培养并无细菌生长，X 线片上也从未发现死骨，因此，此说亦难成立。

以上推论虽都有一定根据，但都不能明确说明松毛虫病的发病机制，尚有待进一步研究。

二、诊断

1. 病史要点　患者接触松毛虫或其污染物潜伏期较长，最长可达48d。患者全身症状大多较轻，或没有全身症状。发热，多在 37.5 ~ 38.5℃ 之间，个别达 39℃，此时有畏寒、头痛、头晕、全身无力及食欲减退等症状，并于 2 ~ 3d 后渐消退。区域淋巴结肿大，可移动，有压痛，于起病后 10 ~ 20d 时逐渐消退，局部皮肤无溃破。

身体暴露部分容易发病，这与直接接触有关。最常见的发病部位是手、足、膝、踝等处，但也可发生于头、眼、耳、胸、脊椎旁、臀部及会阴处，少数患者可蔓延至全身。其中 55% 以上为骨关节型，危害大，若治疗不当，常易残留功能障碍，甚至导致病损。其发病部位多为四肢显露的小关节骨端，单关节发病常见，且不对称，仅 30% 的患者为多关节发病，或表现为一个关节症状消退后，另一关节又发病。表现为局部红、肿、热、痛和功能障碍。有时疼痛严重难忍，可呈持续性刺痛；有时呈阵发性加剧，夜间影响睡眠。局部呈非凹陷性肿胀，关节远端肢体肿胀。表面皮肤潮红，温度升高，局部有甚敏感的压痛点。关节活动时疼痛加重，本型患者常有全身症状及区域性淋巴结肿大，大关节出现的症状一般较小关节重。病情常迁延数月或数年，约有 1/5 的病例有复发倾向，在后期可形成关节畸形强直，并伴有关节近侧肌肉萎缩，以致严重影响功能。

2. 辅助检查

（1）常规检查

1）实验室检查：血常规检查可发现：50% ~ 60% 的患者有白细胞计数增高，60% 以上的患者有嗜酸粒细胞增多，40% ~ 70% 的病例血沉增快，其程度与病情轻重成正比。关节液多为少量淡黄色或黄绿色黏稠液体，早期多含中性粒细胞。细菌培养多为阴性，少数有金黄色葡萄球菌、白色葡萄球菌或铜绿假单胞菌生长。皮下肿块穿刺有时可抽出血性液体。少数病例行心电图检查时可发现有心肌损害表现。

2）X 线表现：骨关节的 X 线改变在发病后 2 周才显示出来，有时要 1 个月后才出现，在 6 个月内同急性期改变，6 个月以后为慢性改变。急性期改变主要是受累关节周围软组织肿胀、骨质疏松、骨质破坏和关节损害。慢性期改变主要是骨质增生、硬化和关节强直。局部软组织肿胀表现为关节周围软组织密度增高、层次不清，皮下脂肪透明度减低；重者有网织状阴影，关节囊肿大，密度增高，轮廓多较清晰。这种改变是早期的主要所见，但不具特异性。慢性期软组织阴影缩小，且长期难以消失。少数病例在受累骨质邻近的软组织中出现小片状或团块状钙化或骨化阴影。骨关节方面的改变在早期是骨质疏松和骨小梁模糊或中断，局限于近关节的骨端，与类风湿关节炎的早期骨质疏松相似。急性骨质破坏往往在骨端的一侧或双侧有一个或多个小圆形虫蚀状破坏，边界清晰，常见于肌腱附着的骨隆突处。与此同时，附近可有单层细条状或不规则骨膜增生。本病后期的骨关节改变主要是在原来破坏区周围有骨质增生、硬化，破坏区边界清晰、致密，形成硬化致密的小环形灶。手、足管状骨常有整个骨干增粗，但无死骨；在骨骺未融合者，破坏区可在骨骺或干骺端，易引起骨骺早期闭合。

关节间隙的改变表现为早期的关节间隙不对称狭窄、模糊，关节变形，甚至有半脱位，软骨下常有骨质破坏。在本病后期，可发现关节有自行融合趋势，可形成关节强直，但融合多不完全。

（2）特殊检查：CT 及 MRI 检查可及早发现早期骨关节改变。

3. 诊断要点　在暴发性流行季节和地区，可根据松毛虫及其污染物接触史，以及皮肤、骨关节的局部表现做出诊断。对散在发病或接触松毛虫灾不清楚者，则需与类风湿关节炎、化脓性关节炎、关节结核等作鉴别诊断。此时，可根据典型松毛虫接触史（对接触史明确者适用）、皮肤与软组织病变特征、骨关节的 X 线表现以及关节液检查等做出诊断。

三、治疗

1. 早期　发病初期可用3%氨水外擦，或用肥皂水清洗，也可用中药外涂或普鲁卡因泼尼松龙局部封闭或关节内注射，均可取得良好疗效。

2. 急性期　在急性期治疗的目的是抗过敏、止痛、抗炎和制动，若有继发感染、可加用抗生素。

3. 慢性期　对慢性期的骨关节病变者仍以非手术疗法为主，但对其中长期不愈者，可考虑手术，手术指征为：

（1）合并有窦道或化脓性感染者。

（2）自发融合而不牢固且仍有症状者，或强直于非功能位者。

（3）关节固定后已严重影响功能者。

（4）对病程超过半年，非手术治疗无效或恶化者，均应考虑手术治疗，手术方法可根据病变情况决定。

四、预后

病情常迁延数月或数年，约有1/5的病例有复发倾向。本型在后期可形成关节畸形强直，并伴有关节近侧肌肉萎缩，以致严重影响功能。

（杨　凯）

第三十三章　骨与关节化脓性感染

骨与关节化脓性感染，是指由化脓性细菌感染引起的骨组织（骨膜、骨密质、骨松质、骨髓）与关节化脓性感染性病变，主要包括化脓性骨髓炎和化脓性关节炎。80%以上的致病菌是金黄色葡萄球菌，其次为溶血性链球菌。属祖国医学"骨痈疽"范畴。骨与关节感染多来自血液，即血行性感染，细菌从体内的其他部位感染病灶经血液或经淋巴液到达骨组织或关节内。这类感染是最多见的类型，如急性化脓性骨髓炎、急性化脓性关节炎等。自抗生素问世以来对控制血源性骨与关节感染起了极为重要的作用，使得发病率有明显下降。但是还必须看到这类疾病的诊断和治疗中仍然存在不少问题，往往由于不能早期做出诊断，致使感染不能在短时间内得到有效控制，转为慢性骨与关节感染者仍为多见。这样，治疗时间大为延长，伤口、窦道长期不愈，发生病理骨折等并发症。化脓性关节则更为严重，关节软骨浸泡在脓液中很快破坏，使关节功能明显降低，甚至发生强直畸形。另外，抗生素的应用使细菌株不断发生变迁，耐药菌株的出现，也给骨与关节感染的治疗带来困难。一些对抗生素敏感的致病菌被抑制或被杀灭，而原来致病力较弱的或非致病菌及条件致病菌（对一般抗生素产生耐药性而生长繁殖）逐渐上升为主要致病菌，发生继发感染或交叉感染。

第一节　急性血源性骨髓炎

急性血源性骨髓炎多见于12岁以下儿童长骨的干骺端。金黄色葡萄球菌是其常见的致病菌。多来自身体其他部位的感染灶，经血运至长骨干骨后端形成脓肿。中医称该病为"急性附骨疽"。

一、诊断要点

临床表现早期诊断与及时治疗对急性血源性骨髓炎的预后有决定性意义。

（1）近期可能有过外伤、感染病灶或上呼吸道感染等病史。

（2）发病突然，出现周身无力、寒战、高热、脉搏急速等全身中毒症状。

（3）患病局部持续性剧痛、拒动。早期局部压痛尚不明显，数月后局部肿胀，明显压痛或叩击痛。

（4）发病在肢体者，可用单指检查法，分别在患肢局部前后内外四个平面，以单个指头触压，四个平面均有深部压痛。提示骨髓炎的存在。

（5）实验室检查：白细胞计数明显增高，有时可高达（20~30）$\times 10^9$/L以上，其中中性粒细胞的比例特别升高。但在患者营养差、抵抗力特别低下时，白细胞计数不高且可能低于正常。患者的尿蛋白可呈阳性，血培养多为阳性。骨膜下脓液穿刺涂片，更易获得阳性细菌培养的结果。

（6）X线表现：急性血源性骨髓炎的X线表现分为骨质和软组织两个方面，骨质X线征需要在发病后 10~14 天才能出现，软组织改变可在发病后 2~3 天出现。因此，急性血源性骨髓炎的早期诊断不可忽视软组织的改变。

1）软组织改变：软组织的最早改变是在于骺端邻近深部软组织中显示较小的局限性肿胀，并压迫邻近肌肉束移位。肌肉骨膜间的距离增大，肌束间界限不清，间隙模糊或消失，肌肉间脂肪受压呈弧形透亮线，呈半球状密度增高的阴影。

2）骨质改变：骨膜反应常是第一个出现的 X 线征象。骨膜炎可持续较久，有局限性小化脓灶形成，可在感染部位出现一个或数个骨破坏区，常常出现在骨干骺端，为边缘不甚清楚的不规则溶骨性病灶。当化脓性病灶穿过骨皮质进入骨膜下后，由于骨膜受刺激增生更为明显，形成葱皮状、花边状或骨针样等密度不均一、边缘不整的致密新生骨。浓密的骨膜、新生骨围绕骨干的全部或大部形成骨包壳。如果病变继续发展，骨组织死亡，而出现死骨形成。X 线表现为高密度致密阴影。

（7）特殊检查

1）CT 检查：CT 可直接测量骨髓腔密度改变，显示新骨形成与破坏，并可以明确疾病的范围。对于深部的骨感染病灶，CT 优越性较大。

2）放射性核素扫描：在临床症状出现 48 小时内，由于血管增多和扩张，放射性核素即可浓聚于干骺端的炎性充血区，使病变得以显示，可极早地发现骨感染病灶，较普通 X 线片可提早 2~3 周，故对早期诊断有很大帮助。

3）磁共振（MRI）：在骨骼肌肉系统具有突出的优点，各种软组织有清楚的对比度，比 CT 显像更为优越。骨髓炎时，MRI 图像可见骨髓亮度下降，图像异常出现的时间与 CT、放射性核素扫描大致相同，有时更早。

二、鉴别诊断

（1）急性风湿热：虽有发热和关节疼痛，但急性风湿热常呈多关节游走性肿痛，局部症状和体征主要在关节处而不在干骺端；且患者呈慢性病容，心悸、心脏听诊可闻及杂音。

（2）化脓性关节炎：疼痛、压痛位于病变关节。关节肿胀出现较早，早期关节活动受限，继而关节功能障碍。关节腔穿刺可抽出炎性混浊液或脓液。X 线检查：早期关节间隙增宽，随着病变发展，关节间隙变窄或消失，或关节失去正常的组合关系，并见骨质疏松。

（3）软组织化脓性感染：虽有化脓性感染的全身和局部临床表现，但多数患者全身症状较轻，局部红、肿、热、痛亦较表浅，饮食睡眠等一般情况尚好，病情一般较急性骨髓炎轻。X 线摄片一般无骨骼改变。

（4）尤因肉瘤与化脓性骨髓炎都可引起体温上升、白细胞升高和 X 线片上表现为"葱皮"样骨膜反应。但尤因肉瘤病变靠近骨干，破坏区广泛，早期产生放射状骨膜反应，全身及局部症状均不如急性骨髓炎强烈。活体组织检查找到肿瘤细胞可以确诊。

三、临床治疗

1. 全身支持疗法　高热时降温、补液、纠正酸中毒，静脉滴注大量维生素 C，改善营养，供给高蛋白饮食，如中毒症状严重，可少量多次输鲜血。注意提高患者机体对感染的抵抗力。另外，有原发病灶者应同时加以治疗。

2. 中医中药的应用　根据具体情况，以消、托、补三法，在发病不同时期，给予适当的方药，内外同治。

（1）急性期应清热解毒，活血通络。根据证候体征，可分别选用仙方活命饮、黄连解毒汤、五味消毒饮、犀角地黄汤等加减运用。外敷以金黄散、双柏散或骨炎拔毒膏等。

（2）脓已形成尚未破溃应清热解毒、托里透脓。如证见高热，肢端剧烈疼痛时，选用五味消毒饮、黄连解毒汤合透脓散加减以清热止痛；证见患肢肿胀，红热疼痛时选用托里消毒饮加减以托里止痛；证见神昏谵语，身现出血点时，选用犀角地黄汤合黄连解毒汤，配合安宫牛黄丸以清热解毒、凉血止血。外敷仍以如意金黄散、双黄散或骨炎拔毒膏。

（3）脓已破溃宜扶正托毒、祛腐生新。初溃脓多稠厚，略带腥味，为气血尚充实，选用托里消毒饮以托里排脓，溃后脓液清稀，量多质薄，为气血虚弱，以八珍汤、十全大补汤加减以补益气血。外治时，疮口可用冰黄液冲洗，并根据有无腐脓情况选用九一丹、八一丹、七三丹、五五丹生肌散药捻，以拔毒祛腐，外敷玉露膏或生肌玉红膏或骨炎拔毒膏，并保持引流通畅，勤冲洗换药。疮口腐肉已脱，脓水将尽时，选用八宝丹、生肌散换药，使其生肌收口。

3. 抗生素的应用　治疗原则上是早期、大剂量、多种有效抗生素联合应用。开始先选用两种以上的抗生素，并给足够大的剂量，这样便可大大提高杀灭致病菌的疗效。而后根据血培养及药敏试验结果再调整抗生素的种类。如果没有条件做血培养及药敏试验，则给药观察 3 天，若体温不降，症状不减，应调整抗生素。

4. 局部制动　早期用持续皮牵引或石膏托固定于功能位，并抬高患肢，不失为有效措施之一。它有利于患肢休息，缓解肌肉痉挛，减少代谢，减轻疼痛，防止畸形和病理性骨折。

5. 手术治疗

（1）适应证

1）积极应用抗生素 2～3 天无效者。

2）已形成骨膜下脓肿或穿破骨膜造成软组织脓肿者。

3）早期急性化脓性骨髓炎病变尚局限于髓腔内时。

4）脓汁已在骨髓腔扩展并有死骨形成时。

5）被侵犯的干骺端有部分或大部分位于关节囊内者。

（2）穿刺吸引术和注射抗生素疗法：可于急症期施以此方法，穿刺吸引针应自最明显的压痛点进入，直接至骨后吸引脓液。即刻做涂片染色检查和细菌培养，尽可能将脓液吸净后，注入稀释的抗生素。

（3）切开引流术：在全身治疗 2～3 天后或发病 6～7 天，全身症状未好转，局部肿胀未消退或反而增加；局部压痛明显或加重者，可行切开引流术。若脓液较少，做钻孔引流术即可；若流出的脓液较多，需"开窗"引流，患肢用石膏托保护。

（4）闭合性持续冲洗－吸引疗法：骨开窗后，清除脓肿，在骨髓脓肿空腔内放置冲洗及吸引管，用抗生素生理盐水冲洗。有效的冲洗标志是：滴入与流出量基本相同，手术切口处无液体渗漏，无明显肿胀，体温下降，疼痛减轻。

四、预后

急性血源性骨髓炎常来势凶猛，迅速发展形成脓肿，很快向周围扩散。往往多数转变为慢性骨髓炎，形成死骨、窦道、长期流脓不愈，反复发作，可发生病理性骨折或截瘫，有的后遗畸形、关节强直等。尽可能做到早期诊断，应用有效抗生素控制感染，及时引流减压，防止死骨形成，乃是治疗成功的关键。

（杨　凯）

第二节　慢性化脓性骨髓炎

一、诊断要点

（1）多数患者有急性血源性骨髓炎病史。

（2）常见发病部位为胫骨、股骨、肱骨的干骺部及骨干。患者多有消瘦、贫血等慢性消耗表现及精神抑郁、消沉等心理损害表现。局部检查常可见患肢肌肉萎缩，邻近关节僵硬，肢体增粗变形，不规则，可有过长、过短、弯曲等畸形。局部皮肤色素沉着，肤色暗黑、皮肤薄而易破，破后形成溃疡，愈合缓慢。瘢痕硬化，位于皮下的患骨易形成贴骨瘢痕，病变部位常可发现窦道口，窦道数目为一个或多个，窦道口有在病骨附近者，也有较远者。长期不愈和反复发作的窦道，窦道口常有肉芽组织增生，高出皮肤表面，表皮则向内凹陷，长入窦道口边缘。

（3）X线表现：慢性化脓性骨髓炎基本X线表现可归纳为以下几点。

1）病变范围比较广泛，可累及骨端、骨干，甚至全骨。有的患者多骨发病，病变两端多有骨质疏松。

2）病变部位骨密度显著增高，大量的骨膜成骨使骨皮质增厚，骨髓腔变窄或消失。骨外形增粗，不规则或呈纺锤状。

3）在密度增高影像中可见单个或多个散在的骨质破坏区。有的已形成由骨包壳所包围的骨空洞影，表现为不规则的低密度腔，其中常可见死骨的影像。

4）死骨在X线片上为密度更高的不规则片块状影，边缘多为锯齿形。死骨周围有一密度较低的狭窄边界，代表周围的炎性肉芽组织。

5）可以发现病理性骨折或假关节形成。

6）当病变侵犯骨骺时，破坏了正在发育的骨化中心，影响了正常肢体的发育而发生患肢短缩的后遗症。

（4）其他检查

1）红外线热扫描慢性化脓性骨髓炎在热扫描上显示病变部位为高温区。

2）^{99}m锝－照相：在X线像上因骨硬化使其中的骨空洞不明显时，进行该检查，可以清楚地显示骨空洞范围的大小。

二、临床治疗

慢性化脓性骨髓炎的治疗，必须解决两个问题，一是病灶的彻底清除和通畅的引流，二是有效地提高局部病灶的抗生素浓度。治疗上应达到三个目的，即缩短疗程、减少复发率及尽可能保存功能。

1. 抗生素的应用　在慢性化脓性骨髓炎的治疗中，应用抗生素是一个很重要的环节。

（1）全身用药：应用于慢性化脓性骨髓炎的急性发作期、手术前的准备和术后。主要目的是预防和治疗炎症的扩散及血行全身感染。

（2）局部用药：局部应用抗生素可使病灶内抗生素浓度比全身高数倍，甚至数十倍，从而提高了疗效。可分为以下几种方式：①病灶清除后的抗生素溶液冲洗和一次性局部药物撒布；②病灶内留置药物链；③进行间歇性动脉或静脉加压灌注抗生素，提高病灶局部抗生素浓度；④闭合性持续冲洗－吸引疗法，冲洗溶液中溶入高浓度抗生素，可有效地作用于感染灶。

2. 中医中药的应用　根据附骨疽气血虚弱、脾肾阳虚拟行益气养阴、温肾健脾、托里解毒，以神功内托散加减。局部创口破溃者，外敷蛇葡萄根软膏，骨炎拔毒膏以清除创口余毒，排出小的死骨，促进创口愈合。对单纯窦道及小片死骨，用三品一条枪破坏窦道引流分泌物及促进小死骨排出。若无死骨，肉芽鲜红可用生肌散。急性发作期以清热解毒、托里排脓为法，方用透脓散合五味消毒饮加减，外敷骨炎拔毒膏以清热解毒、溃脓拔毒。

3. 改善全身状况，提高机体抵抗力　慢性化脓性骨髓炎病程长期迁延，反复发作，有窦道形成者长期排出脓性分泌物，对患者机体产生慢性消耗损害。因此患者往往有贫血和低蛋白血症。治疗中应加强营养，给予高蛋白饮食，必要和可能情况下静脉滴入人体白蛋白或氨基酸制剂。补充 B 族、C 族维生素。贫血者应予以纠正，必要时少量多次输血。最大限度提高患者的身体素质，增强机体对感染的免疫功能以及对手术的耐受能力。

4. 手术治疗

（1）应用显微外科技术治疗慢性化脓性骨髓炎：通过带血管蒂的或吻合血管的组织移植治疗慢性化脓性骨髓炎，可以改善病灶局部的血液循环，从而有效地发挥抗生素的杀菌作用。不仅可以解决慢性化脓性骨髓炎合并软组织缺损的覆盖问题，也同样可以行骨移植治疗骨缺损或骨不连。进行复合组织移植可同时解决骨骼和皮肤同时缺损。大网膜移植治疗慢性化脓性骨髓炎，也是一种疗效较好的方法。

（2）病灶清除和引流：病灶清除包括彻底切除窦道、摘除死骨、搔扒病灶中的脓液、炎性肉芽组织、坏死组织及无效腔壁，并适当扩大骨腔。病灶清除后可用肌肉瓣、大网膜、自体骨松质、抗生素血凝块等填充以消失残腔。在有效抗生素配合下，如病灶清除彻底，可以一期闭合伤口，但复发率较高。近年来，普遍采用闭合性持续冲洗－吸引疗法，解决了病灶清除、通畅引流、局部高浓度抗生素作用三个基本问题，提高了治愈率，疗程明显缩短。

三、预后

从全身和局部的临床表现、白细胞计数、血沉的变化来判定慢性化脓性骨髓炎是否治愈是困难的，即便长时间病情稳定，也不能排除再次发作的可能性。因为病骨内潜隐的病灶，在机体抵抗力下降时，可再次急性发作。什么时间发作，取决于机体抗病能力、病灶清除是否彻底以及细菌的致病能力。可能在一个或几个月内发作，可能一年发作，几年或几十年发作，当然，也可能终身不发作。正确的判断是困难的，目前尚缺少一个统一的治愈标准。

（杨　凯）

第三节　化脓性关节炎

关节腔及其组成部分的化脓性感染，称为化脓性关节炎。常见于儿童及婴儿，好发于髋、膝等关节，多为单发。致病菌为金黄色葡萄球菌最多见，感染途径有：①远处病灶的细菌径血运侵入关节。②邻近骨髓炎扩散到关节。③直接通过伤口感染或关节手术后感染和关节内注射皮质类固醇后发生感染。

一、诊断要点

（1）患者可能有外伤史和身体其他部位感染史。

（2）全身症状：起病急骤，全身呈脓毒血症反应、食欲减退、高热可达40℃左右、畏寒、出汗等急性感染症状。

（3）局部症状：关节部位疼痛剧烈，不能活动，红肿，皮温增高，患肢不能承重。身体较表浅的关节，有明显红、肿、热和压痛，关节的积液亦较明显，常处于半屈曲位，使关节囊松弛，以减轻疼痛。在膝关节可有浮髌试验阳性。在髋关节等肌肉较多的关节，早期常不易发生肿胀。由于炎症和疼痛的刺激，患肢肌肉发生保护性痉挛。肢体多呈屈曲位，同时，随着炎症的发展和关节内脓液的增多，使关节常常固定在关节间隙充分扩大的位置。化脓性关节炎由于关节囊被关节内的积液膨胀而扩大，关节囊周围的肌肉因剧烈的痉挛而造成病理半脱位或脱位。尤其是髋关节和膝关节更容易发生。此时，关节的主动活动和被动活动均丧失。

（4）实验室检查：白细胞计数及中性粒细胞数增高，血沉加快。关节液可为浆液性、血性、混浊或脓性，随病变的不同阶段而异。关节液内含有白细胞、脓细胞和致病菌。

（5）关节穿刺：早期关节液混浊，晚期呈脓性，涂片可发现大量的白细胞和细菌培养可鉴别菌种和进行抗生素敏感测定。

（6）X线表现：早期有关节囊和关节周围软组织肿胀，局部软组织密度增高，关节间隙增宽。关节内渗出液增多时，可出现关节半脱位，尤以婴幼儿的髋关节和肩关节最易发生。关节附近的骨质呈现疏松表现。关节的软骨破坏后，早期可出现关节间隙狭窄，继之出现关节面的骨质破坏。承受重量部位的关节软骨破坏最为明显。关节可有病理性脱位。在恢复期，骨质破坏区边缘可显示不规则的骨硬化，病变严重者，可形成纤维性强直或骨性强直。关节周围骨质密度和骨小梁结构恢复正常。

二、临床治疗

1. 抗生素的应用　治疗原则上，开始先选用两种以上的抗生素，并给足够大的剂量，这样便可大大提高杀灭致病菌的疗效。而后根据血培养及药敏试验结果再调整抗生素的种类。如果没有条件做血培养及药敏试验，则给药观察3天，若体温不降，症状不减，应调整抗生素。

2. 中医中药的应用　根据具体情况，以消、托、补三法，在发病不同时期，给予适当的方药，内外同治。

（1）急性期应清热解毒，活血通络。根据证候体征，可分别选用仙方活命饮、黄连解毒汤、五味消毒饮、犀角地黄汤等加减运用。外敷以金黄散、双柏散或骨炎拔毒膏等。

（2）脓已形成尚未破溃应清热解毒、托里透脓。如证见高热，肢端剧烈疼痛时，选用五味消毒饮、黄连解毒汤合透脓散加减以清热止痛；证见患肢肿胀，红热疼痛时选用托里消毒饮加减以托里止痛；证见神昏谵语，身现出血点时，选用犀角地黄汤合黄连解毒汤，配合安宫牛黄丸以清热解毒、凉血止血。外敷仍以如意金黄散、双黄散或骨炎拔毒膏。

（3）脓已破溃宜扶正托毒、祛腐生新。初溃脓多稠厚，略带腥味，为气血尚充实，选用托里消毒饮以托里排脓。溃后脓液清稀，量多质薄，为气血虚弱，以八珍汤、十全大补汤加减以补益气血。外治时，疮口可用冰黄液冲洗，并根据有无腐脓情况选用九一丹、八一丹、七三丹、五五丹生肌散药捻，以拔毒祛腐，外敷玉露膏或生肌玉红膏或骨炎拔毒膏，并保持引流通畅，勤冲洗换药。疮口腐肉已脱，脓水将尽时，选用八宝丹、生肌散换药，使其生肌收口。

3. 全身支持疗法　高热时降温、补液、纠正酸中毒，静脉滴注大量维生素 C，改善营养，供给高蛋白饮食，如中毒症状严重，可少量多次输鲜血。注意提高患者机体对感染的抵抗力。另外，有原发病灶者应同时加以治疗。

4. 局部制动　早期用持续皮牵引或石膏托固定于功能位，并抬高患肢，不失为有效措施之一。它有利于患肢休息，缓解肌肉痉挛，减少代谢，减轻疼痛，防止畸形和病理性脱位。

5. 手术治疗

（1）适应证

1）关节切开引流术：适应于较深的大关节，穿刺插管难以成功的部位（如髋关节）。

2）关节矫形术：适应于遗有明显畸形者。

3）关节融合术：适应于遗有关节非功能位强直者。

4）全关节置换术：适于遗有严重关节炎的老年患者。

（2）手术方法

1）穿刺吸引术和注射抗生素疗法：可于急症期施以此方法，吸引脓液即刻做涂片染色检查和细菌培养，尽可能将脓液吸净后，注入稀释的抗生素。

2）切开引流术：在全身治疗 2～3 天后或发病 6～7 天，全身症状未好转，局部肿胀未消退或反而增加；局部压痛明显或加重者，可行切开引流术。

3）闭合性持续冲洗 - 吸引疗法：关节打开后，清除脓肿，在关节腔内放置冲洗及吸引管，用抗生素生理盐水冲洗。有效的冲洗标志是：手术切口处无液体渗漏；无明显肿胀，体温下降，疼痛减轻。

（杨　凯）

第三十四章　良性骨肿瘤

第一节　骨瘤

一、概述

骨瘤（osteoma）是一种良性病损，多见于颅、面各骨，由生骨性纤维组织、成骨细胞及其所产生的新生骨所构成，含有分化良好的成熟骨组织，并有明显的板层结构。骨瘤伴随人体的发育而逐渐生长，当人体发育成熟以后，大部分肿瘤亦停止生长。多发性骨瘤称Gardner综合征，同时有肠息肉和软组织病损：

二、临床表现

多为青少年，男性较多。好发于颅骨，颅骨中以额骨为最多，其次是顶骨、颞骨及枕骨，在面骨中多位于上颌骨、下颌骨、颧骨、鼻骨，其次是额窦、眼眶等处，胫骨的前侧中1/3处。肿瘤生长缓慢，症状轻，多在儿童时期出现，随身体发育逐渐生长，到10~20岁前后，经数年或数十年病程，多数因出现肿块时才引起注意。但有时因肿瘤产生压迫而出现相应的症状，如生于鼻骨者堵塞鼻腔，生于眶内者使眼球突出，位于下颌骨肿瘤可使牙齿松动，颅腔内肿瘤因向颅内生长，可出现头晕、头痛、癫痫发作等症状。肿块坚硬如骨，无活动度，无明显疼痛和压痛。生长有自限，一般直径小于10cm。

三、X线表现

位于颅面骨的骨瘤可见原有骨质破坏而同时出现不同程度骨化，边界清楚，肿块突出于骨外或腔内．位于胫骨者可见肿瘤为一致密骨样团块，位于一侧骨皮质，表现为平滑、边缘清晰的赘生物，好似骨的向外延伸，且有围绕骨干生长倾向。肿瘤骨化程度不同，如肿瘤高度骨化而看不出细致纹理结构者称象牙骨瘤。骨瘤多为单发，偶有多发，如图34-1和图34-2所示。

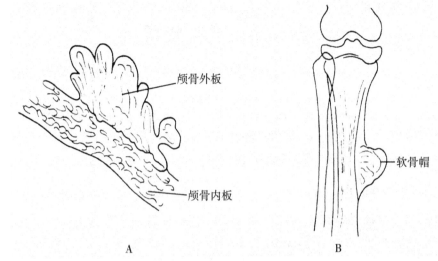

图 34 - 1 骨瘤及软骨帽形态示意图
A. 颅骨外板骨瘤；B. 胫骨干内侧骨瘤及软骨帽

四、病理特点

肿瘤骨呈黄白色，骨样硬度，表面凹凸不平，覆以假包膜。显微镜下由纤维组织与新生骨构成，骨细胞肥大，基质染色不匀。成纤维细胞与成骨细胞均无恶性变现象。

五、诊断与鉴别诊断

患者多为青少年，于颅顶及胫前发现膨胀畸形或肿块，症状轻，生长慢。X 线显示局限性骨质破坏，其中有不同程度骨化，应考虑为骨瘤。应与骨疣作鉴别，骨疣往往呈不规则状，多发生于长骨的干骺端并波及其下的骨组织，有时在 X 线上难与骨瘤区别。

六、治疗

骨瘤的生长伴随人体的发育而逐渐增大，至发育停止后肿瘤亦多停止生长。无症状的肿瘤可以一生中未被发现。症状轻者可采取对症治疗，不需手术切除，若肿瘤生长很快，或成年后仍继续生长者需手术切除。突出于骨外的骨瘤可自根部切除，在手术困难区的病损，不必作整块包囊外的界限切除，否则反而引起明显病变。

七、预后

切除不彻底时易复发。

（傅兰清）

第二节　骨样骨瘤

一、概述

骨样骨瘤（osteoid osteoma）和成骨细胞瘤（osteoblastoma）在组织形态学上极为相似，有人通过电镜观察，认为两者是同一类肿瘤的不同分化阶段。但由于两者在影像、发病部位、肿瘤大小等临床特征各异，故仍未合并。

二、临床表现

多见于男性，发病年龄 20 ~ 40 岁。在长骨中以胫骨、股骨为好发部位，其次是肱骨、手、足各骨，脊椎也可发生。主要症状为逐渐增剧的局部疼痛与压痛，疼痛比一般良性肿瘤明显。若在四肢，有明确的定向性，有刺痛，多发生于夜间。使用轻度止痛药物如水杨酸盐，多数可有良好的止痛反应，但其他止痛药物则没有水杨酸盐那么敏感。这是骨样骨瘤的一个诊断特点。位于脊椎者，除产生局部疼痛压痛外，可合并肢体不同程度的知觉及运动功能障碍，或产生神经根痛，合并脊柱侧弯。位于四肢者，由于不随意的肌肉痉挛，可产生继发畸形。

三、X 线表现

骨皮质内瘤体多为 1 ~ 2cm 直径的圆形或卵圆形透明灶，以硬化骨围绕，称为"瘤巢"。中央透明区为肿瘤所在部位。有时产生骨质缺损。骨松质内表现与骨皮质相类似，当直径大于 2cm 时，其邻近骨皮质变薄膨胀。X 线特征性的表现是小的瘤巢有广泛而不成比例的较大反应区（图 34 - 2）。

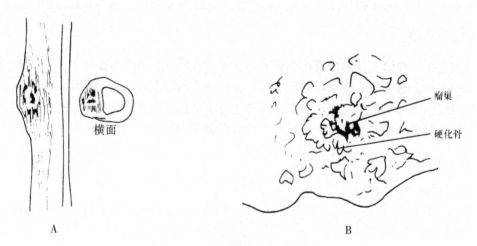

A　　　　　　　　　　　　　　　　　　　　B

图 34 - 2　骨样骨瘤和瘤巢示意图

A. 胫骨骨皮质上的骨样骨瘤及横切面；B. 骨样骨瘤的瘤巢

四、病理特点

骨样组织的小梁呈放射状或索条状排列。显微镜下见大量骨样组织，基质钙化不匀，成骨细胞较少，覆于骨样组织表面。肿瘤组织中富于血管，常见有多核巨细胞。

五、诊断

病程长，局部持续性疼痛及压痛：X 线片见增厚的骨皮质内有"瘤巢"，或在骨松质内有硬化骨围绕的局限性骨质透明区，或产生局限性骨破坏，均应考虑骨样骨瘤。CT 扫描及血管造影有助于瘤巢的定位。

六、鉴别诊断

应与下列疾病作鉴别：

1. 骨皮质脓肿　系因毒力较弱的化脓菌感染所致。胫骨为其好发部位，局部有红、肿、热、痛炎症过程。X 线片表现为骨皮质局限性缺损，周围骨质致密，可有小的死骨形成。手术见骨腔内含有脓液、肉芽组织。镜下见大量多核白细胞及淋巴细胞浸润。

2. 骨斑病　X 线片见骨内有局限性网形和卵圆形骨质密度增加阴影，无硬化阴影围绕，临床上无任何症状。

七、治疗

刮除或同时加植骨，以清除"瘤巢"为主：若病灶是在手术困难部位，可单用止痛药物，先予观察，瘤巢的自发愈合需 3 ~ 7 年，而疼痛可持续 1 ~ 3 年。若症状和病变加重，可考虑作包囊内刮除或整块界限切除。过多切除可造成即时病废，如股骨颈部可造成股骨颈骨折。瘤巢周围的反应骨不一定需要全部切除，只需将接近瘤巢部分的反应骨切除即可。有学者从事射频消融治疗骨样骨病 30 余例，效果很好，有效控制 90% 以上病例。

八、预后

术后很少复发。

（傅兰清）

第三节　骨母细胞瘤

一、临床表现

骨母细胞瘤又名成骨性纤维瘤（osteogenic febroma）或巨型骨样骨瘤（giant osteoid osteoma）。多发生于 10 ~ 25 岁男性。大多数患者以疼痛为主诉，一般不严重，多为隐痛。局部有肿胀及压痛。以股骨、胫骨、脊椎多见，其次为肋骨、肩胛骨、髂骨等处。表浅者可触及膨大隆起的骨块。

二、X线表现

在长骨上多见于干骺端或骨干上,一般不侵犯骨骺,可分为4种类型:中心型、皮质型、骨膜下型及松骨型。其中中心型最多见,典型的表现为边缘清晰的囊状骨质破坏区,皮质膨胀变薄,可呈光滑的薄壳状,如皮质破裂可以形成软组织肿块。在肿瘤内常有不同程度的成骨或钙化阴影,呈斑点或束条状,此为成骨细胞瘤的特征之一。少数病例呈单囊状破坏而无钙化阴影。肿瘤也可以是多囊性的,在主要病变区的附近可能有散在的病灶。肿瘤呈溶骨性变化,骨质扩张,边界清楚。瘤体大小不等,多为2~12cm。肿瘤附近的骨质常有轻度增生硬化,一般无骨膜反应。

三、病理特点

瘤组织呈暗红色,含沙粒样钙化骨化物,大的肿瘤可见出血、囊性变。镜下见大量成骨细胞及骨样组织,骨样组织钙化不匀,成骨细胞形状较规则,或密集,或覆于骨样组织表面。有坏死、出血、散在的多核巨细胞。

四、诊断

此瘤多发生于青少年,位于下肢(股骨、胫骨、足骨)、脊椎等处。患部轻微疼痛及肿胀,位于脊椎者可产生脊髓压迫症状。X线片见大小不等、边界清楚的骨质破坏,无广泛骨质硬化。显微镜下见成骨细胞及骨样组织。

五、鉴别诊断

1. 骨样骨瘤 患病部位疼痛压痛明显,X线片可见"瘤巢",直径通常小于1~2cm。病理见成骨细胞及骨样组织,以后者量多。

2. 软骨瘤 位于手足的软骨瘤有时与成骨细胞瘤难以区别,软骨瘤有斑点状钙化为其特征。镜下较易区别。

六、治疗

肿瘤切除或刮除术同时植骨,位于脊椎者或需减压加放疗。

七、预后

有一定的复发率,且有恶变。

(傅兰清)

第四节 骨软骨瘤

一、概述

骨软骨瘤(exostosis 或 osteochondroma)又称外生骨疣,是最常见的良性软骨源性骨肿瘤。它是骨与软骨形成的一种发育性异常,起于软骨生长板外周,可见于任何软骨生长骨上，但多见于生长迅速的长骨。肿瘤位于骺端，向骨皮质表面生长，通过软骨化骨形成菜花状瘤体，基底与骨皮质连续，表面覆盖软骨帽。有单发性和多发性两种，前者多见。多发者与遗传有关，常合并骨骼发育异常。

二、临床表现

多发生于男性青少年，股骨远端、胫骨近端最多，其次是胫骨远端、肱骨近端、尺骨远端、腓骨近端。多发型者肿瘤散发在各骨骼，一般在成年后即停止生长。常合并肢体短缩和弯曲畸形二局部肿块生长缓慢，突出于皮肤表面，骨样硬度，无明显疼痛和压痛。

三、X线表现

典型的表现为长骨干骺端向皮质外突起一菜花状肿块，基底与骨皮质相连，呈窄蒂状或宽基底。瘤体表面可见钙化点。若钙化增多或基底骨质有破坏是恶变现象。

四、病理特点

肿瘤由四部分组成：软骨膜、软骨帽、瘤体和蒂部，呈菜花状。镜下见骨软骨瘤由纤维组织、软骨及骨构成。软骨层细胞排列似骨骺软骨细胞，在软骨细胞间质可见钙化。

五、诊断与鉴别诊断

患者多为青少年，局部有一生长缓慢的硬性固定的肿块，无明显症状。一般外生骨疣处有一个大的充液滑囊，肌肉或肌腱可在其上滑动。X线检查可见发自干骺端的外生瘤块，多可明确诊断。有时需与肌腱附丽处钙（骨）化及骨旁骨瘤作鉴别。

六、治疗

发育停止后肿瘤不再生长，若局部产生压迫症状引起疼痛，可对症处理。重者手术切除：发育停止后仍生长者有恶变可能，需手术切除。手术应在软骨膜和骨膜外显露，从基底切断，包括软骨膜及少许正常皮层骨质，取下完整的肿瘤。

七、预后

手术切除效果良好，一般不复发。

（傅兰清）

第五节　软骨瘤

一、概述

软骨瘤（chondroma）为一较常见的良性骨肿瘤，发生于软骨内化骨的骨骼，是以透明样软组织为主要成分的骨肿瘤。好发于手指及足的短骨，长骨和扁平骨少见。可分为 4 种类型：

（1）单发性内生软骨瘤。

（2）多发性内生软骨瘤。

（3）外周性软骨瘤。

（4）多发软骨瘤病，或称之为 Ollier 症，为软骨发育不良，不在本章讨论。

二、临床表现

单发性软骨瘤为最多见的一种，约占所有良性肿瘤的 10%。男女发病率相近，任何年龄均可发病，多见于 5～25 岁。病变发展缓慢，早期无任何症状，肿瘤发生于指、趾骨时，局部可呈球形或梭形肿胀，可伴有隐痛，但表皮正常。往往因外伤致病理性骨折，才引起注意。多发性者常在儿童时期出现症状，至青春期畸形明显，以后逐渐稳定。病变部位以手足骨多见，长骨中股骨、胫骨、肱骨、腓骨等与盆骨、肩胛骨、肋骨等也属好发部位。肿瘤位于表浅者可触及肿块，骨样硬度，表面光滑，乐痛不明显。有酸痛感，畸形严重时可影响关节活动位于深部者在劳累后可有持续性疼痛，休息后缓解，但不会消失。外周性软骨瘤又称皮质旁软骨瘤或骨膜性软骨瘤（periosteal chondroma），这种良性骨肿瘤起源于骨外膜，在皮质外骨膜下生长，在手部常与内生软骨瘤合并，可侵入骨皮质，但不穿入髓腔。发生在四肢长骨或扁平骨者甚少。临床表现为无痛硬块，浅表部位易被发现，深者常在肿瘤很大时才被发现。

三、X 线表现

单发性软骨瘤病变位于干骺端的中央区或稍偏一侧，指骨者常侵犯整个骨干。病损呈溶骨性破坏，支质变薄并有膨胀，无骨膜反应。溶骨区边缘清楚，有时呈硬化边缘。溶骨区内有散在点状、片状或环状钙化阴影。多发性 X 线表现同单发性。外周性 X 线显示软组织阴影，有时有钙化点，附近骨支质呈局限性弧形凹陷，边缘轻度硬化。

四、病理特点

肿瘤组织为白色，略有光泽，质脆，呈半透明状。掺杂黄色钙化或骨化区，或有黏液样退变区。显微镜下见分叶状透明软骨，软骨细胞成堆，有双核者，单核大小均匀，染色不深。

五、诊断

青少年多见，好发部位为手足骨，肿瘤生长缓慢，可长达数年或十数年，局部肿块，疼痛不明显。X 线片显示髓腔内溶骨性破坏，有时有钙化斑，骨皮质膨胀变薄，无骨膜反应。

六、鉴别诊断

1. 骨囊肿　多发于青少年，以肱骨、股骨最多见，位于干骺端与骺板相连或相隔，常发生病理性骨折。X 线亦为局限性溶骨性破坏，但较透明。囊腔为空腔，内含少量液体，囊壁为纤维组织及新生骨组成，镜下偶见多核巨细胞。

2. 纤维异常增殖症　多发于 10～30 岁，以股骨、胫骨、肋骨多见。症状不明显，常合并病理性骨折。X 线检查为局限性溶骨性破坏，病灶呈磨砂玻璃样状。病理见肿瘤组织为灰白色，硬韧如橡皮，内有砂粒样物。镜下为纤维组织及化生骨。

七、治疗

手术切除，对骨缺损较大且影响肢体持（负）重者，可同时行植骨术，并酌情予以内固定。禁忌放射治疗，因可恶变。

八、预后

手部者手术治疗效果良好，罕见复发。其他部位肿瘤术后易复发，且可恶变。

（傅兰清）

第六节 骨巨细胞瘤

一、概述

骨巨细胞瘤（giant cell tumor，GCT）是由骨髓间质细胞分化而来，以单核瘤样细胞和多核巨细胞为主要成分的溶骨性肿瘤。过去认为巨细胞有吞噬作用，主要组成部分为破骨细胞，故又称破骨细胞瘤（osteoclastoma）。其特征为具有丰富血管性的组织，含有较丰硕的梭形或椭圆形细胞和许多破骨细胞型的巨细胞，均匀地分布在肿瘤组织内。在较大和长期存在的肿瘤内，可见坏死、纤维变性和出血现象。巨细胞瘤具有侵袭性，多数人认为是潜在性恶性骨肿瘤。该瘤易于复发，甚至恶变，可向其他部位转移。另有部分肿瘤一开始就表现为恶性。

二、临床表现

我国发病率较高，约占所有原发性骨肿瘤的 1/5。男女性发病相近，多见于 20～40 岁者，15 岁以下者极少。可发生在任何骨骼，但好发于长骨骨骺端，其中股骨下端最多，胫骨上端次之，脊椎的骨巨细胞瘤多在骶椎。发病缓慢，局部肿胀，初期常为钝痛，但不明显，有时肿瘤相当大时才有症状。较大的肿瘤，局部可有温度升高、皮肤潮红或静脉扩张，压痛明显。肿瘤生长速度较快、较晚者常合并病理性骨折。

三、X 线表现

多见于股骨下端、胫骨上端及桡骨远端，3 处占全部肿瘤的 60%～70%。肿瘤多起源于骨骺线闭合以后的骨骺或干骺端。早期多为偏心性溶骨变化，皮质有不同程度的膨胀、变薄或破裂，肿瘤向一侧横径扩张的程度较明显，一般无骨膜反应。约 30% 出现皂泡状囊状阴影，为巨细胞瘤特征性改变。发展较快者整个骨端有破坏，常合并病理性骨折。明显恶变者除上述表现外，肿瘤多向髓腔内蔓延，肿瘤可穿破皮质向软组织内浸润。

四、病理特点

肿瘤组织为淡红色脆弱的肉芽样组织，因出血可呈暗红色。其中常混以坏死组织，瘤内有大小不等的囊腔形成，内含少量血性或棕黄色液体，腔内覆以光滑的薄膜。镜下见丰富的血管网，充满形状一致的短梭形、圆形或椭圆形间质细胞和散在的多核巨细胞，巨细胞胞核相似。根据间质细胞的多少和分化程度及巨细胞核数的多少可分为不同等级。Ⅰ级为良性，间质细胞较少，巨细胞大，核多，偶有肺转移；Ⅱ级介于良恶性之间，间质细胞较多，核有轻度异形性，有分裂象，巨细胞较少，核较少；Ⅲ级为恶性，间质细胞增多密集，胞核有程度不同异形性，分裂象多，巨细胞很小，核很少且有异形。

五、诊断

患者多为 20～40 岁成年人，病变在膝关节周围，肿胀疼痛。X 线表现为骨端局限性均匀一致的溶骨性破坏，呈肥皂泡沫状。镜下为基质细胞和多核巨细胞。

六、鉴别诊断

1. 孤立性骨囊肿　多发于青少年骨骺未愈合以前的干骺端，呈对称性膨胀，分隔较少。
2. 成软骨细胞瘤　好发于 20 岁以下的长骨骨骺部，瘤内常有钙化点，房隔较少，边缘较清晰。
3. 非骨化性纤维瘤　多见于青少年，好发于长骨端骨干上，偏心性生长，多沿长轴发展，边缘清晰，有硬化边缘。

七、治疗

Ⅰ、Ⅱ级者可行刮除植骨术，Ⅲ级为恶性，应以扩大切除或截肢为妥。

八、预后

及时恰当的治疗可以得到治愈并可保留满意的关节功能。手术不彻底或无法做彻底是复发的主要原因。有可能出现肺转移。

（傅兰清）

第三十五章 恶性骨肿瘤

第一节 骨肉瘤

一、概述

骨肉瘤发病率略低于软骨肉瘤，发病机制不明。多数学者认为骨组织的任何部分均能产生骨肉瘤，但以骨膜深层为最易。由恶性繁殖的肉瘤细胞直接产生肿瘤性骨样组织或不成熟骨，也称为成骨肉瘤。1993年WHO为避免"成骨"在"来源"和"产生"两种意义上造成的混乱而统称为骨肉瘤。

现代医学对本病的病因尚未完全弄清，有人指出放射性核素镭（Ra）和创伤刺激为诱发因素，发生于长骨的病变多位于干骺部，少数于骨干中部肿瘤迅速沿髓腔发展，一方面向骨骺端蔓延，另一方面肿瘤偶尔也向骨干蔓延。此外，肿瘤亦迅速向外发展侵入骨皮质内的哈弗斯系统，引起血管营养障碍、骨皮质随即破坏，肿瘤很快达到骨膜下并向外侵入邻近肌肉组织。另外与遗传接触放射性物质、病毒感染等有一定关系，也可继发于畸形性骨炎、骨纤维异样增殖症，另有部分病例为其他良性肿瘤恶变而成。

本病的发病机制还不很清楚，它的组织学特点是：增生的梭形肿瘤细胞直接产生骨样基质或不成熟骨，但其发生不同，组织学特点也不同，本文已在概述中描述。骨肉瘤来源于原始祖细胞，这种细胞有多潜能的特征，可以分化为骨软骨及纤维，因此骨肉瘤中除有恶性骨母细胞外，还有软骨母细胞及成纤维细胞。根据这3种细胞成分的多少，中心型骨肉瘤可以分为骨母细胞型（成骨型）、软骨母细胞型（成软骨型）及成纤维细胞型（成纤维型）。

（一）发病率

骨肉瘤发病率很高，据WHO统计，骨肉瘤占原发性骨肿瘤的12.21%，占原发性恶性骨肿瘤的22.36%。我国的统计较WHO为高，为占原发性骨肿瘤总数的12.3%，占恶性肿瘤的44.58%。男女之比为1.7∶1。发病年龄在11~20岁（50.7%）。多见于股骨和胫骨，以膝关节周围多见。其次为肱骨、颌骨、腓骨、骨盆和桡骨。

（二）分型

骨肉瘤以其特性、发病部位、分化程度及组织学形态的差异而分为许多亚型。由于每种亚型因恶性程度不同而有其不同的预后，如笼统地将所有的亚型均归于骨肉瘤名称下来讨论治疗和预后，显然不合理。故了解骨肉瘤的亚型分类及其预后，对患者的治疗和疗效判断极为重要。

二、临床表现

病程长短不一，从出现症状到就诊短则数天，常达数年。平均3~4个月。好发部位在膝关节周围。早期症状为疼痛，常于轻伤后突然发生。开始为隐痛，逐步发展为持续性剧痛，在夜间尤甚。肿胀开始轻微，以后逐渐增加，呈偏心性梭形肿胀。肿块硬度不一，因肿瘤质地而异，溶骨性病损者较成骨者为软。患处皮肤发亮，表面静脉扩张，皮温升高。如肿瘤体积较大并邻近关节，可影响关节功能。部分患者就诊时，已有其他部位转移。

三、实验室检查

碱性磷酸酶的检查最有意义。其变化与肿瘤性骨细胞的活跃程度有密切关系，对患者预后也有一定的判断价值，但儿童由于生成发育旺盛，可影响碱性磷酸酶水平。

四、X 线表现

X 线表现包括 3 方面：
（1）原来的骨皮质和髓腔的破坏，即骨的溶解。
（2）钙化和骨形成。
（3）骨膜新骨形成。

常见的 X 线表现为侵袭性溶骨病损，同时有肿瘤骨的形成，表现为不同密度的弥漫性或片状阴影，有的为密度极高的象牙质样，有的为斑片棉絮状，有的表现为大区域的骨溶解缺损。骨膜反应可见 Codman 三角、葱皮样、日光放射样等，骨膜反应在骨肉瘤中没有特异性，增生骨膜的再破坏是诊断骨肉瘤的重要征象之一。骨肉瘤软组织肿块发生率为 95.3%，肿块不明显者仅 4.7%。在软组织肿块中，有各种形态的瘤骨及环形钙化者占 72.9%，此征象也是诊断骨肉瘤的可靠线索。

动脉血管造影、CT 及 MR 也有助于骨肉瘤的诊断和肿瘤侵犯范围的估计。

五、诊断与鉴别诊断

在诊断骨肉瘤时，应排除其他肿瘤，如骨母细胞瘤、软骨肉瘤、纤维肉瘤及转移性骨肿瘤等。骨干上的骨肉瘤有时会与尤因肉瘤混淆。其他如 Brodie 脓肿、骨髓炎、骨结核、甚至骨痂，有时也会误诊为骨肉瘤。术前结合临床表现、影像检查和穿刺活检是必要的鉴别诊断手段。

六、治疗

联合治疗特别是化疗的运用使骨肉瘤患者的生存率显著提高。但外科手术仍是其他治疗的基础。

（一）手术

根据 Enneking 外科分期制订手术方案。一般多采用根治性切除或截肢。对属 ⅠA 亚型的骨肉瘤可行广泛切除，对 ⅠB 及 ⅡA 可作保肢手术，部分 ⅡB 型仍可考虑保肢手术，保肢手术应充分考虑患者的心理及术后患肢的功能。对体积较大的高度恶性骨肉瘤，截肢和关节解脱仍是重要的措施。一般而言，骨肉瘤行截肢或关节解脱的手术指征如下：
（1）肿瘤已使肢体完全丧失功能者。
（2）肿瘤已失去保肢条件，或限于经济和技术条件，不能采用保肢手术者。
（3）肿瘤严重肿胀，皮肤有破溃危险，或疼痛剧烈，或已发生病理性骨折，甚至已发生肺转移,患者难以忍受极大痛苦和长期体力消耗者。

（4）肢体功能严重丧失,或经关节切除后无法施行功能重建者。

（二）保肢手术及其评价

肢体骨肉瘤目前多采用保肢手术,首选截肢的仅为 10%～15%。保留肢体时,外科医师必须严格遵守肿瘤外科原则,必须建立无瘤组织面。目前多数学者认为骨肉瘤保肢指征为:

（1）Enneking 分期为 I A、I B、II A 和对化疗敏感的 II B 期,主要神经血管未受累者。

（2）全身情况和局部软组织条件良好,能按最佳手术边界根治性或广泛性切除肿瘤,预计局部复发率不高于截肢者。

（3）有良好的重建技术和重建条件,重建肢体的功能要优于或至少不低于截肢后安装的假肢者。

（4）无转移灶或单发转移灶经全身化疗后可以广泛切除治愈者。

（5）单纯放、化疗效果不佳,需手术广泛切除者。

（6）患者要求保肢,经济上有条件并能积极配合综合治疗者。

值得补充说明的是,目前由于保肢与放、化疗技术的发展,依照上海第一人民医院骨肿瘤中心长期随访发现,部分放疗效果理想的像 III A、III B 期也可以行保肢治疗,配合足量、规律、有效的化疗,在局部复发率控制的情况下,长期随访表明保肢与截肢无统计学差异。

保肢手术治疗高度恶性骨肉瘤的局部复发率约 10%,较截肢术高,但长期生存率与截肢无差异。新辅助化疗可降低局部复发率。最近一项对骨肉瘤局部复发率的研究发现,充分的外科边界和化疗反应是影响局部复发的重要预后因素。

对肿瘤切除后的骨缺损重建有许多设计方案,但并发症和失败率均较高。假体置换手术中,胫骨近端假体的失败率近 50%。

许多肿瘤中心采用同种异基因移植物以避免无菌性松动。结构大的同种异基因移植物从供体内无菌获取,在注册过的组织库内新鲜冷冻特殊保存。关节软骨在 10% 的二甲亚砜溶剂内冷冻保存,可观察到达 50% 的活细胞。不做组织分型,根据移植物大小选择同种异基因移植物。同种异基因移植物与同种异基因移植物软骨可作为关节内切除术后骨关节植入物插入,或用同种异基因移植物 – 假体成分。骨关节同种异基因移植 6 年常出现骨关节炎。

同种异基因移植也存在并发症率高的缺陷,第一年感染率约 10%。同种异基因移植物骨折多发生在第 2～3 年,最近报道的比率是 19%～54%。尽管同种异基因移植物骨折线经坏死骨,并因此危害很大,但有报道自体骨移植愈合率高于 50%。宿主 – 同种异基因移植物骨不连发生在 17%～33% 的患者,更常见于接受化疗和放疗的患者。尽管并发症率高,但有报道 20 年后患者满意率达 75%。有关同种异基因移植物和假体置换的比较研究较少,有人认为疗效相似。

幼儿的重建手术面临特殊挑战。可延伸假体允许生长期肢体生长,但需多步操作。最近一研究显示,要假体延伸 13.2cm,最少需要 8 次手术。同种异基因移植物也用于儿童和青少年,但仅 1/3 的患者肢体不等长超过 2cm。

（三）化疗

大剂量联合化疗使骨肉瘤患者的疗效取得了惊人的进步。新辅助化疗在临床上的运用使骨肉瘤患者的 5 年生存率从 5% ~ 20% 提高到 70% ~ 80% 。这一重要的进步使许多学者认识到，无论局部治疗的手段如何，若无化疗控制转移瘤的发展，患者的远期生存率也不可能提高。新辅助化疗主要包括 3 方面内容。

1. 强调术前化疗的重要性　术前充分化疗不仅可以尽快、有效地消灭肺内微小转移灶，也可使原发瘤坏死、缩小、瘤周反应性水肿消退，为保肢手术提供一个更安全的切除边缘以减少局部复发；同时，由于切除缘的缩小、可保留更多的肌肉，术后患肢功能可得以更多的保留。局部手术条件改善，可扩大保肢手术的适应证，减少截肢率；化疗期间有充分的时间准备假体等。术前化疗时间都应在 8 周以上，化疗的次数一般在 6 次以上。

2. 切除的肿瘤应做坏死率测定　坏死率在 90% 以上者为优，90% 以下者为差。这是检验术前化疗效果的最可靠依据，对判断预后和指导术后化疗有重要意义。

3. 根据肿瘤坏死率的高低决定术后化疗方案　坏死率在 90% 以上者继续术前化疗方案，否则更改术前化疗方案。方法是：增加药品种类，或加大药物剂量，或二者兼顾，或更改给药途径，并且增加化疗次数。这种努力是必要的，尽管不一定都奏效，但作为一项补救措施，不宜轻易放弃。

值得指出的是，化疗并不能使每一位骨肉瘤患者都能获救。同样的化疗方案却呈现不同的化疗效果，其原因可能与化疗的剂量强度、个体差异、肿瘤的生物学特性、原发性或继发性耐药等有关。其中有的因素可人为调控，而有的因素现在还认识不足，仍须进一步研究。故在化疗过程中应注意以下 3 方面：

1. 用足药物剂量　现已公认以下用于骨肉瘤化疗的主要药物的单次剂量是高效的，药物毒性也是可耐受的。甲氨蝶呤（MTX）为 $8 \sim 12g/m^2$（成人），多柔比星（ADM）为 $60mg/m^2$，顺铂（CDP）为 $120mg/m^2$（偶有 $160mg/m^2$ 者）。

2. 严格化疗间隔　要求化疗按日排表，准时、规律地进行。但化疗中的剂量和间隔有时会被迫改变，尤其是化疗后期的并发症如骨髓抑制、胃肠反应及皮肤与黏膜溃疡等。也有手术并发症和患者经济问题等因素。

3. 恰当的给药途径　骨肉瘤化疗的主要给药途径是静脉给药全身化疗，近年来也开始了静脉化疗配合对原发瘤的动脉化疗，可提高肿瘤的坏死率。动脉化疗以 CDP 为常用。

（四）免疫疗法

仍处于起步阶段，尚无很有效的方法。

七、预后

影响骨肉瘤患者预后的因素最重要的是肿瘤组织对化疗药物的反应程度，即化疗后肿瘤细胞的坏死率，坏死率 <90% 者即使改变化疗方案，预后亦不良。有报道肿瘤的大小（如体积 $>150mm^3$ 者预后不良），术前碱性磷酸酶、乳酸脱氢酶水平高低对预后判断亦有重要意义。

（解思信）

第二节 软骨肉瘤

一、概述

软骨肉瘤是仅次于骨肉瘤的常见的骨恶性肿瘤。其类型较为复杂，有时造成诊断困难。软骨肉瘤大多数继发于良性软骨肿瘤，如内生性软骨瘤和骨软骨瘤。其基本瘤组织是发育完全的软骨组织，无肿瘤性骨样组织。软骨直接从肉瘤性软骨细胞形成，常伴有钙化，骨化和黏液性变。

软骨肉瘤的发病年龄较其他原发性骨骼肉瘤患者晚，50~70岁有一发病高峰，年龄小于20岁的软骨肉瘤患者不足5%。软骨肉瘤的发病率约占骨肿瘤总数的3.94%，占恶性肿瘤的14.24%。男女之比为1.82：1。发病年龄以21~30岁多见，约为27.97%。多见于股骨、胫骨和骨盆，其次为肱骨和肩胛骨。

（一）分型

软骨肉瘤的生物行为多变，对判断预后造成一定困难。一般常用组织学分级，也有结合生化指标分级者。软骨肉瘤在组织学上分为透明型、黏液样型、纤维软骨型、混合型及透明细胞型。一般认为透明型恶性程度较低，而纤维型、纤维软骨型、混合型则属高度恶性从发病情况上又将软骨肉瘤分为原发性和继发性两大类，原发性从开始就有肉瘤特性，继发性是指继发于照射后、畸形性骨炎、纤维结构不良、孤立性骨囊肿、Maffucci综合征、Ollier病、多发性遗传性骨疣、软骨母细胞瘤、软骨黏液样纤维瘤等，或由良性软骨性肿瘤等衍变而成。从部位上，软骨肉瘤分为中央型和外周型；还有皮质旁或骨膜软骨肉瘤，骨外黏液样软骨肉瘤等。此外，还有去分化软骨肉瘤，间充质软骨肉瘤和透明细胞软骨肉瘤。

（二）临床表现

无特征性。病程缓慢。疼痛和压痛是常见症状。外周型软骨肉瘤可有局部肿块。骨盆肿瘤可长期存在而无症状，直至出现压迫症状。高度恶性的软骨肉瘤可由于生长迅速而严重疼痛。

（三）实验室检查

无特殊检查项目。Marcove等对75例软骨肉瘤患者作糖代谢检查，发现有静脉内糖耐量下降现象。

（四）X线表现

中央型软骨肉瘤的重要表现为体积大的厚壁透亮区，区内有小梁形成和中央多叶性的髓腔内骨破坏。区内有许多散在的不规则点状、圈状或片状钙化灶，常被描述成"棉絮样"，"面包屑样"或"爆米花样"。至后期方有骨皮质的破坏，肿瘤穿透的骨皮质变模糊。软组织内有肿瘤浸润，但不一定有密度增加的钙化阴影。骨膜反应较少。骨内膜侧的骨皮质常呈贝壳状凹陷，这是由于肿瘤的小叶状轮廓造成的。病理性骨折可使肿瘤迅速穿入软组织，在骨外肿块内出现钙化的致密阴影。外周型软骨肉瘤显示病损旁的软组织内有很淡的、钙化很少的阴影，并有和表面垂直的放射状骨刺，它们的外侧面变为扁平，这是和骨肉瘤的放射状骨刺的鉴别点。髓腔一般不受累，骨皮质也很少被侵犯，但早期病例可见骨外膜被掀起，呈唇样，亦可出现 Codman 三角。

（五）病理特点

肉眼观察，软骨肉瘤呈分叶状。剖面为蓝白色，半透明，其中有黄白色斑点状的钙化或骨化。邻近的骨皮质内侧面呈扇贝状的凹陷，这是由于中央型软骨肉瘤的分叶状结构所致。生长迅速的软骨肉瘤可有骨皮质破坏，肿瘤侵入周围软组织。外周型软骨肉瘤可带蒂或蒂宽而无蒂，可侵入软组织，呈结节状。

组织学确定软骨肉瘤的恶性程度有时是很困难的。目前多采用 3 级分类法，即将 Ⅰ 级软骨肉瘤视为低度恶性，Ⅱ 级为中度恶性，Ⅲ 级为高度恶性。分级主要根据瘤细胞核的异型性、肥硕程度和数目，后者常指双核的瘤细胞，它们反映细胞增殖的活跃性。

（六）诊断与鉴别诊断

软骨肉瘤如有较多的 X 线阻射区，可与骨梗死混淆。还应和纤维肉瘤、骨肉瘤、纤维结构不良等鉴别。若肿瘤生长在长骨端，当其钙化骨化很少而侵袭性较强时，X 线表现与骨巨细胞瘤非常相似。与其他骨骼肉瘤不同，大多数软骨肉瘤呈低度恶性，良性与低度恶性病损间有很大程度的组织重叠因此，这些肿瘤的诊断特别需要结合患者症状、影像学和组织学表现综合考虑。评价活检标本需要有经验的病理专家和肿瘤专家密切合作，以得到正确的诊断。

肿瘤部位是评价软骨肿瘤的一个非常重要的特征。发生在中轴或附肢骨骼近端的软骨肿瘤较发生在骨骼远端者更具侵袭力。

组织学和影像学表现较骨盆肿瘤更具侵袭性的手足肿瘤可被考虑为良性，而骨盆肿瘤被考虑为恶性。约 25% 的软骨肉瘤发生在骨盆。最近对 163 例手或足部恶性软骨肿瘤的特征进行综述。116 例低度恶性、44 例中度恶性、仅 3 例高度恶性。尽管这些肿瘤侵袭力强，如 92% 有皮质破坏、80% 有软组织肿块，但仅 12 例发生转移，7 例死亡。相反，两个对骨盆软骨肉瘤的综述显示高度恶性肿瘤占 45% 和 48%，长期生存率仅 50%。

（七）治疗

在明确诊断和外科分期的基础上制订手术方案，同时要根据部位确定相应的手术。低度恶性者可作广泛切除或根治切除，如脊椎、骨盆；对肢体可作保肢手术；高度恶性者应以截肢和关节解脱为主，亦可酌情作保肢手术。

由于软骨肉瘤的增生主要是由于基质合成，而不是脱氧核糖核酸的复制，故对化疗和放疗不敏感。一项对接受病灶内刮除术的 23 例低度恶性软骨肉瘤研究发现，10 年局部复发率是 9%。但一项更近的 26 例研究（Ⅰ 度 14 例、Ⅱ 度 8 例、Ⅲ 度 4 例）显示，20 年无复发率仅 7%，而 38 例接受广泛或边缘性手术者为 64%。最近另一项研究显示，局部使用辅助治疗如水泥填充能获得可接受的低复发风险。

（八）预后

手术须彻底，否则容易复发。复发后的软骨肉瘤侵袭性更强。手术治疗的 5 年存活率为 60.9%，10 年存活率为 34.8%，较骨肉瘤为好。肿瘤组织学分度与转移相关，是长期生存率最重要的判定指标。在一项对 67 例骨盆软骨肉瘤的研究中，转移发生率为 Ⅰ 度 0、Ⅱ 度 20%、Ⅲ 度 60%、去分化肿瘤 75%。因为软骨肉瘤对放疗和化疗高度耐受，转移病变危害巨大并难以治疗。最近对 75 例去分化软骨肉瘤的研究发现，5 年生存率为 13%。最近在正常和肿瘤软骨内发现 MDR 基因表达成分 P - 糖蛋白，可能是这些肿瘤对化疗耐受的原因。因为可能设计出阻断 P - 糖蛋白的药物，化疗可能对这些肿瘤有效，改善高度恶性肿瘤的生存率。

二、分类

软骨肉瘤基本可分为两大类，即原发性和继发性。原发性软骨肉瘤常发生于正常骨内，即从一开始肿瘤就有肉瘤特性；继发性软骨肉瘤是从原来的良性软骨性肿瘤衍变而来，如衍自内生软骨瘤、外生骨瘤等。从部位来看，它可分为中央型和外周型，还可有皮质旁或骨膜性软骨肉瘤、骨骼外黏液样软骨肉瘤等。从组织学角度来看，除普通的软骨肉瘤外，还有一些少见的特殊类型，如去分化软骨肉瘤、间质软骨肉瘤、透明细胞软骨肉瘤等。从组织学角度将软骨肉瘤分为低度恶性、中度恶性和高度恶性 3 级，这样就可分清软骨肉瘤的恶性程度。结合这 3 种分类，可弄清原来很复杂的软骨肉瘤，使治疗有针对性。

有 4 种主要软骨肉瘤起源于骨，它们是以原发性软骨肉瘤和继发性软骨肉瘤为主，其次是较少见的间质软骨肉瘤和反分化软骨肉瘤。原发性软骨肉瘤多见于成年人，呈低度恶性。继发性软骨肉瘤起源于良性软骨病损的恶性转变。良性前驱肿瘤虽发生于儿童，恶性转变则发生于成年人。这两种类型占骨的软骨肉瘤的大部分。间质软骨肉瘤常为高度恶性，是软骨细胞和未分化小圆细胞的混杂。反分化软骨肉瘤很像网状细胞其他分化良好的组织混杂在一起。以下按此 4 种软骨肉瘤分类阐述。

三、原发性软骨肉瘤

（一）临床和 X 线表现

原发性软骨肉瘤为中年人的病损，很少见于 21 岁以下。男性多于女性约 1 倍。多数病损起于骨的中央，偶尔也可见于骨面。

1. 中央型软骨肉瘤　在 X 线片上不是太显著，因为向外侧穿入软组织的细节常被其上的骨皮质所掩盖。中央原发性软骨肉瘤是在钙化区内混杂 X 线透亮渗透性的破坏。在低度病损内，它呈环状形式，好像圆圈形面包。在高度病损，钙化不是主要的 X 线特征。其特征类似 X 线透亮的一些组织发生肿瘤。X 线片可显示更多非特异性现象，表现为侵袭性能，如渗透性破坏、界限不清和不协调反应。这些非特异性破坏区的表现往往多见于中央型软骨肉瘤。透明细胞软骨肉瘤是少见的低度恶性软骨肿瘤。其特征为圆细胞，并有显著的透明或空泡性细胞。

2. 外周型软骨肉瘤　这种骨旁软骨肉瘤是起于骨外表面的恶性软骨形成肿瘤。其特征为分化良好的叶状软骨，并有广泛的点状钙化区和软骨内骨化，但无肿瘤或类骨。外周型软骨肉瘤很少会引起疼痛，往往表现为一个硬而无痛的附着肿块。它可以引起的症状主要是对周围软组织，如神经卡压而引起的机械性功能紊乱，或在病损与活动的肌肉之间产生滑囊，或引起少见的血供不足。有时病损会在 X 线检查时偶被发现，一般是在骨盆内或肩胛骨下的深层病损，必须长到一定大小才被识别。如果病损起于中央部分，可出现钝痛，昼夜不停。这可用止痛药来缓解。很少会是间歇性疼痛。由于肿瘤的惰性，症状可持续很久，才开始就医。

外周型软骨肉瘤的 X 线表现往往较典型。单凭 X 线表现就能做出诊断。它有很深的钙化，呈叶状肿块，起于皮质骨缘。早期可在骨上有轻度反应骨，以后会发生渗透性破坏。如小腿的外周型软骨肉瘤，它可向排骨发生压迫而造成排骨畸形。大部分病损侵入软组织，其大小可用 X 线来确认，因为大部分病损均有钙化。外周型软骨肉瘤不会与外生骨瘤混淆，因为前者完全表现为钙化软骨，而后者只包含骨。

外周型软骨肉瘤应与骨旁骨肉瘤作鉴别。前者有较宽的肿块，与骨连接；而后者往往有一薄层软组织，与骨分开。软骨肉瘤可引起下方骨的 X 线透亮性破坏，呈小叶状表现，比骨旁骨肉瘤有更多斑状钙化。外周型软骨肉瘤没有明显的"卫星"结节，而在骨旁骨肉瘤周围则可见很多"卫星"结节。

（二）分期的特殊检查

约 2/3 的原发性软骨肉瘤为低度恶性。最引人困扰的是低度软骨肉瘤和活跃良性软骨病损的鉴别诊断；后者很难用组织学检查，前者用断层摄片可看清钙化细节，可以评估病损的骨内范围。放射性核素扫描可显示病损的侵袭度及其范围。放射性核素在病损内摄取量增多，摄取越多，病损的恶性度也越大。放射性核素一般会在组织活跃矿化区内结合，因此轻度活跃矿化的组织可显示比过去曾有厚的钙化，而摄取的放射性核素要更多。有些高度病损而很少或无钙化者，可以很少摄取放射性核素。这对诊断很有帮助，例如明显的侵袭性病损可以出现扫描图上的冷区。这种病损很可能是中央型软骨肉瘤或骨髓瘤。应注意的是，不可过于信任扫描活动，因为良性与恶性进程往往会重叠。对明显高度恶性的软骨肉瘤，放射性核素摄取量可有不同，但活跃内生软骨瘤和低度软骨肉瘤则很难利用放射性核素扫描来区分。扫描还应根据其他分期探索和检查来评估。

血管造影的意义比放射性核素扫描要差些，特别对中央型病损，因为病损的血管不太丰富，而正常骨皮质常与病变的钙化影重叠，这种阴性表现有时可有助于诊断侵袭性而 X 线表现为高度的中央病损，多数病损显示很多的内在瘤性新生血管形成。在血管造影上很可能为软骨病损。在厚层钙化的外周病损，钙化本身会重叠，使对比造影模糊，对解释发生困难。在病损内部，血管很少表现有血管肿块，与良性病损一样，低度外周型病损会包裹神经血管束而发生临床征象。从手术角度来看，血管造影可以是主要血管重建的唯一指征。

CT 扫描对软骨肉瘤的分期很重要。它不仅能正确反映病损的骨内和软组织内的范围，也可清楚地显示病损钙化的量。它比其他方法更能显示病损和骨的关系，可以确定移除的量，可获得所需的边缘。

为此，临床和 X 线片显示的软骨肉瘤最好用放射性核素扫描和 CT 扫描来进一步探索，然后再确定是否需作血管造影。血管造影只适用于其他研究表明有明显的神经血管被波及。

（三）手术所见

低度外周型软骨肉瘤的外形很典型，可以不作切开活组织检查而确认。切开病损后，病损周围无神经血管反应。外周的软组织仅有一几乎透明的薄层组织，与其下的软骨隔开。这种低度恶性的肿瘤，具有坚韧性。若钙化较厚，病损呈现粉笔白色，质地如砾石。低度中央型软骨肉瘤切开后所见的与低度外周型软骨肉瘤是一样的。若临床与分期检查认为这软骨肉瘤属高度，手术进路应避免经假包囊。若病损性质可以不经过打开包囊而识别，则很少会发生移植的危险。

高度原发性软骨肉瘤的手术所见完全不同。病损内可清楚地看见有新生血管反应。病损无坚实感，而呈软性。若有钙化，可形成沙粒状颗粒。多数情况需作切开活检，以明确诊断而确定手术方法。术中打开包囊后，要十分重视移植问题，病损可有内在压力，会喷出胶冻样物质，流入伤口的裂缝内。高度软骨肉瘤比其他病损更少出血，所以不会因血肿而发生移植，但可因肿瘤地喷出发生局部移植。

（四）病理特征

标本的组织学形态可因其不同的分期而异。低度而有厚钙化病损显示母质比细胞多，并可有大块厚层钙化的少细胞软骨。有些区域可有活跃而不成熟的软骨细胞，并有多核、深染核，及其他细胞的过度活跃性。

中央型低度病损的表面同样有较窄的边缘。若患者先进行四环素标记，就能更容易地认清病损周围的反应骨边缘。这边缘与其后的组织学切片比较，可见肿瘤边缘的微结节几乎不会超出反应区。带有正常骨髓的骨松质与病损反应边缘之间的区分，可用组织学检查清楚地显示出来。这表明使用放射性核素扫描提示的边缘是可靠的。在非反应区，狭窄边缘的扫描活力增多的外周，可以确认对低度软骨肉瘤作广泛界限切除术是有效的。

与低度软骨肉瘤相比，高度病损的表面肉样侵袭性病损的痕迹，可有许多米糊状退变区，边缘不是很清楚。假包囊不容易剥离，可以清楚地看见"卫星"病灶，可浸润至周围反应区之外。

（五）对治疗的反应

在明确诊断和外科分期的基础上，可制订手术方案，同时要根据部位确定相应手术。恶性程度低的软骨肉瘤可作广泛界限切除或根治切除，如脊椎、骨盆。对肢体可作大块或根治切除和假体替代。恶性程度高的病损，应以截肢或关节解脱为主。个别病例可考虑作保肢手术。

化疗和放疗的效果很差，只有短期姑息效果。由于软骨肿瘤容易被移植，应首先确立界限。由于软骨肉瘤的存活率较高，可以考虑保肢手术。只有在个别情况下考虑作界限性切除术。

低度中央型软骨肉瘤可考虑作界限性切除，但界限不是那么容易认清。界限切除的复发率较低，可以加用冷冻外科和填塞丙烯酸甲酯。应尽量做到界限是在包囊外，这可根据四环素标记来确认。肿瘤的切除可在术中进行 X 线检查。边缘的冷冻切片检查更为必要。与外周型病损一样，最好作广泛性界限切除。

低度外周型软骨肉瘤一般不转移。经广泛性界限切除后，复发率极低。对手术困难的区域如脊椎、骨盆，可以考虑作界限切除；而对肢体，一般多考虑作广泛切除。有时也在界限切除后，加用冷冻外科和填塞丙烯酸甲酯。它可使复发率下降。应仔细考虑，不可轻易施行。最好还是作广泛性界限切除。

低度软骨肉瘤的复发是常见的临床问题，主要是诊断有错误。移植较多见，而且较广泛。移植体可以是米粒状不成熟的软骨，包于致密瘢痕组织内。切开后，可见它广泛地弥散于组织内。若不能控制，应考虑截肢。

高度软骨肉瘤对治疗的反应与Ⅱ期病损是一样的。虽然它起于软骨，Ⅱ期病损在广泛切除后，仍有较高的复发率。如作界限手术，更容易复发。化疗、放疗或局部手术辅助并不能有所改善。因此Ⅱ期软骨肉瘤需作根治手术，只有关节解脱或截肢，才有治愈可能。虽然高度软骨肉瘤有时对放疗有反应，采用保守手术和放疗仍有较高复发率，所以放疗只能考虑使用于保留短期功能和患者生命时间不是太长的情况下。

二、继发性软骨肉瘤

（一）临床和 X 线表现

继发性软骨肉瘤可起源于内生软骨瘤或外生骨疣，它占软骨肉瘤总数的 1/3。大多数由来自骨盆或肩胛带的外生骨疣变为恶性而来。相比之下，多数软骨肉瘤的恶变起于长管骨的干髓端区的内生软骨瘤，恶变多见于系统性病变，如多发性遗传性外生骨疣、Ollier 病或 Maffucci 综合征。在生长停止以前几乎无转变，一般在 30 岁以后才开始发生恶变。与原发性软骨肉瘤一样，继发性软骨肉瘤可以是中央型或外周型。中央型多来自内生软骨瘤，而外周型多来自外生骨疣。

继发性软骨肉瘤临床症状与原发性软骨肉瘤基本相同，外周型可有畸形块物，而中央型可有钝性疼痛。X 线表现与原发性软骨肉瘤基本相同，但原来的良性病损仍可在 X 线片上显示出来。外生骨疣的软骨肉瘤变化必然发生于外周。自软骨帽的残留处发生软骨繁殖。这种繁殖往往会延伸至周围软组织内，可以经很长时间不破坏其下外生骨疣的骨部分。由于不成熟软骨繁殖，外生骨疣外周的肉瘤投影可以出现，但原来的骨疣在 X 线上可以很少有变化，这反映继发性软骨肉瘤的临床过程很缓慢。相反，内生软骨瘤引起的继发性变化在 X 线片上可有明显变化，并可较早地出现，恶变可发生在原来的病损内，随处可见，但多发性病损的恶变多见于外周，比中央部分要多。其表现为 X 线透亮区有不清晰的边缘，多向周围的骨松质延伸，较少伸入在内生软骨瘤内的钙化部分。这种恶变将刺激骨内反应，趋向于髓管的封闭，但当肉瘤沿髓管延伸时，在约束处穿破，引起内在的 Codman 三角，或形成反应骨的小三角区。其基底沿骨皮质的骨内面。其尖端指向髓管。在发生肉瘤变化之前，内生软骨瘤邻近的骨皮质出现一条平滑而无破裂的线，在内生软骨瘤内，与骨皮质的近侧与远侧相连。当肉瘤于发展状态时，可在骨内边缘产生扇贝状的破坏区，并逐渐溃损周围的骨皮质。若这现象见于 X 线片上，无疑是恶变信号。起于内生软骨瘤的继发性中央型软骨肉瘤很容易发生病理性骨折，而外生骨疣引起的继发性外周型软骨肉瘤则很少发生病理性骨折。相反，外生骨疣的恶变常预示可能将出现的神经卡压或血供不足的症状，而内生软骨瘤引起的恶变很少会发生神经和血管的症状。

（二）分期的特殊检查

断层摄片常显示恶变的模糊变化，这在系列检查时最为常见，可见小孤立性 X 线透亮区增大和融合。这在传统 X 线片上是看不清楚的。由于病情属惰性，恶变时放射性核素摄取速度缓慢。在恶变早期，放射性核素扫描的意义不大。当恶变使大小和部位改变时，放射性核素摄取远远超过其良性病损。这种显示的逐渐变化有一定诊断价值。同原发病损一样，继发性软骨肉瘤造影很少显示有新生血管形成，但在手术策划时，可确认病损与神经血管的接触性，所以血管造影仍有一定指导意义

CT 扫描对手术策划有意义。它可用于区分其上的滑囊和惰性软骨肉瘤之间的不同。恶性转变常需要拖延时间，需要症状出现后一两年才能确认，但病损进程的惰性很少会因拖延而改变治疗计划，所以谨慎拖延活组织检查和考虑手术，直至分期探索搞清楚。过早地积极

治疗良性软骨病损反而会带来更多的病损。有时恶变表现为疼痛发作，这样最好等待客观的依据进行分期探索，比较可靠，因为在观察期间，几乎不会发生快速扩大或转移。所有继发性软骨肉瘤均属Ⅰ期低度病损。个别可因原来良性病损转变为高度反分化软骨肉瘤或变为间质软骨肉瘤。

（三）手术所见和病理特征

手术所见和组织学形态显示继发性软骨肉瘤与其原发病损无太大差异。无论是中央型或外周型，细胞与母质之比很低，表明只有偶然的细胞变化区显示恶变，往往有大的无细胞钙化母质区。细胞现象的仔细解释应与临床和 X 线现象相结合；特别是内生软骨瘤，肉瘤变化区往往与原来的良性病损密切混合。外生骨疣往往与肉瘤有明显的分界线。

（四）对治疗的反应

治疗反应很像低度原发性软骨肉瘤。广泛性界限手术很少会复发。多数病损可用局部手术来处理。界限手术后如果复发，一般在 24 个月以后发生。虽然广泛手术后很少发生复发，但有的患者可产生其他恶性肿瘤的偏向，如患者可死于第二癌，而不是死于继发性软骨肉瘤。

三、间质软骨肉瘤

间质软骨肉瘤（mesenchymal chondrosarcoma）是恶性肿瘤。其特征为存在散在的不同分化程度的软骨区，同时伴随高度血管的梭形细胞或圆细胞的间质组织，常表现为血管外皮细胞瘤的排列。

（一）临床和 X 线表现

间质软骨肉瘤并不太多见。可见于颅骨、脊椎、肋骨、骨盆，很少涉及肢体骨。多数病例发生于中年人，未见于儿童，很少是内生软骨瘤或外生骨疣的肉瘤恶变，一般无疼痛。由于其特殊的解剖分布，很少发生病理性骨折，或出现明显肿块。

X 线特性为惰性非特异性 X 线透亮。软骨部分是不成熟的，所以点状钙化伴随较成熟的软骨病损不是其明显特征，往往出现厚的反应区边缘。由于它的非特异性表现，一般很少会考虑间质软骨肉瘤。X 线表现有时会被认为是低度肉瘤。它的不寻常特征是在几个骨骼上有偶尔的多中心型分布病损而无肺转移。

（二）分期的特殊检查

一般认为间质软骨肉瘤属Ⅰ期低度病损。分期探索显示其为惰性。断层摄片很难证实这一诊断。放射性核素扫描显示摄取量增多，因为间质软骨肉瘤常在生长期。它表现的范围很像 X 线片所显示的，很少发现有隐匿性延伸。

血管造影无特殊性。虽然它可有更多的内在新生血管形成，但常被上面的覆盖骨所遮没。只有在疑及软组织延伸或认为在神经血管束附近，才有血管造影指征。

CT 扫描是分期探索的最常用方法，因为病损常涉及于 X 线模糊区。CT 扫描可显示病损的破碎反应缘，少见穿透边缘。若 X 线已注意到这些变化，可采用放射性核素和 CT 扫描，以及血管造影来进一步明确其特性。

（三）手术所见

无特异性，往往有中度反应区和分界清晰的包囊，内有软的白色脆性物质。软骨成分往往不太清楚，有时可见个别的透明样软骨。

（四）病理特征

镜下特征比较有独特性。软骨成分常见于成熟软骨的界限清晰的岛内。软骨细胞大而丰满，并有明显晕圈，产生中等量的不成熟母质。软骨内很少有钙化，但岛的特征很容易证实其软骨细胞性来源。其他部位有梭形细胞，产生少量软骨母质，并有低度恶性的细胞变化。病损中有中度血管性，散在的有丝分裂相和中度细胞/母质之比。当病损以软骨组成为主时，可很简易地认清病损。标本的差异不大，所以能肯定诊断。若以非钙化骨的基底成分为主，而软骨细胞的起源模糊，标本诊断的差异可以很宽，需作几个标本检查，否则不能明确诊断。最多见的错误诊断为网状细胞肉瘤，或为低度分化较差的梭形细胞肉瘤。

（五）对治疗的反应

间质软骨肉瘤主要属于I期低度病损。采用广泛界限手术时，复发率很低。由于解剖很难确定广泛界限，它比其他相同组织分级的肿瘤有较高的复发率甚至转移率。由于其死亡发生较晚，所以仍属惰性。辅助治疗的效果不能肯定，有时可有一定疗效，所以间质软骨肉瘤比高分化的软骨肉瘤有较好反应，对放疗效果未见报道。

四、反分化软骨肉瘤

反分化软骨肉瘤（dedifferential chondrosarcoma）是恶性肿瘤，并有多形性梭形细胞结构，但缺乏任何组织分化的特殊排列。

（一）临床和X线表现

反分化软骨肉瘤是另一种软骨起源的罕见肿瘤，但它肯定与间质软骨肉瘤不同。它主要发生于长骨的干骺端区，多见于中年人。它可有疼痛或病理性骨折，随之而来的是迅速侵袭的临床进程。临床和X线表现很像高度中央型软骨肉瘤。软骨部分已很成熟，在X线片上可见点斑状钙化，钙化区常与X线纯粹透亮区混合，并有不清楚的渗透边缘。不仅在活组织检查前很少会做出反分化软骨肉瘤的诊断，而且在鉴别诊断时，很少会提及此诊断。在X线片上，很可能像高度纤维肉瘤或恶性纤维组织细胞瘤，伴有原有的骨梗死。间质软骨肉瘤的组成部分表现有更大的侵袭性行为，比内生软骨瘤的继发性软骨肉瘤转变更为明显。

（二）分期的特殊检查

分期探索反映这种肿瘤为高度恶性。断层摄片显示病损的反应组织内有不明显的侵犯，可见钙化细节。放射性核素扫描显示活跃反应。血管造影和CT扫描显示早期延伸至邻近软组织。大多数反分化软骨肉瘤在诊断时属IB期。从CT扫描或血管造影很少确认有软骨特性，因为病损血管很丰富；在血管造影内显示的反应区和CT扫描内所见的渗透性破坏，表明其高度恶性。

（三）手术所见

它表现为高度恶性病损，并有厚的新生血管反应区和界限不清的渗透假包囊。病损侵袭邻近组织。通过反复惰性包囊的穿透，使边缘遭破坏。进入病损后，可见软骨结节，与软的红色脆弱易粉碎的部分混杂在一起。反分化软骨肉瘤很像软骨黏液纤维瘤的病损，两者均有坚实闪亮的灰色软骨结节，散布于软而脆弱的肿瘤组织内。在软骨黏液样纤维瘤内，软组织是汁样黏液性和白色原纤维组织的混合体，而反分化软骨肉瘤的软区内血管更丰富，很像高度恶性的纤维组织细胞瘤或纤维肉瘤的软的肉样结构。

（四）病理特征

镜下表现可反映手术所见。结节内含有成熟软骨，似乎无活力。有低细胞/母质之比，类软骨成熟，并见间隙性钙化。软骨部分似乎很少有侵袭性，较间质软骨肉瘤更成熟，很容易被误为内生软骨瘤。而且，反分化部分有高度恶性特征。背景基本为纤维组织。有丝分裂相很显著，血管侵袭很明显，所有细胞变化均为高度恶性。在这两部交界处，出现高度侵袭性软组织肉瘤，破坏邻近非瘤性软骨。有的病损可见少量侵袭性，很可能是由于取材以软骨部分为主。这样就会在恶性程度上发生错误。所以在明确诊断以前，很难做出治疗策划的决定。有时软骨区比骨肉瘤所见的要多，故应与骨肉瘤作鉴别。

（五）对治疗的反应

界限性切除和广泛切除可有较低的复发率。转移区域的淋巴转移很少见。根治手术很少会复发，但可以有一定的转移率。由于多数属ⅡB期病损，有时可考虑作关节解脱术：由于这种病例并不太多见，所以很难明确治疗计划。化疗可以抑制微转移，所以常用于根治切除以后。长期随访显示其很像其他高度肉瘤。一般病死率为20%，超过5年存活率较多。

（解思信）

第三节　纤维肉瘤

一、概述

纤维肉瘤是恶性的成纤维细胞性肿瘤，其特征是瘤细胞形成数量不等的胶原，但没有任何肿瘤性骨样组织和骨组织或软骨形成。可发生于髓腔内或骨外膜。可以是原发性，也可继发生于纤维结构不良、骨梗死、骨髓炎、Paget 病等。骨巨细胞瘤放疗后也可衍变为纤维肉瘤。

发病率：纤维肉瘤占骨肿瘤总数的 1.82%，占骨恶性肿瘤的 6.58%。男女之比为 1.8 : 1。发病年龄多在 11~20 岁（20.99%）。多见于股骨和胫骨，其次为骨盆、肱骨和颌骨。

二、临床表现

髓内肿瘤的主要症状是疼痛，而骨膜肿瘤为肿块，可伴有压痛。颌骨肿瘤可出现牙齿松动。有时无任何症状，直到发生病理性骨折才发现肿瘤。

三、X 线表现

髓内纤维肉瘤主要表现为溶骨性病损，其外方的骨皮质变薄而膨出。它主要为偏心性的骨破坏，呈虫蚀样，很少有骨膜反应。骨皮质破坏后，肿瘤侵及软组织，形成软组织肿块。若发生于骨膜，可向内破坏骨皮质，骨膜可出现反应骨甚至 Codman 三角，但很少见。若发展迅速，肿瘤边缘模糊，很少有骨膜反应。

四、病理表现

肿瘤呈灰白色，质地坚实。分化较好的肿瘤切面呈漩涡状，而高度恶性者呈均质性鱼肉状。肿瘤可穿破骨皮质而侵入软组织，因此要与原发于软组织而侵袭骨的纤维肉瘤区分开来二两者的镜下图像相同，因此一般认为如肿瘤大部分在软组织内，可视为软组织的纤维肉瘤；若两者波及区域相等，可认为系骨的纤维肉瘤。

五、诊断与鉴别诊断

应与骨恶性纤维组织细胞瘤，骨肉瘤以及其他纤维性良性肿瘤或瘤样病损鉴别

六、治疗

按术前外科分期，确定大块切除或根治性切除（截肢或关节解脱）。有条件者可行保肢手术。肺转移病灶应予以切除。化疗不如骨肉瘤敏感，但术前和术后应进行化疗。放疗无指征。

七、预后

预后较骨肉瘤为好。5年存活率为 26.8% ~ 33.3% 。若分化好，发现早，手术彻底，则预后较好。

（解思信）

第四节 骨髓瘤

一、概述

骨髓瘤是起源于髓腔网状组织的恶性肿瘤，多发性的称为"多发性骨髓瘤"或"骨髓瘤病"。瘤细胞形态似浆细胞，故又称"浆细胞瘤"。单发性骨髓瘤又称孤立性骨髓瘤，临床罕见，有学者认为，这是多发性骨髓瘤的早期表现，但目前大多数学者认为单发性骨髓瘤作为一种独立的临床类型是存在的。故 WHO 强调，单发性骨髓瘤的诊断必须十分谨慎，因为许多单发病例可发展为多发性骨髓瘤。肿瘤的特征是广泛的溶骨性破坏，伴有顽固的贫血、高血钙、肾功能紊乱和抗感染能力降低。其他表现如淀粉样物质沉积、血凝固紊乱、冷球蛋白血症和血清黏稠度升高。

本病多由内科治疗，骨科所见病例均系有骨的并发症，如病理性骨折，故统计数字常不准确。从骨科的分析资料来看，它占瘤总数的 1.7% ，占恶性肿瘤的 5.97% ，按 Dahlin 的分析，它占恶性骨肿瘤的首位（45%）。从统计资料来看，远东人群的发病率远较欧美人群为低。男女之比为 2.5：1。多发于 40 岁以上的患者。好发于脊柱、胸骨、颅骨和肋骨，也可发生于股骨和胫骨等长骨。

二、临床表现

主要症状是疼痛，多发生于白天。行走、活动和锻炼均可加重疼痛，故在腰部疼痛会被

误认为腰椎间盘突出、坐骨神经痛等。软组织肿胀较少见。20%患者是因病理性骨折而发现。可早期出现 M 型血清和尿蛋白。由于骨的广泛破坏，可出现高血钙和氮质血症。Bence-Jones 蛋白仅发生于 60% 的患者，因也可发生于其他许多疾病，不是骨髓瘤的特异表现。

三、X 线表现

骨髓瘤的 X 线特征是"轧孔"状骨缺损。病损大小不等，不规则，多半呈圆形或椭圆形。骨膜反应极少，骨皮质轻度变薄。在椎体上，有时类似严重的骨质疏松。骨吸收可能是由于破骨细胞激活因子即一种动员钙的多肽，能激活骨吸收区的破骨细胞。

四、病理表现

肉眼可见髓腔被胶冻状紫红色或暗红色瘤结节充塞。骨松质破坏后可形成囊腔。骨皮质变薄，也可发生溶骨性破坏，肿瘤组织可延伸至周围软组织。镜下观察：肿瘤组织内细胞很丰富，但细胞间无支持性间质或很少。瘤细胞大小和形状比较一致。形状类似浆细胞，呈圆形或椭圆形，核偏于一侧，胞质丰富，核周围的胞质常淡染。浆细胞可产生免疫球蛋白。半数以上可产生 IgG，其次为 IgA、Bence-Jones 和 IgD。

五、诊断与鉴别诊断

本病的诊断需与老年性骨质疏松症，甲状旁腺功能亢进症，转移性骨肿瘤和骨巨细胞瘤等相鉴别。

六、治疗

骨髓瘤存活率的提高主要是着重于感染和肾衰竭的防治，加上按病理生理机制的认识，采用化疗以改善患者的预后。目前采用的五药常规，即左旋沙可来新、泼尼松、环磷酰胺、长春新碱和卡莫司汀较为有效。此外，配合使用放疗和免疫可进一步改善疗效。

七、预后

分化好者预后较好，分化差者预后不良。一般认为骨髓瘤发病后仅能生存数个月或 2~3 年，个别病例可达 10~20 年。

（解思信）

第四篇

中医骨伤科

第三十六章　骨伤的中医疗法

中西医结合治疗骨伤科疾病是从整体观念出发，正确贯彻动静结合、筋骨并重、内外兼顾、医患合作的治疗原则。因此，在中西医结合骨伤科的治疗中，既要重视局部情况，更要重视机体整体的情况，把局部与整体、内治与外治、功能锻炼与休息固定辩证地统一起来，运用辨病治疗或辨证治疗的方法采取有针对性的治疗措施，予以治疗。临床上可根据病情的需要，正确地选用手法、手术、固定、练功、内外用药等多项治疗措施。

第一节　手法治疗

手法是医者用手施行各种式式，直接作用于患者体表的特定部位，以进行治疗疾病的一种技术操作。中医传统手法对骨伤科疾病的治疗有着丰富的经验和严格的要求。如《医宗金鉴·正骨心法要旨》所言："夫手法者，谓以两手安置所伤之筋骨，使仍复于旧也。"由此可见，中医把手法视为恢复所伤之筋骨原有的形态和功能的重要方法。

手法具有整复移位、消瘀散结、松解关节粘连、保健强身的作用，它是促进肢体功能恢复的重要方法，有时可起到药物治疗不易达到的效果。《医宗金鉴·正骨心法要旨》说："手法者，诚正骨之首务哉。"

临床上根据手法的作用，将其分为治骨手法和治筋手法两大类。治骨手法又分为整骨手法和上骱手法两类。手法操作时应做到及时，稳妥、准确、轻巧而不加重损伤。

一、整骨手法

整复、固定和功能锻炼，是治疗骨折的三个基本步骤。骨折整复的目的在于使移位的骨折端恢复正常或接近正常的解剖位置，为重建骨骼的支架作用创造条件。骨折整复的标准有二，即解剖复位和功能复位，解剖复位是指骨折的畸形和移位完全纠正，恢复了骨的正常解剖关系，对位、对线完全良好；功能复位是指骨折在整复后，无重叠移位，或仅有轻微的重叠移位，旋转、成角畸形基本得到矫正，肢体力线基本正常，长短大致相等，骨折愈合后，肢体功能可以恢复到满意程度，不影响患者在生产和生活上的活动需要。

清·吴谦《医宗金鉴·正骨心法要旨》总结为摸、接、端、提、按、摩、推、拿八法

（旧八法），现经过古代文献整理，结合西医学，通过实践，总结出新整骨八法。

（一）手摸心会

是施行手法的首要步骤，且贯穿于整复过程的始终。在骨折整复前，术者必须用手仔细地在骨折端触摸，先轻后重，由浅入深，从远到近，结合患者肢体的实际情况和 X 线片上显示的骨折端移位的方向，在术者脑中对于各种情况进行联贯起来的思索，构成一个骨折移位的立体形象，以达到"知其体相，识其部位，一旦临证，机触于外，巧生于内，手随心转，法从手出"的目的。

（二）拔伸牵引

主要是克服肌肉拉力，矫正重叠移位，恢复肢体的长度。按照"欲合先离，离而复合"的原则，由两助手分别握住骨折远近段，按肢体原来位置，即顺畸形方向进行拔伸，把刺入骨折部周围软组织内的骨折断端慢慢地拔伸出来，然后将骨折远端置于与骨折近端一致的方向进行牵引，使重叠的骨折端拉开，为施行其他手法打好基础。牵引力的大小因人、因部位而定，必要时行骨牵引，如股骨干骨折。

（三）旋转回绕

主要用于矫正有旋转及背向移位的骨折。旋转手法施用于牵引过程中，以远段对近段，使骨折的远近两段恢复在同一轴线上。回绕手法多用于骨折断端之间有软组织嵌入的股骨干或肱骨干骨折，或背对背移位的斜面骨折。回绕时注意避免损伤血管神经。手法时应先加重牵引，使骨折端分开，嵌入的软组织常可自行解脱，然后放松牵引，施行手法。

（四）屈伸收展

多用于有移位及成角畸形的关节附近的骨折，或关节内骨折。因为关节附近骨折的近关节的骨折段太短，不易用手握持固定，而且受单一方向的肌肉牵拉，因此，在操作时，在牵引的基础上，只有将远侧骨折段辖同与之形成一个整体关节远段肢体，采用屈、伸、收、展的手法，共同牵向近侧骨折段所指的方向，以便能配合其他的手法用来矫正骨折的成角和移位（如单轴性关节中的肘关节、膝关节）。伸直型肱骨髁上骨折，需在拔伸牵引下屈肘，而屈曲型则需在拔伸牵引下伸肘。对多轴关节，如肩关节附近的骨折，一般在三个平面上移位（矢状面、冠状面及水平面），复位时要改变几个方向，才能将骨折复位。如肱骨外科颈内收型骨折，应先在内收内旋位拔伸牵引，而后外展，再前屈上举至头顶，最后内旋叩紧骨折，慢慢放下上举的肩关节，才能矫正骨折断端的嵌插重叠、向外向前的成角及旋转移位。

（五）成角折顶

用于矫正肌肉丰厚的横断或锯齿形骨干骨折。重叠畸形经牵引，不能矫正者，即以两拇指并列抵压骨折突出的一端，以两手其余四指重叠环抱骨折下陷的一端，在牵引下，两拇指用力挤按突出的骨端，并使骨折处的成角加大，估计骨折远近段断端的骨皮质已经对顶相接，再突然用环抱的四指将下陷的骨端猛向上提，进行反折，同时拇指继续下按突出的骨端，这样便能矫正移位的畸形。

（六）端挤提按

重叠、旋转、成角畸形矫正后，侧方移位就成为骨折的主要畸形。对侧方移位，可用拇指直接用力，作用于骨折断端迫使就位。以人体中轴为界，内、外侧移位（即左、右移应）

用端挤手法；前后侧移位（即上、下移位）用提案手法。操作时，用一手固定骨折近端，另一手握住骨折远端或外端内挤或上提下按。部位要准确，用力要适当，着力点要稳。

（七）夹挤分骨

用于矫正并列部位的双骨折移位，如尺桡骨、胫腓骨等。骨折段因骨间膜的牵拉而成角移位及侧方移位致互相靠拢时，术者可用拇指及食、中、示指由骨折部的两面（掌背面或前后面），夹挤两骨间隙，使骨间膜张开，靠拢的骨折断端便分开，这样并列的双骨折就能像单骨折一样一起复位。

（八）摇摆触碰

在横形或锯齿形骨折整复时，断端之间仍可能留有裂隙，用该法可使骨折面紧密接触。术者两手固定骨折部，让牵引骨折远端的助手沿骨干纵轴方向左右或上下稍稍摇摆骨折远端，使骨擦音变小直至消失。若骨折发生在干骺端，则可沿纵轴轻叩骨折远端这有利于骨折端的紧密对合，整复可更加稳定。

二、整复脱位手法

关节脱位或称脱臼，亦称脱骱、出髎。整复关节脱位的手法谓之"上骱"、"上髎"。对急性外伤性关节脱位，应争取在适当的麻醉下早期手法复位。对绝大多数关节脱位的患者都可以通过闭合手法复位而获得满意的效果，即使某些合并有骨折的脱位，在关节脱位整复后骨折也随之复位。对陈旧性脱位在2个月以内者，如无外伤性骨化性肌炎、骨折、明显的骨质疏松等并发症，仍可试行手法复位或先行持续牵引后手法复位治疗。

正确的手法复位，可不使关节周围软组织再受损伤，对功能的恢复有着重要的意义。上骱手法从总的原则上与正骨手法相一致，但有其特点。清·胡廷光《伤科汇纂·上髎歌诀》说："上髎不与接骨间，全凭手法及身功，宜轻宜重为高手，兼吓兼骗是上工，法使骤然人不觉，患如知也骨已拢。"突出强调拔伸牵引力量与手法灵巧的重要性。手法复位时，应根据各关节的不同结构和脱出的方向和位置，灵活选用拔伸牵引、屈伸收展、旋转回绕、端提挤按等手法，利用杠杆原理将脱位的骨端轻巧地通过关节囊破裂口返回至原来位置。

三、治筋手法

治筋手法，又称理筋手法，俗称按摩推拿疗法。治筋手法在筋伤疾病的治疗中运用十分广泛。筋伤早期，恰当地运用手法，能收到舒筋活络，宣通气血，解除肌肉痉挛、消肿止痛的良好效果。筋伤后期，手法是治疗筋伤的重点。手法具有调和气血，疏通经络，剥离粘连的作用，它是损伤后期功能恢复治疗中不可缺少的环节，能取得药物治疗不易达到的效果。

手法应用必须遵循辨证施治的原则，因人有老少，体有强弱，伤有轻重，证有虚实，肌肉有厚薄之不同，受伤组织有皮肉、筋骨、关节之分，治疗部位有大小之别。手法的轻重须适宜，以不引起患者剧烈疼痛为度。一般在急性损伤或损伤早期，手法以轻柔为主。在临床上，凡新伤肿胀较重或伴有肌肉断裂者，多不主张在局部按摩，以免加重组织损伤。陈伤治疗，除重点使用理筋手法外，有关节粘连者，应注意及时施以关节功能活动手法。肢体经络寒凝湿滞，患处喜热畏寒，遇冷痛加重者，应加强搓、摩等手法，以温煦肌肤，透达腠理。

治筋手法可分为理筋手法和关节活动手法两大部分。目前国内有不同流派上百种手法。

将各种手法进行分门别类，确定其施术机制，将诸多治筋手法归纳为20种基本手法，即推法、拿法、按法、摩法、抒顺法、弹拨法、归挤法、搓法、戳法、揉捻法、搓法、散法、点穴法、击打法、振法、屈伸法、旋转法、摇法、扳法、抖法等。

（田　超）

第二节　固定方法

固定是治疗骨伤科疾病的一种重要手段。骨折整复后，必须进行固定，方能使已整复的骨折继续保持在良好的位置，直至骨折端愈合，关节脱位整复后和急性筋伤，为了有利于筋肉、关节囊的修复，常也需要进行固定。某些骨关节疾病，如骨关节结核、化脓性骨髓炎以及矫形术后和关节融合术后，亦需采用固定。固定的方法有外固定和内固定两种。

一、外固定

（一）夹板固定法

小夹板局部外固定治疗骨干骨折已有几千年的历史，积累了丰富的临床经验，随着现代科学技术的发展，夹板的规格已统一化，治疗上已趋于标准化，使并发症的产生大大减少。

1. 夹板　是采用不同的材料，如杉树皮、柳木板、硬纸板等内加衬垫制作而成，这是因为这些材质具有一定的可塑性、韧性、弹性和易透性。对于手指、足趾、掌骨、跖骨等小骨的骨折，或婴幼儿的骨折，可使用小竹片、硬纸板或铝板。夹板固定的优点是取材方便，一般不需固定上、下关节，便于早期进行功能锻炼。同时，利用功能锻炼时肌肉的收缩力，使肢体直径增大，夹板和固定垫与肢体间的压力增大，产生固定力和一定程度的侧方挤压力，有一定程度的逐渐矫正侧方移位的作用。

夹板局部外固定是从肢体的生理功能出发，根据肢体运动学的原理，通过①布带对夹板的约束力。②夹板对骨折断端的弹性固定力。③纸压垫的效应力。④充分利用肌肉收缩活动时所产生的内在动力。⑤骨折端的啮合力，使肢体内部动力因骨折所致的不平衡重新恢复到平衡。其固定的原则是：①应用力量相等而方向相反的外固定力，抵消骨折端的移位倾向力。②以外固定"装置"的杠杆来对抗肢体的内部杠杆。③通过外固定装置和患者的自觉活动与努力，可把肌肉收缩活动由使骨折移位的消极因素转变为维持固定、矫正残余畸形的积极因素。

夹板的长度随患者肢体长度而选定，分超关节固定和不超关节固定两种。所用夹板宽度总和应小于患肢周径。约为患肢周径的4/5，使每块夹板之间留有间隙。《仙授理伤续断秘方》指出："凡夹缚用杉木皮数片，周围紧夹缚，留开皆一缝。"夹板过宽过窄，均可影响固定的可靠性。夹板的厚度一般为2～4mm，股骨的夹板可以稍厚一些。

2. 固定垫　利用固定垫所产生的压力或杠杆力，作用于骨折部，以维持骨折断端在整复后的良好位置。固定垫的制作，可选用质地柔软、有一定弹性及支持力、能吸水、可散热的毛边纸或棉花片。压垫应具有一定的大小和厚薄，大小和厚薄决定固定时作用力的大小。常用的固定垫有平垫、塔形垫、梯形垫、高低垫、葫芦垫、横垫、合骨垫、分骨垫等，使用时应根据骨折再移位的倾向力而定。

常用的固定垫放置法有三种。一垫固定法：直接压在骨折片或骨折部位上。多用于移位倾向较强的撕脱性骨折分离移位，或较大的骨折片，如肱骨内上髁骨折、外髁骨折（空心垫），桡骨头骨折（葫芦垫）等。二垫固定法：将两垫分别置于两骨折端原有移位的一侧，以骨折线为界，不能超过骨折线。适用于有侧方移位倾向或有残余侧方移位的骨折。三垫固定法：一垫置于骨折成角移位的角尖处，另两垫置于尽量靠近骨干两端的对侧，三垫形成加压杠杆力。用于成角倾向或残余成角移位的骨折。

固定垫的作用仅限于防止再移位的发生，临床上不可依赖固定垫进行矫正复位，否则，加压过度可造成皮肤压疮甚至肢体缺血坏死。

3. 扎带　扎带的约束力是夹板外固定力的直接来源，捆扎的松紧一般以布带捆扎后能在夹板上左右移动 1cm 为标准（临床证明约为 800g），最为适宜。一般选取 1.5 ~ 2.0cm 宽的双层布带 3 ~ 4 条，用以捆绑夹板。

捆扎方法为：依次捆扎中间、远端、近端，捆扎时两手须将布带对齐，平均用力，缠绕两周后打结，活结扎在前侧或外侧，便于调整松紧。

4. 夹板固定的适应证和禁忌证

（1）适应证

1）四肢闭合性骨折，股骨干骨折因大腿肌肉有较大的收缩力，常配合骨牵引。

2）四肢开放性骨折，创口较小经处理者。

3）四肢陈旧性骨折适合于手法复位者。

（2）禁忌证

1）较严重的开放性骨折。

2）难以整复的关节内骨折。

3）不易牢靠固定部位的骨折。

5. 夹板固定步骤

（1）受损部位外敷药或用棉花包绕，厚薄、范围要适宜。

（2）放置固定垫：将选好的固定垫准确地放置在肢体的适当部位，最好用胶布予以固定。

（3）安放夹板：按照各部骨折的具体要求，依次安放选定的夹板。夹板安放妥当后，由助手用两手扶托固定。

（4）布带捆扎：注意松紧程度。捆扎得太紧则压伤肢体，影响患肢血液循环，太松不能起到固定的作用。

6. 夹板固定后的注意事项

（1）麻醉未消退前，因患肢肌肉无力，患者自己不能控制患肢，搬动患者时，要注意防止骨折再移位。

（2）抬高患肢，以利肢体肿胀消退。

（3）将患肢关节固定在有利于骨折稳定和功能恢复的适当位置，并注意观察肢端血运，如颜色、温度、感觉及肿胀程度等。特别在骨折后 4 天内更应注意。

（4）经常调整布带的松紧度。一般在复位固定后的 3 ~ 5 日内，因复位的继发性损伤，部分浅静脉回流受阻，局部损伤性反应，患肢功能活动未完全恢复，夹板内压力有上升趋势。应每日将布带调整一次，保持扎带在夹板上左右有 1cm 的正常移动度。以后夹板内压力日渐下降，要注意防止布带过松。2 周后肿胀消退，夹板内压力趋向平稳。

（5）骨折复位后，应定期检查夹板与固定垫的位置，如有移动，应及时调整。

（6）定期作 X 线透视或照片检查，了解骨折是否再发生移位。特别是在复位后 2 周内要勤于复查，若再发生移位，应再次进行复位。一般遵循：固定后 3 天、7 天、10 天复查拍片。

（7）注意有无固定的疼痛点。若疼痛点固定在压垫处、夹板两端或骨突处，应及时进行检查，防止产生压迫性溃疡。

（8）指导患者进行功能锻炼，并督促其使用正确的练功方法。练功必须遵守不增加损伤为前提，以恢复肢体固有的生理功能为中心，以主动练功为主，循序渐进，持之以恒地坚持练习。

7. 夹板解除时间　复查 X 线片，达到临床愈合标准后，可予以解除。

（二）石膏外固定法

石膏固定是骨伤科外固定方法之一，已有百余年历史，适用于全身各处。它是利用熟石膏（$Ca_2SO_4 \cdot H_2O$）遇水接触后，即很快吸收水分而硬固的物理性质，制作成石膏绷带缠在肢体上，从而起到固定作用。其优点是固定坚强，搬动便利；但缺点是弹性小，石膏固定后，变成一个坚硬的外壳，当肌肉收缩时，石膏壳不能随着肢体一起活动。尽管制作时比较合适，但当早期肿胀消退或晚期肌肉收缩时，石膏与肢体之间就有一定的空隙，骨折往往在石膏内变位。石膏绷带又常需固定骨折上下两关节，影响功能锻炼，甚至发生关节强直。因此，过去大部分四肢骨折用石膏固定的，在我国现在差不多为夹板固定所代替，石膏绷带在骨折治疗上已大大缩小其使用范围。但目前对于关节内骨折，手术切开复位后的骨折，骨与关节结核，化脓性骨髓炎、矫形术后以及关节融合术后，仍需采用石膏固定。

常用石膏绷带类型如下。

1. 分类

（1）石膏托：将石膏绷带按需要长度折叠成石膏条带固定肢体的一侧，即石膏托。一般上肢石膏托需用 10cm 宽的石膏绷带 10~12 层，下肢石膏托需要 15cm 宽的石膏绷带 12~15 层。石膏托的宽度一般以能包围肢体周径的 2/3 左右为宜。操作时，将做好的石膏条带叠好放入温水中，直至没有气泡，完全浸透，取出轻挤两端，放在石膏台上铺开抹平后，放置在衬棉上，连同衬棉置于伤肢的背侧或后侧，衬棉侧接触皮肤，并用手托贴于肢体上，用绷带包缠固定，达到固定肢体的目的。浸透的石膏绷带应立刻使用，否则会变硬，如勉强使用，由于石膏层间不能紧密接触，影响固定效果。

（2）石膏夹板：按照做石膏托的方法制作二条石膏带，分别于被固定肢体的伸侧及屈侧，按上法用绷带包绕而成。

（3）石膏管型：指用石膏绷带与石膏条带结合包缠固定肢体的方法。亦即在石膏夹板的基础上将纱布绷带改为石膏绷带，作均匀而螺旋式移动，卷带边相互重叠 1/3~2/3，切忌漏空。同时不断用手抹平和塑形，使每层之间紧密相接。使前后石膏形成一个整体，适用于上肢和下肢。通常应注明固定日期及拆除日期。

（4）躯干石膏：指采用石膏条带与石膏绷带相结合包缠固定躯干的方法，常用的躯干石膏有头颈胸石膏、石膏围领、肩人字石膏、石膏背心、石膏腰围及髋人字石膏等。

2. 注意事项

（1）石膏绷带包扎前，应将肢体尽量置于功能位置。暴露肢端，利于观察血循。

（2）在石膏固定的过程中，应以手掌托扶石膏，切忌用手指压迫，以免该处凹陷，局部压力增大，而造成压迫性皮肤溃疡。

（3）石膏固定完成后，要维持体位直至完全干固，防止活动过早而折断。为加速石膏的干固，可用电吹风或红外线灯泡烘干。

（4）患者须用软垫垫好石膏。注意保持石膏清洁，勿使污染。变动体位时，应保护石膏，避免折断或骨折错位。同时应注意外露部位的保温。

（5）石膏固定期间，患者应定期行 X 线摄片检查。

3. 石膏的拆除　主要针对管型石膏，常用的工具有长柄石膏剪、短柄石膏剪、石膏刀、石膏锯、撑开器、电锯等。

二、持续牵引法

持续牵引法是通过牵引装置，沿肢体长轴或躯干纵轴利用作用力和反作用力原理（悬垂之重量为作用力，身体重量为反作用力），使骨折、脱位得以复位、固定。持续牵引既是一种固定的方法，又是一种整复的方法，它可以克服肌肉的收缩力，矫正重叠移位和肢体的挛缩，可使软组织痉挛与局部疼痛得到缓解。抬高床脚可加大牵引力，或者用支架（如托马斯架）上端的圆圈抵住骨盆的坐骨结节，作为牵引时的反作用力的支撑点。常用的牵引种类有皮肤牵引、牵引带牵引和骨牵引。

（一）皮肤牵引

是用胶布贴于伤肢的皮肤周围，连接牵引重锤，通过滑车进行牵引。其牵引力是通过皮肤，间接牵开肌肉的收缩力而作用于骨骼的。皮肤牵引简单易行，安全无痛苦，但牵引的重量有限，故牵引力较小。皮肤牵引多用于下肢。

1. 适应证

（1）小儿下肢骨折。

（2）老年人肌肉萎缩的不稳定型的下肢骨折。

（3）防止或矫正髋、膝关节屈曲、挛缩畸形。

2. 术前准备

（1）皮肤准备：在牵引部位剃毛，用清水洗净，以免影响胶布粘合力，并用酒精消毒，防止偶因皮肤牵引而致皮肤感染。

（2）皮肤牵引装置的准备：根据患者肢体的粗细，取宽约 6～8cm 的胶布，长度为从骨折线上方约 4cm 至足底长的二倍，再加 20cm，后者为绕过足底巾在木板上和留出空隙的长度，在胶布的中段贴上方形木板，并将胶布末端撕开约 10～30cm。方形木板的宽度约较两踝稍宽一些，中间有一孔，并穿入牵引绳，以备牵引。

（3）其他用品：准备复方安息酸酊一瓶，绷带数卷，牵引支架一个，牵引重量若干。

3. 操作步骤

（1）在骨突起处，如内踝、外踝、腓骨小头等，要用棉花或纱布垫好保护，不使胶布直接贴该处，以免压迫皮肤形成坏死。

（2）在患肢两侧皮肤涂一层复方安息酸酊，以增加皮肤黏性，并可防止皮肤发生水疱。

（3）将预先准备好的胶布，从超过骨折线以上 4cm 处起平整的贴于肢体内、外侧皮肤上。为了适应肢体形状，可在其边缘上剪一些斜形水口。

（4）胶布外面用绷带自下而上地缠绕固定。但不要盖住上端，以便观察胶布有无滑脱。

（5）将患肢置于牵引架上，系上牵引重量，通过滑车进行牵引，其重量应根据患者年龄、体重和骨折移位情况而定。开始用 2~3kg 左右，以后根据情况调节牵引重量，但一般不超过 6kg。牵引时间最多不超过 5~6 周。

（二）骨牵引术

骨牵引是在患肢远端的选定部位，在无菌条件及局部麻醉下，将骨圆针、克氏针或牵引钳穿入骨骼内，系上牵引装置进行牵引的方法。骨牵引为直接牵引，牵引后便于检查患肢。因牵引力是直接作用于骨骼，故可承受较大的牵引重量，牵引力较大，而且阻力小，并可持久，是持续牵引最常用的方法。

1. 适应证

（1）多用于肌肉发达的成年人及需要较长时间或较大重量的牵引。尤其是不稳定性骨折、开放性骨折、骨盆骨折、髋臼骨折及股骨头坏死晚期需人工假体置换者。

（2）颈椎骨折、严重寰枢关节半脱位者。

2. 准备器械　消毒的骨圆针、手摇钻（或电钻）、金属锤子。牵引架、牵引弓、牵引绳、滑车和牵引重量。

3. 牵引部位

（1）尺骨鹰嘴牵引：适用于难以复位或肿胀较重的肱骨髁上骨折，粉碎型肱骨下端骨折。体位：患者仰卧，屈肘 90°，前臂中立位。进针点：尺骨鹰嘴尖端下 2cm，尺骨嵴旁开一横指处。方向：由内向外，注意保护尺神经。牵引重量：2~5kg。

（2）颅骨牵引：适用于有移位的颈椎骨折脱位。体位：剃光头发后，取仰卧位，头下垫一沙袋，将头放正。进针点：二乳突之间向上画一连线（额状线），再从鼻根到枕外隆凸画一头颅矢状直线，以此两线交叉点为中心点，在离中点两侧等距处（约 5~6cm）为牵引点。或者，由两侧眉分外缘向颅顶画两条平行的矢状线，两线与上述额状线相交的两点为牵引点。方向：钻头在颅骨表面斜向内侧约 45°角。深度：用安全钻头，成人约 4mm，儿童约 3mm。牵引重量：第 1、2 颈椎一般用 4kg，以后每下一椎增加 1kg。

（3）股骨髁上牵引：适用于需要牵引力量较大的股骨干骨折、转子间骨折、髋关节中心性脱位以及骨盆骨折合并骶髂关节脱位的患者。体位：患者仰卧位膝后垫枕，膝关节屈曲 40°位。进针点：髌骨上缘一横指处引一横线，再由腓骨小头前缘向上述横线引一垂线，二线之交点为穿刺点或者在内收肌结节上方 2cm 处进针。方向：由内向外。牵引重量：体重的 1/6~1/8。

（4）胫骨结节牵引：适应证同股骨髁上牵引。体位：仰卧，患肢用枕头垫起。进针点：胫骨结节最高点向后 2cm 和向下 2cm 处。方向：由外向内侧穿针。

（5）跟骨牵引：适用于胫腓骨不稳定性骨折、膝关节屈曲挛缩畸形者。体位：小腿下方垫一沙袋使足跟抬高。进针点：自内踝尖部和足跟后下缘相连线的中点处，由内向外侧穿针。方向：由内向外，针与踝关节面呈倾斜 15°，即内侧进入口低，外侧出口处高。牵引重量 3~5kg。

骨牵引注意事项：保持牵引绳与肢体长轴方向一致。牵引期间，应鼓励患者经常进行功能锻炼，以防止肌肉萎缩，关节僵直，增强体质，促进骨折愈合。并注意加强护理，防止压疮的形成。

（三）牵引带牵引

牵引带牵引，是利用牵引带系于患者肢体某一部位，再用牵引绳通过滑轮连接牵引带和重锤对患部进行牵引。这种牵引对骨折和脱位有一定的复位和固定作用，还可缓解和治疗软组织痉挛、疼痛和挛缩。根据使用部位不同，有枕颌、骨盆、上肢和下肢牵引带。

1. 枕颌带牵引　适应用于颈椎病、颈椎间盘突出症和无移位的颈椎骨折与脱位等。体位：仰卧位或坐位。使用方法：将枕颌带套在患者下颌和枕骨粗隆部，捆好扎带，用扩张器将两带分开，拴好牵引绳，连结砝码作滑动牵引，每次 20～30 分钟，每日 1～2 次。方向：牵引角度在牵引的治疗中起着极其重要的作用。一般对颈型、神经根型颈椎病患者进行牵引时，头颈宜前屈约30°；椎动脉型颈椎病患者多采用垂直位牵引。无关节交锁的颈椎骨折，采用头颈略后伸的卧位牵引。伸直型骨折采用中立位卧位牵引。牵引重量一般不超过 3～5kg。

2. 骨盆兜悬吊牵引　适用于骨盆骨折合并耻骨联合有明显分离，髂骨翼骨折向外移位，严重的骶髂关节分离。体位：仰卧位。使用方法：将骨盆牵引兜放于腰及臀后部，于带之两端各穿一横木棍，并以绳索系于棍的两端，用铁丝"S"状钩挂于两侧牵引绳上悬吊于床架上，然后通过滑轮进行牵引。牵引重量：以能使臀部稍离开床面即可。

3. 骨盆带牵引　适用于腰椎间盘突出症、腰椎小关节紊乱症、腰肌劳损等。体位：仰卧位。使用方法：有两种，一为用骨盆牵引带包托于骨盆，两侧各一个牵引带，每侧牵引重量约10kg（即每侧牵引的重量约为体重的1/5左右），足跟一端床架略为抬高（约15°）便于对抗牵引；二为利用机械大重量间断牵引，即用胸部固定带固定胸部，将两侧腋部向上，对抗牵引，另用骨盆带包托进行牵引。牵引重量：5～12kg。每天牵引一次，每次牵引 20～30 分钟。

三、骨外固定器固定

外固定疗法的应用始于 19 世纪中叶。骨外固定是将骨圆针或带螺纹的骨针经皮钻入骨折远、近两端的骨骼，再用一定类型的金属、塑料等材料制成的杆或框架结构加以连接，使骨折端得到固定的疗法。

（一）骨外固定器的适应证

（1）不稳定的新鲜骨折；开放与感染骨折，有利于创口换药和观察病情。

（2）软组织损伤肿胀严重的骨折。

（3）陈旧骨折：骨折畸形愈合、延迟愈合或不愈合。

（4）关节融合术或矫形术后。

（5）下肢短缩施行延长术后。

（二）禁忌证

小儿骨折、稳定性骨折、瘫痪肢体的骨折不宜应用。

（三）注意事项

（1）避免神经、血管等重要组织的损伤。

（2）严格遵守无菌技术操作，应在手术室内进行手术操作。

（3）保持针孔部位清洁干燥。

（4）随时检查固定针有无松动。

四、内固定

内固定是在骨折复位后，用金属内固定物维持复位的一种方法。有两种植入法：一是切开复位后植入；二是闭合复位后，在 X 线透视下植入。《仙授理伤续断秘方·口诀》指出："凡伤损重者，大概要拔伸捺正，或取开捺正"。

（一）切开复位及内固定的适应证

（1）骨折断端间嵌有软组织组织，经多次整复仍不能使其离开骨断端，在复位时无骨摩擦音，或有神经嵌入骨断端应采取手术治疗。

（2）关节内骨折累及关节面，采用闭合复位不能恢复关节面平整，并影响关节功能，可采用手术治疗。

（3）合并血管、神经损伤或肌腱、韧带完全断裂的复杂骨折，在探查或修复血管、神经、肌腱及韧带时同期施行内固定。

（4）开放性骨折，在 6~8 小时之内清创，如伤口污染较轻且清创彻底者，可同时行内固定，否则延期进行。火器伤、电击伤禁忌内固定，应选用适当外固定支架进行治疗。

（5）多发性骨折和多段骨折，为了预防严重的并发症，便于护理和患者的早期活动，可以选择多发骨折的重要部位进行适当的内固定。

（6）手法复位外固定不能维持复位后的位置而可能影响骨折愈合者，可采用内固定，如股骨颈囊内骨折。

（7）陈旧性骨折畸形愈合造成功能障碍者，在矫形术的同时应施行内固定。

（8）骨折不愈合，骨缺损在行植骨术的同时应进行内固定。

（二）并发症

（1）骨折延迟愈合或不愈合。

（2）骨感染。

（3）关节及周围组织粘连。

（4）内固定失败：发生内固定物弯曲变形、折断、松动或脱出而导致内固定失败。

（三）内固定的种类

1. 缝合线内固定　缝合线包括金属、尼龙线、丝线等。髌骨骨折、尺骨鹰嘴骨折、趾骨骨折、肱骨内外髁骨折、胫骨嵴骨折常用缝合线固定。

2. 钢针内固定　主要用于短小骨的骨折或近关节的骨折，如掌骨、指骨骨折或跗骨、趾骨骨折、肱骨内外髁骨折。

3. 螺丝钉内固定　主要用于关节内骨折的固定和管状骨的斜形骨折，固定螺钉应当与骨干垂直，手术后需要外固定。

4. 髓内针内固定　主要用于较大的骨折，如股骨、肱骨、尺骨、桡骨及胫骨的横断骨折和螺旋骨折。根据髓内针的形态可分为 V 形针、三角针、梅花针、圆形针、四边形针等。

5. 钢板螺丝钉内固定　适应于骨干骨折。钢板应当够长，骨干直径大的，钢板应当相应的长些。骨折线的两端应当各有 2~3 枚螺钉，螺钉方向应当与骨干垂直，以穿透两侧皮质为度。

6. 特殊内固定针　如股骨颈骨折用的三翼钉、加压螺丝钉，转子间骨折用的鹅头钉、Jeweet 钉、Ender 钉，以及各种特异接骨钢板和棒等。

（田　超）

第三节　练功疗法

练功疗法又称功能锻炼，古称导引。张介宾曾说："导引，谓摇筋骨，动肢节，以行气血也。"它是通过肢体自身的运动来防治骨伤科疾病，促使肢体功能得到锻炼，从而加速骨伤疾病康复的一种治疗方法。

练功疗法是贯彻以"动静结合"为治疗原则的一项重要手段，是治疗骨伤疾病的主要治疗方法之一，尤其是在损伤后遗症的治疗中占有重要的地位，对骨关节疾病和骨关节手术后的康复也有很好的作用，也是伤残患者重新获得生活和工作能力的重要途径。因此，它不仅是骨伤科中的重要疗法之一，在现代康复医学中也占有相当重要的地位。

一、练功疗法的原则

（1）练功活动应以不加重局部组织的损伤为前提。
（2）练功活动应以恢复和增强肢体的固有生理功能为中心。
（3）练功活动应以徒手锻炼、主动锻炼为主，以器械锻炼、被动锻炼为辅。

二、练功疗法的分类

徒手练功（分局部和全身）、器械锻炼两种。骨伤科以局部锻炼为主，全身锻炼和器械锻炼为辅。

三、练功疗法的作用

（1）活血化瘀、消肿定痛，促进伤部肿胀的消退和加速骨折愈合。
（2）濡养患肢关节筋络，防止肌肉萎缩，促进关节功能的恢复。
（3）避免关节粘连和骨质疏松。
（4）防止骨质疏松。
（5）有利于伤残患者重新获得生活和工作能力。

四、练功的注意事项

（1）制订练功计划，鼓励患者自觉地、主动的进行练功。
（2）医师认真地指导练功。
（3）练功应循序渐进，持之以恒，坚持练功。
（4）避风寒，保温暖。

五、各部位练功术式

1. 颈项部练功法　与项争力；往后观瞧；颈项侧弯；前俯后仰；回头望月；颈椎环转。

2. 腰背部练功法　按摩腰眼；前屈后伸；左右侧屈；风摆荷叶（腰部旋转）；转腰推碑；仰卧起坐；俯卧背伸（飞燕点水）；仰卧拱桥；摇椅活动。

3. 上肢练功法　上提下按；双手托天；左右开弓；按胸摇肩；双臂旋转；弯肱拔刀；双肩外展；屈肘挎篮；箭步云手；手指爬墙；反臂拉手；旋前旋后；抓空增力。

4. 下肢练功法　举腿蹬足法；仰卧举腿；旋转摇膝；行者下坐；左右下伏；屈膝下蹲；四面摆踢；搓滚舒筋；侧卧外摆。

（田　超）

第四节　中药疗法

中药疗法是中医骨伤科的重要疗法之一，它是在辨证论治的基础上具体贯彻内外兼治，即局部与整体兼顾的主要手段。《正体类要·序》述："肢体损于外，则气血伤于内，营卫有所不贯，脏腑由之不和，岂可纯任手法，而不求之脉理，审其虚实，以施补泻哉？"中药在骨伤科方面的应用可以促进肿胀的消退、疼痛缓解、软组织修复、骨折愈合和功能恢复，特别是大面积软组织损伤应用中药治疗更显优势。骨伤科的中药治疗分内治法和外治法两类，临床可根据病情有针对性地选用。

一、内治法

内治法是通过内服药物以达到全身治疗的方法，故亦可称为药物内服法。局部皮肉筋骨损伤或疾病，亦可导致气血、津液、脏腑、经络的功能紊乱，外伤与内损、局部与整体之间有着密不可分的关系。所以，在诊治过程中，应从整体观点出发，以四诊八纲为依据，对皮肉筋骨、气血津液、脏腑经络之间的生理病理关系加以分析，根据疾病的虚实、久暂、轻重、缓急以及患者的内在因素等情况，选用不同的治法，实施正确的治疗。骨伤科常用三期辨证论治法：

（一）初期治法

适应于骨伤疾病早期而致的蓄血、瘀血和出血等病证，以"下"、"消"法为主，常用的治法有攻下逐瘀法，行气消瘀法，活血止痛法、软坚散结法和调血止血法等。

1. 攻下逐瘀法　本法适用于筋骨损伤早期蓄瘀证。症见胸腹胀满、大便不通、腹胀、舌红、苔黄厚、脉数的内热燥实患者。常用方剂有桃仁承气汤、鸡鸣散、大成汤、黎洞丸等。

攻下逐瘀法属于"下"法，常用苦寒通下以攻逐瘀血，通泄大便，排除积滞的治法，药性相当峻猛，临床不可滥用。对年老体弱、气血虚衰、失血过多，素有宿疾者及妇女妊娠，产后及月经期间应当禁用或慎用。

2. 行气消瘀法　本法适用于损伤早期，气滞血瘀、局部肿痛，无里实热证，或宿伤而有瘀血内结，或有某种禁忌而不能猛攻急下者。症见：损伤后肢体胀痛、聚散无常、游走不定，可因呼吸、咳嗽等动作而加剧疼痛；或疼痛稍有固定、经久不愈，痛处拒按，多呈胀痛或刺痛，局部可有青紫瘀斑或血肿等症状。常用方剂有：以消瘀活血为主的复元活血汤、活血止痛汤、活血化瘀汤；以行气为主的柴胡疏肝散、加味乌药汤、金铃子散；以及行气活血并重的膈下逐瘀汤、顺气活血汤、血府逐瘀汤等。

行气消瘀法属"消"法，有消散和破散的作用。行气消瘀方剂一般并不峻猛，对于禀赋体弱或妊娠、月经期间不宜使用破散者，可酌情使用。

3. 清热凉血法　适用于筋骨损伤后热毒蕴结于内引起血热错经妄行者。若因血热妄行者，治宜凉血止血，方用十灰散、四生丸等；出血兼有瘀滞者应当配伍活血祛瘀之品，可用田三七、蒲黄等，以防止留滞；若因脾阳不足所致的出血证，宜用温阳止血，方用黄土汤等；若突然大出血者，宜补气摄血，方用独参汤、当归补血汤等，以防气随血脱；损伤失血严重者，还应当结合输液、输血等疗法。

清热凉血法属"消"法，是用性味寒凉药物以清泄邪热而止血的一种治法。清法须量人虚实而用。

4. 开窍通关法　是用辛香走窜，开窍通关的药物，以治疗标证的救急方法。常用方剂有苏合香丸、安宫牛黄丸、紫雪丹、至宝丹、行军散等。

（二）中期治法

损伤诸症经过初期治疗，肿痛减轻，但瘀肿尚未消尽，即可改用中期的各种治法。中期治法以"和"法为主，常用的治法有：和营止痛法、接骨续筋法、舒筋活络法等。

1. 和营止痛法　适用于损伤中期，虽用"消"、"下"法治疗，而仍有瘀凝气滞，肿痛尚未消尽，而继续用攻下之法又恐伤正气者。常用方剂有和营止痛汤、定痛和血汤、正骨紫金丹、和营通气散、七厘散等。

2. 接骨续筋法　适用于骨折中期，骨位已正，筋已理顺，瘀肿渐消，筋骨已有连接但未坚实，尚有瘀血未去的患者。瘀血不去则新血不生，新血不生则骨不能合、筋不能续，故主要作用接骨续筋药，佐以活血化瘀之药，以起到活血化瘀、接骨续筋的作用。常用方剂有续骨活血汤、新伤续断汤、接骨紫金丹等。

3. 舒筋活络法　适用于损伤肿痛稳定后而有瘀血凝滞、筋膜粘连的伤筋中期，或兼有风湿，或受伤之处筋络发生挛缩、强直，关节屈伸不利等证，或气血不得通畅，肢体痹痛者。常用方剂有舒筋活血汤、蠲痹汤、独活寄生汤等。

（三）后期治法

损伤后期治疗较常用的有三种方法，主要以补养为主，包括补气养血、补养脾胃及补益肝肾三种补法。

1. 补气养血法　适用于内伤气血，外伤筋骨，以及各种损伤后期长期卧床不起的患者，出现筋骨萎弱，创口经久不愈，损伤肿胀不消，身体日渐虚弱，舌淡、苔薄、脉弦细弱的患者。常用的方剂四君子汤、四物汤、八珍汤、十全大补汤等。

2. 补养脾胃法　适用于损伤后期，损伤日久、耗伤正气、气血脏腑亏损，或长期卧床，缺少活动，而导致脾胃虚弱、运化失职、饮食不消、营养之源日绌的患者。常用的方剂有补中益气汤、参苓白术散、健脾养胃汤、归脾汤等。

3. 补益肝肾　适用于筋骨及腰部损伤的后期，骨折迟缓愈合，骨病筋骨萎缩，骨质疏松，以及老年体弱，肝肾虚损的患者。因肝主筋，肾主骨、主腰脚。常用方剂有壮筋养血汤、生血补髓汤、六味地黄丸、金匮肾气丸、健步虎潜丸、左归丸、右归丸等。

二、外用药物

外用药物是指对病变部位的局部用药。骨伤科外用药物种类较多，内容丰富，其临床应用剂型主要有敷贴药、搽擦药、熏洗药和热熨药等类型。因局部用药，药力可直达病所，取效迅速，疗效确切。

（一）敷贴药

是将药物制剂直接敷贴在病变局部，使药力发挥作用，可收到较好的疗效。常用的有药膏、膏药、药散。

1. 药膏　又称敷药或软膏。

（1）药膏的配制：将药物碾成细末，然后选用蜂蜜、饴糖，香油、酒、醋、水、鲜药汁或凡士林等，调和均匀如厚糊状，按损伤部位的大小摊在相应的棉垫或桑皮纸于敷于患处。为减少药物对皮肤刺激和换药时容易取下，可在药面加一张极薄的棉纸。

（2）药膏的种类：消瘀退肿止痛类、舒筋活血类、接骨续筋类、温经通络类、消热解毒类、生肌拔毒长肉类。

（3）临床应用注意事项：①换药的时间可根据病情的变化、肿胀消退的程度、天气的冷热来决定，一般是 2~4 天换药一次，后期患者亦可酌情延长。古人的经验是"春三、夏二、秋三、冬四"。生肌拔毒长肉类应根据创面情况，每隔 1~2 天换药一次，以免脓水浸淫皮肤。②药膏一般应随调随用。凡用水、酒、鲜药汁调敷药时，因其易蒸发，所以应勤换药。用饴糖调敷的药膏，室温下药膏容易发酵，霉雨季节易发霉，故一般一次不宜调料太多。③少数患者对外敷药膏后过敏而产生接触性皮炎，皮肤奇痒或有丘疹水疱出现时，应注意及早停药，并给予脱敏药物外擦。

2. 膏药　古称薄贴，是中医外用药中的一种特殊剂型。

（1）膏药的配制：是将药物碾成细末，配合香油、黄丹或蜂蜡等基质炼制而成。

熬膏药肉：将药物配齐浸于植物油中，主要用香油，即芝麻油。通过加热熬炼后，再加入铅丹，又称黄丹或东丹，其主要成分为四氧化三铅，也有用主要成分为一氧化铅的密陀僧制膏的。经过"下丹收膏"制成膏药，以老嫩合度，富有黏性，烊化后能固定于患处，贴之即粘、揭之易落者为佳。膏药熬成后浸入水缸中浸泡数天，再藏于地窖阴暗处以去火毒，可减少对皮肤的刺激，防止发生接触性皮炎。

摊膏药：用时将膏药肉置于小锅中用文火加热烊化，然后摊在膏药皮纸或布上备用，摊膏时应注意四面留边。

膏药内掺药的用法：一是熬膏药时将药料浸在油中，使有效成分溶于油中；二是将小部分具有挥发性，不耐高温的药物（如乳香、没药、樟脑、冰片、丁香、肉桂等）先研成细末，待膏药在小锅中烊化后加入，搅拌均匀，再摊膏药。贵重的芳香开窍药物，或特殊需要增加的药物，临贴时可加在膏药上。

（2）膏药的种类

1）橡皮膏药：现代市售的橡皮膏药，是以橡胶为主要基质，与树脂、脂肪或类脂性辅料与药物混合后，摊涂在布或其他裱背材料上而制成的外用制剂，如伤湿祛痛膏等。

2）黑膏药：①治损伤与寒湿类：适用于损伤者，有坚骨壮筋膏；适用于风湿者，有狗皮膏、伤湿宝珍膏等；适用于损伤兼风湿者，有万灵膏、万应膏、损伤风湿膏等；适用于陈伤气血凝滞筋膜粘连者，有化坚膏等。②提腐拔毒类：适用于创面溃疡者，有太乙膏、陀僧膏，一般常在创面另加药粉。

（3）膏药的临床应用注意事项：①骨伤科膏药的配伍多数由较多的药物组成，有的专攻一证，有的照顾全面，适应多种疾患。②膏药遇温则烊化而具有黏性，能粘贴在患处，应用方便，药效持久。使用时将膏药烘烤烊化后趁热贴于患处，但须注意湿度适当，以免烫伤皮肤，一般 3~5 天换药一次。③一般多用于肢体筋伤、骨折后期或患有筋骨痹痛者，对于新伤初期肿胀不明显者，亦可应用；用于创面溃疡者，一般常在创面上另加药粉，如九一丹、生肌散等。④对含有丹类药粉的膏药，由于 X 线不能穿透，所以 X 线检查时宜取下。

3. 药散（又称掺药）

（1）药散的制作：是将药物碾成极细的粉末，收贮瓶内备用。

（2）药散的种类：止血收口类、祛腐拔毒类、生肌长肉类、温经散寒类、活血止痛类。

（3）药散的使用：使用时将药散掺撒在膏药或软膏上，外敷贴患处，或直接掺撒在创口上。

（二）搽擦药

将药物制成液状药剂，直接涂擦或配合推擦手法使用在患部的一种外用药物剂型。

搽擦药的种类如下。

1. 酒剂　指外用药酒或外用伤药水，是用药与白酒、醋浸制而成，一般酒醋之比为8：2，也有单用酒或乙醇溶液浸泡。常用的有活血酒、舒筋药水等。具有活血止痛、舒筋活络、追风祛寒作用。

2. 油膏与油剂　用香油把药物熬煎去渣后制成油剂，也可加黄蜡收膏而成油膏，具有温经通络、消散瘀血的作用。适用于关节筋络寒湿冷痛等证，也可在手法及练功前后作局部搽擦。常用的有伤油膏、跌打万花油、活络油膏等。

（三）熏洗湿敷药

1. 热敷熏洗　古称淋拓、淋渫、淋洗与淋浴，是将药物置于锅或盆中加热煮沸后，先用热气熏蒸患处，候水温稍减后用药水浸洗患处的一种方法。冬季：可在患肢上加盖棉垫，使热能持久，每日 2 次，每次 20~30 分钟。适用于关节强直拘挛、酸痛麻木或损伤兼夹风湿者。多用于四肢关节的损伤，对腰背部可视具体情况而酌用。根据熏洗澡药的功用可分为：活血散瘀类、温经通络类。

使用熏洗法应注意：①伤处红肿热痛者不用。②熏洗时防止烫伤患处。③熏洗后伤部注意保暖，并适当结合练功。

2. 湿敷洗涤　古称溻渍、洗伤等。多用于创伤。是将药物制成水溶液，供创口或感染伤口湿敷洗涤用。常用野菊花煎水、2%~20% 黄檗溶液以及蒲公英鲜药煎汁等。

（四）热熨药

热熨法是一种借助物理热疗促进药物吸收的局部治疗方法。临床上常选用温经散寒、祛风止痛、行气活血的中药，加热后用布包裹，热熨患处。适用于风寒湿型的筋骨疼痛、陈旧性损伤、腹胀痛、尿潴留等症。主要用于腰背躯体部位，亦可用于四肢肌肉丰厚处和关节周围，主要有下列几种。

1. 熨药　又称腾药。将药置于布袋中，扎好袋口放在锅中，蒸气加热后熨患处，适用于各种风寒湿肿痛证，常用的有正骨烫药。

2. 坎离砂　又称风寒砂。系用铁砂加热后与醋水煎成的药汁搅拌后制成。临床用时加醋少许拌匀置布袋中。坎离砂加醋后，可慢慢地产生化学变化而发热，发热的温度慢慢升高，最高可达 80～90℃，用于热熨患处。适应于慢性腰痛和关节炎症。

3. 简便热熨药　如用粗盐、黄砂、米糠、麸皮、吴茱萸等炒热后装入布袋中，热熨患处，简便有效。适用于各种风寒湿型筋骨痹痛、陈旧性损伤、腹胀痛、尿潴留等症。

（五）中药离子导入

是通过直流电疗机将药物离子引入人体的一种局部治疗方法。此法由于兼有直流点的电疗和药物的双重作用，目前已在临床上广泛应用，成为常用的中药外用疗法之一，对骨关节的慢性损伤性疾病疗效较好。

（魏国俊）

第五节　其他疗法

一、针灸疗法

是运用针刺或艾灸人体相应的穴位，从而达到治疗疾病的一种方法。针灸具有调和阴阳、舒筋活络、活血祛瘀、行气止痛、祛风除湿等作用。针灸在骨伤科疾病的治疗中应用的范围很广。一般新伤取穴"以痛为腧"，或结合邻近取穴，在疼痛剧烈处进针可收到止痛消肿，舒筋活络等效果；陈伤主要是以循经取穴为主，辨证论治。若因损伤而致昏厥不省人事者，可取人中、十宣或涌泉等穴急救。

针灸的内容和方法很多。常用的针法有毫针法、电针法、水针法和耳针法等，灸法有艾条灸和温针灸等，在应用时就根据临床病症的不同选择使用。

二、小针刀疗法

小针刀疗法是以中医针刺疗法和西医学的局部解剖、病理生理学知识为基础，与现代外科手术和软组织外科松解理论相结合而形成的一崭新的治疗方法。这种治疗方法痛苦少、方便经济、见效快。它以痛为腧，用小针刀刺入病所，以治疗肌肉、筋膜、韧带、关节滑膜等软组织损伤方面的疾病。

1. 适应证　主要适用于肌肉、筋膜、韧带等软组织损伤后因粘连而引起的固定性疼痛，韧带积累性劳损，各种腱鞘炎、滑囊炎以及跟骨痛等。

2. 禁忌证　主要的禁忌证为有发热症状的患者，有严重心脏病的患者，施术部位有皮肤感染以及患有疖肿，施术部位有重要的神经血管或重要的器官而无法避开者，患有血液性疾病的患者，以及年老体弱或高血压病患者，均宜禁用或慎用小针刀治疗。

3. 小针刀手术八法

（1）纵行疏通剥离法。

(2) 横行剥离法。

(3) 切开剥离法。

(4) 铲磨削平法。

(5) 疤痕刮除法。

(6) 骨痂凿开法。

(7) 通透剥离法。

(8) 切割肌纤维法。

三、封闭疗法

封闭疗法是根据不同疾病,将药物注射于某一特定部位或压痛点的一种方法。它具有抑制炎症的渗出,改善局部营养状况,消肿止痛等作用。此法只要诊断明确,适应证选择合适,注射部位准确,可取得明显疗效。

1. 适应证和禁忌证 身体各部位的肌肉、韧带、筋膜、腱鞘、滑膜的急慢性损伤或退行性变所引起的局部疼痛性疾病,都适合应用封闭疗法。有时也可用于某些疼痛性疾病的诊断与鉴别诊断。

封闭疗法对于骨关节结核、化脓性关节炎及骨髓炎、骨肿瘤禁止使用。全身状况不佳、心血管系统有严重病变者应慎用,以防发生意外。

2. 常用药物

(1) 1%~2%普鲁卡因3~5ml(使用前必须作皮试)或0.5%~1%利多卡因2~6ml,类固醇类药物(醋酸泼尼龙12.5mg,每周1次;曲安奈德5~10mg,每周1次;地塞米松5~10mg,3天1次)。

(2) 中药制剂,常单独使用

1) 复方当归注射液2~6ml,隔日1次,10次为一疗程。

2) 复方丹参注射液2~6ml,隔日1次,10次为一疗程。

3) 威灵仙注射液2~6ml,隔日1次,10次为一疗程。

3. 封闭方法 压痛点封闭;腱鞘内封闭;椎管内硬膜外封闭;神经根封闭。

四、物理疗法

物理疗法是利用各种物理因子(如电、磁、声、光、冷与热等)作用于机体,引起机体内一系列生物学效应,从而达到调节、增强或恢复各种生理功能,影响病理过程,以达到康复目的的一种疗法。还被广泛地应用于疾病的诊断,如肌电图、超声波、红外线热像图等。

1. 物理疗法的治疗作用 物理疗法在疾病的治疗和康复中具有十分重要的作用。它具有因物理因子直接引起局部组织的生物物理和生物化学变化的直接作用,以及因物理因子作用人体后而引起体液改变,或通过神经反射,或通过经络穴位而发挥的间接作用。物理疗法对骨伤科疾病治疗的主要作用如下。

(1) 消炎作用。

(2) 镇痛作用。

(3) 减少疤痕和粘连的形成。

（4）避免或减少并发症和后遗症。

2. 物理疗法的种类

（1）电疗法：包括直流电疗法、低频脉冲电疗法、中频脉冲电疗法和高频电疗法。

（2）光疗法：凡是应用白光或人工光源治疗疾病的方法称为光疗法。现代应用人工光源的有可见光、红外线、紫外线和激光等。用于消炎、镇痛治疗的多选用红外线、紫外线。

（3）超声波疗法。

（4）磁疗法。

（5）温热疗法。

（6）冷疗法。

（董　林）

第三十七章 常见骨伤科的中医治疗

第一节 锁骨骨折

锁骨骨折是临床常见创伤性骨折，占全身骨折的 2.6% ~ 6%，占肩部骨折的 44% ~ 66%；男性病人数量约为女性患者的两倍。较常见于年轻人，受伤原因常为运动伤、交通伤等中等能量或高能量创伤；老年患者常因跌倒等低能量创伤引起。

锁骨外侧 1/3 上下扁平，横断面为椭圆形，其前上缘有斜方肌，前下面有三角肌和喙肱韧带附着，骨折后受肌肉的牵拉，远侧端向前下移位，近侧端向后上移位。内 1/3 较粗，为三棱形，其上面有胸锁乳突肌，前下面有胸大肌部分纤维和肋锁韧带附着，此处骨折少，骨折后多无明显移位。中 1/3 处较细，无韧带、肌肉附着，在中外 1/3 交接部位，仅在后面有锁骨下肌附着易于骨折，此处完全骨折多有典型移位。

锁骨骨折属中医学的"缺盆骨折"、"锁子骨折"、"井栏骨折断"等范畴。

一、病因病机

（一）中医

中医认为锁骨骨折多因击打，或由于骑马乘车等原因跌倒致肩部外侧着地，锁骨受直接或间接暴力而发生。《医宗金鉴·正骨心法要旨·锁子骨》说："锁子骨，经名拄骨，横卧于肩前缺盆之外，其两端外接肩解。"又说："击打损伤，或骑马乘车，因取物偏坠于地，断伤此骨。"间接与直接暴力均可引起锁骨骨折，但间接暴力较多。如跌倒时，手掌、肘部或肩部着地，传导暴力冲击锁骨发生骨折，多为横断形或短斜形骨折。直接暴力亦可从前方或上方作用于锁骨，发生横断形或粉碎性骨折。骨折严重移位时，锁骨后方的臂丛神经和锁骨下动、静脉可能合并损伤。

（二）西医

锁骨呈"S"形，胸骨端与胸骨柄相连、肩峰端与肩胛骨肩峰相连，横架于胸廓前上方，保护臂丛神经及锁骨下血管，支撑肩胛骨，保证上肢的灵活运动。锁骨胸骨端粗大、肩峰端扁平，锁骨骨折多发生于中 1/3 处。

锁骨骨折常见的受伤机制有：摔倒时肩部着地受暴力撞击（占 87%）、直接暴力打击（占 7%）及受伤时患肢伸展支撑躯体，外力经肩锁关节传至锁骨而发生（占 6%）。

了解锁骨相关联韧带和肌肉的解剖结构有助于理解锁骨骨折的移位机制。锁骨肩峰端通过肩锁关节囊、肩锁韧带及喙锁韧带与肩胛骨相连，肩锁韧带主要限制其前后移位、喙锁韧带主要限制其向上移位。锁骨胸骨端通过胸锁关节与胸骨柄相连，胸锁韧带及肋锁韧带增强其稳定性。锁骨前下表面有三角肌前部肌束及胸大肌附着，锁骨上表面外侧有斜方肌附着、内侧有胸锁乳突肌附着。锁骨骨折时，近端骨块由于胸锁乳突肌的牵拉向后上移位，而远端骨块由于上肢重力作用向前下移位。

二、临床表现

（一）症状

有明确外伤史，以间接暴力多见。骨折部位肿胀、瘀血、疼痛、患肩及上臂拒绝活动。

（二）体征

锁骨骨折部位肿胀、瘀血，外观可有凹陷畸形，可触及骨擦感，锁骨有叩痛。幼儿可根据外伤史：检查时，头倾向患侧，下颌部转向健侧，从肘下托起或提拉上肢出现哭闹或痛苦面容，提示可能有骨折。

琴键征阳性：如果锁骨骨折合并肩锁关节脱位，锁骨远端上移，按压锁骨远端时可产生弹性活动感。

（三）常见并发症

1. 神经血管损伤　移位的骨折端可能会损伤锁骨下动静脉及臂丛神经，另外，由于肩胛带不稳定也会造成臂丛神经牵拉伤。锁骨骨折如果引起胸廓出口综合征则会出现血管症状。

2. 肩锁关节脱位　锁骨骨折如合并喙锁韧带损伤，往往会出现肩锁关节脱位，造成肩部不稳定；锁骨骨折合并肩胛颈骨折致"浮肩损伤"。

3. 合并其他脏器损伤　高能量损伤的锁骨骨折可以合并肺挫伤和气胸。存在这些合并损伤时要注意及时采取合理的治疗方案。

三、实验室和其他辅助检查

（一）X线检查

1. 常规双肩关节正位片X线检查　可明确诊断，双侧对比能确定是否存在骨折或脱位，并确定骨折及脱位的类型及移位情况。

2. 如果锁骨骨折合并有肩锁关节损伤，建议加拍双侧肩锁关节Zanca位片（图37-1）
投照方法为球管射线向上成角10°~15°前后位，通过对比，可发现患侧肩锁外端与肩峰间距离较健侧增大；有半脱位和全脱位之分（锁骨外侧端与肩端完全分离）。

3. 合并有肩锁关节损伤时，加拍肩关节腋位X线片有助于诊断前后移位的锁骨骨折或肩锁关节脱位。

（二）CT检查

对于可疑骨折脱位又因外伤体位受限等原因X线不能确诊的，可行CT检查以明确诊断；另外对锁骨远端骨折合并有肩锁脱位或肩胛骨骨折，锁骨的胸骨端骨折等情况的患者可行螺旋CT重建以明确损伤类型，指导制订进一步的治疗方案。

（三）MR检查

MR检查可明确锁骨相关的韧带、肌肉损伤情况，以及了解合并神经血管损伤的情况。还可评估骨折及脱位的情况、软组织的损伤程度、肩锁关节退行性改变（关节软骨盘及锁骨远端的退行性改变）的程度。

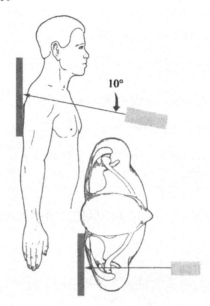

图 37 - 1　Zanca 位片 AC 肩锁关节

Zanca 位片是在上肢负重与不负重情况下，投射角度与肩锁关节呈
10°～15°夹角，有助于发现肩锁关节部位小的骨折或者脱位

四、诊断要点

（一）诊断依据

1. 症状　有明确外伤史，以间接暴力多见。骨折部位肿胀、瘀血、疼痛、患肩及上臂拒绝活动。

2. 体征　锁骨骨折部位肿胀、瘀血，外观可有凹陷畸形，有异常活动，可触及骨擦感，锁骨有叩痛。幼儿可根据外伤史：检查时，头倾向患侧，下颏部转向健侧，从前臂或肘部托起或提拉上肢出现哭闹或痛苦面容，提示可能有骨折。患者往往用健侧手托患侧肘部以减少伤肢重量牵拉引起骨折移位的疼痛。诊断骨折的同时，应详细检查患侧血液循环、肌肉活动及皮肤感觉，以排除锁骨下神经、血管的损伤。

3. 检查　X 线片可显示骨折及脱位的类型及移位情况，对疑有喙锁韧带损伤者，可加拍 Zanca 位片、对称持重时的 X 线片等判定，必要时还可行 CT 或 MR 进一步确定诊断和分型。

（二）诊断分型

根据受伤机制和骨折特点，可将锁骨骨折分为中 1/3 骨折，外 1/3 骨折，内 1/3 骨折。

1. 中 1/3 骨折　为锁骨骨折中最多见的一种，多为间接暴力所致。骨折常为横断形或小斜形，老人多为粉碎性。骨折移位较大，内侧端向后上方移位，外侧端向前下方移位，并向内侧端重叠移位。儿童多为青枝骨折，向前上方成角。粉碎性骨折由于骨折端的相对移位，常使粉碎的骨折片旋转、倒立，桥架于两骨折端之间，复位不当，极易刺破胸膜、血管及神经，造成复合伤，给治疗带来极大的困难。中 1/3 骨折约占锁骨骨折的 80%。

2. 外 1/3 骨折　多由肩部着地或直接暴力损伤所致。骨折常为斜形、横断形，粉碎性较少。若骨折发生于肩锁韧带和喙锁韧带之间，骨折外侧端受肩臂的重力作用，则与内侧端相对分离移位。若骨折发生在喙锁韧带的内侧，骨折内侧端由于胸锁乳突肌的牵拉，可向上移位，而外侧端受肩锁韧带和喙锁韧带的约束，则多无明显改变。若为粉碎性骨折，骨折的移位则无一定规律。外 1/3 骨折约占锁骨骨折的 12% ~ 15%。此型骨折分 3 型，对治疗有一定的指导作用，Allman 分类法：Ⅰ型为微小移位骨折，此类骨折发生于椎状韧带与斜方韧带之间或喙锁韧带与肩锁韧带之间，韧带完整；Ⅱ型为移位骨折，由于喙锁韧带受损，近端锁骨向上移位，远端锁骨无明显移位；Ⅲ型为累及肩锁关节面的骨折，此类骨折少见、通常无明显移位，但很可能与肩锁关节炎有关。

3. 内 1/3 骨折　临床上很少见。其骨折移位多与中外 1/3 骨折相同，但外侧端由于受三角肌和胸大肌的影响，常有旋转发生。在正位 X 线片上呈钩形弯曲，两断端不对称。

五、鉴别诊断

（一）锁骨骨折合并肩锁关节脱位

肩锁关节脱位常合并锁骨远端骨折。因此如发现锁骨远端骨折应注意排除肩锁关节脱位，双侧肩锁关节对比，应力位 X 线片，必要时肩部 CT 检查。

（二）肩部软组织挫伤

无明显移位的锁骨骨折临床上常漏诊，易误诊为肩部软组织挫伤，如果肩部外伤，上举困难，锁骨部有明显压痛时，应注意行 X 线片检查排除。

（三）肩袖损伤

两者均可有肩部外伤，肩上举困难。但肩袖损伤外力较轻或无明显外伤史，压痛点在冈上肌及周围，疼痛弧试验（ + ）。而锁骨骨折压痛点在锁骨部或肩锁关节部。

（四）胸锁关节脱位

胸锁关节前脱位或后脱位与锁骨近端骨折症状相似。二者须鉴别，除常规 X 线片检查外，还须行 CT 检查。

六、辨证治疗

锁骨骨折按骨伤科三期辨证治疗，伤后 2 周以内属损伤早期，血脉受伤，恶血留滞，壅塞于经道，瘀血不去则新血不生。伤后 2 ~ 6 周属中期，局部肿胀基本消退，疼痛逐渐消失，"瘀肿虽消未尽，筋骨虽连而坚"。伤后 7 周以上属晚期，多出现正气虚损。

1. 血瘀气滞（骨折早期）
证候特点：局部肿胀，疼痛，活动受限，舌质黯，或有瘀斑，舌苔薄白或薄黄，脉弦。
治法：活血化瘀、消肿止痛。
推荐方剂：舒筋活血汤加减。
基本处方：羌活 9g，防风 6g，荆芥 6g，独活 9g，当归 9g，续断 9g，青皮 6g，牛膝 9g，五加皮 9g，杜仲 9g，红花 9g，枳壳 6g。

2. 瘀血凝滞（骨折中期）
证候特点：局部疼痛剧烈，痛有定处，活动明显受限，痛处拒按，舌质黯紫，或有瘀斑，舌苔薄白或薄黄，脉沉涩或脉弦。

治法：舒筋活血、强壮筋骨。

推荐方剂：壮筋养血汤加减。

基本处方：白芍 9g，当归 9g，川芎 6g，川断 12g，红花 5g，生地 12g，牛膝 9g，牡丹皮 9g，杜仲 6g。

3. 肝肾不足，气血虚弱（骨折晚期）

证候特点：中年以上患者，并发肩关节周围炎，疼痛缠绵日久，反复发作，包括肝肾阴虚及肝肾阳虚证。

治法：补肝肾、舒筋活络。

推荐方剂：补肾壮筋汤加减。

基本处方：熟地黄 12g，当归 12g，牛膝 10g，山茱萸 12g，茯苓 12g，续断 12g，杜仲 9g，白芍 9g，青皮 6g，五加皮 9g。

七、其他治疗

1. 中成药　中成药物的选用需以骨伤科三期辨证治疗为原则，适当选择即可。兹列举几种临床较常用的中成药物：

（1）七厘胶囊：功能：化瘀消肿，止痛止血。适应证：用于跌仆损伤，血瘀疼痛，外伤出血。用法：口服。用量：一次 2～3 粒，一日 1～3 次。疗程：2 周。

（2）独一味胶囊：功能：活血止痛，化瘀止血。适应证：用于多种外科手术后的刀口疼痛、出血，外伤骨折，筋骨扭伤。风湿痹痛以及崩漏、痛经、牙龈肿痛、出血等。用法：口服。用量：一次 3 粒，一日 3 次。疗程：7 天。

（3）六味地黄丸：功能：滋阴补肾。适应证：用于肾阴亏损，头晕耳鸣，腰膝酸软，骨蒸潮热，盗汗遗精。用法：口服。用量：大蜜丸一次 1 丸，一日 2 次。疗程：2 周。

2. 外敷药　各类活血化瘀、消肿止痛、接骨续筋药膏等外敷中药均可酌情使用，以促进损伤组织修复，但是应注意避免局部皮肤过敏反应。骨折后期还可辨证使用熏洗类药物。

3. 推拿按摩　可在损伤后 3 天开始行手法治疗。手法以舒畅肩关节周围组织血运为主，不可动摇固定部位。

4. 物理治疗　蜡疗、激光、红外线照射、电磁疗法等，可根据患者情况每日予以单项或者多项选择性治疗。

八、预防与调护

（一）预防

健康指导，如疾病的预防、饮食、营养、功能训练等知识的指导；观察患肢血运感觉及指活动，注意皮肤护理，防止血管神经受压、皮肤压疮等并发症的发生；适当止痛减少患者痛苦。

（二）调护

1. 生活调护　使患者保持舒适的体位，观察患肢血运感觉及指活动，注意皮肤护理，防止并发症的发生。睡眠时需平卧免枕，肩胛间垫高，以保持双肩后仰，有利于维持骨折复位。固定期间如发现神经或血管受压症状或固定绷带等松动，应及时调整绷带松紧度。帮助患者获得必要的护理工具，早期患者活动时应注意协助，以免发生骨折的再移位。进行用药指导，包括药物名称、剂量、用药方法、煎药方法、时间、可能的副作用、药物不良反应观察、预防及处理方法；交代患者随访、出院后治疗、复查的安排。

2. 饮食调养 宜食易消化、清淡且富有营养之品，忌食辛辣之物。

3. 精神调理 消除患者对治疗的顾虑，耐心讲明各种治疗方法的效果及预后，让患者树立信心，配合治疗；治疗过程中，注意疼痛及伤后心理的调理与护理。

（邓　伟）

第二节 膝关节骨关节炎

膝关节骨关节炎（osteoarthritis，OA）是指关节软骨出现退行性改变，并伴有软骨下骨质增生，从而使关节逐渐被破坏及产生畸形，影响膝关节功能的一种退行性疾病。疾病的整个过程不仅影响到膝关节软骨，还涉及整个关节，包括软骨下骨、韧带、关节囊、滑膜及关节周围肌肉。它开始表现为膝关节软骨生化代谢的异常和结构上的损害，进而发生退行性改变，产生关节软骨纤维化、皲裂、溃疡、脱失及整个关节面的缺损，导致关节疼痛和功能丧失。临床较多别称，如增生性骨关节炎、老年性骨关节炎等，仅能代表其病因、病理变化的某一方面，仍以骨关节炎较具代表性。

骨关节炎可分为原发性和继发性两类。原发性骨关节炎多发生于中老年，女性多于男性。发病原因不明，与遗传和体质因素有一定的关系。继发性骨关节炎可发生于青壮年，继发于创伤、炎症、关节不稳定、慢性反复的积累性劳损或先天性疾病等。膝关节骨关节炎是常见的关节疾病之一，门诊的膝痛患者有一半以上是因为骨性关节炎而就医。OA在中年以后多发，女性多于男性。本病在40岁人群中的患病率为10%～17%，60岁以上为50%，而在75岁以上人群中则高达80%。该病有一定的致残率。相当多的膝关节退变、增生并无临床症状。当退变的关节出现临床症状时，可称为骨关节炎。

本病属中医的"痹证"、"骨痹"、"膝痹"等范畴。

一、病因病机

（一）中医

中医学认为膝关节骨关节炎的病因病机为"本痿标痹"。老年人久患腰膝疼痛，肝肾两虚。随着年龄增大，肝肾日渐衰惫，难以充盈筋骨，骨枯则髓减，骨质因而疏松，长期超负荷负重骨骼进而变形，筋不得滋润则出现关节疼痛，活动不利，又肝肾不足日久必累及气血亏虚，故膝关节骨关节炎以肝肾不足，精血亏损为本，感受风、寒、湿热，气滞血瘀为标。

（二）西医

对于本病病因，西医学尚未完全明了，但已明确以下许多因素可以造成关节软骨破坏：

1. 年龄因素 发病率随年龄增长递增。

2. 性别因素 男女均可受累，但以女性多见，尤其是闭经前后的妇女。说明该病可能与体内激素变化有关。

3. 体重因素　肥胖和粗壮体型的人中发病率较高。体重超重，势必增加关节负重，促成本病发生。

4. 饮食因素　营养不良也是致病因素之一。

5. 气候因素　常居潮湿、寒冷环境的人多有症状。可能与温度低，引起血运障碍有关。血运障碍可使骨内血液循环不畅，骨内压及关节内压增高而造成疼痛、肿胀等症状。

6. 创伤因素　由于关节创伤，急性创伤如关节骨折或脱位；慢性劳损，如膝内翻、膝外翻、半月板切除术后、先天性髋关节脱位、髋内翻等均可诱发膝关节骨关节炎，属于继发性骨性关节炎。

7. 炎症因素　如急性或慢性化脓性关节炎、结核、类风湿关节炎等。

二、临床表现

（一）症状

膝关节骨关节炎主要症状是疼痛和活动功能障碍，以及关节活动协调性改变引起的一些症状。

1. 疼痛

（1）疼痛程度：多数患者膝痛属于轻度和中度，少数为重度，偶见剧痛或不痛。疼痛多为钝痛，伴沉重感、酸胀感或僵滞感，活动不适。属重度或剧烈疼痛者，或持续几天，或很快消失，少数也有持续较久，或一做某种动作就痛者。也有伴发肿胀红热呈急性炎症反应者，可能与关节内合并轻度感染，或与生化反应刺激有关。

（2）疼痛特点

1）始动痛：膝关节处于某一静止体位较长时间，刚一开始变换体位时疼痛，也有人称之为"胶滞现象"；活动后减轻，负重和活动多时又加重，具有"痛－轻－重"的规律。

2）负重痛：患者常诉说游泳、骑自行车时膝不痛，而上下楼、上下坡时膝痛，或由坐位或蹲位站起时痛，或是拉孩子、提担重物时膝痛。是由于加重了膝关节负荷而引起的膝痛。

3）主动活动痛：重于被动活动痛，因主动活动时肌肉收缩加重了关节负担。

4）休息痛：膝关节长时间处于某一体位静止不动或夜间睡觉时疼痛，又称静止痛。与静脉血液回流不畅，造成髓腔及关节内压力增高有关。常需经常变换体位，才得缓解。

疼痛多与气温、气压、环境、情绪有关，秋冬加重，天气变幻时加重，故有"老寒腿"、"气象台"之称。

2. 活动障碍　包括关节僵硬、不稳，活动范围减少，步行能力下降等。

（1）关节僵硬：系指经过休息，尤其是当膝关节长时间处于某一体位时，自觉活动不利，特别是起动困难，或称之为胶滞现象。这是一种弹性僵硬，与摩擦和粘连不同，可以随膝关节活动而改善。

（2）不稳：常见原因之一是骨质磨损导致内外翻畸形，表现为步态摇摆。膝关节反复肿胀，积液较多，关节松弛，而致关节不稳。

（3）关节屈伸活动范围减少：关节经常肿胀疼痛，被迫处于轻度屈膝位以缓解关节内压力，久之则腘绳肌痉挛，伸直受限。胫骨髁间骨赘引起骨性伸膝受限。屈曲受限多系关节囊挛缩、骨赘增生、关节面不平、髌骨移动度减少，甚至关节内或关节外粘连引起。

（4）步行能力下降，而上下台阶、下蹲、跑、跳等能力下降更加明显。

（二）体征

1. 关节肿胀　以髌上囊及髌下脂肪垫肿胀较多见，也可以是全膝肿胀。可将肿胀分为三度：略比健侧肿胀为轻度，肿胀达到与髌骨相平为中度，高出髌骨为重度。以轻度和中度肿胀多见。

2. 肌肉萎缩　股四头肌早期因废用而萎缩。

3. 关节压痛　关节间隙、髌骨边缘及韧带附着处压痛。

4. 关节运动受限　屈伸范围受限，多因骨赘阻挡，滑膜肿胀，关节囊挛缩和保护性肌痉挛所致。

5. 摩擦音　屈伸关节出现摩擦感。

6. 关节畸形　仅见于晚期患者，但纤维性或骨性强直极少见。以膝内翻畸形最为常见，这与股骨内髁圆而凸起，胫骨内侧平台又较凹陷，而且骨质相对疏松又兼内侧半月板较薄弱有关。甚者伴有小腿内旋。畸形使膝关节负荷更加不匀，越发加重畸形。另一个常见畸形是髌骨力线不正，或髌骨增大。由于股内侧肌萎缩，使髌骨内外侧牵拉力量不均衡，受外侧强韧的支持带牵拉髌骨外移。

三、实验室和其他辅助检查

（一）血液检查

患者血常规均正常。少数患者血沉稍快，但魏氏法第 1 小时很少超过 30mm/h。C - 反应蛋白（CRP）轻度升高；类风湿因子阴性，如阳性滴度小于 1：40。

（二）关节液检查

白细胞不多（小于 $10 \times 10^9/L$），偶见红细胞和软骨碎片。关节液增多，清晰微黄，黏蛋白凝固良好。

（三）X 线检查

骨关节炎早期仅有软骨退行性改变时，X 线片可能没有异常表现。随着关节软骨变薄，关节间隙逐渐变窄，间隙狭窄可呈不匀称改变。在标准 X 线片上，成人膝关节间隙为 4mm，小于 3mm 即为关节间隙狭窄。60 岁以上的人正常关节间隙为 3mm，小于 2mm 为关节间隙狭窄。个别人关节间隙甚至可以消失。患者站立位膝关节正侧位片，与卧位片对比，更能显示出关节间隙的改变，对了解病变程度有较大意义。负重软骨下骨质内可见囊性改变。这种囊性变常为多个，一般直径不超过 1cm，可为圆形、卵圆形，或豆粒状。关节边缘（实际上是软骨边缘）及软组织止点可有骨赘形成。或见关节内游离体，骨质疏松，骨端肥大，软组织肿胀阴影等。

关节间隙狭窄、软骨下骨板硬化和骨赘形成是骨性关节病的基本 X 线特征。Ahlback（1968 年）提出根据 X 线检查可将骨性关节病的严重程度分为 5 度：1 度：关节间隙狭窄（50% 关节软骨磨损）；2 度：关节间隙消失；3 度：轻度骨磨损；4 度：中度骨磨损（磨损造成骨丧失 0.5～1cm）；5 度：严重骨磨损常有关节半脱位。

（四）MRI

能敏锐地发现膝关节软骨及软组织改变。当临床高度怀疑本病而 X 线片表现阴性时，应行膝关节 MRI 检查。分 3 种类型：①单纯型：软骨改变及骨质增生为主，约占 40%；②软组织型：单纯型表现 + 一种软组织异常者（如侧副韧带、滑囊炎等），约占 35%；③骨型：以软骨下骨质改变为主，如小囊样变、片状异常信号影、骨质侵蚀等，约占 25%。

四、诊断要点

（一）根据临床表现

1. 近 1 个月大多数时间有膝关节疼痛。

2. 活动时有摩擦音。

3. 膝关节晨僵≤30 分钟。

4. 中老年者（≥38 岁）。

5. 有骨性膨大。

根据临床表现，符合 1 + 2 + 3 + 4 条，或 1 + 2 + 5 条或 1 + 4 + 5 条者即可做出膝关节骨关节炎诊断。

（二）根据临床和实验室及 X 线表现

1. 近 1 个月大多数时间有膝关节疼痛。

2. X 线示骨赘形成。

3. 关节液检查符合 OA。

4. 中老年者（≥40 岁）。

5. 晨僵≤30 分钟。

6. 活动时有摩擦音。

综合临床、实验室及 X 线检查，符合 1 + 2 条或 1 + 3 + 5 + 6 条或 1 + 4 + 5 + 6 条者即可诊断为膝关节骨关节炎。

五、鉴别诊断

（一）良性关节痛

常有明显的受风、潮湿、寒冷等环境因素接触史，疼痛与天气变化关系甚密，游走性明显，多发于中国东北，西北等天气寒冷地区。X 线检查多无异常。

（二）风湿性关节炎

有链球菌感染史，并常于再次接触链球菌感染后复发，也表现为游走性，活动期血沉增快，抗链 "O" 阳性。X 线检查多无异常发现。

（三）类风湿关节炎

可发病于任何年龄，女性多于男性。受累后关节疼痛剧烈，伴游走性，多有肌萎缩，晨僵明显，至少 1 小时，好发于四肢小关节。活动期血沉增快，类风湿因子多为阳性，X 线片常见骨质疏松及不同程度骨质破坏。滑液呈黄或绿色浑浊，黏度低，白细胞计数可轻度增高。

（四）膝关节非特异性滑膜炎

表现为反复出现的膝关节积液，浮髌试验阳性。膝关节肿胀程度与该关节疼痛及活动受限程度不一致，关节肿胀常很严重，但关节疼痛却相对较轻，表现为闷胀感。X线片仅显示软组织肿胀，无骨赘形成。

（五）髌骨软化症

亦同属退变性疾病，重点累及髌股关节。上下楼梯以及半蹲位时关节疼痛加重，尤以下楼梯及半蹲位更痛为本病重要依据。髌骨研磨试验阳性，髌骨内侧关节面常有压痛。X线髌骨轴位片可见髌股间隙狭窄，关节面不光滑，髌骨软骨下骨质硬化，有时可见囊性变，髌骨边缘骨质增生。

（六）色素绒毛结节性滑膜炎

病程较长，多见于膝、髋和踝关节，受累关节明显肿胀，有积液关节的活动稍受限，全身无症状，血沉不快。X线摄片早期仅见软组织肿胀，晚期可见边缘骨性破坏。关节穿刺液为咖啡色。

（七）膝关节结核

患者常有消瘦，面色苍白，盗汗和低热症状，白细胞计数稍高；连续X线片常可显示进行性骨质破坏；结核菌素试验呈强阳性；关节液检查或取得病变滑膜组织做活检可确诊。

六、辨证治疗

膝痹的治疗，应抓住其"本虚标痹"的特点来辨证施治。缓解期多见肝肾不足，或夹有瘀阻脉络；急性发作期多见湿热下注或风寒湿痹，其中因风、寒、湿邪偏重不同本型又分为行痹、着痹、痛痹3型。治疗时能够随之而遣方用药，方能奏效。

1. 肝肾不足

证候特点：膝部酸痛反复发作，无力，关节变形，或有膝内翻，或筋骨外移，伴有耳鸣，腰酸，舌质淡，苔白，脉细或弱。

治法：补气血，益肝肾，温经通络。

推荐方剂：右归饮。

基本处方：鹿角胶12g（烊化），熟地黄30g，当归12g，锁阳12g，巴戟天15g，牛膝18g，杜仲18g，白术15g，乌梢蛇20g，山茱萸10g，桑寄生30g，熟附子15g，骨碎补15g，黄芪30g。

加减法：头目眩晕、耳聋耳鸣，则减巴戟天、锁阳，加枸杞子12g；纳呆便溏，则加山药12g、茯苓30g、炒扁豆24g。

2. 气血虚寒

证候特点：膝关节肿痛，遇寒则发，劳累加剧，形体浮胖，面色苍白，喜暖怕冷，四肢乏力，食少便溏，舌淡苔白润，脉沉细弱。

治法：补益气血，温经壮阳。

推荐方剂：邓晋丰经验方。

基本处方：熟地黄24g，鹿角霜15g，党参18g，黄芪24g，白芍12g，杜仲18g，羊藿叶15g，砂仁10g，当归15g，白术18g，熟附子15g。

加减法：纳呆便溏，去熟地黄、白芍，加茯苓18g、陈皮10g以健脾利湿；痛剧，加地鳖虫12g、全蝎9g、五梢蛇15g以通络止痛。

3. 湿热下注

证候特点：膝痛，红肿，觉热感，得冷则舒，得温痛剧，痛不可近，关节不能活动，小便黄赤，舌红苔黄腻，脉滑数。

治法：清热利湿，通经止痛。

推荐方剂：四妙散。

基本处方：黄檗 10g，苍术 10g，薏苡仁 30g，牛膝 18g，海桐皮 30g，知母 12g，茵陈蒿 21g，萆薢 30g，蚕沙 15g，防风 18g，姜皮 12g。

加减法：肢肿明显者，加汉防己 10g、木瓜 10g；食欲不振者，去知母，加扁豆 24g、谷芽 10g、茯苓 15g。

4. 风寒湿痹

证候特点：膝部肿胀，膝关节内有积液，膝部酸重沉着，活动不便，疼痛缠绵，阴雨寒湿天气加重，舌质淡红苔薄白腻，脉濡缓。

治法：祛风胜湿，温经通络。

推荐方剂：独活寄生汤。

基本处方：桑寄生 21g，独活 12g，牛膝 18g，当归 12g，熟地黄 24g，白芍 15g，桂枝 12g，乌梢蛇 30g，两面针 10g，熟附子 15g（先煎），狗脊 20g，仙茅 18g，淫羊藿 15g，细辛 3g。

加减法：风邪偏盛者（行痹），膝痛游走不定，加防风 10g、威灵仙 10g；寒邪偏盛者（痛痹），膝痛较剧烈，得热痛减，遇寒加重，加制川乌 10g、肉桂 0.5g（焗）；湿邪偏盛者（着痹），膝痛酸沉重着，以肿胀为主，加防己 10g、川萆薢 18g、秦艽 6g。正虚不甚者，可减狗脊、仙茅、淫羊藿。

七、其他治疗

1. 中成药

（1）大活络丸：用于中风偏瘫，四肢痿痹及风湿关节酸痛，及骨质增生症尤其以气血虚弱不足者为宜。每次服 1 粒，每日 2 次。

（2）小活络丸：具有温经散寒、活络止痛功效，对偏于寒湿痹痛，关节痛遇寒则甚，苔白腻，阳虚者较甚，亦可用于脑出血后遗症，半身不遂者。每次服 1 粒，每日 1~2 次。

（3）人参再造丸：祛风通络，活血止痛，以治疗风湿入络的关节痹痛为宜。每次服 1 粒，每日 2 次。

（4）温通胶囊：补肾壮阳，活血通络。每次服 3 粒，每日 3 次。

（5）骨仙片：填精益髓，壮腰健肾，强筋健骨，舒经活络，养血止痛，用于颈椎病及各种骨质增生症。每次服 4~6 片，每日 3 次；感冒发热勿服。

（6）壮骨关节丸：补益肝肾，养血活血，祛风通络，用于腰椎、颈椎、足跟、四肢关节骨质增生及腰肌劳损。早晚饭后各服 6g，每日 2 次。

（7）追风透骨丸：通经络，祛风湿，镇痛祛寒，用于风寒湿痹，四肢痹痛，神经麻痹，手足麻木。每次服 6g（约一瓶盖），每日 2 次。

2. 外治法

（1）中药离子导入法

处方：赤芍、羌活、乳香、没药、白芷、南星各 15g，当归、川芎、草乌、蒲公英、干姜各 60g。

操作：上述药物加水 1 000ml 浸泡一夜后，文火煎熬 30 分钟，至 500ml 左右，过滤得药液备用。取药液适量，均匀湿润衬垫并置于患处接阳极，负极放于相应部位，电流量以患者能够耐受为度，每次 20 分钟，每日 1 次，15 次为 1 个疗程。

（2）热敷法

1）四子散

处方：苏子、莱菔子、白芥子、吴茱萸各 60g。

操作：加入粗盐 250g，混合后装入布袋中，用微波炉加热，使温度达到 60～70℃，待患者能耐受温度时敷于关节痛处 20 分钟，每天 2 次，7 天为 1 个疗程。

2）如意金黄散（膏）

处方：生南星、陈皮、苍术、厚朴、生甘草各 10g，天花粉 50g，黄檗、大黄、白芷、姜黄各 25g。

操作：共研为末，水蜜调敷或茶汁调敷，或用凡士林按油膏用药比例 8∶2 制成药膏敷患处。

（3）熏洗法

1）金匮外洗方

处方：生川乌、生草乌、宽筋藤、海桐皮各 30g，半枫荷、入地金牛各 60g，大黄、桂枝各 18g。

操作：将上述诸药混匀，加水 1 000ml，煎煮 20～30 分钟，取药汁，先以其蒸气熏蒸患处，待药温适宜后外洗患膝，边洗边活动关节。每次 20 分钟，每日 1～2 次，7～10 次为 1 个疗程。

2）温经外洗方

处方：艾叶 6g，椒目、桂枝、山奈、制川草乌各 9g，细辛 6g，甘松 12g，透骨草、威灵仙各 15g，茵陈 30g。

操作：将上述诸药混匀，加水 1 000ml，煎煮 20～30 分钟，取药汁，先以其蒸气熏蒸患处，待药温适宜后外洗患膝，边洗边活动关节。每次 20～30 分钟，每日 2 次，14 次为 1 个疗程。

（4）药包法

处方：生草乌、生川乌、黄芪、杜仲、仙茅、金毛狗脊、锁阳、川芎、当归、白芷、苍术、防己、牛膝、甘松、五加皮、木香、松香、细辛、肉桂各 6g，艾叶 60g。

操作：将上述诸药共研为末。选择适宜的护膝，缝制成药物护膝，日夜使用，每 7 日更换 1 次，4～5 次为 1 个疗程。

3. 手法治疗

（1）解锁法：用于关节交锁时，不论是关节内游离体还是半月板破裂，嵌于两骨之间均可引起交锁，产生剧痛和功能障碍，应紧急解锁以解除痛苦。

1）患者仰卧，患膝抬起，助手扶持固定其患侧大腿。术者一手握其踝部牵引，同时作旋转、晃动、伸膝动作；另一手拇指按压在其患膝关节间隙疼痛处，同时向内按压，膝达伸直位，活动恢复即为解锁，解锁后症状多可消除。若患者体型胖大，术者也可用腋下夹持踝部牵引，手持小腿做旋转屈伸，另手操作同前。

2）患者体位同上，术者以肩抗其患膝，面向踝侧，以背顶靠其大腿，双手握踝牵引，边牵引边旋转边伸直，即可解锁。

3）伸屈复位法：患者仰卧位，术者立于其患侧（比如右侧），左臂屈肘，用前臂托住患肢的腘窝作支点，右手握住小腿远端作为力点。左臂用力向上牵拉同时右手用力向下牵拉小腿，使之加大膝关节间隙。在牵引下作膝关节屈伸活动，有时可听到解锁声即示缓解。未解锁者可在牵引下作小腿内翻、内旋或外翻、外旋动作，听到解锁声，即告成功。或在伸屈膝关节时，顺势突然用力屈曲或伸直膝关节，利用突然的活动，将相嵌滑过或解除。

4）推拉复位法：患者仰卧，屈膝 90°，术者位于其患侧，以臀部坐其患足或用膝部压住其患足作固定。然后双手环抱其小腿上端，用力行前后推拉（近似抽屉试验），或在推拉同时做小腿内外旋转动作，利用关节的滑动解除交锁。

（2）按摩

1）拇指推揉法

操作：患者仰卧或坐位，术者立于患膝外侧，一手扶按患肢固定，一手拇指压推揉患膝，沿膝前关节囊、髌韧带、双侧副韧带、腘后关节囊等部位行指压推揉治疗，指力由轻到重，以局部酸胀为度，每次 5 ~ 10 分钟，每日 1 次，10 次为 1 个疗程。

2）弹拨肌筋法

操作：患者仰卧或坐位，术者右手拇指与其余 4 指相对分置于膝外内侧，先用拇指自外向内弹拨捏提膝外侧肌筋数次，再用其余 4 指由内向外弹拨膝内侧肌筋数次，最后术者将右手置于膝后，弹拨腘后肌筋数次。每日 1 次，每次 30 ~ 60 分钟，10 次为 1 个疗程。

3）捏推髌骨法

操作：患者取坐位，术者双手拇食指相对捏握髌骨，先横向推运，再纵向推运，最后环转推运髌骨，反复数次。每日 1 次，每次 20 ~ 30 分钟，10 次为 1 个疗程。

4）牵引法

操作：患者俯卧，患肢上踝套，牵引装置的滑轮架安放在床头侧，行屈膝牵引，床头侧摇高，以体重对抗牵引力量。牵引时医者扶按患膝紧贴床面固定，随屈膝度增大，小腿前侧垫枕，以稳定牵引。牵引重量为 10 ~ 15kg，牵引时间为 20 ~ 30 分钟。每日 1 次，15 次为 1 个疗程。

5）点按法

操作：先用拇指、食指或中指分别卡握在髌股关节内外侧间隙处，两力相挤持续 1 ~ 2 分钟，然后点按内外膝眼、髌骨下极、鹤顶穴、血海、梁丘及风市穴，对痛点明显者可持续点按 2 分钟。每次 20 ~ 30 分钟，每月 2 次，20 次为 1 个疗程。

6）屈伸法

操作：患者仰卧位，术者一手握住患侧大腿下端向下按压，另一手握住足踝部向上提拉，使膝关节过伸，到最大限度时停留数秒或同时轻微震颤数次，放松后再重复 1 ~ 2 次；患者俯卧位，术者一手放在大腿后侧，另一手握患踝部尽量屈膝关节到最大限度时停留数秒，放松后再重复 1 ~ 2 次。行上述手法每周 2 ~ 3 次，每次 10 ~ 15 分钟，10 次为 1 个疗程，疗程间隔 7 天。

7）松筋解凝法

操作：患者仰卧于诊断床上，先行拿揉、揉等手法放松患肢肌肉，一助手握患者股骨下端。术者握患足进行对抗牵引，然后在持续牵引下进行患膝屈、伸、内、外旋活动，并重复1~2次，最后以拿揉及叩拍法放松患肢，结束手法治疗。隔日1次，10次为1个疗程。

4. 功能锻炼　在膝关节骨关节炎的急性发作期，关节有红肿热痛时应尽量避免站立、行走，多卧床休息，可以做股四头肌锻炼（等长收缩锻炼），或被动活动。

膝关节骨关节炎的急性发作期过后，鼓励患者逐步做膝关节的主动练功，应注意练功必须循序渐进，开始时先练习行走，逐步增加到上下楼梯，做坐位或卧位蹬腿动作，每天3次，次数逐渐增多，还可以做太极拳、骑自行车、游泳锻炼等。练功时以关节不感到疲劳和持续性疼痛为标准，过度锻炼是不适宜的。

5. 针灸疗法

（1）毫针法

处方：膝眼、梁丘、膝阳关、阳陵泉、足三里、阿是穴。

操作：局部皮肤常规消毒，针刺。得气后，施行提插捻转强刺激；操作后留针15~20分钟，每日或隔日1次，10次为1个疗程。

（2）灸法

处方：足三里、膝眼、阴陵泉、阿是穴。

操作：在患肢找准上述诸穴，将燃着的艾条对准穴位，距离为2~5cm，进行回旋灸或雀啄灸，以患者能忍受、局部皮肤潮红为度。每次15~20分钟，每日1次，10次为1个疗程。

（3）耳针法

处方：交感、膝、神门、阿是穴。

操作：在耳郭上找准以上诸穴，严格消毒耳郭，快速捻入进针，得气后，行捻转强刺激，留针10~15分钟，每日或隔日1次，10次为1个疗程。

（4）耳压法

处方：神门、膝、踝、交感、阿是穴。

操作：在耳郭上选准上述诸穴。用莱菔子或王不留行按压穴位，每穴按压2~5分钟，然后用胶布固定于穴区，每周贴压2次，10次为1个疗程。

（5）穴位注射疗法

处方：膝眼、阳陵泉、足三里、梁丘、阿是穴。

操作：将患肢上述诸穴严格消毒，采用当归或威灵仙注射液，进行穴位注射，针刺得气回抽无血后，推注药液，每穴0.5~1ml，隔日1次，10次为1个疗程。

（6）温针法

处方：阳陵泉、阴陵泉、梁丘、阿是穴。

操作：局部皮肤常规消毒后，用30号2寸毫针，阳陵泉直刺1.2寸，阴陵泉直对阳陵泉1.5寸，梁丘直刺1.2寸，阿是穴直刺1~1.2寸，施以平补平泻手法，得气后在针柄上插艾条段温灸，留针20~30分钟。隔日1次，10次为1个疗程。

6. 理疗

（1）直流电离子导入法

操作：将威灵仙1 000g，丹参500g，水煎，去渣，过滤浓缩为1:2之煎剂，老陈醋与威灵仙、丹参各等量混合由阴极透入，电流为0.01~0.05mA/cm，每次15~20分钟。每日

1 次，15 次为 1 个疗程。

（2）超声波疗法

操作：在患膝涂以少量液状石蜡或凡士林等耦合剂。将声头置于皮肤上保持密切接触，声头固定不动，超声强度为 0.2 ~ 0.5W/cm。每次 5 ~ 10 分钟，每日 1 次，10 次为 1 个疗程。

（3）音频电疗法

操作：采用等幅中频电疗机，电极板可用金属同外加布套制成，使患膝痛区位于两板之间。强度以患者能耐受的震颤感为宜。每次 20 ~ 30 分钟。每日 1 次，15 次为 1 个疗程。

（4）磁疗法

操作：采用脉冲或脉动磁场法，电磁疗机两极在同一磁头上，治疗时将磁头放置于患膝痛处；两极分开有一定距离的治疗机，则将患膝置于两级之间。一般每次 13 ~ 20 分钟。每日 1 次，7 次为 1 个疗程。

（5）蜡疗法

操作：将溶蜡倒入铺有塑料胶布的盘中，厚度约为 2 ~ 3cm，待表面冷却凝后连同塑料布一起翻转放置于患膝痛区进行治疗。每次 30 ~ 60 分钟，每日或隔日 1 次，10 次为 1 个疗程。

7. 职业疗法　学会如何保护关节和节省体力；提供日常生活的辅助装置如垫高座椅、抬高座厕垫、浴缸安放护手等。

8. 减肥疗法　如果超重，应采取有效减肥措施。

八、预防与调护

（一）预防

1. 普及知识　社区广泛普及膝关节炎的科普知识，教育高危人群如何预防及诊治。

2. 定期普查主动查找无症状患者，如对高危人群定期进行体查及辅助检查，对所查病例进行登记随访，动态管理，做到查出比治。

（二）调护

1. 生活调护

（1）劳逸结合勿长时间站立，行走。必要时扶拐。

（2）防外感注意膝部保暖。

（3）减轻体重，适当运动及饮食调理。

2. 饮食调理

（1）风、寒、湿邪偏胜型关节痛

姜蒜辣面条：生姜 10g，大蒜 10g，辣椒 10g，面条 100 ~ 150g。将生姜、大蒜、辣椒与面条煮熟，趁热食用，以汗出为度。日服 1 ~ 2 次。

防风粥：防风 10 ~ 15g，葱白 2 茎，粳米 60g。取防风、葱白洗净。加清水适量，文火煎取药汁，去渣。并用粳米煮粥，待粥将熟时加入药汁，共煮成稀粥服食。日服 1 次。

川乌粥：生川乌 3 ~ 5g，粳米 30g，生姜汁 10 滴，蜂蜜 3 匙。将生川乌洗净，晾干，去皮尖，捣碎研末。用时先将粳米加清水适量煮粥，煮沸后加入川乌末，文火煮至稀粥成，再加入姜汁、蜂蜜搅匀。空腹温食。日服1次。

（2）热邪偏胜、湿热蕴蒸型关节痛

薏苡仁丝瓜竹叶粥：薏苡仁60g，丝瓜100g，淡竹叶20g，将丝瓜连皮洗净切片，与洗净的淡竹叶加清水适量，煎沸后去渣取汁；再将薏苡仁淘净加水煮粥；待粥成时趁热兑入药汁，随量服用。每日1次。

冬苡汤：冬瓜500g，薏苡仁30g，将冬瓜洗净，连皮切片，与淘净的薏苡仁加清水适量，文火煮至冬瓜烂熟为度。食时酌加食盐调味，日分3次饮服。

（3）瘀痰互结型关节痛

桃仁粥：桃仁10～15g，粳米50～100g。先把桃仁洗净，捣烂如泥，加水研汁去渣，与淘净的粳米煮为稀粥，随量食用。日服1次。

三七丹参粥：三七10～15g，丹参15～20g，粳米300g。将三七、丹参洗净，加清水适量，煎取浓汁。再把淘净的粳米加水煮粥，待粥将成时对入药汁，共煮片刻即成，每次随量食用。日服1次。

（4）阳气虚衰型关节痛

三七乌鸡羹：三七6g，乌雄鸡1只（500g左右者为佳），黄酒10g。将乌雄鸡剖腹洗净；再把三七洗净、切片，纳入鸡腹内，加入黄酒，文火隔开水炖至鸡肉熟，用酱油蘸食，随量食用。每日1～2次。

（5）气血不足型关节痛

参芪当归粥：人参3g，黄芪10g，当归10g，五加皮10g，粳米200g，冰糖20g。将人参、黄芪、当归、五加皮洗净，加清水适量，放入砂锅内煎煮，取汤与淘净的粳米煮粥，待粥将成时加入冰糖，再煮一二沸即可，随量食用。每日1次。

人参防风猪肾粥：人参3g，防风3g，猪肾1对，核桃肉6g，葱白2根，粳米200g。将猪肾洗净，去膜切片，人参、防风、葱白洗净，与淘净的核桃肉、粳米加清水适量，煮成粥，随量服用。每日1次。

3. 精神调理　正确认识本病，了解治疗目的是为了提高生活质量，树立乐观的态度，积极配合防治。

（田　超）

第三节　骨质疏松症

骨质疏松症（osteoporosis，OP）是一种以骨量低下，骨微结构破坏，导致骨脆性增加，易发生骨折为特征的全身性骨病。2001年美国国立卫生研究院（NIH）提出骨质疏松症是以骨强度下降、骨折风险性增加为特征的骨骼系统疾病，骨强度反映骨骼的两个主要方面，即骨矿密度和骨质量。

随着人类寿命延长和老龄化社会的到来，骨质疏松症已成为人类的重要健康问题。根据2013年中国社会科学院发布的《中国老龄事业发展报告（2013）》蓝皮书，我国是世界上老年人口绝对数量最多的国家。老年化社会骨质疏松患者明显增加，患者表现为骨痛，身体变矮和驼背，严重者出现脆性骨折，引起严重的疼痛和功能障碍，危及生命。脆性骨折的常见部位是脊椎、髋部和前臂远端。女性一生发生骨质疏松性骨折的危险性（40%）高于乳腺癌、子宫内膜癌和卵巢癌的总和，男性一生发生骨质疏松性骨折的危险性（13%）高于前列腺癌。骨质疏松性骨折的危害很大，导致病残率和死亡率的增加。如发生髋部骨折后1年之内，死于各种合并症者达20%，而存活者中约50%致残，生活不能自理，生命质量明显下降。而且骨质疏松症及骨质疏松性骨折的治疗和护理，需要投入巨大的人力和物力，费用高昂，造成沉重的家庭、社会和经济负担。

依据骨质疏松症的临床表现，应属于中医"骨痹"、"骨痿"的范畴。

一、病因病机

（一）中医

中医藏象理论认为，"肾藏精"（《灵枢·本神》），主生长、发育、生殖。"肾主骨生髓，精生髓、髓居其中，髓养骨，骨生髓，聚髓为脑"（《素问·阴阳应象大论》）。因此，骨的生长发育与修复，有赖于骨髓充盈及其所提供的营养。"肾生骨髓"（《素问·阴阳应象大论》），肾精气充足，则骨髓充盈，骨骼生化有源坚固充实，强健有力。若肾气不足，肾精必虚，髓不充，骨失养，脆弱无力，发为骨痿。《素问·上古天真论》则将齿、骨的生长状况作为观察肾精盛衰的标志。肾为先天之本，主骨生髓，肾精的盛衰决定骨的生长，发育，强劲，衰弱的过程，肾精充足，则骨髓化生有源，骨骼得以滋养而强健有力，若患者年迈，天癸已竭，或因他病日久，房劳过度，禀赋不足，肾精亏虚无以养骨，骨枯髓减，经脉失荣，气血失和则致腰脊酸痛乏力。脾为后天之本，主四肢百骸，先天之精有赖于后天之脾胃运化水谷精微的不断充养，若饮食失调，饥饱无常，或久病卧床，四肢少动，脾气受损，运化无力，气血乏源无以化精生髓，髓枯骨痿，经脉失和而发本病，甚者可致畸形和骨折。

"骨痿"，病变在骨，其本在肾。《素问·痿论》云："肾主身之骨髓……肾气热，则腰脊不举，骨枯而髓减，发为骨痿"。本病的发生发展与"肾气"密切相关，《素问·六节藏象论》曰："肾者，主蛰，封藏之本，精之处也，其华在发，其充在骨。"《素问·逆调论》曰："肾不生，则髓不能满。"可归纳为以下几方面：

1. 先天不足　肾为先天之本，主骨生髓，肾精的盛衰决定骨的生长，发育，强劲，衰弱的过程，肾精充足，则骨髓化生有源，骨骼得以滋养而强健有力，若患者年迈，天癸已竭，或因他病日久，房劳过度，禀赋不足，肾精亏虚无以养骨，骨枯髓减，经脉失荣，气血失和则致腰脊酸痛乏力。

2. 脾肾亏虚　脾为后天之本，主四肢百骸，先天之精有赖于后天之脾胃运化水谷精微的不断充养，若饮食失调，饥饱无常，或久病卧床，四肢少动，脾气受损，运化无力，气血乏源无以化精生髓，髓枯骨痿，经脉失和而发本病，甚者可致畸形和骨折。

3. 正虚邪侵　正虚而卫外不固，外邪乘虚而入，痹阻筋络气血，骨失所养，髓虚骨疏，可见不通则痛或不荣则痛。

（二）西医

骨质疏松症可发生于不同性别和年龄，但多见于绝经后妇女和老年男性，骨质疏松症分为原发性和继发性两大类。原发性骨质疏松症又分为绝经后骨质疏松症（Ⅰ型）、老年骨质疏松症（Ⅱ型）和特发性骨质疏松症（包括青少年型）3类。绝经后骨质疏松症一般发生在妇女绝经后5~10年内；老年骨质疏松症一般指老年人70岁后发生的骨质疏松；继发性骨质疏松症指由任何影响骨代谢的疾病，如内分泌代谢疾病：甲状旁腺功能亢进症、库欣综合征和性腺功能减退等；结缔组织疾病：系统性红斑狼疮、类风湿关节炎与皮肌炎等；多种慢性肾脏疾病导致的骨营养不良；胃肠疾病和营养不良疾病以及血液系统疾病等，和（或）药物（糖皮质激素、免疫抑制剂、肝素、抗癌药、含铝抗酸剂与甲状腺激素等）导致的骨质疏松；而特发性骨质疏松症主要发生在青少年，病因尚不明。

1. 骨质疏松的危险因素

（1）固有因素：人种（白种人和黄种人患骨质疏松症的危险性高于黑人）、老龄、女性绝经、母系家族史。

（2）非固有因素：低体重、性腺功能低下、吸烟、过度饮酒、饮过多咖啡、体力活动缺乏、制动、饮食营养失衡、蛋白质摄入过多或不足、高钠饮食、钙和（或）维生素 D 缺乏（光照少或摄入少）、有影响骨代谢的疾病和应用影响骨代谢药物。

2. 跌倒及其危险因素

（1）环境因素，如：光线暗、路上障碍物、路面滑、地毯松动、卫生间缺乏扶手等。

（2）健康因素，如：年龄、女性、心律失常、视力差、应急性尿失禁、以往跌倒史、直立性低血压、行动障碍、药物（如睡眠药，抗惊厥药及影响精神药物等）、久坐或缺乏运动、抑郁症、精神和认知能力疾患、焦急和易冲动、维生素 D 不足、营养不良等。

（3）神经肌肉因素，如：平衡功能差、肌肉无力、驼背、感觉迟钝等。

（4）恐惧跌倒。

二、临床表现

（一）症状

疼痛是最常见、最主要的症状，初期由安静状态开始，活动时出现腰背酸痛或周身酸痛，此后逐渐发展为持续性疼痛，在久坐、久站等长时间维持固定姿势时加剧，严重时翻身，起坐及行走有困难。腰椎骨折可能会改变腹部解剖结构，导致便秘、腹痛、腹胀、食欲减低和过早饱胀感等。

（二）体征

脊柱变形、身长缩短、驼背是重要临床体征。骨质疏松严重者可有身高缩短和驼背，脊柱畸形和伸展受限。胸椎压缩性骨折会导致胸廓畸形，影响心肺功能；腰椎骨折可能会改变腰椎生理性前凸或（和）腹部解剖结构。

（三）常见并发症

脆性骨折是骨质疏松症最常见的并发症，指低能量或者非暴力骨折，如从站高或者小于站高跌倒或因其他日常活动而发生的骨折为脆性骨折。发生脆性骨折的常见部位为胸、腰椎，髋部，桡骨远端和肱骨近端。其他部位亦可发生骨折。胸腰椎出现新鲜性压缩骨折时，腰背部疼痛剧烈，体位改变时疼痛加重，疼痛向两侧胸胁或者腰部放射，被动侧卧位，同时有相应部位脊椎棘突的压痛和强叩击痛。胸腰椎骨折多发生于胸腰段（第 10 胸椎至第 2 腰椎）。发生过一次脆性骨折后再次发生骨折的风险明显增加。

三、实验室和其他辅助检查

（一）基本检查项目

1. 骨骼 X 线片　关注骨骼任何影像学的改变与疾病的关系。高质量的 X 线片可见椎体及股骨段等骨质内骨小梁稀疏，骨皮质变薄。严重者可见椎体脆性骨折。

2. 实验室检查　血、尿常规；肝、肾功能；钙、磷、碱性磷酸酶、血清蛋白电泳等。

原发性骨质疏松症患者通常血钙、磷和碱性磷酸酶值在正常范围，当有骨折时血碱性磷酸酶值水平有轻度升高。如以上检查发现异常，需要进一步检查或转至相关专科做进一步鉴别诊断。

（二）酌情检查项目

为进一步鉴别诊断的需要，可酌情选择性地进行以下检查，如：血沉，性腺激素、250HD、1，25（OH）$_2$D$_3$、甲状旁腺激素、尿钙和磷、甲状腺功能、皮质醇、血气分析、血尿轻链、肿瘤标志物、甚至放射性核素骨扫描、骨髓穿刺或骨活检等检查。

（三）骨转换生化标志物

骨转换生化标志物（biochemical makers of bone turnover）就是骨组织本身的代谢（分解与合成）产物，简称骨标志物（bone markers）。骨转换标志物分为骨形成标志物和骨吸收标志物，前者代表成骨细胞活动及骨形成时的代谢产物，后者代表破骨细胞活动及骨吸收时的代谢产物，特别是骨基质降解产物。在正常人不同年龄段，以及各种代谢性骨病时，骨转换标志物在血液循环或尿液中的水平会发生不同程度的变化，代表了全身骨骼的动态状况。这些指标的测定有助于判断骨转换类型、骨丢失速率、骨折风险评估、了解病情进展、干预措施的选择以及疗效监测等。有条件的单位可选择性做骨转换生化标志物以指导临床决策。

1. 骨形成的指标　血清碱性磷酸酶（ALP）、骨钙素（OC）、骨碱性磷酸酶（BALP）、Ⅰ型胶原 C‐端前肽（PICP）和Ⅰ型胶原 N‐端前肽（PINP）。

2. 骨吸收的指标　空腹 2 小时的尿钙/肌酐（Ca/Cr）比值、尿吡啶啉（PYD）、尿脱氧吡啶啉（D‐Pyr）、血清抗酒石酸酸性磷酸酶（TRAP）、尿Ⅰ型胶原交联 C‐末端肽（U‐CTX）、尿Ⅰ型胶原交联 N‐末端肽（U‐NTX）与血清Ⅰ型胶原交联 C‐末端肽（S‐CTX）等。

在以上诸多指标中，国际骨质疏松基金会（IOF）推荐Ⅰ型胶原 N‐端前肽（PINP）和血清Ⅰ型胶原交联 C‐末端肽（S‐CTX）是敏感性相对较好的两个骨转换生化标志物。

（四）骨密度检测

骨矿密度（bone mineral density，BMD）简称骨密度，是指单位体积（体积密度）或者是单位面积（面积密度）的骨量，二者能够通过无创技术对活体进行测量。骨密度及骨测量的方法也较多，不同方法对骨质疏松症的诊断、疗效的监测以及骨折危险性的评估的作用也有所不同。临床应用的有双能 X 线吸收测定法（DXA）、外周双能 X 线吸收测定法（pDXA）、定量计算机断层照相术（QCT）、定量磁共振（QMR）、高分辨率磁共振（HRMR）和显微磁共振（μMR）、磁共振波谱（MRS）和磁共振弥散加权像（DWI）等以及各种单光子（SPA）与单能 X 线（SXA）等，根据具体条件也可用于骨质疏松症的诊断参考。其中 DXA 测量值是目前国际学术界公认的骨质疏松症诊断的金标准，是目前诊断骨质疏松、预测骨质疏松性骨折风险、监测自然病程以及评价药物干预效果的最佳定量指标。

双能 X 线吸收法（DXA）主要测量中轴骨骼部位（脊柱和髋部），也可检测全身骨密度。临床上推荐测量的部位是腰椎 1～4、髋部。骨密度的诊断标准，基于 DXA 测定：骨密度值低于同性别、同种族健康成人的骨峰值不足 1 个标准差属正常；降低 1～2.5 个标准差为骨量低下（骨量减少）；降低程度等于和大于 2.5 个标准差为骨质疏松；骨密度降低的程度符合骨质疏松的诊断标准，同时伴有一处或多处骨折时为严重骨质疏松。现在也通常用 T – Score（T 值）表示，即 T 值 ≥ – 1.0 为正常，– 2.5 < T 值 < – 1.0 为骨量减少，T 值 ≤ – 2.5 为骨质疏松。

四、诊断要点

临床上诊断骨质疏松症的完整内容应包括两方面：确定骨质疏松和排除其他影响骨代谢疾病。用于诊断骨质疏松症的通用指标是：发生了脆性骨折及（或）骨密度低下。目前尚缺乏直接测定骨强度的临床手段，因此，骨密度或骨矿含量测定是骨质疏松症临床诊断以及评估疾病程度的客观的量化指标。

（一）脆性骨折

指非外伤或轻微外伤发生的骨折，这是骨强度下降的明确体现，故也是骨质疏松症的最终结果及合并症。发生了脆性骨折临床上即可诊断骨质疏松症。

（二）诊断标准（基于骨密度测定）

骨质疏松性骨折的发生与骨强度下降有关，而骨强度是由骨密度和骨质量所决定的。骨密度约反映骨强度 70%，若骨密度低且同时伴有其他危险因素会增加骨折的危险性。因目前尚缺乏较为理想的骨强度直接测量或评估方法，故临床上采用骨密度（BMD）测量作为诊断骨质疏松、预测骨质疏松性骨折风险、监测自然病程以及评价药物干预疗效 的最佳定量指标。

基于骨密度测定的诊断标准，建议参照世界卫生组织（WHO）推荐的诊断标准。基于双能 X 线吸收测定法（DXA）测定：骨密度值低于同性别、同种族正常成人的骨峰值不足 1 个标准差属正常；降低 1～2.5 个标准差之间为骨量低下（骨量减少）；降低程度等于和大于 2.5 个标准差为骨质疏松（表 37 – 1）；骨密度降低程度符合骨质疏松诊断标准同时伴有一处或多处骨折时为严重骨质疏松。骨密度通常用 T – Score（T 值）表示：T 值 =（测定值 – 骨峰值）/正常成人骨密度标准差。

表 37 – 1 骨密度测定的诊断标准

诊断	T 值
正常	T 值 ≥ – 1.0
骨量低下	– 2.5 < T 值 < – 1.0
骨质疏松	T 值 ≤ – 2.5

T 值用于表示绝经后妇女和大于 50 岁男性的骨密度水平。对于儿童、绝经前妇女以及小于 50 岁的男性，其骨密度水平建议用 Z 值表示。

Z 值 =（测定值 – 同龄人骨密度均值）/同龄人骨密度标准差。

五、鉴别诊断

原发性骨质疏松症应该与各种原因所致的继发性骨质疏松症和其他骨骼疾病相鉴别，继发性骨质疏松症可以由多种原因所致。继发性骨质疏松症与原发性骨质疏松症的主要鉴别要点是：①继发性骨质疏松症除了有骨质疏松症的表现外，往往有原发病的临床表现和实验室检查异常。②继发性骨质疏松症可以发生于各年龄段，不一定只发生于绝经后妇女和老年患者。③继发性骨质疏松症的病情轻重，往往与原发病的病情相关。④当原发病缓解或治愈后，骨质疏松通常会好转。应和下列疾病引起的继发性骨质疏松症或其他骨骼疾病相鉴别。

（一）内分泌代谢性疾病

1. 骨软化症　骨软化症主要是新形成的骨基质（类骨质）不能正常矿化。常有骨痛、活动障碍、骨畸形和骨折等临床表现，骨软化症易发生在成年女性，血钙和血磷值正常或降低，血碱性磷酸酶和甲状旁腺素水平常增高，尿钙和磷排量减少。原发性骨质疏松症患者发生在绝经后妇女或 >65 岁的老人，血钙、磷和碱性磷酸酶值都正常，仅在骨折后近期血碱性磷酸酶有轻度升高，血甲状旁腺素水平正常或略有上升。骨软化症患者骨密度可降低或明显降低，以皮质骨更为明显。骨 X 线片显示骨密度低，骨小梁纹理模糊，有毛玻璃样改变，椎体双凹变形，骨盆呈三叶草变形，有假骨折（Looser 线）。而原发性骨质疏松症患者呈现骨密度降低，首先发生在骨松质，以后再累及骨皮质。骨 X 线相显示全身骨小梁稀疏，椎体有楔形变。通过临床资料的详细分析，不难做出鉴别。

2. 皮质类固醇性骨质疏松　临床上分为内源性（库欣综合征）和外源性（长期皮质激素治疗）两种，均可引起明显的骨量丢失，常伴有骨质疏松和骨折，部分患者可发生股骨头无菌性坏死。

（1）内源性皮质醇增多症：我国报道的库欣综合征72%以上存在骨质疏松，部分患者以反复多发肋骨骨折为首发症状。内源性皮质醇增多症有血、尿皮质醇增多，蛋白质分解代谢增加（皮肤变薄、紫纹、低蛋白血症），糖代谢紊乱（继发性糖尿病或糖耐量低减），脂肪代谢紊乱（脂肪重分布，出现向心性肥胖，水牛背、满月脸和锁骨上脂肪垫），以及水盐代谢紊乱（低钾血症、高血压等），生育年龄妇女有月经稀发或闭经，男性有性功能减退等表现。

（2）医源性皮质醇增多症：在药物导致的骨质疏松中，以糖皮质激素最为常见。糖皮质激素通过促进破骨细胞介导的骨吸收及抑制成骨细胞介导的骨形成引起骨质疏松。外源性皮质激素补充有明确的用药史和皮质激素增多的征象，因此在临床上不难鉴别。类固醇性骨质疏松症，血钙、磷值基本正常，血碱性磷酸酶和甲状旁腺激素水平正常或轻度升高，尿钙排量正常或增多。

3. 性腺功能减退症　各种性腺功能减退症均可引起骨质疏松。包括原发性性腺功能减退症、继发性性腺功能减退症、垂体功能减退症、继发于其他疾病（血色病）及营养不良 - 下丘脑垂体性腺轴功能减退症。

原发性和继发性性腺功能减退不论性别均可并有低骨量或骨质疏松。性激素对正常骨代谢十分重要，雌激素缺少时降钙素的储备功能降低，骨吸收增加；雌激素促进 1，25 $(OH)_2D_3$ 的合成，间接促进肠钙吸收，雌激素不足，肠钙吸收减少；同时骨组织对 PTH 的敏感性增加，促进骨吸收。综上所述，雌激素缺乏，骨吸收增加，骨转换增加，易并有骨质疏松。临床表现常有原发性疾病、性腺功能减退和骨质疏松三组征象，幼年和老年期发病者更为显著。

4. **垂体泌乳素瘤**　骨量丢失在椎体骨比皮质骨为主的肢体骨更明显。

5. **甲状旁腺功能亢进症**　甲状旁腺功能亢进（甲旁亢）时，血钙水平增高，血磷值降低。尿钙和磷排量均增多，血骨钙素和碱性磷酸酶水平都增高。而原发性骨质疏松症患者血钙、磷值正常，血碱性磷酸酶和 PTH 一般都正常，有时轻度升高，显然这两病之间存在显著差异。如果绝经后妇女或老年男性患者有骨质疏松伴有血钙值增高，应警惕骨质疏松合并甲旁亢，两个疾病同时存在的可能。

6. **甲状腺功能亢进症和甲状腺素替代治疗**　当患有甲状腺功能亢进症和甲状腺激素替代治疗时出现的骨量减少、骨质疏松为骨转换增高。甲亢患者常有甲状腺激素分泌增多的高代谢症状、甲状腺肿大、有时合并突眼等体征，结合甲状腺功能测定，不难做出诊断。甲状腺功能减退患者补充甲状腺素时，骨丢失增加，骨密度降低。

（二）慢性疾病与骨质疏松

1. **胃切除术后**　胃切除术后维生素 D、钙、磷及脂肪吸收减少，久之出现骨质疏松。血钙、磷、碱性磷酸酶及维生素 D 等的变化：可见血钙、磷值降低，尿钙排量降低，碱性磷酸酶水平轻度升高，25（OH）D_3 水平有所降低，1，25（OH）$_2D_3$ 水平正常或轻度升高，多数患者甲状旁腺激素水平正常。骨 X 线表现主要为骨密度降低，横行骨小梁减少或消失，纵行骨小梁稀疏，骨骼变形。

2. **胃肠吸收功能障碍**　胃肠吸收功能障碍引起的骨病常常是由于一系列消化和吸收障碍，影响维生素 D 和钙的吸收而致。除了胃切除术后，常见胆囊和胆道系统严重感染、肠脂肪泻（celiac disease）、节段性回肠炎（Crohn's disease）、空肠回肠分流术（jejunoilea bypass），以及胰腺外分泌功能不足等疾病。

3. **慢性肝病**　慢性肝病并发代谢性骨病的病因、发病机制，以及治疗等均尚不十分清楚。目前认为慢性肝病引起维生素 D 功能降低致使钙吸收障碍。患者多有慢性肝病的临床表现，不难与原发性骨质疏松症相鉴别。

4. **慢性肾脏疾病**

（1）肾性骨营养不良：当肾功能进行性减退，肾小球滤过率 <60ml/min（肾病 3 期）时，会引起钙、磷代谢紊乱——高磷血症和低钙血症，甲状旁腺增生——甲状旁腺激素（PTH）继发性增多，活性维生素 D 减少，产生多种骨骼疾病，有骨软化症、纤维囊性骨炎、骨质疏松和骨硬化四种病变，可以一种病变单独出现，也可以呈混合型。常有血钙水平降低，血磷、碱性磷酸酶和甲状旁腺激素（PTH）水平升高，有慢性肾病史、肾功能损害，甚至酸中毒和软组织转移性钙化等特点。

（2）肾小管性酸中毒：Ⅰ型（病变累及远端肾小管）和Ⅲ型（近端和远端肾小管均受累）肾小管性酸中毒患者，易伴有低钾血症，低钙血症或血磷值降低。由于血钙和血磷水平降低及酸中毒，使矿盐沉积于骨基质减少，日久儿童发生佝偻病、成人发生骨软化症，因为骨量丢失或伴有骨质疏松，临床上有骨痛、活动障碍和身高缩短等。血钙水平多数正常，血磷值正常或降低，血 ALP 水平有不同程度的升高。X 线片显示骨密度降低、骨盆变形、假骨折和椎体双凹变形等改变。相当数量的患者为继发性肾小管性酸中毒，常继发于干燥综合征、慢性肾盂肾炎、慢性活动性肝炎、药物和重金属中毒等。

5. 类风湿关节炎　类风湿关节炎（rheumatoid arthritis，RA）的骨质疏松可分为局部和全身的。X线表现，早期有软组织肿胀，骨质疏松；中期同时有关节间隙狭窄，软骨边缘腐蚀和软骨下骨质囊性变；晚期关节严重破坏，骨质吸收，出现脱位、畸形、纤维性或骨性强直。而原发性骨质疏松不存在类风湿关节炎中期到晚期的特征性改变。

（三）恶性肿瘤

肿瘤相关性骨质疏松症见于以下几个方面：

1. 原发于骨组织的肿瘤　可导致骨组织破坏和局限性骨质疏松症，如多发性骨髓瘤。

2. 肿瘤骨转移　引起广泛骨质疏松，如乳腺癌、睾丸肿瘤、肺癌、肾癌、淋巴瘤、急性淋巴细胞性白血病等，肿瘤细胞可以转移至骨骼，直接浸润破坏骨组织，加快骨溶解。骨质破坏、骨膜受累、骨组织血运异常均可导致骨痛。恶性肿瘤的骨痛部位常常固定于肿瘤浸润或转移部位，骨痛进行性加重，难以控制，有时恶性肿瘤还伴有严重的高钙血症。

3. 肿瘤治疗后产生的治疗相关性骨质疏松　最常见的原因是肿瘤治疗引起的性腺功能减退，而抑制骨形成，增加骨吸收。对非激素依赖性肿瘤应用的化疗药物如环磷酰胺、甲氨蝶呤、氟氧嘧啶和多柔比星等可引起性腺功能减退抑制骨的形成致骨密度下降，甚至骨折。肿瘤的放射治疗也可导致骨质疏松，直接作用是减少成骨细胞数量和骨小梁周围纤维化；间接作用是照射性腺导致性腺功能减退，照射头颅导致生长激素缺乏，进而引起骨量减少和骨质疏松。

4. 恶性肿瘤往往有原发病的表现　多伴有贫血、消瘦、脊髓或神经根压迫症状，以及其肿瘤原发症状，预后较差。一般还伴有淋巴结、肺和肝等转移的征象，血和尿肿瘤标志物检查，骨扫描和CT，MRI等影像学检查，有助于鉴别。

（四）药源性骨质疏松症

1. 糖皮质激素　详见皮质类固醇性骨质疏松。

2. 甲状腺激素　详见甲状腺功能亢进症和甲状腺素替代治疗。

3. 抗癫痫药　30年前已描述长期服用抗癫痫药对骨和矿盐代谢的影响。此类药物可引起骨质疏松和骨软化症。

4. 抗凝药　患者有明确的大剂量肝素治疗史，背痛常是首发症状。骨折以胸腰椎多见，椎体压缩变形，脊椎可侧凸、后凸、身材变矮，重者不能站立。也可出现肋骨骨折。

药源性骨质疏松症有原发病的临床表现，长期或较长期服用此类药物的历史，应详细询问病史。

（五）失用性骨质疏松症

失用性骨质疏松症是多种原因（外伤性脊髓损伤而造成的瘫痪、脊髓灰质炎引起的软瘫、骨折卧床及太空飞行引起的失重等）引起的骨骼承受的应力减少导致骨吸收超过骨形成，出现低骨量及骨组织微结构退变为特征的病症。力学刺激的减少抑制了成骨细胞介导的骨形成，促进了破骨细胞介导的骨吸收，导致失用性骨质疏松。下肢骨折时下肢骨长时间不负重或负重减少都可引起骨量减少，导致骨质疏松。这是骨折后最常见的并发症。骨折后肢体被固定的范围越广，时间越长，骨质疏松就越严重。

六、辨证治疗

骨质疏松症常见证型为肾阳虚损、肝肾阴虚、脾肾阳虚、气滞血瘀，治疗原则以补肾健脾、行气活血为常用大法。

1. 肾阳虚损

证候特点：腰脊、膝关节等处冷痛，伸屈不利，形寒肢冷，肢体痿软，头目眩晕，精神倦怠，溲频清长，或小便不利，大便溏泄，舌淡胖苔薄，脉沉细无力。

治法：温肾壮阳，强筋健骨。

推荐方剂：右归丸。

基本处方：熟地黄20g，山茱萸15g，山药15g，枸杞子10g，菟丝子10g，炮附子10g，杜仲15g，肉桂3g（焗服），鹿角胶15g（烊化）。每日1剂，水煎服。

加减法：阳衰甚者，可加巴戟天15g、淫羊藿15g补肾壮阳；大便溏泄者，减熟地黄、当归等滋润滑腻之品，加入党参20g、白术15g、薏苡仁20g以益气健脾，渗湿止泄；五更泄泻者，可合用四神丸6g（补骨脂、肉豆蔻、吴茱萸、五味子、生姜、大枣）以温脾暖肾，固肠止泄；小便不利者，加车前子10g、茯苓15g、泽泻15g以渗湿利尿。

2. 肝肾阴虚

证候特点：腰脊酸痛，缠绵不已，动作迟缓，足痿无力，头目眩晕，耳鸣耳聋，失眠多梦，发脱齿摇，健忘恍惚，潮热盗汗，五心烦热，咽干颧红，溲少便干，形体消瘦，舌红少津，脉细数。

治法：滋补肝肾，填精壮骨。

推荐方剂：六味地黄汤加减。

基本处方：熟地黄25g，山茱萸15g，山药15g，茯苓15g，牡丹皮15g，泽泻15g，骨碎补15g，续断15g，盐菟丝子15g，牛膝10g，枸杞子10g，淫羊藿10g。每日1剂，水煎服。

加减法：虚火较甚，潮热、口干、咽痛、脉数者，加知母15g、黄檗15g、地骨皮10g滋阴泻火；眩晕、耳鸣可加牡蛎30g（先煎）、磁石30g（先煎）重镇潜阳；失眠者合用朱砂安神丸6g（黄连、朱砂、生地黄、归身、炙甘草）降火安神；大便干结，加生地黄15g、火麻仁10g、当归10g滋阴润肠通便。

3. 脾肾阳虚

证候特点：患处疼痛，神疲体倦，四肢乏力，形体羸弱，面色无华，头晕目眩，腰膝疼痛，遇寒加剧，畏寒肢冷，纳谷不佳，腹胀便溏，小便清长，舌淡苔白，脉沉细无力。

治法：补益脾肾，强筋壮骨。

推荐方剂：金匮肾气丸加减。

基本处方：山药25g，茯苓15g，白术15g，熟地黄25g，山茱萸15g，盐菟丝子15g，怀牛膝15g，枸杞子15g，淫羊藿10g，杜仲10g，补骨脂10g。每日1剂，水煎服。

加减法：胃脘胀满，加陈皮6g、砂仁6g（后下）理气和胃；食积停滞，加神曲10g、麦芽10g、山楂10g、鸡内金10g消食健胃；血虚甚者，加制首乌15g、鸡血藤10g补益精血。

4. 气滞血瘀

证候特点：周身骨节疼痛，日轻夜重，身倦乏力，面色晦暗，舌淡黯或有瘀斑、瘀点，脉沉细而涩。

治法：活血祛瘀，理气止痛。

推荐方剂：身痛逐瘀汤。

基本处方：秦艽 10g，川芎 10g，桃仁 15g，牛膝 15g，红花 10g，五灵脂 15g，当归 15g，羌活 10g，香附 10g，没药 10g，地龙 10g，炙甘草 6g。每日 1 剂，水煎服。

加减法：骨节痛以上肢为主，加用白芷 15g、桑枝 15g、姜黄 15g、威灵仙 15g 祛风止痛；下肢为甚，加独活 15g、防己 15g、萆薢 15g 祛湿通络；腰脊关节痛为甚者，加用杜仲 15g、桑寄生 15g、续断 15g、淫羊藿 15g 温补肾气；周身骨节痛加蜈蚣 2 条通络止痛。

七、其他治疗

1. 中成药

（1）仙灵骨葆胶囊：滋补肝肾，活血通络，强筋壮骨。主要适用于肝肾不足，瘀血阻络所致骨质疏松症，症见腰脊疼痛，足膝酸软，乏力。口服，一次 3 粒，一日 2 次，4～6 周为 1 个疗程。

（2）骨松宝胶囊：补肾活血，强筋壮骨。适用于骨痿（骨质疏松症）引起的骨折、骨痛及预防更年期骨质疏松症。口服，一次 2 粒，用于骨痿（骨质疏松症）引起的骨折、骨痛，一日 3 次，用于预防更年期骨质疏松症，一日 2 次，4～6 周为 1 个疗程。

目前，国内已有数种经国家食品药品监督管理局（SFDA）批准的治疗骨质疏松的中成药。多数有缓解症状、减轻骨痛的疗效。中药关于改善骨密度、降低骨折风险的大型临床研究尚缺乏，长期疗效和安全性需进一步研究。

2. 针灸

（1）针刺：取穴：肾俞、太溪、志室、委中、腰阳关、足三里、内关。针法：针肾俞、太溪施以补法，调益肾气；补志室以填补真阴；平补平泻委中、腰阳关以宣散足太阴经及督脉之寒湿，通达经络；内关、足三里调补五脏六腑之阴阳，使阴平阳秘。

（2）艾灸：取穴：脾俞、肾俞、命门、大椎；中脘、气海、天枢、足三里。每穴灸 5～8 分钟；亦可辅以针刺，针刺施以补法，留针 20～30 分钟。每日或间日 1 次，两组交替应用。

（3）耳针：取内分泌、肾上腺、心、肝、肾、肺、脾、大肠、三焦等穴位交替用王不留行压穴。长期治疗才能收到良好效果。

（4）水针：取肾俞、足三里、关元俞、三阴交。每次用一组，交替应用。应用黄芪注射液，每次每穴 1ml，每次注射 2 穴，左右共 4 穴。隔日治疗 1 次，3 个月 1 个疗程，休息 15 天后，继续第 2 个疗程。

（5）热敏灸治疗：寻找热敏点进行热敏灸，隔日 1 次，3 次/周；热敏灸治疗原发性骨质疏松症，可有效缓解腰背疼痛等临床症状，对骨密度有升高作用，同时能明显提高患者的生存质量。

3. 按摩　对于骨质疏松性骨折导致的腰背部酸胀疼痛或者痉挛性疼痛者可采用手法治疗能有效地缓解疼痛，主要的手法有：㨰、揉、推、按、摩、点、擦。具体操作为：患者取俯卧位，先用㨰法放松腰部紧张痉挛的肌肉；然后用揉法，揉中带推，使患者的身体随着手法而有节律的左右旋转滚动，以松解轻微错位，调节腰背肌平衡；再用按法从上至下按压脊椎数次，重点按压棘突，从小到中的力量（2～5kg），使一些退变失稳错位的椎体得到整复；最后用点法点按膀胱经的常用穴位，如：肝俞、脾俞、肾俞、委中及昆仑等。手法要求轻柔，从轻到重，用力均匀，禁止使用暴力，应根据患者的年龄、体型及X线检查骨质疏松的程度来决定是否行手法治疗及采用手法的力量。

对于骨质疏松引起的夜间静息痛还可采用穴位按摩保健等，如取穴合谷、内关、足三里、三阴交、涌泉等，可缓解骨质疏松症引起的疼痛，长期应用可收到较好的保健抗衰老效果。

4. 中药热敷　防风、威灵仙、川乌、草乌、透骨草、续断、狗脊各100g，红花60g，三棱60g，干姜60g，川椒60g。共为细末，每次50～100g，醋调糊状后装纱布袋中，将布袋放于局部疼痛处（防止烫伤），每次30分钟，1日2次。适用于各型骨质疏松症。

八、预防与调护

骨质疏松是多因素作用的结果。其病理过程是进行性且不可逆的，防重于治。可通过生活、饮食、精神调理来提高骨量峰值和延缓骨量的丢失。

（一）生活调护

起居有常，顺应四时气候变化，生活起居有规律，养成良好的生活习惯，不妄劳作。居处要保持干燥通风、向阳，避风寒，注意汗出勿当风。不吸烟，不酗酒，不过量饮用咖啡。合理的运动锻炼：如增加户外活动，合理接受阳光照射，科学健身（如五禽戏、太极拳、气功、散步、八段锦、慢跑、游泳等）。进行适应不同年龄者的承重运动。避免过度劳累，防止跌倒。对容易引起摔跌撞碰的疾病和损伤应给予有效的防治，对高危人群可使用腰围等保护物。

（二）饮食调养

调节饮食，培养并坚持良好的饮食习惯，合理配膳，均衡营养，钙的足量摄入，使儿童期、青春期、孕乳期、成人期能够储备更多的骨矿物，争取获得理想的峰值骨量。主食应以米、面、杂粮为主，做到品种多样，粗细搭配的饮食。副食应多吃含钙多的食物，如牛奶、奶制品、虾米、虾皮、豆类、海藻类、鸡蛋等，植物性食物中应以绿叶菜、花菜等为主。避免菠菜与豆腐、牛奶同餐，避免与高脂饮食同餐，避免以未经发酵而制成的面包为主食。对绝经期后妇女或老年人可配合补肾健脾之药膳等进行调理。可以作为药膳的药物与食物有熟地黄、当归、猪蹄、玉竹、枸杞子、乌骨鸡、鳖肉、龟肉、紫河车、鹿茸、蛤蚧、冬虫夏草、肉苁蓉、巴戟天、胡桃仁、菟丝子、益智仁、山茱萸、补骨脂、仙茅、淫羊藿、杜仲、狗脊、狗肉、羊肉、阿胶、人参、党参、黄芪、白术、山药、黄精、大枣、虾、莲子、韭菜、海带、牡蛎、桑寄生、茯苓、黑木耳、田螺、橙子、小麦、粳米、生姜、陈皮、胡椒等。以下几种药膳，可作为骨质疏松症患者的进补。

（1）归芪蒸鸡：炙黄芪80g，当归20g，嫩母鸡1只（约1 500g），绍酒30g，味精3g，胡椒粉3g，精盐3g，葱姜各适量，全部用料洗净放锅内，加清水适量，文火煮2～3小时，调味即可，随量饮用。治疗脾虚血少之骨质疏松症，出现神萎体倦，四肢乏力，面色无华，头晕目眩，纳谷不馨，腹胀便溏等症。

（2）参芪炖鸡：党参30g，黄芪30g，母鸡肉150g，红枣5枚，生姜3片，放入碗内加水盖严，隔水炖两小时，加盐调味，食肉饮汤。治疗脾气虚弱之骨质疏松症，出现神疲乏力，腰膝酸软，面色萎黄，少气懒言，腹胀纳少等症。

（3）当归生姜羊肉汤：当归30g，生姜15g，羊肉150g，加水适量，煮至羊肉熟烂为止。治疗脾肾阳虚之骨质疏松症，出现腰膝疼痛，遇寒加剧，畏寒肢冷，大便溏泄，小便清长等症。

（三）精神调理

调摄精神：调节情志，恬淡虚无，保持心情舒畅，调畅气机，减少围绝经期、绝经期后的妇女及老年人骨矿物的丢失，降低骨质疏松症的发病率。

（邓　伟）

第四节　类风湿性关节炎

类风湿性关节炎（rheumatoid arthritis，RA）是一种以侵蚀性关节炎为主要表现的全身性自身免疫病。本病以女性多发。男女患病比例约1：3。RA可发生于任何年龄，以30～50岁为发病的高峰。我国大陆地区的RA患病率约为0.2%～0.4%。本病表现为以双手和腕关节等小关节受累为主的对称性、持续性多关节炎。病理表现为关节滑膜的慢性炎症、血管翳形成，并出现关节的软骨和骨破坏，最终可导致关节畸形和功能丧失。此外，患者尚可有发热及疲乏等全身表现。血清中可出现类风湿因子（RF）及抗环瓜氨酸多肽（CCP）抗体等多种自身抗体。类风湿关节炎属中医"痹证"、"历节病"、"尪痹"等的范畴。

一、病因病机

中医认为正气虚弱是本病发病的内在因素。凡禀赋不足、劳逸失度、情志饮食所伤等都极易招致外邪侵袭；感受风寒湿热之邪，是本病发病的外在因素，邪气痹阻经络，气血不通，痰浊瘀血内阻，流注关节而发病；疾病日久不愈，邪气内陷脏腑，可导致肝肾不足、气血亏损等正虚邪恋之候。

（一）正气不足

正气不足既包括人体精、气、血、津液等物质的不足，亦包括脏腑功能的低下。如营阴不足，卫气失营气之濡养，则失其正常卫外防御功能，或气血阴阳不足则表卫不固，腠理疏松，致风寒湿热等外邪可乘虚侵袭，痹阻脉络气血而成本病。肝脾肾的亏虚亦是本病发病的重要因素。肾藏精主骨，肝藏血主筋，脾为气血化生之源，主肌肉四肢，精血不足，肌肉筋骨失其所养，以致关节肿大，渐而变形、强直、肌肉萎缩，最终导致肢体废用。

（二）外感六淫

由于居处潮湿、涉水冒雨、气候剧变、寒热交替等原因，风寒湿邪乘虚侵袭人体，流注经络，留滞关节，使气血痹阻而成本病。若感受风湿热邪，或风寒湿邪郁而化热，流注关节，致局部红肿灼热而成热痹。病程日久，复感风寒湿等邪，邪胜正虚，则病可由表入里，内舍脏腑，从而形成脏腑痹。

（三）痰瘀交结

病久不愈，或治疗不当，久服祛风燥湿，或温散寒湿，或清热燥湿等药，耗气伤血，损阴劫津，致使气滞血瘀，痰浊阻络，痰瘀交结，经络闭阻，出现关节肿大，甚至强直畸形、屈伸不利等症状，形成正虚邪恋、迁延难愈之顽疾。

总之，本病的基本病变是经络、肌肤、筋骨甚则脏腑气血痹阻，失于濡养。病位一般初起在肢体皮肉经络，病久则深入筋骨，甚则客舍脏腑。病情初起常以邪实为主，但本虚标实亦属常见；久病则正虚邪恋，或湿热留着、痰瘀交阻，虚实夹杂，或寒热夹杂，但因湿邪黏滞久羁，以邪实为主者亦复不少。

二、西医病因病理

（一）病因

病因尚不明确。近年来，由于内分泌学、酶学、组织化学，特别是免疫病理学的进展，为深入探讨其病因和发病机理创造了较好的基础条件。虽然国内外许多研究中心在这方面投入了大量的人力物力，但没有重大突破。一般认为其发病与自身免疫、遗传、感染、过敏和内分泌失调等因素有关。

1. 免疫因素　免疫发病机制的主要证据如下：①滑膜组织中有大量淋巴细胞和浆细胞浸润，滑膜液含有 IgG、类风湿因子 – IgG – 补体形成的不溶性免疫复合物。②循环抗体浓度增高，血清可测得 IgM 类风湿因子和抗核抗体。③类风湿血管炎的发生与血清病相似。这些免疫特征的形成过程决定着类风湿性关节炎的发生和发展，其原始动因可能是感染因素或外伤等。

2. 遗传因素　类风湿因子（RF）阳性的类风湿性关节炎患者的直系亲属患病率是普通人群患病率的 3 倍，而类风湿因子阴性的类风湿性关节炎患者直系亲属及患者配偶的患病率不增高，并发现单卵孪生者类风湿性关节炎发病的一致率（孪生兄弟或姊妹同时都患病）为 33%，而双卵孪生者仅 6%。现已知人类白细胞抗原（HLA）是一个重要的遗传基因系统，位于第六对染色体上，具有 A、B、C、D、DR、DQ 和 DP 位点，每点控制着不同数目的抗原。类风湿性关节炎家属易感性与 HLA – DW4 及 HLA – DRW4 相关。HLA – DW4 在类风湿性关节炎组 60% 阳性，对照组 12% 阳性。HLA – DRW4 在类风湿性关节炎组 62% 阳性，对照组 24% 阳性。推测邻近 HLA – D 和 HLA – DR 位点的类风湿性关节炎易感性基因与发病有关。类风湿性关节炎还考虑与免疫应答基因有关。上述均说明类风湿性关节炎与遗传有关。

3. 感染因素　由于类风湿性关节炎患者有滑膜炎，发热、白细胞升高和血沉增快，故认为本病可能与感染有关，有人怀疑链球菌、类白喉杆菌、支原体、病毒等为类风湿病原体。曾在动物身上用感染的方法制造出类风湿模型，但临床上尚未得到证实，数十年的大量研究尚未能从类风湿性关节炎患者的血液、滑膜液或滑膜中找到某一种恒定的病原体，故感染还是一种可疑因素。

4. 过敏　因本病的病理改变和血清病与用异性蛋白在实验动物中所诱发的过敏状态相似，故认为本病与过敏反应有关。但临床上，患者多无过敏体质的表现。典型过敏性疾病如干草热、哮喘、荨麻疹等的患病率在本病患者中并不比对照组多见。患者的皮肤试验多为阴性，对组织胺的嗜伊红反应与对照组无区别。用患者的滑膜组织、关节液或皮下结节做试验均无反应。

5. 内分泌失调　类风湿性关节炎多见于女性，口服避孕药的女性中发病率较低，妊娠期病情常缓解，更年期出现发病高峰，皮质激素能有效地抑制本病炎症，均提示与内分泌因素有关。有些学者认为，本病与垂体和肾上腺机能低下，或可的松分解不全有关。但分析本病患者的肾上腺皮质和脑垂体激素及甲状腺功能，均无明显降低，且性激素治疗无效。可能肾上腺皮质的盐类激素多于糖类激素，造成结缔组织损伤。

6. **营养代谢障碍**　由于类风湿性关节炎患者常有体重减轻或营养不良，故认为本病有营养代谢障碍。但患者的糖、蛋白质和脂肪代谢均正常，可能为血浆蛋白形式的改变，导致体重下降和骨质疏松等。患者多缺乏维生素 C 和维生素 B_6。

7. **诱因**　寒冷、潮湿、疲劳、营养不良、外伤、精神刺激等，尤其是寒冷、潮湿，常为本病的诱发因素。

前已述及，RA 的病因尚未完全阐明，但其发病过程与免疫反应有密切关系。Glynn 认为 RA 为一种二相性疾病。第一相是感染因子或结缔组织内在代谢异常，在关节滑膜中产生抗原性变；第二相是机体对外源性或内源性新抗原产生自身持久性免疫反应。Harris 则提出，原发性病因因子在组织中持续存在，宿主产生持久性免疫反应，或者是内源性自身持久性扩大机制取代了原发性病因因子的刺激，使疾病继续进展。

综合近年来对类风湿性关节炎发生发展机理的认识，现将其发病机理简述如下：①由未明的致病因子引起组织损伤导致自体免疫反应。②类风湿因子与变性 IgG 形成免疫复合物。③免疫复合物沉积，损伤组织激活补体系统，引起中性粒细胞趋化、吞噬，释放溶酶体酶、胶原蛋白、弹力硬蛋白酶等物质。④膜磷脂类形成花生四烯酸促使化学介质释放引起血管炎。⑤以上介质引起滑膜增殖、血管翳形成、软骨腐蚀，使更多的介质释放加重炎症反应，促使多核白细胞从血管中逸至炎症区域。⑥导致关节和关节外的组织病变。类风湿性关节炎发病原理见示意图（37-2）。

（二）病理

1. **关节病变**　类风湿性关节炎的基本病理是滑膜炎。在疾病发展过程中，滑膜病变大致包括炎症（渗出、浸润）、增生、肉芽组织形成诸阶段。早期以滑膜渗出性病变为主，血管扩张、水肿，滑膜表层有纤维蛋白释出，关节腔内有大量中性白细胞渗出液，继有以淋巴细胞为主的浸润，也可有浆细胞及多核巨细胞浸润，并在局部聚集，有形成滤泡倾向。后随病情发展，关节病变逐渐转为变性，炎性细胞则以浆细胞为主。滑膜增生，肉芽组织形成，其中除增生的成纤维细胞和毛细血管使滑膜绒毛变得粗大外，并有淋巴滤泡形成。滑膜细胞增生可形成肉芽血管翳，在增生的滑膜细胞或淋巴、浆细胞中，可检出类风湿因子、γ球蛋白或抗原—抗体复合物，且可向关节腔内的软骨面生长，发生粘连。软骨因与滑膜液相接触，影响其正常代谢，血管翳又释放某些水解酶，对关节软骨、骨、韧带和肌腱的胶原基质发生侵蚀作用。最终肉芽组织发生纤维化或骨化，使关节面相互融合，形成纤维性或骨性强直。关节附近皮肤、肌肉萎缩、骨骼脱钙或骨质疏松。

2. **皮下结节（类风湿结节）**　约20%的患者可见皮下结节，其中心为一团坏死组织，其中还残留着细胞、纤维素、胶原和网状纤维的碎片，边缘为栅状排列的成纤维细胞及少数多核巨细胞，细胞的排列方向均与坏死区垂直，外层为有单核细胞浸润的肉芽组织。这种病变具有特征性意义。

3. **血管炎**　类风湿性血管炎相当常见，是类风湿性关节炎的基础病变之一。主要累及小动脉，其病变可自严重的坏死性血管炎到局限性节段性动脉炎不等。血管炎多为全层动脉炎，单核细胞浸润、内膜增生可引起栓塞。少数病例较大动脉受侵，与结节性多动脉炎难以区分，可引起神经病变、皮肤溃疡或穿孔。血管炎已被列为恶性类风湿性关节炎的主要病理变化，多见于类风湿因子阳性的患者。

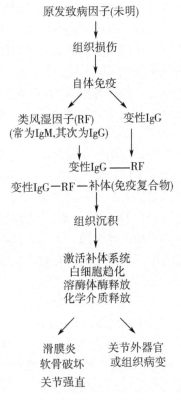

图 37 − 2　类风湿性关节炎发病原理示意图

4. 其他病变　与皮下结节相似的病变可发生在眼、心脏和肺脏。眼病变多累及巩膜，心脏病变多无临床症状；肺坏死结节性病变很少见，结节可为单发或多发，常形成空洞或钙化。局部淋巴结肿大很常见，肿大的淋巴结呈非特异性增生，可形成明显的生发中心，浆细胞少见，淋巴窦中可见许多网状细胞。偶见少许神经内、外膜炎性细胞浸润。继发的淀粉样变性的现象如蛋白尿和肝、脾肿大等，临床上非常少见。

三、临床表现

多关节对称性肿痛，伴有晨间关节僵硬为特征。最初常以全身疲乏感、食欲不振、消瘦、手足麻木和刺痛开始，继而出现 1~2 个关节疼痛和僵硬，特别是晨僵明显，可持续几小时，但关节外观并无异常。部分患者可出现发热等症状。

1. 关节症状　早期表现：对称性多关节红肿热痛，常见四肢小关节、指间近端关节梭形肿胀，掌指（跖趾）、腕、膝、肘、踝甚至颞颌等关节肿痛以及喉部环状关节（即披裂关节）滑膜受累。晨间关节僵硬，午后逐渐减轻，为本病重要特征之一。临床上关节僵硬程度往往可作为评估病情变化及活动性的指标，晨僵时间越长，其病情越严重。中、晚期表现：随着病情发展，转为慢性、迁延性、关节滑膜渗出发展为增殖，肉芽病变，关节活动受限，继而侵蚀骨、软骨，引起关节面移位及脱臼，加上韧带、关节囊及关节周围组织破坏，使关节变形。常见有手指在掌指关节向（小指）外侧半脱位，形成尺侧偏移畸形；手指近端指间关节丧失伸直能力，远端指间关节过伸及屈曲呈鹅颈样畸形；严重患者呈望远镜样畸形，则因掌指骨骨端大量吸收，手指明显缩短，手指皮肤似风琴样皱纹，手指关节松弛不稳，受累手指可被拉长或缩短，呈古代望远镜。还有一种称作峻谷状畸形，掌指关节背侧肿胀，其骨间肌肉萎缩，患者握拳时，掌指关节背侧如山峰样隆起，相邻指间的软组织则下陷如山谷。其他关节局部常可伴见受累关节附近腱鞘炎、腕管综合征（腕部屈肌腱鞘炎，使正常神经在腕管内受压，在鱼际肌力下降、萎缩）、滑囊炎、腘窝囊肿等。

2. 关节外症状　①风湿性结节：约有患者可出现类风湿结节（皮下结节），多发于受压或受摩擦部位，如鹰嘴滑囊内、前臂上端的伸肌侧（肘部），长期卧床的患者，结节可见于头枕部、骶部、背脊侧部以及耳郭等处。结节可呈移动性或固定性，无痛或稍有压痛，圆形或椭圆形，质地坚韧如橡皮，直径 1～3cm 大小不等，一般有结节的病者，多示病情活动，预后较差。②眼部表现：常见巩膜或角膜的周围深层血管充血，视物模糊，如慢性结膜炎；或巩膜炎、虹膜炎、脉络膜炎、角膜结膜炎等出现。③肺部表现：a. 胸膜炎：其积液量一般较少，其严重程度多与关节炎活动情况相一致；b. 肺间性纤维化：早期临床症状和 X 线改变为肺纹理增粗、紊乱，呈弥漫性网状或蜂窝状阴影，以肺底部较明显，两侧肺不一定对称出现；c. 肺结节：类风湿结节可发生在身体任何部位，也可侵犯到内脏，最常见累及肺部，X 线示为块状阴影。④风湿性血管炎：常见手指（足趾）小动脉闭塞性血管炎，发生于指甲下如指（趾）垫的裂片，形如出血和坏疽。皮损可见慢性溃疡和紫癜，小腿部和踝部尤为多见。少数患者可造成肺动脉高压、肠穿孔等。⑤神经系统表现：末梢神经损害，指、趾的远端较重，常呈手套、袜套样分布，麻木感，感觉减退，振动感丧失，运动障碍多见于晚期或老年患者。⑥肾脏淀粉样变性：为继发性、沉积物见于肾、脾和肝、心等脏器，可有蛋白质、肾病综合征、肝脾肿大等症状出现。⑦骨骼肌肉系统病变：可出现肌炎、腱鞘炎、骨质疏松所致的病理性骨折等。⑧弗耳特综合征：是本病特异类型的一种。除血清类风湿因子阳性外，还伴有脾大和白细胞减少等。

四、辅助检查

1. 一般项目　血常规可见正色素性贫血、血小板（PLT）升高，炎性指标可见血沉（ESR）增快、C 反应蛋白（CRP）增高，常标志着疾病的活动性。

2. 类风湿因子（RF）滴度升高　RF 滴度升高并不具有诊断特异性，系统性红斑狼疮（SLE）、干燥综合征（SS）等其他自身免疫性疾病及某些感染性疾病（如细菌性心内膜炎、结核等）也可见到，约 5% 的正常老年人 RF 滴度轻度升高。RF 滴度正常并不能排除 RA。

3. RA 滑液检查　在关节有炎症时滑液量增多，滑液呈半透明或不透明，根据蛋白、细胞及碎屑含量不同呈黄色或黄绿色。滑液中白细胞明显增多，达 $(2～7.5) \times 10^9/L$，其中以中型粒细胞占优势，达 50%～90%，细菌培养阴性，黏蛋白凝固试验凝块松散。滑液检查对 RA 诊断也不具特异性。

4. X 线检查　早期为关节周围软组织肿胀，关节附近轻度骨质疏松，继之出现关节间隙狭窄，关节破坏，关节畸形。

五、诊断和鉴别诊断

(一) 早期诊断指标

既往对 RA 的诊断主要依赖于临床症状、体征、必要的实验室检查以及普通 X 线平片检查。多年的临床和实验研究表明，95% 的 RA 患者于症状出现 6～12 个月后出现 X 线平片上的改变。但在出现明显的 X 线平片改变后，已很难通过药物治疗逆转疾病进程，而在 X 线平片出现改变之前只能依据临床表现及实验室检查进行诊断。因此临床急需能够及早反映和预测 RA 病情的较为客观的指标。现主要对 RA 早期诊断有意义的实验室指标介绍如下：

1. 抗核周因子抗体　抗核周因子（APF）主要出现于 RA 患者的血清中，而少见于 RA 以外的风湿性疾病及正常人。APF 是一种 RA 特异性的免疫球蛋白，且以 IgG 型为主。APF 对 RA 诊断的特异性高达 90% 以上，是早期诊断 RA 的有效指标之一。

2. 抗角蛋白抗体　角蛋白抗体（AKA）对于诊断 RA 的特异性很高，在 90% 左右。初步证实 AKA 与 RA 关节压痛数、晨僵时间和 C 反应蛋白（CRP）有关。AKA 与 RF 无交叉反应及相关性，因此，该抗体可以为 RF 阴性的患者提供另一个诊断指标。临床研究还表明，AKA 与疾病严重程度和活动性相关，在 RA 早期甚至临床症状出现之前即可出现，因此，它是 RA 早期指标和预后指标。该抗体在患者滑液中的阳性率与血清的基本一致，但程度明显高于后者，提示 AKA 可能在滑液局部合成并对滑膜炎的形成起重要作用。

3. 抗 RA33 抗体　各项 RA 早期诊断指标中，抗 RA33 抗体尤其在 RA 早期出现。有些此抗体阳性而临床难以诊断 RA 的患者，经随访 1～3 年后，确诊为肯定的类风湿关节炎。抗 RA33 抗体特异性高达 90% 左右，但在 RA 中的敏感性仅为 35% 左右。近年发现系统性红斑狼疮患者也可有抗 RA33 抗体阳性。抗 RA33 抗体的消长与病情及用药无关。

4. 抗环瓜氨酸抗体　各项 RA 早期诊断指标中，抗环瓜氨酸抗体（抗 CCP 抗体）特异性最高，有国内学者研究认为，抗 CCP 阳性的 RA 患者骨关节破坏程度较阴性者严重，表明抗 CCP 检测对预测 RA 患者疾病的严重性具有应用价值。

以上所述抗体有两项同时阳性者，联合 RF 阳性（采用免疫比浊法，＞20IU/ml 为阳性），国内研究 90% 左右可确诊。

(二) 诊断标准

1. 1987 年美国风湿病协会（ARA）修订分类标准

(1) 晨僵至少持续 1 小时；

(2) 3 个或 3 个以上关节区的关节炎（双侧近端指间关节、掌指关节、腕、肘、膝、踝关节和跖趾关节）；

(3) 腕、掌指关节或近端指间关节至少 1 个关节肿胀；

(4) 对称性关节炎；

(5) 皮下类风湿结节；

(6) 类风湿因子阳性（效价≥1：32）；

(7) 手 X 线片改变：腕及手指的典型性改变为骨质疏松或骨侵蚀改变。

上述 7 项中满足 4 项或 4 项以上即可诊断为类风湿关节炎，其中 1～4 项至少持续 6 周。诊断时要注意不能只根据手指或其他关节的疼痛就诊断为类风湿关节炎。本病是一滑膜炎，因此多表现为持续性关节肿胀，以近端手指关节的梭形肿胀为特征。

2. 2009 年 ACR 和欧洲抗风湿病联盟（EULAR）提出了新的类风湿关节炎诊断标准

RA 分类标准和评分系统，即：至少 1 个关节肿痛，并有滑膜炎的证据（临床或超声或 MRI）；同时排除了其他疾病引起的关节炎，并有典型的常规放射学 RA 骨破坏的改变，可诊断为 RA。另外，该标准对关节受累情况、血清学指标、滑膜炎持续时间和急性时相反应物 4 个部分进行评分，总得分 6 分以上也可诊断 RA。见表 37 - 2。

表 37 - 2 类风湿关节炎 ACR/RULAR 2009 年 RA 诊断标准

受累关节数		分值（0~5 分）
1	中大关节	0
2~10	中大关节	1
1~3	小关节	2
4~10	小关节	3
大于 10	至少一个为小关节	5
血清学抗体检测		（0~3 分）
RF 或抗 CCP 均阴性		0
RF 或抗 CCP 至少一项低滴度阳性		2
RF 或抗 CCP 至少一项高滴度阳性		3
滑膜炎持续时间		（0~1 分）
小于 6 周		0
≧6 周		1
急性期反应物		（0~1 分）
CRP 或 ESR 均正常		0
CRP 或 ESR 增高		1

注：6 分或以上为肯定 RA 诊断。

3. 分级 为了了解患者的关节功能及其生活质量，目前采用关节功能分级方法：

Ⅰ级：关节能自由活动，能完成日常工作而无障碍。

Ⅱ级：关节活动中度限制，一个或几个关节疼痛不适，但能料理日常生活。

Ⅲ级：关节活动显著限制，能胜任部分工作或生活部分自理。

Ⅳ级：大部分或完全失去活动能力，患者长期卧床或依赖轮椅，生活不能自理。

（三）鉴别诊断

在类风湿关节炎的诊断过程中，应注意与骨性关节炎、痛风性关节炎、反应性关节炎、银屑病关节炎、强直性脊柱炎和其他结缔组织病（系统性红斑狼疮、干燥综合征、硬皮病等）所致的关节炎相鉴别。

1. 骨关节炎（OA） 该病为退行性骨关节病，发病年龄多在 50 岁以上，主要累及膝、脊柱等负重关节，活动时关节疼痛加重，可有关节肿胀、积液。手指骨关节炎常被误诊为类风湿关节炎，尤其是在远端指间关节出现赫伯登（Heberden）结节和近端指间关节出现布夏尔（Bouchard）结节时易被视为滑膜炎。骨关节炎通常无游走性疼痛，大多数患者血沉正常，类风湿因子阴性或低滴度阳性。X线示关节间隙狭窄、关节边缘呈唇样增生或骨疣形成。

2. 痛风（Gout）　慢性痛风性关节炎有时与类风湿关节炎相似。痛风性关节炎多见于老年男性，常呈反复发作；好发部位为单侧第一跖趾关节或跗骨关节，也可侵犯膝、踝、肘、腕及手关节，急性发作时通常血尿酸增高，慢性痛风性关节炎可在关节和耳轮等部位出现痛风石。该病有自然缓解及反复发作的特点。

3. 银屑病关节炎（PsA）　银屑病关节炎以手指或足趾远端关节受累为主，也可出现关节畸形，但RF阴性，且伴有银屑病的皮肤或指甲病变。

4. 强直性脊柱炎（AS）　本病主要侵犯脊柱，但周围关节也可受累，特别是以膝、踝、髋关节为首发症状者，需与类风湿关节炎相鉴别。该病有以下特点：①青年男性多见。②主要侵犯骶髂关节及脊柱，外周关节受累多以下肢不对称关节受累为主，常有肌腱端炎。③90%~95%患者HLA-B$_{27}$阳性。④类风湿因子阴性。⑤骶髂关节及脊柱的X线改变对诊断极有帮助。

5. 风湿热　大多发生于青少年，病前多有咽痛史，关节痛为游走性，多累及四肢大关节，极少出现骨侵蚀及畸形。皮肤可出现环形红斑、皮下结节，有心肌炎、心电图改变、抗链球菌溶血素"O"效价高、RF阴性。足量水杨酸制剂疗效迅速而显著。

6. 系统性红斑狼疮（SLE）　某些患者以对称性手关节炎为突出表现，RF阳性，酷似RA。鉴别时应查抗核抗体（ANA）、抗Sm抗体、抗dsDNA抗体、补体等，综合判断及密切随访甚为重要。

7. 其他自身免疫性疾病　系统性硬化（SSc）、多发性肌炎/皮肌炎（PM/DM）、原发性干燥综合征（PSS）、血管炎等，虽可有关节病或关节炎，且部分患者类风湿因子阳性，但它们都有相应的特征性临床表现及自身抗体。

8. 感染性关节炎　关节细菌感染多见于儿童和年老体弱者，易累及髋、膝关节，多为单关节感染。关节局部红、肿、热、痛，活动受限，并伴有畏寒、发热等全身中毒症状，常有原发性感染性疾病的症状和体征，如肺炎球菌或葡萄球菌引起的肺炎、咽炎、前列腺炎等。关节液检查白细胞数可达10×10^9/L以上，且90%以上为中性粒细胞，关节液培养可见致病菌。

六、辨证论治

类风湿关节炎的中医病机为先天禀赋不足，肝肾精亏，营卫俱虚，复因感受风寒湿热之邪，导致气血凝滞不通，痹阻脉络，造成局部甚或全身关节肿痛。本病以肝肾脾虚为本，湿滞、痰瘀为标，湿热瘀血夹杂既是RA的主要发病因素，又可作为主要病理机制，同时也是RA的基本特征；风寒湿邪可诱发或加重病情；若病程日久，伤气耗血、损及肝肾，痰瘀交结，形成正虚邪恋，本虚标实，虚实夹杂，而证候错综复杂。

1. 风湿痹阻证　症状：肢体关节疼痛、重着，或有肿胀，痛处游走不定，关节屈伸不利，舌质淡红，苔白腻，脉濡或滑。

治法：祛风除湿，通络止痛。

方药：羌活胜湿汤加减。

羌活10g，独活10g，防风10g，白芷10g，川芎10g，秦艽10g，桂枝10g，海风藤15g，当归 10g。

加减：关节肿者，加苡仁 12g、防己 10g、萆薢 10g 以利湿；痛剧者，加制附片 6g、细辛 3g 以通阳散寒；痛以肩肘等上肢关节为主者，可选加片姜黄 12g；痛以膝踝等下肢关节为主者，选加牛膝 10g。

临床体会：多见于 RA 病程的早期，好发于春、秋季节更替之时及冬季，多由外感风湿之邪痹阻关节肌肉而致。病位较浅，多在肌表经络之间，经治后易趋康复。

2. 寒湿痹阻证　症状：肢体关节冷痛、重着，局部肿胀，关节拘急，屈伸不利，局部畏寒，得寒痛剧，得热痛减，皮色不红，舌胖，舌质淡黯，苔白腻或白滑，脉弦缓或沉紧。

治法：温经散寒，祛湿通络。

方药：乌头汤合防己黄芪汤加减。

制川乌（或制附子）6g，桂枝 10g，赤芍 15g，黄芪 15g，白术 10g，当归 10g，薏苡仁 15g，羌活 10g，防己 10g，甘草 6g。

加减：关节肿胀者，加白芥子 10g；关节痛甚者，加细辛 3g、乌梢蛇 9g、蜂房 5g；关节僵硬者，加莪术 9g、丹参 15g。

中成药：寒湿痹颗粒（片），每次 5g，每日 3 次；复方夏天无片，每次 3 片，每日 3 次；金乌骨痛胶囊，每次 3 粒，每日 3 次。

临床体会：病多发于春、秋季节更替之时及冬季，多由外感寒湿之邪痹阻关节肌肉而致。上述两证多见于 RA 病程的早期，多以邪（风、寒、湿）实为主，且病位较浅，多在肌表经络之间，经治后易趋康复。若失治、误治，病延日久，病邪变化、深入，必然殃及筋骨，而致骨质的破坏。故掌握病机、及时施治极为重要。

3. 湿热痹阻证　亦称风湿热痹证、热毒痹阻证。多见于疾病活动期，来势急，病情重，多为风寒湿入侵机体，郁久化热，或直接感受湿热（毒）之邪导致气血壅滞不通，痹阻脉络所致。

症状：关节肌肉局部肿痛、重着，触之灼热或有热感，口渴不欲饮，烦闷不安，或有发热，舌质红，苔黄腻，脉濡数或滑数。

治法：清热除湿，宣痹通络。

方药：四妙丸合宣痹汤加减。

苍术 10g，黄檗 10g，生薏苡仁 20g，牛膝 15g，防己 15g，滑石 15g，晚蚕沙 10g，金银花 15g，连翘 10g，赤芍 10g，当归 10g，青风藤 15g，羌活 10g。

加减：伴发热者，加生石膏 30g、青蒿 15g；关节发热甚者，加蒲公英 15g、白花蛇舌草 15g 以清热解毒；关节肿甚者，加土茯苓 15g、猪苓 15g 以化湿消肿；关节痛甚者，加海桐皮 15g、元胡 15g、片姜黄 15g。

中成药：湿热痹颗粒（片），每次 5g，每日 3 次；四妙丸，每次 6g，每日 2 次。

临床体会：本证是 RA 的主要证型之一，多见于疾病的活动期，治疗时尤其注重清热除湿，热邪虽可速清，而湿邪难于快除，湿与热相搏，如油入面，胶着难愈，故本证可持续时间较长。若失治、误治，病延日久，病邪变化、深入，必然殃及筋骨，而致骨质破坏。

4. 痰瘀痹阻证　症状：关节疼痛肿大，晨僵，屈伸不利，关节周围或皮下出现结节，舌黯紫，苔白厚或厚腻，脉沉细涩或沉滑。

治法：活血行瘀，化痰通络。

方药：二陈汤合桃红四物汤。

半夏10g，陈皮10g，茯苓15g，桃仁10g，红花8g，熟地黄12g，当归10g，赤芍10g，川芎10g，甘草6g。

加减：血热者，改熟地为生地12g；血虚者，改赤芍为白芍10g；热痰者，可加黄芩10g、胆南星10g；寒痰者，可加干姜10g、细辛3g；皮下结节者，加连翘10g、白芥子10g、胆南星10g；对痰瘀互结留恋病所者，可用破血散瘀搜风之品，如炮山甲6g、土鳖虫9g、蜈蚣2条、乌梢蛇6g等。

中成药：盘龙七片，每次3~4片，每日3次；痹祺胶囊，每次4粒，每日2~3次。

临床体会：痰瘀既是病理产物，又可作为致病因素反作用机体。本证常见于RA病程之中晚期，其基本病机为正虚邪恋，痰、瘀、虚（肝肾脾）为患，痰瘀互结、痹阻关节为病。

5. 气阴两虚证　本证多由久病缠绵，伤气耗津所致。气能生津，故气虚则津损，津亏则阴耗，气虚阴伤，机体失润，常出现于继发干燥综合征的患者。

症状：关节肿大，口眼干燥，唇干，倦怠无力，或有肌肉瘦削，舌红少津有裂纹，或舌胖大，有齿痕，苔薄白，脉沉细弱或沉细。

治法：益气养阴，活血通脉。

方药：四神煎加减。

黄芪30g，石斛30g，金银花30g，远志15g，川牛膝15g，秦艽10g，生地黄10g，白薇10g，赤芍10g，川芎10g，僵蚕10g。

加减：如气虚较明显，症见肌肉酸楚疼痛，活动后加重，神疲倦怠，气短乏力，易汗出者，加用党参10g、山药12g、白术10g；如阴虚较明显，症见眼鼻干燥，口干不欲饮，选加百合10g、石斛15g、墨旱莲10g、女贞子10g；阴虚致瘀，症见皮肤结节或瘀斑者，酌加当归10g、鸡血藤30g。

中成药：麦味地黄口服液，每次20ml，每日3次。

临床体会：本证所用黄芪多用生品，量宜大，有补气生血、利水消肿的作用，常与当归等养血活血药同用。

6. 肝肾不足证　RA病程后期气血耗伤，肝肾虚损，筋骨失养，呈现正虚邪恋，虚实混杂，缠绵难愈的病理状态。终而出现"四久"：久痛入络，久痛多瘀，久痛多虚，久必及肾。

症状：关节肌肉疼痛，关节肿大或僵硬变形，关节屈伸不利，腰膝酸软无力，关节发凉或局部发热，舌红，苔薄白，脉沉弱。

治法：补益肝肾，强壮筋骨。

方药：独活寄生汤加减。

独活15g，桑寄生10g，杜仲10g，牛膝10g，细辛3g，茯苓10g，肉桂6g，川芎10g，当归10g，白芍10g，生地黄10g，甘草6g。

加减：偏于肾阴不足，症见关节变形，腰膝酸软，潮热盗汗，五心烦热，口干咽痛、遗精者，选加熟地黄10g、山萸肉10g、菟丝子10g、龟甲30g；偏于肝阴不足，症见肌肤麻木不仁，筋脉拘急，屈伸不利，重用白芍30g，加枸杞子10g、沙参10g、麦冬10g；阴虚甚有化火之象，症见潮热，心烦易怒者，加知母10g、黄檗10g；兼见肾阳虚，症见关节冷痛，足跟疼痛，畏寒喜暖，四末不温者，加附子6g、鹿角胶10g。

中成药：尪痹冲剂，每次 6g，每日 3 次；益肾蠲痹丸，每次 8g，疼痛剧烈可加至 12g，每日 3 次。

临床体会：以上两证常与痰瘀互结证互见，见于 RA 之慢性期。因气阴两虚或肝肾不足，抗邪无力，易感于风、寒、湿、热之邪，又宜与风寒湿、湿热证兼见。治疗应配合活血化瘀、通络止痛之品，并遵循"急则治其标，缓则治其本"及标本同治的治疗原则。

7. 瘀血阻络证　症状：关节疼痛，或疼痛夜甚，或刺痛，肌肤干燥无泽甚或甲错，舌质黯，舌边尖有瘀点，苔薄白，脉细涩。

治法：活血化瘀，舒筋通络。

方药：身痛逐瘀汤加减。

当归 15g，川芎 15g，桃仁 9g，红花 9g，炙乳香 3g，炙没药 3g，香附 10g，牛膝 10g，地龙 10g，甘草 6g。

临床体会：瘀血阻络证可伴见于任何证型。寒性凝涩，寒邪侵犯经脉，使经脉收引，血液运行迟缓而致瘀血停滞；热邪伤津耗液，使血液黏稠而瘀；湿性黏滞重浊，湿邪侵犯经络，滞气碍血，亦可成瘀；RA 病程漫长，久病不愈耗伤正气，气虚则运血无力，阳虚则脉失温通，血行凝涩，阴血虚则血脉不充，血行不畅，皆可致瘀血。故气血运行不畅，脉络痹阻是本病的重要病理环节，RA 之不同证型、不同病理阶段，均应配合活血化瘀之品。

七、西医治疗

类风湿关节炎的治疗包括药物治疗、外科治疗和心理康复治疗等。类风湿关节炎治疗的目的是缓解关节症状，控制病情发展，提高生活质量。应积极、早期、联合治疗，尽量减少致残。

（一）药物治疗

治疗类风湿关节炎的常用药物分为四大类，即非甾体抗炎药物（NSAIDs）、改善病情的抗风湿药（DMARDs）、糖皮质激素和植物药。

1. 非甾体类抗炎药（NSAIDs）　通过抑制过氧化物酶活性，减少前列腺素的合成而具有抗炎、止痛、退热、消肿的作用。由于 NSAIDs 使前列腺素的合成减少，故可出现相应的不良反应，如胃肠道反应：恶心、呕吐、腹痛、腹泻、腹胀、食欲不佳，严重者有消化性溃疡、出血、穿孔等；肾脏不良反应：肾灌注量减少，出现水钠潴留、高血钾、血尿、蛋白尿、间质性肾炎，严重发生肾坏死至肾功能不全。NSAIDs 还可引起外周血细胞减少、凝血功能障碍、再生障碍性贫血、肝功能损伤等。少数患者发生过敏反应（皮疹、哮喘），以及耳鸣、听力下降、无菌性脑膜炎等。治疗类风湿关节炎常用药物有吲哚美辛、布洛芬、萘普生、舒林酸、双氯酚酸、芬必得、尼美舒利、美洛昔康、萘丁美酮、西乐葆等。用药要个体化，一般本类药品选用一种，足够量及足够长时间（1～2 周）无效才换用另一种。老年人宜选用半衰期短的 NSAIDs 药物，对有溃疡病史的老年人，宜选用选择性 COX－2 抑制剂以减少胃肠道的不良反应。

2. 改善病情药（DMARDs）　该类药物较 NSAIDs 发挥作用慢，临床症状的明显改善需 1～6 个月，故又称慢作用药。它虽不具备即刻止痛和抗炎作用，但有改善和延缓病情进展的作用。

（1）甲氨蝶呤（MTX）：口服、肌注或静脉滴注均有效。口服 60% 吸收，每日服药可导致明显骨髓抑制和毒性作用，故多采用每周 1 次给药。常用剂量为 7.5～25mg/w，个别重症患者可以酌情加大剂量。一般 4～6 周后起效，明显疗效在 6 个月后，起效后可减少剂量维持用药。主要不良反应为胃肠道反应、白细胞和血小板减少、口腔炎、肝功能损害、皮疹、肺间质改变。用药期间应定期查血常规和肝功能。

（2）柳氮磺吡啶（SASP）：一般服用 4～8 周后起效，从小剂量逐渐加量有助于减少不良反应。使用方法：每日 250～500mg 开始，之后每日增加 500mg，直至每日 2.0g，分 2 次服用。如疗效不明显，可增至每日 3.0g，如 4 个月内无明显疗效，应改变治疗方案。主要不良反应有胃肠道反应、肝酶增高，可逆性精子减少，偶有白细胞、血小板减少，对磺胺过敏者禁用。服药期间应定期复查血常规、肝功能。

（3）来氟米特（LEF）：治疗剂量为 10～20mg/d。主要不良反应有腹泻、瘙痒、高血压、肝酶增高、皮疹、脱发和一过性白细胞下降等，服药初期应定期查肝功能和白细胞。因有致畸作用，故孕妇禁服。由于来氟米特和 MTX 两种药是通过不同环节抑制细胞增生，故二者合用有协同作用。服药期间应定期查血常规和肝功能。

（4）抗疟药：有氯喹（250mg）和羟氯喹（100mg）两种。该药起效慢，服用后 3～4 个月疗效达高峰，至少服用 6 个月后才宣布无效，有效后可减量维持。用法为：氯喹 250mg/d，羟氯喹 200～400mg/d。本药有蓄积作用，易沉淀于视网膜的色素上皮细胞引起视网膜变性而致失明，服药半年左右应查眼底。另外，为防止心肌损害，用药前后应查心电图，有窦房结功能不全、心率缓慢、传导阻滞等心脏病患者应禁用。其他不良反应有头晕、头疼、皮疹、瘙痒和耳鸣等。

（5）青霉胺：250～500mg/d，口服，见效后可逐渐减至维持量 250mg/d。青霉胺不良反应较多，长期大剂量可出现肾损害和骨髓抑制等，如及时停药多数能恢复。其他不良反应有恶心、呕吐、厌食、皮疹、口腔溃疡、嗅觉丧失、淋巴结肿大，偶尔引起自身免疫病如重症肌无力、多发性肌炎、系统性红斑狼疮及天疱疮等。治疗期间应定期查血、尿常规和肝肾功能。

（6）金诺芬：为口服制剂，初始剂量为 3mg/d，2 周后增至 6mg/d 维持治疗。常见的不良反应有腹泻、瘙痒、皮炎、舌炎和口炎，其他有肝肾损伤、白细胞减少、嗜酸细胞增多、血小板减少或全血细胞减少、再生障碍性贫血、还可出现外周神经炎和胞病。为避免不良反应，应定期查血、尿常规及肝肾功能。孕妇和哺乳期妇女不宜使用。

（7）硫唑嘌呤（AZA）：口服后 50% 吸收，常用剂量 1～2mg/kg·d，一般 100mg/d，维持量为 50mg/d。不良反应有脱发、皮疹、骨髓抑制、胃肠反应、肝损害、胰腺炎、对精子、卵子有一定损伤，出现致畸，长期应用致癌。服药期间应定期复查血常规和肝功能等。

（8）环孢素（Cs）：与其他免疫制剂相比，Cs 的主要优点为无骨髓抑制作用，用于重症 RA。常用剂量 3～5mg/kg·d，维持量是 2～3mg/kg·d。环孢素的主要不良反应有高血压、肝肾毒性、神经系统损害、继发感染、肿瘤以及胃肠道反应、齿龈增生、多毛等。不良反应的严重程度、持续时间均与剂量和血药浓度有关。服药期间应查血常规、血肌酐和血压等。

（9）环磷酰胺（CTX）：较少用于类风湿关节炎，在多种药物治疗难以缓解病情的特殊情况下，可酌情试用。

3. 糖皮质激素　能迅速减轻关节疼痛、肿胀，在关节炎急性发作或伴有心、肺、眼和神经系统等器官受累的重症患者，可给予短效激素。其剂量依病情严重程度而调整，小剂量糖皮质激素（10mg/d），可缓解多数患者的症状，于DMARDs起效前起"桥梁"作用，或NSAIDs疗效不满意时的短期措施，必须纠正单用激素治疗RA的倾向，用激素时应同时服用DMARDs，激素治疗RA的原则是：不需用大剂量时则用小剂量；能短期使用者，不长期使用；并在治疗过程中，注意补充钙剂和维生素，以防止骨质疏松。关节腔注射激素有利于减轻关节炎症状，改善关节功能。但1年内不宜超过3次。过多的关节腔穿刺除了并发感染外，还可以发生类固醇晶体性关节炎。

4. 植物药制剂常用药物有3种

（1）雷公藤：雷公藤多貳30~60mg/d，分3次饭后服用。主要不良反应是性腺抑制，导致精子减少、女性闭经。雷公藤还可以引起胃肠道症状、骨髓抑制、肝酶增高、血肌酐清除率下降，并可致口腔溃疡、指甲变软、口干、失眠、脱发、皮疹等。

（2）青藤碱：青藤碱20mg，每日3次，饭前口服。常见不良反应有皮肤瘙痒、皮疹等过敏反应，少数患者出现白细胞减少。

（3）白芍总貳：常用剂量为600mg，每日2~3次。毒副作用小，其不良反应有大便次数增多、轻度腹痛、纳差等。

（二）外科治疗

RA患者经过内科积极正规或药物治疗，病情仍不能控制，为防止关节破坏，纠正畸形，改善生活质量，可考虑手术治疗。但手术并不能根治RA，故术后仍需内科药物治疗。常用的手术主要有滑膜切除术、关节形成术、软组织松解或修复手术、关节融合术。

1. 滑膜切除术　对早期（Ⅰ期及Ⅱ期）患者，经积极正规的内科治疗仍有关节肿胀、疼痛且滑膜肥厚，X线显示关节软骨已受侵犯，病情相对稳定，受累关节比较局限，为防止关节软骨进一步破坏，应考虑滑膜切除术。滑膜切除术对早期类风湿病变疗效较好，术后关节疼痛和肿胀明显减轻，功能恢复也比较满意，但疗效随术后时间逐渐延长而减退，部分残留滑膜可增生，再次产生对关节软骨的侵蚀作用。因此滑膜切除术后仍需内科正规治疗。

2. 人工关节置换术　是一种挽救关节畸形和缓解症状的手术，其中髋、膝关节是目前临床置换最多的关节。其术后10年以上的成功率达90%以上。该手术对减轻RA病变、关节疼痛、畸形、功能障碍，改善日常生活能力有十分明确的治疗作用，特别是对中晚期关节严重破坏、畸形、功能障碍不能正常工作和生活的患者尤为有效。

3. 其他软组织手术　由于RA除了骨性畸形和关节内粘连所造成的关节畸形外，关节囊和周围的肌肉、肌腱的萎缩也是造成关节畸形的原因之一。因此，为了缓解关节囊和周围肌肉、肌腱的萎缩，从而达到矫正关节畸形的目的，可做软组织松解术，包括关节囊剥离术、关节囊切开术、肌腱松解或延长术，由于这些手术常同时进行，故可称之为关节松解术。软组织松解术常用于髋关节内收畸形、膝关节腘窝囊肿、腕管综合征等。

4. 关节融合术　随着人工关节置换术的成功应用，近年来关节融合术已很少使用，但对晚期关节炎患者，关节破坏严重，关节不稳可行关节融合术。此处，关节融合术还可作为关节置换术后失败的挽救手术。

（三）心理和康复治疗

关节疼痛、害怕残疾或已经面对残疾、生活不能自理、经济损失、家庭、朋友等关系紧张、社交娱乐活动停止等诸多因素不可避免地给类风湿关节炎患者带来的精神压力,他们渴望治疗,却又担心药物不良反应或对药物实际作用效果信心不足,这又加重了患者的心理负担。抑郁是类风湿关节炎患者中最常见的精神症状,严重的抑郁有碍疾病的恢复。因此,在积极合理的药物治疗同时,还应注重类风湿关节炎的心理治疗。另外,在治疗方案的选择和疗效评定上亦应结合患者精神症状的改变。对于急性期关节剧烈疼痛和伴有全身症状者应卧床休息,并注意休息时的体位,尽量避免关节受压,为保持关节功能位,必要时短期夹板固定(2~3周),以防畸形。在病情允许的情况下,进行被动和主动的关节活动训练,防止肌萎缩。对缓解期患者,在不使患者感到疲劳的前提下,多进行运动锻炼,恢复体力,并在物理康复科医师指导下进行治疗。

（四）其他治疗

生物制剂如肿瘤坏死因子(TNF-α),干细胞移植等新方法已开始用于 RA 的治疗,其确切疗效和不良反应还待更多病例长期观察和随诊。

八、评述和展望

西医方面,近年来对 RA 自身抗原及抗体研究的进展为 RA 早期诊断和预后判断提供了理论基础。MRI 在 RA 影像学诊断中的作用也日益受到关注,RA MRI 评分指南(RAMRIS)的发表对于早期患者,具有较好的提示作用。在治疗方面,目前研究热点主要集中在生物制剂的有效性和安全性。RA 患者的病情程度因人而异,而规范化治疗是使患者病情控制甚至完全缓解的前提。笔者认为 RA 在治疗策略上均可分为缓解症状、控制病情和巩固治疗三个阶段。若能早期诊断 RA,并及时予以规范的内科治疗,大多数 RA 患者的病情可得到完全缓解。

RA 属中医"痹证"范畴。中医认为是由于正气不足,风、寒、湿、热等外邪侵袭人体,闭阻经络,气血运行不畅所致,以肌肉、筋骨、关节发生酸痛、麻木、重着、屈伸不利,甚或关节肿大灼热等为主要临床表现。经脉气血闭阻不通,是痹证基本病理,宣通可使经络宣畅、气血通顺,实是痹证的第一治疗原则。但根据病邪性质不同,临证所用宣通方法亦有不同。这些在多年的临床应用中,取得了较满意的临床疗效,能较好地缓解症状、控制病情。对于疼痛严重者,可选择的组合方案很多,根据临床实际,以中西医结合的治疗方案较好。这样可以减少激素和非甾体类抗炎药的剂量,减少西医的毒副作用。中医学的治疗以辨证论治为原则,并注重整体观点,因而在减轻痛苦、减少病情的反复发作、延长缓解期、增强防病御病的能力方面起到积极的作用,这是目前中医治疗的优越之处。

现代风湿病学家已经认识到 RA 治疗的局限性,目前正倾力加强对本病发病的始发因素与疾病调控过程的基础性研究。发病年龄与病情及预后的关系;当受累关节较多时(> 20个),怎样减少患者的残疾率,提高患者的生存质量;如何避免有严重并发症患者的病情恶化等,都是今后需加强研究的方向。

（田　超）

第五节　骨关节炎

骨关节炎(Osterthritis,OA)又称增生性关节炎、肥大性关节炎、退行性关节炎或骨关节病，是一种关节软骨的非炎症性退行性变，并在关节边缘有骨赘形成。临床以关节疼痛、活动受限和关节畸形为主要表现。骨关节炎根据其病因可分为原发性骨关节炎和继发性骨关节炎。好发于负重大、活动多的关节，如膝、手、髋、脊柱等。

骨关节炎是最常见的风湿性疾病之一。流行病学调查显示，女性发病率高于男性，尤其是绝经后妇女更多见。年龄越高，发病率越高，60 岁以上的人口中，50% 的人群在 X 线上有骨关节炎表现，其中 35% ~50% 有临床表现，该病的致残率可高达 3%。病因及发病机制至今未明，一般认为与遗传、年龄、肥胖、职业、体力劳动、外伤及雌激素水平下降等因素有关。目前认为，骨关节炎是多因素相互作用的结果，即是由于各种原因引起关节软骨纤维化、劈裂、溃疡、脱失而致的全关节疾病，包括软骨退变、软骨下骨硬化或囊性变、关节缘骨赘形成、滑膜增生、关节囊挛缩、肌肉萎缩无力等。

本病在中医学称之"骨痹"，《素问·长刺节论》有"病在骨，骨重不可举，寒气至，骨髓酸痛，名曰骨痹"之论，认为是一种寒湿病。嗣后《圣济总录》明确指出："肾脂不长，则髓涸而气不行，骨乃痹而其证内寒也"，说明肾虚内寒为其主要病因。《张氏医通》曰："骨痹者，即寒痹、痛痹也，其症痛苦攻心，四肢挛急，关节浮肿"。较详细地描述了本病的症状。《类证治裁》则强调了以补肾为主的治疗方法。

一、病因病机

本病的形成，乃正虚邪实之变。正虚是肾元亏虚、肝血不足、脾气虚弱等，致骨失所养，筋骨不坚，不能束骨而利机关。邪实是外力所伤、瘀血内阻或外邪侵袭，经脉痹阻。邪实、正虚往往交杂兼并为患，难以截然分开。

(一) 年老肝肾不足

肾主骨生髓，髓居骨中。肾精足，则骨髓充满、骨骼强健。肝藏血主筋，肝血足则筋脉强劲，束骨而利关节。《中藏经》指出"骨痹者，乃嗜欲不节，伤于肾也，肾气内消……则精气日衰……邪气妄入"。人过半百，肝肾精血渐亏；气血不足，肾虚不能主骨，肝虚无以养筋，致使筋骨失养，是本病发生的基础。此外，脾虚运化失司，则痰湿内生，湿痰瘀阻经络，经脉不通，亦可导致关节病变，多见于肥胖少动之人。

(二) 长期慢性劳损

一时性超强度的外力包括扭伤、挫伤、撞击、跌伤等；长时间承受非超强度的外力则为劳损，通常由于姿势不正确，特定状态的持续紧张等。当这些外力作用关节以后，可以引起受力最集中的局部发生气血逆乱，严重的导致筋损骨伤，血流不循常道而逸于脉外，形成瘀血凝滞，经脉痹阻，必然引起关节结构的损伤，失去滋养，久而久之，则出现退行性病变。

(三) 外感风寒湿邪

外感风寒邪气，久居潮湿之地，冒雨涉水，经肌表经络客于脊柱、关节，导致局部气血运行阻滞，均可以引起颈项酸强、肢体酸麻、腰臀胀痛等。加之年老体弱，气血不足，卫外不固，腠理不密，邪气更易乘虚内侵、闭阻经络，气不能贯通，血不能畅行，乃生成邪瘀痹阻之证。

综上所述，年老肝肾亏虚，筋骨失养；长期劳损，血瘀气滞；风寒湿邪，痹阻经络；脾虚失运，痰湿阻络诸种因素杂至是本病发生的根本，其病机特点属本虚标实，以肝肾亏虚、气血不足为本，以瘀、痰、风寒湿邪为标。

二、临床表现

本病多表现为慢性迁延性发病，起病缓慢，无明显周身症状，只有少数病例表现为急性炎症过程。其特点为逐渐发生的关节疼痛、肿胀、晨僵、关节积液及骨性肥大，可伴有活动时的骨擦音、功能障碍或畸形。

1. 症状

（1）关节疼痛：是本病最常见的临床表现，负重关节及双手最易受累。一般早期为轻度或中度间断性隐痛，休息时好转，活动后加重，随病情进展可出现持续性疼痛，甚至睡眠中痛醒，或导致活动受限。

（2）关节僵硬：①晨僵：患者可出现晨起时关节僵硬及黏着感，活动后可缓解。本病的晨僵时间较短，一般数分钟至十几分钟，很少超过半小时。②坐位一段时间后，站起时困难，且不能立即行走，需活动几下关节后才能较方便行走，尤其见于老年人下肢关节病变。若继续进行较多的关节活动，则疼痛加重。

（3）其他症状：随着病情的进展，可出现关节挛缩、不稳定，休息痛，负重时加重，并可发生功能障碍。在整个病程中，多数患者存在局部畏寒凉、喜温热，遇阴雨天或气候变化时病情加重。

2. 体征

（1）压痛：受累关节局部可有压痛，在伴有关节肿胀时尤为明显。

（2）关节肿胀：早期为关节周围的局限性肿胀，随病情进展可有关节弥漫性肿胀、滑囊增厚或伴关节积液。后期可在关节周围触及骨赘。

（3）关节摩擦音：主要见于膝关节的骨关节炎。由于软骨破坏、关节表面粗糙，出现关节活动时骨摩擦音（感）、捻发感或咔嗒声，或伴有关节局部疼痛。

（4）滑膜炎：局部发热、渗出、滑膜增厚，还可伴有关节压痛、肌无力、肌萎缩等。

（5）关节畸形和半脱位：疾病后期，由于软骨丧失、软骨下骨板塌陷、骨囊变和骨增生，可出现受累关节畸形和半脱位。

（6）活动受限：出现伴有疼痛或不伴有疼痛的关节活动减少。

3. 不同部位的骨关节炎

（1）手：指间关节炎多为原发性，远端指间关节肥大，在末端指骨底部出现结节，质硬似瘤体，称为赫伯登（Heberden）结节，出现于近端指间关节的称为布夏尔（Bouchard）结节。结节一般不疼痛，但可有活动不便和轻度麻木刺痛，并可引起远端指间关节屈曲及偏斜畸形，部分发展较快的患者可有急性红肿疼痛表现。第一腕掌关节受累后，其基底部的骨质增生可出现方形手畸形。

（2）膝：是最常累及的关节之一，多见于肥胖女性，疼痛表现为休息痛，可有关节积液，活动时关节有喀喇音，病情进展时膝关节活动受限，可引起失用性肌萎缩，甚至发生膝外翻或内翻畸形。

（3）脊柱：颈椎受累比较常见，可有椎体、椎间盘以及后突关节的增生和骨赘。钩椎关节边缘的骨赘可使颈神经根穿离椎间孔时受挤压，而出现反复发作的颈局部疼痛，且可有手指麻木及活动欠灵等。椎体后缘的骨赘可突向椎管而挤压脊髓，引起下肢继而上肢麻木无力，甚而有四肢瘫痪。颈椎受累压迫椎 – 基底动脉，引起脑供血不足的症状，胸椎退行性变较少发生。而在腰椎，主要症状为腰痛伴坐骨神经痛，体检局部有压痛，直腿抬高试验阳性，可有感觉、肌力和腱反射的改变。

（4）髋：髋关节的原发性骨关节炎在我国较为少见，多继发于股骨头及股骨颈骨折后缺血性坏死，或先天性髋脱位，类风湿关节炎等疾病。临床主要以髋部疼痛为主要表现，如疼痛呈持续性，可出现走路跛行，病情严重时，髋关节屈曲内收，代偿性腰椎前凸，检查髋关节局部压痛，活动受限，"4"字试验阳性。

（5）足：跖趾关节常有受累，除了出现局部的疼痛、压痛和骨性肥大外，还可出现踇外翻等畸形。

（6）其他：原发性全身性骨关节炎常发生于绝经期妇女，有多个关节累及，一般均有急性疼痛阶段，急性症状缓解后，关节功能不受损。弥漫性特发性骨质增生症多见于老年男性，骨赘大量增生，患者有轻度疼痛和关节强硬感，尚能够保持较好的活动。

三、实验室检查

大多数患者的实验室检查一般无异常。部分伴有滑膜炎者可出现 C 反应蛋白和血沉轻度升高。滑膜液检查为透明、淡黄色、黏稠度正常或略降低，黏蛋白凝块试验阴性，白细胞计数在 $(0.2 \sim 2.0) \times 10^9/L$，镜检无细菌或结晶，可见软骨碎片和纤维，从碎片的数目可粗略估计软骨退化程度。

X 线检查早期可无异常表现，后期主要有关节面不规则，非对称性关节间隙狭窄；软骨下骨质硬化和囊性改变；关节边缘唇样变及骨赘形成；关节内游离体；关节变形及半脱位等。

四、诊断标准

X 线检查是骨关节病重要的诊断依据，但并非特异性。对于老年关节痛患者，如无其他检查异常，则多为骨关节炎。目前，国内多采用美国风湿病学会的诊断分类标准。

1. 手骨关节炎的分类标准（临床标准 1990）

（1）近 1 个月大多数时间有手关节疼痛、发酸、发僵；

（2）10 个指间关节中，骨性膨大关节≥2 个；

（3）掌指关节肿胀≤2 个；

（4）远端指间关节骨性膨大关节 >2 个；

（5）10 个指间关节中，畸形关节 >1 个。

满足（1）+（2）+（3）+（4）条或（1）+（2）+（3）+（5）条可诊断为手骨关节炎。

注：10 个指间关节为双侧第二、三远端及近端指间关节，双侧第一腕掌关节。

2. 膝骨关节炎的分类标准（1986）

（1）临床标准

1）近 1 个月大多数时间有膝关节疼痛；

2）有骨摩擦音；

3）晨僵≤30 分钟；

4）年龄≥38岁；

5）有骨性膨大。

满足1）+2）+3）+4）条，或1）+2）+5）条或1）+4）+5）条，可诊断为膝骨关节炎。

（2）临床+放射学标准

1）近1个月大多数时间有膝痛；

2）X线片示骨赘形成；

3）关节液检查符合骨关节炎；

4）年龄≥40岁；

5）晨僵≤30分钟；

6）有骨摩擦音。

满足1）+2）条或1）+3）+5）+6）条，或1）+4）+5）+6）条，可诊断为膝骨关节炎。

3. 髋骨关节炎的分类标准（临床+放射学标准，1991）

（1）近1个月大多数时间髋痛；

（2）血沉≤20mm/h；

（3）X线片示骨赘形成；

（4）X线片示髋关节间隙狭窄。

满足（1）+（2）+（3）条或（1）+（2）+（4）条，或（1）+（3）+（4）条者，可诊断为髋骨关节炎。

五、辨证论治

辨证首当明虚实之主次：属劳损为主者，以虚证突出，尤以肝肾亏虚为本；属外伤等引起者，以瘀滞为主要表现，到后期病证复杂，虚实共见，缠绵难愈。其次，尚须辨清病位，即在颈、在腰、在上肢或在下肢之所在。

（一）肾虚髓亏证

症状：腰腿酸软，关节疼痛无力，活动不灵活，不能久立远行，遇劳则腰脊、颈项或四肢关节疼痛更剧。舌淡红，苔薄白，脉细。

治法：补肾益精。

方药：六味地黄丸加味。

熟地黄30g，山茱萸12g，山药15g，茯苓10g，泽泻10g，牡丹皮10g，白芍15g，木瓜10g，鸡血藤30g。

加减：颈项疼痛加葛根20g，羌活15g；肢体麻木加鸡血藤、黄芪、桑枝各30g；跟骨疼痛加牛膝20g；上肢疼痛加海风藤、伸筋草各30g；腰痛甚者加杜仲、川续断各15g，狗脊、巴戟天各12g。

中成药：金乌骨通胶囊，每次3粒，每日3次，口服；益肾蠲痹丸，每次6~10g，每日2次，口服。

肾虚为本病的最基本病机，补肾则为最基本大法，临床上常根据偏阴虚、偏阳虚及患病部位的不同而随症加减。

（二）肝血不足，肾阳亏虚证

症状：关节僵硬冷痛，屈伸不利，甚则关节变形，腰膝酸软，下肢无力，足跟疼痛，形寒肢冷，口淡不渴，尿频便溏，男子阳痿，女子经期延后。舌淡胖嫩，苔白滑，脉沉弦无力。

治法：调补肝肾，养血和营。

方药：壮骨蠲痹汤。

熟地黄 15g，肉苁蓉 10g，骨碎补 15g，淫羊藿 15g，当归 10g，白芍 20g，生黄芪 15g，甘草 6g，牛膝 10g，三七粉 6g（冲服）。

加减：湿重去熟地加薏苡仁 30g；有热者加黄檗 6g；有寒者加鹿角胶（烊化）10g。

中成药：金匮肾气丸，每次 8g，每日 2 次，口服；健骨丸，每次 6～10g，每日 2 次，口服。

肝主筋，肾主骨，肝肾同源。肾虚髓亏，肝血亦不足，故须肝肾同治，强筋壮骨，才能相得益彰。

（三）寒凝瘀阻证

症状：骨节冷痛，疼痛剧烈，得寒加重，得热则减，夜间痛甚，伴关节冷感或麻木，功能活动受限，全身畏冷，四肢不温。舌淡黯，苔白，脉沉迟弦。

治法：散寒活血，祛瘀散结。

方药：阳和汤加味。

熟地黄 15g，白芥子 10g，麻黄 9g，肉桂 3g（冲服），炮姜炭 6g，鹿角胶 9g（烊化），制附子 9g，鸡血藤 15g，蜈蚣 2 条，细辛 3g，穿山甲 10g，威灵仙 15g，制乳没各 10g，甘草 5g。

加减：痛在上肢者加姜黄 10g，青风藤、透骨草各 15g；痛在腰背者加地龙、葫芦巴各 10g，补骨脂 15g；痛在下肢者加汉防己、独活、木瓜各 15g。

中成药：寒湿痹冲剂，每次 10g，每日 3 次，口服；小活络丸（丹）：每次 6～10g 或 1～2 丸，每日 2 次，口服。

肝肾亏虚之体，寒邪最易侵入，阴寒凝滞，瘀阻经脉而发痹痛。故调补肝肾以治本，祛风散寒、化瘀通络以治标。

（四）气血两虚证

症状：关节酸痛无力，时轻时重，活动后更为明显，肢体麻木，面色少华，心悸气短，自汗乏力，食少便溏。舌淡苔白或薄少，脉细弱无力。

治法：补益气血。

方药：八珍汤加味。

党参 30g，黄芪 15g，茯苓 15g，白术 10g，熟地黄 20g，白芍 10g，当归 10g，川芎 10g，甘草 5g，川续断 15g，杜仲 15g，怀牛膝 15g，五加皮 15g，独活 15g，细辛 5g。

加减：头颈部疼痛加葛根 15g，羌活 10g；上肢加桑枝 15g，桂枝 5g，姜黄 10g；指端关节疼痛加豨莶草、透骨草各 15g；腰痛加狗脊 6g。

中成药：十补丸，每次 6～10g，每日 2 次，口服；独活寄生口服液，每次 10ml，每日 2～3 次，口服。

本证气血两虚，非十全大补汤不能胜任。老龄阶段，虽为气血两虚证，肾气也不足，也可再加淫羊藿、巴戟天等共奏益气养血，通经活络，补肾壮阳之功。

（五）肾虚血瘀证

症状：腰脊或颈项四肢关节疼痛如锥刺，痛有定处而拒按，俯仰转侧不利，形寒肢冷，小便清长，病情反复不愈。舌质紫黯，或有瘀斑，脉弦涩。

治法：补肾活血化瘀。

方药：青娥丸合活络效灵丹。

杜仲15g，补骨脂10g，肉苁蓉15g，熟地黄15g，当归10g，川芎10g，丹参30g，乳香5g，没药5g，鸡血藤30g。

加减：痛在腰腿者，加乌梢蛇、独活各15g；痛在腰以上者，去牛膝加姜黄10g；血瘀明显者，加三七片、血竭、苏木各10g。

中成药：壮骨伸筋胶囊，每次6粒，每日3次，口服；抗骨质增生丸，每次6～10g，每日2次，口服。

本证病机关键是肾虚血瘀，治当以益肾祛瘀为大法。临床可随证加菟丝子、枸杞子、鹿衔草补肝肾、强筋骨、祛风湿；三棱、莪术、田七片破血散瘀、行气止痛；佐少量怀牛膝引药下行，直达病所。

（六）其他治疗

1. 单方验方

（1）白芍木瓜汤：白芍30～60g，鸡血藤、威灵仙各15g，木瓜、甘草各12g，水煎服。

（2）四神煎加味方（山东中医学院附属医院）：黄芪、金银花各30g，猫眼草10g，威灵仙、川牛膝各20g，远志、羌活各15g，水煎服，每日1剂，半个月为1个疗程。适用于骨痹之湿热蕴结之轻证者。

（3）金雀根汤（上海民间单方）：金雀根、虎杖根、桑树根各30g，大枣10枚，适用于风寒湿痹痛。

2. 外治法　外治以活血止痛，散寒除湿，温经通络为主要治疗原则，通过药物的局部热力和药力等作用，改善关节的微循环，降低骨内压，恢复关节功能活动。

（1）药浴疗法：炒艾、生川乌、木瓜、防风、五加皮、地龙、当归、羌活、伸筋草各30g，用纱布包裹后入水煎煮，沸腾5分钟左右，趁热熏蒸洗浴患处，并轻轻按揉。每日1～2次，每次约1小时，每剂连用5～7天。2个月为1个疗程。或艾叶9g，透骨草30g，花椒6g，水煎，利用其热气熏洗患处，每日1～2次。或进行矿泉浴。

（2）膏药外贴：狗皮王药膏、麝香止痛膏、追风膏等贴患处。

（3）乳剂或擦剂：双柏散乳剂、辣椒膏、骨质宁擦剂、麝香风湿油等，外擦患处。

3. 针灸

（1）体针：肘部：曲池、手三里、天井、合谷；腕部：外关、阳池、阳溪、合谷；指掌部：中渚、合谷；髋部：环跳、秩边、髀关；膝部：血海、伏兔、阳陵泉、梁丘、双膝眼；踝部：中封、昆仑、解溪、三阴交；脊柱：风池、风门、大椎、肾俞或华佗夹脊穴。根据疼痛部位选穴，采用平补平泻法，留针15～20分钟，每日或隔日1次，15次为1个疗程。若寒湿明显者，用温针法留针10分钟，加艾条灸，每日或隔日1次，15次为1个疗程。

（2）电针：主穴：内外膝眼、血海、梁丘、鹤顶；配穴：足三里、委中、阳陵泉、阿是穴。用平补平泻法，留针后接电针仪，脉冲频率为每分钟 30 次，每次治疗 20 分钟，15次为 1 个疗程，每疗程间休息 2 个星期，可进行下一个疗程。

4. 食疗

（1）猪蹄子方（山东中医学院附属医院）：猪蹄子 2 只，松罗茶、川椒各 24g，金银花20g，生姜 10g，陈皮 10g。加水煮至猪蹄子烂熟为止，吃蹄子，并服汤药，隔日 1 剂。适用于骨痹肝肾亏虚者。

（2）三七丹参粥：三七 10 ~ 15g，丹参 15 ~ 20g，鸡血藤 30g 洗净，加入适量清水煎煮取浓汁，再把粳米 300g 加水煮粥，待粥将成时加入药汁，共煮片刻即成。每次随意食用，每日 1 剂。适用于瘀血内阻，经脉不利的关节疼痛。

（3）防风粥：取防风 10 ~ 15g，葱白两根洗净，加适量清水，小火煎药汁备用；再取粳米 60g 煮粥，待粥将熟时加入药汁熬成稀粥即成。每日 1 剂，作早餐用。适用于膝关节炎，证属风湿痹阻者。

（4）冬瓜薏仁汤：冬瓜 500g 连皮切片，与薏苡仁 50g 加适量水共煮，小火煮至冬瓜烂熟为度，食时酌加食盐调味。每日 1 剂，随意食之。适用于膝关节炎，属湿热内蕴而湿邪偏盛者。

六、西医治疗

目的在于缓解症状，改善关节功能，延缓病情进展，减少关节畸形，提高生活质量。应在患者出现症状，而关节软骨尚未发生明显病变，关节间隙尚未狭窄及骨赘尚未达到显而易见的程度即开始综合性治疗。

（一）一般治疗

1. 健康教育　使患者了解本病的治疗原则、锻炼方法，以及药物的用法和不良反应等。患者自我关注、照顾和管理。

2. 物理治疗　物理疗法包括电疗、磁疗、醋疗、蜡疗、水疗、光疗等，这些方法既可改善局部的血液循环，促进滑膜炎症的吸收、消散，缓解肌肉的痉挛，降低骨内高压，又可加快关节软骨的新陈代谢。

3. 减轻关节负荷，保护关节功能　包括移动范围训练，肌肉加强训练和行走的辅助设备等。受累关节应避免过度负荷，膝或髋关节受累患者应避免长久站立、跪位和蹲位。如果身体肥胖，需要减肥。肌肉的协调运动和肌力的增强可减轻关节的疼痛症状。

（二）药物治疗

（1）对于控制轻、中度的疼痛和症状，应该给予一般镇痛剂，如对乙酰氨基酚。

（2）对于中、重度的疼痛和关节肿胀，应考虑应用非甾体抗炎药或特异性 COX - 2 抑制剂。非甾体抗炎药应从小剂量开始，因病情逐渐加大。并酌用胃黏膜保护剂。

（3）对那些有中、重度疼痛，同时患有特异性 COX - 2 抑制剂和非甾体抗炎药禁忌证的患者，可以应用麻醉止痛药，如曲马朵等。

（4）改善病情药物及软骨保护剂此类药物具有降低基质金属蛋白酶、胶原酶等活性的作用，既可抗炎、止痛，又可保护关节软骨，有延缓骨关节发展的作用。主要的药物包括硫酸氨基葡萄糖、葡糖胺聚糖、S-腺苷蛋氨酸、多西环素及双醋瑞因等。

（5）局部治疗外用 NSAIDs 或关节腔内注射药物。糖皮质激素可作关节腔局部注射，不宜全身用药。指征：关节大量积液抽液后。两次间隔应在 2 个月以上，同一关节用药每年不超过 4 次。

关节腔内注射透明质酸钠：关节腔注射黏弹性补充剂。2～4ml 关节腔内注射，每 1～2 周 1 次，共 3～5 次。注射前应抽吸关节液，负重关节注射后前 2 天宜控制活动，减少负重，以免药物渗出、肿胀。

（三）外科手术治疗

对于经内科保守治疗未能控制症状，有关节软骨明显破坏，关节狭窄强直、半脱位、脱位，有手术适应证者，可以考虑外科手术治疗。根据病情选择关节镜手术或人工关节置换术。

七、转归与预后

骨关节炎起病隐袭，发展严重者可致关节功能障碍，甚则关节畸形，严重影响患者的生活质量。目前本病尚无特异性疗法，因此还不能根治，但经对症治疗，疼痛症状大多能控制及缓解，一般预后是比较好的，较少出现关节强直及严重关节畸形，即使关节畸形，仍可进行功能范围内的活动。

（邓　伟）

第六节　强直性脊柱炎

强直性脊柱炎（Ankylosing Spondylitis，AS）是一种以中轴关节和肌腱韧带骨附着点的慢性炎症为主的全身性疾病，以炎性腰痛、肌腱端炎和不对称外周大关节炎为特点。主要累及骶髂关节和脊柱，最终发展为纤维性和骨性强直。

近几年通过与国际抗风湿病联盟合作调查，确定我国强直性脊柱炎的患病率为 0.3% 左右。在我国 13 亿多人口中约有 400 万人患有强直性脊柱炎，其中 60% 左右髋关节受累，致使髋关节功能障碍，久之使髋关节骨性强直，造成终生残废。既往报道男女患病比例为10∶1，近年有报道女性发病比例增加，这可能与女性患者起病更加隐匿、症状较轻、脊柱竹节样变较少，过去多被忽略而现在能够被早期发现有关。该病起病隐袭，有一定遗传倾向，其发病与 HLA-B$_{27}$ 呈强相关，本病还与泌尿生殖系统及肠道感染等有关。

强直性脊柱炎属于中医"痹病"范畴，古人称之为"龟背风"、"竹节风"、"骨痹"、"肾痹"。现代著名老中医焦树德教授提出用中医的病名"大偻"来指代强直性脊柱炎，已得到中医界的普遍认同。

一、病因病机

本病可起于先天禀赋不足或后天调摄失调，房室不节，惊恐，郁怒，或病后失于调养，遂致肾督阳气不足，复因风寒湿三邪（尤其是寒湿偏盛）深侵肾督，内外合邪，深入骨骺、脊柱。病久肝肾精血亏虚，使筋挛骨弱而邪留不去，渐致痰浊瘀血胶结而成。

（一）先天不足

先天禀赋不足，阴阳失调，肾气亏虚，外邪乘虚而入。若兼房室不节，命相火妄，水亏于下，火炎于上，阴火消烁，真阴愈亏；病久阴血暗耗，阴损及阳，时有外感风寒、湿热诸邪，深侵肝肾，筋骨失荣。

（二）肾督亏虚

《素问·逆调论》中说："肾者水也，而生于骨，肾不生则髓不能满，故寒甚至骨也。……病名曰骨痹，是人当挛节也。"《素问·脉要精微论》指出"腰者肾之府，转摇不能，肾将惫矣。"说明肾虚会使人腰部活动困难。肾主骨生髓，肾气不足，寒湿内盛，兼寒湿之邪乘虚内侵，内外合邪，使气血运行不畅，不通则痛。因脊柱乃一身之骨主，骨的生长发育又全赖骨髓的滋养，而骨髓乃肾中精气所化生，故肾中精气充足，骨髓充盈，则骨骼发育正常，坚固有力；肾中精气不足，骨髓空虚，则骨松质脆，酸软无力。督脉循行于背部正中，对全身阳经起到调节作用，为阳脉之总督，肾虚寒湿深侵，肾气不足，督脉失养，脊骨受损而致本病。

（三）感受外邪

风寒、湿热诸邪由腠理而入，经输不利，营卫失和，气血阻滞脉络，经脉痹阻，不通则为病。如《素问·痹论》说："风寒湿三气杂至，合而为痹也。"《素问·痹论》云："所谓痹者，各以其时，重感于风寒湿之气也。"指出了风寒、湿热等外邪为本病病因。《济生方·痹篇》曰："皆因体虚，腠理空虚，受风寒湿气而成痹也。"说明痹病也可由体虚而感受外邪所致。

或因风寒湿邪（尤其是寒湿偏重者）深侵肾督，脊背腰胯之阳失于布化，阴失营荣，加之寒凝脉涩，必致筋脉挛急，脊柱僵曲可生大偻之疾；或因久居湿热之域及素嗜辛辣伤脾蕴湿，化热交结，伤骨则骨痹僵曲、强直而不遂，损筋则"软短"、"弛长"而不用，损肉则肉消倦怠，形体尪羸，亦可生大偻之疾；或因肾督虚，邪气实，寒邪久郁，或长服温肾助阳之药后阳气骤旺，邪气从阳化热，热盛伤阴，阳之布化受抑，阴之营荣乏源，筋脉挛废，骨痹痛僵，还可生大偻之疾；若兼邪痹胸胁、四肢、关节、筋骨，则胸胁不展，肢体肿痛僵重，屈伸不利等。

（四）瘀血阻络

AS病程漫长，反复发作，迁延难愈，日久必入血入络，形成瘀血。清·王清任《医林改错》云："凡肩痛、臂痛、腰疼、腿疼或周身疼痛，总名曰痹证，明知受风寒，用温热发散药不愈；明知有湿热，用利湿降火药无功……实难见效。因不思风寒湿热入皮肤，何处作痛；入于气管，痛必定流走；入于血管，痛不移处；已凝之血，更不能活。如水遇风寒，凝结成冰，冰成风寒已散，明此义，治痹证何难。"指出痹证日久有合并瘀血的现象，故血瘀证伴随于强直性脊柱炎的各期、各型。

本病的病因病机是禀赋不足，肝肾精血不足，肾督亏虚，风寒湿之邪乘虚深侵肾督，筋脉失调，骨质受损。其性质为本虚标实，肾督亏虚为本，风寒湿邪为标，寒湿之邪深侵肾督，脊骨受损，日久瘀血阻络，使病情加重，又可累及全身多个脏腑。

二、诊断要点

（一）临床表现

1. 起病形式与首发症状　强直性脊柱炎一般起病比较隐匿，早期可无任何临床症状，有些患者在早期可表现出轻度乏力、长期或间断低热等。部分患者初期出现非对称性下肢大关节肿痛。外伤、受凉或受潮以及消化道、泌尿道或呼吸道感染是其常见的诱发原因。本病有明显的家族聚集倾向。首发症状常见的有腰背痛、间歇性或两侧交替性臀深痛、髋膝关节疼痛等症状。

2. 关节病变表现

（1）骶髂关节炎：约90%强直性脊柱炎患者最先表现为骶髂关节炎，以后可上行发展至腰椎、胸椎和颈椎，表现为反复发作的腰痛，腰骶部僵硬感，间歇性或两侧交替出现腰痛和两侧臀部疼痛，可放射至大腿，直接按压或伸展骶髂关节可引起疼痛。有些患者无骶髂关节炎症状，仅X线检查发现有异常改变。

（2）腰椎病变：腰椎脊柱受累时，多表现为下背痛和腰部疼痛或活动受限。腰部前屈、后伸、侧弯、和转动受限。体检可发现腰椎棘突压痛，腰椎旁肌肉痉挛；后期可有腰肌萎缩。

（3）胸椎病变：胸椎受累时，表现为背痛、前胸和侧胸痛，最后可呈驼背畸形。如肋椎关节、胸骨柄体关节、胸锁关节及肋软骨间关节受累时，则呈束带状胸痛，胸廓扩张受限，吸气、打喷嚏或咳嗽时胸痛加重。

（4）颈椎病变：少数患者首先表现为颈椎炎，先有颈椎部疼痛，沿颈部向头臂部放射。颈部肌肉开始时痉挛，以后萎缩，病变进展可发展为颈胸椎后凸畸形。头部活动受限，常固定于前屈位，不能上仰、侧弯或转动。严重时仅能看到自己足尖前方的小块地面，不能抬头平视。

（5）外周关节症状：受累的外周关节以髋、膝、踝等下肢的关节较为常见，上肢大关节如肩、肘、腕等也可累及，指、趾等四肢小关节受累则比较少见。髋关节受累临床表现为髋部隐痛或剧痛，有的患者表现为臀部疼痛或腹股沟疼痛，继续发展则会出现髋关节活动受限、关节屈曲挛缩、局部肌肉萎缩，直至发生关节强直，髋关节受累者预后较差。

3. 关节外表现

（1）全身症状：发热可见于AS早期或疾病活动期，多表现为不规则的低热，体温在37~38℃之间。AS患者可出现慢性单纯性贫血，程度较轻，一般无须特殊治疗。

（2）眼损害：AS眼损害以急性前葡萄膜炎和急性虹膜炎多见，也可发生急性结膜炎。临床表现为不同程度的眼球疼痛、充血、畏光、流泪，或伴有视力下降等。

（3）心血管受累表现：AS心血管受累特点是侵犯主动脉和主动脉瓣，引起上行性主动脉炎、主动脉瓣膜下纤维化、主动脉瓣关闭不全等。累及心脏传导系统，可引起房室传导阻滞。

（4）呼吸系统受累表现：强直性脊柱炎呼吸系统受累一般多发生于病程20年以上者，主要表现有胸廓活动度明显变小，双肺上部尤其是肺尖纤维化、囊性变、甚至空洞形成。

（5）泌尿系统受累表现：AS肾脏受累大致包括IgA肾病、肾脏淀粉样变和非甾体类药物引起的肾间质改变。临床上可表现为血尿、蛋白尿、管型尿，严重者还可出现高血压和肾功能不全。

4. 体征 体格检查有助于 AS 的早期诊断，主要有①骶髂关节炎的检查：包括骶髂关节定位试验、"4"字试验、骶髂关节压迫试验、髂嵴推压试验、骨盆侧压试验、悬腿推膝试验等方法。②肌腱附着点炎的检查：AS 患者可出现坐骨结节、大转子、脊柱骨突、肋胸关节、柄胸关节，及髂嵴、足跟、胫骨粗隆和耻骨联合等部位的压痛。③脊柱和胸廓活动度的检查：包括指地距、枕墙距、Schober 试验、胸廓活动度和脊柱活动度。

（二）实验室检查

1. HLA – B$_{27}$ 大约 80%～90% 的 AS 患者 HLA – B$_{27}$ 阳性。

2. 类风湿因子（RF） AS 患者 RF 阳性率同正常人群，为 1%～5%。

3. 血沉（ESR） 75% 的 AS 患者血沉有增高，其与病情的活动有一定的相关性。

4. C 反应蛋白（CRP） 75% 的 AS 患者可见 CRP 升高，同血沉一样 CRP 的高低也不一定与病情程度成正比。

5. 免疫球蛋白（Ig） AS 患者可见 IgA 轻到中度增高，有学者认为它的增高与病情活动性有关。AS 患者可有 IgG、IgM 增高，IgG、IgM 增高可能与 AS 伴发外周关节受累有关。

6. 补体 AS 患者可见 C$_4$ 含量升高，有学者认为 C$_4$ 升高多见于伴外周关节受累者。

7. 其他 检查急性活动期病例可见轻度正细胞性色素性贫血，轻、中度单核细胞及血小板计数升高。如发现尿蛋白升高，应警惕继发淀粉样变或药物不良反应。AS 患者如 ALP、AKP 升高提示有骨侵蚀，继发 IgA 肾病和肾淀粉样变时，肾功能可能出现异常。

（三）影像学检查

1. X 线检查 X 线检查为公认的诊断标准之一。

（1）骶髂关节：病变一般从骶髂关节的下 2/3 处开始，多呈双侧对称性。早期表现主要有关节面模糊，关节面下轻度骨质疏松、关节间隙大多正常、软骨下可有局限性毛糙和小囊变，这种改变主要发生于关节的髂骨侧。病变至中期，关节软骨已破坏，表现为关节间隙宽窄不一、并可有部分融合；关节面侵蚀破坏、囊变，呈毛刷状或锯齿状，可有骨质硬化。晚期，则关节间隙狭窄、消失；由粗糙条状骨小梁通过关节间隙，产生骨性融合；软骨下硬化带消失，可伴有明显的骨质疏松。

（2）脊柱：一般认为脊柱病变常从脊柱的下部开始，呈上行性发展，并最终累及全脊柱。在早期，椎体上下缘可见局限性骨质侵蚀、破坏，破坏区可局限于椎体前角，也可较广泛，但常伴有不同程度的骨质硬化。随着病变的发展，椎体前缘凹面消失，于晚期形成"方形"椎。早期可有脊柱轻度骨质疏松，并随病情的进展而逐渐显著。关节突间小关节表现为关节面模糊、毛糙、侵蚀破坏及软骨下硬化。在病变的晚期，可见广泛的椎旁软组织钙化；前韧带、后纵韧带、黄韧带、棘上、棘间和肋椎韧带均可出现钙化，表现为椎体上、下角鸟嘴状突起，随后逐渐于椎间隙的一侧形成骨桥；椎间盘纤维环的外层可见钙化，少数患者可出现椎间盘钙化；最后形成典型的"竹节状"脊柱。椎小关节囊和关节周围韧带骨化呈两条平行的"铁轨"状阴影，棘上韧带骨化则表现为一条正中垂直致密影。脊柱强直后，椎体可见明显的骨质疏松，并常伴有脊柱后凸畸形。

（3）髋关节：主要的表现为关节面虫蚀状破坏、关节面下骨质囊状改变、关节间隙均匀一致性狭窄或部分强直、关节周围骨质疏松。

（4）耻骨和耻骨联合：在耻骨下缘肌肉附着部位，由于腱鞘骨膜炎的发生，而显示骨质赘生，耻骨缘可被侵蚀。表现为关节面糜烂并伴有周围骨质硬化。

（5）骨炎：本病可在坐骨结节、耻骨和坐骨，股骨大粗隆、跟骨结节等肌腱附着处发生骨膜增生，表现为羽毛状或"胡须"样改变，常伴有局部骨质增生、硬化及囊状侵蚀破坏，一般自肌腱或韧带附着处的骨块开始并逐渐密度增高，直至伸延到韧带和肌腱。

2. 其他影像学检查及优势　CT 扫描可清楚显示骶髂关节炎的解剖部位和骨内分布范围及骨皮质的完整性、邻近组织的侵犯情况。MRI 优越性表现在可观察软骨异常改变，检测骨髓水肿及早期显示骨侵蚀，其最大优势可以显示关节软骨和关节面下骨髓脂肪的信号改变，对于早期诊断有肯定价值。附着点炎是 AS 的特征性表现，早期跟腱炎症可以通过高频实时超声检测出来，显示为附着处、骨膜、韧带、肌腱、腱鞘周围软组织和关节囊的水肿，由于炎症和水肿、骨破坏或附着点处形成的新骨而导致回声减低。

（四）诊断标准

诊断 AS 目前多采用 1984 年制定的修订纽约标准。其诊断标准如下：

1. 临床诊断标准　①腰痛、僵硬 3 个月以上，活动后缓解、休息不能缓解；②腰椎前屈、后伸、侧弯三个方向活动受限；③胸廓活动度测量低于相应年龄、性别的正常人。

2. 放射学诊断标准　X 线诊断分级：

0 级：正常。

1 级：可疑变化。

2 级：轻度异常，可见局限性侵犯、硬化，但关节间隙无改变。

3 级：明显异常，为中度或进展性骶髂关节炎改变，伴有以下 1 项或 1 项以上改变，如侵蚀、硬化，关节间隙增宽或狭窄或部分强直。

4 级：严重异常，完全性关节强直。

双侧骶髂关节 X 线表现≥2 级或单侧 3~4 级，符合 AS 的 X 线诊断标准。

注：骶髂关节炎 CT 分级参考上述分级标准。

3. 诊断分级

（1）肯定强直性脊柱炎符合放射学诊断标准和 1 项以上临床诊断标准；

（2）可能强直性脊柱炎

1）符合 3 项临床诊断标准；

2）符合放射学诊断标准而不伴有任何临床诊断标准（应除外其他原因所致骶髂关节改变）。

三、辨证论治

（一）肾虚督寒证

症状：腰、臀、胯疼痛，僵硬不舒，牵及膝腿痛或酸软无力，畏寒喜暖，得热则舒，俯仰受限，活动不利，甚则腰脊僵直或后凸变形，行走坐卧不能，或兼男子阴囊寒冷，女子白带寒滑，舌苔薄白或白厚，脉多沉弦或沉弦细。

治法：补肾祛寒，散风除湿，强督活瘀，壮骨荣筋。

方药：补肾强督祛寒汤。

狗脊 25～40g，熟地黄 15～20g，制附片 9～12g，鹿角 9～12g，骨碎补 15～20g，杜仲 15～20g，桂枝 9～15g，白芍 9～15g，知母 9～15g，独活 9～13g，羌活 9～15g，续断 15～20g，防风 9～12g，威灵仙 9～15g，川牛膝 9～15g，炙山甲 6～15g。

加减：寒甚痛重不移者，加制川乌、制草乌各 3g，淫羊藿 9～15g，七厘散 1/3 管随汤药冲服，以助温阳散寒，通络止痛之效；舌苔白厚腻，关节沉痛僵重伴肿胀者，去熟地，加生薏苡仁 30～40g、炒白芥子 3～6g；大便溏稀者可去或减少川牛膝用量，加白术 9～12g，并以焦、炒为宜，加补骨脂 9～15g；畏寒重并伴脊背冷痛不舒者加炙麻黄 3～9g、干姜 5～9g；久病关节僵直不能行走或腰脊坚硬如石者，可加透骨草 10～15g、自然铜 6～9g（先煎），甚者可加急性子 3～5g。

中成药：可选金乌骨通胶囊，每次 2 粒，每日 3 次，口服；或草乌甲素片，每次 0.4mg，每日 2～3 次，口服。

本证候临床颇为多见，尤其是久居寒冷之地的人，是强直性脊柱炎的主证型，在治疗的过程中应注意，方中温燥药物较多，日久有化热生燥之嫌，应多观察患者症状的变化，适时调整知母、白芍等药的剂量，以牵制方剂的温热之性。

（二）邪郁化热证

症状：腰骶臀胯僵痛、困重，甚则牵及脊项，无明显畏寒喜暖，反喜凉爽，伴见口干、咽燥、五心烦热、自汗盗汗，发热或午后低热，甚者关节红肿热痛，屈伸不利，纳呆倦怠、大便干、小便黄，舌偏红，舌苔薄黄或黄白相间少津，脉多沉弦细数，尺脉弱小。

治法：补肾清热，强督通络。

方药：补肾强督清热汤。

狗脊 20～40g，生地黄 15～20g，知母 9～15g，鹿角霜 6～10g，骨碎补 15～20g，败龟甲 20～30g，秦艽 9～15g，羌活 9～12g，独活 9～12g，桂枝 6～9g，白芍 9～15g，黄檗 6～12g，土鳖虫 6～9g，杜仲 15～20g，桑寄生 15～20g，炙山甲 9～15g。

加减：若午后潮热明显者加青蒿 9～12g、银柴胡 9～12g、炙鳖甲 15～30g、胡黄连 6～9g、地骨皮 9～12g；若咽干、咽痛，加玄参、知母 10～15g、板蓝根 9～15g；若关节红肿疼痛、僵硬、屈伸不利者，加忍冬藤 20～30g、桑枝 30～40g、寒水石 10～30g、生薏苡仁 30～40g、片姜黄、白僵蚕 9～12g；若疼痛游走不定者加威灵仙 9～15g、青风藤 15～20g、防风 9～12g；若腰脊、项背僵痛不舒、活动受限者，加葛根 15～20g、白僵蚕 9～15g、伸筋草 20～30g。

中成药：可选金乌骨通胶囊，每次 2 粒，每日 3 次，口服；辨证配伍帕夫林胶囊（白芍总苷）、知柏地黄丸等。

本证系寒湿之邪入侵或从阳化热，或郁久热生所致。多见于强直性脊柱炎的活动期或病程较长，久服、过服辛温燥热之品者。本证虽然邪已化热，但仍由肾虚督寒证转化而来，不能一味地投以寒凉之药味，以防伤及阳气，方中补肾强督仍为大法。本方是在补肾强督祛寒汤的基础上，减或去掉辛热之品如桂枝、制附片等药的用量，酌加清热之品，如败龟甲、黄檗等而组成。

（三）湿热伤肾证

症状：腰臀胯酸痛、沉重、僵硬不适、身热不扬、绵绵不解、汗出心烦、口苦黏腻或口干不欲饮、脘闷纳呆、大便溏软，或黏滞不爽，小便黄赤或伴见关节红肿灼热焮痛，或有积液，屈伸活动受限，舌质偏红，苔腻或黄腻或垢腻，脉沉滑、弦滑或弦细数等。

治法：清热除湿，祛风通络，益肾强督。

方药：补肾强督清化汤。

狗脊 20~30g，苍术 9~12g，黄檗 9~12g，牛膝 9~15g，薏苡仁 20~40g，忍冬藤 20~30g，桑枝 20~30g，络石藤 15~30g，白蔻仁 6~10g，藿香 9~12g，防风 9~12g，防己 9~12g，草薢 9~12g，泽泻 9~15g，桑寄生 15~20g，炙山甲 6~9g。

加减：若关节红肿热痛兼有积液，活动受限甚者可加茯苓 15~30g、猪苓 15~30g、泽兰 10~15g、白术 9~12g、寒水石 20~30g；若脘闷纳呆甚者可加佩兰 9~12g、砂仁 6~10g、川朴 9~12g；若低热无汗或微汗出而热不解、五心烦热者可加青蒿 10~15g、炙鳖甲 20~30g、败龟甲 15~30g、知母 10~15g，并加重炙山甲用量；若腰背项僵痛、俯仰受限者可加白僵蚕 9~15g、伸筋草 15~30g、葛根 15~20g、羌活 9~15g；若兼见畏寒喜暖恶风者加桂枝 6~9g、赤白芍各 6~12g、知母 9~15g；若口黏、胸闷、咽中黏痰频频者加苏藿梗各 9~12g、杏仁 6~10g、茯苓 10~20g、化橘红 9~12g；若腹中不适、便意频频、大便黏滞不爽者加焦槟榔片 6~10g、炒枳壳 9~12g、木香 3~6g、乌药 9~12g。

中成药：可选四妙丸，辨证配伍帕夫林胶囊、知柏地黄丸等。

本证多见于久居湿热之域或于潮湿、闷热之环境中长期工作的人群，肾虚湿热之邪入侵蕴结而伤肾、督所致。亦常见于本病的活动期而现此证候者。本方系在补肾强督清热汤的基础上去掉养阴清热之品，如龟甲、生地黄等及酌加芳香化湿之品组成，使湿邪去有出路。

（四）邪痹肢节证

症状：病变初起表现为髋、膝、踝、足跟、足趾及上肢肩、肘等关节疼痛、肿胀、沉重、僵硬，渐见腰脊颈僵痛不舒、活动不能；或除腰背胯尻疼痛外，并可累及以下肢为主的大关节，畏寒、疼痛、肿胀，伴见倦怠乏力、纳谷欠馨等。病处多见畏寒喜暖（亦有无明显畏寒、反喜凉爽、发热者）舌淡红黯、苔白，脉沉弦或沉细弦。

治法：益肾强督，疏风散寒，祛湿利节。

方药：补肾强督利节汤。

狗脊 20~30g，骨碎补 15~20g，鹿角片 6~10g，青风藤 10~15g，络石藤 15~20g，海风藤 10~15g，桂枝 9~12g，白芍 9~15g，制附片 6~10g，知母 9~15g，秦艽 9~15g，独活 9~12g，威灵仙 9~15g，续断 15~20g，桑寄生 15~20g，炙山甲 6~12g。

加减：若见口干欲饮、溲黄便干等化热征象者，可减或去桂枝、制附片加大知母用量并加用炒黄檗 6~12g、生地 9~15g；若关节红肿热痛或不恶寒、反恶热喜凉者可加忍冬藤 30g、桑枝 30g、寒水石 15~20g（先煎），减或去桂枝、制附片；若上肢关节疼痛，晨僵畏寒者可加羌活、片姜黄 9~12g、制川乌或草乌 3g；若恶风畏寒，腰尻凉痛喜覆衣被，四末不温者，可加淫羊藿 9~15g、干姜 3~5g、炒杜仲 15~20g；若下肢关节沉重肿胀，伴见倦怠、纳差者可加千年健 10~15g、苍术、白术 9~12g；若关节屈伸不利、僵硬不舒甚者可加伸筋草 15~30g、白僵蚕 9~15g。

中成药：可选金乌骨通胶囊，每次 2 粒，每日 3 次，口服；或草乌甲素片，每次 0.4mg，每日 2~3 次，口服。

本证候见于以外周关节病变为首发或为主要伴见症状的强直性脊柱炎患者。尤其以下肢大关节如髋、膝、踝等为多见。本证还有寒热之分，但偏向于热象者居多，方中重用藤类药物，以通达四肢，祛风止痛。本方是在补肾强督祛寒汤基础上酌加通经活络补肾利节之品，如：骨碎补、青风藤、海风藤、鸡血藤、石楠藤等；偏于热象者可酌加清热之品，并减量或去掉辛燥之品。

（五）邪及肝肺证

症状：腰、脊、背部疼痛、僵硬、屈伸受限、心烦易怒、胸锁关节、胸肋关节、脊肋关节疼痛、肿胀感；或伴有压痛；或伴有胸闷、气短、咳嗽、多痰等；或伴有腹股沟处、臀部深处疼痛及坐骨结节疼痛，或伴有双目干涩疼痛且可牵及头部、双目白睛红赤或红丝缕缕，发痒多眵，大便或干或稀，脉象多为沉弦，舌苔薄白或微黄。

治法：燮理肝肺，益肾壮督，通络利节。

方药：补肾强督燮理汤。

狗脊20～30g，骨碎补15～20g，鹿角9～12g，延胡索10～15g，香附9～12g，苏梗9～12g，姜黄9～12g，枳壳9～12g，桂枝9～15g，白芍9～15g，续断15～30g，杜仲15～20g，羌活9～15g，独活6～10g，防风9～12g，炙山甲6～15g。

加减：若腰脊背痛僵明显可加桑寄生15～20g、菟丝子9～12g；如同时兼畏寒及颈项僵痛者可再加干姜、炙麻黄3～6g，葛根10～20g；若胸锁、胸肋、脊肋关节疼痛甚且伴有心烦易怒者可酌加青皮6～10g、川楝子9～12g；若胸闷、气短明显者加檀香6～10g、杏仁9～12g，槟榔6～10g；若胸脘胀满、纳谷欠馨，可去方中枳壳，酌加厚朴、枳实、陈皮9～12g；若微咳者可酌加炒苏子6～10g、炒莱菔子9～12g、杷叶9～15g、紫菀9～10g；若伴低热者可减少桂枝用量酌加炒黄檗9～12g、知母9～15g、败龟甲15～30g，并可加大炙山甲的用量；若白睛红赤双目干涩、发痒多眵明显者可酌加白菊花6～10g、枸杞子、知母、炒黄檗、炒黄芩9～12g，减少或去掉桂枝、骨碎补、鹿角的用量；若大便秘结可加生地黄、决明子（打）9～15g；若大便溏稀日数次者可酌加补骨脂、莲子肉9～15g、炒薏苡仁15～30g。

中成药：可选金乌骨通胶囊，每次2粒，每日3次，口服。辨证配伍延胡索止痛片。

本证候多见于胸胁疼痛、腹股沟部位疼痛、臀部深处疼痛及双坐骨结节疼痛等为主要表现的强直性脊柱炎的患者，因肝肺经受累症状突出，循经辨证取药尤为重要。本方是在补肾强督祛寒汤基础上酌加燮理肝肺、利气行血、活络止痛、清肝明目之品，酌减或去掉辛燥黏腻之品而成。

（六）缓解稳定证

症状：经治疗后，腰、脊、背、胸、颈及关节等部位疼痛、僵硬基本消失或明显减轻，无发热，血沉、C反应蛋白等化验结果基本在正常范围。

治法与方药：鉴于病情明显减轻且较稳定。则可将取效明显的最后一诊方药4～5剂共研细末，每服6g，温开水送服，每日3次以巩固疗效。

中成药：可选天麻壮骨丸，每次4粒，每日3次，口服，可配伍六味地黄丸。

临床体会：缓解稳定期，继续服药，巩固疗效，重在预防病情复发。

（七）其他治疗

1. 体育疗法　医疗体操是强直性脊柱炎现代体育疗法的主要方式，目前多数医生采用医疗体操对 AS 患者进行辅助治疗。阎小萍教授根据自己的多年临床经验以保持脊柱灵活性，维持胸廓活动度及肢体运动功能为目标创建了一套适合 AS 患者的医疗体操，应用于临床已取得了良好的疗效。动作主要分为站立运动、垫上运动、呼吸运动三部分。

2. 外治　有眼炎者可选用中西药滴眼液点眼。对于关节局部肿胀疼痛明显者，可根据病情选用中药寒痹外用方和热痹外用方热敷、蒸气熏蒸和药浴。

3. 针灸　取足太阳经、督脉穴为主，配足少阴肾经穴，并可配阿是穴（即以痛为腧），并应特别注意选用交会穴。寒证、阳虚证，针用补法，宜深刺留针，加灸疗；阴虚者则单用针刺；热证，针用泻法、浅刺，热甚者，可在大椎穴叩刺放血。穴位贴敷法是将药膏直接贴敷于人体体表穴位来治疗疾病的一种方法，其适应证和选穴、配穴的方法基本同针灸疗法。

4. 拔罐疗法　方法：以走罐配合留罐。脊背部较为平坦，面积大，适合走罐的施行，可沿督脉和和膀胱经的走行方向走罐，待皮肤潮红后，再选取几个穴位留罐，可选肩井、命门、肾俞等，并配以患者自觉疼痛最明显的阿是穴。

5. 理疗　包括直流电中药离子导入法、红外线疗法、激光疗法以及中药超声透皮疗法。

6. 食疗　强直性脊柱炎患者宜食用鳝鱼、蛇肉、羊肉、牛肉、狗肉等以补气血、益肝肾与祛风湿。急性期宜饮食宜清淡、易消化，水分要充分，有发热时更宜如此。为顾护脾胃平时也可熬煮糜粥，自养胃气。

四、西医治疗

目前尚缺乏确切有效的治疗方法，治疗目的主要在于：①缓解症状，控制病情活动，减缓病情进展；②防止脊柱、关节的畸形，保持关节的最佳功能位置；③尽量避免药物引起的其他不良反应。所选药物一般包括：

1. 慢作用抗风湿药　已经有研究表明，抗疟药、金制剂、青霉胺和硫唑嘌呤等对本病无效，近年来应用柳氮磺吡啶、甲氨蝶呤、雷公藤等治疗强直性脊柱炎似有一定疗效。

2. 肾上腺糖皮质激素　对 AS 患者，一般不主张应用肾上腺糖皮质激素。在以下几种情况下，也可考虑适量、适度应用：①对 NSAIDs 过敏，或 NSAIDs 效果欠佳，不能控制症状者，可考虑小剂量激素治疗（如泼尼松 10mg/d 以下）；②个别对 NSAIDs 治疗抵抗的严重外周关节炎，可考虑给予关节内注射给药；③合并有急性虹睫炎、肺纤维化等关节外损害的病例；④症状表现严重，NSAIDs 或小剂量糖皮质激素不能控制者，可考虑给予中等剂量，如泼尼松 20~30mg/d，待症状控制、其他药物发挥作用后，逐步减量至停药；⑤对于病情进展急剧的病例，可考虑给予"冲击疗法"（如甲泼尼龙 1g，静脉滴注，1 天 1 次，用 3 天）。

3. 生物制剂　临床公认有良好疗效的药物主要是抗 TNF-α 制剂，包括抗 TNF-α 单克隆抗体和可溶性 TNF-α 受体（Etanercept）。

4. 其他药物　研究表明沙利度胺对难治性 AS 可能是一个极具潜在治疗价值的药物。锝[99TC] 亚甲基二磷酸盐（99TC-MDP）注射液，目前主要应用在类风湿关节炎、银屑病性关节炎等，该药在强直性脊柱炎治疗中的作用尚有待进一步研究。

5. 手术治疗　晚期 AS 脊柱关节严重畸形而致残者，请外科手术治疗。

五、转归与预后

（一）转归

1. 病邪由表入里　病邪由表入里，正气由盛转衰。早期病变在太阳经，则导致太阳经输不利，卫外不固，营卫不和，出现背冷恶寒、项背腰骶强痛。督脉与足太阳经在风门交会，辅助太阳经起到卫外的作用。当风寒湿邪久郁不解，影响督脉致气血凝滞，经脉痹阻，临床上可由太阳经证渐渐出现项背挛急，为冷为痛等督脉受累症状。

2. 督脉有病更加重肾虚　脊柱为督脉所过，督脉总督一身之阳，与肾相连，督脉受病，则更加重肾虚。肾督同病则见腰骶、项背僵痛，脊柱活动不同程度受限，腰膝酸软无力，畏寒肢楚等症。

3. 肾督两虚转为肝肾俱虚　"肝肾同源"，"肾为肝之母"，痹证日久不愈，必损及下焦肝肾，连及奇经。督脉为阳脉之海，总督一身之阳气，肾主骨生髓，肾虚则精少髓空，骨失荣养，肾督亏虚，阳损及阴，气血凝滞而骨痹难除；肝肾不足，阴虚火旺，痰瘀胶结则骨损筋挛而成大偻。

（二）预后

强直性脊柱炎的病程多种多样，以自发缓解和加重为其特征，但通常为良性过程。研究表明患病 20 年后，85% 以上患者每天仍有疼痛和僵硬感，超过 60% 患者需服用药物治疗。新近美国一项对有 20 年 AS 病史的患者功能障碍相关危险因素进行研究，结果表明强体力劳动．吸烟者出现功能障碍的危险性增高，而受教育水平高和有家族史者功能障碍小。显然髋关节受累、颈椎完全强直且有驼背的患者更容易出现残废。只要早期诊断，早期干预，规范化治疗，AS 患者可以获得病情控制，像正常人一样正常地生活和工作。

（田　超）

参考文献

[1] 陶天遵. 新编临床骨科学 [M]. 北京：北京科学技术出版社，2009.

[2] 赵定麟. 现代颈椎病学 [M]. 北京：人民军医出版社，2011.

[3] 赵定麟. 现代骨科学 [M]. 北京：北京科学技术出版社，2009.

[4] 林建华，杨迪生，杨建业. 骨病与骨肿瘤 [M]. 上海：第二军医学出版社，2009.

[5] 胥少汀，葛宝丰，徐印坎. 实用骨科学 [M]. 第4版. 北京：人民军医出版社，2012.

[6] 邓爱民，郭永昌. 骨性关节炎 [M]. 郑州：郑州大学出版社，2008.

[7] 赵定麟. 现代创伤外科学 [M]. 北京：科学出版社，2009.

[8] 范卫民. 骨科疾病诊断流程与治疗策略 [M]. 北京：科学出版社，2008.

[9] 张铁良，刘兴炎，李继云. 创伤骨科学 [M]. 上海：第二军医大学出版社，2009.

[10] 赵定麟，李增春，刘大雄. 骨科临床诊疗手册 [M]. 北京：世界图书出版公司，2008.

[11] 吕厚山. 膝关节外科学 [M]. 北京：人民卫生出版社，2010.

[12] 戴国锋. 急诊骨科学 [M]. 北京：人民军医出版社，2012.

[13] 邱贵兴，戴尅戎. 骨科手术学 [M]. 第3版. 北京：人民卫生出版社，2010.

[14] 张士杰，耿孟录，陈秀民. 临床脊柱外科学 [M]. 北京：科学技术文献出版社，2008.

[15] 赵钟岳，李世民，楼思权. 关节外科学 [M]. 天津：天津科学技术出版社，2008.

[16] 王亦璁. 创伤早期处理 [M]. 北京：人民卫生出版社，2008.

[17] 刘尚礼，勘武生，庄洪. 骨科学总论 [M]. 上海：第二军医大学出版社，2009.

[18] 潘志军，陈海啸. 临床骨科创伤疾病学 [M]. 北京：科学技术文献出版社，2010.

[19] 刘尚礼，马少云，王静成. 关节外科学 [M]. 上海：第二军医大学出版社，2009.

[20] 陈峥嵘. 现代骨科学 [M]. 上海：复旦大学出版社，2010.

[21] 吴在德，吴肇汉. 外科学 [M]. 第7版. 北京：人民卫生出版社，2008.

[22] 伊智雄. 实用中医脊柱病学 [M]. 北京：人民卫生出版社，2000.